国家卫生健康委员会"十三五"规划教材

科研人员核心能力提升导引丛书

供研究生及科研人员用

本教材第1版曾获首届全国教材建设奖全国优秀教材二等奖

病 理 学

Pathology

第 **2** 版

主　编　来茂德　梁智勇

副主编　李一雷　田新霞　周　桥

人民卫生出版社

·北 京·

图书在版编目（CIP）数据

病理学 / 来茂德，梁智勇主编 . —2 版 . —北京：
人民卫生出版社，2021.12
ISBN 978-7-117-32079-5

Ⅰ. ①病… Ⅱ. ①来… ②梁… Ⅲ. ①病理学–医学
院校–教材 Ⅳ. ①R36

中国版本图书馆 CIP 数据核字（2021）第 188217 号

人卫智网	www.ipmph.com	医学教育、学术、考试、健康，购书智慧智能综合服务平台
人卫官网	www.pmph.com	人卫官方资讯发布平台

病理学
Binglixue
第 2 版

主　　编：来茂德　梁智勇
出版发行：人民卫生出版社（中继线 010-59780011）
地　　址：北京市朝阳区潘家园南里 19 号
邮　　编：100021
E - mail：pmph @ pmph.com
购书热线：010-59787592　010-59787584　010-65264830
印　　刷：三河市宏达印刷有限公司（胜利）
经　　销：新华书店
开　　本：889×1194　1/16　印张：32
字　　数：903 千字
版　　次：2014 年 9 月第 1 版　2021 年 12 月第 2 版
印　　次：2021 年 12 月第 1 次印刷
标准书号：ISBN 978-7-117-32079-5
定　　价：158.00 元

打击盗版举报电话：010-59787491　E-mail：WQ @ pmph.com
质量问题联系电话：010-59787234　E-mail：zhiliang @ pmph.com

编 者 （按姓氏笔画排序）

丁彦青　南方医科大学

王　亮　中国医科大学

王　哲　空军军医大学

王一理　西安交通大学医学部

王丽萍　吉林大学中日联谊医院

王国平　华中科技大学同济医学院

王娅兰　重庆医科大学

卢朝辉　中国医学科学院北京协和医院

卢德宏　首都医科大学宣武医院

田新霞　北京大学医学部

冯振卿　南京医科大学

吕炳建　浙江大学医学院

朱　宏　哈尔滨医科大学

刘卫平　四川大学华西临床医学院

刘玉琴　中国医学科学院北京协和医学院

孙保存　天津医科大学

苏　敏　汕头大学医学院

杜　祥　复旦大学上海医学院

李　伟　吉林大学白求恩医学部

李　君　浙江大学医学院

李一雷　吉林大学白求恩医学部

李文才　郑州大学医学院

李建明　中山大学孙逸仙纪念医院

来茂德　浙江大学医学院／中国药科大学

步　宏　四川大学华西临床医学院

吴继锋　安徽医科大学

吴晶晶　浙江大学医学院

张红河　浙江大学医学院

张祥宏　河北医科大学

陈　杰　中国医学科学院北京协和医院

周　桥　四川大学华西临床医学院

周晓军　南京大学医学院

倪劲松　吉林大学白求恩医学部

徐芳英　浙江大学医学院

高　鹏　山东大学基础医学院

黄爱民　福建医科大学

梁智勇　中国医学科学院北京协和医院

韩安家　中山大学中山医学院

滕晓东　浙江大学医学院

编写秘书　徐芳英

主 编 简 介

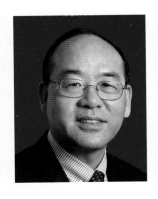

　　来茂德　德国国家科学院院士,浙江大学病理学教授,主任医师,博士生导师。现任中国药科大学校长,中国药学会副理事长。曾任原浙江医科大学副校长、浙江大学副校长、中华医学会病理学分会主任委员和中国医师协会病理科医师分会副会长等。

　　从事大肠癌病理学研究。作为课题负责人获得国家自然科学基金重大项目、国家自然科学基金重大研究计划、"十一五"国家科技支撑计划、中德合作交流项目和教育部国家外国专家局高等学校学科创新引智计划等项目资助。近年实验室研究论文发表于 *Gastroenterology*、*Gut*、*Hepatology*、*J Pathol*、*Oncogene*、*Mol Cancer* 等消化疾病、病理学和肿瘤学著名期刊,连续七年(2014—2020 年)入选中国高被引学者(医学)榜单。获得省部级科研成果奖和国家教育成果奖多项。

主 编 简 介

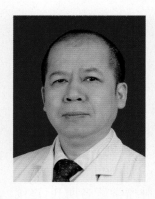

梁智勇 主任医师,教授,博士生导师。现任北京协和医院病理科主任。中华医学会病理学分会主任委员,中国医疗保健国际交流促进会病理学分会主任委员,中国医师协会病理科医师分会副会长。国家病理质控中心主任,北京市病理质控中心主任。《诊断病理学杂志》总编辑,《中华病理学杂志》副总编辑,*Endocrine Pathology* 编委。

从事病理学教学、科研及诊断工作 31 年。主要侧重于胰腺疾病、乳腺疾病及内分泌疾病的诊断和研究工作,近年来致力于推广分子病理及数字病理的发展应用,先后主持国家自然科学基金、科学技术部重大专项、北京市科委重大专项等课题。以第一作者或通讯作者发表 SCI 论文 90 余篇。主编及参编专著、国家级规划教材等 5 部,主译教材 1 部。

副主编简介

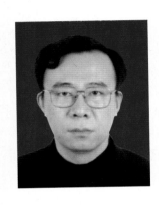

李一雷 病理学博士,吉林大学病理学系教授。1987年毕业于北京医科大学,从事医学教育、病理学科研、教学工作31年。病理学国家级精品课程、慕课课程主要负责人之一。

主要从事肿瘤间质病理生物学与干细胞组织工程学研究。为本科临床医学专业国家级规划教材《病理学》第9版主编,全国高等医药教材建设研究会规划教材(七年制)《病理学》编委,本科临床医学专业国家级规划教材《病理学》第6版、第7版、第8版编委,研究生教材《分子病理学》编委,成人高等教育教材《病理学》编委。因"病理学系列教材建设的理论与实践"获国家教学成果奖二等奖。

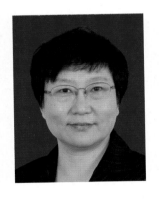

田新霞 教授,博士生导师。现任北京大学医学部病理学系主任,兼任《中华病理学杂志》副总编辑、中国女医师协会病理专业委员会副主任委员、中华医学会病理学分会病理学教学工作委员会副组长。北京医学会病理学分会常务委员。

从事病理学医疗、教学、科研工作28年。国家级精品资源共享课"病理学"主要负责人。目前主要研究方向是乳腺癌转移机制及遗传易感性研究。先后主持国家级、省部级等科研基金项目15项。共计发表论文60余篇,其中,在 Cancer Res、Oncogene、J Pathol 等SCI收录期刊发表学术论文约40篇。曾两次荣获"北京大学教学成果奖一等奖",并荣获"北京大学教学优秀奖"。主编教材2部、副主译教材2部、参编教材5部,是本科临床医学专业国家级规划教材《病理学》(第8版、第9版)编委。

副主编简介

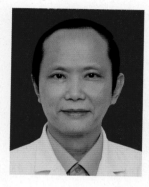

周　桥　教授,博士生导师。四川大学华西医院病理科和华西临床医学院病理学教研室主任。中国医师协会病理科医师分会副会长、中华医学会病理学分会泌尿男生殖病理学组顾问、中国研究型医院学会病理学专业委员会副主任委员、中国抗癌协会肿瘤病理专业委员会副主任委员及四川分会主任委员。国家自然科学基金委员会医学科学部项目评审专家。《中华病理学杂志》等期刊编委;国家级规划教材《病理学》(长学制第 3 版、第 4 版)主编、本科临床医学专业国家级规划教材《病理学》(第 6 版至第 8 版)、研究生教材《分子病理学》编委。

从事病理学教学、研究和诊断工作。研究侧重于基因表达、表观遗传调控与肿瘤的关系,成果发表于 *Cancer Research*、*AJP*、*Molecular Cancer*、*JBC*、*Modern Pathology* 等。2001 年获国家杰出青年科学基金。主持国家自然科学基金、973 计划前期研究专项等项目 10 余项。培养博士后、博士和硕士研究生逾 60 名。

全国高等学校医学研究生"国家级"规划教材
第三轮修订说明

进入新世纪,为了推动研究生教育的改革与发展,加强研究型创新人才培养,人民卫生出版社启动了医学研究生规划教材的组织编写工作,在多次大规模调研、论证的基础上,先后于2002年和2008年分两批完成了第一轮50余种医学研究生规划教材的编写与出版工作。

2014年,全国高等学校第二轮医学研究生规划教材评审委员会及编写委员会在全面、系统分析第一轮研究生教材的基础上,对这套教材进行了系统规划,进一步确立了以"解决研究生科研和临床中实际遇到的问题"为立足点,以"回顾、现状、展望"为线索,以"培养和启发读者创新思维"为中心的教材编写原则,并成功推出了第二轮(共70种)研究生规划教材。

本套教材第三轮修订是在党的十九大精神引领下,对《国家中长期教育改革和发展规划纲要(2010—2020年)》《国务院办公厅关于深化医教协同进一步推进医学教育改革与发展的意见》,以及《教育部办公厅关于进一步规范和加强研究生培养管理的通知》等文件精神的进一步贯彻与落实,也是在总结前两轮教材经验与教训的基础上,再次大规模调研、论证后的继承与发展。修订过程仍坚持以"培养和启发读者创新思维"为中心的编写原则,通过"整合"和"新增"对教材体系做了进一步完善,对编写思路的贯彻与落实采取了进一步的强化措施。

全国高等学校第三轮医学研究生"国家级"规划教材包括五个系列。①科研公共学科:主要围绕研究生科研中所需要的基本理论知识,以及从最初的科研设计到最终的论文发表的各个环节可能遇到的问题展开;②常用统计软件与技术:介绍了SAS统计软件、SPSS统计软件、分子生物学实验技术、免疫学实验技术等常用的统计软件以及实验技术;③基础前沿与进展:主要包括了基础学科中进展相对活跃的学科;④临床基础与辅助学科:包括了专业学位研究生所需要进一步加强的相关学科内容;⑤临床学科:通过对疾病诊疗历史变迁的点评、当前诊疗中困惑、局限与不足的剖析,以及研究热点与发展趋势探讨,启发和培养临床诊疗中的创新思维。

该套教材中的科研公共学科、常用统计软件与技术学科适用于医学院校各专业的研究生及相应的科研工作者;基础前沿与进展学科主要适用于基础医学和临床医学的研究生及相应的科研工作者;临床基础与辅助学科和临床学科主要适用于专业学位研究生及相应学科的专科医师。

全国高等学校第三轮医学研究生"国家级"规划教材目录

1	医学哲学（第2版）	主　编	柯　杨　张大庆
		副主编	赵明杰　段志光　边　林　唐文佩
2	医学科研方法学（第3版）	主　审	梁万年
		主　编	刘　民　胡志斌
		副主编	刘晓清　杨土保
3	医学统计学（第5版）	主　审	孙振球　徐勇勇
		主　编	颜　艳　王　彤
		副主编	刘红波　马　骏
4	医学实验动物学（第3版）	主　编	秦　川　谭　毅
		副主编	孔　琪　郑志红　蔡卫斌　李洪涛 王靖宇
5	实验室生物安全（第3版）	主　编	叶冬青
		副主编	孔　英　温旺荣
6	医学科研课题设计、申报与实施（第3版）	主　审	龚非力　李卓娅
		主　编	李宗芳　郑　芳
		副主编	吕志跃　李煌元　张爱华
7	医学实验技术原理与选择（第3版）	主　审	魏于全
		主　编	向　荣
		副主编	袁正宏　罗云萍
8	统计方法在医学科研中的应用（第2版）	主　编	李晓松
		副主编	李　康　潘发明
9	医学科研论文撰写与发表（第3版）	主　审	张学军
		主　编	吴忠均
		副主编	马　伟　张晓明　杨家印
10	IBM SPSS 统计软件应用	主　编	陈平雁　安胜利
		副主编	欧春泉　陈莉雅　王建明

11	SAS 统计软件应用（第 4 版）	主　编	贺　佳			
		副主编	尹　平	石武祥		
12	医学分子生物学实验技术（第 4 版）	主　审	药立波			
		主　编	韩　骅	高国全		
		副主编	李冬民	喻　红		
13	医学免疫学实验技术（第 3 版）	主　编	柳忠辉	吴雄文		
		副主编	王全兴	吴玉章	储以微	崔雪玲
14	组织病理技术（第 2 版）	主　编	步　宏			
		副主编	吴焕文			
15	组织和细胞培养技术（第 4 版）	主　审	章静波			
		主　编	刘玉琴			
16	组织化学与细胞化学技术（第 3 版）	主　编	李　和	周德山		
		副主编	周国民	肖　岚	刘佳梅	孔　力
17	医学分子生物学（第 3 版）	主　审	周春燕	冯作化		
		主　编	张晓伟	史岸冰		
		副主编	何凤田	刘　戟		
18	医学免疫学（第 2 版）	主　编	曹雪涛			
		副主编	于益芝	熊思东		
19	遗传和基因组医学	主　编	张　学			
		副主编	管敏鑫			
20	基础与临床药理学（第 3 版）	主　编	杨宝峰			
		副主编	李　俊	董　志	杨宝学	郭秀丽
21	医学微生物学（第 2 版）	主　编	徐志凯	郭晓奎		
		副主编	江丽芳	范雄林		
22	病理学（第 2 版）	主　编	来茂德	梁智勇		
		副主编	李一雷	田新霞	周　桥	
23	医学细胞生物学（第 4 版）	主　审	杨　恬			
		主　编	安　威	周天华		
		副主编	李　丰	杨　霞	王杨淦	
24	分子毒理学（第 2 版）	主　编	蒋义国	尹立红		
		副主编	骆文静	张正东	夏大静	姚　平
25	医学微生态学（第 2 版）	主　编	李兰娟			
26	临床流行病学（第 5 版）	主　编	黄悦勤			
		副主编	刘爱忠	孙业桓		
27	循证医学（第 2 版）	主　审	李幼平			
		主　编	孙　鑫	杨克虎		

28	断层影像解剖学	主　编	刘树伟　张绍祥
		副主编	赵　斌　徐　飞
29	临床应用解剖学（第 2 版）	主　编	王海杰
		副主编	臧卫东　陈　尧
30	临床心理学（第 2 版）	主　审	张亚林
		主　编	李占江
		副主编	王建平　仇剑崟　王　伟　章军建
31	心身医学	主　审	Kurt Fritzsche　吴文源
		主　编	赵旭东
		副主编	孙新宇　林贤浩　魏　镜
32	医患沟通（第 2 版）	主　审	周　晋
		主　编	尹　梅　王锦帆
33	实验诊断学（第 2 版）	主　审	王兰兰
		主　编	尚　红
		副主编	王传新　徐英春　王　琳　郭晓临
34	核医学（第 3 版）	主　审	张永学
		主　编	李　方　兰晓莉
		副主编	李亚明　石洪成　张　宏
35	放射诊断学（第 2 版）	主　审	郭启勇
		主　编	金征宇　王振常
		副主编	王晓明　刘士远　卢光明　宋　彬
			李宏军　梁长虹
36	疾病学基础	主　编	陈国强　宋尔卫
		副主编	董　晨　王　韵　易　静　赵世民
			周天华
37	临床营养学	主　编	于健春
		副主编	李增宁　吴国豪　王新颖　陈　伟
38	临床药物治疗学	主　编	孙国平
		副主编	吴德沛　蔡广研　赵荣生　高　建
			孙秀兰
39	医学 3D 打印原理与技术	主　编	戴尅戎　卢秉恒
		副主编	王成焘　徐　弢　郝永强　范先群
			沈国芳　王金武
40	互联网＋医疗健康	主　审	张来武
		主　编	范先群
		副主编	李校堃　郑加麟　胡建中　颜　华
41	呼吸病学（第 3 版）	主　审	钟南山
		主　编	王　辰　陈荣昌
		副主编	代华平　陈宝元　宋元林

42	消化内科学（第3版）	主　审	樊代明	李兆申		
		主　编	钱家鸣	张澍田		
		副主编	田德安	房静远	李延青	杨　丽
43	心血管内科学（第3版）	主　审	胡大一			
		主　编	韩雅玲	马长生		
		副主编	王建安	方　全	华　伟	张抒扬
44	血液内科学（第3版）	主　编	黄晓军	黄　河	胡　豫	
		副主编	邵宗鸿	吴德沛	周道斌	
45	肾内科学（第3版）	主　审	谌贻璞			
		主　编	余学清	赵明辉		
		副主编	陈江华	李雪梅	蔡广研	刘章锁
46	内分泌内科学（第3版）	主　编	宁　光	邢小平		
		副主编	王卫庆	童南伟	陈　刚	
47	风湿免疫内科学（第3版）	主　审	陈顺乐			
		主　编	曾小峰	邹和建		
		副主编	古洁若	黄慈波		
48	急诊医学（第3版）	主　审	黄子通			
		主　编	于学忠	吕传柱		
		副主编	陈玉国	刘　志	曹　钰	
49	神经内科学（第3版）	主　编	刘　鸣	崔丽英	谢　鹏	
		副主编	王拥军	张杰文	王玉平	陈晓春
			吴　波			
50	精神病学（第3版）	主　编	陆　林	马　辛		
		副主编	施慎逊	许　毅	李　涛	
51	感染病学（第3版）	主　编	李兰娟	李　刚		
		副主编	王贵强	宁　琴	李用国	
52	肿瘤学（第5版）	主　编	徐瑞华	陈国强		
		副主编	林东昕	吕有勇	龚建平	
53	老年医学（第3版）	主　审	张　建	范利华	琦	
		主　编	刘晓红	陈　彪		
		副主编	齐海梅	胡亦新	岳冀蓉	
54	临床变态反应学	主　编	尹　佳			
		副主编	洪建国	何韶衡	李　楠	
55	危重症医学（第3版）	主　审	王　辰	席修明		
		主　编	杜　斌	隆　云		
		副主编	陈德昌	于凯江	詹庆元	许　媛

56	普通外科学（第3版）	主　编　赵玉沛
		副主编　吴文铭　陈规划　刘颖斌　胡三元
57	骨科学（第3版）	主　审　陈安民
		主　编　田　伟
		副主编　翁习生　邵增务　郭　卫　贺西京
58	泌尿外科学（第3版）	主　审　郭应禄
		主　编　金　杰　魏　强
		副主编　王行环　刘继红　王　忠
59	胸心外科学（第2版）	主　编　胡盛寿
		副主编　王　俊　庄　建　刘伦旭　董念国
60	神经外科学（第4版）	主　编　赵继宗
		副主编　王　硕　张建宁　毛　颖
61	血管淋巴管外科学（第3版）	主　编　汪忠镐
		副主编　王深明　陈　忠　谷涌泉　辛世杰
62	整形外科学	主　编　李青峰
63	小儿外科学（第3版）	主　审　王　果
		主　编　冯杰雄　郑　珊
		副主编　张潍平　夏慧敏
64	器官移植学（第2版）	主　审　陈　实
		主　编　刘永锋　郑树森
		副主编　陈忠华　朱继业　郭文治
65	临床肿瘤学（第2版）	主　编　赫　捷
		副主编　毛友生　沈　铿　马　骏　于金明
		吴一龙
66	麻醉学（第2版）	主　编　刘　进　熊利泽
		副主编　黄宇光　邓小明　李文志
67	妇产科学（第3版）	主　审　曹泽毅
		主　编　乔　杰　马　丁
		副主编　朱　兰　王建六　杨慧霞　漆洪波
		曹云霞
68	生殖医学	主　编　黄荷凤　陈子江
		副主编　刘嘉茵　王雁玲　孙　斐　李　蓉
69	儿科学（第2版）	主　编　桂永浩　申昆玲
		副主编　杜立中　罗小平
70	耳鼻咽喉头颈外科学（第3版）	主　审　韩德民
		主　编　孔维佳　吴　皓
		副主编　韩东一　倪　鑫　龚树生　李华伟

71	眼科学（第3版）	主　审	崔　浩　黎晓新
		主　编	王宁利　杨培增
		副主编	徐国兴　孙兴怀　王雨生　蒋　沁
			刘　平　马建民
72	灾难医学（第2版）	主　审	王一镗
		主　编	刘中民
		副主编	田军章　周荣斌　王立祥
73	康复医学（第2版）	主　编	岳寿伟　黄晓琳
		副主编	毕　胜　杜　青
74	皮肤性病学（第2版）	主　编	张建中　晋红中
		副主编	高兴华　陆前进　陶　娟
75	创伤、烧伤与再生医学（第2版）	主　审	王正国　盛志勇
		主　编	付小兵
		副主编	黄跃生　蒋建新　程　飚　陈振兵
76	运动创伤学	主　编	敖英芳
		副主编	姜春岩　蒋　青　雷光华　唐康来
77	全科医学	主　审	祝墡珠
		主　编	王永晨　方力争
		副主编	方宁远　王留义
78	罕见病学	主　编	张抒扬　赵玉沛
		副主编	黄尚志　崔丽英　陈丽萌
79	临床医学示范案例分析	主　编	胡翊群　李海潮
		副主编	沈国芳　罗小平　余保平　吴国豪

全国高等学校第三轮医学研究生"国家级"规划教材评审委员会名单

顾　问

韩启德　桑国卫　陈　竺　曾益新　赵玉沛

主任委员（以姓氏笔画为序）

王　辰　刘德培　曹雪涛

副主任委员（以姓氏笔画为序）

于金明　马　丁　王正国　卢秉恒　付小兵　宁　光　乔　杰
李兰娟　李兆申　杨宝峰　汪忠镐　张　运　张伯礼　张英泽
陆　林　陈国强　郑树森　郎景和　赵继宗　胡盛寿　段树民
郭应禄　黄荷凤　盛志勇　韩雅玲　韩德民　赫　捷　樊代明
戴尅戎　魏于全

常务委员（以姓氏笔画为序）

文历阳　田勇泉　冯友梅　冯晓源　吕兆丰　闫剑群　李　和
李　虹　李玉林　李立明　来茂德　步　宏　余学清　汪建平
张　学　张学军　陈子江　陈安民　尚　红　周学东　赵　群
胡志斌　柯　杨　桂永浩　梁万年　瞿　佳

委　员（以姓氏笔画为序）

于学忠　于健春　马　辛　马长生　王　彤　王　果　王一镗
王兰兰　王宁利　王永晨　王振常　王海杰　王锦帆　方力争
尹　佳　尹　梅　尹立红　孔维佳　叶冬青　申昆玲　田　伟
史岸冰　冯作化　冯杰雄　兰晓莉　邢小平　吕传柱　华　琦
向　荣　刘　民　刘　进　刘　鸣　刘中民　刘玉琴　刘永锋
刘树伟　刘晓红　安　威　安胜利　孙　鑫　孙国平　孙振球
杜　斌　李　方　李　刚　李占江　李幼平　李青峰　李卓娅
李宗芳　李晓松　李海潮　杨　恬　杨克虎　杨培增　吴　皓

吴文源	吴忠均	吴雄文	邹和建	宋尔卫	张大庆	张永学
张亚林	张抒扬	张建中	张绍祥	张晓伟	张澍田	陈 实
陈 彪	陈平雁	陈荣昌	陈顺乐	范 利	范先群	岳寿伟
金 杰	金征宇	周 晋	周天华	周春燕	周德山	郑 芳
郑 珊	赵旭东	赵明辉	胡 豫	胡大一	胡翊群	药立波
柳忠辉	祝墡珠	贺 佳	秦 川	敖英芳	晋红中	钱家鸣
徐志凯	徐勇勇	徐瑞华	高国全	郭启勇	郭晓奎	席修明
黄 河	黄子通	黄晓军	黄晓琳	黄悦勤	曹泽毅	龚非力
崔 浩	崔丽英	章静波	梁智勇	谌贻璞	隆 云	蒋义国
韩 骅	曾小峰	谢 鹏	谭 毅	熊利泽	黎晓新	颜 艳
魏 强						

前　言

研究生《病理学》教材第 2 版跟大家见面了,这是所有编者努力的结果。作为人民卫生出版社组织的系列教材的一本,按照总体要求,完成了任务。研究生是否应该有统一的教材? 假如要有的话,编什么? 如何编? 这两个问题在学界一直有争议。从欧美发达国家研究生培养的成功经验来看,研究生不应该有统一的教材。研究生的课程应该是师生互动的前沿性主题的讨论式教育。我们国家研究生规模很大,不同地区之间不平衡。因此从国情出发,有一本引导性的教材对保证研究生的课程质量有积极意义。由学校和导师去选择用或者不用这本教材。第 2 版是在第 1 版使用的基础上修改而成的:修订了目录,更新了内容。

研究生《病理学》教材的目标读者是临床医学等专业的研究生。这本书对从事病理学相关研究的研究人员、担任研究生教学的教师和年轻的病理医师也有参考价值。目前我们已经有足够多的本科教材、长学制教材、病理学参考书和外科病理学专著。因此,我们不能重复已出版教材的内容或者仅仅将原来的内容做一些延伸,这样的话编写就没有任何意义了。为此,要求我们建立不同的教材体系。本书编委会研讨后确定,该书不求系统,原则上,本科教材已有详细叙述的不该在本书中重复。该书以主题为主,充分反映近年来学科的进展,如干细胞、上皮间质转化(EMT)、间质和实质的相互作用、环境因素致病的病理学等。我们对以下问题达成共识:一、既然是教材,要求所述的成果应该是比较成熟的知识,是大多数学者所接受的,对于还未形成统一认识的理论和概念可以通过比较、分析和评述的方式来表达;二、要求编写时不作长篇大论,能够启迪学生思考,并引导学生去努力解决问题,并且多写一些批判性的评论;三、教材内容不能写成综述,要源于综述高于综述,源于综述是指内容上具有综述的前沿性,高于综述是指在写作上要用通俗易懂的语言。要留给学生思考的空间,要指出未来的研究方向。基于上述一些思考和共识我们完成了这本教材的编写。

考虑到发挥不同专家的研究特长,第 1 版时我们邀请了比较多的专家,而且大多为中青年学者。他们在各自的领域中,都有较深入的研究。编者多可以发挥集体的优势,但反面的问题是写作风格差异很大。第 2 版依据人民卫生出版社的要求,又考虑到第 1 版的编写实际,减少了编者的数量,增加了主编和副主编的人数。我们对编写风格仍然持开放态度,基本上保持了不同作者的风格。读者阅后就会体会到这一点。这一点对教材来说可能是一个缺陷,但研究生教材应该不同于本科生教材的风格,应该更具开放性,也算是一种探索吧。从第 1 版使用的情况来看,读者能接受这种体例。为了体现作者的贡献和文责自负,我们将作者姓名署在每一节后,而不是在章后。

书稿编写过程中,主编和副主编分工对各章进行审校,来茂德负责第一、二、三、十二章,梁智勇负责第十、十一、十三、十九章,李一雷负责第六、七、八、九、十八章,田新霞负责第四、十六、十七章,周桥负责第五、十四、十五章,最后由主编统稿。除主编、副主编外,编写秘书徐芳英同志付出了大量的劳动,对此深表感谢。此外,感谢为本书付出劳动的所有同志。我们真诚地希望读者在使用过程中提出宝贵的建设性意见,以便在第 3 版时做得更好。

来茂德　梁智勇

2021 年 5 月

目　　录

第一章　绪论

第一节　经典病理学和质量控制

一、病理学的发展历史

病理学是研究疾病的病因、发生、发展及转归的学科。早期的病理学基于尸体解剖、肉眼观察、描述及形态测量。事实上 pathologist 的原意指"解剖尸体，找出病因"。虽然在古代，无论中国还是国外，均有部分记载尸体剖验的历史文献，但没人能说清楚病理学具体起源于什么时间。欧洲文艺复兴以后，尸体解剖技术开始在欧洲广泛开展，同时采用了实验、观察、分析和综合的方法对疾病进行科学研究，病理学科逐渐形成。在病理学发展过程中，有几个里程碑式的人物和事件：

1247 年，中国宋代法医学家宋慈著《洗冤集录》五卷，是我国第一部系统的法医学专著，也是世界最早的法医学专著，在国内外广泛传播，对于医学的发展有重大贡献。

1761 年，意大利医学家 Morgagni（1682—1771）根据 700 多例尸体解剖结果，出版了《论疾病的位置和原因》一书，认为不同的疾病是由相应的器官的形态改变所引起，标志着"器官病理学（organ pathology）"的创立。

1854 年，基于改良的光学显微镜，德国病理学家 Rudolf Virchow（1821—1902）创立了"细胞病理学（cellular pathology）"，指出"疾病是异常的细胞事件"，这一学说不仅为现代病理学，同时也为所有能够基于组织、细胞形态学研究的临床学科奠定了基础。

每一次科学技术的进步，都会为病理学的学科发展注入新的活力。20 世纪 60 年代电子显微镜技术的建立，使病理学的研究领域扩展到亚细胞结构，发展出"超微病理学（ultrastructural pathology）"；近 30 年以来，免疫学、细胞生物学、分子生物学、细胞遗传学技术的发展，产生了很多新的病理学学科分支，如免疫病理学（immunopathology）、分子病理学（molecular pathology）、遗传病理学（genetic pathology）、定量病理学（quantitative pathology）等；新兴的互联网技术和数字图像技术催生了数字病理学（digital pathology）和远程病理学（tele-pathology），病理学在人工智能领域的研究和应用也已经初步显示光明的前景。这些新兴学科正在医学教学、远程会诊及科研协作等方面发挥着越来越重要的作用。

二、外科病理学的发展史

外科病理学（surgical pathology）指病理学家对病理标本（组织、细胞等）采用形态学观察、组织化学、免疫组织化学及分子检测等研究方法，得出疾病的病理诊断，包括疾病状态、病变性质、病变范围以及分子异常改变等，从而指导临床进行各种治疗（包括分子靶向治疗）及疾病预后判断的应用科学。

外科病理学从其产生、发展到地位的确立经历了一个漫长而曲折的过程。1853 年，来自巴黎大学的著名的外科学家 Velpeau 在他出版的关于乳腺疾病的著作中称，完全没有必要使用光学显微镜检查来确定切除的组织或肿瘤是否为癌。19世纪 70 年代，柏林大学 Carl Ruge 等引入了活检病理为重要的诊断方法；尽管争议在持续，1889年，来自 Kiel 的军队外科学的领军人物 Friedrich von Esmarch 教授在德国外科学会上强有力地论证了对于可疑恶性肿瘤，如需要较大范围损毁性手术前，显微镜下诊断非常必要。此后不久，冷冻切片机的出现以及术中冷冻切片快速诊断促进了对这一基本原则的认可。

20世纪前叶,外科病理学在美国快速发展。外科学教授 William S. Halsted 第一个在约翰斯·霍普金斯大学建立外科病理学系,而 Joseph Colt Bloodgood 是他培养的第一位真正意义上的病理学家。此后数十年,出现了一系列的病理学专著,包括《ROSAI & ACKERMAN 外科病理学》以及非常著名的美国武装部队病理学研究所(AFIP)病理学系列专著,使外科病理学有了丰富而严密的学科架构。美国各个大学或组织举办的外科病理及肿瘤学读片研讨会,对于外科病理学的发展也起了巨大的推动作用。

三、病理报告

病理科接收标本后,在经过大体检查、取材、固定、脱水、浸蜡、包埋、切片、HE 染色,可选的组织化学染色、免疫组织化学染色甚至分子病理学检测等一系列复杂的流程,最终呈现的结果为病理报告。作为疾病诊治的依据,病理诊断一直是现代医学公认的"金标准",其重要性无论如何强调都不过分。对于普通病人而言,病理报告犹如法院的判决书。从法律角度看,病理报告是重要的法律文书。因此对于撰写病理报告的病理医师而言,其中的任何内容均需字斟句酌、慎之又慎。

通常病理报告包括以下 5 部分内容:

第一部分是病人临床资料、病史,包括影像学、重要的实验室检查以及以往是否活检的历史。这方面的内容主要来自临床,而对于病理医师做出病理诊断却有非常重要的意义。病史不全可能使病理诊断的难度大大增加,甚至出现误诊的可能。因此,临床医师在申请病理检查时,一定要把重要的临床阳性发现、临床可能的诊断写清楚。

病理报告的第二部分是大体检查,主要对收到的标本进行简明但精确的描述,包括标本的类型、大小、形状、色泽、硬度及肿瘤的边界、有无继发改变等;一些特殊的标本如内分泌肿瘤、脾脏等还需称重。大体检查不仅对于病理医师建立初步诊断十分重要,同时也包含很多疾病的范围、临床分期的信息,这些信息对于临床治疗方案选择、预后判断等至关重要。

第三部分为显微镜下所见,为可选内容,对于绝大多数病例而言没有必要。如果需要描述,也应突出重点,简明扼要。对于缺乏特异性的组织学表现,不能明确病理诊断的病例,也采用"描述性诊断"的方式,临床医师可根据病理描述结合临床资料综合考虑。

第四部分,也是病理报告最重要的内容,即病理诊断。病理科收到的每件标本应分别有对应的病理诊断。另外,标本所做的其他病理检查,如组织化学染色结果、免疫组织化学染色结果等,也附于病理诊断的后面。其他分子病理学检查的结果,可附于病理诊断中,也可另外发专门的检查报告。

第五部分为说明或建议,同样为可选性,非每例必需。病理医师可对诊断依据、鉴别诊断、所需的进一步检查、治疗建议,以及诊断名词及其定义的演变等内容进行补充阐述。

病理报告所提供的资料丰富程度,不同国家或地区、不同级别的医院差异很大,原则是满足当地医院临床医师治疗的需要。医疗分工的细化以及病理亚专科的发展,要求病理科提供更多的疾病信息,包括分子病理学改变的信息,以满足分子医学时代和分子靶向治疗的要求。

四、组织学诊断的局限性

虽然基于组织病理学的诊断目前仍是疾病诊断的"金标准",但病理医师和临床医师必须对组织病理学诊断的局限性有足够清醒的认识,否则可能对病人造成伤害。

组织学诊断的局限性来自若干方面,一方面是病理医师。病理医师与临床医师一样是人,会犯所有人可能犯的错误。临床医师中有一种流行的看法,认为送给病理科一块肉、一点水、一些细胞,这些就足以使病理医师做出准确的诊断,这个想法是不切实际、十分有害的。而更加有害的是,病理医师也抱有同样的想法。病理诊断必须密切结合临床表现、临床资料,因此与临床医师的沟通非常重要。缺乏临床资料,使病理诊断变得十分困难,有时甚至不能得到病理诊断。病理医师也不能根据一点组织学表现、模糊不清的临床资料进行诊断,使病人和自己冒巨大的风险。

不用签发报告的病理医师在读片会或病例讨论时,喜欢拿病理切片玩一种"事先什么也不知道"的猜谜游戏,借助显微镜、头脑中的知识以及经验,经常可得到相当准确的病理诊断,赢得同事们的喝彩，从而沾沾自喜。但有时这种方法的诊断会错得离谱！在关系到病人生死这种严肃的事情上，浅薄和炫耀是万万要不得的。

组织病理学诊断局限性的另一方面是小活检组织的代表性。严重的坏死、溃疡以及肿瘤病变周围的水肿、增生等，使得临床医师在活检时，难以取得有代表性的肿瘤病变组织。有时需要多次活检，方能明确病理诊断，而多次活检使病理医师、临床医师承受来自病人方面的压力增加；活检时的钳夹，引起组织挤压、细胞变形，使得组织和细胞形态难以识别，诊断困难。还有一些病理诊断需要活检组织有足够的深度、切片的方向应垂直于黏膜层以显示黏膜层、黏膜下层及肌层等结构，而平行于黏膜面的横切则造成难以判断是否有浸润性癌，例如早期浸润性鳞癌或结肠癌活检时，一些标本难以达到明确诊断的要求。对于组织学证据不足的标本，病理医师应当克服临床医师所期望的"准确诊断""对与错"的压力，顶住病理诊断"金标准"的诱惑，放下虚假的"自尊"，明确地在病理报告中指出标本代表性的问题，以及诊断证据的不足和多个可能性。总之，病理医师应看到什么说什么，看到多少说多少，严格掌握诊断的分寸。最后，个人经验毕竟有限，如有疑惑病例，不可强行诊断，一定请更有经验的专家会诊。

五、日常外科病理医疗实践

目前医院中日常的外科病理实践包括尸体剖验、组织病理学诊断（活检及术后标本病理诊断）、细胞学诊断、分子病理学诊断等，其中术中冷冻快速诊断是组织病理学诊断的特殊形式。

尸体剖验技术指通过切开病人的尸体，取出并检查病变器官，从而查找死因的方法，是病理学界历史悠久的研究方法。同样，病理医师可对病变器官取材，制作切片观察，并可进行一系列的特殊染色、免疫组织化学、分子病理学等检测。尽管医学已经发展到分子时代，尸体剖验仍然在促进医学发展和进步方面起重要的、不可替代的作用。

活检指通过对切除、钳夹、穿刺等取得小块病变组织，进行切片染色等病理学诊断的方式。通过活检，绝大多数疾病都能得到明确的术前诊断。随着科技的进步和医疗设备的更新，很多以往难以取得活检组织的身体部位，也能够进行活检诊断。虽然活检损伤小且诊断准确率高，深受患者和临床医师的欢迎，但值得注意的是，活检组织小，组织学观察受限，要求病理学家有丰富的诊断经验和精深的诊断技艺，年轻的病理医师做活检诊断时要特别慎重，活检诊断往往是术前诊断，在病理科属于高风险级的工作，其风险级与术中病理诊断相似，一旦诊断失误，往往给病人带来不可恢复的器官损毁性伤害。

术后标本病理学诊断能够确定病变的性质、肿瘤的分型、病变的范围、切缘是否干净以及淋巴结和远处转移情况等信息，这些信息对于确定疾病的分级、分期，从而确定下一步治疗方案、估计预后均有帮助。相对而言，术后标本病理诊断在病理科属于较低风险级的工作。

1905 年，梅奥诊所的创始人之一 William Mayo 博士说："我希望你们病理医师能在术中病人还躺在手术台上时，就告诉我们外科医师这个生长物是不是癌。"当时的病理科主任 Louis B. Wilson 博士切实感受到外科的需要，于是在前人工作的基础上，探索出能够实际应用的冷冻组织切片染色的快速诊断方法，这标志着术中冷冻切片诊断技术的正式诞生。冷冻切片诊断对外科手术的重要性不言而喻，然而自从它被发明的 100 多年以来，这项技术并没有明显的改进，与传统的石蜡包埋组织切片相比，其在组织结构的完整性、切片厚度、染色的清晰度等方面一直不能令人满意，更不用说含大量水分时，冰晶造成的裂隙使组织变形，结构形态难以识别等缺点。因此，在当今的医学实践中，冷冻切片诊断只能作为一项受限的技术应急使用，最终的病理诊断结果仍需通过常规石蜡切片 HE 染色作出。据文献统计，术中冷冻切片诊断的准确率在 90%~95%，滥用冷冻切片诊断很可能造成漏诊或过诊，给病人造成不应有的损失。冷冻切片快速诊断在病理科属极高风险级的工作。

冷冻切片快速诊断的使用原则是，只有在手术台上，需要根据冷冻结果确定手术方式、手术范围时，才申请术中冷冻切片；凡是能够通过活检、穿刺、细胞学等方式得到术前诊断结果者，不宜使用术中冷冻切片；因组织冷冻后组织形态学、免疫组织化学表型等均受影响，因此，如果送检冷冻组织较小或较少,应另送病理科单独做石蜡切片的标本,不宜采用冷冻切片诊断,因可能造成随后的石蜡切片诊断困难。

冷冻切片诊断不宜使用的范围还包括:①疑为恶性淋巴瘤者;②过小的标本(检材长径≤0.2cm者);③术前易于进行常规活检者:如气道、消化道可使用内镜活检者;体表肿块易取活检及容易穿刺活检者;④脂肪组织及含脂肪过多的组织、骨组织和钙化组织;⑤需要依据核分裂象计数判断良、恶性的软组织肿瘤(大多数梭形细胞肿瘤);⑥主要根据肿瘤生物学行为特征而不能依据组织形态判断良、恶性的肿瘤,如神经内分泌肿瘤;⑦已知具有传染性的标本(如结核病、病毒性肝炎、艾滋病等);⑧需要充分取材或特殊染色才能确诊的疾病,如先天性巨结肠。

冷冻切片诊断适宜使用的范围:①术前不易活检,术中需要确定病变性质(如肿瘤或非肿瘤、良性肿瘤或恶性肿瘤等),以即时决定手术方案的标本;②了解恶性肿瘤的扩散情况,包括肿瘤是否浸润相邻组织、有无区域淋巴结转移等;③确定肿瘤部位的手术切缘有无肿瘤组织残留;④确认切除的组织,例如甲状旁腺、输卵管、输精管及异位组织等。

六、病理科质量控制

病理科属于医学实验室,从标本离开人体,送到病理科,到制作出合格的病理切片、免疫组织化学及分子病理学检测等,其流程和管理与临床检验医学实验室没有差别;从切片送给病理医师到最终病理报告发出,属于医师诊断疾病的过程,这是病理医师个人主观的判断和脑力劳动的结果,严格意义上说,这个环节超出了医学实验室质量控制的范围,因此病理科不同于临床检验。临床检验实验室质量控制合格,则检验结果客观、准确,实验室之间检测结果可以互认;但不同医院病理科即使都通过了同一机构的质量和能力认可,它们之间的病理报告也不能达到互认。

病理标本在病理科处理过程中,同样包括检测前、检测中以及检测后三个阶段,多达数十个环节,因此,与此相关的人员、设备、试剂、检测流程等必须达到一定的质量标准,才能保证最终病理报告的准确性。鉴于病理诊断与病人治疗和预后具有决定性的影响,因此,病科应当制订严格的室内质量保证措施,不折不扣地执行,定期进行室内和室间质控,不断改进病理检查水平,减少相关差错。

病理科质量控制/质量保证计划的目的主要是保证:①准确性;②完整性;③病理报告及时性。2015年,国家卫生和计划生育委员会印发了《病理专业医疗质量控制指标(2015年版)》,包括结构性指标、过程性指标和结果性指标共13项,应作为我国各医疗机构病理科必需的质控指标,通过该指标的收集使病理科工作规范化及可评价。

具体指标如下:

1. **每百张病床病理医师数量** 是指平均每100张实际开放病床位病理医师的数量。该指标反映病理医师资源配置情况。

2. **每百张病床病理技术人员数量** 是指平均每100张实际开放病床位病理技术人员的数量。病理技术人员是指进行病理切片、染色、免疫组织化学及分子病理学等工作的专业技术人员。该指标反映病理技术人员资源配置情况。

3. **标本规范化固定率** 是指规范化固定的标本数量占标本总数量的比例。规范化固定标本是指病理标本及时按行业推荐方法切开,以足量10%中性缓冲福尔马林充分固定。有特殊要求者可使用行业规范许可的其他固定液。为反映标本处理规范化的指标。

4. **HE切片优良率** 是指常规HE染色切片中,优良切片占HE染色切片总数量的比例。为反映病理科常规HE制片质量的指标。

5. **免疫组织化学染色切片优良率** 是指优良免疫组织化学染色切片占免疫组织化学染色切片总数的比例。免疫组织化学染色优良切片是指达到行业优良标准要求的染色切片。为反映病理科免疫组织化学染色质量的指标。

6. **术中快速病理诊断及时率** 是指在规定时间内完成术中快速诊断的病例数占所有术中快速诊断病例的比例。规定时间是指单件标本病理诊断报告在收到标本后30分钟内完成,或前一例标本诊断未完成,新标本病理诊断报告在45分钟内完成。为反映病理科术中快速诊断及时率的指标。

7. **组织病理诊断及时率** 是指在规定时间

内完成组织病理诊断报告的病例数占组织标本诊断病例总数的比例。规定时间是指穿刺、内镜钳取活检的小标本，自接收标本起，≤3个工作日发出病理报告；其他类型标本自接收标本起，≤5个工作日发出病理报告；需特殊处理、特殊染色、免疫组织化学染色、分子检测的病例按照有关行业标准增加相应的工作日。为反映病理科组织病理诊断及时率的指标。

8. **细胞病理诊断及时率**　是指在规定时间内完成细胞病理诊断报告的病例数占细胞病理诊断病例总数的比例。规定时间是指自接收标本起，≤2个工作日发出细胞病理诊断报告；需特殊处理、特殊染色、免疫组织化学染色、分子检测的病例按照有关行业标准增加相应的工作日。为反映病理科细胞病理诊断及时率的指标。

9. **分子病理学检测室内质控合格率**　是指各项分子病理学检测室内质控合格病例占同种类型分子病理学检测病例总数的比例。分子病理学检测室内质控合格指检测流程及结果达到行业标准要求。为反映病理科分子病理学诊断质量的指标。

10. **免疫组织化学染色室间质控合格率**　是指参加省级以上病理质控中心组织的免疫组织化学室间质控活动，并达到合格标准的次数占参加免疫组织化学室间质控活动总次数的比例。为反映病理科免疫组织化学染色质量的指标。

11. **分子病理学室间质控合格率**　是指参加省级以上病理质控中心组织的分子病理学室间质控活动，并达到合格标准的次数占参加分子病理学室间质控活动总次数的比例。为反映病理科分子病理学诊断质量的指标。

12. **细胞学病理诊断质控符合率**　是指细胞学病理诊断与抽查质控诊断符合的病例数占抽查质控病例总数的比例。抽查病例数应占总阴性病例数至少5%。为反映病理科细胞学病理诊断质量的指标。

13. **术中快速诊断与石蜡诊断符合率**　是指术中快速诊断与石蜡切片诊断符合病例数与占术中快速诊断病例总数的比例。术中快速诊断与石蜡诊断符合指二者在良恶性病变的定性诊断方面一致。为反映病理科术中快速病理诊断准确性的指标。

七、病理实验室能力认可简介

目前有两家机构开展病理实验室能力认可，分别是国际实验室认可合作组织（International Laboratory Accreditation Cooperation，ILAC）和美国病理学家协会（College of American Pathologists，CAP）。前者有专门针对医学实验室能力认可的规范 ISO 15189。ILAC 与中国合格评定国家认可委员会（China National Accreditation Service for Conformity Assessment，CNAS）签订了互认合作协议，ISO 15189 对等翻译，对应 CNAS-CL02。ISO 15189 尚没有专门针对病理实验室的应用说明，当前适用版本为《医学实验室质量和能力认可准则在组织病理学检查领域的应用说明》（CNAS-CL02-A007：2018）。无论是 CNAS 还是 CAP，其实验室能力认可殊途同归，均是建立实验室的质量保证体系，编写质量保证的程序文件，并推动程序文件的执行，从而对实验室检测相关的人员、设备、试剂、检测流程等进行严格控制，以保证实验室检测结果的准确性。

CAP 评审标准是依据 CAP 自己制定的检查要点。该检查要点可以通过 CAP 网站购买或申请认证后免费获得。CAP 现有 18 种评审检查要点，其中包括：解剖病理、化学和毒理学、细胞遗传学、细胞病理学、流式细胞术、外源药物检测、血液和凝血、组织相容性、免疫学、实验室一般要求、有限服务实验室、微生物学、分子病理学、床旁检测、生殖实验室、实验室领导班子评估、输血医学和尿液分析。申请 CAP 认证的实验室上报所开展的试验项目和所属专业小组后，CAP 会为每个实验室量身定做好与其服务范围相符合的评审检查要点。实地评审时若发现超过 5% 的评审检查要点未能达到 CAP 要求，则不能通过 CAP 认可。申请 ISO 15189 认可的实验室则无须申报所有项目。

（卢朝辉）

第二节　数字病理学和人工智能

随着计算机和信息技术的发展，数字病理学作为病理学的一个新分支应运而生，并作为传统病理学的一个新生长点受到重视和期待。数字病理学的发展将解决传统病理学存在的问题而促进病理学的发展。数字病理学是指利用数字技术对病理图像（大体标本和组织切片）进行数字化处理，通过摄取、拼接、压缩、储存等处理环节，保留真实的图像信息，并形成庞大的数据库。通过图像的浏览、分析来实现病理诊断、鉴别诊断、病理教学和科学研究。数字病理学正处于应用和研究的起步阶段，随着数字化技术的进步和应用的普及，数字病理学必将在医学事业进步中发挥重要作用。

一、传统病理切片的几个问题

传统病理学诊断主要依据光学显微镜图像来作出。病理学家通过观察细胞形态改变和与周围组织关系的改变，基于定性差异和诊断者的经验来作出诊断和鉴别诊断。

病理组织切片是病理医生诊断的载体，因此切片制作的质量非常关键，并且必须保存起来以备后期的查验。传统病理切片对诊断和保存有以下几个问题：

（一）存储

按照医学界规定，病理诊断组织切片至少保留十年以上，事实上目前绝大多数病理科是永久保存的。因此对一个病例量很大的医院的病理科来说，保存这些片子有很大的困难，包括储存空间和玻璃片带来的重量问题。

（二）保真

病理组织切片要经过 HE 染色才能在显微镜下观察各种组织结构，但是随着时间的推移，所染的颜色会褪去，从而给诊断带来困难。另外，由于病理诊断水平的差异，不同医院之间的病理会诊是一个常见的现象。在片子借阅和存储提取过程中会发生玻璃片的破损，从而给片子的再阅带来困难。

（三）检索

在组织切片库中，尽管按年月的顺序摆放在库房中，但在短时间内找出一张想要的片子要花一定的时间，假如放乱的话，找寻就很困难。

二、数字病理学的应用

基于病理图像的各种特征可以进行定量化分析，从而使病理学从定性走向定量。在现阶段，这种定量分析的数据可以作为病理学诊断的补充，从而比较客观地提供数字化信息，如组织学病变的染色强度、特殊标志物的分布特征、特异细胞和病原体的鉴定、实质和间质比例、微血管密度等。

数字病理学的基础是形成数字病理切片系统，最关键的是保真度高的图片质量，否则出来的数字化信息是靠不住的，没有真正的价值。高质量的数字切片应该具有三要素，即高度的保真性、缩放自如和能进行定量分析。切片的图像、颜色和密度等指标应该达到传统病理切片水平，假如差距太大，就失去了存在的价值。为了能使数字病理切片缩小、放大方便地操作，并且不会因为这个过程而使保真度降低，作为数字病理替代传统病理切片的一个条件之一就是能对所需的病理指标进行定量分析，否则其应用价值至少减少一半。因此数字病理系统质量的判断主要从三个方面入手，提高数字病理系统的质量也应从这三方面着力。

数字病理切片系统主要由数字切片扫描装置和数字处理软件组成。首先，应用数字显微镜在不同放大倍数下进行逐幅扫描采集图像。显微扫描平台自动按照切片 x、y 轴方向扫描移动，并在 z 轴方向自动聚焦。然后由扫描控制软件在光学放大装置有效放大的基础上，利用程控扫描方式采集高分辨数字图像，图像压缩与存储软件将图像自动进行无缝拼接处理，制作生成全切片图像（whole slide image），再将这些数据存储在一定介质中，从而建立起数字病理切片库。随后就可以利用相应的数字切片浏览系统，对一系列可视化数据进行任意比例的放大或缩小，以及在任意方向移动以浏览和分析处理，就好比在操作一台真实的光学显微镜一样。

市场上已有不少成熟的国内外品牌，这些品牌仪器所扫描的图片质量和仪器价格有比较大的差距，但从诊断和教学的要求来看，国内外仪器的质量都能满足需求。如要对图像进行数字化定量分析则系统间有较大的差异。用户应该依据需求和价格能接受的程度来选择适合自己的仪器。

数字病理切片系统可使病理资源数字化、网络化，实现了可视化数据的永久保存和不受时空限制的同步浏览处理。因此在病理学各领域已有不少应用。总结其应用价值有以下一些：

（一）病理学教学

数字病理系统迄今用得最充分的就是在教学领域，如大学生教学和继续教学领域，国内外都有广泛的应用。传统的病理教学都用标本观察，包括大体标本和显微镜下观察典型病例的组织切片。由于大体标本往往在标本缸中很难从多个侧面看得很清楚。组织切片由于片子陈旧，切片褪色，很难看清楚，特别是典型病例的切片目前很难补充。国内浙江大学医学院病理学与病理生理学系、中国医科大学病理学系和桂林医学院病理学与病理生理学专业等单位已制作了 500 多个三维重建标本，足可以满足病理学教学需要。组织切片国内很多单位都将自己的教学切片数字化供教学用。另外，年轻医生的继续教学、病理医师晋升考试以及病理读片会都已用上数字病理系统，收到了很好的效果。再者，教学对象大多数都是年轻人，他们的计算机应用能力都很好，又容易接受新事物，所以推广也很容易。

（二）病理诊断和会诊

病理的正确诊断很大程度上依靠专家诊断能力和经验积累，因此在临床上，对于疑难病例，临床医生和/或家属常常到多家单位进行会诊，以取得正确的诊断结论，从而实现正确的治疗。另外，中国幅员辽阔，不同地区间水平差异很大，而且到远隔的城市进行会诊也不方便。通过远程系统可以在异地取得高水平医师的诊断意见，对缩小地区之间的差异很有帮助。病理医生大部分是"全科医生"，什么系统的片子都看。这种模式与专科病理医生对某些特殊病的诊断能力相比有很大差异。为了实施规范化和个性化的治疗，需要通过专科医师的诊断，实现诊断的一致性，这也有助于新治疗方案疗效评价的客观性和科学性。目前国内麦克奥迪（Motic）公司建立第一个远程会诊平台，为大家服务。国内与国外机构间也建立了数字病理远程会诊系统，以满足不同病人的个性化需求，如浙江大学医学院附属第二医院病理科与 UCLA（美国加州大学洛杉矶分校）病理科、广州金域公司与 UPMC（美国匹兹堡大学医疗中心）等。从国内外会诊的结果来分析，对某些病例的诊断是有价值的，如少见病例、国内不太重视的非肿瘤性病变。对疑难的病例，国内专家不

易确诊的，仅用 HE 染色切片会诊价值不大。国外专家也很难仅凭 HE 染色切片来作出正确的诊断。因为许多疑难病例的诊断都必须借助于免疫组织化学染色和分子病理学检测来确定诊断。我个人的体会，在现阶段，国外远程会诊的价值体现在多学科的综合诊断与治疗方案制订上，实现规范治疗。

现在的数字病理切片的扫描图像质量已完全能满足临床诊断的需要，不能推广的原因，主要是由于病理医师习惯于显微镜观察。病理医生从训练期初就开始使用显微镜，要改变这种习惯非常不容易，特别是高年资有很高诊断水平的医生。病理诊断是最终诊断，不能出错，否则可能会有官司缠身，因此病理医生不愿意冒这个风险。但对较简单的病例，数字切片诊断都没有问题。随着年轻病理科医生的成长，他们习惯于电脑的使用，应用数字病理切片进行诊断将会越来越普及。相信以后病理医生无论走到哪里，只要有时间就可以应用智能终端作病理诊断。这时的病理医生可以在家上班，或者自由出行不受上班时间的限制，同样能完成工作任务。这一点在同样应用显微镜作染色体疾病诊断的细胞遗传学家那里已经实现，如荧光原位杂交（fluorescence in situ hybridization, FISH）图像的诊断。他们能做，病理医生为什么不能呢？近年来国内已有不少单位实现远程诊断工作，包括冷冻切片的远程诊断。

（三）定量分析

病理形态学的定量分析是数字病理学的一大优势，这个优势的发挥可以使经典病理学的定性描述走向定量诊断。定量分析是基于传统形态学结构，如细胞大小、形态改变、核质比例，腺管形态、实质和间质的比例等，应用成熟的软件对免疫组织化学染色结果进行定量分析，如乳腺癌的雌激素受体（estrogen receptor, ER）、孕激素受体（progesterone receptor, PR）和人表皮生长因子受体（human epidermal growth factor receptor 2, HER2）的染色结果，P53 染色等。相信有应用价值的定量分析系统的建立将大大加速数字病理学诊断的应用。

定量分析的另一个价值就是解决肿瘤性病变的异质性问题。肿瘤是一个高度异质性疾病，这在病理形态学中也有很好的表现。病理医生一般

是依据一张切片中主要的形态学图像作出组织学类型的诊断,临床上分析治疗效果和预后关系也是依据这个病理诊断。但是,假如对一个肿瘤组织样本只要取足够多的组织切面来做切片,往往可以看到不同形态成分混合存在,这种不同成分的构成比不一样,它的生物学行为肯定也有差异。依据形态学定量分析,总结不同规律,可以为临床提供更多有用的信息,对临床制订正确的治疗方案会有极大的帮助。定量分析发展空间很大。

三、病理人工智能

随着计算机技术的快速发展,人工智能已逐渐运用于各个行业,病理诊断也是其中之一。人工智能在病理学中的应用包括细胞学初筛、形态定量分析、组织病理诊断和辅助预后判断等。近年来,高质量数字病理切片的大量积累为病理切片的分析提供了大数据背景,深度学习算法的应用和改进为人工智能从研究走向应用提供了可能。

病理切片图像可以分为细胞学图像和组织学图像。细胞学图像通常只包含细胞本身的信息,而组织病理学图像包含更复杂的空间和不同成分相互关系等信息,因此细胞病理学图像和组织病理学图像是两个层次的形态学特征,二者对分析算法有不同的要求。目前,人工智能方法分析病理切片主要分为三个方面,即对细胞的检测分割、图像相关特征的提取和病理图像的分类及分级。细胞或组织结构特征是诊断疾病的主要依据,只有在正确检测和分割细胞的基础上,才能结合病理学知识提取有效反映切片信息的特征参数,进而做出正确的病理诊断。如腺体的分割、细胞和细胞核的分割、坏死灶的分割、组织正常结构如肾小球的分割、特殊病灶如肉芽肿的分割等。特征提取指从图像中挑选并简化出最能有效表达图像内容的低维矢量的过程,是数字病理切片分析中的重要步骤,只有在正确反映图像特征的基础上,才能正确分析切片的信息并做出病理诊断。病理分类和病理分级任务是病理切片分析中的重要任务之一。目前该方面的算法主要有支持向量机(SVM)、AdaBoost和深度卷积神经网络等。病理人工智能领域已有很大进步,但大多都未能真正走出实验室进入临床应用。

病理学作为研究人体疾病发生原因、发生机制、发展规律必不可少的一门医学学科,在人工智能技术的推动下将不断被重新布局与定义。病理组学作为传统病理学在人工智能时代的产物应运而生。"组学"一词,来源于英文中的 –omics 后缀,意指某些种类个体的系统集合,现在主要指从整体的角度出发去研究人体的细胞组织结构、基因与疾病间的关联。病理组学(pathomics)就是将病理图像转化为高保真度、高通量的可挖掘的数据集,这个数据集涵盖纹理特征、形态学特征、边缘梯度特征、生物学特性等定量特征,并用于定量化病理诊断和疾病预后。基于形态学定量分析基础上的病理组学与基于二代测序技术的分子分类的比较研究,有望找出形态学改变与分子改变的关系,做出智能分类诊断,依据智能分类提供病人预后信息和精准的药物治疗指导。医学结合人工智能必将提高诊断的精准水平,造福病患。

(来茂德)

第三节 分子病理学——现状与趋势

一、分子病理学基本概念

分子病理学广义上讲是指在分子水平上阐明疾病的发生机制并将研究成果应用于疾病的诊断和治疗的一门科学。狭义上是指应用分子生物学技术鉴定特定疾病病变的分子改变,并分析与疾病发生、诊断、治疗和预后的关系,服务于病人并给予最合适的治疗。因此分子病理学是一门新兴交叉学科,应用的是分子生物学技术,鉴定的是特定疾病病变分子层面的改变(DNA、RNA和蛋白质),借助于生物信息学和数理统计方法,分析分子改变与疾病发生发展、预后和治疗的关系。当今分子病理学重点之一是依据分子改变特点,为病人制订因人而异的个体化诊疗方案。

分子病理学研究和检测希望明确,靶分子的有无以及数量,基因多态性及其基因型,染色体拷贝数变化及其扩增,基因的突变(点突变、易位与重排、插入等)。应用的领域主要是肿瘤、感染性疾病和遗传性疾病。

分子病理学发展迅速,是病理学发展的一个新的生长点,分子病理学的兴起已大大丰富了传统病理学的内涵。病理学已从单纯病理学诊断扩展到对疾病易感性和发病风险的评估、疾病的预后判断和指导治疗方案制订而迈向整合病理学。从病理学发展史来看,分子病理学将会在病理学科发展中担当重要的角色。目前发达国家医院病理科,分子诊断工作量和收入均已超过1/3。如肿瘤的诊断,从19世纪Virchow时代以大体观察确定诊断,到20世纪初依据显微镜的组织学改变作出诊断,20世纪70年代中后期免疫组织化学技术的介入,使肿瘤病理诊断鉴别诊断依赖于肿瘤标记的鉴定,到现在已经成为不可或缺的手段。21世纪初分子遗传学成为肿瘤诊断和分类的新标志物进入病理领域,相信随着分子病理学的发展,会有一天依据其分子改变对其进行分类和分型,到那时还很难讲分子病理学是否替代了传统病理诊断,但基于HE染色切片的传统病理学诊断的地位将会明显削弱。因此,分子技术的发展给病理学的发展提供了一个极大的机会,如错失这个机会将失于历史机遇。病理学工作者应有紧迫感和使命感。

二、分子病理学常用技术

如前所述,目前分子病理学主要应用于感染性病原体的检测,明确病原体存在与否,如结核分枝杆菌、人乳头瘤病毒(human papilloma virus, HPV)、单纯疱疹病毒(herpes simplex virus, HSV)、肝炎病毒以及其他细菌和寄生虫等。这部分工作检验科可以做,病理科也可以做,当然在北美检验和病理在同一个系,称为病理学和实验医学系(department of pathology and laboratory medicine)。遗传病的筛查也是一个重要的领域,相对于感染性病原体检测,遗传病筛查的量有限。一是因为我们对大多数遗传病的机制并非完全了解,二是在人群中毕竟比例不大,且部分遗传病在年轻时并不一定显现表型。遗传病筛查主要用于血红蛋白病、血友病、神经肌肉性遗传病、代谢性遗传病以及疾病易感性的诊断。这部分工作主要不在病理科完成。目前分子病理学技术主要是应用于肿瘤的诊断和治疗,包括实体瘤的诊断和鉴别诊断、靶向治疗、肿瘤药物的敏感性和毒副作

用、预后的评估。本节将概要介绍分子病理学检测的常用方法,在疾病诊治中应用的详细的内容可参阅有关分子诊断的方法学书籍和特定肿瘤的相关内容。

分子病理学诊断的技术有许多,用于肿瘤诊断分析的主要是原位杂交技术和基因突变分析技术,其他的一些现代分子生物学技术现阶段主要用于研究。

(一)免疫组织化学技术

免疫组织化学(immunohistochemistry, IHC)技术简称免疫组化技术,在目前临床实际中,通常不将其作为分子诊断的技术,但从发展历史和严格意义上讲也是一项鉴定蛋白质的技术,是一项已常规应用、廉价简便的分子技术。免疫组化技术的基本原理是免疫学的抗原与抗体特异结合,是利用已知抗体去检测组织或细胞中相应抗原,最后通过显色系统显示抗体,从而间接原位显示待检抗原。这类技术的特点是在保留原来的组织形态结构,而将待检的抗原在组织或细胞水平的定位显示出来,从而帮助确定组织或细胞的性质,以及组织细胞代谢或功能的改变。待检的抗原可以是蛋白质或多肽。

免疫组化技术可用于各类细胞涂片、新鲜组织冷冻切片和石蜡组织切片。在临床诊断中,主要用于石蜡组织切片。假如待检样品为单纯的细胞成分,称之为免疫细胞化学(immunocytochemistry, ICC)技术。染色结果可以定性、半定量和定量,绝大多数仅用于定性。免疫组化技术是肿瘤病理诊断和鉴别诊断的重要辅助手段。定性一般分为阳性或阴性,阴性是指组织或细胞没有显色,阳性是指组织或细胞有显色反应,目前所用的显色体系一般呈现棕色或棕褐色。为了排除假阳性或假阴性,在操作过程中,必须设有阳性对照、阴性对照和空白对照。免疫组化染色阳性可定位于细胞核、细胞质和细胞膜。如p53、Ki-67、ER和PR等阳性定位于细胞核;细胞角蛋白(cytokeratin, CK)、波形蛋白(vimentin)和肌动蛋白(actin)等定位于细胞质;CD20、HER2等定位于细胞膜;上皮膜抗原(epithelial membrane antigen, EMA)、CD30等细胞质和细胞膜可同时阳性。

(二)荧光原位杂交技术

原位杂交(in situ hybridization, ISH)技术是

将组织化学与分子生物学技术相结合来检测和定位核酸的技术。该技术中将已标记的核苷酸序列片段作为探针（probe），通过杂交方法与组织切片、细胞涂片和培养细胞爬片上的某一特定的 DNA 或 RNA 结合来实现对特定序列的定性、定量和定位。荧光原位杂交（fluorescence in situ hybridization，FISH）是指用荧光素标记的已知 DNA 作为探针来检测靶序列。狭义的 FISH 是指 DNA-DNA 原位杂交，而广义的包括了 DNA-DNA、DNA-RNA 杂交。FISH 分为直接法和间接法，直接法是将荧光素直接标记在 DNA 探针上，间接法是用非荧光素物质先标记探针，再用荧光素标记的抗体来检测探针的非荧光素标志物。直接法非特异少，背景干净。间接法敏感性较高，可能会有一定非特异性背景。原位杂交的生物基础是 DNA 变性、复性和碱基的互补配对结合。FISH 在临床上应用广泛，其实验材料可以是间期细胞、分裂中期的染色体，也可以是冷冻或石蜡切片。FISH 技术在肿瘤学领域主要用于基因在染色体上的定位、染色体数量的变化和染色体的易位。FISH 技术有许多拓展性方法，如多色 FISH 可以更清晰地显示染色体的区带，并进行光谱核型分析。比较基因组杂交（comparative genomic hybridization，CGH）可以通过一次杂交对某一肿瘤整个基因组的染色体常见数的变化进行检测。基因微陈列（array CGH）可以比 CGH 更精细地定位染色体拷贝数的变化，从而研究肿瘤发生发展规律。

（三）基因突变分析

基因突变分析有许多方法。从经典的聚合酶链反应 - 单链构象多态性（PCR single strand conformation polymorphism，PCR-SSCP）、聚合酶链反应 - 限制性片段长度多态性（PCR-restriction fragment length polymorphism，PCR-RFLP）、高压液相层析（denaturing high performance liquid chromatography，DHPLC）到现在常用的荧光定量 PCR 和各种测序方法。各种方法均有其优缺点，其敏感性和特异性也有差异。各实验室应根据标本的易获性、实验室条件以及敏感性的要求来选择。测序是检测基因突变最直接和最可信的方法。测序技术已发展到三代，第一代测序技术又称 Sanger 测序，其速度快，测序的长度能达 1 000~

1 500bp，但一次只能测一条序列。目前已广为应用的二代测序（next generation sequencing，NGS）又称高通量测序技术，其特点是一次能测大量的序列，但片段一般限制在 250~300bp。依据不同的目的，可选择全基因组测序、外显子测序和靶向捕获测序。近期三代测序技术已出现，但还没有商用。三代测序长度可达 10kb 左右，且不需要 PCR 富集序列，直接测序解决了二代测序的部分信息丢失和碱基错配的问题。

（四）微卫星不稳定性检测

微卫星不稳定性（microsatellite instability，MSI）是指微卫星位点长度发生改变而在电泳上呈现迁移率改变的一种现象，是由错配修复缺陷所引起的。传统的 MSI 检测方法是应用聚丙烯酰胺凝胶电泳，该法操作复杂，且操作者技术要求很高，检测结果保存困难，因此目前实验室基本都用测序的方法来检测。大多数实验室都参照美国国家癌症研究所（NCI）推荐的方法来确定结果，即检测 5 个微卫星位点，Bat25-Bat26-D2s123-D5s346-D17s250。如果 5 个位点中 2 个或 2 个以上位点存在不稳定性就定义为高频率微卫星不稳定性（MSI-H）；如果 1 个位点不稳定，定义为低频率微卫星不稳定性（MSI-L）；没有位点不稳定性则定义为微卫星稳定（MSS）。假如检测很多微卫星位点，则以 30% 为界，如果 ≥30% 的位点有不稳定，则定为 MSI-H；<30% 定义为 MSI-L；没有不稳定就定义为 MSS。理论上讲，只要检测足够多的位点，就会发现有微卫星位点不稳定的存在。MSI 检测有提示预后和指导用药的意义。大量研究证实，MSI 阳性的结直肠癌患者预后好，但不能从氟尿嘧啶（5-FU）单药的辅助治疗中获益。因此临床上考虑使用氟尿嘧啶类药物治疗应该先检测微卫星状态。MSI 阳性的实体瘤接受抗肿瘤免疫治疗［抗程序性死亡蛋白 -1（programmed death-1，PD-1）抗体］有效。

（五）液体活检

液体活检（liquid biopsy）是指通过富集体液（主要是血液）中肿瘤性成分，再通过现有的分子生物学技术分析其组学改变。液体活检的名称是相对于我们常规通过获取组织样本进行病理诊断的活检（biopsy）而言的。与组织活检相比，有无创和可实时监测的特点，并且可以在疾病进程的不同时间点获得样本的优势,因此是一项非常具有前景的新型分析技术。液体活检已有仪器在肿瘤临床试用,但作为一项常规技术还有一段路要走,有的技术还需要改进和突破,最难的应该是稳定地富集到足够量的目标物质。液体活检的最大优势是用于肿瘤治疗过程的动态监测,为临床确定最佳治疗方案提供依据。

液体活检有四个方面的内容,即循环肿瘤细胞(circulating tumor cell, CTC)、循环肿瘤 DNA(circulating tumor DNA, ctDNA)、循环肿瘤 RNA(circulating tumor RNA, ctRNA)和肿瘤细胞外泌体(exosome)。目前研究得比较多的是 CTC 和 ctDNA。对肿瘤细胞来源的 DNA 可以进行突变和甲基化分析,用于肿瘤的早期诊断、动态监测、预后判断和用药指导,而肿瘤细胞还可以进行免疫组织化学分析和 FISH 鉴定。在转移性乳腺癌、结直肠癌和激素耐药的前列腺癌,CTC 数量及其动态变化与患者无进展生存时间(progression free survival, PFS)和总生存时间(overall survival, OS)密切相关。治疗前后的动态检测可以判别治疗的有效性。CTC 减少或消失可以提示治疗的有效性,相反,CTC 顽固性存在可能提示肿瘤的耐药性和肿瘤细胞未完全消失。

三、分子病理学发展趋势

病理学的发展在今后很长一段时间内还是以形态学为基础,超微病理学、酶学、免疫组织化学和 DNA 倍体确定等相关技术还将继续发挥作用。同时,随着分子生物学技术和理论的发展带动分子病理学的发展。如基因突变分析、表达谱的分析,并分析它们与临床和病理形态学表型之间的关系。人工智能在病理学中应用的开展又给病理学发展提供了新的空间。在发展过程中建立新的方法和标准,为诊断和治疗服务(图 1-1)。正确的病理诊断和特殊技术价值的确定离不开与临床的合作(图 1-2)。现代医学已进入一个多学科合作的时代,病理医生要有形态学基本功,学习现代医学的知识,并为患者提供最重要的病理学信息,从而为其提供最佳的治疗。

未来医学发展在个体化医学上会走得更远,伴随全基因组技术的发展会有新的标志物被发现,为分子分类提供依据。可从前瞻性和回顾性

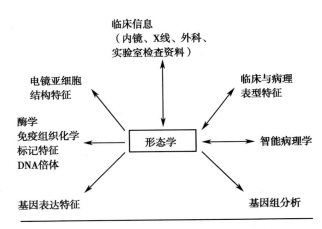

图 1-1 现代病理学的内涵和外延

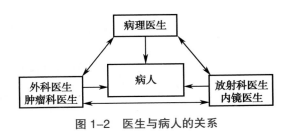

图 1-2 医生与病人的关系

两个方面发现新标志物。前瞻性就是获得详细的临床和分子病理学信息,对病人进行分类,实施相同或不同的治疗方案,以后分析各指标间的相关性并得出结论。回顾性就是在不知道临床和分子信息的病人群体中,以实施治疗后取得相同的治疗效果或毒副反应为出发点,再回顾分析其分子生物学改变,从而找出规律。人们会投入更多的人力和物力开展个体化医学的研究,这也是转化医学的落脚点。近年的一个新研究领域是泛癌计划(pan cancer initiative)。目前我们对肿瘤的分类是依据器官系统来实施的,如发生于胃的癌我们称为"胃癌",发生于乳腺的癌我们称为"乳腺癌",事实上来源于不同器官的癌症在分子水平上可以有共同之处,而源自相同器官的癌症可能具有非常不同的基因组图谱。从分子靶向药物治疗肿瘤的角度,可以认为,具有相同分子改变的肿瘤可以用同一靶向药物治疗(不同来源的肿瘤),相反来自同一器官的肿瘤,如果具有不同的分子改变,我们应该用不同的分子靶向药物来治疗,这与中医传统中的"同病异治、异病同治"相符合。上述的微卫星不稳定性(MSI)就是一个泛癌标记,不同器官(结直肠、胃、肺、肾等)来源的 MSI⁺ 肿瘤,都可以接受抗 PD-1 治疗并取得好的疗效。

泛癌研究可能会颠覆传统的肿瘤分类,引起肿瘤治疗的革命。泛癌研究的基础是癌症基因组图谱(The Cancer Genome Atlas,TCGA)。TCGA项目启动于2005年,是用基因组技术来绘制出人类全部癌症的基因组变异图谱。目前有33种最常见的癌,1万多个病例的样本,包括这些病例的基因组、转录组、蛋白质组和表观遗传组的数据,同时又有病人的影像组学和完整的临床资料。相信随着现代技术的进步,疾病分子研究和智能医学的发展,我们对疾病的认识会不断深化,最后发展出造福病患的新技术和新药物。

(来茂德)

第四节 生物样本库

高质量的生物样本是未来个性化精准医疗保健的关键素材。生物样本库为了科学研究和/或医学治疗的目的,集约化收集生物样本及其相关数据,并对生物样本进行高质量的制备和加工,以帮助科学家及临床医生更好地了解疾病的原因和影响,并制订更好的预防、诊断和治疗方案。生物样本库为医学实践服务,是构建和管理用于生物科学研究所需的生物资源,探索疾病发生、发展、转归、诊断和治疗,以及药物研发、健康预防等研究与转化应用的重要基础。因此,生物样本库也逐渐成为人类疾病研究基础设施的关键组成部分。本节着重叙述生物样本库的概念和意义,病理学科在生物样本库中的地位和作用,生物样本库促进病理学科发展,生物样本的获取、质量控制和使用,以及生物样本相关数据的重要性(生物样本包括人类样本、动物样本、植物样本、微生物样本等,对生命科学相关研发及转化应用至关重要。本书中只针对人类生物样本库进行介绍)。

一、生物样本库的概念和意义

生物样本库(biobank),是指为了科学研究和/或医学治疗的目的,开展生物样本(包括人体组织、血液、体液或核酸和蛋白等经过处理的生物样本)及相关数据(包括样本相关的临床、病理、治疗、随访、知情同意等资料)的收集、制备、保存、测试、分析和分发等工作的机构或部门。生物样本库又包含干库(生物样本相关数据库)和湿库(生物样本资源库)。

生物样本是循证医学和转化医学的基石,是基础医学和临床医学研究者成功的利器,也是国内外生物医药产业关注的焦点和成长点。生物样本与其所代表的个体信息、疾病转归等信息同等重要。生物样本的重要性还在于,其是不可再生的,仅在疾病状态的某一个阶段出现。自第一次基于生物样本的研究开始,为未来的研究目的保藏生物样本就已成为一个重要的命题。生物医学研究领域的巨大发展又使得获取、保存和分析人类生物样本这一永恒问题成为挑战。生物样本的收集对于疾病研究和临床诊断都是必不可少的。在日常医学和生物学活动中将可获取的生物材料以有组织的方式管理也是建立生物样本库的触发因素。高性能分子分析平台发展至今,将基础研究向临床疾病控制转化的主要瓶颈已经不再是分子检测技术,而是能够充分表征临床现象的高质量生物样本。

转化医学研究是为人类提供有效的医疗预防和保健的重要基础,对于保证医疗质量、控制成本效益和医疗创新至关重要。在科学研究中使用的研究材料来源于真实世界是决定研究能够成功转化到临床医疗的关键因素。生物医药研究领域也逐渐在基础的生活条件和方式(如气候、饮食、运动、吸烟和其他习惯)相关数据的收集调查基础上开始关注生物样本的作用,通过全面的数据收集和基于生物样本的分子分析,寻找潜在的疾病相关危险因素。预防医学和个体化临床研究需要向表面上处于健康状态的受试者采集样本,在后续的随访中通过受试者是否患病来筛选可用于早期诊断、筛查测试或预测各种治疗方案反应的分子标志物。因果暴露可在疾病诊断许多年之前发生,也可随着时间的推移而发生变化,这些因素可能造成诊断时无法检测出病原。因此,病原学研究需要在诊断前采集样本并持续分析长期随访结果以解释疾病流行病学差异。此外,前瞻性研究对于因果推断至关重要,因为它们不太容易产生偏倚,并且更容易获得具因果关系的结论。因此,将生物样本以库存化的形式收集管理有助于生物样本的高效利用和高质量医学研究成果的产出。

早在1948年,弗雷明汉心脏研究所即建立了一个用于血液样本和患者数据保藏的生物样本库,这也是全世界最早建立的生物样本库。生物样本库的主要优势不仅在于科学家在需要样本进行研究的时候可以直接获取样本,不必耗费时间进行样本收集;还在于科学家可以立刻获得时间跨度非常长的随访结果,而无需长时间的等待。这大大缩短了研究的发表和转化周期。此外,在生物样本库成立以前,研究者只能使用自身项目范围内收集的样本,数量往往不能满足规模性研究的需要,也很难与其他研究者共享样本。而生物样本库的建立使大规模、高效率的科学研究成为可能。事实证明,生物样本库的建设为转化医学的发展提供了必不可少的战略资源。英国生物银行(https://www.ukbiobank.ac.uk)收集到的全国 50 万人群的生物样本和相关数据已促成 715 篇涉及肿瘤、心脏病、脑卒中、糖尿病、关节炎、骨质疏松症、眼部疾病、抑郁症和痴呆领域的研究成果的发表。

(一)生物样本库的基本特征

生物样本库建立的目标因其机构类型和研究目标等特征而异。一般而言,具备以下基本特征:生物材料及相关医学和流行病学数据的收集与储存;样本的前瞻性持续收集;与正在进行的研究项目相联系;基于捐赠者隐私的样本匿名化;保藏标准和程序。而当前国内外飞速发展的专业生物样本存储解决方案、新型生物信息学数据处理系统和公司化治理模式使得生物样本库在原有的生物样本保藏的基础上,更发展成为综合的生物资源中心,为基础研究和药物开发制备研究材料。

(二)生物样本库的分类

生物样本库大致可以分为以下 4 种:

1. 以人群为导向的生物样本库　收集的样本可以代表一个特定人群(可以是正常人群、疾病高危人群或疾病人群),也可以没有特定的纳入或排除标准。收集的样本通常是外周血、DNA、尿液及粪便样本和相关数据(体格检查、人口统计学、实验室检测结果、问卷调查数据等),可反映一个特定人群的状况。往往样本量较大,可供多个课题使用。其主要目标是获得人口身份和易感性的生物标志物,通常来自大量健康捐赠者的DNA,代表一个国家、地区或种族群体。

2. 以疾病或流行病学为导向的生物样本库　在采集样本前设置纳入或排除标准,可建立以疾病(如特定传染病、罕见病、代谢性疾病、肿瘤等)为导向或以流行病学为导向的生物样本库。目的是通过收集来自患者的标本确定疾病的特定暴露因子,通常包括来自患者的各种生物样本。如 2015 年非洲暴发埃博拉疫情,在世界卫生组织倡议下建立了埃博拉生物库,对已确诊和疑似埃博拉患者的 100 000 份血液、精液、尿液和母乳样本进行储存和分析,以帮助对埃博拉疫情的了解和预测。目前的热点研究之一人类全基因组关联分析(genome-wide association study, GWAS),就是在寻找人类 DNA 单核苷酸多态性与疾病的关系。在正常对照样本充足的前提下,疾病样本的数量是影响流行病学分析结果可重复性的关键因素。因此,不同样本库之间的合作和资源共享尤显重要。通过分享生物样本库的资源,可使研究结果更具有代表性、更为全面。

3. 以生物样本类型定位的生物样本库　依据可获取样本和数据的类型和研究目的,生物样本库收集的目的样本各不相同。以样本种类来分类,收集种类包括人体组织(疾病性和非疾病性)、外周血、口腔拭子、液基标本、尿液、指甲和毛发、母乳、粪便和其他体液等。其中以人体组织和外周血最为常见。一些跟踪出生缺陷的样本收集,尚包括胎盘的收集。另外,以上样本的制备产物(如核酸和蛋白)或培养产物[如类器官和人源肿瘤异种移植模型(patient-derived tumor xenograft, PDX)]等也是生物样本库保藏的样本种类。在样本库的设计阶段,即已确定未来保藏的生物样本(如肿瘤、干细胞、类器官和生殖资源等)为某一特定类型的生物样本库,目前在我国也数目众多。此类样本库通常根据可获取的生物样本来源设立,或样本库所在单位根据研究背景和发展方向设立,主要目的是加深关于目标样本类型的分子基础的知识、筛选新的生物标志物、促进临床研究和应用服务。这些项目需要分离细胞内颗粒,如 DNA、RNA 和蛋白质;或将所收集样本转化为目的样本,进而服务于下游研究。

4. 以项目导向的生物样本库　生物样本库也可以服务于特定科研项目为建设目的。收集的样本为特定项目所需的生物样本及相关数据。样本类型根据捐赠者、患者疾病种类不同而不同,往往针对特定人群,样本的收集直接与用途相关。该种收集目标明确、针对性强。通常在一定的时间内收集某种特定的样本。此类样本库保藏样本的初衷虽然来源于特定项目需求,但样本未来在满足原始项目需求的基础上,可以再用于支持其他研究项目。

二、病理学科在生物样本库中的地位和作用

病理专业知识在样本采集特别是肿瘤样本收集中的作用非常重要。病理医师在保证病理诊断的前提下,可最大程度留取样本给生物样本库。如果病理医师能够监督样本的采集,将有助于科研用样本的处理,尤其可以防止损毁诊断样本。众所周知,组织标本的肿瘤、正常、坏死和纤维化组织的百分比具有异质性。在采集样本时,需要判断样本是否适合采集,如何采集最为合理。如果可能,组织样本应进行分装(制备多个石蜡组织和冷冻样本)保存以便满足后续更多的科研需求。且同时要制订相应的检测方案:通过检测代表性的冷冻或石蜡切片评价每个分装的样本的形态学特征。病理医师提供的活检或手术样本特征信息(如正常、肿瘤、坏死和纤维化的百分比)应根据每个样本的显微镜鉴定结果进行确认并记录。以下是结合病理诊断原则设定的生物样本库组织样本取材原则。

1. 肿瘤的大小 为了保证病理诊断有足够的样本,如果样本太小(依病变类型而略有不同,一般最大径 <1.5cm),则不应采集。这是基本原则。

2. 重要的病灶浸润信息的保留 包膜、淋巴结包膜、切缘和一些标志性组织,如喉部的侵犯情况对治疗的影响非常之大,是病理报告的重要内容,所以任何时候都应避开采集。

3. 取材区域 对于空腔器官如胃、肠等器官的病变的取材,主要功能区域集中在肌层以上部位,所以应尽量选取突出腔面的部分。对实质性病变如肾癌、软组织肿瘤,应尽量不破坏包膜结构。对淋巴结样本的取材,同样尽量不破坏淋巴结结构。

4. 病变与健康组织交界处 在病理诊断中,这种区域非常重要,可提供重要的诊断依据。而在生物样本库中,不同的研究目的对样本中肿瘤组织所占比例具有不同要求,应根据所采集样本是否符合项目的预期要求确定是否采集该区域样本。

5. 肉眼可见的坏死、出血和脂肪组织 这些特征是重要的病理信息,需在巨检时予以记录,但一般不需要镜下观察。生物样本库的采集过程中,通常这些区域并非研究对象,可能影响研究结果,无须采集。

6. 治疗后样本 对病理诊断来说,记录病灶所在和是否有残留灶非常重要。药物治疗反应等信息可以从研究这类组织入手,生物样本库在考虑有足够的病理诊断所需组织后,应尽可能留取这类组织。

7. 样本离体时间 离体大于30分钟的样本,对病理诊断无太大影响,但热缺血和冷缺血时间过长可导致样本中一些生物分子降解。这类样本需要特别查看 RIN(RNA integrity number, RNA完整性数)值的变化是否符合研究需求。

8. 骨性病变的取材 骨性组织需脱钙处理方可切割,但脱钙可影响生物分子表达,给生物样本库的取材造成困难。这时可由样本主要的用户群体决定是否需要收集。采集时可以选择细胞成分比较多的、硬度不大的组织。如果脱钙不影响研究目的,仍可以在脱钙后取材。

上述技术层面的需求决定了病理医师在样本库建设中承担核心建设者的作用。建立由病理医师管理的生物样本库具有以下优点:首先,由病理医师培训生物样本库工作人员,可保障组织样本得到科学优质的采集;其次,集约化的收集管理可以节省成本,且样本质量具备形态学依据;再次,包括石蜡样本在内的所有生物样本都在一个位置,研究人员能够集中性获得多种生物样本来源;最后也最重要的是,在生物样本捐赠者签署的知情同意书上会提到组织样本须在离体标本充分保证病理诊断所需后才采集。以病理为中心的生物库可确保诊断工作所需的组织具有最高优先级,从而保护患者的利益。这些内容体现了病理学在生物样本获得过程中的重要地位,也有助于工作人员向样本捐赠者保证捐赠生物样本不会对其医疗护理产生影响。我国首家由病理学科建立的肿瘤生物样本库于2006年在复旦大学附属肿瘤医院成立。现已有6万余例在临床诊断之余

的肿瘤样本及其相关数据获得患者知情同意入库存储和使用，且大多数样本捐赠者同时选择捐献血液样本。

此外，生物样本库是一种新生事物，相对而言，病理学科是已经历系统化标准化的实验室发展建设的学科。将标准化的病理实验室工作流程作为生物样本保藏工作流程的参照，可在一定程度上保障生物样本保藏工作的安全性、质量和可重复性。

三、生物样本库促进病理学科发展

50 年前，大家一致认为新鲜冷冻的组织才能保证免疫组织化学染色抗原性。然而，在随后的 10 年内，修改免疫过氧化物酶和抗原修复技术等方法使得石蜡包埋（formalin fixed and paraffin embedded, FFPE）样本可常规用于免疫组织化学检测，FFPE 样本成为临床诊断病理学、基础和转化研究以及生物标志物验证的主流介质。FFPE 样本作为一种常温下稳定的样本储存形式在科研中的使用具有天然优势，随着对 FFPE 组织应用技术的不断改进，未来研究材料的选择将越来越偏向于病理科保存的 FFPE 样本。但相应地，这些 FFPE 样本使用前需要生物样本学的介入。首先，这些 FFPE 的伦理问题需要生物样本库予以协助。其次，科学研究常需要从多个病理科调取石蜡组织，不同病理科室间石蜡样本制备和储存方案的差异可能是研究可重复性的决定因素。研究人员需要确定哪种样本的质量符合研究目的，这就需要生物样本学的帮助。

在肿瘤的个体化治疗中，药物的选择通常通过分子病理学在肿瘤中检测到的分子靶标的存在与否来确定，但分子表达常受样本制备流程影响。例如：肺肿瘤中的程序性死亡蛋白配体-1（programmed death ligand-1, PD-L1）表达强度可能取决于样本的福尔马林固定时间；人表皮生长因子受体 2（human epidermal growth factor receptor 2, HER2）假阳性可导致具备潜在毒性、昂贵且无效的 HER2 靶向药作为辅助治疗药物，而假阴性可导致患者失去 HER2 靶向治疗的机会。因此，必须通过样本质量的管理（包括对分析前变量的控制）获得可靠的供生物标志物分析的样本，保证样本的性质在检测前的采集、处理、储存、运输

过程中不会降解或改变。

在肿瘤病理学中分子生物学技术常用于帮助肿瘤诊断和分类，并预测对治疗的反应和鉴定治疗靶标。现今分子病理学已经发展成为临床病理学的新焦点，并且改变了传统的主要基于组织形态学诊断的病理学科发展方向。虽然 FFPE 样本也可用于分子病理学检测，但由于福尔马林可导致 DNA 的断裂和化学修饰，未来的病理学不仅依靠 FFPE 样本，还需要足够的生物样本进行遗传学、细胞生物学、生物化学和生物信息学方面的分析，将组织病理学与上述研究结果综合应用于病理诊断。现今 FFPE 样本已经可以应用于全外显子、全基因组和转录组测序等检测，但对于这些应用，新鲜的未固定组织仍是最佳选择。新鲜生物样本在病理诊断技术的发展方面具备很大的应用潜能。原发灶不明恶性肿瘤（cancer of unknown primary site, CUP）是一类经病理学诊断为转移性恶性肿瘤，但是经过详细检查和评估仍不能确定原发位点的异质性肿瘤。通过对大批量的冻存生物样本进行高通量检测和生物信息学分析，筛选出肿瘤组织起源鉴定基因，并转化到成熟的实时荧光定量 PCR（RT-qPCR）检测平台进行临床应用，实现通过检测肿瘤组织中一组特定基因的表达水平来判断待测 FFPE 样本的组织起源和癌症类型，帮助转移性肿瘤患者和他们的医生找到肿瘤的组织起源，帮助判断肿瘤组织学来源，就是一个很好的范例。目前低通量或高通量分子检测技术的使用在很大程度上依赖于对既存的大批量的生物样本的访问。为了发现和验证用于疾病诊断、预后和治疗反应的生物标志物，需要建立保藏生物样本及相关联的临床病理信息的高质量人类生物样本库，以适应不断发展的病理诊断技术，或研发新型病理诊断技术，帮助持续推进病理学科的发展。

生物样本库和新技术的结合可为病理医师提供积极参与多种新研究和诊断计划的机会，其基础设施也可帮助病理医师直接与生物技术和药企合作开展联合研发项目（如开发新的伴随诊断或使用新仪器评估分子标志物）。现代生物样本库必须与分子诊断病理学实践相结合，不仅需要提供研究所需的样本，还须在确保可以满足正在进行的样本收集的需求的同时，满足研究人员未来

的需求。

四、生物样本的获取、质量控制和使用

（一）生物样本的获取

生物样本库在获得患者的知情同意后即可开始获取样本，获取工作通常始于医疗过程中的样本收集。在医院的生物样本库中，收集过程不可干扰病理诊断。因此，让病理医师参与样本采集过程可以在满足病理诊断需求的同时合理地获取完美的样本（避免肿瘤边缘、坏死、血凝块和不相关的周围组织）。采集方案须提前计划并严格实施（考虑无菌、容器、介质/缓冲液、保存环境等）。建议专门安排经培训合格的工作人员进行样本采集。样本应在严格监测的确定条件下（如温度、热/冷缺血时间、最长运输时间）运输入库。到达样本库后，样本需匿名化标记并存储入库。在此环节中，样本的分装是一个关键步骤。样本的分装可以减少样本的反复冻融，建立备用样本管，保证在不解冻的前提下共享更多样本。而涉及样本处理的每个环节都需要标准化操作以保持可重复性，因此，需要建立生物样本库的标准操作程序（standard operating procedure，SOP）以规范样本获取过程，确保样本高质量并减少分析过程中的可变性。

（二）生物样本的质量控制

生物样本的质量是生物样本库运行目标中最为重要的一点。样本质量本身如果不能最大程度地反映样本离体时的状态，或不能代表所要研究的群体，将会导致产生错误的研究结论，误导整个生物医药研究领域。因此，生物样本库工作的关键在于是否具有生物样本保藏全过程的质量控制。

样本的质量控制内容涉及无菌操作、样本离体至入库时间和条件控制、组织样本大小和容器、储存温度和样本标签等方面。而样本的质量评价内容包括组织形态学、RNA、DNA 和蛋白质四个方面。目前蛋白质的质量评价尚没有统一的方法，在此暂不作介绍。

1. 无菌操作 建议每次样本采集均使用清洁器械，同一器械先用于采集正常组织然后采集肿瘤组织。如果组织最终用于 RNA 分析，建议使用无菌刀片和冻存管。

2. 样本离体至入库时间和条件控制 样本取材之前，即手术中血供中断以后，会经历一个热缺血过程。根据样本大小、手术切除范围和手术复杂程度，热缺血的时间不同，一般在 15~30 分钟。也有一些复杂的手术如食管癌和胰腺癌手术，热缺血时间可能更长。如果说，热缺血时间无法控制，另一种叫做冷缺血时间，指样本离体后在室温放置的时间至入库的时间，是可以控制的。生物样本库工作人员的职责之一是尽可能记录和缩短样本的热/冷缺血时间，使样本生物大分子的降解尽量减少，样本离体后须立即收集入库，样本入库时间 <30 分钟。入库前样本转移的最佳方法不是将样本浸入任何类型的液体中，而是将样本置于密闭容器中，并迅速放在冰上或其他低温运输容器中运输以延缓降解过程。

3. 组织样本大小和容器 随着早期诊断技术和新辅助治疗方案的发展，生物样本库面临的组织标本会越来越小。一般组织体积 >0.5cm³ 为较为理想的采集标准，且建议尽量在保证病理诊断的前提下多收集样本多分装。在此过程中应尽量避免采集到不具备代表性的样本或坏死区域对组织质量的影响。因为容器大小取决于样本类型和体积以及已经使用的库存系统，所以目前没有适用于任何样本和生物样本库的通用容器。然而，用于储存组织样本的所有容器必须满足防漏、骤冷环境和长期低温环境下保持稳定这两个最低要求。

4. 储存温度 有效和安全的长期储存对于保证样本质量至关重要，样本必须存放在安全稳定的液氮罐或 -80℃ 冰箱中。目前普遍认为，对于一般用途，-80℃ 环境足以用于长期保存组织DNA，并且随着储存温度的降低，保质期显著增加；RNA 在 -80℃ 环境储存 5 年后会降解；蛋白质组学研究建议使用液氮环境储存样本；长期储存在气相液氮罐中的样本的 DNA 和 RNA 可在十年或更长时间内保持恒定。此外，对于使用液相液氮罐可能存在的样本污染问题，可选用气相液氮罐予以避免，同时也可以避免液氮爆炸事件的发生。对于使用 -80℃ 冰箱的样本库，由于机械冷冻机依赖于电力供应，因此需要采取适当的安全措施，如备用冰箱、安全电源、温度报警系统等设施。

5. 样本标签 生物样本库应对所保藏的所有生物样本建立适当的标识使生物样本匿名化,以保护捐赠者隐私,并确保在生物样本的整个生命周期中均可识别其身份。当使用唯一标识符时,应特别关注该标识的持久性,例如使用外加或预制的方法,包括打印标签、条形码、二维码、射频识别技术(RFID)、微电子机械系统(MEMS)。在建立标识的同时每个生物样本及相关数据都须配有库存或追踪系统,以保证可对任何生物样本保藏程序关联的相关信息进行注释和查询;确保可追溯性,可随时确定生物样本及相关数据的位置,可随时确定已分发给接收方/用户或已处置的生物样本及相关数据。

6. 组织形态学质量评价 在收集样本的同时,可同时制作代表性石蜡组织制作石蜡切片;或定期将分装的冻存组织中的一部分制作代表性冷冻切片,作 HE 染色。由病理医师进行组织形态学观察,并记录组织结构完整性、肿瘤细胞比例、间质比例、坏死、出血以及炎症细胞浸润比例等参数,以判断所取组织是否符合使用要求。

7. RNA 质量评价 可通过提取样本 RNA 并进行评价。目前大多通过检测 RIN 值对 RNA 质量的判断优于 28S/18S 值。通常,$RIN \geq 7$ 被认为是可用于基因表达或 RNA 测序研究的 RNA 的质量标准;也有人提出 RIN 为 8 是区分高质量 RNA 和低质量 RNA 的临界值;另也有研究报告 RIN 值处于 4~7 区间即可为下游分析提供合适的质量预测指标。虽然目前关于具体研究技术对 RIN 值的最低要求尚无统一的标准,但可以确定的是,RIN 越低在后续的研究中丢失的分子信息会越多。

8. DNA 质量评价 可通过提取样本 DNA 并进行评价。OD(A 260/A 280)值大于 1.8 的样本被认为是合格样本。

(三)生物样本的使用

关于样本的使用,有学者认为样本在使用前保存时间太长会延迟研究者对样本的使用,从而延迟了新的分子标志物和治疗方案的研发。但从另一个角度来看,样本的价值是随着保存的时间持续增加的。以肿瘤样本为例,一般来说,除肿瘤的临床分期等重要信息以外,预后资料常作为重要的分析指标,而对大多数肿瘤来说,预后时间的界限值是 5 年。

生物样本的使用原则,不同的样本库之间会有区别。大部分生物样本库都成立了专门的内部审核小组,有些还规定样本申请要通过外部审核。鉴于目前大多数生物样本的不可再生性,建议所有生物样本库结合所在单位科研共享机制和样本库运营计划建立样本申请使用制度。

五、生物样本相关数据的重要性

众所周知,生物样本库不仅涉及生物样本的保藏,样本相关数据的正确而全面的收集同样至关重要,是生物样本库工作不可分割的组成部分。基于人口的大规模现场调查须进行严密的前期课题设计,如果问卷设计不完整而导致重要的信息遗漏,可能导致不可避免的研究偏倚。而在疾病样本库,须尽可能充分地收集捐赠者与疾病相关的信息,包括人口统计学、流行病学、体格检查、个人史和家族史、病理、影像、检验、临床诊断、治疗、疾病转归及预后等。最为准确的样本信息获取方式为生物样本库信息管理系统与医院电子病历系统进行整合。对医院端的生物样本库数据进行有效、合理的获取、连接和整合,可以将临床疾病重要数据传输至样本库的数据库,从而保证科学研究所用的样本数据的准确优质。然而,数据安全、对患者隐私的保密和道德伦理的掌握永远是需要重视的方面,不可出现疏漏。

对生物样本库信息中心端的建设,是生物样本库必不可少的组成部分。通过系统整合各个样本库之间的数据,在生物样本标准化整理和加工存储基础上,根据人类遗传资源数据描述、数据整编和共享规范,可以将相同的样本归类,并将样本相应的质量控制数据、临床数据和治疗预后数据、其他科研过程产生的衍生数据储存备用。构建跨库、跨域、跨境的整合共享与开发利用协同服务模式。这将大大减少重复研究,也真正体现科研成果的共享。可有效支撑生命科学与生物医药领域的科技创新活动,为提升科学研究和生物医药产业水平提供资源保障。对样本数据与临床数据整合是进行数据共享的第一步。随着生物样本库各方面功能的进一步完善,样本和数据共享均成为可能。共享数据库的建立为研究和资源共享提供了可能性。我国的国家人类遗传资源共享服务平台初步做到了这一点。然而,发展的限制在于:①国内生物样本库大多限于自身单位或合作者使用,针对样本和样本信息的所有权、利益的分配和知识产权的归属仍还是讨论的焦点;②不同的生物样本保藏流程和标准,导致从不同生物样本库中收集的样本的下游分析可能反映的是组织收集过程中的差异,而不是疾病进展的潜在机制;③生物样本的数据编目是样本共享能否实现的重要影响因素,在实现资源共享之前,应先将数据编目语言统一。一些研究所和医院之间的合作和资源共享正在形成,有望在相关领域建立共享机制,使我国资源和信息共享成为一种促进我国转化医学发展、有利于人民健康的力量。

（许蜜蝶　杜祥）

第五节　培养细胞的使用及质量要求

体外培养的哺乳动物细胞越来越广泛地用于科学研究。同时交叉污染细胞的使用日趋严重,已严重影响了科学研究的质量。使用前应对培养的细胞进行质量控制,特别是身份认证。

一、现代生命医学科学研究中培养细胞的使用越来越广泛

21 世纪以来,诺贝尔生理学或医学奖甚至诺贝尔化学奖获得者的研究工作都是利用了体外培养技术及培养的细胞系,如 2001 年细胞周期相关研究、2002 年细胞凋亡研究、2006 年 RNA 干扰研究、2007 年同源重组和基因打靶、2008 年绿色荧光蛋白（GFP）标记细胞研究、2009 年端粒和端粒酶的研究、2010 年试管婴儿的研究、2012 年成熟细胞重编程的研究、2011 树突状细胞和其在后天免疫中的作用、2012 年成熟细胞的重编程（IPS）、2013 年细胞的囊泡运输调控机制、2015 年 DNA 修复（错配、碱基切除、核苷酸切除）、2016 年细胞自噬的机制、2017 年生物节律的分子机制以及 2018 年肿瘤的免疫调节机制。

得益于技术方法的改进、培养条件的优化,现已成功培养的细胞涵盖了从低等动物到高等动物以及人类的各种组织。原材料取材方面除常规的取自动物的正常组织以及人手术切除的组织外,随着各种纤维内镜的应用,从胃镜活检组织、纤维支气管镜、腹腔镜、结肠镜等内镜活检时所取得的材料也广泛用于正常和肿瘤细胞的培养;体外受精的多余细胞进行干细胞的培养,用于发育生物学、再生医学的研究;利用肿瘤患者的胸腹水、转移组织,建立肿瘤细胞培养更有效;利用转基因小鼠或基因敲除小鼠来源的组织也已培养出基因修饰的细胞。这些细胞都已用于科学研究。还有更多的利用这些细胞进一步通过基因修饰（过表达、敲降、敲除、激活、沉默）、细胞融合等技术获得的新型细胞,也已用于科学研究、生物技术和产品的研发。

培养的细胞作为结构和功能单位,在科学研究中有其独特的优势。具体实验工作中细胞的来源,可以是原代培养、已建立的细胞系。原代细胞可以自己组织取材、培养,细胞系可从保藏机构（国家实验细胞资源共享服务平台）引进或者由商业公司提供,细胞到实验室后均需要充分了解该细胞背景信息,进行特性验证,以确认所得到的细胞具有自己研究所需要的特性（功能、分子）。作为源头研究材料、研究对象,选择合适的细胞模型用于自己的工作是研究结果可靠的基础。

二、培养细胞常见问题及危害

体外培养的细胞已成为生物学、医学和药学领域不可缺少的研究材料、研究对象和工具。纵观科学研究发展过程,来自人和动物的体外培养细胞的使用持续稳步增加。随着培养条件改善和培养技术的优化,成功培养并用于研究的细胞种类也不断增加。利用体外培养细胞所进行的研究发表的论文数不断增加,同时,细胞交叉污染的问题越来越明显,交叉污染细胞的使用增加更快。研究人员已发现了 451 个细胞系完全由其他细胞替代了,他们使用着错误的名称。其中有小鼠细胞替换了人类细胞,研究人员在不知情的情况下,将小鼠细胞的实验结果套用到人的皮肤癌上。2017 年,Halffman 和 Horbach 调研了 1995 年以来发表的文献中错误细胞使用情况,3 万余篇在线论文中使用了错误细胞,这些研究可能失去价值。

（一）常见问题

体外培养细胞使用过程中最常见的问题是：①外源微生物，特别是支原体污染；②细胞间交叉污染（两种细胞混淆，最后生长快的细胞保留）或鉴定错误；③由于细胞过度传代、筛选压力等带来的遗传或表观遗传的变异。这些问题产生的原因归纳起来主要归咎于：①细胞培养技术不规范、不完善；②引入细胞来源不清、传代数不清、引入的细胞错误；③从其他实验室引入过度传代细胞。

支原体污染是细胞培养过程中易出现、难避免、难发现的问题。各实验室培养细胞的支原体污染率变化较大，细胞长期连续在体外培养，支原体污染概率明显提高，在30%~60%。支原体污染对细胞的方方面面都会产生影响，如细胞的代谢、生物学特性、其表达产品的丢失、研究结果的人工假象等。交叉污染的细胞，两种细胞混杂存在一段时间后，往往增殖慢的原细胞丢失，仅存增殖快的污染细胞，这时细胞实际已变为污染细胞。这样一来，研究结果的解释就错了，这些结果不可靠，无法重复，也无法归于原起源的组织器官细胞。细胞过度传代后也引起遗传或表观遗传的变异或漂移，造成结果的可靠性降低。

（二）细胞交叉带来的问题及危害

早在1968年就有多个人类肿瘤细胞被HeLa细胞污染的报道，后续 Nature、Sciences 等不断有报道，呈现越来越严重的态势，已引起了科学界的警惕。权威的保藏机构已进行了对细胞交叉污染的监控，保证所保藏和提供的细胞真实可靠，也都在其网站上公布了错误细胞信息，如国际细胞系身份认证委员会（International Cell Line Authentication Committee）（http://iclac.org）、中国国家生物医学实验细胞资源库（http://cellresource.cn）。

细胞交叉污染的来源，归纳起来包括：①一人或多人同时在一个超净台或安全柜中操作不同的培养细胞；②不同细胞使用同一瓶培养液；③预防性使用抗生素；④培养瓶或冻存管标记错误、忘记标记或后补标记。

交叉污染细胞使用的后果严重，不但导致结果的错误解释，还浪费了人力、物力和财力，更可惜的是造成潜在发明发现的延误。有关错误细胞使用情况举例如下：①在2000—2004年期间：几个细胞实际均已被 HeLa 细胞污染并替代，Int 407（所谓的小肠黏膜细胞）使用 19 次，WISH（所谓的尿囊膜细胞）使用 45 次，Chang liver 细胞使用 59 次，Hep-2（所谓的人喉癌细胞）使用 470 次，KB（所谓的口腔癌细胞）使用 556 次。②2004年 Buehring 等从 PubMed 数据库中搜索到的使用错误细胞的 220 篇文章中 32% 使用了 HeLa 细胞，仅有 33% 的进行了真实性验证，35% 的是从别的实验室获得的细胞。③Ecv-304，所谓"人脐静脉内皮细胞"实际被膀胱癌 T24 污染代替，至 2006 年在 600 余篇论文中使用。令人遗憾的是，大多数使用者来自中国！为此国家生物医学实验细胞资源库建立了永生化的 PUMC-HUVEC-T1，简化了培养条件，满足需求。

三、培养细胞的质量控制

早在 2000 年，英国癌症研究协会（United Kingdom Co-ordinating Committee on Cancer Research, UKCCCR）就发表了关于肿瘤研究使用细胞的指南。目前国际公认：①不管是政府还是私人的科研经费出资机构，应将细胞的真实性验证作为资助授予和合同签署的必要条件；②重要的科学期刊，应将细胞的真实性验证作为论文发表的条件；③学术会议、专题研讨会和培训班等使用经真实性验证及鉴定过的细胞；④鼓励各实验室负责人确保质量控制措施的实施，使用真实性验证及鉴定过的细胞。

2007 年 12 月，美国国立卫生研究院（NIH）发布通告，要求无论经费申请还是发表论文，均需细胞真实性验证。2009 年起多家杂志开始对作者使用的细胞提出要求。2009 年 6 月 1 日起，美国癌症研究学会（American Association Cancer Research, AACR）所属的杂志，强烈要求作者在文章的方法与结果中必须介绍研究所用细胞的真实性，介绍内容包括：①获得细胞时间及来源；②这些细胞是否经检测及身份验证；③细胞检测所用的方法；④最后一次检测是何时、如何进行的。培养的细胞如果来自公认的细胞库或保藏中心，通常已经进行了身份、污染情况检测及明确了细胞传代数等情况。但因为细胞培养过程中支原体污染、细胞交叉污染等情况仍然会发生，因此培养细胞的质量检测并不是一劳永逸的，要定期重复进行。

综合前述各要求,细胞系在使用前应明确以下各指标:

（1）显微镜下细胞的形态确认:与原始文献介绍、图片是否相符,细胞是否健康,健康的细胞透明、无空泡,胞外空隙无细胞碎片。

（2）支原体检测结果应阴性:荧光指示细胞法、聚合酶链反应（PCR）法、培养法等支原体检测方法都可或 2 种以上结合。细胞连续培养 3 个月以上,应重新检测支原体。

（3）细胞种属来源检定正确:细胞种属检定可用同工酶检测或 PCR 法检定。常见 10 种动物来源的细胞均可区分开,PCR 法敏感性高,少量混杂细胞即可检出。即使人源细胞,需先证明种属正确,再进行短串联重复（short tandem repeat, STR）检测分析。

（4）人类来源细胞 STR 检定正确:对于同一种属来源的细胞的检定区分,目前仅有针对人类细胞的方法。主要方法是检测分析处于不同染色体上的 STR 序列以区分来自不同个体的细胞。具体到每个实验室,可将检测结果与知名可靠机构检测的数据进行比对,依此判断所用细胞的正确性。如果是实验室自建细胞,应尽早进行 STR 检测,或取材时即取部分材料提取 DNA 进行分析,以便保留原始 STR 数据,作为以后 STR 验证的标准。如自己无法开展,可委托细胞保藏机构或商业服务机构进行检测。

（5）细胞特性检定:鉴于细胞保藏机构主要进行前述几项工作,有关具体某个细胞的某个特性,很难一一检定。在此强烈建议,细胞使用者实验前进行特性检定,证明这些特性仍然保持。特别是那些因此而选用该细胞的特性。

四、短串联重复检测是体外培养细胞身份认证的金标准

细胞身份的认证,主要通过细胞 DNA 分型[指纹、序列特异性引物（SSP）、STR、单核苷酸多态性（SNP）]分析,与初代培养细胞和 / 或同一来源组织、血液细胞 DNA 型进行比较,确认细胞系无交叉污染;也可通过同工酶检测及细胞遗传学检测。

STR 是人类基因组中广泛存在的 3~5 个碱基的 DNA 重复序列,法医学上常规用于亲子鉴定及大灾难时受害者的识别。通常分析 13 个或 16 个 STR 位（Amelogenin；CSF1PO；D13S317；D16S539；D18S51；D19S433；D21S11；D2S1338；D3S1358；D5S818；D7S820；D8S1179；FGA；TH01；TPOX；vWA）,这些 STR 分布在人类染色体上的不同位点,如同人的指纹,具有个体特性。所以 STR 也同样可以用于人类来源细胞系的鉴定。每个 STR 位点在不同个体重复的次数不同。每个 STR 位点都可以用不同颜色荧光标记的引物进行扩增,扩增后很容易通过片段大小和颜色识别。STR 分析方法快速、易于自动化、结果方便建立标准的数据库,用于确切、无歧义的细胞系认证,优势显著,是目前人类来源细胞身份认证的金标准。

肿瘤细胞系有明显异质性,本身携带许多遗传变异,在体外培养过程中还会产生新变异,有个别 STR 位点可能减少或增加一个拷贝。来自同一母系的不同亚系 STR 谱可能不完全一致,75% 以上的 STR 位点一致即可视为同一来源;50%~75% 一致,视为可疑;50% 以下一致,视为不同来源。因此,如果是实验室自建细胞,应尽早进行 STR 检测,以便保留原始 STR 数据,作为以后 STR 验证的标准。如自己无法开展,可委托细胞收藏机构或商业服务机构进行检测。

公认的细胞保藏机构都对所保藏的细胞开展了 STR 验证。各机构的人类细胞 STR 结果可在其网站查询。自己实验室建立的细胞系应尽早进行 STR 检测。不明来源的细胞系、正在使用、可疑交叉污染的细胞系进行 STR 分析后,结果可到这些网站进行比对,确定其 STR 的正确与否,确保实验室使用正确的细胞系。德国微生物和细胞保藏中心网站（http://www.dsmz.de）和中国国家生物医学实验细胞资源库网站均提供 STR 比对。

五、与培养细胞相关的几个术语的再认识

在文献中与细胞培养相关的术语使用常常不统一,甚至有误,作者根据平时常被问的问题及自己的理解作一阐述,供参考。

1. 原代培养 从生物体直接取材,进行培

养,所获得的培养物。包含原组织中各种细胞类型,极为异质性。目前有人将传代数次5代以内的细胞都称为原代细胞。实验时最好明确所使用的代数。

2. 细胞系　原代培养物经传代培养(或传代)后所得到的子代细胞。来源组织器官的细胞已在体外开始增殖,具有生长能力的细胞或细胞谱系将占主导。细胞群体随着传代数增加将渐趋均一。细胞系中包含具有相同或不同表型的几个细胞谱系。但细胞系具有一定的特征,并在有限的生存期中保持这些特征。

3. 细胞株　用克隆培养、物理细胞分离或其他选择技术从一个培养体系中分离选择出一种细胞谱系,并已证明这些细胞具有某些特殊性质,这样的细胞系称为细胞株。细胞株更具明确特征,细胞更均一。

4. 细胞亚系　也是经过筛选分离的更具明显特征的细胞群体,与细胞株含义趋同,两个术语也渐混用。

5. 连续细胞系/株　也惯称已建立细胞系。

如果细胞系发生了体外转化,细胞具备了可无限传代(>20)的能力,就是连续细胞系,细胞表型有改变。如果经选择或克隆并鉴定后则称为连续细胞株。

6. 瘤株　是可移植性肿瘤的简称,可移植性肿瘤是利用动物的自发肿瘤或诱发肿瘤经过人工反复体内移植传代,各种性质(潜伏期、成瘤率、荷瘤寿命、转移率等)都已稳定的肿瘤组织细胞。

总之,培养的细胞越来越多地用于科学研究、产品研发、生产。使用的细胞需要背景清楚、质量可靠。或者自己实验室进行全面检测,或者从进行了全面检测的保藏机构获得。另外,还有一些通用规则,如肿瘤细胞相关分子机制的研究结果一般要2个以上肿瘤细胞系(相同或不同组织来源)的数据支持;有关生命现象的研究甚至要用不同种属(如人和小鼠)来源的细胞系共同验证;还需要mRNA水平、蛋白水平、细胞水平甚至组织水平的验证,突变和/或阴性细胞系中相应研究的反证。

（刘玉琴）

参 考 文 献

[1] Andry C, Duffy E, Moskaluk CA, et al. Biobanking-Budgets and the Role of Pathology Biobanks in Precision Medicine. Acad Pathol, 2017, 4: 1–8.

[2] Fransson MN, Rial-Sebbag E, Brochhausen M, et al. Toward a common language for biobanking. Eur J Hum Genet, 2015, 23(1): 22–28.

[3] Paskal W, Paskal AM, Dębski T, et al. Aspects of Modern Biobank Activity: Comprehensive Review. Pathol Oncol Res, 2018, 24(4): 771–785.

[4] Mitchell D, Geissler J, Parry-Jones A, et al. Biobanking from the patient perspective. Res Involv Engagem, 2015, 1: 4.

[5] Schully SD, Carrick DM, Mechanic LE, et al. Leveraging biospecimen resources for discovery or validation of markers for early cancer detection. J Natl Cancer Inst, 2015, 107(4): djv012.

[6] Collins R. What makes UK Biobank special? Lancet, 2012, 379(9822): 1173–1174.

[7] Kang B, Park J, Cho S, et al. Current status, challenges, policies, and bioethics of biobanks. Genomics Inform, 2013, 11(4): 211–217.

[8] Fannin M, Kent J. Origin stories from a regional placenta tissue collection. New Genet Soc, 2015, 34(1): 25–51.

[9] Check Hayden E. Proposed Ebola biobank would strengthen African science. Nature, 2015, 524(7564): 146–147.

[10] Goebell PJ, Morente MM. New concepts of biobanks: strategic chance for uro-oncology. Urol Oncol, 2010, 28(4): 449–457.

[11] Riegman PH, Morente MM, Betsou F, et al. Biobanking for better healthcare. Mol Oncol, 2008, 2(3): 213–222.

[12] Bevilacqua G, Bosman F, Dassesse T, et al. The role of the pathologist in tissue banking: European Consensus Expert Group Report. Virchows Arch, 2010, 456(4): 449–454.

[13] 杜祥,孙孟红. 恶性肿瘤生物样本库标准操作流程. 上海:复旦大学出版社,2016.

[14] Andry C, Duffy E, Moskaluk CA, et al. Biobanking-Budgets and the Role of Pathology Biobanks in Precision Medicine. Acad Pathol, 2017, 4: 2374289517702924.

[15] Gaffney EF, Riegman PH, Grizzle WE, et al. Factors

that drive the increasing use of FFPE tissue in basic and translational cancer research. Biotech Histochem, 2018, 93 (5): 373–386.

[16] Müllauer L. Milestones in pathology–from histology to molecular biology. Memo, 2017, 10 (1): 42–45.

[17] 王奇峰, 徐清华, 陈金影, 等 . 一种新型肿瘤组织起源分子标志物的建立与评价 . 中国癌症杂志, 2016, 26 (10): 801–812.

[18] Yong WH, Dry SM, Shabihkhani M. A practical approach to clinical and research biobanking. Methods Mol Biol, 2014, 1180: 137–162.

[19] Ostrom QT, Devine K, Fulop J, et al. Brain tumor biobanking in the precision medicine era: building a high–quality resource for translational research in neuro–oncology. Neurooncol Pract, 2017, 4 (4): 220–228.

[20] Mendy M, Lawlor RT, van Kappel AL, et al. Biospecimens and Biobanking in Global Health. Clin Lab Med, 2018, 38 (1): 183–207.

[21] Shabihkhani M, Lucey GM, Wei B, et al. The procurement, storage and quality assurance of frozen blood and tissue biospecimens in pathology, biorepository and biobank settings. Clin Biochem, 2014, 47 (4–5): 258–266.

[22] Le Page C, Köbel M, de Ladurantaye M, et al. Specimen quality evaluation in Canadian biobanks participating in the COEUR repository. Biopreserv Biobank, 2013, 11 (2): 83–93.

[23] Caixeiro NJ, Lai K, Lee CS. Quality assessment and preservation of RNA from biobank tissue specimens: a systematic review. J Clin Pathol, 2016, 69 (3): 260–265.

[24] Watson PH, Ravid R, Eng CB, et al. What are the main roadblocks to transnational biobank collaboration, and how can we overcome them? Biopreserv Biobank, 2011, 9 (3): 213–216.

[25] 王春景, 刘玉琴 . 研究工作中培养细胞的选择 . 中国当代医药杂志, 2009, 16 (6): 24–26.

[26] Horbach SPJM, Halffman W. The ghosts of HeLa: How cell line misidentification contaminates the scientific literature. PLoS One, 2017, 12 (10): e0186281.

[27] Drexlar HG, Dirks WG, Matsuo Y, et al. False leukemia–lymphoma cell lines: an update on over 500 cell lines. Leukemia, 2003, 17: 416–426.

[28] Buehring GC, Eby EA, Eby MJ. Cell line cross–contamination: how aware are Mammalian cell culturists of the problem and how to monitor it? In Vitro Cell Dev Biol Anim, 2004, 40 (7): 211–215.

[29] UKCCCR. UKCCCR Guidelines for the Use of Cell Lines in Cancer Research. British J of Cancer, 2000, 82 (9): 1495–1509.

[30] 卞晓翠, 刘玉琴 . 细胞系鉴定 // 弗雷谢尼 . 动物细胞培养: 基本技术和特殊应用指南 (原书第七版). 章静波, 徐存拴, 译 . 北京: 科学出版社, 2020.

[31] Bian X, Yang Z, Feng H, et al. A Combination of Species Identification and STR Profiling Identifies Cross–contaminated Cells from 482 Human Tumor Cell Lines. Scientific Reports, 2017, 7 (1): 9774.

第二章 细胞自噬、凋亡和坏死

细胞死亡与其增殖一样在保证生物体正常发育及维持成体细胞数量稳定等方面的作用都是不可缺少的。正常机体可通过生理性刺激诱导体内"不应该生存"的细胞死亡，也可以通过一定的机制来维持细胞在极限状态下成活。但在病理情况下，如果维持不了细胞成活，并发挥生理功能，细胞就会走向死亡。这一过程涉及基因的激活、表达及调控等作用，在形态学上也呈现特定的形式。细胞死亡有多种不同的形式和机制，本章主要就概念成熟、机制相对明确的细胞死亡方式进行讨论。

第一节 自 噬

自噬（autophagy）是 Ashford 和 Porter 在 1962 年发现的细胞内存在的自我吞噬现象，是指细胞在饥饿和能量应激等状态下将自身的蛋白、细胞器和胞质进行包裹并形成囊泡，然后在溶酶体中消化降解的过程。自噬是一种多步骤、多程序、高度进化及保守的过程，普遍存在于酵母菌、线虫、果蝇及哺乳动物等的有机体中，对细胞维持其正常代谢和生存发挥着不可替代的作用。尽管目前人们对自噬的认识尚不全面，但它已涉及动物学、植物学、微生物学及医学等多个学科，且已成为这些学科中越来越令人瞩目的研究热点。

一、自噬的分类、形态特征和发生机制

（一）自噬的分类

根据细胞内底物运送到溶酶体的方式，哺乳动物细胞的自噬主要分为大自噬（macroautophagy）、小自噬（microautophagy）和分子伴侣介导自噬（chaperone-mediated autophagy，CMA）三种方式。

大自噬是指细胞内长寿蛋白质和细胞器被双层膜结构包裹形成自噬体，自噬体与溶酶体结合形成自噬溶酶体，其胞内容物被降解的过程。该过程可人为地分为四个阶段：①分隔膜的形成；②自噬体的形成；③自噬体的运输；④自噬体的降解。

小自噬是指溶酶体或酵母液泡表面通过突出、内陷或分隔细胞器的膜，直接摄取细胞质、内含物（如糖原）或细胞器（如核糖体、过氧化物酶体）的自噬形式。小自噬与大自噬不同的是溶酶体膜自身变形后直接包裹吞噬细胞质的底物。

分子伴侣介导自噬是指最先由胞质中的分子伴侣 HSP70C 和其辅助分子复合物识别并与蛋白质底物结合形成的分子伴侣-蛋白质复合物，该复合物与溶酶体膜上溶酶体膜相关蛋白 2A（LAMP2A）的胞质侧结合，使底物去折叠。此时，溶酶体内另一分子伴侣 HSP90 的结合使该复合物稳定，并在溶酶体膜转位。转位需胶质细胞原纤维酸性蛋白（GFAP）和溶酶体膜内侧 HSP70C 参与，之后在延长因子 1α（EF1α）和组织蛋白酶 A 的参与下，蛋白质底物被降解。

根据发生的特异性，自噬又可分为非特异性自噬和特异性自噬。非特异性自噬主要是指饥饿时发生的细胞通过溶酶体清除大量受损细胞器和蛋白的自噬；而特异性自噬主要发生在特定情况下如氧化压力、射线损伤、病原体侵袭等，通过线粒体、内质网、微粒体、脂质体、过氧化物酶体等所发生的自噬。

（二）自噬的形态特征

自噬是一个进化过程高度保守的过程，起始于胞质内，来源不明游离的杯状凹陷双层膜结构，即自噬前体（preautophagosome），也称 omegasome。自噬前体延伸包裹细胞质及细胞器形成双层膜小囊泡结构的自噬体（autophagosome），自噬体通过

胞内微管系统运输至溶酶体并与之融合形成自噬溶酶体（autophagolysosome），内容物在此降解成氨基酸、脂肪酸以及其他小分子化合物。降解物用于细胞再循环，维持细胞内环境稳定。

在细胞接受了自噬诱导信号，但自噬尚未发生时，细胞胞质中会出现大量游离的膜性结构，形态学上称为前自噬泡。这些前自噬泡在胞质的某处形成一个小的类似"脂质体"的膜结构，然后不断扩张，但并不呈球形，而是扁平的，就像一个由脂质双层组成的碗，可在电镜下观察到，被称为自噬泡，是自噬发生的重要证据之一。自噬泡不断延伸，将胞质的成分，包括细胞器等，揽入"碗"中，然后"收口"，形成密闭球状的自噬体。自噬体有两个特征：一是双层膜，二是内含胞质成分，如线粒体、内质网碎片等。自噬体形成后，可与细胞内吞的吞噬泡、吞饮泡和内体融合。自噬体是自噬发生的第二个重要证据，可在电镜下观察到。

电子显微镜可区分前期和成熟的自噬体，自噬体前期阶段胞质与核质变暗，但胞核结构无明显变化，可见线粒体和内质网膨胀，高尔基体增大，胞膜结构如微绒毛、连接复合体等消失，胞膜发泡并出现内陷。自噬后期，自噬体的体积和数量都有所增加，其内常充满髓磷脂或液体，出现灰白色成分，少数可见核固缩，这些特征可作为形态学检查的依据。

（三）自噬的分子机制

自噬的分子机制主要是以酵母为模型，利用遗传工程方法解析获得，在高等动物和真核细胞中高度保守。目前在酵母中已经发现20多种自噬相关基因（autophagy-related gene，ATG），这些基因的功能在高等真核细胞中也高度保守。这些基因在五个重要阶段协调控制自噬这一复杂生物过程：①自噬泡的形成或核化；②Atg5-Atg12结合并与Atg16L相互作用，形成Atg12-Atg5-Atg16L复合物，共聚到自噬泡上；③微管相关蛋白1A/1B轻链3（microtubule-associated protein 1A/1B-light chain 3，LC3）前体形成并加工成胞质可溶性LC3-Ⅰ，然后修饰成膜结合形式的LC3-Ⅱ，与伸展和延伸的自噬泡融合；④随机或选择性捕获靶内容物，并将其降解；⑤与溶酶体融合形成自噬溶酶体。

1. 自噬泡的形成 在酵母细胞中，自噬泡的形成过程是由Atg1与Atg13和Atg17形成复合物，进而活化，再通过招募跨膜蛋白Atg9聚集脂质促进自噬泡的伸展和扩张。该过程受能量敏感的TOR激酶调节，TOR激酶通过磷酸化Atg13，阻止其与Atg1相互作用，抑制自噬的发生。在哺乳动物中与Atg1同源基因为Ulk1和Ulk2，但二者促进自噬的机制尚仍需进一步研究。哺乳动物中自噬蛋白Beclin 1是酵母自噬蛋白ATG6的同系物，与Ⅲ型磷脂酰肌醇3激酶Vps34结合形成复合物促进Vps34催化活性，增加PI3P的水平，从而招募Atg蛋白到自噬泡，使之扩展、延伸。

2. Atg12-Atg5-Atg16L复合物 在自噬过程中有两套泛素样系统发挥重要作用，其中之一作用在Atg5-Atg12结合的过程。Atg7具有E1样泛素激酶活性，与Atg12的羧基端甘氨酸残基结合，将Atg12激活，然后Atg12被类似E2样泛素运载蛋白的Atg10共价结合到Atg5上的130位赖氨酸；共价结合的Atg5-Atg12复合物与Atg16L二聚体配对结合形成Atg12-Atg5-Atg16多聚体复合物。Atg12-Atg5-Atg16多聚体复合物通过不对称招募LC3B-Ⅱ扩展和延伸自噬泡。然而Atg12-Atg5的共价结合并不依赖于自噬的活化。一旦自噬体形成Atg12-Atg5-Atg16多聚体复合物就会从膜上解离。因此，Atg5-Atg1不能作为自噬标志物。

3. LC3加工处理 自噬过程中第二套泛素样系统参与自噬体形成LC3的处理。LC3B是哺乳动物中Atg8的类似物，其编码全长蛋白广泛表达于多种细胞的胞质。自噬发生时，半胱氨酸蛋白酶Atg4将LC3B水解成胞质可溶性LC3B-Ⅰ并暴露羧基端甘氨酸残基；同样在E1样酶Atg7以ATP依赖方式活化后，转运至E2样酶Atg3，并被修饰成膜结合形式的LC3-Ⅱ。在脂质激酶信号及Atg6/Beclin-1和利用泛素样结合的LC3-Ⅱ、Atg12-Atg5-Atg16L的作用下，由Atg12-Atg5-Atg16L形成的复合物即与自噬体自噬前体外膜结合，这种结合以方便促进前自噬泡的伸展和延伸扩张，使之由开始的小囊泡样、杯样结构逐渐转化成为半环状、环状结构；另外，Atg12-Atg5-Atg16L复合物与自噬泡膜的结合也能促进LC3

向自噬泡募集。Atg12-Atg5-Atg16L 在膜上的定位决定膜的弯曲方向,膜向着背对 Atg12-Atg5-Atg16L 复合物的方向延伸。当双层膜结构的自噬泡即将形成环状闭合结构和刚刚开始闭合时,Atg12-Atg5-Atg16L 复合物以及部分 LC3-II 便从外膜上脱落,只保留定位于自噬泡膜内侧的膜结合形式的 LC3-II。因此,LC3-II 含量的多少与自噬泡数量的多少成正比。当哺乳动物细胞自噬发生时,细胞内 LC3 的含量及 LC3-I 向 LC3-II 的转化均明显增加。因此,检测细胞内的 LC3-II 的含量变化有助于判断细胞自噬是处于被诱导还是被抑制的状态。一旦自噬体与溶酶体融合,自噬体内的 LC3-II 就会立即被溶酶体中的水解酶降解。

4. 随机或选择性降解 一般来说,自噬被认为是一个随机的过程,它任意吞噬胞质内容物;电镜观察发现自噬泡中有线粒体、内质网和高尔基体等多种内容物。然而最近一些证据显示,扩展的自噬泡的双层膜结构能够选择性与蛋白聚合物及细胞器相互作用。LC3-II 发挥"受体"的选择性吸收和降解"配体"靶蛋白及细胞器。P62 也被称为 SQSTM1,是最典型的多功能配体分子,与 LC3 的自噬定位相同,参与自噬过程并被降解。P62 有一个短的 LC3 相互作用区域,可以直接与 LC3 作用,在自噬溶酶体中降解。因此,细胞中 P62 水平在自噬被抑制时升高,即与自噬活性呈负相关。

5. 自噬溶酶体的形成 独立的自噬体只有与溶酶体融合,借助溶酶体内的酶才能将内容物降解。酵母的新生自噬体可以直接被运输到溶酶体附近与其融合。但在哺乳动物细胞,新生的自噬体必须先与内部已经酸化的内体融合形成两性自噬体,然后再与溶酶体融合。这个过程目前仍需进一步研究,内吞途径也可以将附着在细胞表面相应受体上的营养分子、生长因子等物质包裹进细胞,从而参与细胞代谢或信号转导。

(四)自噬信号通路的调控

1. mTOR 信号转导通路 哺乳动物雷帕霉素靶蛋白(mammalian target of rapamycin, mTOR)是一种丝苏氨酸蛋白激酶,是调节自噬通路的关键信号分子,也是雷帕霉素(西罗莫司)作用的靶点,由具有 GTP 酶活性的控制细胞生长的

结节硬化性复合物(tuberous sclerosis complex, TSC)调控。TOR 激酶是氨基酸、ATP 和激素的感受器,对细胞生长具有重要调节作用,是自噬的负调控分子,可抑制自噬发生,并发挥着"门卫"(gatekeeper)的作用。胰岛素或生长因子可激活该通路,抑制自噬。当胰岛素或生长因子与其膜受体胰岛素受体(insulin receptor, IR)或生长因子受体(growth factor receptor, GFR)结合后激活 I 型磷脂酰肌醇 3 激酶(phosphoinositide 3-kinase, PI3K),Akt(PKB)/PKD 被募集到膜上,磷酸化后激活的 Akt 可调节不同信号转导通路:Ras 磷酸化激活后使 Ras/Raf/MEK/ERK 信号转导通路激活,该通路中的 ERK1/2 及 p90 核糖体蛋白 S6 激酶(p90RSK)磷酸化 TSC 而调节 mTOR 活性;磷酸化 FOX 上调 ATG4、ATG8 而诱导自噬;磷酸化 TSC1/2 并使其失活,而 Rheb 被其活化,进而激活 mTOR 复合物。当 Ca^{2+} 浓度升高时激活的 Ca^{2+}-钙调蛋白依赖性蛋白激酶(Ca^{2+}-CaMK)、高 AMP/ATP 比率、P53 等可激活 AMPK,进而活化 TSC,抑制 mTOR 复合物而诱导自噬。mTOR 复合物受大量上游信号激活后发挥如下作用:直接磷酸化下游 ATG1-ATG13 复合物,使之失活,抑制自噬;磷酸化 p70 核糖体蛋白 S6 激酶(p70S6K)产生的 S6K1 可磷酸化 IRS,使之失活,负反馈调节自噬;磷酸化真核细胞起始因子结合蛋白 1(eIF4E-BP1)而释放出 eIF4E 促进细胞增殖,以及磷酸化 S6K 而促进蛋白质翻译。因此,mTOR 是连接 AMPK、P53、Ca^{2+}-CaMK、Ras/Raf/MEK/ERK 等信号转导通路的节点。

2. III 型 PI3K/Beclin 1 复合物信号转导通路 哺乳动物自噬蛋白 Beclin 1 是酵母自噬蛋白 ATG6 同系物,是 III 型磷脂酰肌醇 3 激酶复合物 [the class III phosphoinositide 3-kinase(PI3K)complex] 的构成部分。Beclin 1 能诱导自噬,Bcl-2 家族成员则能与其结合而抑制自噬。活化的 III 型 PI3K 可磷酸化 PtdIn,募集蛋白质到自噬前体膜上,参与自噬的诱导。

除以上通路外,P53、活性氧类(ROS)等信号转导通路也参与自噬过程的调节。因此,自噬的调节是以 mTOR 信号通路为主,其他信号通路可直接或间接调节 mTOR 信号通路,或独立于 mTOR 信号通路参与自噬。

二、自噬的双重作用和生物学意义

自噬有很多重要生理功能,可以参与如营养匮乏、生长因子损耗及低氧等代谢应激;作为细胞的"管家",能清除有缺陷的蛋白或细胞器,阻止异常蛋白聚集体的细胞内积聚和清除细胞内的病原体。自噬具促进细胞死亡和保护细胞的双重作用。

(一)自噬促进细胞死亡

当自噬的活跃程度超过生理阈值,可以损伤大量细胞质内的细胞器和蛋白,使细胞发生功能障碍,导致细胞的不可逆转损伤。目前自噬参与细胞死亡的机制仍不明确,但自噬导致的死亡被认为是Ⅱ型程序细胞死亡;自噬可能通过降解细胞质内生存必需的因子或选择性降解生存必需的调节分子或细胞器来完成调控细胞程序性死亡的过程。

细胞内发生过度自噬会直接促进细胞死亡的证据来源于模式生物学研究,果蝇唾液腺细胞在发育过程中会发生自噬,致使唾液腺退化。而通过激活 Ras 或 PI3K 信号通路抑制自噬,可以阻断它的唾液腺退化。同时,自噬信号通路里的 *ATG* 基因突变也会产生同样的结果。因此,自噬能够通过促进细胞死亡,抑制果蝇唾液腺生长。尽管自身降解并不是有效的死亡方式,但靶向降解细胞死亡抑制因子等细胞生存分子是诱导细胞死亡的一种重要方式,同样也是胱天蛋白酶(caspase)活化的分子机制。

通常细胞死亡伴随自噬的活化,但自噬是否造成细胞死亡的直接原因仍有争议。如前所述,一种观点认为细胞内发生过度自噬会直接促进细胞死亡;而另一种观点则认为细胞内发生的自噬是细胞应激反应或自我保护反应的表现,自噬并不直接导致细胞死亡,细胞的死亡是因其他机制所致。因此,鉴定自噬是否促进细胞死亡需要注意细胞死亡过程中是否发生了明显自噬,例如是否观察到 LC3-Ⅱ 从均匀分布变为点状聚集分布,电镜下是否观察到细胞质中存在大量自噬体。另外,应用化学药物或 siRNA 特异性抑制自噬信号通路中的特定蛋白的功能是否能降低细胞的死亡率也是鉴定自噬是否促进细胞死亡的参考指标。

(二)自噬对细胞的保护作用

大量体内体外试验表明自噬能够抑制细胞死亡。自噬作为一种质量控制机制,能够消除细胞质内的聚集蛋白和受损的细胞器,有效地阻止由于蛋白在细胞内聚集造成的细胞毒性,维持细胞的存活。

自噬作为细胞保护机制是一个相当保守的过程,从酵母到哺乳动物细胞自噬均发挥着保护功能。在饥饿状态下,细胞通过自噬溶酶体降解膜脂质成分和蛋白质产生游离脂肪酸及氨基酸,这些成分被重新利用,为氧化还原和线粒体合成 ATP 提供底物,促进蛋白质的合成,从而维持细胞的生命活动。

单细胞生物在饥饿时会发生自噬,如果自噬相关的基因缺失或因突变失去功能,它会迅速死亡。限制营养会导致敲除了自噬基因(如 *Atg6*、*Atg7* 和 *Atg9*)的植物细胞叶绿素缺失,衰老加速。*Atg5* 基因敲除小鼠在新生儿期胎盘血供中断遭受饥饿情况时会很快死亡。尽管尚无法有效评价 *Atg5* 敲除小鼠的单个细胞死亡情况,但可以推测自噬的循环利用功能对维持新生儿期能量稳态和细胞存活至关重要。当细胞吸收不到外源营养成分时,自噬相关基因发挥着维持细胞生物合成和生存的重要作用。在生长因子如白细胞介素(interleukin, IL)-3 缺乏的状态下,细胞表面营养转运蛋白表达减少,细胞会因营养吸收障碍而营养不良,甚至迅速凋亡。然而凋亡缺陷 bax^{-/-} 细胞并不能弥补自噬基因(如 *Atg5* 和 *Atg7* 等)在 IL-3 缺失时维持细胞生存的作用。因此,自噬被认为是细胞的自限性生存策略,而不是不可逆死亡的执行程序。

自噬不仅通过维持细胞能量稳态促进饥饿细胞的生存,在清除受损的线粒体和其他细胞器,在降解细胞内病原菌和不能被泛素蛋白酶系统降解的蛋白聚集体时同样发挥重要作用。自噬的这些功能在细胞衰老、感染性疾病和神经变性过程中维护着细胞的生存。

三、线粒体自噬

线粒体是细胞氧化磷酸化的主要场所,其生成的 ATP 是细胞生命活动的主要能量来源。此外,线粒体参与了细胞的增殖、凋亡、信号转导以及钙稳态调控等过程。然而，受损、衰老、功能紊乱的线粒体会释放活性氧或促凋亡蛋白，如细胞色素 C、丝氨酸蛋白酶 HtrA2/Omi 等，导致细胞凋亡。另外，当细胞处于恶劣环境时，线粒体数量过多也会加重细胞的负担。线粒体自噬是指细胞通过自噬机制选择性清除受损或多余的线粒体的过程，保证细胞内线粒体的质量与数量。线粒体自噬属于细胞特异性自噬，其过程与普通的自噬相似，受损的线粒体首先被招募至隔离膜周围；隔离膜随即不断延伸闭合形成自噬小体，将线粒体包裹在其中；最终自噬小体与溶酶体融合后降解其中的线粒体。

（一）线粒体自噬的分子机制

线粒体自噬是一个复杂的生理过程，饥饿、氧化胁迫、低氧、去极化等多种因素都可引发线粒体自噬。在酵母线粒体自噬过程中，Atg32 通过 Atg11 与 Atg8 相互作用，引发线粒体自噬。而在哺乳动物细胞中线粒体自噬可由 Pink1/Parkin、Nix 和 BNIP3、FUNDC1、SMURF1 等介导线粒体自噬途径。

1. Pink1–Parkin 介导的线粒体自噬 Pink1 是一种丝氨酸/苏氨酸蛋白激酶，由细胞核基因编码，在细胞质中合成后通过线粒体膜分子通道进入线粒体内部，最终被线粒体内蛋白水解酶降解。Parkin 是 E3 泛素连接酶，主要定位于胞质，可被 Pink1 招募并磷酸化，从而完成由胞质到线粒体的转位。当线粒体受损时，线粒体的内膜电位降低，导致 Pink1 由外膜向内膜的转移受阻，使其免受降解，最终大量聚集在线粒体外膜上，并募集 Parkin 使其定位在受损的线粒体上。活化 Parkin 给"需要降解的线粒体"贴上泛素标签，使之能被接头蛋白如 OPTN 和 NDP52 等识别，后者可直接与自噬体上的 LC3 等连接，使受损的线粒体被自噬溶酶特异性降解。

2. Nix 和 BNIP3 介导的线粒体自噬 Nix 定位于线粒体外膜，在造血组织中高表达，是已被证实的哺乳动物线粒体自噬受体，与红细胞成熟过程中线粒体的自噬清除密切相关。BNIP3 是 Nix 的同源体，定位于线粒体和内质网，主要在心脏、肌肉和肝脏中高表达。两者均为细胞死亡相关蛋白。Nix 和 BNIP3 介导的线粒体自噬最大的特点在于 BNIP3 和 Nix 蛋白可直接与线粒体作用并靶向与自噬体相连。BNIP3 和 Nix 的氨基末端区域均存在一段保守的 LC3 相互作用区（LC3-interaction region，LIR），通过磷酸化其丝氨酸/苏氨酸上的关键残基，与新生的隔离膜上的 LC3-II 相互作用，进而诱导线粒体自噬的发生。

3. FUNDC1 介导的线粒体自噬 线粒体外膜蛋白线粒体自噬的受体蛋白 FUNDC1 是一种三次跨膜蛋白，定位在线粒体外膜上，参与了低氧介导的线粒体自噬。与 BNIP3 和 Nix 类似，FUNDC1 的氨基末端区域存在一段保守的 LIR 结构域。正常情况下，Src 激酶可将 FUNDC1 的 LIR 上的第 18 位酪氨酸磷酸化，而磷酸化的 FUNDC1 与 LC3 的相互作用减弱，表现为对线粒体自噬的抑制作用。而在低氧条件下，Src 激酶的活性降低，导致 FUNDC1 的去磷酸化，从而促进与 LC3 的相互作用和线粒体自噬的发生。

4. 其他机制介导的线粒体自噬 SMURF1 也可介导线粒体自噬，且该过程并不依赖于其泛素连接酶活性，而是依赖于其氨基端的 C2 结构域，但其与线粒体相互作用的具体机制仍不明。线粒体外 E3 泛素连接酶 MUL1 通过泛素化自噬上游信号分子 ULK1，从而介导了亚硒酸钠诱导的线粒体自噬。此外，在缺氧条件下，依赖 AMPK 的 ULK1 磷酸化可以促进 ULK1 向线粒体的转位以及线粒体自噬的发生。

（二）线粒体自噬的病理学意义

1. 线粒体自噬与神经退行性疾病 帕金森病、阿尔茨海默病和亨廷顿病是常见的神经退行性疾病，线粒体自噬的异常与其发病相关，但具体的作用机制仍不清楚，有待进一步研究。在帕金森病患者中，损伤的线粒体无法通过 Pink1–Parkin 介导的线粒体自噬途径被清除，其在黑质的积聚会导致多巴胺神经元的损伤。β-淀粉样蛋白沉积形成的细胞外老年斑是其特征性病理改变之一。研究发现，β-淀粉样蛋白可在线粒体内积聚，导致线粒体功能障碍，表明线粒体的损伤可能与阿尔茨海默病的发生密切相关。此外，作为调控线粒体合成的转录因子，PGC1-α 的异常所导致的线粒体功能障碍与亨廷顿病的发病同样密切相关。

2. 线粒体自噬与肿瘤 Parkin 基因在乳腺癌、卵巢癌和肺癌等多种癌症中功能受到抑制，并频繁缺失,提示 Pink1-Parkin 介导的线粒体自噬可能是一种肿瘤抑制机制。而 Nix 和 BNIP3 在乳腺癌、肺癌、前列腺癌、宫颈癌等多肿瘤中也发挥了重要的作用。也有报道称 Sirt3 调控的线粒体自噬与胶质瘤细胞的生存和死亡密切相关。而 FUNDC1 作为新的线粒体自噬受体蛋白,其机制与癌症的关系尚不清楚,可能成为未来研究的焦点。

第二节 细胞程序性死亡与凋亡

细胞程序性死亡是依机体生理需求发生的,当然它不应该给机体带来损伤。凋亡(apoptosis)一词来自希腊语,原指枯萎的树叶从树上掉落。组织中的细胞凋亡是一种以凋亡小体形成为特点,不引起周围细胞损伤,也不引起周围组织炎性反应的单个细胞的死亡。因此,细胞程序性死亡所选择的细胞死亡形态常为凋亡。故很多文献将细胞程序性死亡与凋亡视为同义词,但从严格意义上讲二者并不相同。细胞程序性死亡是生理过程,属功能范畴,凋亡是细胞死后的形态变化,则属形态范畴。值得注意的是,不是所有程序性死亡的细胞都表现出凋亡的特点;也不是凋亡细胞都来源于程序性死亡。细胞凋亡也可见于很多非生理条件下的细胞异常死亡,即一些细胞坏死亦可表现为细胞凋亡,如病毒性肝炎时肝细胞的嗜酸性坏死、某些化疗药物引起的肿瘤细胞坏死等。

一、凋亡的特征与发生机制

(一)凋亡细胞的形态特征

凋亡一般表现为正常细胞群体中单个细胞的死亡。光镜下,单个凋亡细胞与周围细胞分离,细胞核染色质浓集呈强嗜碱性致密球状(核固缩)或染色质重新集中分布于核膜下,胞质浓缩,嗜酸性增强。电镜下,凋亡细胞首先出现核的致密化;染色质浓缩,沿核膜分布,然后逐步分裂成碎片,与此同时,细胞器也失去水分,发生浓缩。而后凋亡细胞的细胞膜发生皱缩、凹陷,染色质变得致密,最后碎裂成小碎片。进一步发展,细胞膜将细胞质分割包围,甚至包围染色质碎片,形成多个膜结构完整的泡状小体,称为凋亡小体。凋亡小体外被以胞膜,其中可含有细胞核碎片,也可仅为细胞质成分。它是细胞发生了凋亡的形态学特征。

(二)凋亡细胞的生物化学特征

凋亡细胞不但具有特殊的形态学特征,同样也有独特的生物化学特征,包括脱天蛋白酶(caspase)的激活、DNA 断裂、细胞膜改变及巨噬细胞识别等。

1. caspase 的激活 凋亡的特征是一系列 caspase 家族成员的激活。caspase 属于半胱氨酸蛋白酶,是细胞凋亡发生过程中的关键酶,在信号转导途径中一旦被激活,就能将细胞的蛋白质降解,使细胞不可逆地走向死亡。caspase 中的 "c" 就是指半胱氨酸蛋白酶(cysteine protease),其酶活性依赖于半胱氨酸残基的亲和性;"aspase" 是指这些蛋白酶在天冬氨酸之后切断底物的独特特性。目前已发现十多种 caspase 家族成员,根据功能它们可被分为两类。一类为执行者(executioner 或 effector),如 caspase-3、caspase-6、caspase-7 等,它们可直接降解胞内的结构蛋白和功能蛋白,促使细胞凋亡,但不能通过自催化或剪接的方式激活;另一类为启动者(initiator),如 caspase-8、caspase-9,受到信号刺激后,通过自剪接而激活,然后引起 caspase 级联反应,如 caspase-8 激活后,可依次激活 caspase-3、caspase-6 及 caspase-7。

2. DNA 断裂 细胞凋亡时细胞核内的 Ca^{2+}、Mg^{2+} 依赖性核酸内切酶活化,活化的核酸内切酶将 DNA 链在核小体间连接区切成缺口,使细胞核内 DNA 首先被切割成 50~300kb 长的 DNA 片段,再断裂为 180~200bp 及其倍数的小片段。这种 DNA 裂解方式作为细胞凋亡的证据广泛地用于描述细胞凋亡的生物化学特征。

3. 凋亡细胞的细胞膜改变及巨噬细胞识别 凋亡细胞的细胞膜特征性变化可使巨噬细胞对其识别及清除。细胞膜重排通常发生在凋亡的早期,凋亡细胞的细胞膜重排导致磷脂酰丝氨酸从细胞膜内侧翻转到细胞表面,暴露于细胞的外环境。这些外翻的脂质可通过大量的受体被巨噬细胞识别;另外,因这些脂质可以通过结合膜联蛋白V(annexin V)检测,annexin V 染色法已成为检测凋亡的较为常用方法。

（三）细胞程序性死亡的发生机制

由于程序性死亡后的细胞形态多以凋亡形式出现，目前常说的细胞凋亡发生机制实际上指的是细胞程序性死亡的发生机制。由于这里讲的是机制，所以用程序性死亡比用凋亡似乎更符合逻辑。程序性死亡过程可以分为起始和执行两个阶段。在起始阶段细胞接受来自不同途径的信号，催化激活 caspase-8、caspase-9 等，启动死亡程序。在执行阶段触发执行 caspase-3、caspase-6、caspase-7 等，降解细胞关键的细胞组分。根据细胞凋亡起始阶段接受信号途径，程序性死亡途径大致又可分为线粒体信号与死亡受体信号两个途径。

1. 线粒体信号途径 这一途径又称内源性途径，哺乳动物细胞的程序性死亡多选择这一途径。线粒体是细胞生成 ATP 的场所，控制着有氧环境下细胞的生与死。线粒体是双层质膜性细胞器，在其内、外膜之间存在线粒体通透性转换孔（MPTP）。线粒体通透性转换在细胞程序性死亡过程中的作用举足轻重。线粒体途径引起的程序性死亡的主要过程是：线粒体上游信号分子作用于线粒体膜，MPTP 开放，线粒体内的凋亡活性物质（如细胞色素 C、Smac 等）释放到细胞质，进而启动细胞程序性死亡的自杀程序。线粒体相关蛋白的释放由 Bcl 家族的蛋白促凋亡和抗凋亡成员协调调控。目前已发现了 20 多种 Bcl 家族蛋白，其中大多数具有调控细胞凋亡的功能。Bcl 家族抗凋亡蛋白主要有 Bcl-2、Bcl-xL 和 Mcl-1，它们通常定位在细胞质和线粒体膜，控制着线粒体膜的通透性，阻止诱发细胞死亡的线粒体相关蛋白溢出到细胞质。在生存信号缺失、DNA 损伤或蛋白质错误折叠诱导内质网应激（ER stress）时，Bcl 家族成员 Bim、Bid 和 Bad 作为损害和应激感受器被激活（它们也被称为 BH3-only 蛋白），这些感受器依次激活两个重要的促凋亡效应子 Bax 和 Bak；Bax 和 Bak 形成寡聚物插入线粒体膜，使其通透性通道产生，一些蛋白可以从线粒体内漏到细胞质。BH3-only 蛋白也可以与 Bcl-2、Bcl-xL 结合，抑制它们的抗凋亡功能。Bax-Bak 寡聚物的活化伴随 Bcl 家族抗凋亡成员的失活，并导致线粒体蛋白释放到细胞质，激活 caspase 级联

位于线粒体膜间隙的细胞色素 C（CytC）进入细胞质后，在 ATP/dATP 存在的情况下能与凋亡蛋白酶活化因子 -1（Apaf-1）形成轮状多聚体，被称作凋亡小体。该多聚物与 caspase-9 结合，并将其活化，然后再活化下游效应者 caspase-3，切割底物使细胞凋亡。活性的 caspase-3 是级联反应中的关键蛋白酶，是多种凋亡途径的共同下游效应器。它的作用底物大多是细胞的功能蛋白。这些蛋白在 DNA 修复、mRNA 裂解、类固醇合成及细胞骨架重建等生物过程中发挥关键的作用。现已有证据表明内源性凋亡途径可以不通过线粒体激活，而是在线粒体上游直接激活 caspase 级联反应，然而这种线粒体非依赖的凋亡发生机制尚不清楚。

2. 死亡受体信号途径 该途径又称外源性凋亡途径。死亡信号通过细胞外死亡配体与细胞膜上的死亡受体结合传递入细胞，激活 caspase-2、8、10 等分子，促进细胞凋亡。细胞膜表面的死亡受体属于肿瘤坏死因子受体（TNFR）家族成员，是一种跨膜蛋白。死亡受体的胞内区域参与蛋白间的相互作用，是释放凋亡信号的重要区域，因此被称作死亡结构域（death domain，DD）。死亡受体主要包括 Fas、TNFR1、DR3、DR4 和 DR5 等。这当中研究得较为清楚的是 Fas 和 TNFR1 及它们的信号途径。Fas 在很多细胞中都有表达，其配体（FasL）在 T 细胞表面表达，能识别自身抗原，在清除自身反应性淋巴细胞时发挥重要作用；在细胞毒 T 细胞表面表达，在杀伤病毒和肿瘤细胞时发挥重要作用。当 Fas 受体结合 FasL 并被激活后，3 个分子 Fas 受体聚集到一起形成三聚体，它们在细胞膜胞质侧的死亡结构域会聚集成簇，形成结合位点并募集受体蛋白，即 Fas 相关死亡结构域（Fas-associated death domain，FADD）。FADD 是死亡信号转导过程中的一个连接蛋白，由 C 端的 DD 结构域和 N 端的 DED 结构域（死亡效应结构域，death effector domain）两部分组成。FADD 的 C 端 DD 结构域与 Fas 的 DD 结构域结合，N 端的 DED 结构域与非活化形式的 caspase-8 前体（在人类中是 caspase-10）结合，使其寡聚化，自身裂解成具有活性的 caspase-8，然后直接激活 caspase-3、6 和 7 的 caspase 级联，促进细胞发生凋亡。TNFR1 具

有转导细胞死亡信号所必需的具有与 FADD 的 DD 结构域高度同源性的氨基酸序列 DD 结构域。TNF 与 TNFR1 相互交联后形成三聚体，并诱导 TNFR1 的 DD 结构域聚集，TNFR1 的 DD 结构域再与肿瘤坏死因子受体死亡结构域（TNF receptor death domain, TRADD）结合，将其募集到激活的受体分子。TRADD 可以通过两条信号转导通路的激活促进细胞凋亡。一是通过招募 FADD 信号分子，通过募集和活化 caspase-8 前体，激活凋亡通路；二是通过肿瘤坏死因子受体相关蛋白 2（TRAF-2）和活化转录因子（RIP），经 NF-κB 信号通路诱导细胞凋亡。后者参与多种生物学过程及其调控。

二、凋亡的生理和病理学意义

细胞程序性死亡与凋亡都是生命过程中不可缺少的组成部分，是多细胞生物赖以存活的需要，因而贯穿于生物体生命活动全过程中。正常生命体一方面要通过细胞分裂来产生新的细胞，另一方面又要通过细胞程序性死亡来清除无用的、衰老的及具有潜在危害的细胞。另外，程序性死亡与凋亡有时也是体内的病理学事件，当它们的程序发生紊乱时，就会引发相关疾病。

（一）生理学意义

程序性死亡与细胞凋亡多是体内正常生理现象，其重要生理功能如下。

1. 细胞凋亡与胚胎发育　从胚泡期的内细胞群和滋养层，到出生后都有细胞程序性死亡及凋亡的发生。通过细胞死亡和有丝分裂增生来协调及维持器官、组织中细胞的数量，以保证有腔器官的形成、骨的重建、腺体的旋转和合并（如胰腺）等过程的进行。例如，心脏发育过程中心腔的形成及其与血管的相连均需细胞程序性死亡及凋亡的参与。循环系统发生过程中，右心室凋亡心肌细胞多于左心室，调节左、右心室心肌细胞的比例，使成体左心室壁厚于右心室。在脊椎动物机体器官形成时，部分细胞凋亡也是必需的，假如用 caspase 抑制剂抑制细胞死亡，动物指或趾的形成就会受阻。

2. 细胞程序性死亡、细胞凋亡与激素依赖组织的重塑　在月经周期过程中子宫内膜细胞的周期性脱落，更年期卵巢卵泡的闭锁，哺乳期后乳腺腺体的消退以及去势环境引起的前列腺萎缩等激素依赖性组织重塑过程中程序性死亡与凋亡均发挥着重要作用。

3. 细胞程序性死亡、细胞凋亡与免疫　细胞程序性死亡、细胞凋亡在 T、B 淋巴细胞分化发育过程中发挥重要作用。例如 T 细胞的 T 细胞受体基因（TCR）发生等位无意义突变，则不能产生正确的 TCR 分子，此时细胞会启动程序性死亡程序发生凋亡；即使 TCR 分子正确，细胞也必须经过进一步的严格选择，使可能导致自身免疫病的细胞经程序性死亡过程走向凋亡，此即为胸腺的阴性选择或称负选择作用。B 淋巴细胞发育过程也与此相似，发生错误重组或能产生与自身抗原起识别反应的 B 淋巴细胞都要经程序性死亡过程走向凋亡而被清除。

4. 细胞凋亡与细胞数量　细胞程序性死亡、细胞凋亡控制着机体的细胞数量，在许多器官，过量产生的细胞通过程序性死亡调节数量，如脊椎动物神经系统中过量产生的神经元和少突胶质细胞有一半以上通过凋亡消除，使其数量与神经支配的靶细胞和髓鞘形成的轴突数相一致。

5. 细胞凋亡与细胞损伤　当细胞受到严重损伤，尤其是 DNA 损伤，而自身修复系统无法修复时，则要通过程序性死亡清除，避免突变细胞增殖而导致畸变及肿瘤发生。肿瘤抑制基因 p53 介导的细胞凋亡便是以程序性死亡清除体内高危细胞的很好实例。

（二）病理学意义

细胞程序性死亡是生物机体维持正常生长发育及功能必不可少的，一旦机体的细胞程序性死亡机制出现异常，细胞凋亡不能形成，很多疾病就会发生。如果细胞程序性死亡水平异常下降，细胞凋亡减少，细胞就会出现过度生存，致使生存细胞数量异常增多。例如：携带突变 p53 基因细胞的 DNA 受到损伤时，DNA 受损及突变了的细胞因 p53 功能丧失不仅不会启动程序性死亡机制发生凋亡，而且会继续增生，致使突变细胞积累。这是一些肿瘤发生的原因。凋亡机制缺失也会使潜在危害细胞无法清除。例如：针对自身抗原的淋巴细胞的凋亡障碍可导致自身免疫病。相反，机体细胞凋亡水平异常增加则会导致细胞过度死亡，引发以细胞丢失为特征的一系列疾病，例如：

突变或蛋白错误折叠会诱导细胞过度凋亡,引起特异性神经元丢失,致使神经系统退行性疾病的发生。

1. 细胞凋亡与肿瘤 增殖、分化、凋亡三者相互协调,共同调节维持正常组织细胞的生长平衡。如果细胞凋亡受抑,细胞增殖与死亡间的平衡调节被破坏,且不能重新恢复,细胞死亡率就会下降,细胞数目就会不断增加,表现出生长优势,这是肿瘤形成的重要机制之一。凋亡蛋白抑制因子(inhibitor of apoptosis protein, IAP)包括存活蛋白(survivin)和生存蛋白(livin)等,也是抑制细胞凋亡的重要基因,在多种肿瘤中高表达,被认为与肿瘤发生、演进密切相关。survivin 可直接作用于 caspase,抑制其活性,也可通过 P21 间接抑制 caspase,阻断细胞凋亡过程;survivin 有促进细胞有丝分裂、调控细胞周期及血管生成,抑制肿瘤细胞凋亡等多种功能,在肿瘤的发生、演进及耐药产生等方面发挥着作用;但 survivin 在肿瘤细胞信号转导通路上游调控中作用的研究尚较少。livin 可能通过 TAK1/JNK1 信号转导通路及 β- 连环素(β-catenin)/ T 淋巴细胞因子(TCF)信号转导通路阻碍细胞凋亡,从而使有恶变潜能的细胞积累,致使肿瘤发生,但是 livin 的抗凋亡机制尚未完全阐明。肿瘤抑制基因 p53 作为基因组中的"基因卫士"能够发现 DNA 损伤并诱导暂时性生长停滞,使损伤 DNA 得以修复。p53 借助转录依赖和不依赖的机制调控细胞凋亡,诱导线粒体蛋白 apaf-1、Bax、Noxa、Bid、PUMAd 等表达,促使 CytC 释放,caspase 活化,细胞经程序性死亡走向凋亡。参与肿瘤细胞凋亡调控的基因还有线粒体蛋白 Smac。它从线粒体释放到细胞质后,能与 IAP 结合并抑制其抗凋亡活性,发挥促凋亡作用。原癌基因 Bcl-2 的激活与表达能抑制细胞发生凋亡,该基因已成为肿瘤治疗的重要分子靶点。包括微 RNA(microRNA)和长链非编码 RNA(lncRNA)的非编码 RNA 已成为当前的研究热点。近年来的研究表明 microRNA 也是参与细胞凋亡调控的重要分子。

2. 细胞凋亡与艾滋病 艾滋病是人类免疫缺陷病毒(HIV)感染引起的获得性免疫缺陷综合征,其主要发病机制是 HIV 感染特异性破坏 CD4$^+$ 细胞,使机体与 CD4$^+$ 细胞有关的免疫功能发生缺陷,进而使机体机会性感染或肿瘤发生的机会大大增加。目前认为 HIV 感染导致 CD4$^+$ T 淋巴细胞减少的原因是细胞凋亡异常。HIV 表达的糖蛋白胞膜结合 gp120 及可溶性 gp120 均能与淋巴细胞的 CD4 受体结合,诱导 CD4$^+$ T 细胞凋亡。细胞凋亡还参与 HIV 的病毒逃避,在凋亡机制被激活导致的免疫系统破坏发生前,HIV 通过控制凋亡机制保证自身的生存。

在缺血再灌注损伤、神经系统退行性疾病、泌尿生殖系统疾病和自身免疫病等很多疾病的发生、发展过程中细胞凋亡也都发挥着重要作用。

第三节 坏 死

坏死(necrosis)是指活体内局部组织、细胞的死亡,是由于细胞内蛋白变性和致死性损伤细胞的酶降解引起的具有一系列特征性形态学改变的组织、细胞的死亡方式。坏死可因不可逆性损伤直接迅即发生,也可以由可逆性损伤(变性)发展而来。坏死后的细胞和组织不仅代谢停止、功能丧失,而且细胞膜完整性不能维持,细胞内物质漏出引起周围组织炎症性反应。坏死细胞和组织的形态改变是坏死细胞自身的溶酶体酶解消化(自溶)和 / 或急性炎症反应时渗出的中性粒细胞释放的溶酶体酶消化(异溶)的结果。炎症反应对鉴别坏死和死后自溶具有重要价值,后者没有炎症反应。

一、坏死的形态特征和类型

(一)坏死的形态特征

1. 细胞核变化 细胞死亡的形态改变主要发生在细胞核,核溶解最常见,也可以为核固缩和核碎裂。细胞内 pH 降低时,DNA 酶被活化,使染色质水解,细胞核嗜碱性减退,仅能见到轮廓,被称为核溶解。核固缩、核碎裂后染色质都会溶解消失,但是二者并不一定发展为核溶解,常出现在以凋亡形式的坏死细胞中。

2. 细胞质和细胞膜变化 死亡细胞的细胞质因 RNA 丢失及蛋白变性酸性减弱,与酸性染料伊红的亲和力增强,故嗜酸性增强,且可因糖原丢失比正常细胞的细胞质更为均质,在细胞器被酶消化时,则可变为虫蚀状或空泡样。坏死细胞的细胞膜会发生破裂或崩解,致使细胞内容物溢出,引起周围组织的炎症反应。这是坏死细胞与以凋亡为主要形态学表现的程序性死亡细胞区别的要点。电镜下坏死细胞的特征为线粒体肿胀,内有大块无定形物沉积,细胞膜及细胞器脂质膜崩解。

3. 间质变化 间质对各种损伤因子的耐受性大于实质细胞,所以早期间质可没有明显变化;但后期由于酶的作用,基质逐渐解聚,胶原纤维肿胀、液化、纤维性结构消失,成为光镜下的红染无结构物质。

(二)坏死的类型

1. 凝固性坏死(coagulative necrosis) 组织坏死后呈灰白色干燥凝固状,故称凝固性坏死,其发生可能与坏死局部酸中毒引起的细胞内溶酶体酶变性及自溶过程阻断有关。凝固性坏死可发生于除脑以外的所有脏器,多见于脾、肾、心等蛋白含量高的实质器官梗死,也见于剧烈细菌毒素、石炭酸、氯化汞和其他化学腐蚀剂引起的组织坏死。

2. 液化性坏死(liquefactive necrosis) 组织坏死后因酶分解变成液态,故称液化性坏死。常发生于脂质多(如脑)或蛋白酶多(如胰腺)的组织。脑组织水分和磷脂含量高,蛋白成分少,坏死后常呈半流体状,称脑软化。化脓菌感染时,坏死组织被大量渗出中性粒细胞释放的水解酶溶解成脓液,亦属液化性坏死。

3. 特殊类型坏死 一些组织坏死无论从形态,还是发生机制来看都难以归入凝固性坏死或液化性坏死,故本节将它们列为特殊类型坏死,包括干酪样坏死、坏疽、脂肪坏死和纤维素样坏死。

(三)坏死的结局

1. 溶解吸收 组织坏死后在自身和坏死灶周围中性粒细胞所释放的各种水解酶作用下溶解液化,然后经淋巴管或血管吸收,不能被吸收的碎片则由吞噬细胞吞噬、消除。小的坏死灶溶解吸收后,通过修复其功能和形态可部分恢复。大的坏死灶溶解后不易被完全吸收,常形成囊腔。

2. 分离排出 位于体表和与外界相通脏器的较大坏死灶不易被完全溶解吸收,其周围炎症反应中渗出的中性粒细胞所释放的水解酶可加速坏死灶边缘组织溶解,坏死灶与健康组织分离、脱落后留下缺损。位于皮肤或黏膜的较深的缺损被称为溃疡。肾、肺等器官的坏死组织液化后可经自然管道(输尿管、气管)排出,留下空腔,被称为空洞。溃疡和空洞亦可修复。

3. 机化 坏死组织如不能被完全溶解吸收或分离排出,则会被长入的肉芽组织代替,这种由肉芽组织代替坏死组织、纤维素性渗出物、脓液、血肿、血栓及异物的过程被称为机化。机化组织最后会变成瘢痕。

4. 包裹、钙化 较大、难以溶解吸收或不能完全机化的坏死灶常会被周围肉芽组织包裹,而后变为纤维包裹,其中的坏死物有时可继发营养不良性钙化。

二、坏死的生物机制和病理学意义

(一)生物机制

细胞是机体的基本功能单位,细胞死亡是生命的基本过程,对多细胞生物的发育和自稳平衡极为重要。根据形态学特征改变可以将细胞死亡区分为凋亡和坏死。多数细胞凋亡由基因调控,是主动的、有序性的细胞死亡,即细胞程序性死亡方式。在过去相当长的一段时间里细胞凋亡几乎是细胞程序性死亡的代名词。坏死则是一种由化学、物理或生物等因素伤害引起的细胞死亡现象,被认为是混乱无序的、被动的、随机且不受基因调控的细胞死亡方式,传统上将其称为非细胞程序性死亡方式。因而,细胞坏死的调控机制常被忽视。然而,事实上坏死并非一个无序的过程,某些情况下也受一系列信号分子的调控,也具有一定的规律性,亦有程序性坏死(necroptosis)这一名称。

程序性坏死细胞有以下特征:①有坏死细胞的形态学改变,早期可观察到细胞膜破裂;②线粒体膜电势缺失;③坏死过程中细胞可有自噬现象;④可伴有活性氧类(reactive oxygen species,ROS)增加;⑤该过程不受凋亡抑制剂影响,但能被一种小分子物质Nec-1(necrostatin-1)特异性抑制。

受体相互作用蛋白激酶1(receptor interaction protein kinase 1,RIP1)由671个氨基酸组成,是

一个能与 Fas 相互作用的蛋白因子,是程序性坏死的关键调控因子。RIP1 的 N 端为丝氨酸 / 苏氨酸特异的激酶结构域,且该激酶区位点会发生自磷酸化;C 末端为死亡结构域,能与 Fas 相互作用。N 端和 C 端之间存在一个同型作用结构域(RIP homotypic interaction motif, RHIM),它能介导同源作用。RIP1 既能通过中间区域调控激活 NF-κB 信号途径使细胞存活,也能通过 C 端的死亡结构域诱导凋亡促进细胞死亡,这在程序性坏死发生过程中发挥着重要调控作用。二聚化的全长 RIP1 或 N 端的丝氨酸 / 苏氨酸蛋白激酶结构域本身都足以诱导程序性坏死发生。RIP1 对程序性坏死的调控则主要依赖其 N 端丝氨酸 / 苏氨酸蛋白激酶的活性。

受体相互作用蛋白激酶 3(receptor interaction protein kinase 3, RIP3)由 518 个氨基酸组成,是诱导程序性坏死的特异性蛋白因子,也含 N 端激酶结构域及 RHIM 结构域,但与 RIP 家族其他成员不同的是它具有能与 DD 结构域或 caspase 募集域(caspase recruitment domain, CARD)连接的独特 C 端。RIP3 过量表达会诱导多种细胞发生凋亡,RIP3 的激酶活性影响着程序性坏死的调控。RIP3 缺失可以阻止细胞程序性坏死发生,但不会影响细胞凋亡。例如:RIP3 基因敲除小鼠胚胎成纤维细胞即使 RIP1 正常表达,TNF 诱导的程序性坏死也不能发生。

(二)生理和病理学意义

1. 坏死与胚胎发育 凋亡在胚胎发育组织重塑过程中的重要作用人人皆知,但坏死在胚胎发育中是否发挥作用一直争论不断。尽管一些动物学实验发现线粒体凋亡途径完全被抑制后,胚胎也能发育成正常组织结构个体,坏死在胚胎发育中的潜在作用仍需深入研究。

2. 坏死与缺血性损伤 缺血性损伤是引起心、脑、肢体等器官损伤的重要原因。坏死性细胞凋亡是心肌细胞缺血性损伤的重要机制之一。实验研究发现,小鼠心肌细胞缺血性坏死能被 Nec-1 抑制,这说明心肌缺血坏死过程中存在程序性坏死,而且在心肌缺血损伤中细胞坏死与细胞凋亡并存。例如:缺血初期和缺血边缘带死亡细胞以凋亡细胞为主;而缺血后期和缺血灶中心区则以经典的坏死为主。程序性坏死也是缺血性脑损伤的重要机制之一,尤其在晚发的缺血性脑损伤中发挥重要作用,程序性坏死在体内和体外的慢发型动力学提示这条途径可能会成为具有扩大治疗时间窗的神经保护新靶标。

3. 坏死与兴奋性中毒和神经退行性疾病 细胞死亡不仅在正常脑发育,而且在中枢神经系统疾病发生中也发挥重要作用。神经发育过程中,生长因子缺失可造成神经营养因子信号通路传导障碍,诱导神经细胞凋亡,从而清除过剩的神经元。相反,持续刺激将导致成熟神经元死亡,联合敲除凋亡必需基因 *Bax* 和 *Bak* 并不能诱导神经细胞凋亡,而兴奋性毒素则能诱导其死亡,这种死亡具有坏死性特征。程序性坏死引起的氧化应激、线粒体功能丧失可能与阿尔茨海默病(Alzheimer disease)、亨廷顿病(Huntington disease)及帕金森病(Parkinson disease)等多种神经系统退行性疾病的发生密切相关。

4. 坏死与感染性疾病 感染所致炎症反应是病原体与宿主免疫应答相互作用的结果,炎症反应可以由坏死细胞引起,也可以是细胞坏死的原因。在炎症反应中,caspase-8 可以抑制由 RIP1 和 RIP3 激酶活性细胞诱导的组织的损伤。敲除 RIP3 可以减轻组织损伤程度和减少炎症反应。抑制 caspase-8 活性可以在内脏器官和皮肤引发大范围炎症反应。实验发现,病毒感染后 RIP3 的磷酸化可使 RIP1-RIP3 复合体结合得更加紧密,进而激活程序性坏死前激酶的活性,启动下游 ROS 的产生和释放,清除病毒感染的细胞,进而控制病毒扩散、保护机体。RIP3 通过启动程序性坏死前激酶的级联反应启动坏死,这是病毒感染后炎症反应的必需步骤。

5. 坏死与肿瘤治疗 目前治疗肿瘤的化疗药物其靶点和机制虽然不同,但终点多是诱导肿瘤细胞发生凋亡。尽管肿瘤细胞最初对化疗诱导凋亡比较敏感,但随着化疗时间延长,肿瘤细胞会产生凋亡耐受和药物转运蛋白表达增多,从而出现多药耐药。这使以细胞凋亡为靶点的化疗药物或细胞毒药物的临床应用大大受限。然而坏死性信号通路不同于凋亡信号通路,依据其靶点的差异,坏死可能加速癌症细胞死亡或增强肿瘤细胞对抗癌药物的敏感性。

第四节 焦 亡

细胞焦亡（pyroptosis），也称细胞炎性坏死，是近几年新发现的一种伴随着炎症反应的细胞程序性死亡方式，是机体在病原微生物侵染后启动的免疫防御反应，在拮抗和清除病原感染以及内源性危险信号中发挥重要作用。

一、焦亡的特征与发生机制

（一）焦亡细胞的形态特征

细胞焦亡在形态学上同时具有坏死和凋亡的特征。与细胞凋亡相似的是，焦亡细胞也会出现核固缩、DNA 断裂以及 TUNEL 检测阳性、annexin V 染色阳性等现象。同时也像坏死的细胞一样，焦亡细胞的细胞膜上形成微孔和囊泡，使细胞膜失去完整性，细胞的离子梯度消失，细胞肿胀、破裂，释放出细胞内容物，诱发炎症反应。同时，细胞在发生焦亡时会释放出白细胞介素（简称白介素）-1β（IL-1β）和白介素-18（IL-18），募集更多的炎症细胞，扩大炎症反应。

（二）细胞焦亡的分子机制

1. caspase 家族 细胞焦亡并不由凋亡相关半胱氨酸蛋白酶介导，而是由炎症相关半胱氨酸蛋白酶介导。其中，存在于小鼠体内的炎性半胱氨酸蛋白酶包括 caspase-1、11；存在于人体内的炎性半胱氨酸蛋白酶包括 caspase-1、4、5。caspase-1 是最早被发现的一个 caspase 家族成员，主要以酶原的形式广泛存在于细胞中，一般位于细胞质，偶见于细胞核，可以被炎性小体（inflammasome）激活。caspase-1 也称作 IL-1β 转换酶，其基因位于人染色体的 11q22-q23 区。未成熟的 caspase-1 的 mRNA 含有 10 个外显子，可以通过转录和可变剪接，翻译成 6 种不同的亚型，分别为 α、β、γ、δ、ε、ζ 型。caspase-1 的 6 种亚型均能介导炎性反应，并能在细胞死亡中发挥各自的作用；其中，α、β、γ 和 ζ 型能有效介导细胞死亡，ε 型与细胞存活呈正相关。caspase-1 含有三个结构域：N 端包含一个 CARD 区，能够与其他携带 CARD 区的蛋白相互作用；P20 大亚基包含 caspase-1 催化活性位 Cys285 的五肽 QACRG；P10 小亚基与 P20 大亚基一样，均是 caspase-1 发

挥活性的重要区域。而人 caspase-4、5 和小鼠 caspase-11 是细菌脂多糖（LPS，又称为内毒素）的细胞内受体，caspase-4、5、11 在结合 LPS 后发生寡聚而活化，从而诱导细胞焦亡。

2. 炎性小体 炎性小体是一种多蛋白复合体，其作为固有免疫的重要组成部分，广泛存在于经典免疫细胞及非免疫细胞中。炎性小体主要由细胞质内模式识别受体（pattern recognition receptor，PRR）、架构蛋白（apoptosis-associated speck-like protein containing CARD，ASC）和 caspase-1 前体（pro-caspase-1）构成。其中，PRR 根据其亚细胞定位可分为两大类：一是位于细胞膜上的 Toll 样受体（Toll-like receptor，TLR）和 C 型凝集素受体（C-type lectin receptor，CLR）；二是位于细胞质内的 RIG-I 样受体（RIG-I-like receptor，RLR）、核苷酸结合寡聚化结构域（nucleotide-binding oligomerization domain，NOD）样受体（NOD-like receptor，NLR）和黑素瘤缺乏因子 2（absent in melanoma 2，AIM2）。常见的炎性小体有 NLR 炎性小体及 AIM2 炎性小体。

根据 NLR 蛋白的组成不同，NLR 炎性小体又可以分为 NLRP1 炎性小体、NLRP3 炎性小体、NLRC4 炎性小体（又称 IPAF 炎性小体）等。NLR 家族是一类进化上比较保守的蛋白质，人类 NLR 家族已有至少 22 种成员，其中包括 14 个 NLRP 成员、5 个 NLRC 亚家族成员、神经元性凋亡抑制蛋白（neuronal apoptosis inhibitor protein，NAIP）、NLRX 和 CIITA。多数 NLR 家族成员由三个特征性结构域：①C 端富含亮氨酸重复序列（leucine-rich repeat，ERR），主要负责介导自身调控以及探测和识别配体；②位于 NLR 分子中间的核酸结合结构域（nucleotide-binding domain，NBD，又名 NACHT 结构域），主要负责 NLR 的寡聚化和活化；③N 端为蛋白质募集并活化 caspase 的结构域（caspase-activating and recruitment domain，CARD），可与下游接头蛋白分子和效应蛋白结合，启动下游信号转导。NLR 识别了细胞外的病原体相关分子模式（pathogen associated molecular pattern，PAMP）或内源性危险相关分子模式（danger associated molecular pattern，DAMP）后，发生自身寡聚化，通过 CARD-CARD 同源相互作用与 ASC 结合，并招募 pro-caspase-1。两个相邻的 pro-caspase-1 发生寡聚化，自身酶解生成具有活性的 caspase-1。

AIM2 是第一个被鉴定的非 NLR 家族蛋白，但它也是形成炎性小体的重要成员。AIM2 具有两个特征性结构域：①N 端的热蛋白结构域（pyrin domain，PYD）；②C 端的 HIN-200 结构域。AIM2 在接受配体的刺激后，通过 PYD-PYD 相互作用，然后募集 pro-caspase-1，促进 caspase-1 的激活以及 IL-1β 和 IL-18 的成熟。另外，AIM2 可以通过 HIN-200 结构域特异性识别细胞质中的双链 DNA，诱导 AIM2 寡聚化，从而促使炎性小体的组装。

3. GSDMD　又称 Gasdermin D，属于一个功能未知的 Gasdermin 蛋白家族，该家族成员还包括 GSDMA、GSDMB、GSDMC、DFNA5 和 DFNB59 等。最新研究表明 GSDMD 是细胞焦亡的最终执行蛋白。GSDMD 是所有炎性 caspase（caspase-1、4、5、11）下游的共有底物，而凋亡 caspase（caspase-3、7、8）并不能对其进行切割。静息条件下，GSDMD 的 C 端通过与 N 端结合而抑制其活性功能。当 GSDMD 被活化后的炎性 caspase 切割后，形成 N 端 P30 片段，该片段与相应的 C 端 P20 片段分离后，定位在细胞脂质双层，并同源集聚形成多聚体，特异性结合细胞膜内的磷脂酰肌醇磷酸和磷脂酰甘油等脂类，从内部贯穿于质膜大量形成直径 10~15nm 的环状亲水性孔道，破坏细胞膜的完整性，10nm 以下的无机离子非选择性自由通过，细胞肿胀而焦亡。另外，GSDMD 还负责介导成熟 IL-1β 和 IL-18 的胞外分泌，募集其他的炎症细胞，扩大炎症反应。

（三）细胞焦亡的信号机制

研究证明，在人和小鼠的细胞内存在着经典的焦亡途径和非经典的焦亡途径两种方式，细胞在受到不同的刺激时会通过不同的通路启动焦亡程序，最终由 GSDMD 进行焦亡任务的执行。

1. 经典细胞焦亡途径　不同的受体蛋白对相应的刺激信号会产生选择性的应答，如 NLRP3 的应答包括病毒双链 RNA、细菌毒素等外源病原体和 ROS、腺苷三磷酸等内源性损伤信号等不同类型的刺激，AIM2 主要应答细菌或病毒感染期间的细胞溶质 DNA 的刺激，而 NLRC4 则主要对于细菌蛋白进行应答等。接着 pro-caspase-1 通过接头蛋白 ASC 与受体蛋白连接形成高分子复合物，即含 caspase-1 的经典炎性小体。目前还发现 NLRPQ 和 NLRC4 还可以不依赖 ASC 而与 pro-caspase-1 直接连接发挥效应。pro-caspase-1 一旦被募集到炎性小体后发生二聚体化，激活其自身的蛋白酶活性，自剪切形成具有催化活性的 caspase-1。caspase-1 切割白介素-1β 原蛋白（pro-interleukin-1β）和白介素-18 原蛋白（pro-interleukin-18），使它们活化，释放出具有活性的 IL-1β 和 IL-18，作用于邻近的免疫细胞，最终激活整个免疫系统，清除入侵的病原体。此外，caspase-1 还可以激活 GSDMD，诱导细胞焦亡的发生，使成熟的 IL-1β 和 IL-18 分泌到胞外。因此，这种依赖于 caspase-1 的细胞焦亡方式称为经典的细胞焦亡途径。

2. 非经典细胞焦亡途径　人的 caspase-4、5 和小鼠的 caspase-11 可以在胞内作为受体直接结合 LPS 而介导炎症坏死，这条依赖于 caspase-4、5、11 的细胞焦亡方式被称为非经典细胞焦亡途径。其机制是炎性 caspase 的水解活性在结合了 LPS 后被激活，直接剪切 GSDMD，诱导细胞裂解死亡。而 caspase-1 在非经典细胞焦亡途径中同样被活化，并介导形成成熟的 IL-1β 和 IL-18，释放到细胞外。因此，经典的炎性小体虽然参与到非经典细胞焦亡途径中，但细胞焦亡的执行无论在经典的还是非经典的焦亡途径的信号通路中，炎性 caspase 最终都会将焦亡信号传递给执行蛋白 GSDMD。通过 *Crispr/Cas9* 基因组编辑技术在小鼠和人的细胞中敲除 GSDMD 基因，IL-1β 前体仍可以在胞内被激活的 caspase-1 切割生成活性的 IL-1β，但 IL-1β 炎症因子只能在胞内蓄积，几乎不能分泌到细胞外，且不会有细胞焦亡事件的发生。但在敲除 GSDMD 基因的细胞内回补 GSDMD 的 N 端结构域，细胞焦亡重新发生。结果表明了 GSDMD 对于焦亡事件发生和炎性反应扩大的必要性。

二、焦亡的病理学意义

细胞焦亡是把"双刃剑"，既能使机体抵御病原体及内在危险因素的伤害，也能对机体造成损伤。炎性 caspase 的活化是细胞焦亡的关键，细胞焦亡与疾病关系的研究重点在于炎性小体、

caspase 与疾病之间的关系。

1. 细胞焦亡与感染 在感染性疾病中,除早期被证实的福氏志贺菌、铜绿假单胞菌、弗朗西丝菌、李斯特菌、军团菌以及耶尔森菌外,近年来肺炎链球菌、胸膜肺炎放线杆菌、白念珠菌、耐药性金黄色葡萄球菌、伤寒沙门菌、肝炎病毒也被证实可以诱导细胞发生焦亡。上述的非经典焦亡途径是引起一系列内毒素反应的重要通路。细胞焦亡虽有利于机体清除病原微生物防御伤害,但所募集的大量炎症细胞将引起炎症扩大反应,可能造成内毒素性休克等更严重的情况。

2. 细胞焦亡与艾滋病 人类免疫缺陷病毒通过侵犯带有 CD4 分子的细胞,如 T 淋巴细胞、单核巨噬细胞、树突状细胞等,使机体的免疫系统瘫痪。近来发现淋巴结中由 HIV-1 感染诱导的 $CD4^+T$ 细胞减少,有 95% 以上是由细胞焦亡引起的。而细胞焦亡引起的炎症扩大反应将募集更多的同类免疫细胞,最后导致细胞死亡,形成恶性循环。而这很有可能是免疫缺陷病毒能对机体免疫系统造成严重破坏的机制之一。另有研究表明 $CD4^+T$ 细胞在被 HIV-1 病毒感染失败后具有抗焦亡的能力。艾滋病一直缺乏有效的治疗手段,抑制细胞焦亡或许可以避免大量未有效感染 HIV 的细胞死亡,为艾滋病的防治提供新的思路。

3. 细胞焦亡与糖尿病 炎性小体的活化可引起高血糖症及高胰岛素血症。研究表明,高脂肪饮食喂养的小鼠诱导发生胰岛素抵抗、糖耐量异常、炎性反应,甚至肥胖,其体内血糖含量、血胰岛素含量及细胞死亡数量均明显增加,caspase-1、NLRP3 及 ASC 含量亦相应增高,进而发生细胞焦亡。有研究报道,在制备 2 型糖尿病模型的过程中,研究发现内源性大麻素以一种大麻素受体依赖的方式激活 NLRP3 炎性小体,从而使 caspase-1 活化,加重胰岛素抵抗和糖耐量异常等症状。另有研究发现,敲除 caspase-1 和 NLRP3 的糖尿病小鼠,能有效抑制胰岛素抵抗,从而缓解症状。

4. 细胞焦亡与动脉粥样硬化 动脉粥样硬化形成的核心因素即氧化型低密度脂蛋白(oxidized low density lipoprotein, oxLDL), oxLDL 可以引起细胞脂质沉积并促使巨噬细胞转变成富含胆固醇的泡沫细胞。在最近的研究中,研究人员发现 oxLDL 通过 CD36 分子介导巨噬细胞内活性氧类(reactive oxygen species, ROS)的产生,而 ROS 可以激活依赖 NLRP3 炎性小体的经典细胞焦亡途径使 caspase-1 活化,在巨噬细胞死亡的同时募集更多的炎症细胞从而扩大炎症反应,促进动脉粥样硬化的形成。

5. 细胞焦亡与心肌梗死 炎性反应是参与介导心肌梗死后心肌损伤和修复的一个重要过程。IL-1β 是心肌梗死早期突出的炎性介质,参与急性心肌梗死发生和发展中细胞的损伤过程。而 NLRP3 在心肌梗死过程中通过形成炎性小体,活化 caspase-1,并介导 IL-1β 和 IL-18 的产生,从而在急性心肌梗死过程中起关键作用。研究发现,炎性小体是心肌梗死病理生理过程中无菌性炎性反应的初始传感器;用敲除 NLRP3、ASC 和 caspase-1 的小鼠建立心肌缺血再灌注模型,小鼠的心肌梗死面积、心肌纤维化以及梗死后左心室功能紊乱程度均明显降低。

6. 细胞焦亡与痛风 尿酸结晶可激活 NLRP3 炎性小体和触发 IL-1β 的分泌,而 IL-1 阻断剂治疗痛风疗效明显,且痛风患者滑膜尿酸水平与关节液中 IL-1β 和 IL-18 呈正相关。这提示炎性小体的激活和 IL-1β 的分泌是痛风发生的驱动因素。研究表明,NLRP3 缺陷鼠模型骨关节炎的发病率降低,表明靶向针对 NIRP3 炎性小体或其介导的炎症因子释放,对骨关节炎有一定疗效。

7. 细胞焦亡与神经系统疾病 近年来的研究发现帕金森病、阿尔茨海默病、亨廷顿病、肌萎缩侧索硬化、癫痫等神经系统疾病的发生发展依赖于 caspase-1 介导的经典细胞焦亡。相信对于细胞焦亡的进一步研究可以加深对神经系统类疾病发生发展机制的认识并且有助于寻找疾病治疗的新靶点。

第五节 铁 死 亡

铁死亡(ferroptosis)是近几年发现的一种新的细胞死亡方式,是在小分子物质诱导下发生的氧化性细胞死亡,具有铁离子依赖性。铁死亡不具有细胞凋亡的形态学特征,如细胞皱缩、染色质浓缩、核碎裂、凋亡小体形成等,但存在明显的线粒体皱缩,线粒体嵴减少或消失,线粒体双层膜的密度增加,同时脂质活性氧增多。另外,铁死亡不能被细胞凋亡、细胞焦亡、细胞自噬的抑制剂所抑制,却可以被铁螯合剂、抗氧化剂等所抑制,因此铁死亡是铁依赖性的。

一、铁死亡的发生机制

铁死亡主要是由细胞内脂质活性氧类生成与清除的平衡失调所致。

1. 氧化应激相关机制 胱氨酸/谷氨酸反向转运体(cystine/glutamatetransporter, systemXc−)是由 SLC7A11 和 SLC3A2 组成的异二聚体,可以摄取胱氨酸(cystine, Cys)和排出谷氨酸(glutamate, Glu),参与经典的细胞氧化应激途径。胱氨酸被 systemXc− 摄取后被还原为半胱氨酸,参与谷胱甘肽(glutathione, GSH)合成。GSH 可通过谷胱甘肽过氧化物酶(glutathione peroxidase, GPX)还原活性氧类和活性氮类。因此抑制谷胱甘肽合成,将导致细胞氧化损伤甚至死亡。

研究发现抑酯酶素(erastin)通过抑制 systemXc− 阻碍了 Gys 的吸收及 GSH 的合成,而 GSH 又是 GPX 发挥作用的必要辅助因子,因此导致 GPX 的活性降低,细胞的抗过氧化能力降低,脂质活性氧堆积,引起细胞的氧化性死亡,即铁死亡;也有研究表明肿瘤抑制因子 p53 可通过下调 SLC7A11,进而抑制细胞对胱氨酸的摄取,促发铁死亡;此外,GPX 家族有许多成员,其中的 GPX4 在铁死亡中扮演着重要的角色。研究表明多种铁死亡诱导剂可直接作用于 GPX4,抑制其活性,引起铁死亡;GSH 的还原型烟酰胺腺嘌呤二核苷磷酸(nicotinamide adenine dinucleotide phosphate, NADPH)可通过调节谷胱甘肽的还原状态来调控铁死亡,并可作为细胞对铁死亡诱导剂敏感性的生物标志;在氧化应激状态下,甲硫氨酸可通过硫转移途径(the sulphur-transfer pathway)转化为 Cys,合成 GSH,协助 GPX 抑制脂质活性氧生成,避免氧化性细胞损伤和铁死亡的发生;也有研究证实谷氨酰胺代谢通过产生活性氧而参与铁死亡的发生过程。

2. 铁代谢相关机制 膜蛋白转铁蛋白受体(transferrin receptor, TFR)可转运二价铁离子进入细胞。热休克蛋白 B1(heat shock protein B1, HSPB1)通过抑制 TFR1 的表达而降低细胞内铁离子浓度,从而抑制铁死亡。而 TFR 的编码基因 TFRC 的沉默能够抑制抑酯酶素(erastin)引起的铁死亡。

另外,铁蛋白(ferritin)及其相关基因,如铁蛋白轻链(ferritin light chain, FTL)和铁蛋白重链 1(ferritin heavy chain 1, FTH1)可调控储存铁离子。研究还发现,通过抑制铁代谢的主要转录因子铁反应元件结合蛋白 2(iron response element binding protein 2, IREB2)可显著增加 FTL 和 FTH1 的表达,从而抑制 erastin 诱导的铁死亡。

因此,铁是铁死亡过程的必要条件,各种铁螯合剂均能抑制细胞的铁死亡。补充铁离子可以加速 erastin 诱导的铁死亡,其他二价金属离子却不起作用。铁累积有望成为区别于氧化应激通路,诱发铁死亡的独特机制。但是,铁离子在细胞铁死亡中的具体作用至今仍不明确,还需进一步探索。

二、铁死亡的病理学意义

目前研究发现多种疾病中有铁死亡的参与,对铁死亡的进一步研究,将有助于相关疾病机制的进一步认识。

1. 神经系统疾病 铁死亡的关键调控基因 *GPX4* 在维持神经组织平衡和发展中占据重要地位。研究发现,铁死亡是多巴胺能神经元缺失的一种重要方式,因此抑制铁死亡可成为治疗帕金森病的一种新手段。也有研究发现在脑外伤后,通过重编程胶质细胞为神经细胞,可以减缓脑损伤,还发现在胶质细胞转换为神经细胞的关键时刻有铁死亡等细胞死亡方式出现,因此,研究人员提出通过使用铁死亡抑制剂减少关键转换时刻的细胞死亡,可成为治疗脑外伤的关键治疗靶点。目前还发现亨廷顿病、阿尔茨海默病及运动神经衰退等多种神经系统疾病中均有铁死亡的参与。

2. 肿瘤 肿瘤细胞与铁死亡的关系密切,但是铁死亡在肿瘤的发生、进展、治疗中的确切作用机制尚未明确。目前的研究多限于细胞及动物实验,已发现多种肿瘤细胞对药物诱导的铁死亡相当敏感。胰腺癌有着极高的致死率,且胰腺癌细胞对凋亡具有很强的抵抗力。Eling 等发现青蒿琥酯可诱导胰腺癌细胞发生铁死亡，抑制胰腺癌的生长。erastin 可抑制急性髓细胞性白血病细胞的增殖，同时克服肿瘤细胞对化疗药物（阿糖胞苷和多柔比星）的耐受性，显著增加化疗药物的疗效。Lin 等发现双氢青蒿素可诱导头颈部鳞状细胞癌发生铁死亡。西拉美新和拉帕替尼则可以诱导乳腺癌细胞发生铁死亡，杀死癌细胞或减弱癌细胞的自我更新能力及致瘤性。另外，在索拉非尼治疗肝癌、食管癌等肿瘤的过程中均发现铁死亡的存在。因此，诱导肿瘤细胞发生铁死亡从而抑制肿瘤生长，可能成为将来治疗肿瘤的新靶点。

3. 缺血再灌注 研究表明，缺血再灌注损伤可被铁死亡抑制剂有效地修复。通过抑制谷氨酰胺代谢从而抑制铁死亡可用于治疗缺血再灌注触发的组织损伤，尤其是心肌损伤。

4. 肾损伤 研究发现，铁死亡抑制剂可用于治疗多种肾损伤如缺血再灌注和草酸晶体诱导的肾损伤、横纹肌溶解症及急性肾衰竭等疾病。

（张红河）

参 考 文 献

［1］ Fink SL, Cookson BT. Apoptosis, pyroptosis, and necrosis: mechanistic description of dead and dying eukaryotic cells. Infect Immun, 2005, 73（4）: 1907–1916.

［2］ Bergsbaken T, Fink SL, Cookson BT. Pyroptosis: host cell death and inflammation. Nat Rev Microbiol, 2009, 7（2）: 99–109.

［3］ Shi J, Zhao Y, Wang K, et al. Inflammatory caspases are innate immune receptors for intracellular LPS. Nature, 2014, 514（7521）: 187–192.

［4］ Inohara N, Chamaillard M, McDonald C, et al. NOD–LRR proteins: role in host–microbial interactions and inflammatory disease. Annu Rev Biochem, 2005, 74: 355–383.

［5］ Homung V, Ablasser A, Charrel–Dennis M, et al. AIM2 recognizes cytosolic dsDNA and forms a caspase–1–activating inflammasome with ASC. Nature, 2009, 458（7237）: 514–518.

［6］ Shi J, Zhao Y, Wang K, et al. Cleavage of GSDMD by inflammatory caspases determines pyroptosis cell death. Nature, 2015, 526（7575）: 660–665.

［7］ Lamkanfi M, Dixit VM. Mechanisms and functions of inflammasomes. Cell, 2014, 157（5）: 1013–1022.

［8］ Lu W, Demers AJ, Ma F, et al. Next–generation mRNA sequencing reveals pyroptosis–induced CD4+ T cell death in early simian immunodeficiency virus–infected lymphoid tissues. J Virol, 2015, 90（2）: 1080–1087.

［9］ Duewell P, Kono H, Rayner KJ, et al. NLRP3 inflammasomes are required for atherogenesis and activated by cholesterol crystals. Nature, 2010, 464（7293）: 1357–1361.

［10］ Fink SL, Cookson BT. Apoptosis, pyroptosis, and necrosis: mechanistic description of dead and dying eukaryotic cells. Infect Immun, 2005, 73（4）: 1907–1916.

［11］ Bergsbaken T, Fink SL, Cookson BT. Pyroptosis: host cell death and inflammation. Nat Rev Microbiol, 2009, 7（2）: 99–109.

［12］ Shi J, Zhao Y, Wang K, et al. Inflammatory caspases are innate immune receptors for intracellular LPS. Nature, 2014, 514（7521）: 187–192.

［13］ Inohara N, Chamaillard M, McDonald C, et al. NOD–LRR proteins: role in host–microbial interactions and inflammatory disease. Annu Rev Biochem, 2005, 74: 355–383.

［14］ Homung V, Ablasser A, Charrel–Dennis M, et al. AIM2 recognizes cytosolic dsDNA and forms a caspase–1–activating inflammasome with ASC. Nature, 2009, 458（7237）: 514–518.

［15］ Shi J, Zhao Y, Wang K, et al. Cleavage of GSDMD by inflammatory caspases determines pyroptosis cell death. Nature, 2015, 526（7575）: 660–665.

［16］ Lamkanfi M, Dixit VM. Mechanisms and functions of inflammasomes. Cell, 2014, 157（5）: 1013–1022.

［17］ Lu W, Demers AJ, Ma F, et al. Next–generation mRNA sequencing reveals pyroptosis–induced CD4+ T cell death in early simian immunodeficiency virus–infected lymphoid tissues. J Virol, 2015, 90（2）: 1080–1087.

［18］ Duewell P, Kono H, Rayner KJ, et al. NLRP3 inflammasomes are required for atherogenesis and activated by cholesterol crystals. Nature, 2010, 464（7293）: 1357–1361.

［19］ Yagoda N, Rechenberg MV, Zaganjor E, et al. RAS–RAF–MEK–dependent oxidative cell death involving voltage–dependent anion channels. Nature, 2007, 447（7146）: 864–868.

[20] Dixon SJ, Lemberg KM, Lamprecht MR, et al. Ferroptosis: an iron-dependent form of nonapoptotic cell death. Cell, 2012, 149 (5): 1060-1072.

[21] Le J, Ning K, Le T, et al. Ferroptosis as a p53-mediated activity during tumour suppression. Nature, 2015, 520 (7545): 57-62.

[22] Yang WS, SriRamaratnam R, Welsch ME, et al. Regulation of ferroptotic cancer cell death by GPX4. Cell, 2014,

156 (1-2): 317-331.

[23] Gao M, Monian P, Quadri N, et al. Glutaminolysis and transferrin regulate ferroptosis. Molecular Cell, 2015, 9 (2): 298-308.

[24] GascónS, Murenu E, Masserdotti G, et al. Identification and successful negotiation of a metabolic check point in direct neuronal reprogramming. Cell Stem Cell, 2016, 18 (3): 396-409.

第三章 细胞的可塑性及其意义

细胞是生命活动的基本单位，一切有机体都是由细胞构成的，其可塑性是调节机体发育、维系个体健康及物种繁衍的重要保证，但是在肿瘤发生发展尤其是肿瘤恶性表型的形成过程中，细胞的可塑性会发生异常改变，调控失衡致使肿瘤细胞出现无控性增殖、侵袭和转移等变化。本章着重叙述细胞可塑性的概念、类型、机制以及上皮间质转化的生理和病理意义。

第一节 细胞可塑性的类型

细胞可塑性，是指细胞在各种生理或病理因素作用下发生的形态、结构和功能的改变，在胚胎发育、器官形成、细胞分化、肿瘤的发生发展等诸多生理病理事件中发挥着重要的作用。根据细胞类型的不同，可分为干细胞的可塑性、肿瘤细胞的可塑性和终末分化细胞的可塑性等。

一、干细胞的可塑性

干细胞是机体中可塑性最强的细胞，具有自我更新和多向分化潜能，根据其来源和分化潜能的不同，可分为胚胎干细胞和成体干细胞，其分化潜能又可分为全能性（totipotent）、多能性（pluripotent）和单能性（unipotent）等。

（一）胚胎干细胞的可塑性

胚胎干细胞（embryonic stem cell，ESC）是最为原始的干细胞，可以从囊胚期的内细胞团（inner cell mass，ICM）中分离得到，是一类具有自我更新能力和多向分化潜能的细胞。在体内外培养过程中，胚胎干细胞具有发育全能性，可以被诱导分化为机体几乎所有类型的细胞，因而胚胎干细胞也是生物体内最具有可塑性的细胞。

理论上讲，胚胎干细胞的可塑性具有十分广阔的应用前景：第一，它可以用于保护珍稀物种，挽救濒临灭绝的动物；第二，通过转基因技术，胚胎干细胞可以用于转基因动物的生产，进行定向变异和育种，为社会生产服务；第三，胚胎干细胞可以为临床组织器官移植提供大量供体，利用基因剔除、定向诱导等技术可以最大程度上避免异体移植物排斥反应的发生，提高移植病人的生存质量，延长病人的生存期。

虽然如此，胚胎干细胞在实际研究过程中却一直阻力重重、颇具争议，发展也受到了很大的限制。一方面，胚胎干细胞是机体可塑性最强的细胞，其特有的多向分化潜能使科学家们看到了许多疑难杂症根治的希望；但另一方面，胚胎干细胞的来源问题却受到了很多人的质疑和反对，获取胚胎干细胞必须破坏胚胎，而胚胎是人尚未成形时在母体子宫中的存在形式，在一定意义上讲已经是一个未来的生命，破坏胚胎就等于"扼杀生命"，因此也是不道德和违背伦理的行为。由于以上这些原因，胚胎干细胞科学研究和实际应用的脚步大大延缓。

（二）成体干细胞的可塑性

成体干细胞（adult stem cell，ASC）的可塑性低于胚胎干细胞，它是由胚胎干细胞发育分化而来，存在于哺乳动物和人的特定组织器官中，具有自我更新和一定分化潜能的未成熟细胞，主要作用是参与成体组织的更新和创伤修复。传统观点认为，细胞分化是一个不可逆的过程，存在于特定组织器官中的成体干细胞只能分化产生所属组织器官的有限的细胞类型，这称之为成体干细胞的多能性。但是随着近年来研究的不断深入，科学家们发现在一些特定条件下，成体干细胞也会"跨系分化"为不同组织的细胞，例如，1998年意大利科学家 Giuliana Ferrari 等就在国际著名期刊

Science 上刊文,他们发现在再生骨骼肌组织中,存在一定数量的骨髓来源的干细胞,它们能够被招募至受损肌肉部位,参与骨骼肌的损伤修复过程,这一重大发现为骨骼肌的损伤修复及肌肉萎缩的治疗提供了新的思路和细胞来源,同时也激发了科学家们对成体干细胞可塑性研究的热潮。以上这种成体干细胞的跨系(或跨胚层)分化的潜能,称之为成体干细胞的可塑性,下面简要举例加以介绍:

1. 骨髓造血干细胞的可塑性 ①骨髓造血干细胞内部的跨系分化,如髓系干细胞向红系细胞分化、淋系干细胞向髓系细胞分化等;②骨髓造血干细胞向非造血细胞分化,如可分化为骨骼肌细胞、血管内皮细胞、皮肤细胞、心肌细胞、肝实质细胞等。

2. 骨髓间充质干细胞的可塑性 骨髓间充质干细胞对造血干细胞不仅有机械支持作用,还能分泌多种生长因子支持造血。除此之外,在一定条件下骨髓间充质干细胞还可以跨系分化为成骨细胞、软骨细胞、肌腱细胞、骨骼肌细胞、心肌细胞、脂肪细胞、血管内皮细胞、表皮细胞、神经细胞及肝细胞等。

3. 神经干细胞的可塑性 神经干细胞能向肌细胞、血细胞、肝细胞、胰岛细胞等分化。

4. 肝脏干细胞的可塑性 肝脏卵圆细胞是肝脏内真正有意义的干细胞,它在一定条件下可向肝细胞、胆管细胞、肠吸收细胞、胰腺内分泌细胞等分化,并发挥相应细胞的功能。

5. 皮肤干细胞的可塑性 小鼠的皮肤干细胞可以向神经细胞、脂肪细胞、平滑肌细胞等方向分化。

6. 骨骼肌干细胞的可塑性 骨骼肌卫星细胞在体外能被诱导分化为骨细胞、脂肪细胞等;在体内可分化为成肌纤维细胞,并进一步分化为纤维细胞与骨骼肌细胞等。

二、肿瘤细胞的可塑性

长期以来,病理学家观察到,在同一肿瘤的不同区域肿瘤细胞的形态存在较明显的差异。另外,肿瘤细胞核也呈明显的多形性。这些特征都是肿瘤异质性的形态学改变。异质性(heterogeneity)是恶性肿瘤的特征之一,是指肿瘤在生长过程中,存在有很多不同的基因型或者亚型的细胞,这些细胞在生长速度、侵袭能力、对药物的敏感性、预后等各方面存在差异。肿瘤异质性产生的重要基础之一是肿瘤细胞可以根据周围环境的变化而改变自己,肿瘤细胞的这一特性就是肿瘤细胞的可塑性。

肿瘤细胞的可塑性是指肿瘤细胞在特定的情况下,可以从一种状态转化到另一种状态,或者从一种表型或亚型转变为另一种表型或亚型的特性。

(一)肿瘤细胞干性的可塑性

根据经典的肿瘤干细胞学说,肿瘤组织内有少量可以自我复制的肿瘤干细胞,肿瘤干细胞在肿瘤发生、发展以及转移中起主导作用。经典的肿瘤干细胞学说认为,肿瘤细胞由肿瘤干细胞分化形成,肿瘤细胞不能逆向返回其原来的状态获得干性。目前,有大量的证据支持肿瘤干细胞的学说,同时也有相当多的证据与经典的肿瘤干细胞学说矛盾。因而经典的肿瘤干细胞学说被不断地修正。根据目前的证据,肿瘤干细胞和非肿瘤干细胞是肿瘤细胞的两种状态,肿瘤细胞可以在一定的条件下改变自己的干性,非肿瘤干细胞通过去分化(dedifferentiation)的过程进入肿瘤干细胞的状态(图3-1)。非肿瘤干细胞这一去分化获得肿瘤干细胞状态的过程,可以通过与肿瘤干细胞状态相关重要分子的遗传学或者表观遗传学改变而获得。

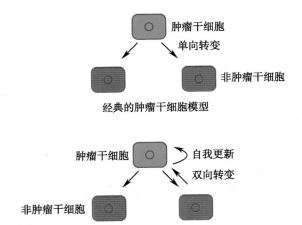

图 3-1 肿瘤干细胞的可塑性模型
经典的肿瘤干细胞模型认为,从肿瘤干细胞到非肿瘤干细胞的转变是一种单向的转变过程。肿瘤干细胞的可塑性模型认为,肿瘤干细胞与非肿瘤干细胞存在着双向转变,非肿瘤干细胞在某些情况下可以持续不断地产生肿瘤干细胞。

（二）肿瘤侵袭和转移的可塑性

恶性肿瘤的局部浸润和远处转移是恶性肿瘤最重要的生物学特征之一，是肿瘤患者死亡和预后不良的最主要原因。侵袭是指恶性肿瘤细胞直接浸润和破坏周围组织器官的生长状态，也称直接扩散。转移是指恶性肿瘤细胞从原发部位侵入血管、淋巴管或者体腔，迁移到远处部位继续生长的过程。恶性肿瘤的转移是一个多阶段、多步骤的过程，主要经历以下环节：原发部位的肿瘤细胞失去极性、脱落、侵入基质；肿瘤细胞在间质中移行，并突破血管基底膜，进入脉管系统；在脉管系统中存活，形成癌栓，并随脉管系统转移至他处；肿瘤细胞逸出循环系统，并定植在远处器官，形成转移瘤。存在于肿瘤细胞与肿瘤细胞之间、肿瘤细胞与细胞外基质之间的受体以及细胞骨架调节因子、细胞外基质重构、肿瘤周围组织物理环境、大量的肿瘤侵袭因子等诸多因素为肿瘤细胞的侵袭和转移这一过程提供了极大的可塑性。

1. 肿瘤侵袭和转移可塑性的类型（图3-2）

（1）组织结构的可塑性（组织重建）：病理学家很早就观察到，恶性肿瘤细胞周围间质呈现纤维化的改变，这一特征可以作为判断其恶性生物学潜能的重要参考，但其功能意义一直不甚清楚。肿瘤组织从原位侵袭进入组织间隙可分为起始、非破坏性导引以及后期的组织重构等多个阶段。组织重构是肿瘤侵袭的关键步骤，开始运动出去的肿瘤细胞可形成孔样、隧道样或者小池状结构，这些结构既可以为侵袭的肿瘤细胞藏身，也可以指引下一步从原发灶中跑出来的肿瘤细胞进行侵袭运动。肿瘤细胞或者成纤维细胞可以分泌基质金属蛋白酶（matrix metalloproteinase，MMP），如MT1-MMP/MMP-14，它们可以水解肿瘤细胞周围基质，以利于建立肿瘤细胞向外侵袭所需要的路径，这些结构以致密有序的胶原纤维束为边界，有利于单细胞或集团性肿瘤细胞侵袭。进入这一路径的肿瘤细胞不断进入或互相挤压，可逐渐使细胞外基质变宽，以容纳更多侵入的肿瘤细胞。在肿瘤侵袭的起始，肿瘤细胞周围组织的重建非常重要。以纤维组织增生为特点的肿瘤细胞周围间质重构是肿瘤进展、侵袭以及转移的重要介质。周围成纤维细胞或者迁移的成纤维细胞前体细胞在接受转化生长因子（transforming growth factor，TGF）-β、IL-1及血小板源性生长因子（PDGF）等信号后形成癌相关肌成纤维细胞（cancer associated myofibroblast）参与其中。

（2）细胞与细胞连接的可塑性：上皮间质

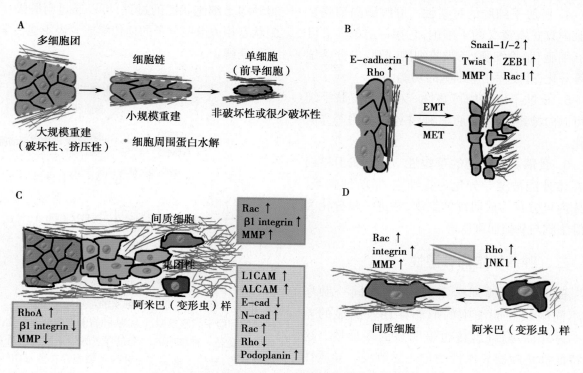

图3-2 肿瘤侵袭和转移可塑性的类型及主要的特征
A. 组织重建；B. 上皮间质转化；C. 集团性迁移向单细胞迁移的转变；D. 间质细胞阿米巴（变形虫）样转变。

转化（epithelial-mesenchymal transition, EMT）是肿瘤细胞侵袭转移的中心事件。在 EMT 的过程中，由肿瘤间质产生或释放的生长因子如 Wnt、TGF-β、成纤维细胞生长因子（fibroblast growth factor, FGF）以及表皮生长因子（epidermal growth factor, EGF），它们导致包括 ZEB1、Twist、Snail1 以及 Snail2 等核心转录因子激活，后者直接或者间接抑制上皮钙黏着蛋白（E-cadherin）的表达。EMT 是一个可逆、由微环境调节的过程。EMT 在组织器官发育、组织器官损伤修复以及肿瘤侵袭转移中均具有重要作用，我们将在第三节内容中详述。

（3）细胞 - 基质相互作用的可塑性及细胞骨架动态变化：肿瘤细胞迁移涉及肿瘤细胞与基质的相互作用，这一过程也是可塑的。肿瘤细胞迁移的方式可以有多种，既有集团性侵袭转移，也有单个细胞的迁移，或者某一个阶段肿瘤细胞以集团性的方式侵袭，某个阶段肿瘤细胞又以单个方式迁移。在肿瘤细胞集团性侵袭的过程中，上皮细胞与上皮细胞间以 E-cadherin 介导，此时肿瘤细胞表达相当水平的 E-cadherin 或者神经钙黏着蛋白（N-cadherin）、血管内皮钙黏着蛋白（VE-cadherin）。在集团性迁移肿瘤细胞至单个细胞迁移的过程中，部分通过 EMT 途径，部分不通过 EMT 途径，这一过程由 Rac1 参与。当肿瘤从集团性迁移方式转为单细胞迁移时，肿瘤细胞以一种阿米巴运动的方式扩散。

2. 可塑性与互惠性　肿瘤细胞及其微环境在肿瘤发生发展的不同阶段均可以做出相应的改变（肿瘤细胞的可塑性），这种改变是双向的同时也是互相促进的，肿瘤细胞在生长、侵袭或者转移过程中发生的改变将使其周围微环境发生改变，而肿瘤周围微环境的改变也将有利于肿瘤细胞下一步的演进、侵袭和转移。这一过程是一动态、可变的过程。肿瘤细胞面对不断改变的周围微环境，通过多种的机制如基因组不稳定、表观遗传学、蛋白信号传递以及功能适应等改变自身，使得自身能够更好地适应如缺氧、严重的代谢应激、慢性持续的生长因子刺激以及炎症等周围环境的变化。

三、终末分化细胞的可塑性

2006 年日本京都大学山中伸弥课题组在国际著名期刊 *Cell* 上最先报道了诱导多能干细胞（induced pluripotent stem cell, iPS cell, iPSC）的研究。他们把 Oct3/4、Sox2、c-myc 和 Klf4 四种转录因子基因克隆入病毒载体，然后转入小鼠成纤维细胞，发现可诱导其发生转化，产生的 iPS 细胞在克隆形态、生长特性、全基因表达谱、表观遗传修饰状态、分化潜能、类胚体（embryoid body, EB）和畸胎瘤（teratoma）形成等方面都与胚胎干细胞相似。什么是 iPS 细胞呢？简单来说就是通过基因导入技术将某些特定的因子导入已分化的体细胞内，并将体细胞重编码为具有多分化潜能的诱导多能干细胞。

2007 年 11 月 20 日，美国威斯康星大学 James Thompson 课题组在 *Science* 杂志上报道，利用 iPS 细胞技术同样可以诱导人皮肤成纤维细胞成为与胚胎干细胞极为相似的诱导多能干细胞（iPS cell），而日本京都大学山中伸弥课题组也同时在 *Cell* 杂志上发表了类似的研究结果。两个研究的不同之处是山中伸弥课题组依然采用逆转录病毒引入 Oct4、Sox2、c-myc 和 Klf4 四种因子组合，而 James Thompson 课题组采用以慢病毒载体引入 Oct4、Sox2、Nanog 和 Lin28 四种因子组合。这些研究成果被美国 *Science* 杂志列为 2007 年十大科技突破中的第二位。山中伸弥教授也因其在该领域的突出贡献获得了 2012 年的诺贝尔生理学或医学奖。

在干细胞研究领域，iPS 细胞拥有明显的优势，因而迅速成为世界各国科学家研究的热点。①与胚胎干细胞不同，iPS 细胞可由成人的终末分化细胞转化而来，不需要人类胚胎，因而可以避免很多伦理上的质疑与争议；②iPS 细胞可直接从患者身上提取的组织或细胞制成，可"量体裁衣"制订治疗方案，更符合"个体化治疗"的原则；③iPS 细胞在再生医学、药物筛选等领域也具有巨大的应用前景。目前诱导多能干细胞的研究已经成为细胞可塑性最典型的范例之一。

四、细胞可塑性的其他类型

细胞可塑性还体现在其他类型细胞的相互转化过程中。例如，在巴雷特（Barrett）食管的化生过程中，食管的鳞状上皮细胞向肠型柱状上皮细胞转变；气管和支气管黏膜的纤毛柱状上皮细胞在长期吸烟或慢性炎症刺激下,转化为鳞状上皮细胞;胆囊上皮细胞在慢性胆囊炎、胆石症的刺激下化生为鳞状上皮细胞;宫颈黏膜腺上皮细胞在长期慢性宫颈炎时也出现鳞状上皮化生;在慢性萎缩性胃炎、胃溃疡、胃黏膜糜烂后黏膜再生时,胃黏膜上皮出现肠上皮化生;在骨化性肌炎时,由于外伤引起肢体近端皮下及肌肉内纤维组织增生,同时由于新生的结缔组织细胞转化为骨母细胞,可发生骨化生;在胎盘发育过程中,细胞滋养层细胞向合体滋养层细胞转变;在炎症反应过程中,活化的小血管内皮细胞向上皮细胞转变;在肉芽肿形成过程中,巨噬细胞因吞噬一些不能被消化的细菌或受到其他抗原物质的长期刺激,可以向上皮样细胞转变;在肝硬化过程中,位于窦状隙(Disse 腔)的贮脂细胞(Ito 细胞)增生活跃,产生大量胶原的同时,可以转化成纤维细胞样细胞。

(吴晶晶 李建明)

第二节 细胞可塑性的机制

一、干细胞可塑性的机制

(一)胚胎干细胞可塑性的机制

胚胎干细胞是最具有可塑性的细胞,它可以通过一些外源性信号分子的作用(如白血病抑制因子、骨形态发生蛋白、Wnt 等)和一些重要内源性转录因子的表达(如 Oct4、Nanog、Sox2、FOXD3、c-myc、Ronin、REX1 等)共同发挥作用来维持细胞的多向分化潜能。

1. 外源性信号分子对胚胎干细胞可塑性的影响

(1)白血病抑制因子(leukemia inhibitory factor, LIF):是 IL-6 家族中的一种多功能细胞因子,它可以通过与细胞膜上的 LIF 受体(LIFR/gp130 异二聚体)结合,激活 JAK/STAT3、Ras/Raf/MEK/ERK 等多条信号通路,共同维持胚胎干细胞的全能性。

(2)骨形态发生蛋白(bone morphogenic protein, BMP):是 TGF-β 家族成员之一,在干细胞的分化过程中发挥着非常重要的调控作用。BMP 与其受体(BMPR)结合后,通过 Smad 信号通路诱导

分化抑制因子(inhibitor of differentiation, ID)的表达,从而维持胚胎干细胞的可塑性。研究表明,BMP 维持胚胎干细胞的未分化状态是通过与 LIF 的协同作用来实现的。LIF 可以阻碍小鼠 ES 细胞向中胚层和内胚层分化,但是会促进细胞向神经外胚层分化;而 BMP 会通过 ID 基因的作用,阻碍 ES 细胞分化为神经外胚层细胞。BMP 和 LIF 的相互协同作用是维持小鼠 ES 细胞多分化潜能的关键因素。

(3)Wnt 蛋白:与细胞表面 Frizzled 受体结合,抑制 GSK-3 活性,使 β-连环素(β-catenin)去磷酸化并在胞质聚集,在 LEF/TCF 协助下转位入核,与 TCF 共同维持胚胎干细胞的可塑性。同样,当使用 GSK-3 外源性特异性抑制剂处理细胞可以激活 Wnt 通路,并在一定程度上增强胚胎干细胞的多向分化潜能。

2. 内源性转录因子对胚胎干细胞可塑性的影响

(1)八聚体结合蛋白 4(octamer 4, Oct4):又称为 Oct3,由 POU5F1 基因编码,属于 POU(Pit-Oct-Unc)家族第五类转录因子,它在胚胎干细胞和胚胎早期多能细胞特性维持方面发挥重要作用。Oct4 在胚胎干细胞中不同的表达水平可以在一定程度上影响细胞的命运。例如,当 Oct4 的表达水平比正常水平增加 1 倍时,ES 细胞会分化为内胚层和中胚层细胞;当 Oct4 的表达水平低于正常水平的一半时,ES 细胞会分化为滋养外胚层细胞;而中等水平的 Oct4 表达是维持 ES 细胞不分化状态所必需的。Oct4 通过自身作用或者与其他转录因子(例如 Sox2 等)共同作用调节 ES 细胞中的基因表达。研究发现,Oct4 可与富含 octamer 原件(ATGCAAAT)的 DNA 调控序列结合,其中成纤维细胞生长因子 4(fibroblast growth factor 4, FGF4)、锌指蛋白 42(zinc finger protein 42, REX1/ZFP42)、未分化细胞转录因子(undifferentiated cell transcription factor 1, UTF1)、FBX15(F-box containing protein 15, F-box 结合蛋白 15)等均是 Oct4 在 ES 细胞中特异作用的靶基因。

(2)转录因子 Nanog:属于同源盒结构域蛋白(homeobox domain containing protein),仅表达于内细胞团细胞、生殖细胞和胚胎干细胞中,随着胚胎干细胞的分化,它的表达水平也明显下降。近

年来研究发现 Nanog 在胚胎干细胞全能性维持中起至关重要的作用,但是由于目前对 Nanog 的靶基因和上游因子了解尚少,具体的作用机制还需进一步深入研究。

(3) Sox2:属于 Sox 基因家族中的一员,是维持胚胎干细胞全能性的重要转录因子。Sox2 和 Oct4 在功能上是相互协同的,两者的共同作用能够调控一系列靶基因的表达,包括 FGF4、UTF1、FBX15 等,以及 Sox2、Oct4 自身,在维持胚胎干细胞全能性的转录调控网络中具有十分关键的作用。

(4) FOXD3:是转录调控因子 forkhead 家族成员之一,在维持胚胎干细胞全能性,尤其在外胚层发育方面发挥非常重要的作用。FOXD3 能够与 Oct4 相互协同作用,抑制 ES 细胞的分化。

(5) 转录因子 c-myc:是细胞增殖和生长过程中重要的调控因子,在胚胎干细胞中它是 STAT3 直接调控的靶基因之一,在维持胚胎干细胞自我更新和全能性方面发挥重要作用。LIF-STAT3 通路可以通过转录因子 c-myc 的作用抑制胚胎干细胞向中胚层和内胚层细胞分化。

(6) 转录因子 Ronin:属于 THAP 转录因子家族成员,又称为 THAP 结构域蛋白 11(THAP domain-containing protein 11,THAP11),在其 N 末端存在高度保守的 THAP 结构域,可以直接与 DNA 结合而发挥转录调控作用。Ronin 蛋白缺失会造成早期胚胎内细胞团的形成异常,进而导致早期胚胎的死亡,因而,它在早期胚胎发育、维持胚胎干细胞多能性等方面均具有十分重要的作用。

(7) 转录因子 REX1:是一种在胚胎干细胞中高表达的酸性锌指蛋白,又称为 ZFP42(zinc finger protein 42,锌指蛋白 42),随着胚胎干细胞的分化,REX1 的表达水平也显著下降。Oct4 可以直接与 REX1 基因启动子序列中的 octamer 元件结合并调控其表达。

总之,胚胎干细胞可塑性的维持和定向分化是一个多基因参与的复杂调控过程,目前对该过程的调控机制研究已经取得了一定的成果,但仍有许多机制尚不清楚。随着研究的不断深入,相信人们会对胚胎干细胞可塑性的调控机制有更加系统深入的认识,为最终指导临床应用奠定基础。

(二)成体干细胞可塑性的机制

成体干细胞可塑性的发现,改变了人们传统意义上对成体干细胞的认识,是对传统发育生物学的挑战,为了能够对成体干细胞的研究进行更为客观的评价,世界上众多科学家提出了相应的评价标准,最具影响力的就是 Anderson 等 2001 年在 *Nature Medicine* 上阐述的三个标准:①研究对象必须是分离纯化的单一干细胞并由其单克隆产生的细胞群,且不宜在体外长期培养;②研究单个干细胞发生转化的潜能;③要同时对干细胞转化生成的细胞进行功能评价。

目前,成体干细胞可塑性的机制尚不十分清楚,当一种成体干细胞跨谱系分化产生另一种组织细胞时,究竟是先去分化恢复至更加原始的状态,然后再分化,还是不经历去分化而直接通过横向分化变为另一类型的细胞,目前尚无定论。针对目前发现的一些现象,科学家们提出了多种不同的假说:

1. 在成体组织中存在一定数量胚胎发育早期残留下来的多能干细胞,当局部微环境改变或机体需要时,它可以定向分化为两种以上的组织特异性干细胞。

2. 不同类型的细胞融合可以使成体干细胞获得新的细胞表型及功能,使其具有横向分化潜能,向其他类型细胞分化。

3. 另外一种观点认为细胞分化过程伴随着一批基因的程序性开放与关闭,而成体干细胞背离既定分化方向横向分化为其他类型细胞,源于细胞内基因的程序性重组,即开放与关闭的基因发生改变,从而使成体干细胞向另外一个方向分化。一般来说,细胞基因程序重组过程是通过对基因组的修饰实现的,例如 DNA 甲基化、染色体修饰、组蛋白共价修饰等。

二、肿瘤细胞可塑性的机制

肿瘤细胞可塑性是肿瘤细胞许多内源性或外源性因子所驱动的(图 3-3)。

(一)肿瘤细胞可塑性的内源性机制

1. **遗传学基础**　长期以来,肿瘤一直被认为是一种基因性疾病。基因突变是肿瘤形成的重要基础。实际上,基因突变也是肿瘤细胞可塑性的重要内源性基础。肿瘤基因组学的大量研究表

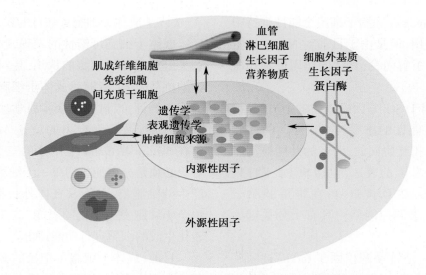

图 3-3 影响肿瘤细胞可塑性的内源性或外源性因子

明,在肿瘤细胞中存在大量的体细胞突变,这些突变中只有少量属于驱动突变(driver mutation),在肿瘤发生及演进中发挥关键作用。其他更多数量的突变属于伴随突变(passenger mutation),在肿瘤演进中不具有重要作用,但在某些特定的情况下,伴随突变也有成为驱动突变的可能。

2. 表观遗传学基础 表观遗传的调控方式包括 DNA 的甲基化、组蛋白的修饰以及染色质重塑等。从肿瘤细胞可塑性的可逆性特征看,不牵涉到基因序列改变的表观遗传学调节方式在肿瘤细胞可塑性的调解中发挥着更加重要的作用。在肿瘤发生发展的过程中,影响表观遗传调控的方式有多种:①全基因组 5- 甲基胞嘧啶的丧失、非连续基因组区域多区域致密高甲基化等;②编码细胞周期调节因子(如 RB、p16^{INK4a})或 DNA 修复相关重要因子(如 BRCA1、MLH1)CpG 岛特定位置的高度甲基化;③组蛋白修饰因子的突变或者单核苷多态性等。

(二)肿瘤细胞可塑性的外源性机制——微环境的作用

肿瘤微环境中的许多成分对肿瘤细胞可塑性起着非常重要的作用。

1. 癌相关成纤维细胞(cancer associated fibroblast,CAF) 成纤维细胞是组织中来源丰富的间质细胞类型。静息状态的成纤维细胞在应对损伤后可激活,从而参与组织损伤的修复。与正常组织的成纤维细胞相比,癌相关成纤维细胞具有较强的增殖活性、分泌细胞外基质分泌增加,并且可以分泌一些特殊的细胞因子类如间质来源因子 1(stromal cell derived factor 1,SDF1)、血管内皮生长因子(vascular endothelial growth factor,VEGF)及血小板源性生长因子(platelet-derived growth factor,PDGF)以及肝细胞生长因子(hepatocyte growth factor,HGF)。癌相关成纤维细胞还可以合成和分泌细胞外基质金属蛋白酶等介导肿瘤周围组织的重构。癌相关成纤维细胞本身也具有明显的可塑性,例如它可以通过间质上皮转化或者上皮间质转化改变其细胞表型。

2. 血管 肿瘤血管来源于新血管的形成(血管新生)、现有血管的选定(cooption)和修饰、骨髓来源内皮细胞前体细胞募集或分化(血管发生)等。肿瘤组织血管供给肿瘤生长侵袭所需要的营养及生长因子、促进肿瘤代谢废物的排出、提供肿瘤细胞转移的血道途径,同时它还是肿瘤干细胞特定的微环境,这些都是影响肿瘤细胞可塑性的重要因素。

3. 免疫细胞 无论是固有免疫还是适应性免疫系统的免疫细胞,既有阻止肿瘤生长的作用也有促进肿瘤生长的作用。在不同肿瘤微环境中免疫细胞的分布及募集存在明显的差异,并且肿瘤组织免疫细胞的募集或者分布受很多因素调节,这些因素既来自肿瘤细胞自身,也来自如癌相关成纤维细胞分泌的许多因子、血管分布及通透性等。

4. 细胞外基质 细胞外基质是肿瘤微环境的重要组成部分,肿瘤细胞、肿瘤间质成纤维细胞、免疫细胞等对肿瘤组织内细胞外基质均有明显影响,它们可调节肿瘤组织细胞外基质的结构、组织及功能。另外,细胞外基质在应对肿瘤相关的刺激后也能够进行快速的重构。在正常情况下,细胞外基质对细胞分化的调节、干细胞增生及迁移、生长因子梯度形成等方面起着一种重要的"驯化"功能。在肿瘤中,细胞外基质可促进肿瘤细胞异常的增殖和侵袭、细胞分化能力的丧失等,同时细胞外基质的组分又可充当内皮细胞、炎症细胞的趋化物以进一步改变肿瘤的微环境,从而促进肿瘤的进展。

三、终末分化细胞可塑性的机制

传统意义上讲,机体细胞的分化过程是不可逆的,因而终末分化细胞也是机体中可塑性最差的细胞。可是,随着科学家们研究的不断深入,这一观点发生了转变,2006 年京都大学山中伸弥研究组首先在小鼠身上实现了成纤维细胞向诱导多能干细胞的转变,随后 2007 年他们利用同样的方法,采用逆转录病毒引入 Oct3/4、Sox2、c-myc 和 Klf4 四种因子组合,实现了人皮肤成纤维细胞向诱导多能干细胞的转变。与此同时,美国威斯康星大学 James Thompson 研究组也在 Science 杂志刊文报道了他们的研究成果,他们采用慢病毒载体引入 Oct4、Sox2 加 Nanog 和 Lin28 这种因子组合可以使终末分化细胞转变为几乎与胚胎干细胞完全一样的诱导多能干细胞。由此可见,机体的终末分化细胞也具有一定的可塑性,通过转入一组基因的方法可以使其转变为具有全能分化潜能

的诱导多能干细胞,具有十分广阔的应用前景,但是由于这是一个全新的领域,许多机制尚不完全清楚,仍需进一步研究加以揭示,相信通过科学家们的不断努力,这一领域的研究成果必将会在未来的临床治疗中发挥巨大的作用。

(吴晶晶　李建明)

第三节　上皮间质转化及其调控机制

一些已分化的细胞再次逆向分化或者转分化的过程是细胞可塑性的一种表现。这一代表性的过程就是上皮间质转化(epithelial-mesenchymal transition,EMT)以及它反向的过程间质上皮转化(mesenchymal-epithelial transition,MET)。EMT 及 MET 在胚胎发育、组织器官纤维化、恶性肿瘤的形成和侵袭转移过程中发挥着极其重要的作用(图 3-4)。我们以这一过程为重点,对细胞可塑性调控的基础和意义进行阐述。

一、上皮间质转化的基本概念

(一)上皮间质转化的概念

上皮间质转化(EMT)是一种特殊的生物过程,在这一过程中具有极性的上皮细胞通过与基底膜的相互作用,经过一系列生物化学的改变,获得间质细胞的表型,表现为迁移和侵袭能力、对细胞凋亡的抵抗以及细胞外基质合成等明显增加。

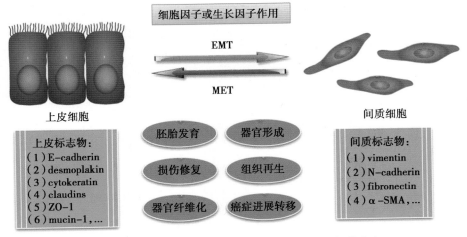

图 3-4　上皮细胞与间质细胞的相互转化及生物学意义

EMT 涉及转录因子的激活、特定细胞表面标志物的表达、细胞骨架蛋白的重构、细胞外基质降解酶的产生等一系列的分子过程。

在历史上，EMT 的类似概念最早是由美国哈佛大学医学院的 Elizabeth Hay 在 1982 年提出。她在鸡胚发育的相关研究基础上提出 epithelial mesenchymal transformation 的概念。由于 transformation 已经被广泛地用于肿瘤的转化（neoplastic transformation），并且 transition 比 transformation 能更好地反映这一过程的可逆性，因而 transformation 被 transition 所替代，为大家所广泛接受。

与 EMT 相反，细胞从间质表型向上皮表型转变的过程称为间质上皮转化，这一过程同时可以说明 EMT 的可逆性和细胞在某些特定情况下的可塑性。发生 MET 时，细胞的多个分子标志物会发生相应变化，例如上皮标志物 E-cadherin 等的表达增加，间质标志物 vimentin、N-cadherin 等的表达降低；细胞骨架会发生重排，形态逐渐从梭形的间质细胞向扁平状的上皮细胞转变；细胞与细胞之间的黏附能力增加，而细胞的迁移和运动能力下降，并伴随细胞功能的改变。同 EMT 一样，MET 在胚胎发育、组织再生以及肿瘤的侵袭转移过程中也发挥着非常重要的作用。

（二）EMT 存在的现实

在发育生物学中有几个与 EMT 相关的重要概念如分化、定型等。分化指的是从单个全能的受精卵产生各种类型细胞的发育过程。细胞在分化之前，将使细胞朝特定的方向发展，这叫作定型（commitment）。定型又可以分为特化（specification）和决定（determination）两个阶段。传统的发育生物学认为，细胞分化成终末分化的细胞如特定的上皮细胞或者间叶细胞，这些细胞通常行使特定的功能，如上皮细胞主要是行使组织特定的功能，而间叶细胞主要是起到一个支持的作用。并且，细胞在发育完成之后一直维持着这种所谓的永久状态。

但是，这些传统的概念已经不断地受到挑战。实际上，在胚胎形成和器官发育的特定阶段，特定的上皮细胞也呈现出可塑性，可以在上皮和间质两种状态通过 EMT 和 MET 相互转化。终末分化的上皮细胞可以通过 EMT 这一方式促进转分化（transdifferentiation），从而使得上皮细胞向间质细胞转变。

二、上皮间质转化的分类

2007 年和 2008 年分别在波兰和美国冷泉港召开了两次关于 EMT 的专题研讨会，经过会议的广泛讨论，目前倾向于将 EMT 分为三种类型（图 3-5）。

Ⅰ型 EMT 与受精卵的着床、胚胎形成以及器官的发育有关；在这些过程中可产生不同类型的

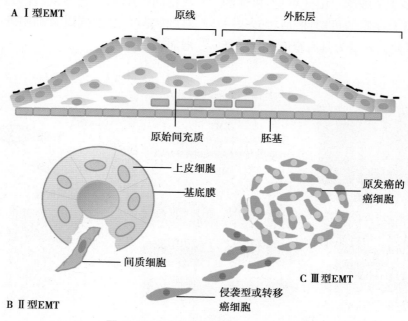

图 3-5 上皮间质转化（EMT）的类型

细胞,它们具有共同的间质细胞表型,并且它们通过随后的 MET 具有形成上皮的潜能。II型 EMT 与创伤愈合、组织再生以及器官的纤维化有关;这种类型 EMT 与炎症及组织修复相关,形成的成纤维细胞及其他相关细胞利于创伤及炎症损伤后组织的重建;在器官纤维化的过程中,由于炎症反应持续,这一 EMT 过程也持续存在。III型 EMT 发生在肿瘤细胞,这种类型的 EMT 是肿瘤细胞浸润和转移的重要基础;肿瘤细胞发生 EMT 的程度可以不同,有的肿瘤细胞在发生 EMT 之后可以保留较多上皮细胞的特性而只是获得部分的间质细胞特性,有些肿瘤细胞可能表现出完全的间质细胞特性而毫无上皮细胞的特点。

(一)I型 EMT——胚胎发育相关 EMT

在胚胎形成的最早阶段,胚胎的着床以及胎盘的形成都与 EMT 有关。EMT 与腔壁内胚层(parietal endoderm)的形成有关。滋养外胚层细胞作为细胞滋养层的前体,通过 EMT 后可促进子宫内膜的侵袭以及子宫内膜与胎盘的连接,这样有利于胚胎吸收营养和进行气体交换。

受精卵首先形成原肠胚,继而再形成三个胚层结构。最开始,外胚层产生原线(primitive streak),原线的上皮细胞表达 E-cadherin 并具有顶端 - 基底端(apical-basal, A-B)的极性。原线的形成是原肠胚形成的最早标志。原肠胚形成之后继而产生三个胚层,三个胚层产生机体所有的组织类型。原线由胚胎底部外胚层的中线内陷而形成,并进一步向远端头部延伸。外胚层的上皮样细胞与细胞迁移和分化相关。原线形成之后通过内陷或内移(ingression)产生中内胚层(mesendoderm),中内胚层随后通过取代胚基细胞(hypoblast cell)分离形成中胚层和内胚层,这一过程是通过 EMT 途径实现的,这种 EMT 也称为外胚层 - 中胚层转化。位于外胚层和胚基细胞之间的胚胎中胚层形成与轴、轴旁、中间、侧板中胚层相关的原始间充质(mesenchyme),这些原始间充质的细胞具有非常强的迁移能力。

原肠胚形成相关的 EMT 依赖于经典的 Wnt 信号途径。研究发现,胚胎如果缺乏 Wnt3,它不能够完成与原肠胚形成相关的 EMT。并且,原线的形成也与 Wnt8c 的表达相关,胚胎外源性的 Wnt8c 的表达导致多个原线的形成。TGF-β 家族相关蛋白如 Nodal 和 Vgl 可介导 Wnt 信号,它们的缺失因功能性 EMT 的缺失可导致中胚层缺陷。Wnt 分子同时与 FGF 受体一起协同原肠胚相关的 EMT。转录因子 Snail、Eomes 及 Mesps 协同原肠胚相关的 EMT。例如,Snail 既可抑制 E-cadherin 的表达,也可以通过调节细胞黏附分子闭合蛋白(occludin)、密封蛋白(claudin)以及细胞极性蛋白如 Dlg 及 Crb3 诱导 EMT。

在胚胎发育的过程,与神经外胚层上皮细胞相关的 EMT 形成迁移神经嵴细胞(neural crest cell)。迁移神经嵴细胞的前体表达 Sox、Snail、Slug 及 FOXD3,然后这些细胞发生 EMT,这样这些细胞可从神经褶(neural fold)解离出来,然后迁移运动到胚胎的各个部分进行进一步的分化。

调控神经嵴细胞发生 EMT 的起始信号与原肠胚形成相关的 EMT 是相似的。Wnt、FGF、BMP、c-myc 以及 Msx-1 等信号可协同一起诱导 EMT。其中,BMP 信号在诱导神经嵴细胞迁移过程中发挥着非常重要的作用。另外,E-cadherin 及 N-cadherin 在神经嵴细胞 EMT 发生的时候都被抑制。

(二)II型 EMT——与组织再生和器官纤维化相关的 EMT

器官纤维化是许多器官功能损伤的终末改变。II型 EMT 由炎症细胞和成纤维细胞介导一系列炎性信号激活;并且,细胞外基质组分如胶原(collagen)、层粘连蛋白(laminin)、弹性蛋白(elastin)及黏合素(tenacin)也共同参与。这类 EMT 的发生与器官如肾脏、肝脏、肺以及肠的纤维化有关。

成纤维细胞特异性蛋白 -1(fibroblast specific protein-1, FSP-1)、细胞骨架蛋白 S-100 家族成员、平滑肌肌动蛋白 -α(SMA-α)及胶原蛋白 1 是器官纤维化过程中发生 EMT 的间质标志物。在 EMT 形成中期阶段的肾脏、肝脏、肺及肠上皮细胞,既表达上皮细胞特定的分子标志如 E-cadherin、细胞角蛋白(cytokeratin),也表达 FSP-1 及 α-SMA 等间质标志物。这一特征显示,上皮细胞在炎症应激下可以发生不同程度的 EMT。最终,这些细胞离开上皮层,穿过基底膜,在组织间隙聚集,其上皮细胞的特征完全消失,获得完全的成纤维细胞表型。

在纤维化的过程中,微血管相关的内皮细胞也与间质细胞的形成有关,这一过程类似EMT,称为内皮间质转化(endothelial-mesenchymal transition, EndMT)。在EndMT的组织培养模型中,TGF-1β诱导血管内皮细胞发生EndMT,细胞失去内皮标志物如CD31及整合素αvβ3,同时获得成纤维细胞或肌成纤维细胞特异的标志物如FSP-1、α-SMA、DDR2、胶原纤维Ⅰ及波形蛋白(vimentin)等。

器官纤维化发生中成纤维细胞的来源是多样的。一项基于肾脏纤维化动物模型的研究发现,肾脏组织成纤维细胞,12%源自骨髓,30%源自肾小管上皮细胞的EMT,35%来自肾脏内皮细胞的EndMT,其余来自局部成纤维细胞或者其他间质细胞如血管周平滑肌细胞、周细胞以及纤维细胞等的激活。

在肾脏的发育过程中,源自内胚层的输尿管芽(ureteric bud)上富集的间充质细胞通过MET过程形成肾小球和肾小管的上皮结构。在炎症应激时,肾脏上皮细胞以通过EMT的方式回到间充质状态,最后导致病理性纤维化。这说明二者在机制方面存在共同的机制。

肾脏的炎症损伤可以导致一系列细胞,如巨噬细胞、活化的成纤维细胞的募集,它们在损伤部位聚集并且释放一系列生长因子如TGF-β、PDGF、EGF以及FGF-2等启动EMT。另外,这些细胞释放趋化因子以及基质金属蛋白酶,特别是如MMP-2、MMP-3及MMP-9等。上皮细胞在这些信号分子作用下,与炎症细胞一起相互作用,导致基底膜损伤和Ⅰ型胶原纤维及层粘连蛋白的局部降解。去层粘连蛋白的上皮细胞在生长因子和其他趋化因子的浓度梯度下可迁移至上皮细胞层的间质区域。

这种类型EMT在人类组织标本中也获得证实。人肾脏纤维化组织及克罗恩病结肠纤维化组织中均存在EMT。

(三)Ⅲ型EMT——肿瘤进展和转移相关EMT

上皮性恶性肿瘤恶性表型获得的关键机制是通过EMT。EMT以及EMT相关的信号通路与上皮细胞基底极性的丢失、细胞骨架的重塑、细胞形态的改变以及细胞在细胞外基质中的移行等一系列生物学性状的改变均密切相关,并为细胞的远处转移提供条件。当肿瘤细胞发生EMT之后,细胞除了远处转移能力增强之外,还伴随抗凋亡、抗衰老、耐药性和免疫抑制性增加,并且还能使细胞重新获得某些干细胞的特征。

发生EMT的肿瘤细胞通常在原发肿瘤的浸润前缘出现,这些细胞是肿瘤侵袭和转移的关键细胞。在原发肿瘤形成的阶段,肿瘤细胞具有相应的遗传学和表观遗传学改变,这时它们对EMT诱导信号具有相应的反应能力。这些EMT诱导信号来自肿瘤相关间质。肿瘤细胞EMT由关键转录因子如Snail、Slug、ZEB1(zinc finger E-box binding homeobox 1,锌指E-盒结合同源异形盒1)、Twist、Goosecoid和FOXC2等单一或协同的方式激活。另外,细胞内信号网络如ERK、MAPK、PI3K、Akt、Smad、RhoB、β-catenin、LEF(lymphoid enhancer factor,淋巴增强因子)、Ras、c-Fos以及细胞表面蛋白如β4整合素、α5β1整合素和αvβ6整合素等也在其中发挥着极其重要的作用。

TGF-β在启动EMT中发挥着非常重要的作用。它可通过Smads或β1整合素或αvβ6整合素介导的相关信号途径调控EMT。

E-cadherin是EMT中最为重要的中心因子之一。许多关键因子最终都是通过抑制E-cadherin的表达诱导EMT形成。

EMT过程中,除了一系列细胞内外信号分子、转录因子发挥作用外,表观遗传学调控也发挥着重要的作用。尤其是近年来发现的miRNA对肿瘤细胞中的EMT具有重要的调控作用。除此之外,DNA甲基化、组蛋白修饰等表观遗传调控亦参与EMT形成,尤其在EMT与MET的动态可逆转化过程中。但这方面的研究刚刚开始。

对于肿瘤进展和转移相关EMT,有一点需要特别注意,这种转变不是"全和无"的关系。肿瘤细胞发生EMT很少会从一种上皮状态转变成一种完全的间叶状态,它经常会表现为部分EMT(partial EMT),表现为上皮特征标志物以及间叶特征标志物部分改变。这就可以使得我们观察到的肿瘤细胞特征更加多样。

长期以来,对于EMT在肿瘤侵袭转移中的作用学术界一直存在较大的争论,因为这一重要的动态过程很难在临床医学实践中动态地呈现,因而相对而言显得证据不够充分。实际上，临床病理学家在临床病理诊断中还是可以观察到许多 EMT 存在的相关线索。比如，在实体瘤中，我们经常可以看到原发上皮肿瘤中央的细胞呈现上皮细胞表型，而肿瘤边缘处（即浸润前沿部位）的细胞常失去细胞极性而呈现间质细胞表型。除此之外，在临床病理实践中，我们可以看到某些肿瘤组织存在未分化或者去分化的特征，甚至可以同时含有上皮性癌和肉瘤样间质两种成分，被称为"肉瘤样癌"或者"癌肉瘤"。仔细观察在这类肿瘤中，两种组织相互掺杂在一起，并存在移行过渡区，移行过渡区内的细胞呈现上皮和间质细胞的中间形态和表型。长期以来，世界上各国学者对这类肿瘤的组织起源一直都存在争议。在早期，不少学者认为癌肉瘤是由上皮和间质同时发生而形成的。但是 20 世纪 80 年代后期以来，单克隆起源学说支持者日益增多，大部分学者的观点渐趋一致，认为大多数癌肉瘤是同一细胞来源。人们通过对癌肉瘤中的"癌成分"和"肉瘤样成分"进行染色体和基因分析，以及免疫组织化学和电镜超微结构观察，发现肉瘤样组织中存在灶性上皮特征，这些证据均证明"癌成分"和"肉瘤样成分"的本质是同一来源，肉瘤样的间质成分是由上皮癌组织转化而来，即上皮间质转化。另外，一些 EMT 相关的蛋白标志物已经被临床病理医师广泛采用作为高级别恶性肿瘤的标志物。

三、上皮间质转化的调控机制

（一）细胞因子类与 EMT

研究表明，一系列细胞因子类包括趋化因子、细胞生长因子等能够诱导 EMT 的发生，其中细胞生长因子是其中重要的一大类。例如转化生长因子 -β（transforming growth factor-β，TGF-β）、表皮生长因子（epidermal growth factor，EGF）、血小板源性生长因子（platelet-derived growth factor，PDGF）、肝细胞生长因子（hepatocyte growth factor，HGF）、成纤维细胞生长因子（fibroblast growth factor，FGF）、胰岛素样生长因子（insulin-like growth factor，IGF）和血管内皮生长因子（vascular endothelial growth factor，VEGF）等，可与上皮细胞表面的相应受体结合，通过各自的信号级联反应通路调节 EMT 相关基因的表达，

从而诱导 EMT 现象的发生。TGF-β 是一个诱导 EMT 发生的重要生长因子。一方面，TGF-β 通过其受体 TGF-βR I 和 TGF-βR II 的丝氨酸 / 苏氨酸蛋白激酶活性导致磷酸化的 Smads 蛋白入核，并通过 Smads 蛋白转录激活一系列 EMT 相关转录因子（例如 Snail、Slug 等）而促进 EMT 的发生。另一方面，TGF-β 还可通过 p38 丝裂原活化蛋白激酶（p38 MAPK）途径而介导细胞的 EMT 过程。HGF 是 c-met 的配体，可以通过细胞外信号调控的蛋白激酶（extracellular signal-regulated kinases，ERK）或者磷脂酰肌醇 3 激酶（phosphoinositide 3-kinase，PI3K）通路促进 EMT 发生。IGF 一方面可以促使 β-catenin 从细胞表面转移至核内，另一方面可以通过上调 ZEB1 的表达而抑制 E-cadherin，进而诱发 EMT。

细胞因子、趋化因子以及细胞生长因子可以由肿瘤细胞或者肿瘤间质分泌，特别是其中很多主要由肿瘤间质的细胞分泌，因而它们其中某些可能一起共同诱导肿瘤细胞的 EMT。因而目前在肿瘤 EMT 领域，越来越多的间质细胞如癌相关成纤维细胞（cancer-associated fibroblast，CAF）、肿瘤相关巨噬细胞（tumor-associated macrophage，TAM）、T 淋巴细胞以及新近关注的骨髓来源抑制细胞（myeloid-derived suppressor cell，MDSC）是如何通过相关细胞因子类诱导肿瘤细胞 EMT 受到关注。这表明肿瘤微环境中细胞因子类的改变及其调控是肿瘤 EMT 领域的重要方向。

（二）转录因子与 EMT

多种转录因子与 EMT 过程密切相关，包括 Snail、Slug、Twist、ZEB1、ZEB2、核转录因子 -κB（nuclear factor kappa B，NF-κB）、Goosecoid、FOXC2、E47、Klf8 等。

1. Snail　Snail 是 Snail 家族中的一员，首先是在果蝇中被发现的。研究证明，Snail 家族在胚胎发育和肿瘤发生发展过程中发挥着非常重要的作用。在脊椎动物中，Snail 家族包括两个成员，Snail 和 Slug，该家族成员是编码具有锌指结构的转录因子。Snail 和 Slug 蛋白具有相似的结构：由一个含有 4~6 个锌指结构的高度保守的羧基末端和一个氨基末端组成。该蛋白的锌指结构由一个 α- 螺旋和两个 β- 折叠组成，为 Cys-His（C2H2）型，其中 2 个半胱氨酸和 2 个组氨酸残基能够与

Zn^{2+} 相连，并通过序列特异的 DNA 连接构象发挥作用，其中 DNA 连接区能够与靶基因上含有 6 个碱基 CAGGTG 为核心结合位点的 E-box 元件结合，进而发挥其转录调控作用。Snail 和 Slug 能够与 E-cadherin 启动子区上的 E-box 元件（E 盒作用元件）结合，抑制其表达，从而诱导 EMT 的发生，促进细胞的侵袭和转移。

2. Twist Twist 是一个在进化过程中高度保守的蛋白，最先在果蝇中被发现。Twist 蛋白是一种具有碱性螺旋-环-螺旋（basic helix-loop-helix，bHLH）结构的转录因子，主要表达于胚胎的中胚层和成人的某些中胚层来源的未分化组织，并且在多种恶性肿瘤中被发现表达上升。Twist 蛋白通过其羧基末端的 DNA 结合序列与 E-cadherin 启动子区域的 E-box 元件特异性结合以抑制其表达，从而诱导 EMT 的发生，在中胚层的分化、神经嵴的形成以及肿瘤的侵袭转移过程中发挥重要功能。

3. ZEB E 盒结合锌指蛋白家族（zinc finger E-box binding homeobox，ZEB），包含两个成员，ZEB1 和 ZEB2，其中 ZEB1 又称为 δEF1、BZP、TCF8、AREB6、FECD6、NIL2A、PPCD3、ZFHEP、ZFHX1A 等，ZEB2 又称为 SIP1（Smad-interacting protein 1，Smad 相互作用蛋白 1）、ZFHX1B、HSPC082、SMADIP1 等，两者均属于锌指蛋白类的转录因子。ZEB1 和 ZEB2 结构相似，均是由一段可变序列将两个锌指簇（zinc finger cluster）连接。其中，N 端锌指簇（N-terminal zinc finger cluster，NZF）含有 4 个锌指，包括 3 个 CCHH 锌指和 1 个 CCHC 锌指；C 端锌指簇（C-terminal zinc finger cluster，CZF）含有 3 个 CCHH 锌指。ZEB 蛋白通过锌指结构与 E-cadherin 的启动子区域的 E-box 反应元件结合，并抑制其转录，从而促进 EMT 的发生。

另外，研究表明，作为一个转录因子，NF-κB 可以调节一系列 EMT 相关蛋白的表达，包括 Snail、Twist、ZEB1、E-cadherin 等。

（三）microRNA 与 EMT

microRNA（微 RNA，miRNA）是一类长度约为 22 个核苷酸的非编码小分子 RNA，通过与靶基因的 3'UTR 区域直接结合，促进靶 mRNA 的降解或者抑制其翻译来调节靶基因的表达。在 EMT 的发生和肿瘤的侵袭转移过程中，miRNA 发挥着非常重要的作用。例如，miR-200 家族（miR-200a、miR-200b、miR-200c、miR-141 和 miR-429）可下调 ZEB1、ZEB2 的表达，进而通过诱导 E-cadherin 而抑制了 EMT 过程的发生。研究表明，在具有侵袭性间质特征的乳腺癌细胞中，miR-200s 的表达明显下降。同 miR-200s 相似，miR-205 也参与了 ZEB1、ZEB2 的表达调节。miR-9 通过直接与 E-cadherin 的 3'UTR 区域结合，抑制其表达而起到了促进 EMT 的作用。另外，研究发现，Twist 能够与 miR-10b 的启动子上的 E-box 结合并激活其表达，进而抑制转移抑制因子 HOXD10 而促进转移。此外，miR-21、miR-155、miR-182、miR-335 等也通过各自的靶基因参与到肿瘤细胞的 EMT 过程中。

（四）EMT 相关信号通路

一系列信号通路与 EMT 过程密切相关，包括 TGF-β、Wnt/β-catenin、MAPK、PI3K/Akt、Notch、Hedgehog、NF-κB 通路等（图 3-6）。

1. TGF-β 通路 TGF-β 除了在肿瘤细胞的增殖、凋亡和耐药方面的作用之外，也是体内诱导 EMT 的重要因子。各种类型的肿瘤细胞都能通过自分泌或者旁分泌的途径产生 TGF-β，导致肿瘤组织中的 TGF-β 水平远高于生理状态。

TGF-β 超家族成员包括 TGF-β、活化素（activin）、抑制素（inhibin）、BMP、米勒管抑制物质（Müllerian inhibiting substance，MIS）等。

Smad 家族蛋白是将 TGF-β 信号从细胞表面传导至细胞核内的关键分子，按功能可将其分为 3 类：即受体活化型 Smad（receptor-activated Smad，R-Smad）、共同介导型 Smad（common-mediator Smad，Co-Smad）和抑制型 Smad（inhibitory Smad，I-Smad）。其中，Smad 1、2、3、5、8 为受体活化型 Smad，R-Smad 能够与 TGF-β 受体结合并被其激活，从而将信号传至细胞内。Smad4 为共同介导型 Smad，可以与所有磷酸化的 R-Smad 形成复合物，是 TGF-β 通路中的共同介质。Smad 6 和 Smad 7 为抑制型 Smad，通过与 TGF-β 受体结合而起到抑制信号转导的功能。

根据 TGF-β 信号通路中是否有 Smad 蛋白参与，可将其分为两种：Smad 依赖型通路和非 Smad 依赖型通路。

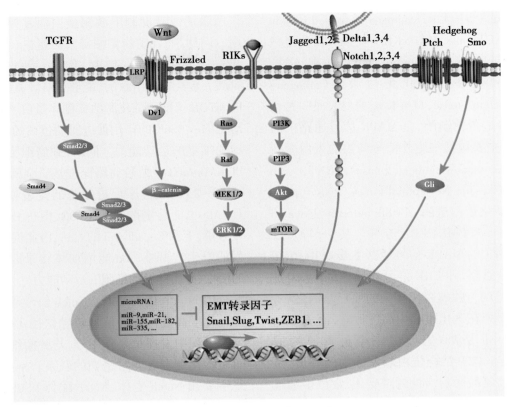

图 3-6　EMT 相关信号通路

对于 Smad 依赖型通路，基本的过程如下：TGF-β 首先与细胞膜上 TGF-βⅡ型受体（TGF-βRⅡ）的胞外段结合，使其胞内段发生磷酸化，进而激活 TGF-βⅠ型受体（TGF-βRⅠ）。激活后的 TGF-βRⅠ与下游的 Smad2/Smad3 结合形成复合物，并使其发生磷酸化。激活后的 Smad2/Smad3 与 Smad4 结合，并进入细胞核，与多个 EMT 相关的转录因子相互作用，介导基因的转录调控，并最终使 E-cadherin 的表达下调，从而促进 EMT 过程的发生。

另一方面，TGF-β 也能通过非 Smad 依赖型通路诱导细胞 EMT 过程的发生。在这条通路中，TGF-β 能够通过丝裂原活化蛋白激酶（mitogen-activated protein kinase，MAPK），如 p38、Erk、JNK 等，传递信号并激活一系列 EMT 相关转录因子的表达，最终导致 EMT 过程的发生。

2. Wnt/β-catenin 通路　Wnt/β-catenin 通路不仅在胚胎发育过程中发挥重要作用，与 EMT 的发生也密切相关。Wnt 通路分为经典和非经典两条信号通路，经典的 Wnt 通路即 Wnt/β-catenin 通路，非经典的 Wnt 通路包括 Wnt/Ca²⁺ 通路和 Wnt/ 平面细胞极性（the planar cell polarity，PCP）通路，Wnt/β-catenin 通路是其中最重要的一条途径。在正常情况下，Wnt 通路处于关闭状态，此时 β-catenin 位于细胞膜上，与 E-cadherin、α-catenin 等形成连接复合体，并与细胞内的肌动蛋白骨架结合，介导细胞间的黏附。当细胞接受 Wnt 信号后，Wnt 蛋白与膜受体 Frizzled 及 LRP5/6 结合形成复合体，胞质内的松散蛋白（dishevelled，Dvl）被磷酸化激活，活化后的 Dvl 与 Axin 直接作用，APC 复合体解体，从而使得 GSK-3β 无法降解 β-catenin，β-catenin 逐渐积累并进入细胞核，与核内的转录因子 T 淋巴细胞因子 / 淋巴样增强因子（T cell factor/lymphoid enhancer factor，TCF/LEF）相互作用，转录激活一系列靶基因的表达，促进细胞发生 EMT。另一方面，由于细胞膜表面的 E-cadherin 失去与 β-catenin 的连接而使细胞的黏附能力减弱，导致细胞的侵袭转移能力增强。

3. 丝裂原活化蛋白激酶（mitogen-activated protein kinase，MAPK）信号通路　MAPK 信号转导通路参与包括细胞增殖、分化、衰老、凋亡以及 EMT 等在内的多种细胞生物学过程。MAPK 信号级联反应主要包括三级成员，分别为丝裂原活化蛋白激酶激酶激酶（mitogen-activated protein kinase kinase kinase，MAPKKK）、丝裂原活化蛋白激酶激酶（mitogen-activated protein kinase kinase，MAPKK）和丝裂原活化蛋白激酶（mitogen-activated protein kinase，MAPK）。MAPK 是一种丝氨酸/苏氨酸蛋白激酶，是 MAPK 信号通路中的核心分子，主要包括细胞外信号调控的蛋白激酶（extracellular signal-regulated kinases，ERK）、c-jun N 端激酶（c-Jun N-terminal kinase，JNK）、p38、大丝裂原活化蛋白激酶-1（big mitogen-activated protein kinase 1，BMK1/ERK5）等。其中，与 EMT 过程密切相关的 MAPK 信号通路主要是 Ras/Raf/MAPK 信号通路，即 ERK 信号通路。Ras 基因是人类最先发现与肿瘤密切相关的原癌基因之一，其核苷酸序列在进化过程中高度保守，而 H-ras、K-ras 和 N-ras 是 Ras 家族中三个最重要的成员。Ras 是小 GTP 结合蛋白超家族中的一员，是一类具有酪氨酸激酶活性的膜受体，定位于细胞膜的内表面。当生长因子活化的受体激活后，活化的 Ras 招募细胞质内的丝氨酸/苏氨酸蛋白激酶 Raf 至细胞膜上，Raf 激酶磷酸化并活化 MAPK 激酶（MAPKK，即 MEK1/2），MAPKK 激活 MAPK（即 ERK1/2）。MAPK 被激活后，转至细胞核内，直接激活转录因子，使众多癌基因转录开启，最终促进一系列包括 EMT 在内的生物学效应的产生。另外，除 Ras/Raf/MAPK 途径外，P38 和 JNK 的磷酸化也在促进 EMT 过程中发挥重要作用。

4. 磷脂酰肌醇 3 激酶（phosphoinositide 3-kinase，PI3K）/蛋白激酶 B（protein kinase B，PKB）通路 PI3K 是一类磷脂酰肌醇依赖激酶家族，其主要作用是对磷脂酰肌醇环上的 3 位羟基进行磷酸化，由其产生的类脂产物有 3,4-二磷酸磷脂酰肌醇[PI（3,4）P2]、3,5-二磷酸磷脂酰肌醇[PI（3,5）P2]和 3,4,5-三磷酸磷脂酰肌醇[PI（3,4,5）P3]，其中 PI（3,4）P2 和 PI（3,4,5）P3 可作为第二信使结合并激活包括 PKB（Akt）在内的多种靶蛋白，进而调节细胞的 EMT、迁移、分化、增殖及凋亡等过程。蛋白激酶 B（protein kinase B，PKB）又名 Akt，是一类丝氨酸/苏氨酸蛋白激酶，其家族成员主要包括 Akt1（即 PKBα）、Akt2（即 PKBβ）和 Akt3（即 PKBγ），受 PI3K 激活后的 Akt 通过磷酸化

作用激活或者抑制下游靶蛋白而发挥生物学作用。例如，哺乳动物雷帕霉素靶蛋白（mammalian target of rapamycin，mTOR）作为一种非典型的丝氨酸/苏氨酸蛋白激酶，能够被 Akt 激活，活化后的 mTOR 又能磷酸化激活核糖体蛋白 P70S6，通过活化的 p70S6K 的作用促进肌动蛋白的细丝重构，增加细胞的运动能力。同时，肿瘤细胞也能通过 PI3K/Akt/mTOR 信号通路促进基质金属蛋白酶-2（MMP-2）的表达来促进细胞的侵袭和转移。并且，Akt 也能够磷酸化 GSK-3β，促进 β-catenin 的核聚集，下调 E-cadherin 的表达，继而促进 EMT 过程的发生。另外，Akt 能增加核转录因子 NF-κB 的活性，并由此增加细胞的运动能力。

5. Notch 信号通路 Notch 信号通路是一条在进化上高度保守的信号转导途径，除了在胚胎发育过程中发挥重要作用外，与肿瘤细胞的上皮间质转化也有着非常密切的联系。Notch 信号通路主要由 Notch 受体、Notch 配体和 CSL DNA 结合蛋白三部分组成。

Notch 受体为单链跨膜蛋白，具有高度保守性，其蛋白结构主要由胞内结构域、胞外结构域和跨膜结构域三部分构成。胞外结构域可以结合配体并激活 Notch 信号通路，而胞内结构域能够结合下游信号蛋白并调节靶蛋白的转导。哺乳动物的 Notch 受体家族包括 4 个成员，即 Notch1、2、3、4，各亚型的差异在于胞外结构域上的表皮生长因子样重复序列（epidermal growth factor-like repeat，EGFR）的重复数目不同。Notch 具有多种配体，其配体的结构同样为跨膜蛋白，在哺乳动物中共有 5 种，分别 Jagged1、Jagged2、Delta1、Delta3、Delta4。当邻近细胞的配体与其受体的胞外结构域结合后，Notch 受体蛋白激活并发生裂解，其胞内结构域被释放出来，进入细胞核，与作为 Notch 通路初级效应分子的 CSL（C 蛋白结合因子）结合并形成复合物，进而调节下游靶基因的转录，其中包括 Snail、Slug、ZEB1、ZEB2、NF-κB 等一系列 EMT 相关转录因子。

6. Hedgehog 信号通路 Hedgehog 信号通路由三部分组成：Hedgehog 配体蛋白、跨膜蛋白（PTCH、SMO）和转录因子（GLI、FU、SUFU）。在脊椎动物中，Hedgehog 有三个同源基因，分别为 Shh（sonic hedgehog）、Ihh（indian hedgehog）和

Dhh（desert hedgehog），均编码具有自我催化能力的分泌性糖蛋白。配体活化后，可与细胞膜上的相应受体结合而发挥信号转导作用，Hedgehog 受体主要包括 Ptch（patched）和 Smo（smoothened）两种，其中 Ptch 为具有 12 次跨膜结构的膜受体，而 Smo 为具有 7 次跨膜结构的 G 蛋白偶联受体。在没有配体与 Ptch 受体结合的情况下，Ptch 可抑制 Smo 的活性。当 Hedgehog 配体与 Ptch 受体结合后，Ptch 对 Smo 的抑制作用解除，Smo 被激活并将信号向细胞内传递，激活 Gli 转录因子，Gli 入核并激活核内基因的表达。

Hedgehog 通路可以通过与 Wnt、TGF-β、Notch 等通路的相互作用抑制 E-cadherin 的表达，并最终促进 EMT 的发生。例如，Hedgehog 可以诱导 αvβ6 整合素的表达，通过整合素的作用激活 TGF-β 和 NF-κB 信号通路，并由此通路使得包括 ZEB1、ZEB2、Slug 等在内的一系列 EMT 相关转录因子表达上升。同时，Hedgehog 还可以直接上调 Notch 配体 JAG2 的表达，通过诱导 Notch 信号通路而促进下游靶基因 Snail 的表达。另外，Hedgehog 可以促进 β-catenin 核聚集而参与 Wnt 通路。研究表明，转录因子 GLI 可以与 FOXC2 的启动子区域直接结合并诱导其表达，而 FOXC2 能够促进包括波形蛋白（vimentin）、纤连蛋白（fibronectin）、N-cadherin 等在内的一系列间质标志物的表达而促进 EMT 的发生。转录因子 GLI 可以通过上调 FOX 家族上调 Wnt2b 的表达，从而激活 Wnt 通路促进 EMT 的发生。Hedgehog 通路可以激活 MMP-2、MMP-9 的表达。Hedgehog 正是通过与 TGF-β、Notch 等通路的交互作用而参与到 EMT 过程中。

7. 其他信号通路 研究发现，除上述通路之外，其他信号通路，包括 NF-κB、Rho 激酶信号通路等也均可诱导 EMT 的发生。例如，NF-κB 通过对下游靶基因 Twist、Snail、E-cadherin 等的表达调节而参与肿瘤细胞的 EMT 过程。

四、间质上皮转化的调控机制

研究表明，一系列细胞因子及其受体与 MET 的发生密切相关，例如 BMP7、成纤维细胞生长因子受体 2（fibroblast growth factor receptor 2，FGFR2）、表皮生长因子受体（epidermal growth factor，EGFR）等。

BMP 是 TGF-β 超家族中最大的生长因子家族，通过自分泌或者旁分泌的方式发挥作用，包含 20 多个成员。BMP 信号通路的传递过程简要概括如下：BMP 首先与细胞膜表面的 BMPⅡ型受体结合，使其发生磷酸化，进而激活 BMPⅠ型受体。激活后的Ⅰ型受体与胞质内的 Smad 1/5/8 结合并使其发生磷酸化。活化后的 Smad 1/5/8 与 Smad4 结合并进入细胞核，作用于特异的靶基因并调控其转录，通过靶基因发挥其重要的生物学功能。

研究表明，在黑色素瘤中，BMP7 能够促进细胞形态从间质样向上皮样转变。在食管癌中，BMP7 能够逆转 TGF-β 所诱导的 EMT。在前列腺癌和乳腺癌中，BMP7 的表达与 E-cadherin/vimentin 的表达比值成正比，与肿瘤的侵袭转移能力呈负相关。除在肿瘤中的作用之外，BMP7 对维持肾小管的正常分化，以及在抑制肾脏纤维化过程中也起着非常重要的作用。BMP7 能够促使肾成纤维细胞向上皮细胞转化，显著降低肾脏纤维化程度，减缓肾衰竭进程，该机制与 BMP7 促进间质上皮转化过程有关。

FGFR 属于酪氨酸激酶受体家族中的一类，能够介导成纤维细胞生长因子 FGF 信号进入细胞内，通过 PI3K/Akt、RAS/ERK、JAK/STAT 等信号通路对细胞的生物学行为产生影响。该家族共包含 4 个成员，分别是 FGFR1、FGFR2、FGFR3 和 FGFR4。其中，FGFR2 由于 mRNA 的选择性剪接，可产生 FGFR2b 和 FGFR2c 两种亚型。FGFR2b 主要在上皮细胞中表达，能够与 FGF7、FGF10 结合；而 FGFR2c 主要在间质细胞中表达，能够与 FGF2 结合。研究表明，在前列腺癌中，FGFR2b 能够诱导细胞发生 MET，FGFR2c 的干扰能够促使细胞形态从间质样向上皮样转变，而 Fox-2 能够诱导 FGFR2c 向 FGFR2b 转变。

五、上皮间质转化与免疫反应的调控

长期以来，特别是在肿瘤研究中大家关注肿瘤细胞发生 EMT 之后侵袭及转移能力的变化，肿瘤细胞发生 EMT 之后如何影响肿瘤微环境、如何影响肿瘤微环境中免疫细胞的数量和功能、如何影响机体对肿瘤免疫治疗的反应等，这些科学问题是近些年关注的新问题。

发生 EMT 的肿瘤细胞可以呈现出免疫抑制效应。表现为对机体的固有免疫和适应性免疫系统的抵抗效应。具体可以体现为呈现上皮样特征的肿瘤可有更多的细胞毒性 CD8[+] T 细胞浸润,而呈现间质特性肿瘤含有更多的调节性 T 细胞(Treg)和具有免疫抑制效应的 M2 型巨噬细胞;具有上皮特征的肿瘤细胞对于抗 -CTLA-4 免疫调控点靶向治疗更加有效、敏感。另外,发生 EMT 的肿瘤细胞可以诱导肿瘤细胞 PD-L1 的表达、降低细胞表面主要组织相容性复合体(major histocompatibility complex,MHC)I 类分子的表达,启动 T 细胞的免疫耗竭。

明确 EMT 诱导的免疫抑制及其相关机制有助于发现新的免疫调控的标志物和建立新的免疫治疗的方法。

（李建明　来茂德）

参 考 文 献

[1] Marjanovic ND, Weinberg RA, Chaffer CL. Cell plasticity and heterogeneity in cancer. Clin Chem, 2013, 59（1）: 168-179.

[2] Kalluri R, Weinberg RA. The basics of epithelial-mesenchymal transition. J Clin Invest, 2009, 119（6）: 1420-1428.

[3] Friedl P, Alexander S. Cancer invasion and the microenvironment: plasticity and reciprocity. Cell, 2011, 147（5）: 992-1009.

[4] Junttila MR, Sauvage FJ. Influence of tumour micro-environment heterogeneity on therapeutic response. Nature, 2013, 501（7467）: 346-354.

第四章 炎症及其生物学意义

炎症是具有血管系统的活体组织对各种损伤因子的刺激所发生的以防御反应为主的基本病理过程,是损伤、抗损伤和修复的动态过程。炎症包括如下步骤:①各种损伤因子对机体的组织和细胞造成损伤;②在损伤周围组织中的前哨细胞(例如巨噬细胞、树突状细胞、肥大细胞),识别损伤因子及组织坏死物,产生炎症介质;③炎症介质激活宿主的血管反应及白细胞反应,使损伤局部的血液循环中的白细胞及血浆蛋白渗出到损伤因子所在部位,稀释、中和、杀伤及清除有害物质;④炎症反应的消退与终止;⑤实质细胞和间质细胞增生,修复受损伤的组织。如果没有炎症反应,机体将不能控制感染和修复损伤,不能长期在充满致病因子的自然环境中生存。但是,在一定情况下,炎症对机体也可引起不同程度的危害,导致炎症性组织损伤、纤维化,甚至肿瘤的发生(图4-1)。

除感染和组织损伤可导致炎症外,组织应激和功能异常可引起低度、慢性、系统性的炎症状态,称为隐匿性炎症(parainflammation),其与代谢综合征、肿瘤等多种疾病的发生密切相关。

本章主要介绍机体识别损伤因子的分子基础、白细胞渗出及激活机制、炎症介质在炎症反应过程中的作用、急慢性炎症过程中的组织修复、炎症与肿瘤发生发展的关系,以及逐渐被人们认识的隐匿性炎症。

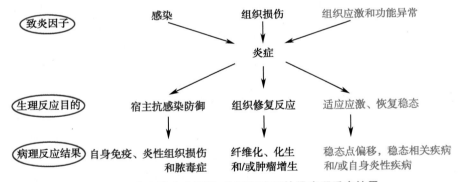

图4-1 炎症的致病因素、生理反应目的及病理反应结局

第一节 机体识别损伤因子的分子基础

凡是能引起组织和细胞损伤的因子都能引起炎症。致炎因子种类繁多,除细菌、病毒、立克次体、原虫、真菌、螺旋体和寄生虫等病原体外,组织损伤所释放的某些蛋白、堆积于体内的代谢产物(如尿素、尿酸、胆固醇结晶)以及异物等也可以引起炎症反应。机体如何识别入侵的微生物、坏死细胞释放的内源性致炎因子以及异物,从而启动免疫反应和炎症反应,一直是人们关注的重要科学问题。

一、病原体相关分子模式与危险相关分子模式

美国免疫学家Janeway于1989年提出了著名的"模式识别理论",认为机体固有免疫系统通过模式识别受体(pattern recognition receptor,PRR)识别某些病原体(及其产物)高度保守的分子结构,引发受体-配体反应,继而向细胞内

传递微生物感染信号,激发机体的免疫反应和炎症反应,从而将病原微生物清除。病原体(及其产物)共有的某些非特异性、高度保守的分子结构,称为病原体相关分子模式(pathogen associated molecular pattern, PAMP)。PAMP包括细菌脂多糖、脂蛋白、肽聚糖、鞭毛蛋白、非甲基化CpG核苷、病毒双链RNA、真菌细胞壁等。PAMP具有如下特征:通常为病原微生物所特有的某些保守组分,而宿主细胞不存在这些分子结构,因此,机体细胞可以区分病原微生物与机体自身细胞;为微生物的生存或致病性所必需;是宿主固有免疫细胞泛特异性识别的分子基础。

外源性病原体及组织损伤后释放的某些内源性分子均可引发免疫反应和炎症反应。1994年,Matzinger拓展了"模式识别理论"内涵,提出"危险模式理论",认为机体免疫系统通过PRR还可以识别宿主在应激或病理状态下所产生的某些成分,如细胞外基质(透明质酸寡糖、硫酸乙酰肝素多糖、血纤维蛋白原)、氧自由基、高迁移率族蛋白1(high mobility group box protein 1, HMGB1)、热休克蛋白(HSP60、HSP70和HSPgp96)、细胞外ATP、核酸以及凋亡细胞某些胞膜成分。机体把宿主在病理状态下产生的体内成分视为"危险信号",即危险相关分子模式(danger associated molecular pattern, DAMP),通过PRR识别DAMP而激发机体的免疫反应和炎症反应,来识别和清除自身细胞释放的内源性"危险"分子。

二、模式识别受体

模式识别受体(PRR)是一类进化上保守、可识别一种或多种PAMP和DAMP的识别分子。PRR种类多样,根据PRR存在的形式,主要分为膜型、分泌型和胞质型3种形式:①膜型PRR,例如Toll样受体(Toll-like receptor, TLR)、C型凝集素受体(C-type lectin receptor, CLR);②分泌型PRR,例如甘露糖结合凝集素(MBL)、C反应蛋白(CRP)和脂多糖结合蛋白(LBP)等;③胞质型PRR,例如NOD样受体(NOD-like receptor, NLR)、RLH(RIG-1样解旋酶)等,其中NLR感受病原体及危险信号后可组装形成炎性小体(inflammasome)——一种细胞内大分子多蛋白复合体。

PRR分布广泛,分布于树突状细胞、单核巨噬细胞和B细胞等抗原提呈细胞,还表达于上皮细胞、肥大细胞、成纤维细胞等。每种细胞所表达PRR的种类有所不同。PRR介导的生物学活性具有两面性,一方面,其在机体的防御反应过程中起重要作用;另一方面,由其介导的生物学活性在某些条件下参与病理损伤以及某些疾病的发生,如脓毒败血症、炎症性肠病、类风湿关节炎、系统性红斑狼疮以及成人呼吸窘迫综合征等局部或全身性炎症反应。

启动炎症反应的PRR主要有TLR、NLR、RLR、CLR和炎性体,这些受体的主要功能见表4-1。

表4-1 PRR的主要类型及功能

PRR类型	功能
TLR(Toll样受体)	固有免疫系统早期识别入侵病原体的重要受体
NLR(NOD样受体)	识别胞质内病原体相关分子模式的受体
RLH(RIG-1样解旋酶)	对宿主细胞抗病毒反应起重要作用的胞质RNA解旋酶
CLR(C型凝集素受体)	识别真菌病原体并调控固有免疫应答的受体
细胞内dsDNA感受器(cytosolic dsDNA sensor, CDS)	识别微生物来源的PAMP,或由损伤的或即将死亡的细胞释放的DAMP等多种分子的受体
炎性体	在固有免疫和炎症反应中起中心作用的一类细胞内多蛋白复合物

下面我们简单介绍TLR、NLR和炎性体识别微生物、坏死细胞及异物的分子机制。

(一)TLR

Toll样受体(TLR)是首先发现的PRR家族成员,因其胞外段与一种果蝇蛋白Toll同源而得名,在免疫应答的诱导和炎性反应中发挥重要作用。迄今为止,在哺乳动物已经发现了13个TLR成员。不同的TLR可识别不同的PAMP,TLR1和TLR2或TLR6的二聚体识别革兰氏阳性菌的肽聚糖、脂蛋白和磷壁酸及真菌的酵母聚糖;TLR3识别病毒的双链RNA(dsRNA);TLR4识别大多数细菌的脂质体及其衍生的单磷酸化脂质;TLR5识别细菌的鞭毛蛋白;TLR9识别细菌、原虫、病毒等的 DNA CpG 岛。多数 TLR 成员位于细胞膜，也有些 TLR 成员位于核内体，它们既可以识别细胞外病原体，又可识别吞噬的病原体。TLR 属于 I 型跨膜蛋白，具有一个能够识别 PAMP 的胞外区、一个跨膜区，以及一个细胞内的连接到下游信号通路的 Toll/IL-1 受体同源区（TIR）。在识别 PAMP 后，TLR 会募集特异的接头分子（如 MyD88 和 TRIF）结合于 TIR 功能域，然后通过核转录因子 κB（nuclear factor κB，NF-κB）通路，产生一系列促炎性细胞因子，启动炎症反应，促使中性粒细胞聚集、巨噬细胞活化、抵御入侵病原体（图 4-2）。

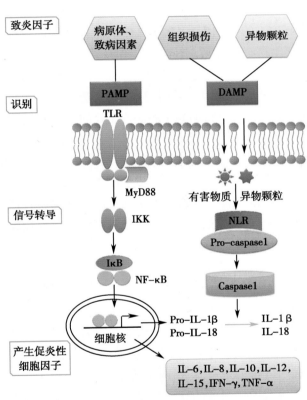

图 4-2 模式识别受体识别微生物和损伤组织，以及启动炎症反应的模式图

（二）NLR

NOD 样受体（NLR）属于胞内模式识别受体，在识别胞内细菌的肽聚糖、鞭毛蛋白及细菌毒素等方面发挥重要作用。其由三个部分组成：N 端为效应结构域，用于结合下游的效应分子；中间为核苷酸结合寡聚化结构域（nucleotide-binding and oligomerization domain，NOD/NACHT），具有结合核苷酸和 ATPase 的活性，对于 NLR 的寡聚体化和活化非常重要；C 端是富含亮氨酸重复序列（leucine-rich repeats，LRR）的结构域，主要负责感知和识别配体（包括保守的 PAMP 或其他配体）。根据 NLR 受体的 N 端效应结构域的差异，在高等动物中，NLR 家族可分为五个亚家族：①NLRA，包含酸性激活域（acidic activation domain，AD）；②NLRB，包含杆状病毒凋亡抑制重复序列（baculovirus inhibitor of apoptosis repeat domain，BIRD）；③NLRC，包含 caspase 募集域（caspase-recruitment domain，CARD）；④NLRP，包含热蛋白结构域（pyrin domain，PYD）；⑤NLRX，N 端结构域不明确者。当 PAMP 与 NLR 的 C 端 LRR 结合后，NLR 分子构象发生变化，暴露出 NACHT 结构域，于是触发寡聚体化（可能形成六聚体或七聚体），同时暴露出 N 端的效应结构域。效应结构域通过同型间相互作用，募集下游具有相同结构域的接头分子和信号蛋白（如 caspase、RICK），从而活化下游分子，激活信号通路的传导。NLR 主要通过三类信号转导途径发挥作用，包括核转录因子 κB（nuclear factor κB，NF-κB）通路、丝裂原活化蛋白激酶（mitogen-activated protein kinase，MAPK）通路以及炎性体通路。

（三）炎性小体

当病原体或危险信号刺激宿主细胞，NLR 家族在宿主细胞的胞质内诱导组装炎性小体。炎性小体含有无活性的 caspase-1、NLR、AIM2（absent in melanoma 2）或 PYHIN（pyrin and HIN domain family，member 1）蛋白，凋亡相关斑点样蛋白（apoptosis-associated speck-like protein containing a CARD，ASC）也参与某些炎性小体的组成。炎性小体能够识别坏死细胞释放的尿酸、细胞外 ATP，以及识别晶体结构和微生物产物。其通过激活胱天蛋白酶-1（caspase-1），促进 IL-1β 和 IL-18 等促炎因子的加工和成熟而发挥生物学效应，从而参与机体的固有免疫反应和炎症反应（图 4-2）。

IL-1 是一种重要的炎症介质，促进白细胞渗出及吞噬坏死细胞。众所周知，痛风是由于尿酸盐结晶沉积在关节所致，这些尿酸盐结晶被白细胞吞噬后，通过激活炎性体而导致 IL-1 的产生，激发急性炎症反应。对于传统抗炎治疗效果不好的痛风患者，可以尝试使用 IL-1 拮抗剂。最近研究表明，胆固醇结晶和自由脂肪酸也可以激活炎性体，提示 IL-1 在动脉粥样硬化和肥胖相关的 2

型糖尿病等常见疾病的发生、发展过程中起了重要作用。因此,阻断 IL-1 信号通路,将有可能成为治疗此类疾病的新途径。

(田新霞)

第二节　白细胞渗出及激活机制

炎症反应过程中,白细胞参与了一系列复杂的连续过程,主要包括:①白细胞渗出血管,并聚集到感染和损伤的部位;②白细胞激活,发挥吞噬作用和免疫作用。

一、白细胞渗出

白细胞通过血管壁游出到血管外的过程称为白细胞渗出,此为炎症反应最重要的特征。白细胞渗出过程包括白细胞沿血管壁边集和滚动、黏附、游出血管,并在趋化因子的作用下到达炎症灶,在局部发挥重要的防御作用(图 4-3)。

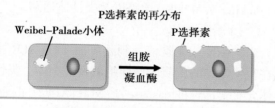

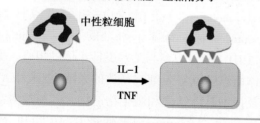

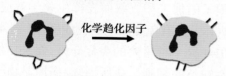

图 4-3　中性粒细胞的渗出过程模式图

(一)白细胞边集和滚动

在毛细血管后小静脉,随着血流缓慢和液体的渗出,体积较小而移动较快的红细胞逐渐把体积较大、移动较慢的白细胞推离血管的中心部(轴流),白细胞到达血管的边缘部,称为白细胞边

集(leukocytic margination)。随后,白细胞表面的唾液酸化 Lewis X 蛋白通过与内皮细胞表达的黏附分子(P 选择素和 E 选择素)不断结合、分离,介导中性粒细胞、单核细胞、T 淋巴细胞在内皮细胞表面的滚动(rolling)(表 4-2)。在正常情况下,P 选择素位于内皮细胞 Weibel-Palade 小体中;发生炎症时,由于组胺、凝血酶或血小板活化因子(PAF)作用,P 选择素重新分布到内皮细胞表面(图 4-4)。另外,在正常情况下,内皮细胞不表达 E 选择素;发生炎症时,由于组织中的巨噬细胞、肥大细胞和血管内皮细胞接触到感染的微生物和坏死组织后,会产生肿瘤坏死因子(TNF)、白介素-1(IL-1)、趋化因子等炎症介质,在 IL-1和 TNF 的作用下,仅需 1~2 小时就能诱导内皮细胞合成 E 选择素(图 4-4)。由此可见,内皮细胞通常不表达或仅表达少量选择素,感染灶或损伤灶释放的细胞因子激活内皮细胞,选择素表达水平增高,白细胞通过与炎症病灶处的血管内皮细胞相互作用而游出血管。

(二)白细胞黏附

白细胞紧紧黏附于内皮细胞是白细胞从血管中游出的前提。该过程是由白细胞表面的整合素黏附分子与内皮细胞表达的免疫球蛋白超家族黏附分子介导的(表 4-2)。

整合素为细胞黏附分子家族的重要成员之一,最初是由于此类黏附分子主要介导细胞与细胞外基质(ECM)的黏附,将细胞外基质同细胞内的骨架蛋白网络连成一个整体而得名。整合素也可以介导细胞与细胞之间的黏附。整合素家族的黏附分子都是由 α、β 两条链(或称亚单位)经非共价键连接组成的异源二聚体,α、β 链共同组成识别配体的结合点。整合素家族中至少有 11 种 α 亚单位和 8 种 β 亚单位,根据 β 亚单位可将整合素家族分为 8 个组(β1~β8)。含 β1 亚单位的整合素主要介导细胞与细胞外基质成分之间的黏附;含 β2 亚单位的整合素主要存在于各种白细胞表面,介导细胞间的相互作用;含 β3 亚单位的整合素主要存在于血小板表面,介导血小板的聚集,并参与血栓形成。整合素信号通路介导细胞的增殖、分化、黏附、迁移等过程,不仅在受精、胚胎着床及生长发育等许多生理过程中起重要作用,还参与免疫反应、炎症反应、凝血、创伤修复、

表 4-2 内皮细胞和白细胞表达的黏附分子及其作用

内皮细胞表达的黏附分子	白细胞表达的黏附分子	主要作用
选择素及选择素配体		
P 选择素	唾液酸化 Lewis X 修饰蛋白	滚动（中性粒细胞、单核细胞、T 淋巴细胞）
E 选择素	唾液酸化 Lewis X 修饰蛋白	滚动和黏附（中性粒细胞、单核细胞、T 淋巴细胞）
GlyCAM-1（glycosylation-dependent cell adhesion molecule-1，糖基化依赖性细胞黏附分子 -1）、CD34	L 选择素	滚动（中性粒细胞、单核细胞）
整合素及整合素配体		
细胞间黏附分子 -1（intercellular adhesion molecule-1，ICAM-1）属于免疫球蛋白超家族	LFA-1（CD11a/CD18）和 MAC-1（CD11b/CD18）整合素	黏附、俘获、游出（中性粒细胞、单核细胞、淋巴细胞）
血管细胞黏附分子 -1（vascular cell adhesion molecule-1，VCAM-1）属于免疫球蛋白超家族	VLA-4（very late antigen-4）整合素	黏附（嗜酸性粒细胞、单核细胞、淋巴细胞）
其他		
CD31（PECAM-1，属于免疫球蛋白超家族）	CD31（同型相互作用）	白细胞游出血管内皮

肿瘤生长、浸润、转移等病理过程。

免疫球蛋白超家族黏附分子是一组与免疫球蛋白结构相似的蛋白质，具有与免疫球蛋白同源的 V 区和 C 区，主要表达在淋巴细胞、粒细胞及内皮细胞上。免疫球蛋白超家族包括：细胞间黏附分子（intercelluar adhesion molecule，ICAM）、血管细胞黏附分子 -1（vascular cell adhesion molecule-1，VCAM-1）、血小板内皮细胞黏附分子 -1（platelet endothelial cell adhesion molecule-1，PECAM-1）、神经细胞黏附分子（neural cell adhesion molecule，NCAM）及黏膜地址素细胞黏附分子（mucosal addressin cell adhesion molecule，MAdCAM）等。它们的主要作用是作为 β1 整合素、β2 整合素的配体。

与 ICAM-1 结合的是淋巴细胞功能相关抗原 -1（LFA-1）（CD11a/CD18）和 MAC-1（CD11b/CD18），与 VCAM-1 结合的是 VLA-4 和 α4β7（表 4-2）。VLA-4 只表达于白细胞，是介导白细胞黏附于内皮细胞最重要的分子。LFA-1 在介导白细胞黏附于内皮细胞和抗原提呈方面发挥非常重要的作用；MAC-1 除了介导白细胞与内皮细胞的黏附以及白细胞从血管内渗出之外，还是巨噬细胞表面的纤维粘连蛋白和补体的受体。正常情况下，白细胞表面的 LFA-1 处于低亲和状态，因而不与内皮细胞的 ICAM-1 结合；在炎症损伤部位，内皮细胞、巨噬细胞和成纤维细胞等释放的趋化因子，激活附着于内皮细胞的白细胞，白细胞表面的整合素 LFA-1 发生构象改变，变为高亲和状态，其与 ICAM-1 结合而使白细胞紧密黏附于内皮细胞（图 4-4）。同样，与 VCAM-1 结合的 VLA-4 也可由低亲和状态变为高亲和状态。与此同时，内皮细胞被巨噬细胞释放的 TNF 和 IL-1 等细胞因子激活，整合素配体表达量增加。白细胞表面的整合素与其配体结合后，白细胞的细胞骨架发生改变，导致其紧密黏附于内皮细胞。

由此可见，黏附分子在炎症过程中发挥重要作用，白细胞黏附缺陷（leukocyte adhesion deficiency，LAD）便是典型的例子。LAD-1 型是由于整合素 CD18 的 β2 缺陷，导致白细胞黏附、迁移、吞噬和氧化激增反应障碍，引起患者反复细菌感染和创伤愈合不良。LAD-2 型是由于岩藻糖代谢障碍使唾液酸化 Lewis X 缺乏，LAD-2 型临床表现较 LAD-1 型轻，也表现为反复细菌感染。

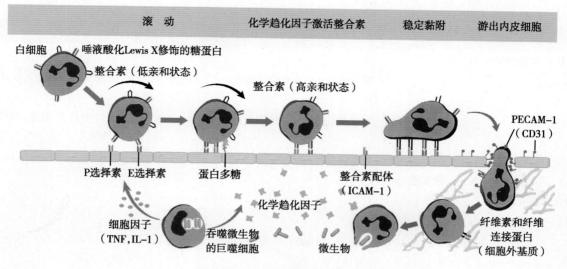

图 4-4　内皮细胞和白细胞黏附分子表达调节示意图

（三）白细胞游出

白细胞穿过血管壁进入周围组织的过程，称为白细胞游出（transmigration），通常发生在毛细血管后小静脉。白细胞游出主要是由炎症病灶产生的趋化因子介导的，这些趋化因子作用于黏附在血管内皮的白细胞，刺激白细胞以阿米巴运动的方式从内皮细胞连接处逸出。并且，位于白细胞和内皮细胞表面的血小板内皮细胞黏附分子（PECAM-1，又称 CD31），通过介导两者的结合而促使白细胞游出血管内皮。穿过内皮细胞的白细胞可分泌胶原酶降解血管基底膜，进入周围组织中。

（四）趋化作用

白细胞游出血管后，通过趋化作用（chemotaxis）而聚集到炎症病灶。趋化作用是指白细胞沿化学物质浓度梯度向着化学刺激物作定向移动。这些具有吸引白细胞定向移动的化学刺激物称为趋化因子（chemokine）。

趋化因子可以是外源性的，也可以是内源性的。最常见的外源性趋化因子是细菌产物，特别是含有 N-甲酰甲硫氨酸末端的多肽。内源性趋化因子包括补体成分（特别是 C5a）、白细胞三烯（主要是 LTB4）和细胞因子（特别是 IL-8 等）。趋化因子具有特异性，有些趋化因子只吸引中性粒细胞，而另一些趋化因子则吸引单核细胞或嗜酸性粒细胞。不同的炎症细胞对趋化因子的反应也不同，粒细胞和单核细胞对趋化因子的反应较明显，而淋巴细胞对趋化因子的反应则

较弱。

趋化因子是通过与白细胞表面的特异性 G 蛋白偶联受体相结合而发挥作用的，二者结合后激活 Rac/Rho/cdc42 家族的 GTP 酶和一系列激酶。这些信号导致肌动蛋白聚合并分布在细胞运动的前缘，而肌球蛋白纤维则分布在细胞后缘，白细胞通过延伸丝状伪足而拉动细胞向前运动，引起细胞的移位。

二、白细胞激活

白细胞聚集到组织损伤部位后，通过多种受体来识别感染的微生物和坏死组织，然后被激活，发挥杀伤和清除作用。激活白细胞的受体包括（图 4-5）：①识别微生物产物的受体：白细胞 TLR 表达于细胞膜以及胞质内，可以识别细胞外和吞入细胞内的微生物产物。②G 蛋白偶联受体：其表达于中性粒细胞和巨噬细胞等多种白细胞，主要识别含有 N-甲酰甲硫氨酸的细菌短肽。③调理素受体：调理素（opsonin）是指一类通过包裹微生物而增强白细胞吞噬功能的血清蛋白质，包括抗体 IgG 的 Fc 段、补体 C3b 和凝集素（lectin）。调理素包裹微生物而提高白细胞吞噬作用的过程，称为调理素化（opsonization）。调理素化的微生物与白细胞的调理素受体（Fc 受体、C3b 受体）结合后，明显提高白细胞的吞噬作用。④细胞因子受体：感染微生物后，机体产生多种细胞因子，例如 γ 干扰素（interferon-γ，IFN-γ）。这些细胞因子通过与白细胞表面的受体结合而激活白

细胞。

　　白细胞被激活后,具有如下功能:①吞噬微生物、坏死细胞或异物;②利用吞噬溶酶体内产生的活性氧类、活性氮类、溶酶体酶等杀伤和清除吞入细胞内的微生物及坏死细胞;③杀伤和清除细胞外的微生物及坏死细胞,作用机制与杀伤和清除吞入细胞内的微生物及坏死细胞的机制相似;④通过产生炎症介质(例如花生四烯酸、细胞因子等),促进白细胞渗出和激活,放大炎症反应。

　　在杀伤微生物过程中,吞噬作用(phagocytosis)发挥了重要功能。吞噬作用是指白细胞吞噬病原体、组织碎片和异物的过程。具有吞噬作用的细胞主要为中性粒细胞和巨噬细胞。中性粒细胞吞噬能力较强,其胞质颗粒中的髓过氧化物酶(MPO)、溶酶体酶等在杀伤、降解微生物的过程中起了重要作用。吞噬过程包括识别和附着、吞入、杀伤和降解三个阶段(图4-6)。

　　进入吞噬溶酶体的细菌,可通过依赖氧的机制和不依赖氧的机制被杀伤和降解。

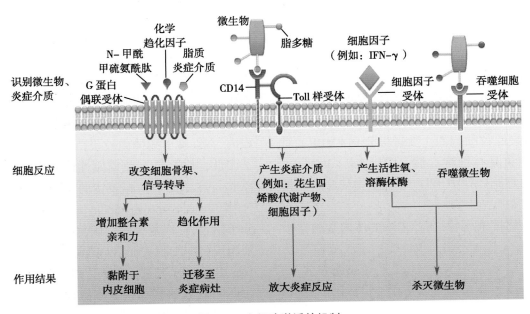

图 4-5　白细胞激活的机制

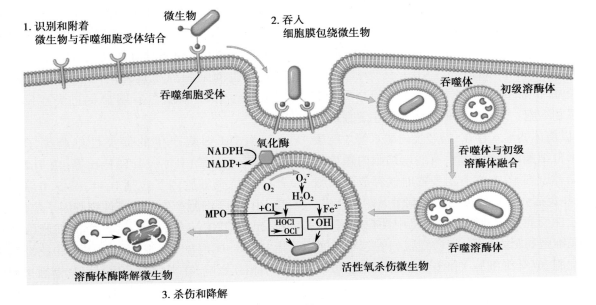

图 4-6　白细胞吞噬过程模式图

依赖氧的机制主要是通过活性氧类和活性氮类杀伤微生物。活性氧由激活的白细胞还原型辅酶Ⅱ（NADPH）氧化酶产生，后者使 NADPH 氧化而产生超氧负离子（O_2^-）。大多数超氧负离子经自发性歧化作用转变为过氧化氢（H_2O_2），H_2O_2 进一步被还原成高度活跃的羟自由基。H_2O_2 不足以杀灭细菌，中性粒细胞胞质内的嗜天青颗粒中含有髓过氧化物酶（MPO），MPO 可催化 H_2O_2 和 Cl^- 产生次氯酸（HOCl）。HOCl 是强氧化剂和杀菌因子。H_2O_2-MPO-卤素是中性粒细胞最有效的杀菌系统。活性氮类（主要是 NO）也参与微生物杀伤，作用机制与活性氧相似。

对微生物的杀伤还可以通过不依赖氧的机制：①溶酶体内的细菌通透性增加蛋白（bacterial permeability-increasing protein，BPI），通过激活磷脂酶和降解细胞膜磷脂，使细菌外膜通透性增加；②溶菌酶通过水解细菌糖肽外衣而杀伤病原微生物；③嗜酸性粒细胞的主要碱性蛋白（MBP），对许多寄生虫具有细胞毒性；④防御素（defensin）存在于白细胞颗粒中，通过对微生物细胞膜的损伤而杀伤病原微生物。

微生物被杀死后，在吞噬溶酶体内被酸性水解酶降解。

（田新霞）

第三节 炎 症 介 质

炎症的血管反应和白细胞反应都是通过一系列化学因子的作用实现的。参与和介导炎症反应的化学因子称为化学介质或炎症介质（inflammatory mediator）。

炎症介质的共同特点如下：①炎症介质可来自血浆和细胞。来自血浆的炎症介质主要在肝脏合成，以前体的形式存在，需经蛋白酶水解才能激活。来自细胞的炎症介质，有些以细胞内颗粒的形式储存于细胞内，在有需要的时候释放到细胞外，有些炎症介质在致炎因子的刺激下即刻合成。产生急性炎症介质的细胞主要是中性粒细胞、单核巨噬细胞和肥大细胞，间质细胞（内皮细胞、平滑肌细胞、成纤维细胞）和多数上皮细胞也可以产生炎症介质。②多数炎症介质通过与靶细胞表面的受体结合发挥其生物活性作用，然而某些炎症介质直接有酶活性或者可介导氧化损伤。③炎症介质作用于靶细胞可进一步引起靶细胞产生次级炎症介质，使初级炎症介质的作用放大或抵消初级炎症介质的作用。一种炎症介质可作用于一种或多种靶细胞，可对不同的细胞和组织产生不同的作用。④炎症介质被激活或分泌到细胞外后，半衰期十分短暂，很快被酶降解灭活或被拮抗分子抑制或清除。

主要炎症介质的作用汇总于表 4-3。细胞因子、趋化因子、补体等炎症介质的主要作用详细介绍如下。

一、细胞因子

细胞因子（cytokine）是由多种细胞产生的多肽类物质，主要由激活的淋巴细胞和巨噬细胞产生，参与免疫反应和炎症反应。外源性抗原经吞噬或吞饮作用，被巨噬细胞和树突状细胞摄入胞内，在吞噬溶酶体内被蛋白水解酶降解为小分子多肽，其中，具有免疫原性的称为抗原肽。抗原肽与抗原提呈细胞表达的主要组织相容性复合体（major histocompatibility complex，MHC）Ⅱ类分子结合，形成复合物。该复合物表达于树突状细胞或巨噬细胞表面，可被淋巴组织中初始辅助 T 细胞（Th0）识别。Th0 受到抗原刺激后分化为不同效应细胞和调节细胞：Th1 细胞（促进炎症反应）、Th2 细胞（抑制炎症反应）、Treg（调节作用）和 Th17 细胞（促进炎症反应）（图 4-7）。根据病原体的不同，Th 细胞群可以具有促进炎症反应、抑制炎症反应或调节作用。由 Th1 和 Th2 产生的细胞因子具有相互拮抗的作用，而由 Treg 产生的细胞因子具有同时抑制 Th1 和 Th2 的功能。Th17 细胞具有明显促进炎症反应的作用。

由 Th1 细胞产生的促炎性细胞因子包括 IL-2、γ 干扰素（IFN-γ）、TNF-α 等；由 Th2 细胞产生的抗炎细胞因子包括 IL-4、IL-5、IL-9、IL-13；由 Th17 细胞产生的促炎性细胞因子包括 IL-17、IL-6、TNF-α 等；由 Treg 产生的细胞因子包括 IL-10、TGF-β。促炎性细胞因子和抗炎细胞因子相互影响，在炎症的发生、发展、消散过程中发挥重要作用，并且与动脉粥样硬化、自身免疫病等的发生、发展和预后密切相关。

表 4-3　主要炎症介质的来源和作用

炎症介质种类	主要来源	功　　能
来源于细胞的炎症介质		
组胺	肥大细胞、嗜碱性粒细胞、血小板	血管扩张,血管通透性增加,内皮细胞激活
5-羟色胺	血小板	血管扩张,血管通透性增加
前列腺素	肥大细胞、白细胞	血管扩张,疼痛、发热
白细胞三烯	肥大细胞、白细胞	血管通透性增加,化学趋化作用,白细胞黏附和激活
血小板激活因子	白细胞、肥大细胞	血管扩张,血管通透性增加,白细胞黏附,化学趋化作用,脱颗粒,氧化激增
活性氧	白细胞	杀伤微生物,组织损伤
NO	内皮细胞、巨噬细胞	血管平滑肌舒张,杀伤微生物
细胞因子(TNF、IL-1)	巨噬细胞、内皮细胞、肥大细胞	局部内皮细胞激活,发热、疼痛、厌食、低血压、休克
趋化因子	白细胞、激活的巨噬细胞	化学趋化作用,白细胞激活
来源于血浆的炎症介质		
补体系统(C5a、C3a、C4a)	血浆(由肝脏产生)	白细胞化学趋化作用和激活,血管扩张(肥大细胞刺激)
激肽	血浆(由肝脏产生)	血管通透性增加,平滑肌收缩,血管扩张,疼痛
凝血酶	血浆(由肝脏产生)	内皮细胞激活,白细胞聚集

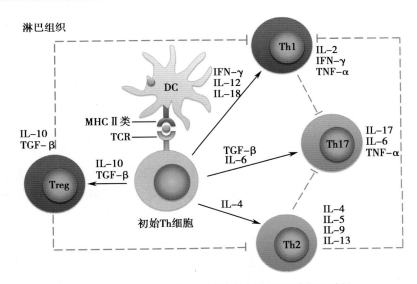

图 4-7　促炎性细胞因子及抗炎细胞因子的产生过程

初始 Th0 细胞受到抗原刺激后,分化为不同效应细胞和调节细胞,这些细胞产生不同的细胞因子。

TNF 和 IL-1 是介导炎症反应的两个重要细胞因子,主要由激活的巨噬细胞、肥大细胞和内皮细胞等产生,内毒素、免疫复合物和物理性因子等可以刺激 TNF 和 IL-1 的分泌,激活的炎性体也可以诱导产生 IL-1。TNF 和 IL-1 在急性炎症中的作用如图 4-8 所示。①在炎症局部,TNF 和 IL-1 均可促进血管内皮细胞黏附分子的表达以及其他细胞因子的分泌,促进白细胞的渗出和激活。②在炎症过程中具有积极防御作用。TNF 和 IL-1 促进肝脏合成各种急性期蛋白;促进骨髓向末梢血液循环释放中性粒细胞;TNF 和 IL-1 可作用于下丘脑的体温调节中枢,通过提高局部环氧合酶水平,促进花生四烯酸转变为前列腺素 E 而引起发热。③在炎症过程中具有病理作用。TNF-α 可以通过介导心肌重构、降低心肌收缩力而减少心输出量,在充血性心力衰竭的发生、发展中起重要作用；TNF 促进血栓形成，与心脑血管疾病的发生、发展密切相关；TNF 和 IL-1 可以干扰胰岛素信号转导而引起骨骼肌的胰岛素抵抗，即胰岛素促进葡萄糖摄取和利用的效率下降，机体代偿性地分泌过多胰岛素而产生高胰岛素血症，以维持血糖的稳定。

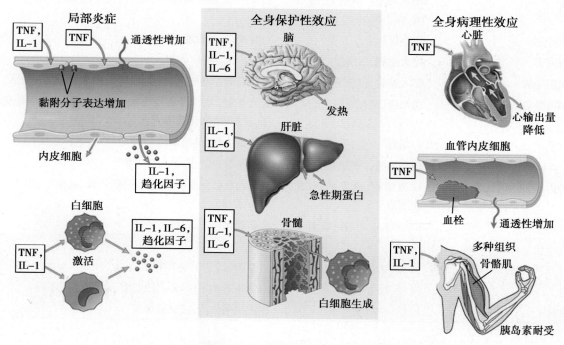

图 4-8 TNF 和 IL-1 细胞因子在急性炎症中的作用

二、趋化因子

趋化因子（chemokine）是一类一级结构相似、分子量较小、主要对白细胞具有趋化作用的细胞因子，在机体的防御和炎症反应等方面起着重要的调节作用。

所有趋化因子具有相似的一级结构，一般在 N 末端都含有 4 个保守的半胱氨酸残基，此区域是与受体结合的重要区域。趋化因子的受体是 G 蛋白偶联受体。根据前两个半胱氨酸残基的相对位置不同，可以分为四类：①CXC 类趋化因子（α），N 末端的第一个与第二个半胱氨酸残基之间含有任意一种氨基酸。此类趋化因子主要对中性粒细胞具有强大的趋化和功能活化作用。②CC 类趋化因子（β），N 末端两个半胱氨酸残基直接相邻，其间无任何氨基酸。CC 类趋化因子主要作用于单核巨噬细胞、淋巴细胞、嗜酸性粒细胞、嗜碱性粒细胞及 NK 细胞，诱导它们的迁移和功能活化。目前的研究表明，CC 类趋化因子与多种炎性疾病，如自身免疫病、HIV 感染等相关。③C 类趋化因子（γ），只有两个半胱氨酸残基。

对淋巴细胞有特异性的化学趋化作用。④CX$_3$C 类趋化因子（δ），N 末端两个半胱氨酸残基分隔，可使单核细胞和 T 淋巴细胞黏附于内皮细胞，并对它们有趋化作用。

在微生物感染和组织坏死时，促炎性细胞因子 IL-1、TNF-α、IFN-γ 以及细菌产物脂多糖、病毒产物等都能诱导趋化因子的产生，然后趋化因子募集特定的白细胞到达炎症病灶，发挥抗微生物感染和创伤修复等作用。然而，趋化因子的高水平、持续表达，也会使募集的白细胞大量增加，对组织造成损伤。另外，白细胞介导的损伤又使趋化因子高水平表达或使其他类型的趋化因子表达增加，产生更广泛的组织损伤而引起疾病。大量研究表明，趋化因子及其受体可能在自身免疫病、HIV 感染、心血管疾病、过敏性疾病、神经系统炎性疾病、肿瘤等多种疾病的发生和发展中起着重要作用。

三、补体

补体系统由 20 多种血浆蛋白质组成，不仅是抵抗病原微生物的天然和过继免疫的重要因子，还是重要的炎症介质。补体可通过经典途径

（抗原抗体复合物）、替代途径（病原微生物表面分子，例如内毒素或脂多糖）和凝集素途径激活。三种途径均可激活 C3，使其转化为 C3a 和 C3b，进一步激活 C5，使其转化为 C5a 和 C5b。

补体系统在炎症过程中，参与如下反应（图 4-9）：①血管反应。C3a 和 C5a 通过刺激肥大细胞释放组胺，使血管扩张和血管通透性增加。由于它们的作用类似于过敏反应中肥大细胞释放的介质，又被称为过敏毒素。C5a 还可以激活中性粒细胞和单核细胞中花生四烯酸的脂氧合酶途径，进一步引起炎症介质的释放。②白细胞激活、黏附、趋化作用。C5a 可激活白细胞，通过增加白细胞表面整合素的亲和力而促进白细胞黏附。另外，C5a 是中性粒细胞、嗜酸性粒细胞、嗜碱性粒细胞和单核细胞的趋化因子。③吞噬作用。C3b 和 iC3b 可与细菌细胞壁结合，通过其调理素化作用，增加具有 C3b 和 iC3b 受体的中性粒细胞和单核细胞的吞噬作用。④细菌杀伤作用。补体激活可以产生攻膜复合物（membrane attack complex，MAC），在入侵微生物的细胞膜上打孔，杀死微生物。

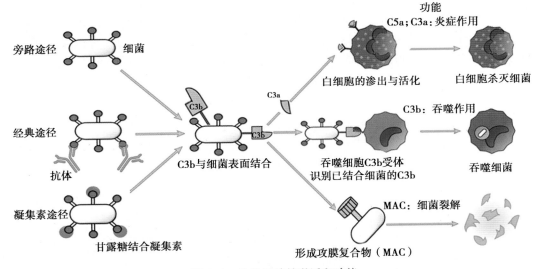

图 4-9　补体系统的激活和功能

（田新霞）

第四节　急慢性炎症过程中的组织修复

生物体长期存活的关键是机体具有修复各种有害因素和炎症造成的损伤的能力，微生物和各种损伤因素造成的炎症应答不仅有利于清除微生物和受损的组织，同时有助于启动机体的修复过程。损伤造成机体部分细胞和组织丧失后，机体对所形成缺损进行修补恢复的过程，称为修复（repair），修复后可完全或部分恢复原组织的结构和功能。参与修复过程的主要成分包括细胞外基质和各种细胞。

炎症的修复过程可概括为两种不同的形式：①由损伤周围的同种细胞来修复，称为再生（regeneration），如果完全恢复了原组织的结构及功能，则称为完全再生；②由纤维结缔组织来修复，称为纤维性修复，这种修复首先通过肉芽组织（granulation tissue）增生，溶解、吸收损伤局部的坏死组织及其他异物，并填补组织缺损，以后肉芽组织转化成以胶原纤维为主的瘢痕组织，故也称瘢痕修复。肉芽组织由新生的薄壁毛细血管以及增生的成纤维细胞构成，并伴有炎症细胞浸润，肉眼表现为鲜红色、颗粒状、柔软湿润，形似鲜嫩的肉芽故而得名。镜下可见大量由内皮细胞增生形成的实性细胞索及扩张的毛细血管，对着创面垂直生长，并以小动脉为轴心，在周围形成祥状弯曲的毛细血管网。新生毛细血管的内皮细胞核体积较大，呈椭圆形，向腔内突出。在此种毛细血管的周围有许多新生的成纤维细胞，此外，可见大量渗出液及炎症细胞。肉芽组织在组织损伤修复过程中具有重要作用：①抗感染保护创面；②填补创口及其他组织缺损；③机化或包裹坏死、血栓、炎性渗出物和其他异物。尽管瘢痕性修复可能对机体造成不利的影响，但是它同时可以为受损的组织提供结构的完整性和坚固性。纤维化常用于描述在慢性炎症过程中或是在心肌广泛缺血心肌梗死后，胶原纤维大量沉积在肺脏、肝脏、肾脏或心脏。在多数情况下，再生和纤维性修复两种修复过程常同时存在。在组织损伤和修复过程中，常有炎症反应。

炎症过程中的组织修复涉及各种细胞的增生以及细胞与细胞外介质的密切接触。受损组织和细胞的修复是一个极其复杂的生物学过程，其中包括多种细胞、细胞因子和细胞外基质之间错综复杂的相互作用。

一、细胞周期和不同类型细胞的再生潜能

细胞周期（cell cycle）由间期（interphase）和分裂期（mitotic phase，M 期）构成。间期又可分为 G_1 期（DNA 合成前期）、S 期（DNA 合成期）和 G_2 期（分裂前期）（图 4-10）。不同种类的细胞，其细胞周期的时程长短不同，在单位时间里可进入细胞周期进行增殖的细胞数也不相同，因此具有不同的再生能力。一般而言，幼稚组织比高分化组织再生能力强；平时易受损伤的组织及生理状态下经常更新的组织具有较强的再生能力。按再生能力的强弱，可将人体细胞分为三类：

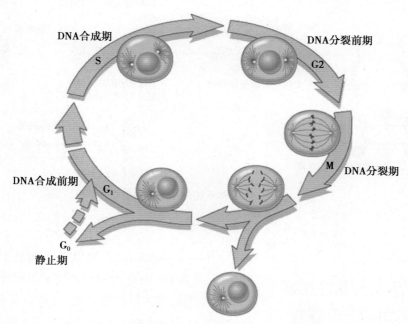

图 4-10　细胞周期模式图

1. **不稳定细胞（labile cell）** 又称持续分裂细胞（continuously dividing cell）。这类细胞总在不断地增殖，以代替衰亡或破坏的细胞，如表皮细胞、呼吸道和消化道黏膜被覆细胞、男性及女性生殖器官管腔的被覆细胞、淋巴及造血细胞、间皮细胞等。

2. **稳定细胞（stable cell）** 又称静止细胞（quiescent cell）。在生理情况下，这类细胞增殖现象不明显，在细胞增殖周期中处于静止期（G_0），但受到组织损伤的刺激时，则进入 DNA 合成前期（G_1），表现出较强的再生能力。这类细胞包括各种腺体或腺样器官的实质细胞，如胰腺、内分泌腺、唾液腺、肝脏、汗腺、皮脂腺和肾小管的上皮细胞等。

3. **永久性细胞（permanent cell）** 又称非分裂细胞（nondividing cell）。属于这类细胞的有神经细胞及心肌细胞。无论中枢神经细胞还是周围神经的神经节细胞，在出生后都不能分裂增生，一旦遭受破坏则成为永久性缺失，但这不包括神经纤维。在神经细胞存活的前提下，受损的神经纤维有着活跃的再生能力。骨骼肌细胞通常被认为非分裂细胞，但是研究发现，附着于骨骼肌的卫星细胞（即骨骼肌干细胞）可以再生为骨骼肌。

二、细胞再生的影响因素

各种因素引起的细胞损伤,皆可刺激细胞增殖。作为再生的关键环节,细胞的增殖在很大程度上受细胞外微环境和各种化学因子的调控。过量的刺激因子或缺乏抑制因子,均可导致细胞增生和肿瘤的失控性生长。细胞的生长可通过缩短细胞周期来完成,但最重要的因素是使静止细胞重新进入细胞周期。

(一)细胞外基质在细胞再生过程中的作用

细胞外基质(extracellular matrix, ECM)在任何组织都占有相当比例,它的主要作用是把细胞连接在一起,借以支撑和维持组织的生理结构和功能。近年来的研究证明,尽管不稳定细胞和稳定细胞都具有完全的再生能力,但能否重新构建为正常结构尚依赖 ECM 的调控,因为后者在调节细胞的生物学行为方面发挥更为主动和复杂的作用。ECM 可影响细胞的形态、分化、迁移、增殖等生物学功能。由其提供的信息可以调控胚胎发育、组织重建与修复、创伤愈合、纤维化及肿瘤的侵袭等。ECM 的主要成分如下:

1. 胶原蛋白 胶原蛋白(collagen)是动物体内最常见的一种蛋白,为所有多细胞生物提供细胞外支架。胶原蛋白由三条具有 gly-x-y 重复序列的多肽 α 链构成三螺旋结构。约 30 条 α 链形成了至少 14 种不同的胶原蛋白。Ⅰ、Ⅱ、Ⅲ型胶原为间质性或纤维性胶原蛋白,体内含量最为丰富。Ⅳ、Ⅴ、Ⅵ型胶原为非纤维性(或无定形)胶原蛋白,存在于间质和基底膜内。

胶原蛋白在核糖体内合成后,α 链要经过一系列酶的修饰,包括脯氨酸和赖氨酸残基的羟基化,从而使胶原蛋白富含羟化脯氨酸。胶原前肽的羟基化需要维生素 C,这也可以解释为何维生素 C 缺乏症(坏血病)时可引起创伤愈合不良。α 链经过修饰后,前胶原链形成三螺旋结构。在此阶段,前胶原分子仍为可溶性并含有 N 末端和 C 末端前肽。在分泌过程中,前胶原肽酶切掉末端前肽链,促进原纤维的形成(常称为原胶原)。在原纤维形成过程中,随着由细胞外赖氨酰氧化酶催化的特异赖氨酸及羟化赖氨酸残基的氧化,邻近 α 链间产生交联,形成稳定的胶原特有的排列结构。正是这种交联结构决定了胶原蛋白的张力强度。

2. 弹力蛋白(elastin) 机体的组织如血管、皮肤、子宫和肺组织在结构上需要弹性以发挥功能。虽然张力强度是由胶原蛋白提供的,但这些组织的回缩能力则由弹力纤维来完成。这些纤维可延长数倍并在张力消失后回缩至其原长度。在形态上,弹力纤维包括一个中轴,其周围由微丝形成的网状结构围绕。中轴由分子量为 70kD 的弹力蛋白构成。在大血管壁、子宫、皮肤和韧带中存在大量弹力蛋白。与胶原蛋白相似,弹力蛋白一级结构中三分之一为甘氨酸,富含脯氨酸和丙氨酸;与胶原蛋白不同的是,弹力蛋白只含极少的羟化脯氨酸并且无羟化赖氨酸残基。成熟的弹力蛋白含有交联结构以调节其弹性。

3. 黏附性糖蛋白和整合素 黏附性糖蛋白(adhesive glycoprotein)和整合素(integrin)在结构上并不相同,但其共同特性为既能与其他细胞外基质结合,又能与特异性的细胞表面蛋白结合。由此,通过黏附性糖蛋白和整合素将不同的细胞外基质、细胞外基质与细胞之间联系起来。

(1)纤连蛋白(fibronectin):纤连蛋白是一种多功能的黏附性糖蛋白,其主要作用是能使细胞与各种基质成分发生粘连。分子量为接近 450kD 的大分子糖蛋白,可由成纤维细胞、单核细胞、内皮细胞及其他细胞产生。纤连蛋白与细胞黏附、细胞伸展和细胞迁移直接相关。另外,纤连蛋白还可增强毛细血管内皮细胞对生长因子增殖作用的敏感性。

(2)层粘连蛋白(laminin):层粘连蛋白是基底膜中含量最为丰富的大分子糖蛋白(分子量约为 820kD)。为三个不同的亚单位共价结合形成的交叉状结构并跨越基底膜。层粘连蛋白一方面可与细胞表面的特异性受体结合,另一方面也可与基质成分如Ⅳ型胶原和硫酸乙酰肝素结合,还可介导细胞与结缔组织基质黏附。在体外细胞培养中,它可改变各种细胞的生长、存活、形态、分化和运动。若在培养的内皮细胞中加入 FGF,则层粘连蛋白可引起内皮细胞有序排列,然后形成毛细血管管腔,这是血管生成的关键步骤。层粘连蛋白和纤连蛋白与许多细胞外基质成分相似,与整合素受体家族成员具有结合能力。

(3)整合素:整合素是细胞表面受体的主要家族,在体内表达广泛,对细胞和细胞外基质的黏附起介导作用。大多数细胞表面都可表达一种以上的整合素,在多种生命活动中发挥关键作用。整合素的特殊类型在白细胞黏附过程中还可诱导细胞与细胞间的相互作用。例如,由于整合素具有黏附作用,使其成为白细胞游出、血小板凝集、发育过程和创伤愈合中的关键因素。另外某些细胞只有通过黏附才能发生增殖,若通过整合素介导的细胞与细胞外基质黏附发生障碍则可导致细胞凋亡。

4. 基质细胞蛋白 基质细胞蛋白(matricellular protein)是一类分泌性蛋白,可与基质蛋白、细胞表面受体以及可作用于细胞表面的其他分子(如生长因子、细胞因子或蛋白水解酶)相互作用。虽然其功能表现具有多样性,但都有影响细胞-基质相互作用的能力。这一家族包括:①富含半胱氨酸的酸性分泌蛋白(secreted protein acidic and rich in cysteine, SPARC),亦称骨粘连蛋白(osteonectin),可促进损伤后的组织重建,其本身又是一个血管生成抑制剂;②血小板应答蛋白(thrombospondin),是具有多种功能的蛋白家族,其一部分成员与 SPARC 相似,也可抑制血管生成;③骨桥蛋白(osteopontin),可介导白细胞迁移;④细胞黏合素(tenascin)家族,为多聚体大分子蛋白,与细胞黏附的调控有关。

5. 蛋白多糖和透明质酸 蛋白多糖(proteoglycan)和透明质酸(hyaluronan)构成了细胞外基质的另一重要成分。其结构包括核心蛋白及与核心蛋白相连接的多糖或由多个多糖聚合形成的氨基多糖(glycosaminoglycan)。蛋白多糖明显表现出多样性,某种细胞外基质可含有几种不同的核心蛋白,而每一种核心蛋白又可含有不同的氨基多糖。最常见的一些蛋白多糖包括硫酸乙酰肝素(heparan sulfate)、硫酸软骨素(chondroitin sulfate)和硫酸皮肤素(dermatan sulfate)。它们在结缔组织的结构和通透性的调控中具有多重作用。

透明质酸是大分子蛋白多糖复合物的骨架,与调节细胞增殖和迁移的细胞表面受体有关。透明质酸可结合大量的水分子形成高度水合的凝胶,使多种类型的结缔组织尤其是关节软骨,具有膨胀压、抗压、反弹及润滑的能力。透明质酸亦存在于发生迁移和增殖细胞周围的细胞外基质中,抑制细胞间的黏附并促进细胞迁移。

损伤修复过程中,ECM 经代谢调整,其成分也会有所改变,如Ⅲ型胶原减少而Ⅰ型胶原增多,使组织修复能力增强。然而实质脏器慢性炎症时,该脏器的某些间叶来源细胞(如肝脏的贮脂细胞、肺泡隔间叶细胞)可增生、激活并转化为成纤维细胞,最终引起 ECM 过度增多和沉积,器官发生纤维化、硬化。

(二)生长因子

当细胞受到损伤因素的刺激后,可释放多种生长因子(growth factor),刺激同类细胞或同一胚层发育而来的细胞增生,促进修复过程。尽管有许多化学介质都可影响细胞的再生与分化,但以多肽类生长因子最为关键,它们除了刺激细胞的增殖外,在细胞移动、收缩和分化中也发挥作用,还参与损伤组织的重建。有些生长因子可作用于多种类型的细胞,而有些生长因子只作用于特定的靶细胞。组织修复过程中较为重要的生长因子简述如下:

1. 血小板源性生长因子(platelet-derived growth factor, PDGF) 来源于血小板的 α 颗粒,能引起成纤维细胞、平滑肌细胞和单核细胞的增生和游走,并能促进胶质细胞增生。

2. 成纤维细胞生长因子(fibroblast growth factor, FGF) 生物活性十分广泛,几乎可刺激所有的间叶细胞,但主要作用于内皮细胞,特别在毛细血管的新生过程中,能使内皮细胞分裂并诱导其产生蛋白溶解酶,后者溶解基膜,便于内皮细胞穿越生芽。

3. 表皮生长因子(epidermal growth factor, EGF) 是从颌下腺分离出的一种多肽,对上皮细胞、成纤维细胞、胶质细胞及平滑肌细胞都有促进增殖的作用。

4. 转化生长因子(transforming growth factor, TGF) 许多细胞都可分泌 TGF。TGF-α 的氨基酸序列有 33%~44% 与 EGF 同源,可与 EGF 受体结合,故与 EGF 有相同作用。TGF-β 由血小板、巨噬细胞、内皮细胞等产生,它对成纤维细胞和平滑肌细胞增生的作用依其浓度而异,低浓度诱导 PDGF 合成、分泌,高浓度抑制 PDGF 受体表达,使细胞的生长受到抑制。此外,TGF-β 还促进成纤维细胞产生胶原和纤连蛋白,抑制胶原降解,促进纤维化的发生。

**5. 血管内皮生长因子(vascular endothelial

growth factor，VEGF） 最初从肿瘤组织中分离提纯，对肿瘤血管的形成有促进作用，也可促进正常胚胎的发育、创伤愈合及慢性炎症时的血管增生。VEGF 还可明显增加血管的通透性，进而促进血浆蛋白在细胞基质中沉积，为成纤维细胞和血管内皮细胞的长入提供临时基质。由于仅内皮细胞存在 VEGF 受体，故 VEGF 对其他细胞增生的促进作用都是间接的。

6. 具有刺激生长作用的其他细胞因子 白介素 -1（IL-1）和肿瘤坏死因子（TNF）能刺激成纤维细胞的增殖及胶原合成，TNF 还能刺激血管再生。

此外，尚有许多细胞因子和生长因子，对相应细胞的再生都有促进作用，如造血细胞集落刺激因子、神经生长因子、IL-2（T 细胞生长因子）等。在损伤部位，多肽生长因子与细胞膜上的相应受体结合，并激活该受体使其具有内源性激酶活性。后者使大量底物发生磷酸化，这些底物参与信号转导和第二信使生成。通过激酶的扩大效应激活核转录因子，启动 DNA 合成，最终引起细胞分裂（图 4-11）。在体内，细胞的增殖又受周期蛋白（cyclin）家族调控，当周期蛋白与周期蛋白依赖性激酶（cycline-dependent kinase，CDK）形成复合物时，涉及细胞分裂的有关蛋白质的磷酸化将受到抑制，进而抑制了细胞的分裂。由此可见，机体内存在着刺激增生与抑制增生两种机制，两者处于动态平衡，若刺激增生机制增强或抑制增生机制减弱，则促进增生，反之增生受到抑制。

（三）抑素与接触抑制

与生长因子相比，抑素（chalone）具有组织特异性。似乎任何组织都可以产生一种抑素抑制本身的增殖。例如已分化的表皮细胞丧失时，抑素分泌终止，基底细胞分裂增生，直到增生分化的细胞达到足够数量或抑素达到足够浓度为止。前文述及的 TGF-β 虽然对某些间叶细胞增殖起促进作用，但对上皮细胞则是一种抑素。此外，α 干扰素、前列腺素 E_2 和肝素在组织培养中对成纤维细胞及平滑肌细胞的增生都有抑素样作用。

皮肤损伤后，缺损部位周围的上皮细胞分裂增生、迁移，将创面覆盖而相互接触时，或部分切除后的肝脏，当肝细胞增生使肝脏达到原有大小时，细胞停止生长，不致堆积起来。这种现象称为接触抑制（contact inhibition）。细胞缝隙连接、桥

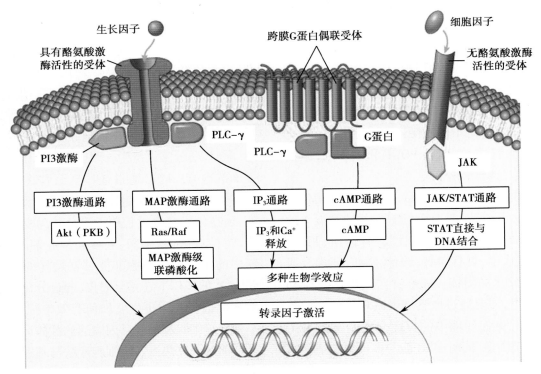

图 4-11 细胞增生的信号转导通路

cAMP：环腺苷酸；IP_3：肌醇三磷酸；JAK：Janus 蛋白酪氨酸激酶；MAP 激酶：丝裂原活化蛋白激酶；PI3 激酶：磷脂酰肌醇 3 激酶；PKB：蛋白激酶 B（也称作 Akt）；PLC-γ：磷脂酶 Cγ；STAT：信号转导及转录活化因子。

粒可能参与了接触抑制的调控。

细胞的生长与分化涉及多种信号之间的整合及相互作用。某些信号来自多肽类生长因子、细胞因子和生长抑制因子，另一些则来自细胞外基质的组成成分，并通过整合素依赖性信号转导系统进行传递。虽然某一信号转导系统可被其特异类型的受体所激活，但同时还存在信号转导系统之间的相互作用，从而使信号整合，以调节细胞增殖及细胞的其他生物学行为。

三、干细胞在细胞再生和组织修复中的作用

成体干细胞在正常情况下大多处于休眠状态，在病理状态或在外因诱导下可以表现出不同程度的再生和更新能力。在多数情况下，成体干细胞分化为与其组织来源一致的细胞，但是在某些情况下，成体干细胞也可以向无关组织类型的成熟细胞进行分化，称为转分化（transdifferentiation）。研究表明，神经干细胞（NSC）在生长因子、激素和微环境因素的作用下，除了可以分化为神经元、星形胶质细胞和少突胶质细胞外，还可以分化为骨骼肌细胞和造血细胞。

成体干细胞的这些生物学特性表明它将在组织修复过程中发挥重要作用。当组织损伤后，骨髓内的干细胞和组织内的干细胞都可以进入损伤部位，进一步分化成熟，以再生方式修复受损组织的结构和功能。此外，它们还分泌细胞因子、趋化因子以及生长因子，包括 PDGF 和 TGF-β，激活成纤维细胞，参与瘢痕修复。

间充质干细胞（mesenchymal stem cell，MSC）是一种成体干细胞，具有干细胞的共性和强大的可塑性。MSC 存在于骨髓、骨膜、骨骼肌、脂肪、脐血、外周血中，具有向骨、软骨、脂肪、肌肉及肌腱等组织分化的潜能。MSC 参与创伤的愈合和组织的再生，需要通过血管周围微环境的调控才得以激活。炎症环境中的炎症介质是调控 MSC 分化的关键因素，同时 MSC 能与多种免疫细胞特异性结合，通过释放细胞保护和免疫调节分子介导免疫调节过程。在急性炎症过程中，炎症介质吲哚胺 2，3- 双加氧酶（IDO）、白介素 -6（IL-6）和前列腺素 E_2（PGE_2）能激活 MSC 表面 Toll 样

受体 3（TLR3），从而触发免疫细胞的 Th1 效应，促进组织和细胞的再生和骨髓的造血作用。在慢性炎症过程中，MSC 微环境发生改变，炎症介质如白介素 -6（IL-6）、白介素 -8（IL-8）、TGF-β，能激活 MSC 表面的 Toll 样受体 4（TLR4），从而触发免疫细胞的 Th2 效应，最终导致脂肪组织在骨组织和肌肉组织中的蓄积，削弱创伤的愈合，影响骨髓的造血作用（图 4-12）。

由于 MSC 具有强大的可塑性，来源广泛，容易体外大量扩增以及基因修饰，其在慢性难愈创面的治疗作用逐渐受到广泛关注。MSC 促进伤口愈合的功能性特征包括：能够移行到创伤或炎症的部位，参与受损组织的再生与重建；刺激固有的祖细胞增殖和向不同方向分化，通过分泌生长因子和重新塑造细胞来促进受损细胞的恢复；增强创伤组织中的血管发生，发挥特殊的免疫调节和抗炎作用。体外研究证实，MSC 通过分泌旁分泌因子，如血管内皮生长因子、表皮生长因子、血管生成素、白介素等影响内皮细胞增殖、迁移和细胞外基质的侵入。体内研究证实，MSC 能分泌各种各样的生成血管、抗细胞凋亡和促进有丝分裂的因子，如血管内皮生长因子、肝细胞生成因子、血管生成素 1、肾上腺髓质素和胰岛素样生长因子 I 等促进组织的修复。在皮肤创面愈合的炎症期，由角质细胞产生特异性趋化因子 SLC/CCL21 与特异性受体 CCR7 结合，将 MSC 募集到创面，通过增殖分化为多种细胞类型参与创面修复，包括分化为角质细胞、内皮细胞、周细胞以及单核细胞，同时，还分泌大量生长因子和细胞因子来促进创面的愈合。MSC 通过迁移至毛囊壁龛（niche）微环境，除了在炎症期补充炎症细胞及产生胶原外，还在创面愈合过程中增殖分化为皮肤组织结构，包括血管、皮脂腺、毛囊周细胞等。此外，骨髓中的角质前体细胞亦能够在特异的趋化因子 CTACK 的作用下迁移至表皮，通过分化为角质细胞来促进皮肤的再生。如何有效地把 MSC 作为一种修复细胞和外源基因表达的载体运用于临床是目前的研究热点。干细胞疗法与基因疗法被联合运用于慢性难愈性创伤修复。

另外，目前已确认的其他组织的成体干细胞包括：①脑组织内的神经干细胞，可以进一步分化为脑内三种类型细胞，即神经元、星形胶质细胞

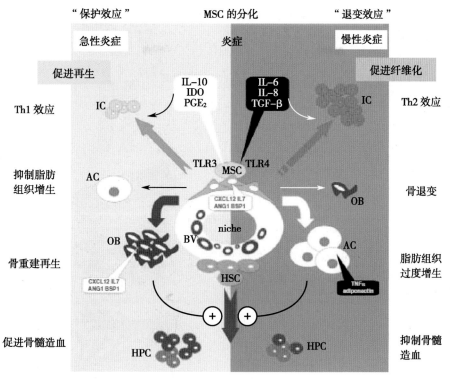

图 4-12 急、慢性炎症微环境调控 MSC 的分化
IC：免疫细胞；AC：脂肪细胞；OB：骨母细胞；HPC：造血前体细胞。

和少突胶质细胞。在适当的微环境中，神经干细胞具有向其他组织细胞多向分化的能力，可分化为血细胞和肌细胞。②在肝脏的黑林（Hering）管，即肝实质细胞和胆管系统的结合部位，存在肝脏干细胞，具有分化成胆管上皮细胞和肝细胞的双向潜能，在亚急性重型肝炎、慢性肝炎和肝硬化时，参与损伤肝脏的修复。③在骨骼肌细胞肌膜下存在骨骼肌干细胞，也被称为肌卫星细胞，当骨骼肌损伤后干细胞增殖分化形成肌细胞。④在角膜缘的基底部存在角膜缘干细胞，角膜缘干细胞不仅可增殖、分化为上皮细胞，还可保持角膜的生理功能、完整性和维持局部免疫反应。

虽然基于成体干细胞的细胞疗法已用于治疗疾病和修复组织损伤，如移植骨髓造血干细胞、移植皮肤干细胞用于皮肤再生，但是，我们需认识到干细胞的使用不当也可能对机体造成危害，干细胞可能在体内错误定位和增殖，还有成瘤风险。因此，尽管脂肪、血液、羊水、胎盘、脐带等组织中存在干细胞，但其用于细胞疗法尚处于试验阶段。

四、纤维性修复的机制

肉芽组织在组织损伤后 2~3 天内即可出现，最初是成纤维细胞和血管内皮细胞的增殖，随着时间的推移，逐渐形成纤维性瘢痕，这一过程包括：①血管生成；②成纤维细胞增殖和迁移；③细胞外基质成分的积聚和纤维组织的重建。

（一）血管生成的过程

从发生学和组织学观点出发，把广义的血管新生（neovascularization）分为两种类型，其中一种见于发生初期，由内皮细胞前期细胞（endothelial progenitor cell，EPC）或者血管母细胞（angioblast）形成新的血管，叫做血管形成（vasculogenesis）；另外一种是由组织中既存的成熟血管的内皮细胞发生增殖和游走，形成小的血管，叫作血管新生（angiogenesis），以往认为胎儿后期或成人体内血管的生成是属于血管新生的过程，即残存的血管内皮细胞增殖和迁移的过程。但是对周围相当有限的血管及其内皮细胞是否能在相应部位（如肿瘤组织或缺血组织）形成所需要的丰富新生血管一直持有疑问。最近研究证明，血液中存在 EPC，它参与重症缺血区域血管的形成，其机制与胎儿期血管发生机制是一致的。所以，病理状态下的血管生成，既包括广义的血管形成，又有狭义的血管新生。

血管新生包括一系列步骤:①原有血管基底膜降解并引起毛细血管芽的形成和细胞迁移;②内皮细胞向刺激方向迁移;③位于迁移细胞后面的内皮细胞增殖和发育成熟。随后,内皮细胞生长停止、形成毛细血管管腔和内皮细胞外侧出现新的细胞成分。如在毛细血管外出现周细胞;在较大的血管外出现平滑肌细胞以支撑管腔,维持内皮细胞和周细胞的功能。所有这些步骤均由生长因子、细胞和细胞外基质间的相互作用所调控。

1. **生长因子和受体** 多数实验结果表明,VEGF 和血管生成素(angiopoietin)在血管形成中发挥特殊作用。多种间叶细胞均能分泌生长因子,但具有酪氨酸激酶活性的受体则主要存在于内皮细胞。在血管发育的早期,VEGF 与血管内皮细胞上的 VEGF 受体之一 VEGFR2 结合,介导内皮细胞增殖和迁移,然后,VEGF 与另一个受体(VEGFR1)结合并引起毛细血管管腔形成。进一步的血管新生则依赖于血管生成素(Ang-1 和 Ang-2)的调控,Ang-1 与内皮细胞上的称为 Tie-2 的受体相互作用,使内皮细胞外侧出现新的细胞,这种新的细胞除维持新生血管的稳定外,Ang-1 和 Tie-2 的相互作用还可促进血管的成熟,使其从简单的内皮细胞构成的管腔,成为更精细的血管结构并维持内皮细胞处于静止状态(图 4-13)。

2. **细胞外基质** 血管生成的关键环节是内皮细胞的运动和直接迁移。这些过程由多种蛋白调控,包括:①整合素,对新生血管的形成和稳定尤为重要;②基质细胞蛋白,包括血小板应答蛋白 1(thrombospondin 1)、富含半胱氨酸的酸性分泌蛋白(SPARC)和细胞黏合素 C,它们可导致细胞与基质的相互作用失衡,从而促进血管新生;③蛋白水解酶,如纤溶酶原激活物和基质金属蛋白酶,它们在内皮细胞迁移过程中发挥重要作用。另外,这些蛋白酶水解细胞外基质所产生的水解片段,也对血管生成起调节作用。如内皮细胞抑制素(endostatin)为一种特殊类型的胶原小片段,可抑制内皮细胞增殖和血管形成。

(二)纤维化

在富含新生血管和疏松细胞外基质的肉芽组织内发生纤维化的过程是:①损伤部位的成纤维细胞迁移和增殖;②细胞外基质的积聚。

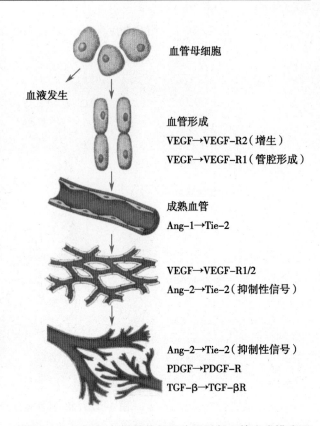

图 4-13 VEGF 与其受体相互作用引起血管生成模式图

1. **成纤维细胞增殖** 肉芽组织富含新生血管。VEGF 除可促进血管生成,还能增加血管的通透性。血管通透性的增高导致血浆蛋白如纤维蛋白原和血浆纤连蛋白在细胞外基质中积聚,为生长中的成纤维细胞和内皮细胞提供临时基质。多种生长因子可启动成纤维细胞向损伤部位的迁移及随之发生的增殖,包括 TGF-β、PDGF、EGF、FGF 和促纤维化性细胞因子如 IL-1 和 TNF-α。TGF-β 因其在纤维组织积聚中发挥多种作用,所以认为是引起感染性纤维化的最重要的生长因子。

2. **细胞外基质积聚** 在修复过程中,增生的成纤维细胞和内皮细胞的数量逐渐减少。成纤维细胞开始合成更多的细胞外基质并在细胞外积聚。纤维性胶原是修复部位结缔组织的主要成分,对创伤愈合过程中张力的形成尤为重要。许多调节成纤维细胞增殖的生长因子同样可刺激细胞外基质的合成,包括生长因子(PDGF、FGF、TGF-β)和细胞因子(IL-1、IL-4)皆可促进胶原合成,而这些因子在创伤愈合时又由白细胞和成纤维细胞所分泌。然而,胶原的积聚不仅与胶原合成的增加有关,还与胶原降解抑制有关。最后,肉芽组织转变为含有梭形纤维细胞、致密胶原、弹性纤维和其他细胞外基质成分的瘢痕。

（三）组织重构

肉芽组织转变为瘢痕的过程也包括细胞外基质的结构改变过程。一些能刺激胶原和其他结缔组织分子合成的生长因子，还有调节金属蛋白酶的合成与激活的作用。而金属蛋白酶是降解细胞外基质成分的关键酶。细胞外基质合成与降解的最终结果不仅导致了结缔组织的重构，而且亦是慢性炎症和创伤愈合的重要特征。

胶原和其他细胞外基质成分的降解，可由锌离子依赖性的基质金属蛋白酶家族来完成。中性粒细胞弹性蛋白酶、组织蛋白酶G、激肽、纤溶酶及蛋白水解酶虽可降解细胞外基质成分，但它们为丝氨酸蛋白水解酶，而非金属蛋白酶。金属蛋白酶可由成纤维细胞、巨噬细胞、中性粒细胞、滑膜细胞和一些上皮细胞等多种细胞分泌，并由生长因子（PDGF、FGF）、细胞因子（IL-1、TNF-α）及吞噬作用和物理作用等刺激因素所诱导。TGF-β和类固醇在生理条件下有抑制胶原酶降解胶原的作用，胶原酶切断三螺旋结构成为大小不等的两个片段，然后再由其他蛋白水解酶继续降解。这一过程若无控制地进行对机体是有害的，但在组织内金属蛋白酶是以无活性的酶原形式分泌的，并需要化学刺激，如HOCl和蛋白酶（纤溶酶）才能活化。活化型金属蛋白酶可由特异性金属蛋白酶组织抑制剂（TIMP）家族快速抑制，大多数间质细胞可分泌TIMP，从而有效地控制降解过程。可见创伤愈合过程中胶原酶及其抑制剂活性在受到严密调控的同时，也成为损伤部位清除坏死物质和结缔组织重构的必要条件。

（四）上皮间质转化在慢性炎症纤维性修复中的作用

目前研究认为EMT是慢性损伤后纤维化的重要机制。EMT在器官纤维化中的作用最早在老鼠肾脏纤维化模型中发现，实验发现肾小管上皮细胞的上皮标志物E-cadherin表达下调，间质标志物α-平滑肌肌动蛋白表达上调。进一步研究发现，EMT参与许多器官的纤维化过程，在肾脏、肝脏和肺脏中，由EMT转化的肌成纤维细胞比例均较高。TGF-β是目前公认的促纤维化因子，在TGF-β/Smad信号途径激活后，可通过一系列信号分子的级联反应，影响细胞黏附分子和细胞骨架蛋白的功能，最终引起EMT的发生。TGF-β对EMT的正向调控作用已在慢性肝病、慢性肠病和阻塞性支气管病变中报道。近年来研究发现，肝细胞和胆管上皮细胞可通过EMT过程转化为肌成纤维细胞，参与肝纤维化的发生发展。然而，EMT目前在肝纤维化的过程中是否存在依然存在争议。现有的方法很难说明细胞是否具有运动性，也很难鉴别细胞是否失去了极性。许多学者把监测上皮和间质细胞标志物作为一种手段来鉴别EMT。但一些标志物缺乏特异性，有些标志物在评价潜在的细微的定位和表达上存在技术性的争议。另外，动物模型和人类疾病还存在差距。虽然最新研究质疑了EMT造成纤维化，但由于目前示踪技术的局限，尚不能完全排除这种转化的存在。

在EMT转化的探索过程中，有学者发现EMT可以被间质上皮转化（MET）的过程逆转，即上皮来源的肌成纤维细胞可逐渐恢复其上皮细胞的特点。有学者认为肝脏的卵圆细胞是介于上皮和间质之间的一种细胞，可能来源于中胚层和内胚层之间的双潜能胚层，在分化的过程中逐渐失去了间质细胞标志物而完全分化成上皮细胞，即肝细胞和胆管细胞。这也从另一个角度说明了肝脏间质和上皮细胞间存在直接转化。

（黄爱民　陈丽红）

第五节　炎症与肿瘤发生

炎症是机体对损伤因子所发生的复杂防御反应，急性炎症反应在病原体感染及组织损伤应答中起免疫监视的作用，通常是有益的；然而，慢性持久性炎症可能引起机体过度应激和组织损伤，并导致肿瘤发生。早在19世纪60年代，德国病理学家Rudof Virchow就观察到肿瘤组织中存在炎症细胞，并首先提出炎症和肿瘤存在关联的假设。1915年，Rudof Virchow的学生通过实验证实慢性炎症可导致癌症。长期的临床流行病学研究发现慢性炎症患者更易继发各种肿瘤，而抑制癌前病变患者或肿瘤易感者的慢性炎症，可降低癌症发病和/或复发的风险；近年来的分子生物学研究也证实，慢性炎症中的炎症细胞、细胞因子、趋化因子和肿瘤发生相关的生长因子在肿瘤发生中的重要性。促炎性细胞因子既能调节细胞表型和功能,间接介导适应性或固有免疫,也能作为始发因子直接影响上皮细胞的增殖,促进慢性炎症组织恶变。因此,炎症被称为恶性肿瘤的十大生物学特征之一。然而并非所有慢性炎症都会导致癌症,慢性炎症的发生部位也非常重要,关节和肌肉的慢性炎症很少导致癌症。

一、非可控性炎症与肿瘤的发生

炎症是宿主系统对病原体感染以及各种组织损伤等产生的一系列复杂的应答事件。炎症通过影响机体微环境中多种细胞与因子的相互作用,调控机体多种生理与病理信号网络的平衡走向。一般情况下,当炎性因素如感染或组织损伤消除后,炎症反应随即终止,之后转变成为一种高度活跃、精细调控的平衡状态,这种炎症被称为"可控性炎症"。但是在某些不确定因素的存在下,如持续的或低强度的刺激、靶组织处于长期或过度反应时,炎症无法从抗感染、组织损伤模式下转变成为平衡稳定的状态,导致炎症反应的持续进行,表现为"非可控性炎症(non-resolving inflammation)"状态。

(一)非可控性炎症促进肿瘤的发生

多种因素导致的非可控性炎症与肿瘤之间存在着紧密联系(图 4-14)。目前,有 15%~20% 的肿瘤与感染相关的炎症有关,约有 15% 的肿瘤与肥胖相关的炎症有关。非可控性炎症则是这些慢性感染中的重要组成部分。例如,幽门螺杆菌持续感染所形成的慢性炎症与胃癌相关,乙肝病毒和丙肝病毒可致肝细胞癌,慢性皮肤溃疡与皮肤鳞癌有关,此外,炎症性肠病与结直肠癌、EB 病毒感染与鼻咽癌及伯基特淋巴瘤、华支睾吸虫和肝吸虫感染与胆管癌、慢性溃疡性结肠炎与大肠癌、慢性胆囊炎与胆囊癌、化学刺激物诱发的慢性炎症(如吸烟、石棉沉着)与肺癌等疾病之间也存在着密切的对应联系。促炎性细胞因子过表达可促进肿瘤发展,而针对炎症介质(化学因子、细胞因子等)、炎症相关转录因子或炎症细胞的靶向抑制,可以减少肿瘤发生和播散的概率。流行病学研究证实,长期使用非甾体抗炎药可降低结肠癌的发病率,并延缓乳腺癌、前列腺癌以及肺癌的进展。由此可见,炎症与肿瘤之间关系密切。

炎症促进肿瘤发生和进展的多种机制已被证实(图 4-14)。炎症微环境中 NF-κB、RONS、细胞因子、前列腺素和 microRNA 可影响细胞增殖、细胞死亡、细胞衰老、DNA 突变、DNA 甲基化和血管生成。白介素 -6 等细胞因子存在于许多癌症中,并通过调节 NF-κB 和 STAT3 参与了肿瘤的发生和转移。肝脏部分切除后的炎症可通过 Akt 和 ARRB1 途径引起肝细胞癌。在小鼠模型中,TNF-α 可导致自发性乳腺癌。炎症中产生的许多细胞和生物分子在肿瘤的发生和发展中发挥一定作用。

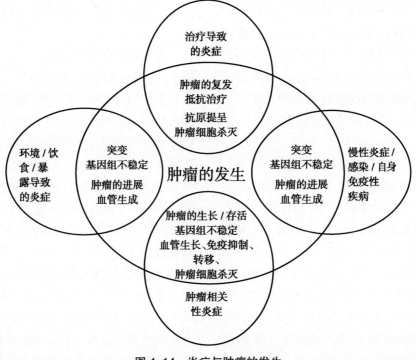

图 4-14 炎症与肿瘤的发生

（二）肿瘤发生促进非可控性炎症反应

肿瘤发生后，一些活化的癌基因（如 *Ras* 家族、*myc* 癌基因等）可导致肿瘤细胞自身分泌炎性分子进一步招募炎症细胞，促进非可控性炎症微环境形成，从而影响肿瘤细胞的增殖、侵袭和转移。肿瘤微环境中存在大量的非可控性炎症细胞，炎症细胞分泌的促炎因子在肿瘤生长的后期可以直接受肿瘤细胞调控，并反过来影响肿瘤的生长。例如，在肿瘤发生过程中具有重要作用的炎症介质类花生四烯酸和大部分前列腺素是由 COX-2 生成的，COX-2 最初在肿瘤微环境的基质和炎症细胞中高表达，而后期则在肿瘤细胞中表达上调。同样，其他促炎因子（如 MMP、TNF-α 等）在肿瘤生长后期也直接受到肿瘤细胞的调控。同时，恶性实体瘤的生长速度一般都会超过它们的血液供应，使环境中缺乏足够的氧气和营养成分，从而加强促炎症介质的释放和募集大量的炎症细胞，发生肿瘤相关性炎症。此外，肿瘤治疗也可以引发局部或者系统性肿瘤相关性炎症，刺激残留的肿瘤细胞再生长，促进肿瘤的发展。

二、炎症相关肿瘤的发病机制

在炎症和肿瘤发生之间存在公认的两种分子通路，分别是：①内源性通路。基因改变，各种抑癌基因的失活和原癌基因的活化，引起基因组不稳定，促进炎症微环境形成的炎症相关分子的表达，导致炎症和肿瘤的发生。②外源性通路。炎症或感染，促进肿瘤的发展和转移（图 4-15）。两种通路的重要交叉点包括转录因子和多种促炎性细胞因子，它们在非可控性炎症转化为肿瘤的过程中发挥重要作用。由炎症细胞和炎症因子构成的炎症微环境可直接或者间接地促进血管生成；炎症导致的细胞 DNA 损伤和基因组的不稳定性、NF-κB 及 STAT3 等炎性信号通路的异常激活可促进肿瘤细胞转化及侵袭转移。目前，炎症与肿瘤发生的确切机制尚未完全阐明，可能与下列因素有关。

（一）肿瘤微环境的形成

肿瘤微环境是指肿瘤在其发生发展过程中所处的内环境，包括细胞成分和非细胞成分；细胞成分主要包括肿瘤细胞本身、血管内皮细胞、平滑肌细胞、与肿瘤相关的成纤维细胞等间质细胞及

少量浸润炎症细胞等，这些细胞能分泌大量的细胞因子、蛋白水解酶、生长因子等构成了肿瘤微环境的非细胞成分。

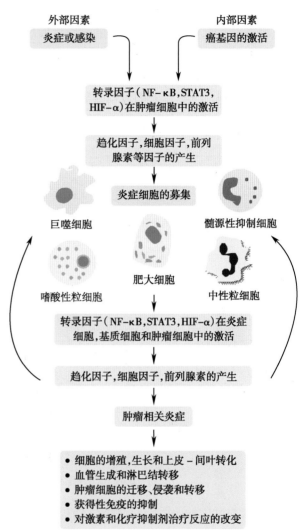

图 4-15 炎症和肿瘤发生的分子通路

当机体在感染或创伤修复时，会持久激活和吸引大量白细胞，如中性粒细胞、单核细胞、嗜酸性粒细胞、树突状细胞、肥大细胞等聚集在感染部位，不断地产生活性氧类（ROS）、活性氮类（RNS）及花生四烯酸类等物质，诱导正常上皮细胞发生恶性转化。同时，炎症细胞又通过分泌多种细胞因子、趋化因子、黏附分子等一起组成新的炎症环境。炎症微环境不仅调节上皮细胞向间充质细胞转变，启动肿瘤转移，还可以通过降解细胞外基质促进肿瘤细胞的侵袭；同时，促进肿瘤血管的新生为肿瘤的发生发展提供保障。其中，肿瘤相关巨噬细胞、骨髓来源抑制细胞、肿瘤坏死因子和白介素家族是较为重要的炎症细胞或炎症

因子。

1. 肿瘤相关巨噬细胞（tumor-associated macrophage, TAM） 巨噬细胞在先天性和适应性免疫反应中发挥不可或缺的作用，并且对维持组织稳态也有重要影响。炎症对肿瘤发生发展具有促进和抑制的双刃剑作用，这主要取决于肿瘤微环境中的巨噬细胞，其中研究最多的就是肿瘤相关巨噬细胞。TAM 是外周血单核细胞浸润到实体瘤中演变而成的，在肿瘤的基质细胞中占很大的比例。它们能表达血管生成因子，产生基质金属蛋白酶（MMP-2、MMP-9 和 MMP 的激活剂）、转化生长因子 -β（transforming growth factor-β, TGF-β）、PDGF、IL-6、尿激酶、纤溶酶原激活物及组织型纤溶酶原激活物（t-PA）。一旦被激活，TAM 就成为肿瘤微环境中的细胞因子、生长因子和蛋白酶的主要来源，在促进组织重塑、血管形成和抑制适应性免疫反应及肿瘤生长、侵袭和转移中起着重要作用（图 4-16）。

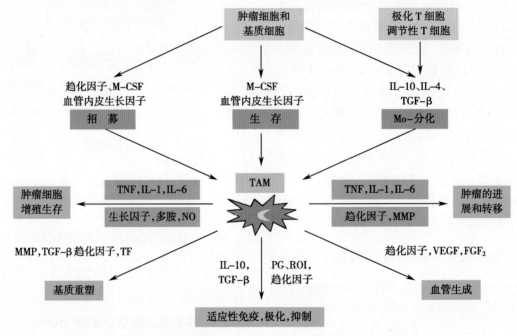

图 4-16　肿瘤相关巨噬细胞在肿瘤微环境中的作用机制

TAM 与肿瘤的关系错综复杂，目前普遍认为具有双刃剑的作用。在肝癌、肺癌、乳腺癌等肿瘤中，TAM 促肿瘤作用占主导地位，TAM 的表达与患者的预后呈负相关；而在胃癌、部分结直肠癌及鼻咽癌研究中得出了相反的结论。这是因为 TAM 既可以分泌免疫调节因子（如干扰素、白介素和 TNF）以发挥抗肿瘤免疫和抗原提呈作用，也可以分泌促有丝分裂因子（mitogenic factor）而促进肿瘤生成，并抑制对肿瘤的免疫反应，同时还可以释放血管生成因子（angiogenesis factor）直接或间接地促进血管生成。另外，TAM 与肿瘤细胞之间还存在旁分泌环路，即肿瘤细胞分泌集落刺激因子 1（CSF-1）活化巨噬细胞，大量分泌表皮生长因子（EGF）、血小板源性生长因子、IL-6、基质金属蛋白酶，促进血管内皮细胞增生及降解细胞外基质和基底膜，从而利于肿瘤细胞的侵袭和转移。

2. 肿瘤相关中性粒细胞（tumor-associated neutrophil, TAN） 在调节肿瘤生物学行为方面，实验模型与流行病学研究为中性粒细胞的作用提供了新的线索。TAN 是肿瘤微环境中另一种关键细胞，TAN 是炎症相关肿瘤的关键参与者，可以发挥抗肿瘤作用和促肿瘤功能（图 4-17）。在小鼠癌症模型研究中发现，用 TGF-β 驱动的中性粒细胞可获得促肿瘤的表型。TGF-β 抑制剂可通过高表达 TNF-α、CCL3（C-C-motif ligand 3, C-C 模体配体 3）和 ICAM-1 和低表达精氨酸酶 1（arginase-1, Arg-1）来增强中性粒细胞杀伤肿瘤细胞的细胞毒作用；TGF-β 抑制剂也可增强 T 细胞的抗肿瘤效应。研究发现，TAN 在肿瘤中具有双重作用。在肾透明细胞癌、肺癌、肝癌、头颈部鳞状细胞癌中，中性粒细胞的浸润提示预后不良。另外，研究发现，大量中性粒细胞浸润与高级别脑胶质细胞肿瘤和高侵袭性胰腺癌有关。然而,有学者在胃癌和结肠癌研究中发现 TAN 是一个预后良好的指标。这些结果的不一致性可能与肿瘤的具体类型和检测中性粒细胞的技术手段有关。就像 TAM 一样,TAN 在人类肿瘤中的预测价值目前还未完全明了。

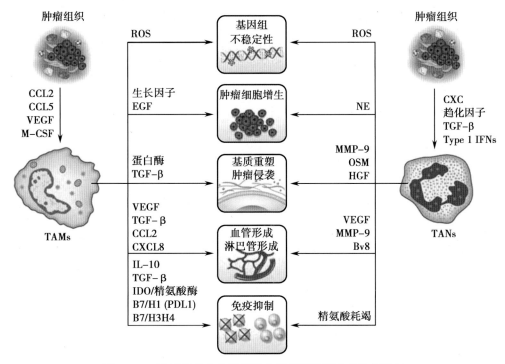

图 4-17 肿瘤相关中性粒细胞在肿瘤微环境中的作用机制

NE:中性粒细胞弹性蛋白酶;OSM:致癌蛋白 M;M-CSF:巨噬细胞集落刺激因子。

3. **骨髓来源抑制细胞(myeloid-derived suppressor cell,MDSC)** 细胞因子及其他的肿瘤源性可溶性因子不仅可以来源于肿瘤相关的炎症细胞,还可以来源于骨髓来源抑制细胞(MDSC)。MDSC 是一群异质性的未成熟细胞,能有效抑制免疫反应。肿瘤微环境中存在大量的炎症介质,其中前列腺素 E_2 和 IL-1β 可以刺激 MDSC 的积累。MDSC 通过产生大量诱导性一氧化氮合成酶和精氨酸酶抑制 T 细胞的抗肿瘤免疫功能,MDSC 还可以分泌大量的因子如 ROS、NO、TGF、IL-10 等来抑制 T 细胞的增殖和分化,因此,MDSC 抑制肿瘤免疫被认为是炎症发展为癌的一个重要机制。

4. **细胞因子(cytokine)** 细胞因子可被炎症细胞和肿瘤细胞激活,它们对于维持慢性炎症、促进肿瘤细胞进展与血管形成、抑制免疫介导的肿瘤监视具有非常重要的作用。促炎作用的细胞因子如 IL-1、IL-6、IL-8、TNF-α、IFN-γ、集落刺激因子(CSF)、巨噬细胞游走抑制因子(MIF)等,

抗炎的细胞因子如 IL-4、IL-10,IFN-α、IFN-β、TGF-β 等,然而其中许多分子都具有双重作用。慢性炎症过程中,由于促炎的细胞因子和抗炎的细胞因子比例失衡从而启动或促进肿瘤的生长(图 4-18)。

(1)肿瘤坏死因子-α(tumor necrosis factor-α,TNF-α):TNF-α 在肿瘤发生发展中具有双重作用,可杀伤肿瘤细胞,又可促进肿瘤细胞生长和浸润。一方面,TNF-α 可破坏肿瘤血管,还可刺激肿瘤特异性的 T 细胞。体外研究表明,TNF-α 直接杀伤各种人类肿瘤细胞,如黑色素瘤细胞、乳腺癌细胞和宫颈癌细胞。另一方面,TNF-α 通过与 TNF 受体 1(TNFR-1)结合后经自分泌和旁分泌途径起作用,与皮肤癌、结肠癌、卵巢癌、前列腺癌等恶性肿瘤的发生、发展和转移密切相关。TNF-α 可以直接导致原癌基因的活化和 DNA 的损伤,增加基因组不稳定性,加快肿瘤的启动。同时,TNF-α 也是活化 NF-κB 的主要诱导剂,促进肿瘤的演进。TNF-α 诱导恶性细胞释放大量趋

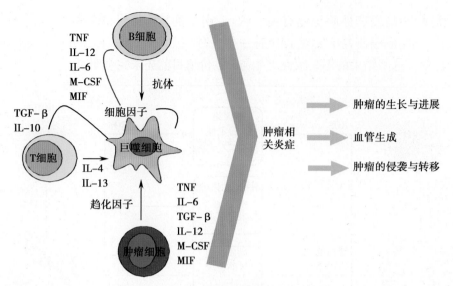

图 4-18　肿瘤微环境中细胞因子的互相作用

化因子和细胞因子,这些因子可以刺激细胞外基质重塑,引起骨髓干细胞分化为内皮细胞,促进新生血管生成,从而促进肿瘤的生长和转移。此外,TNF-α 通过诱导 EMT 促进肿瘤的转移。

(2)白介素:其是另一类存在于肿瘤微环境中的重要促炎性细胞因子。包括有 IL-1 家族(特别是 IL-1α、IL-1β、IL-1Ra)、IL-12 家族(特别是 IL-12、IL-23、IL-27 和 IL-35)、IL-17 家族(特别是 IL-17A 和 IL-17F)和 IL-6 家族(特别是 IL-6 和 IL-11)。IL-1 主要富集于肿瘤部位,可影响癌变过程、肿瘤的生长和侵袭等。研究显示,IL-1β 可以显著诱导尿激酶的表达和活性,其通过蛋白激酶 C-α 依赖的 c-Jun 端激酶 1/2 和 NF-κB 诱导激酶级联。另外,IL-1β 也可以通过丝裂原活化蛋白激酶和 NF-κB 诱导 MMP-9 的表达。IL-12 家族的 IL-12 可通过抑制 TGF-β、VEGF、MMP-9 间接抑制肿瘤血管的形成。动物实验表明,IL-12 对多种肿瘤(结肠癌、恶性黑色素瘤、肾细胞癌、肝癌、卵巢癌等)的生长和转移具有强有力的抑制作用。IL-23 在肿瘤中的作用具有两面性。一方面,IL-23 可以通过增加树突状细胞的数量,增强其抗原提呈能力,促进 Th1 类细胞因子的分泌,发挥抗肿瘤作用;另一方面,研究发现,IL-23 可以降低肿瘤微环境中的多种细胞基质金属蛋白酶(MMP)的表达,抑制血管生成和巨噬细胞的浸润,抑制 CD8⁺T 细胞的浸润和杀伤能力,共同发挥促肿瘤作用。大多数研究显示,IL-27 具有强有力的抗肿瘤活性。IL-35 可

以招募 MDSC 到达肿瘤微环境,一方面直接抑制肿瘤的血管形成;另一方面间接抑制肿瘤特异性 CD8⁺T 细胞的杀伤效应,从而促进肿瘤生长。IL-17 家族的抗肿瘤机制可能由于 IL-17 能与 IFN-γ 协同诱导肿瘤细胞分泌趋化因子 CXCL9(CXC-chemokine ligand 9,CXC 趋化因子配体 9)和 CXCL10,募集 CTL(细胞毒性 T 细胞)到达肿瘤局部,从而抑制肿瘤生长。IL-6 家族的 IL-6 和 IL-11 主要来自免疫细胞、成纤维细胞、上皮细胞和恶性肿瘤细胞。IL-6 和 IL-11 主要通过 IL-6 与其受体 IL-6R 和辅助受体 gp130(糖蛋白 130)结合,激活 JAK-STAT3、SHP-2-Ras-ERK 和 PI3K-Akt 信号通路来诱导肿瘤细胞的生长、增殖、上皮间质转化(EMT)和局部侵袭、转移、肿瘤微环境的血管生成和炎症环境。目前 IL-6 信号通路的抑制剂可作为肿瘤的治疗靶点。

(3)转化生长因子 -β(transforming growth factor-β,TGF-β):TGF-β 是一种具有免疫抑制功能的多功能细胞因子,在肿瘤微环境中,主要由肿瘤细胞和间质细胞(包括免疫细胞和成纤维细胞)产生。TGF-β 通过 Smad 通路参与肿瘤的生长、血管生成、转移和侵袭等过程;TGF-β 可以诱导肿瘤 EMT 的发生,促进肿瘤转移;TGF-β 能够抑制 T 细胞的增殖和活化,抑制 CTL、NK 细胞的杀伤活性,促进 Treg 的产生;TGF-β 可以招募 MDSC,从而增强 TGF-β 信号在微环境中的促癌作用。TGF-β 对肿瘤的作用具有双向性,在肿瘤发生早期阶段,TGF-β 是一种有效的肿瘤抑制

剂,而对于已形成的肿瘤,TGF-β则促进肿瘤的生长和转移。

(二)炎症介导遗传不稳定性

1. DNA损伤及修复功能抑制 肿瘤本质为一种基因病,而破坏细胞基因的稳定性是炎症促进肿瘤启动的一个重要机制。在非可控性炎症微环境中,活化的炎症细胞如中性粒细胞和巨噬细胞释放大量的活性氧类(ROS)和活性氮类(RNI),活性氧氮介质通过作用于MSH2/MSH6启动子,下调或沉默错配修复(mismatch repair,MMR)蛋白。ROS也可以通过错配修复酶的直接氧化导致其失活,从而增加了整个基因组DNA复制错误的累积,诱导DNA的损伤并影响DNA损伤修复。慢性炎症的持续刺激可使机体产生免疫耐受,对突变细胞不能进行及时的识别和清除。经过反复作用,DNA修复功能出现异常,从而形成了具有发展为肿瘤潜力的细胞。活性氧氮介质诱导的持续性损伤将进一步扩大这些肿瘤潜力细胞的克隆,逐渐增加基因组不稳定性和细胞异型性,最终形成肿瘤细胞,引起肿瘤的发生。

2. 癌基因的激活和抑癌基因的抑制 NO和IL-6可诱导DNA甲基转移酶的上调,引起大量的胞嘧啶发生甲基化作用,导致包括$p16^{INK4a}$和$CDH1$(编码E-cadherin)在内的肿瘤抑制基因失活;活性氧造成癌细胞和炎症上皮细胞中的抑癌基因$Tp53$的失活和原癌基因Ras的活化。慢性炎症产生的大量ROS及T细胞、巨噬细胞分泌的前炎症因子——巨噬细胞游走抑制因子(MIF),极大地抑制了P53的功能,尤其是MIF通过自分泌的方式,在花生四烯酸、COX-2同时表达的情况下,通过抑制P53的功能,使得整个细胞周期关卡作用几乎丧失。除了活性氧氮介质外,胞嘧啶核苷脱氨酶(AID)在多种恶性肿瘤中高表达,诱导多种基因的突变,包括$p53$、c-myc、Bcl-6的基因突变。携带多种基因突变的增殖细胞在富含炎症细胞和多种生物因子的微环境中,细胞凋亡减少,失控性增殖,持续血管生成,修复程序混乱,最终癌变。

(三)炎性通路

基因突变对肿瘤的启动是不可缺少的,但就整个肿瘤的发展和演变过程来讲,只有基因突变是远远不够的。慢性炎症向肿瘤恶性转化的机制涉及了众多的基因、细胞因子、趋化因子、活性氧类、活性氮类等生物分子构成的信号通路或调控网络,新近发现NF-κB和STAT3通路是促炎性细胞因子及与肿瘤增殖和慢性炎症持续相关的重要介质释放的主要调控器。NF-κB和STAT3通路通常以正反馈的形式导致细胞因子的进一步释放,调节肿瘤细胞的存活、增殖、生长、血管新生、浸润等过程。它们的激活不是源于基因突变,而是源于邻近细胞产生的信号刺激。此外,越来越多的研究表明,这两条信号通路之间存在着交叉联系,在肿瘤发生发展的各个时期发挥着重要作用。

1. NF-κB信号途径 NF-κB是一种多效性的核蛋白因子,是自然免疫和炎症的重要调节因子,也是内源性促肿瘤因子。在肿瘤或潜在的肿瘤细胞以及炎症细胞中它是多种刺激信号的汇合点,控制与免疫细胞周期和凋亡相关的基因表达,影响细胞稳态,被认为是炎症发展为癌症的关键促进因素。

NF-κB在肿瘤发生中的作用体现在它直接和间接地控制炎症,参与肿瘤细胞增殖和存活、EMT、肿瘤的侵袭、血管生成和转移,以及遗传和表观遗传改变、癌症干细胞(cancer stem cell,CSC)的形成、细胞代谢和治疗拮抗。NF-κB也可以通过其他机制诱导肿瘤免疫抑制(图4-19)。

目前已知有两种类型的NF-κB信号激活途径:经典途径和旁路途径。经典途径能迅速被促炎性细胞因子、DAMP和PAMP激活,此途径与诱导炎症、细胞的增殖和存活、上皮间质转化、肿瘤的侵袭、血管生成和转移密切相关。旁路途径激活相对缓慢,需要依赖于新合成NF-κB诱导激酶(NIK,也称为MAP3K)。旁路途径在诱导与维持次级淋巴器官发育相关基因和肿瘤微环境相关基因中发挥着至关重要的作用。

研究显示,NF-κB还通过参与细胞自噬和细胞衰老而影响肿瘤发生发展。自噬是细胞的自我消化作用,细胞自噬可以抑制炎症诱导肿瘤的作用;同时,细胞自噬通过增强对肿瘤抗原的处理和提呈而促进抗肿瘤免疫作用;另外,NF-κB在肿瘤干细胞(CSC)的功能维持中发挥重要作用,CSC具有自我更新和多向分化能力,并被认为是肿瘤转移和肿瘤治疗抵抗的关键细胞。细胞衰

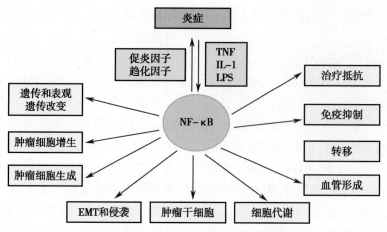

图 4-19 NF-κB 通路在肿瘤中的作用

老既可抑制肿瘤发生也可刺激肿瘤发生。衰老的细胞可以产生促炎因子和趋化因子,如 IL-1、IL-6、IL-8,从而影响邻近细胞,NF-κB 在细胞衰老时被激活。NF-κB 可通过激活衰老相关分泌表型(senescence-associated secretory phenotype,SASP)的相关细胞因子如 IL-1 和 IL-6 促进肿瘤的发生。

2. STAT3通路 STAT 的家族成员有 STAT1、STAT2、STAT3、STAT4、STAT5a、STAT5b 和 STAT6,其中,STAT3 蛋白是信号转导子与转录激活子家族的重要成员,也是炎症诱导肿瘤的核心调控分子之一。STAT3 的激活能介导多种细胞因子和生长因子的信号向细胞核传导,影响下游众多靶基因转录,包括 c-fos、c-myc、cyclin D1、MMP-2、VEGF 等,影响肿瘤细胞增殖、转移等过程。

在正常细胞信号转导中,STAT3 快速并短暂地激活,而在恶性细胞中的 STAT3 呈持续过度激活状态,通过刺激细胞增殖、存活、血管生成以及抑制树突状细胞的分化、成熟,促进癌变和免疫逃逸。IL-6-JAK-STAT3 轴是 STAT3 活化的主要方式。STAT3 活化后,诱导大量与炎症相关的基因表达,包括细胞因子、生长因子以及血管内皮生长因子等,诱导新生血管的大量形成,促进肿瘤细胞的增殖;这些因子的相关受体反过来活化 STAT3,所以在肿瘤细胞和免疫细胞之间存在一个正反馈循环,促进炎症反应,进一步支持肿瘤的生长和存活。研究表明,在多种肿瘤中都有 STAT3 过度激活,如乳腺癌、卵巢癌、结肠癌、前列腺癌、淋巴瘤和白血病等。

三、炎症相关肿瘤

(一)胃癌

幽门螺杆菌感染与胃癌发生发展密切相关。IL-1β 在胃癌的癌变中发挥核心作用。幽门螺杆菌的感染可促进 IL-1β 的产生,IL-1β 的过表达可诱导骨髓来源抑制细胞(MDSC)中 NF-κB 早期的蓄积和激活,MDSC 中 NF-κB 的活化可引起 IL-6、TNF-α 和 SDF1 生成增加。反过来,这些促炎因子可进一步动员 MDSC、其他免疫细胞及基质细胞包括 T 细胞、巨噬细胞、肌成纤维细胞募集到胃,放大炎症反应,因而有助于异型增生发生。此外,IL-1β 还通过活化酪氨酸激酶通路刺激胃癌细胞株的增殖;而且,IL-1β 的促增殖作用被粒细胞巨噬细胞刺激因子的中和抗体明显减弱,提示 IL-1β 的促生长作用是由于粒细胞巨噬细胞集落刺激因子的一种自分泌作用。研究表明,即使没有幽门螺杆菌感染,IL-1β 过表达的转基因小鼠仍可发生癌症,由此证明炎症在癌变中发挥重要作用。遗传学研究发现编码炎症介质基因(IL-1β、IL-1RN、TNF-α)的多态性与胃癌发生风险性的增加有关。

(二)结直肠癌

流行病学和分子生物学研究表明炎症和结直肠癌发病之间存在着密切联系。炎性肠病是指病因未明的慢性炎症性肠道疾病,包括溃疡性结肠炎(ulcerative colitis,UC)和克罗恩病。UC 是结直肠癌的癌前病变,长期存在 UC 的患者容易患结肠炎相关性结直肠癌(CAC)。UC 的炎症状态是难以控制的,炎症环境中存在大量的细胞因子、趋化因子和活性氧氮介质,引起 DNA 损伤和基因组不稳定,如 *TP53* 和 *p16* 基因突变,诱发肠上皮非典型性增生,最终发生癌变。在不可控性炎症状态下,炎症细胞中 NF-κB 通路活化,诱导 TNF-α 和 IL-6 的表达,进一步活化肠上皮细胞中的 NF-κB 和 STAT3,从而抑制凋亡,促进细胞增殖和存活。通过调节致病性 T 辅助细胞(Th)的分化和存活,维持炎症状态,可以生成大量对于恶性细胞存活和生长所必需的细胞因子和生长因子。血管内皮生长因子(VEGF)的高表达诱导新生血管形成,促进结直肠癌发生转移。可见,UC 与结肠炎相关性结直肠癌的发生发展密切相关。

(三)肝癌

肝癌的发生与 HBV 和 HCV 的感染、环境因素(饮食和饮水中的黄曲霉素、藻毒素)、酗酒等有关。乙型肝炎病毒(HBV)是一种 DNA 病毒,它可以整合插入宿主基因组,改变宿主体细胞基因的表达,导致宿主细胞基因组的不稳定,易发生基因突变,从而转化为肝癌细胞;原发性肝癌通常发生在慢性肝损伤的基础上,慢性肝损伤引起的炎症反应促进肝硬化的发展,并且激活了肝细胞的再生能力。修复机制的持续激活可促进肝癌的形成和发展,肝炎病毒感染和长期饮酒可激活固有免疫功能,维持持久的炎症反应,从而促进肝癌的形成和发展。

环氧合酶(cyclooxygenase,COX)是花生四烯酸转变为前列腺素的限速酶,COX-2 信号通路在原发性肝癌发生、发展过程中可调控肿瘤细胞浸润、增生、凋亡、血管生成等关键环节。两种肝炎病毒均可增强 COX-2 的表达,乙肝病毒 DNA 整合到宿主基因组后,病毒蛋白 HBx 通过相关转录子激活 COX-2 启动子,进而上调 COX-2 的表达。此外,肝炎病毒感染能刺激 NF-κB 表达并使其 DNA 结合能力增强,胞内 NF-κB 异常活化与原发性肝癌的发生发展密切相关。

(四)肺癌

肺脏是一个对外界环境开放的器官,很容易受到各种损伤进而诱发炎症。肺癌与肺部的炎性疾病(如肺炎和肺结核等)有相关性,且肺癌的发生在一定程度上与局部的持续炎症状态有关。慢性呼吸道炎症引起支气管上皮细胞和肺部微环境的转变,形成一个有利于肿瘤发生的环境,慢性持续性的炎症同样可以刺激静止的支气管干细胞增殖并导致肺上皮细胞的癌变。吸烟常常引起肺部不可控性炎症的发生,即使戒烟,炎症仍持续进行,而肺部炎症是肺癌发生的关键因素。肺部不可控性炎症可引起 *TP53*、*K-ras*、*EGFR* 基因突变,启动肺癌。同时,基因突变可以增加 NF-κB 通路的活性,诱导环氧合酶-2(COX-2)高表达。炎症介质 IL-1β、TGF-β、EGF 也可直接诱导 COX-2 高表达。在非小细胞肺癌(non-small cell carcinoma,NSCLC)中,COX-2 高表达与新生血管形成及癌症转移密切相关。COX-2 上调转录因子 Snail,从而增加促血管生成因子 CXCL8、CXCL5 以及它们的受体 CXCR2 的表达,有利于血管的生成。COX-2 高表达增加 PGE_2 浓度,降低 E-cadherin 表达,引起 EMT,从而促进 NSCLC 转移。此外,COX-2 可以介导 NSCLC 的免疫抑制。由此可见,肺部不可控性炎症在 NSCLC 的发生发展过程中发挥了重要作用。

(黄爱民 陈丽红)

第六节 隐匿性炎症

一、隐匿性炎症的基本概念

隐匿性炎症是一种介于组织稳态与经典炎症之间的轻度、慢性、无症状、全身性炎症,是组织、细胞在组织应激和功能异常情况下发生的适应性反应,又称为亚炎症(sub-inflammation)、低度炎症(low-grade inflammation)。隐匿性炎症在初期对机体有利,但是,失调的隐匿性炎症与代谢综合征、多囊卵巢综合征、癌症、阿尔茨海默病、慢性肾脏疾病、年龄相关性黄斑变性等疾病密切相关。

隐匿性炎症的发生机制是由于组织应激和功能异常等非微生物感染引起的单核巨噬细胞系统激活,产生肿瘤坏死因子-α(TNF-α)和白介素-6(IL-6)等促炎性细胞因子,进而刺激肝细胞合成 C 反应蛋白(CRP),临床上呈现一种隐匿性炎症状态。IL-6 是一种多效的细胞因子,影响抗原特异性免疫应答和炎症反应,是急性炎症反应期至关重要的前炎因子,能促进淋巴细胞的激活和增殖、白细胞募集以及调控急性期蛋白的合成。激活的 T 细胞、B 细胞、脂肪细胞、内皮细胞、成纤维细胞以及多种肿瘤细胞均可表达 IL-6。TNF-α 主要由巨噬细胞、T 细胞、单核细胞分泌的一种重要的炎症因子。CRP 是肝脏在炎症刺激下产生的急性时相蛋白,参与全身或局部的炎症反应。

二、隐匿性炎症的病理学特征

隐匿性炎症与多种因素共同参与疾病的发生过程。临床主要依靠检测血中 CRP、TNF-α、IL-6 等炎症因子来诊断隐匿性炎症,了解隐匿性炎症反应程度。隐匿性炎症本身的病理学特征不明显。

三、隐匿性炎症与慢性疾病

1. **隐匿性炎症与代谢综合征** 代谢综合征(metabolic syndrome,MS)是一组以多种代谢异常发生在同一个体为特点的综合征。临床上具备以下 5 条中的 3 条即可诊断:向心性肥胖、高血压、高甘油三酯血症、低高密度脂蛋白胆固醇(HDL-C)、空腹血糖升高。MS 的发病机制很复杂,目前尚未充分阐明,但肥胖被认为是 MS 的核心组分,也是 MS 重要的致病因素,胰岛素抵抗被认为是 MS 发生的核心环节。近些年,流行病学调查、临床研究和基础实验结果均提示,隐匿性炎症参与 MS 发生、发展的各个阶段。肥胖尤其是向心性肥胖者脂肪细胞增生、肥大,通过旁分泌、自分泌等形式释放脂肪细胞因子,例如肿瘤坏死因子 -α(TNF-α)、白介素 -6(IL-6)、纤溶酶原激活物抑制物(PAI)等,这些炎症因子能干扰胰岛素受体底物(IRS)/磷脂酰肌醇 3 激酶的信号转导通路,引起靶细胞胰岛素受体后信号转导通路缺陷,从而引起胰岛素抵抗。同时,IL-6、TNF-α 等均可作用于肝脏,使 C 反应蛋白(CRP)生成增多。反过来,CRP 水平升高又可刺激单核细胞释放 IL-6、TNF-α 等炎症因子。因此,CRP 与 IL-6、TNF-α 等共同作用,进一步促进胰岛素抵抗的发生和发展,引起代谢综合征。

2. **隐匿性炎症与多囊卵巢综合征** 多囊卵巢综合征(polycystic ovary syndrome,PCOS)是以排卵障碍、高雄激素血症、卵巢多囊样改变为特征的一种生殖内分泌紊乱性疾病。临床多表现为月经不规律、月经稀发甚至闭经、肥胖、多毛、痤疮等。PCOS 的发病机制复杂,其重要的病理生理基础为胰岛素抵抗。越来越多的研究证实,PCOS 与慢性隐匿性炎症密切相关,患者体内炎症标志物 CRP、IL-6、IL-10、IL-18、TNF-α、血浆纤溶酶原激活物抑制物 1(PAI-1)、单核细胞趋化蛋白 -1(MCP-1)等水平增高。炎症因子增高可能是 PCOS 的发病机制之一,这些炎症因子也可能成为 PCOS 治疗的新靶点。

3. **隐匿性炎症与肿瘤** 流行病学调查、临床研究和基础科研结果均提示,衰老或肥胖引起的隐匿性炎症是促进肿瘤发生发展的重要机制,例如前列腺癌和结直肠癌。

前列腺癌是一种老年病,大约 81% 的患者年龄超过 65 岁。正常前列腺内含有少量 T 淋巴细胞、B 细胞、巨噬细胞、肥大细胞。随着年龄的增长,前列腺内 T 淋巴细胞、巨噬细胞的数量逐渐增加,前列腺微环境的低度炎症状态产生过量的氧自由基,长此以往,可损伤 DNA,诱发染色体突变和前列腺癌的形成。另外,随着机体的衰老,体内多种炎症因子水平升高,例如 IL-6、TNF-α、IL-1β 等。研究发现,IL-6 有促进细胞生长及抗凋亡作用;IL-6 还可通过激活雄激素受体刺激前列腺癌细胞的生长。TNF-α 具有损伤 DNA、促血管生成、促侵袭及转移的作用。

肥胖与结直肠癌的发生风险增高有关,脂肪组织相关的隐匿性炎症在其中发挥了重要作用。一方面,肥胖者的脂肪组织中淋巴细胞、巨噬细胞等炎症细胞增多,这些细胞可以产生活性氧,低浓度活性氧有促进细胞增生的功能;另一方面,脂肪细胞可以分泌多种脂肪因子和细胞因子,例如 TNF-α、IL-6、IL-8、MCP-1(CCL2),这些细胞因子可以促进肿瘤细胞的侵袭、迁移;再者,肥胖者脂肪组织中炎性小体活性增高,而炎性小体可以激活 caspase-1,后者促进 IL-1β 和 IL-18 的产生,这些炎症因子吸引更多的炎症细胞浸润,从而加重炎症的发展及肿瘤的进展。

4. **隐匿性炎症与阿尔茨海默病** 阿尔茨海默病(Alzheimer disease,AD)临床特点为渐进性认知功能减退和记忆损失,主要病理特征是脑内出现老年斑、神经原纤维缠结和神经元减少,发病机制与淀粉样蛋白和 tau 蛋白在脑内沉积有关。

研究显示,高水平的血清 CRP、IL-6、TNF-α 与脑体积减小相关;高水平的血清 CRP 与神经功能及脑代谢减退相关,提示 CRP 在认知障碍或痴呆中发挥重要作用;在 AD 动物模型,促炎因子的水平与脑内 β- 淀粉样蛋白的量直接相关;TNF-α 等炎症因子能够抑制小胶质细胞对 β- 淀粉样蛋白的吞噬和降解,加速神经原纤维缠结的形成。以上研究结果均提示,隐匿性炎症促进阿尔茨海默病的发生与发展。

（田新霞）

参 考 文 献

［1］陈杰,周桥. 病理学. 3 版. 北京:人民卫生出版社,2015:34-48.

［2］步宏,李一雷. 病理学. 9 版. 北京:人民卫生出版社,2018:27-41.

［3］姚婵,来茂德. 上皮间质转化(EMT)及其分子机制. 国际遗传学杂志,2006,29(4):290-294.

［4］Kumar V, Abbas AK, Aster JC. Robbins Basic Pathology. 10th ed. Philadelphia:Elsevier Saunders, 2017.

［5］Bacakova L, Zarubova J, Travnickova M, et al. Stem cells:their source, potency and use in regenerative therapies with focus on adipose-derived stem cells-a review. Biotechnol Adv, 2018, 36(4):1111-1126.

［6］Shyh-Chang N, Ng HH. The metabolic programming of stem cells. Genes Dev, 2017, 31(4):336-346.

［7］Johnson TC, Siegel D. Directing Stem Cell Fate:The Synthetic Natural Product Connection. Chem Rev, 2017, 117(18):12052-12086.

［8］Galdiero MR, Marone G, Mantovani A. Cancer Inflammation and Cytokines. Cold Spring Harb Perspect Biol, 2018, 10(8):a028662.

［9］Munn LL. Cancer and inflammation. Wiley Interdiscip Rev Syst Biol Med, 2017, 9(2):10.

［10］Taniguchi K, Karin M. NF-κB, inflammation, immunity and cancer:coming of age. Nat Rev Immunol, 2018, 18(5):309-324.

［11］Taniguchi K, Karin M. IL-6 and related cytokines as the critical lynchpins between inflammation and cancer. Semin Immunol, 2014, 26(1):54-74.

［12］马守宝,林丹丹,刘海燕. 炎症细胞因子在肿瘤微环境中的作用及其作为治疗靶点的研究进展. 生命科学,2016,28(2):182-191.

第五章　肿瘤

恶性肿瘤目前仍然是威胁人类生命最重要的疾病之一。虽然肿瘤的发病机制研究在近年来已经有了很大的进展，但由于肿瘤类型繁多，患者个体之间有非常大的异质性，许多恶性肿瘤的治疗仍然是人类的难题。

肿瘤的病理学研究主要针对肿瘤的分类（包括各种肿瘤的病理形态、分子改变）和发病机制。肿瘤的分类和专业术语是病理医师和临床医师共同的语言，现在常常通过病理医生和临床医生组成协作组反复讨论后、形成共识后产生。世界卫生组织（WHO）不定期组织病理学专家和临床专家进行研讨，推出不断更新的病理学分类。各器官系统肿瘤 WHO 分类第 4 版已于 2007—2018 年陆续出版。WHO 肿瘤分类第 5 版的第 1 分册《WHO 消化系统肿瘤分类》已于 2019 年出版。WHO 肿瘤分类是临床肿瘤病理诊断、治疗选择的主要依据，是个体化（精准）诊断和治疗的基础。肿瘤病理类型的确定需要综合患者的临床情况、组织病理形态、免疫标记、分子改变等多方面信息。不同的肿瘤类型代表不同的疾病，具有独特的临床、病理和生物学特征，在进行各类肿瘤相关研究时，一定要重点关注肿瘤的具体病理类型。

近十余年来，随着肿瘤基因组、蛋白质组等多组学的高通量研究方法应用于肿瘤研究，肿瘤的分类、发病机制研究取得了长足的进步；大量基础研究成果转化为临床应用，在日常肿瘤病理诊断、治疗选择和预后判断中发挥重要作用，使得肿瘤患者得到越来越有效的精准诊断和治疗，大大提高了肿瘤诊治水平。本章重点介绍该领域的相关进展。

第一节　肿瘤流行病学

流行病学是研究疾病分布规律及影响因素，借以探讨疾病病因，阐明流行规律，制定预防、控制和消灭疾病的对策和措施的科学。本节我们将简要介绍肿瘤流行病学常用的概念、一些常见肿瘤的流行概况和可能的病因。

一、几个常用概念

（一）描述肿瘤流行病学的概念

1. 发病率（morbidity or incidence）　与其他疾病的发病率一样，指在特定时间内某人群发生某疾病的频度。一般指一年内每 10 万人口某肿瘤的发病例数。

2. 死亡率（mortality）　指一年内每 10 万人口死于某肿瘤的人数。

3. 病死率（death rate）　某种肿瘤直接导致死亡的例数与该种肿瘤的总例数的比例，用百分数表示。从全世界总体情况看，所有恶性肿瘤的平均病死率为 60% 左右，最高为胰腺癌，接近 100%，为"癌中之王"。除去皮肤癌症，在统计的 26 个主要器官的肿瘤中，病死率在前几位的依次为胰腺癌、肝癌、肺癌、食管癌和胃癌，病死率都在 85% 以上。病死率最低的恶性肿瘤为睾丸癌，约 18%。

4. 流行率（prevalence）　指人群中，现有患某种肿瘤的人员的比例。理论上，凡是患过某肿瘤而仍然生存的人员都应该计算在内，但实际应用中，一般取 5 年以内曾患过该肿瘤的仍然生存的人员数量。

我国的肿瘤发病率占世界的 20%，与我国占世界人口的比例相当。但我国的肿瘤流行率却仅占世界的 13%。而美国和加拿大的肿瘤发病率占世界的 13%，其肿瘤流行率则占世界的 20%，均远高于其占世界人口比例。

不同国家和地区恶性肿瘤的构成比不同。如我国是肝癌、食管癌、胃癌等高恶性肿瘤的高发国家,而前列腺癌等生存期长的肿瘤发病率较低。而美国和加拿大除了肺癌的发病率和死亡率较高之外,高发的肿瘤是前列腺癌、乳腺癌和皮肤癌等长期生存率高的肿瘤。

(二)临床肿瘤流行病学的概念

1. 治愈率(cure rate) 指经治疗后不再复发的生存比率。不同的恶性肿瘤治愈率不同,近年来,随着早期发现和治疗手段的进步,很多类型肿瘤的治愈率明显提高。

2. 有效率(effective rate) 有效率是肿瘤非外科治疗疗效评价最常用的指标。一般指经过治疗后一定时间内肿瘤出现缩小(20%以上)的比率。但有效未必能够有利于患者的生存。如化疗和放疗,剂量越大,有效率越高。但并非剂量越大,患者生存时间越长。

3. 3年或5年生存率(3 or 5-year survival rate) 特定肿瘤在不治疗或治疗后3年或5年仍然生存的比率,是很常用的指标。前者用于生存率低、生存期短的恶性肿瘤,如胰腺癌、肝癌、胃癌等,而后者常用于恶性度相对较低、生存期长的肿瘤,如乳腺癌、前列腺癌。

4. 无进展生存时间(progression free survival,PFS) 这也是临床肿瘤治疗中常用的指标。指患者不发生进展(临床指标无恶化、肿瘤不增大、不出现转移等)的生存时间。

5. 无病生存时间(disease free survival,DFS) 患者在手术或其他治疗措施后肿瘤消失,至再次出现之前的时间长度。

6. 总生存时间(overall survival,OS) 患者从患病或治疗开始的总生存时间。这是肿瘤治疗效果评价最有意义的指标。如果治疗措施过于激进,有效率虽高,但总生存时间不一定长,亦不可取。

(三)分子肿瘤流行病学的概念——driver基因和passenger基因

顾名思义,"driver"基因的突变或过表达,是导致肿瘤发生、进展或转移的原因;而"passenger"基因则是由于肿瘤基因组不稳定发生的伴随性变化。但在现今的分子流行病学,这些词汇并非一定是生物学实验确定的结果。通常,在做基因组测序分析时,把与肿瘤的发生、进展或转移密切相关的(一般设定 Odds ratio>2.0),称为 driver 基因,

其余的称为 passenger 基因。当然 driver 基因是有突变的时候才能体现出来,而 driver 基因的突变自然也有 driver mutation。

二、世界肿瘤流行的概况

全球肿瘤发生率和死亡率多年来处于上升趋势。50年前的病理学相关教科书所述肿瘤的死亡率仅是心血管疾病死亡率的一半,但现在很多国家两大疾病的死亡率已难分伯仲。肿瘤死亡率上升的一个原因是传染病等导致的死亡率下降,平均寿命增长等。

不同国家和地区肿瘤的流行情况有差别。总体上,肺癌是全球死亡率居首位的恶性肿瘤,但这并不代表每个国家都是如此,如巴布亚新几内亚、泰国、斯里兰卡等国的肺癌死亡率都很低;而欧洲特别是东欧国家的发病率很高。值得注意的是,西印度洋的非洲小岛国塞舌尔的肺癌发病率也很高。有意思的是,虽然肺癌与吸烟的关系密切,但并非所有吸烟率高的国家肺癌死亡率都高。如泰国、斯里兰卡等国吸烟率高,肺癌的死亡率却很低(表5-1)。

表5-1 部分国家男性的吸烟率和肺癌死亡率

国家	吸烟率/%	肺癌死亡率/（/10万）
日本	59	47.9
斯里兰卡	55	3.3
泰国	49	6.4
巴布亚新几内亚	46	0.4
菲律宾	43	13.2
墨西哥	38	24.4
新加坡	32	76.9
加拿大	31	82.9
澳大利亚	29	61.1
美国	28	85.9
英国	28	85.5
荷兰	22	67.5

胃癌在全球肿瘤的死亡率中居第2位。每年总发病率约100万例。胃癌常见于东亚国家,如中国、日本、韩国、朝鲜、蒙古等国多发。这些高发国家有相似的生活习惯,如食用腌制食品较多。

随着冰箱的普及和新鲜蔬菜的供给增加,这些国家的胃癌发病率呈下降趋势。

肝癌在全球每年发病85万例。肝癌引起的死亡在肺癌和胃癌之后,居第3位,约一半的病例发生在我国。在西方国家,肝癌的诱因主要是丙型肝炎病毒感染和酒精性肝损伤。而在我国、蒙古国等的发病因素则主要是乙型肝炎病毒的感染。

食管癌在全世界的总发病率每年约50万例,死亡约45万人,病死率高达90%。在欧美国家,食管癌的发病率与饮酒关系密切。中国等高发国家的发病因素反而不太清楚。

胰腺癌在全球每年发病约31万例。胰腺癌的病死率是所有肿瘤中最高的。在WHO 2002年的统计数据中,胰腺癌的死亡人数甚至超过了当年的发病人数,说明这一肿瘤的死亡率接近100%,而且患者生存期短,所以被称为"癌中之王"。

乳腺癌是全世界女性人口中发病率最高的恶性肿瘤。西方国家尤高。总体病死率在30%左右。美国等西方发达国家的发病率比发展中国家的高。从多国家、多民族的研究结果看,有一个共性,就是较早妊娠和全程哺乳能够降低乳腺癌的发病率。美国妇女的乳腺癌多发生在绝经后,高峰年龄在61岁。中国妇女的乳腺癌发病高峰年龄在更年期,即48~50岁。

前列腺癌在全球的发病率很高,但在中国的发病率较低,中国是全球发病率最低的国家之一,但近十年有明显的上升趋势。前列腺癌的发病多见于老年人。有报道称,在美国80岁以上的男性死后的尸检,大部分可见前列腺癌。这里可看出前列腺癌发病率高,但同时又是病程发展缓慢,病死率较低的肿瘤。

甲状腺癌是所有男女共患肿瘤中唯一女性发病率比男性高的恶性肿瘤。男女比例约为1:3。在甲状腺常见的4种恶性肿瘤中,除了未分化癌的病死率很高之外,常见的乳头状癌和滤泡性癌的病死率都很低。甲状腺乳头状癌的颈部淋巴结转移很常见,但这种转移对于患者的长期生存影响并不大。近年来,随着超声影像技术的发展,诊断出的1.0cm以下的微小乳头状癌数量明显增多,但是总体生存率却没有下降。

三、我国常见的肿瘤流行概况

(一)肺癌

我国的肺癌发病率居中等程度,但仍然是死亡率最高的恶性肿瘤。值得注意的是,在过去的30年中,虽然我国的吸烟率并没有上升,但肺癌发病率上升很快,很多地区如广州市升高一倍以上。各地区肺癌发病率有相当大的差异。大城市中,西安属于最低的地区之一;而广州、吉林、长春、哈尔滨和上海等城市属于高发城市。

有意思的是,我国的肺癌发病率与吸烟虽然有一定的关系,但其相关程度远没有欧美高。有统计显示,我国的男女烟民比例在15:1~22:1;美国的男女烟民比例均等。但两国肺癌患者的比例却相当,均为2:1~2.5:1。英美两国的研究显示,吸烟患肺癌的相对危险度是不吸烟者的40~50倍,而中国则仅为2.5~3倍。

男性肺癌以鳞癌多见,约占70%;而女性患者则以腺癌为主,占85%以上。女性患者的生存期长于男性患者。

(二)胃癌和结直肠癌

胃癌常发生在经济欠发达的国家。而肠癌发病率则在发达国家更高。在同一国家常是随着社会经济的发展、冰箱的普及,胃癌的发病率下降,同时结肠癌的发病率上升。

胃癌的病因长期以来是我国科学研究的重点。关于幽门螺杆菌与胃癌的关系值得进行大量患者的前瞻性研究。一方面,幽门螺杆菌的感染非常普遍,与胃癌的发病率并没有直接的关系;另一方面,幽门螺杆菌又的确引起胃炎、胃溃疡等慢性损伤,增加胃癌的发病机会。而目前尚难以做到彻底清除一个人群的幽门螺杆菌来观察胃癌的发病率是否下降。

我国是胃癌发病率比较高的国家。有意思的是,中日韩等亚裔胃癌患者的生存时间(16~18个月)远较欧美白种人、非裔、拉美裔的生存时间(7~9个月)长。

(三)食管癌

食管癌是我国北方地区的高发恶性肿瘤,某些地区发病率在100/10万人以上,其中最高是河北省邯郸市的磁县,该县1974年时发病率高达280/10万人。近40年来,随着生活条件的改善,发病率一直在下降,但该地目前仍在 150/10 万人以上。另外,在广东汕头附近的一个 7 万人口的南澳岛,也是食管癌的高发区,发病率与华北高发地区相当。

我国的食管癌组织学类型以鳞癌占绝大多数,而在英美腺癌和鳞癌各占一半。

与胃癌一样,我国高发地区的食管癌术后生存率也是世界上报道最高的。如河北医科大学第四医院的食管癌术后 5 年生存率大于 20%,而西方国家鲜有超过 10% 的。

(四)肝癌

我国是肝癌的高发国家,发病率占世界发病率的一半。比较著名的高发区是江苏的启东市和上海的崇明区。

我国的肝癌主要与乙型肝炎病毒感染有关,除大陆地区外,我国台湾地区也是肝癌的高发地区。毗邻我国的蒙古国,肝癌和胃癌的发病率也都很高。

(五)乳腺癌

乳腺癌在我国的发病率虽然没有欧美发达国家的高,但发病率也在逐年上升。与欧美国家不同的是,我国乳腺癌的发病高峰年龄在 48~50 岁,而欧美在 61 岁。实际上,在绝经前妇女,中美之间的发病率并没有太大的差别。欧美妇女绝经后至 60 岁发病率逐步提高,而我国妇女是在下降。

总体上,乳腺癌是患者长期生存率较高的癌症。美国乳腺癌的总体治愈率在 75%~80%。

(六)鼻咽癌

鼻咽癌是我国广东、广西地区的高发肿瘤,湖南和福建地区也较常见。鼻咽癌与 EB 病毒的感染密切相关。鼻咽癌的治疗采用放疗,总体治愈率在 90% 以上。所以,虽然发病率高,但死亡率却在较低的水平。死亡率最高的是广东省四会市,约为 15.9/100 000,广东全省的死亡率为 6.5/100 000。广西、湖南和福建的死亡率依次为 4.7/100 000、3.2/100 000、2.7/100 000。

(七)肾癌

肾癌并非高发的肿瘤,受到的关注度并不高。这一肿瘤在发达国家发病率比发展中国家发病率高。在我国,城市的发病率是农村发病率的 5~7 倍。

(王 哲)

第二节 肿瘤的发生与演进

近年来随着分子生物学的发展,已经初步揭示了某些肿瘤(如:伯基特淋巴瘤和视网膜母细胞瘤)的病因和发病机制。Douglas Hanahan 和 Robert A.Weinberg 两位学者总结了肿瘤的十大特征:①自给自足生长信号(self-sufficiency in growth signals);②抗生长信号的不敏感(insensitivity to antigrowth signals);③抵抗细胞死亡(resisting cell death);④潜力无限的复制能力(limitless replicative potential);⑤持续的血管生成(sustained angiogenesis);⑥组织浸润和转移(tissue invasion and metastasis);⑦避免免疫摧毁(avoiding immune destruction);⑧促进肿瘤的炎症(tumor promotion inflammation);⑨细胞能量异常(deregulating cellular energetics);⑩基因组不稳定和突变(genome instability and mutation)。对这些特征的认识基本上代表了大部分肿瘤机制研究学者的观点。

随着高通量测序技术应用于肿瘤研究,一方面,人们发现肿瘤在基因水平上的变异非常复杂,肿瘤个体之间的差异巨大,这被认为是许多肿瘤对治疗不敏感的原因;另一方面,同一病理类型或不同病理类型的病例之间也发现了一些基因变异的规律,这些规律被用于分子靶向药物的靶点或预后预测因素,又使得一些肿瘤在靶向药物的治疗下获得了很好的疗效。因此,未来的肿瘤治疗将越来越多地依赖分子诊断的指导。

从本质上说,肿瘤是一种基因病。各种环境、遗传等因素通过协同或序贯的方式引起一些细胞非致死性 DNA 损伤是肿瘤发生的中心环节。DNA 的损伤可导致原癌基因的激活或抑癌基因的失活,经过基因变异的积累,引起细胞发生转化,转化的细胞可以先呈多克隆性增生,经过一个漫长的多阶段的演进,其中一个克隆相对无限制地扩增,通过附加突变,选择性地形成具有不同特点亚克隆,从而获得侵袭和转移的能力,形成恶性肿瘤。

一、肿瘤发生的分子生物学基础

肿瘤发生的分子机制非常复杂,许多肿瘤发生的基因变化被推测或证实与肿瘤的发生相关,这些改变包括染色体水平的染色体畸变、基因序列水平的基因突变、转录水平的转录调控变化、表观遗传水平的组蛋白或 DNA CpG 岛甲基化改变、RNA 水平的长链非编码 RNA 和微小 RNA 变化等，这些不同水平的变化在许多研究中被证实与肿瘤的发生或生物学行为相关，仍然有很多领域需要进一步探索。

肿瘤发生过程中的一些基因变化对于肿瘤的生物学行为起到关键作用，这些基因在正常情况下对于细胞生长、分化、代谢和功能等方面起到正向或反向调节作用，这些基因如果发生变异，其功能也发生变化，导致肿瘤的发生，这些基因被称为癌基因或抑癌基因。

（一）癌基因

1. 原癌基因和癌基因的概念　恶性肿瘤细胞中能够促进细胞自主生长的基因称为癌基因（oncogene），癌基因在正常细胞内对应的基因称为原癌基因（protooncogene）。原癌基因是正常细胞增生、分化等生理过程中重要的调节基因，其产物通常是生长因子、生长因子受体、信号转导蛋白、核调节蛋白和细胞周期调节蛋白。癌基因是发生了变化的原癌基因，具有促进细胞增生的能力，其编码的蛋白称为癌蛋白（oncoprotein）。癌蛋白可以持续转化靶细胞，靶细胞的生长不再需要生长因子或其他刺激信号。

癌基因最初是在逆转录病毒中发现的，某些逆转录病毒在动物中能够迅速诱发肿瘤并能在体外转化细胞，这些含有能够转化细胞的 RNA 片段称为病毒癌基因（v-onc）。后来在正常细胞中也发现了与病毒癌基因序列非常接近的 DNA 序列，称为细胞癌基因（c-onc）。在进化过程中，宿主细胞 DNA 中的癌基因可以通过病毒感染而转导为病毒癌基因，并且通过病毒感染其他宿主造成在群体中水平传播。

对于癌基因的分子病理学研究主要集中在：①癌蛋白是如何转化宿主细胞的；②正常的原癌基因是如何转变成癌基因的。

2. 原癌基因的产物和正常功能及在肿瘤时的改变　一些原癌基因的产物是生长因子，生长因子与受体结合，产生生理功能。在正常细胞的更新、炎症和修复中起重要作用。许多类型肿瘤中，瘤细胞可分泌生长因子，并通过与自身的生长因子受体来促进自身细胞的不断生长，造成了肿瘤自给自足生长的特性，其机制可能是一些特殊基因突变、扩增或其表达调控失常后所致，但大多数情况下生长因子基因本身并没有突变。例如：部分结直肠癌病例中出现癌基因 ras 或 BRAF 基因的突变，突变的 ras 或 BRAF 基因具有持续激活的功能，通过信号转导，引起持续的表皮生长因子（EGF）高表达，与肿瘤细胞本身的 EGFR 受体结合，引起肿瘤细胞持续的自给自足生长信号活化和生长。

生长因子受体的作用也可能是癌基因，以表皮生长因子受体 ERBB1（EGFR）基因为例，在 90% 的头颈部鳞状细胞癌中表达，而 ERBB2（HER2/neu）的基因在一部分乳腺癌、胃癌中出现扩增，并引起其蛋白过表达，针对 EGFR、HER2 的抗体药物已经在临床靶向治疗中证实对相关的肿瘤有良好的疗效。

细胞自身的信号转导蛋白功能的失常也可以出现癌基因的功能。ras 基因表达的 RAS 蛋白在正常细胞生长因子与其受体结合后，从非活化的与 GDP 结合的状态转变为活化的与 GTP 结合的状态，在 RAF-1 蛋白的协助下，能够活化 MAPK 途径，引起特定的核转录因子活化，使细胞进入细胞周期开始增殖；之后 RAS 蛋白与 GTP 酶活化蛋白结合，后者可使 RAS 蛋白的 GTP 酶活性增加，使活化的 RAS 形式水解 GTP 而失活，变为与 GDP 结合的非活化 RAS 蛋白，防止细胞过度增殖。ras 家族基因突变在人类肿瘤中较常见，尤其是胰腺癌和结直肠癌。ras 基因的一些点突变类型使 RAS 蛋白的 GTP 酶活性丧失，从而使 RAS 蛋白处于持续活化状态，引起细胞增殖的信号持续向细胞内传递，从而引起细胞的转化。值得注意的是，在 ras 基因突变的肿瘤个体中使用其上游的生长因子受体抗体靶向药物治疗没有很好的疗效，这是由于下游 RAS 已经持续活化，阻断上游已经失去意义。因此在结直肠癌的诊疗常规中，使用 EGFR 抗体药物治疗之前需要检测 ras 和 BRAF 基因的突变情况。

核转录因子主要通过与特殊序列的 DNA 结合，启动 DNA 转录并翻译蛋白质，启动一些细胞生理过程，核转录因子也是将来自细胞膜或细胞质中的信号转导到细胞核的重要介质。一些癌蛋白就是核转录因子,由于出现基因扩增、突变或转位,导致核转录因子过表达或功能增强,引起细胞的增殖、转化等功能,在恶性肿瘤发生中起重要的作用。例如:myc 基因位于 8 号染色体,MYC 蛋白过表达可以起细胞恶性转化、过度增殖、去分化等多种作用,在一些 B 细胞淋巴瘤中,如伯基特淋巴瘤,出现 t(8;14)(q24;q32)基因转位,使得 myc 基因与 14 号染色体的 IgH(免疫球蛋白重链)基因发生融合,借助 IgH 基因上游的强启动子,MYC 蛋白发生过表达,促进了淋巴细胞的转化,这也是伯基特淋巴瘤发生的重要分子机制。在大多数伯基特淋巴瘤中同时也可以检测到 myc 基因的突变,这些基因突变往往会引起 MYC 蛋白功能增强,也是肿瘤发病机制之一。针对 MYC 蛋白的靶向治疗策略一直都是热点,但是目前尚没有很好的药物开发出来。

细胞周期相关蛋白的变化也常常被认为是重要的肿瘤发病机制。例如:在套细胞淋巴瘤中,存在有 t(11;14),编码细胞周期蛋白(cyclin)D1 的 CCND1 基因发生转位,与 IgH 基因融合,导致 cyclin D1 过表达,从而引起细胞增殖。CDK4 基因的扩增也见于去分化脂肪肉瘤和胶质母细胞瘤。

(二)肿瘤抑制基因

肿瘤抑制基因编码的蛋白往往具有抑制细胞生长、转化的功能,其功能的丧失能够促进细胞的转化。肿瘤抑制基因的失活往往是由等位基因的突变或缺失等实现的。目前,被认定的常见肿瘤抑制基因包括 RB、TP53、PTEN、NF1、NF2、APC、WT-1、BRCA1、BRCA2 等。我们将重点介绍 RB 和 TP53。

1. **RB 基因** RB 基因位于染色体 13q14,RB 蛋白在细胞周期调节中起重要作用,在静止细胞中以活化的低磷酸化形式存在,RB 蛋白高磷酸化后失活,这个失活过程对于细胞通过 G1/S 检控点非常重要。RB 蛋白功能失活促进细胞增殖。

RB 基因在视网膜母细胞瘤中发生杂合性丢失是其重要的发病机制。RB 基因的突变或 13q14 的缺失是骨肉瘤、乳腺癌和小细胞肺癌等肿瘤中的重要改变。

2. **TP53 基因** TP53 基因位于染色体 17p13.1,编码 P53 蛋白,正常功能是能够引起细胞周期阻滞。DNA 发生损伤时 P53 蛋白水平迅速升高,ATM 等激酶发生活化,磷酸化 P53 蛋白,磷酸化的 P53 蛋白与 DNA 结合,诱导细胞周期蛋白依赖性激酶(CDK)抑制物 p21 表达,使细胞阻滞于 G1 期。P53 蛋白还可以诱导 DNA 修复基因 GADD45 活化,进行 DNA 修复。在超过 50% 的人类肿瘤中发现 TP53 基因的突变,尤其是结直肠腺癌、肺癌、乳腺癌、胰腺癌和胶质瘤,其突变方式包括纯合缺失、杂合缺失和突变。在 TP53 基因突变的情况下,即使 DNA 发生损伤,也不能通过 P53 蛋白使细胞周期停滞和 DNA 修复,遗传信息受损的细胞进行增殖,最终就可能发生恶性肿瘤。TP53 基因在野生型时具有抑癌基因功能,突变蛋白失去了正常功能。在同一类型肿瘤中,往往发生 TP53 基因突变的肿瘤患者较野生型患者预后差。

(三)凋亡调节基因和 DNA 修复调节基因

一些凋亡调节基因在肿瘤发生中起重要作用。例如:Bcl 家族基因的 BCL-2 蛋白是一种线粒体蛋白,主要作用是抑制细胞凋亡;BAX 蛋白起促进凋亡作用,与 BCL-2 成对作用,BAX 表达较多时,可形成同源二聚体,诱导凋亡;BCL-2 蛋白过量表达时,形成 BAX/BCL-2 异源二聚体,抑制凋亡;在附加其他基因变异时可发展为恶性肿瘤。在 B 淋巴细胞来源的滤泡性淋巴瘤中,85% 的病例出现 t(14;18)(q32;q21)转位,导致 Bcl-2 基因与 IgH 基因融合,造成 BCL-2 蛋白过度表达,使 B 淋巴细胞免于凋亡,这是滤泡性淋巴瘤重要的发病机制之一。

人类生活中接触到致癌物时会导致 DNA 损伤,正常情况下,DNA 损伤细胞会发生凋亡或 DNA 能够修复,可以维持机体遗传基因组的稳定性。但一些 DNA 修复调节基因缺陷出现在遗传疾病家族中,家族受累成员中发生肿瘤概率较普通人高。如:在 DNA 修复基因 BRCA1(breast cancer 1)或 BRCA2 基因突变家族中,女性罹患乳腺癌、子宫内膜癌及其他恶性肿瘤概率明显增高;遗传性非息肉病性结直肠癌患者具有 DNA 错配修复基因缺失,导致一段单链 DNA 在复制时碱基的错配时不能修复,造成原癌基因或肿瘤抑制基因突变,是结直肠癌重要的发病机制之一。

(四)端粒、端粒酶和肿瘤

正常细胞分裂一定次数后就进入老化,

失去了复制的能力,称为复制老化(replicative senescence)。近来的研究证明细胞的复制次数是由染色体末端的特殊 DNA 序列控制的,称为端粒(telomeres),细胞复制一次,端粒就缩短一点;端粒缩短到一定程度,就会失去功能,从而激活 p53 依赖的细胞周期 G1 阻滞或发生凋亡。生殖细胞中端粒酶可以使端粒得以恢复,因此生殖细胞具有强大的自我复制能力。实验表明,90% 以上的人类肿瘤都具有一定程度的端粒酶活性,使得肿瘤细胞能够实现潜力无限的复制能力。

(五)肿瘤相关基因失调的方式

肿瘤细胞中不同水平的 DNA 损害引起的基因功能、表达的变化导致了肿瘤的生物学行为,这些不同水平的 DNA 损害有很多种,在不同的肿瘤中往往都混合存在。

1. 基因突变(mutation) 基因突变可造成其产物蛋白质的空间结构变化和功能的变化,例如:突变为终止密码子后可产生截短型蛋白产物,往往会造成蛋白功能的丧失,如果发生在抑癌基因中,则具有明显的促进肿瘤的功能。而一些基因突变后产生持续的活化,起到癌基因的作用,如 ras 基因突变。

2. 染色体改变 非随机性染色体异常主要发现于淋巴瘤和白血病等造血系统肿瘤和软组织肿瘤中,一些特异的染色体改变导致了特异的基因变化,是这些肿瘤的重要分子基础,同时也常常作为这些肿瘤重要的诊断手段。

染色体改变的方式包括:染色体数目变化、染色体重排(chromosomal rearrangement)、基因扩增、染色体缺失等改变。染色体重排包括染色体易位(translocation)、倒位(inversion)等。

染色体易位、倒位等改变可以引起融合基因的产生,如果发生在原癌基因,可以使原癌基因表达明显增加,促进细胞恶性转化。例如:在伯基特淋巴瘤出现 t(8;14)(q24;q32)基因转位,使得 myc 基因与 IgH 基因融合,从而过表达。另一种情况是产生的融合蛋白出现新的癌基因活性,引起细胞恶性转化,如:在慢性粒细胞白血病中发生 t(9;22)(q34;q11)易位,导致 9 号染色体的 ABL 基因和 22 号染色体的 BCR 基因发生融合,产生的融合蛋白具有酪氨酸蛋白激酶的活性,可以抑制凋亡、减少对生长因子的需求、减少细胞黏附、

活化多种信号转导通路等,导致肿瘤发生。针对这一融合蛋白的靶向酪氨酸蛋白激酶小分子抑制剂的研制成功称为全球首个肿瘤小分子靶向药物。

基因扩增(amplification) 。染色体区段 DNA 序列过度重复可造成原癌基因及其产物过表达,引起肿瘤转化。如:高分化和去分化脂肪肉瘤中的 MDM2 基因扩增、神经母细胞瘤中的 N-myc 基因扩增等,扩增基因可达数百拷贝数,形成双微体(double minutes)和同源染色区(homogenous staining regions),引起相应的基因产物过度表达,是这些肿瘤发生的重要分子机制,同时这些基因扩增特征也可以用于肿瘤的分子诊断和预后判断。

3. 肿瘤细胞的分子表达谱 基因芯片(gene microarray analysis)和 RNA 测序(RNA sequencing)技术的发展能够同时测定一个肿瘤中数千个基因的表达情况,测定的数据称为分子表达谱(molecular profile),对于理解肿瘤发生的分子机制和分子分型非常有益。这项技术除了测定 mRNA 表达谱以外,还可以通过蛋白质组学方法测定蛋白质组,也扩展到了微小 RNA 和长链非编码 RNA 的测定,特定微小 RNA 和长链非编码 RNA 的变化也成为一些肿瘤的分子特征,对于理解肿瘤发生的分子机制有了新的诠释,也体现出肿瘤发生机制的复杂性。以往这项技术常用于新鲜标本,近几年这些技术的进展使得特定基因 mRNA 表达谱得以在石蜡组织中测定(NanoString 技术),更推广了这项技术的应用。在乳腺癌和淋巴瘤中,利用分子表达谱进行分子分型并协助治疗方案选择和预后判断,已经被写入国际治疗指南之中。

(六)多步癌变的分子基础

分子流行病学、遗传学、化学致癌动物模型等手段已经证明恶性肿瘤的发生是一个长期的多因素多阶段过程。一般认为,肿瘤的发生过程由两大阶段组成:激发阶段(initiation)和促进阶段(promotion)。单个基因改变不足以引起细胞完全恶性转化,要使得细胞完全恶性转化,需要多个基因的改变协同完成,例如:在结肠癌中,从正常上皮增生、异型增生、腺瘤到结肠癌的演进过程中,一些病例可观察到比较明显的各阶段变异,包括

腺瘤阶段的 *APC* 基因突变,然后发生 *ras* 基因突变并活化,18 号染色体长臂的 *SMAD2* 和 *SMAD4* 基因的丢失,随后是 *TP53* 基因和 TGF-β 受体 Ⅱ 基因的灭活,最终发展成为腺癌。这些多步的分子变化体现了肿瘤发生的分阶段过程。

二、环境致癌因素及致癌机制

(一)化学致癌因素

现在已知对动物有致癌作用的化学致癌物有 1 000 多种,其中一些还与人类癌症相关。化学致癌剂的研究表明:①各种化学致癌物的结构多种多样,少数不需体内代谢转化可直接致癌,如烷化剂,称为直接作用的化学致癌物。绝大多数需要体内代谢转化后才能致癌,称为间接作用的化学致癌物。②所有的化学致癌物在化学上都有亲电子基团结构,如环氧化物、硫酸酯基团等。它们能与细胞大分子的亲核基团共价结合,形成加合物,导致 DNA 突变。③某些化学致癌物的致癌性质可由于其他本身并无致癌性的物质的协同作用而增大,这种增加致癌效应的物质叫做促癌物(promoter)。间接作用的化学致癌物包括有多环芳烃、芳香胺类和氨基偶氮类染料、亚硝胺类等化学物质,常常与环境污染、职业接触和特殊饮食习惯相关。真菌毒素也属于间接化学致癌物,尤以黄曲霉素为著,产生于霉变的食物中,多种黄曲霉素中以黄曲霉素 B1 致癌性最强,其化学结构为异环芳烃,经肝脏代谢为环氧化物而致癌,常常诱发肝细胞癌。黄曲霉素与乙型肝炎病毒感染可协同增强致癌作用。烷化剂与酰化剂属于直接作用致癌物,一些化疗药物属于烷化剂,长期使用这类化疗药物可能诱发第二肿瘤。如在化疗已经治愈的或控制的白血病、霍奇金淋巴瘤患者中,数年后发生第二种恶性肿瘤,常见的是粒细胞白血病。一些金属元素也有致癌作用,如:镍、铬、镉、铍等,与环境污染和职业因素相关。

(二)物理致癌因素

已证实的物理致癌因素主要是电离辐射,包括 X 射线、γ 射线、β 粒子、质子、中子或 α 粒子等,通常与职业接触相关。日本第二次世界大战中受原子弹爆炸影响的幸存居民中,慢性粒细胞白血病、甲状腺癌、乳腺癌、肺癌患者发生率明显增高。动物实验也证实了电离辐射能够在动物中引起癌症。辐射能引起染色体断裂、易位和发生点突变,这是辐射引起肿瘤发生的重要因素。在一些接受放疗的患者中可发生第二肿瘤,称为放疗相关恶性肿瘤,以肉瘤为主,诊断标准严格,限制在放疗 10 年后所发生的放疗照射野发生的肿瘤。

紫外线照射与皮肤鳞状细胞癌、基底细胞癌和恶性黑色素瘤的发生相关。紫外线作用于细胞主要导致 DNA 损伤,如果紫外线引起的 DNA 损伤发生在 DNA 修复机制有障碍的患者,如:着色性干皮病(xeroderma pigmentosum)患者,由于先天性缺乏 DNA 修复所需的酶,皮肤癌的发生率非常高。

(三)微生物致癌

流行病学调查表明人类一些肿瘤的发生与病毒密切相关,还有一些细菌和其他微生物与淋巴瘤的发生相关。

1. DNA 致癌病毒 多种 DNA 病毒与特定类型肿瘤发生相关。病毒基因需要整合到宿主 DNA 中并作为细胞的基因表达,由于病毒 DNA 复制所需的基因在整合过程中被阻断,所以整合后的病毒不能复制,可以在宿主细胞中处于长期潜伏感染状态,整合的病毒基因表达产物可导致宿主细胞的恶性转化。如:多瘤病毒的大 T 抗原具有酪氨酸蛋白激酶活性,能磷酸化下游蛋白刺激 DNA 合成,使肿瘤细胞持续增生,而后形成肿瘤。

与人类肿瘤发生密切相关的 DNA 病毒有很多,以下三种是最常见的类型:

(1)人乳头瘤病毒(human papilloma virus,HPV):HPV 有 70 余种亚型,其中 HPV-16、18、31、33、35、45、51、52、56、58 和 61 属于高危型,与外生殖器癌、宫颈癌,以及咽部和喉癌发生相关,尤其是 HPV-16、18。一些低危型 HPV 与人类良性鳞状细胞乳头状瘤相关。在宫颈癌中,HPV-16 或 18 的 DNA 整合入宿主 DNA 中,可引起 HPV 的 E6 和 E7 蛋白过度表达,E6 与 RB、E7 与 P53 蛋白结合并导致其降解,E7 还可以干扰 P53 的转录,抑制 P21 蛋白表达,引起鳞状上皮细胞转化并长期存活,如果再伴有其他关键基因突变,如:*ras* 基因突变,则可以完全恶性转化。

(2)Epstein-Barr 病毒(EBV,EB 病毒):EBV

为疱疹病毒家族成员,与人类多种肿瘤和疾病相关。其中以鼻咽癌、非洲流行性伯基特淋巴瘤、霍奇金淋巴瘤、结外鼻型 NK/T 细胞淋巴瘤等肿瘤类型相关性更高。EBV 感染人体细胞发生肿瘤的分子机制比较复杂,涉及 EBV 本身基因组的变化和引起细胞的变化等方面。EBV 本身产生的 BMRF-2 蛋白与细胞表面的 β1 整合素结合可协助 EBV 进入上皮细胞,另有研究表明 Ephrin 受体 A2 也是 EBV 进入上皮细胞重要的受体,这些机制可能与鼻咽癌的发病机制相关。在 B 淋巴细胞,EBV 主要通过其 B 细胞表面的受体 CD21 或 CD35 感染。在 EBV 相关的 T/NK 细胞疾病中,目前尚不清楚 EBV 是如何进入 T 或 NK 细胞的。在结外鼻型 NK/T 细胞淋巴瘤、EBV 阳性的大 B 细胞淋巴瘤和慢性活动性 EBV 感染等疾病中,发现感染的 EBV 具有基因组大段的缺失,这些缺失导致细胞微小 RNA 活化的异常,这表明 EBV 本身的变化也与这些疾病的发生相关。EBV 在 B 细胞中感染常常是潜伏感染,可以引起 B 细胞永生化。通常认为,EBV 潜伏感染时其潜伏膜蛋白 LMP-1 基因整合入宿主细胞基因组中并表达,LMP-1 蛋白可以活化 B 细胞中原来由 CD40 受体激活的信号分子,然后活化 NF-κB 和 JAK/STAT 信号途径,促进 B 细胞存活和增殖。另外一个 EBV 编码蛋白 EBNA-2 可活化 cyclin D1 和 Src 家族成员,促进 B 细胞增殖,还可活化 LMP-1 的转录。因此,EBV 感染细胞后表达的多种病毒蛋白综合作用使细胞发生永生化。

（3）乙型肝炎病毒（hepatitis virus B, HBV）:慢性 HBV 感染与肝细胞肝癌密切相关,HBV 感染者发生肝细胞癌的概率是未感染者的 200 倍。在肝癌细胞中发现了整合的 HBV DNA。目前的研究证据表明:HBV 感染导致慢性肝细胞损伤,肝细胞不断再生,容易发生自身突变或其他致癌因素所致突变;HBV 编码的 HBx 蛋白可以促进肝细胞生长因子信号通路激活,如胰岛素样生长因子 Ⅱ 和胰岛素样生长因子受体 Ⅰ;HBx 可与 P53 蛋白结合干扰其功能。有趣的是,HBV 的感染在流行病学上与胆管细胞癌的发生也有相关性。丙型肝炎病毒 HCV 虽然不是 DNA 病毒,但是也与肝癌的发生关系密切,可能与肝细胞的慢性损伤和再生相关。

2. RNA 致瘤病毒　在病毒癌基因的研究中,最先发现了动物的逆转录病毒中具有病毒癌基因,这些病毒癌基因一般也由细胞原癌基因转导而来,病毒感染细胞后可将病毒癌基因 RNA 逆转录为 DNA 片段,而且整合到宿主 DNA 中,引起宿主细胞的转化。还有一些逆转录病毒并不具有癌基因,但是如果整合到宿主 DNA 链的原癌基因附近,引起癌基因的激活,也可以使宿主细胞发生转化。

人类 T 细胞白血病 / 淋巴瘤病毒 Ⅰ（HTLV-1）是目前唯一与人类肿瘤发生密切相关的 RNA 病毒,与发生于日本和加勒比海地区的 T 细胞白血病 / 淋巴瘤相关,我国沿海地区也有一些散发病例。HTLV-1 主要感染人类 CD4 阳性辅助性 T 细胞,受感染人群发生白血病的概率是 3%~5%,潜伏期 40~60 年。

HTLV-1 编码 TAX 蛋白,TAX 基因虽不属于癌基因,但是可以激活几种引起 T 细胞增生和分化的宿主基因的转录,如:癌基因 c-fos、编码 IL-2 及其受体的基因和粒细胞 - 巨噬细胞集落刺激因子（GM-CSF）基因。TAX 蛋白还可以灭活细胞周期抑制蛋白 p16^{INK4a},引起细胞增生,如果细胞再发生一些基因突变,会导致恶性转化。

3. 幽门螺杆菌（helicobacter pylori.H.pylori）　许多研究表明幽门螺杆菌引起的慢性胃炎与胃黏膜相关结外边缘区 B 细胞淋巴瘤相关,绝大多数的胃淋巴瘤伴有幽门螺杆菌感染引起的胃炎;针对胃黏膜相关结外边缘区 B 细胞淋巴瘤采用抗幽门螺杆菌治疗,一些病人淋巴瘤可以消退。幽门螺杆菌基因组编码 Cag A（cytotoxin associated gene A,细胞毒素相关基因）基因和分泌系统,另外一个 VacA 基因编码空泡细胞毒素,可引起细胞凋亡。CagA 和空泡细胞毒素可引起胃炎,进一步刺激 T 淋巴细胞增生,T 细胞分泌的淋巴因子导致 B 细胞增生,如果再发生其他促癌作用的遗传改变,可发生淋巴瘤。抗生素可清除幽门螺杆菌,减少抗原刺激,从而使淋巴瘤消退,但是一些伴有 t（11;18）的肿瘤导致了 API2-MALT2 基因的易位,往往预示着病例对抗生素治疗无效。还有一些研究表明幽门螺杆菌的感染与胃癌的发生有一定关系,但是其分子机制尚不明确。

三、影响肿瘤发生、发展的内在因素及其作用机制

肿瘤发生和发展是十分复杂的问题，除了外界致癌因素的作用外，机体的内在因素也起了重要的作用。机体的内在因素非常复杂，包括了遗传因素、对疾病的易感性和宿主免疫状态等。很多肿瘤有明显的流行病学特点，如：在EBV相关的疾病中，结外鼻型NK/T细胞淋巴瘤和鼻咽癌在东亚和南美洲部分地区明显高于欧美地区，甚至在美国居住人口的数据中，亚裔的发病率也明显高于高加索后裔；T细胞型或NK细胞型慢性活动性EBV感染也在东亚和南美洲部分地区报道较多，北美报道的慢性活动性EBV感染则主要为B细胞型。群体和家族性鼻咽癌研究表明其在流行病学上与一些特定遗传位点多态性相关，这些特点体现了肿瘤发生的遗传易感性。

除了肿瘤的遗传易感性之外，一些具有胚系突变的家族有着非常高的肿瘤罹患率，表明遗传因素在肿瘤发生中有重要的作用。这些遗传因素以常染色体显性或隐性遗传方式存在。常染色体显性遗传方式的肿瘤综合征初发肿瘤时本身并非恶性，但是恶变率极高，如：家族性腺瘤性息肉病患者，几乎100%的患者在50岁前发生多发性结直肠腺瘤恶变。一些常染色体隐性遗传的肿瘤综合征累及DNA修复基因，如：Bloom综合征（先天性毛细血管扩张性红斑及生长发育障碍）易发生白血病及其他恶性肿瘤；毛细血管扩张性共济失调综合征患者多发生急性白血病和淋巴瘤；着色性干皮病患者经紫外线光照后发生皮肤基底细胞癌、鳞状细胞癌或黑色素瘤；Li-Fraumeni综合征患者具有 *TP53* 基因胚系突变，易患肉瘤、白血病和乳腺癌等肿瘤。

Knudson在1974年提出二次突变假说，来解释遗传变异在肿瘤发生中的作用。例如：在视网膜母细胞瘤中，只有在13号染色体上的两个 *RB* 等位基因都灭活才能发生肿瘤，即需要发生两次突变。在家族性视网膜母细胞瘤中，子代从父母中遗传得到一个有缺陷的 *RB* 基因，另一个 *RB* 等位基因如果发生体细胞突变，即可形成肿瘤，这种患者年龄小、双侧发病者较多。而散发性视网膜母细胞瘤的患者，需要两个正常 *RB* 等位基因发生突变才可以患病，发病率非常低，患儿年龄也稍大，多为单侧。

四、肿瘤的演进

恶性肿瘤在生长过程中变得越来越富有侵袭性和获得更大恶性潜能的现象称为肿瘤的演进（progression）。包括生长加快、浸润周围组织和远处转移等现象，甚至对药物治疗出现抵抗等。这些生物学现象的出现与肿瘤的异质性（heterogeneity）相关。肿瘤的异质性指由一个克隆来源的肿瘤细胞群在生长过程中形成侵袭能力、生长速度、对激素的反应、对抗癌药物的敏感性等方面有所不同的亚克隆（subclone）的过程。其分子生物学改变是在单克隆肿瘤的生长过程中，不同瘤细胞出现不同的附加基因突变蓄积而来的，形成了具有不同生物学特性的亚克隆。例如，需要较多生长因子的亚克隆可因生长因子缺乏而不能生长，而有些需要较少生长因子的亚克隆则在此时即可生长；机体的抗肿瘤免疫反应可以杀死那些具有较高抗原性的亚克隆，而抗原性低的亚克隆则可躲过机体的免疫监视。肿瘤在生长过程中能保留和富集那些适应存活、生长、侵袭和转移的亚克隆，使其生物学行为更加具有侵袭性。

目前利用高通量测序的技术，已经发现了演进过程的肿瘤中不同克隆具有一些原来共有的突变，表明它们来自于同一个早期克隆，而不同克隆之间也有不同的基因突变，表明已经演变为不同的克隆，这些研究为肿瘤的演进和异质性提供了强有力的证据。例如，一些原发的低级别胶质瘤在手术治疗后复发，复发时演进为高级别胶质瘤——胶质母细胞瘤，往往在复发肿瘤中出现了新的基因突变，如：*TP53* 基因等。另如：在少数胃肠道间质瘤中，存在高级别和低级别成分共存的现象，这两种成分均有胃肠道间质瘤最多见的 *KIT* 或 *PDGFRA* 基因的突变，且突变位点完全相同，表明这两种成分来自相同的克隆，但是在高级别成分中却出现了与肿瘤增殖、进展密切相关的 *PI3KCA* 和 *SETD2* 基因的突变，表明这些新出现的基因突变与肿瘤不同克隆的形成和高级别进展相关。越来越多的分子生物学研究结果支持肿瘤的演进与肿瘤基因突变积累相关。

针对已经发生演进的肿瘤，需要开发新的药

物治疗。例如慢性粒细胞白血病具有 BCR/ABL 融合蛋白，利用伊马替尼靶向治疗非常有效，但是在肿瘤演进至耐药后就失去了疗效。对伊马替尼结构进行优化后增强其与 ATP 结合结构域的亲和力，产生了新一代治疗药物，能够克服部分患者的耐药性。因此对于发生演进的肿瘤分子机制的研究非常重要，有助于新的治疗策略的开发。

五、肿瘤基因变异谱对靶向治疗选择的指导

不同类型的肿瘤，基因组突变频率差别非常大，例如与紫外线相关的黑色素瘤以及与吸烟相关的肺鳞状细胞癌（>7 个突变/Mb）突变率较高，而套细胞淋巴瘤、慢性淋巴细胞白血病（<1 个突变/Mb）突变率较低，体现了不同类型肿瘤发病中的不同分子机制。

突变虽众多，但驱动基因突变作用相对更重要。针对驱动基因突变的靶向治疗研究也取得了很大的进展。例如：肺癌中 EGFR 基因的突变在非吸烟者发生的腺癌中较多见，厄洛替尼或吉非替尼等酪氨酸激酶抑制剂（TKI）小分子物质对 EGFR 突变患者有较好的疗效。但并非所有 EGFR 突变的肺癌都对这些小分子物质的治疗敏感，具有 EGFR T790M 突变的患者对于这些小分子物质的治疗并没有显示出好的疗效。这些治疗的进步也直接推动了分子病理学检测的发展。

另外，不同类型的肿瘤也会出现相似的遗传变异，累及相同的基因，而同一种基因的变异也可能会出现在不同类型的肿瘤之中。例如：EWSR1 基因位于染色体 22q12.2，最初在 Ewing 肉瘤中发现 t（11；22）（q24；q12）转位，累及 EWSR1 基因与 FLI1 基因，并产生 EWSR1-FLI1 融合基因，这是 Ewing 肉瘤中最为多见的一种变异方式。随着越来越多的软组织肿瘤遗传学研究数据报道，部分 Ewing 肉瘤病例中存在 EWSR1 与其他多种基因的融合，如 ERG、ETV1、E1AF、FEV 等基因。这些现象在不同层面上体现了 Ewing 肉瘤遗传变异的多样性和异质性。另一方面，研究者也发现具有 EWSR1 基因转位的其他类型肿瘤也越来越多，如：软组织透明细胞肉瘤、促纤维增生性小圆细胞肿瘤、血管瘤样纤维组织细胞瘤等二十余种类型。

利用不同肿瘤存在相同遗传变异的共同点，人们猜想一种靶向药物可能对具有相似遗传改变的不同类型的肿瘤具有疗效，未来靶向药物的研发也可能会遵循这个思路，扩大治疗的适应证。例如：ALK（CD246）的基因变异最初在间变性大细胞淋巴瘤中发现，t（2；5）是最常见的变异，导致 ALK 基因过量表达。随后，在一部分肺原发的腺癌中也发现了 ALK 基因的变异，通常的类型是基因转位，也引起了 ALK 的高表达，针对 ALK 研发的靶向抑制剂在临床上被证实对具有 ALK 转位的肺癌具有良好的疗效。近几年，ALK 基因的变异也在越来越多的肿瘤类型被发现，如：ALK 阳性的上皮样炎性肌成纤维细胞肉瘤、炎性肌成纤维细胞瘤、肾细胞癌、横纹肌肉瘤等十余种肿瘤。尽管 ALK 的变异仅出现在这些类型的少数病例，但是 ALK 靶向抑制剂的使用确实使不少患者受益。因此，未来靶向治疗的选择会越来越多地依赖肿瘤分子病理学的发现，而研究策略也会有所改变。

（王 哲）

第三节　肿瘤干细胞

肿瘤干细胞（cancer stem cell, CSC）在肿瘤细胞群体中仅占很小一部分，与一般的肿瘤细胞不同，它们有干细胞的特性，具备自我更新（self-renewal）能力与多向分化潜能。

肿瘤干细胞研究始于造血系统肿瘤，其后在许多上皮及间叶组织实体肿瘤中分离出了具有干细胞特性的肿瘤细胞。在异质性肿瘤细胞群体中，CSC 可通过对称和非对称分裂实现自我更新，并可不断衍生不同分化阶段的子代肿瘤细胞，是肿瘤细胞群体层级结构（hierarchy）和异质性（heterogeneity）的重要基础。CSC 在肿瘤的侵袭、转移、复发等方面起重要作用，也是肿瘤产生放化疗抵抗性的重要因素。针对肿瘤干细胞的靶向治疗或诱导分化，为肿瘤治疗提供了新的视角。如何根除肿瘤中数量很少却对常规治疗方法抵抗的肿瘤干细胞，是肿瘤生物学中最令人关注的领域之一。

一、相关理论基础

CSC 与正常干细胞类似，其基本特征包括：

①自我更新能力。通过一次对称或非对称分裂，产生两个子代细胞，至少一个保持亲代干细胞特性；②多向分化潜能。可以衍生出不同细胞谱系；③无限增殖能力。与正常干细胞相比较，CSC 自我更新信号途径的调节机制出现紊乱，易于积累复制错误，分化成熟的能力减弱或缺乏。

CSC 的起源有几种可能。CSC 与正常成体干细胞（normal stem cell，NSC）有许多相同的细胞表面标记及相似的信号通路，具有相似的归巢和迁移途径，能迁移到不同的器官或组织。与已分化的细胞相比较，成体干细胞积累突变的概率更大，更易发生恶性转变，提示 CSC 可源于突变的正常成体干细胞。如 CD34$^+$CD38$^-$Thy-1$^+$CD117$^+$IL-3Rα^- 的造血干细胞，如果丢失 Thy-1（CD90），可转化为肿瘤干细胞。一些学者认为 CSC 可能源于分化过程中发生突变的干细胞或定向祖细胞（progenitor cell）。定向祖细胞又称为短暂增殖细胞（transit-amplifying cell），有很强的增殖能力（replicative ability），但并不具备干细胞的自我更新能力（self-renewal capacity）。定向祖细胞可经过突变获得自我更新能力，成为肿瘤干细胞。例如，在髓系祖细胞中共同表达 Bcl-2 和 BCR/ABL 蛋白可诱导小鼠白血病的发生，转导 MLL-AF9 融合蛋白也可导致粒细胞 – 巨噬细胞祖细胞发生恶性转化。还有一些学者认为 CSC 可源于终末成熟细胞去分化所致。诱导多能干细胞（induced pluripotent stem cell，iPS cell，iPSC）方面的研究显示，将转录因子 Sox2、c-myc、Klf4、Oct4 导入终末分化的小鼠成纤维细胞，可促使其重新编程获得干细胞特性。

从一个成熟细胞转变为转化细胞要发生多次突变，通常需要较长时间的积累，因此终末成熟细胞突变、去分化并传递突变可能是困难的；而干细胞可长期存活、持续增殖、分化，积累突变并传递给子代干细胞，似乎更利于 CSC 的产生。正常情况下，成体干细胞分化出短暂增殖细胞，后者进一步分化为成熟细胞，维持组织器官的正常功能和完整性，该过程受到机体的精细调节，保证细胞增殖和分化的正常进行与可控性。在肿瘤发生过程中，干细胞发生一系列累积突变，失去调控，生成大量表型异常的短暂增殖细胞，进而产生大量不同分化阶段的肿瘤细胞。从发育学角度看，这一路径可较好地解释肿瘤细胞的异质性。肿瘤如同一个异常发育的器官，其细胞异质性是肿瘤干细胞累积突变、分化异常所致。

二、造血组织肿瘤干细胞

造血组织肿瘤干细胞的研究最早也最为深入，干细胞研究的很多经典方法也是通过造血系统肿瘤的研究建立起来的。最初发现，分离纯化的 CD34$^+$/CD38$^-$ 的人类急性髓细胞白血病（AML）细胞能够在 SCID 鼠启动 AML。后来，不断发现肿瘤干细胞相关的分子标记并开始应用于临床，如 CD33、CD123、IL-3 受体 α 链等。在 AML、慢性髓细胞白血病（CML）、急性淋巴细胞白血病（ALL）中都鉴定出肿瘤干细胞，并开发出针对这些干细胞相关分子的药物，例如吉姆单抗（gentuzumab）/ 奥佐米星（ozogamicin）是人源化的抗 CD33 单抗和细胞毒药物刺孢霉素（calicheamicin）的偶联物，用于治疗复发的 AML。BCR/ABL 阳性的 CML 肿瘤干细胞高表达 IL-3 受体 α 链，在 G-CSF 刺激下发生肿瘤性增殖，且通常处于 G0 或 G1 期，对传统抗增殖细胞毒性药物反应差，而 IL-3 受体 α 链可作为潜在的治疗靶点。

AML 干细胞中有异常活化的 NF-κB 和 PI3K 信号通路，可作为治疗靶点。体外实验中，药物阻断 NF-κB 信号通路可以清除大部分肿瘤干细胞，而对正常造血干细胞影响不大。抑制 PI3K 激酶活性，可减少 AML 干细胞数量；用雷帕霉素抑制下游 mTOR 通路活性可增加传统化疗药物依托泊苷的敏感性，抑制 SCID 鼠 AML 肿瘤细胞的生长。深入研究造血组织肿瘤干细胞与正常造血干细胞的差异，有助于选择抗肿瘤药物靶点，在增加疗效的同时减少治疗中的副作用。

三、实体肿瘤干细胞

CD133 是中枢神经系统肿瘤中常用的肿瘤干细胞标记，但也有越来越多的其他分子标记用于脑肿瘤干细胞的分选，如 Musashi-1、Sox2、Bim-1、CD44 等。CD133$^+$ 细胞能在无血清培养基中形成肿瘤球（tumor sphere），并可在培养条件下分化为与原肿瘤表型类似的肿瘤细胞。只要 5 000 个这样的肿瘤细胞就足以在裸鼠体内形成肿瘤。高度恶性的胶质母细胞瘤、髓母细胞瘤，以及预后相对较好的毛细胞型星形细胞瘤等,都具有 CD133$^+$ 的肿瘤干细胞群,高表达耐药基因 *ABCG2*、*BCRP1*,具有较高的 DNA 损伤修复能力。

乳腺癌的肿瘤干细胞以 Lin$^-$/ESA$^+$/CD44$^+$/CD24$^{-/low}$ 的细胞群为代表;SCa-1$^+$/CD45$^-$/Pecam$^-$/CD34$^+$ 的支气管肺泡干细胞可能是肺癌的起源细胞;CD20$^+$ 的恶性黑色素瘤细胞具有干细胞特性;CD44/α2β1hi/CD133$^+$ 的细胞群则为前列腺癌肿瘤干细胞的特点。

随着越来越多的实体肿瘤干细胞得到鉴定,探索其临床应用价值成为重要的研究内容。采用高通量技术筛选肿瘤干细胞特异的基因和蛋白,是寻找特异性治疗靶点的重要手段。除了可以利用肿瘤干细胞表面分子标记作为靶向杀伤的靶点以外,诱导肿瘤干细胞分化成熟也是临床治疗的另一思路,如在脑肿瘤干细胞中过表达骨形成蛋白 1B 型受体(bone morphogenetic protein receptor 1B, BMPR1B),再给予 BMP,能促进细胞分化、减少 CD133$^+$ 细胞数量。

四、肿瘤干细胞微环境

niche 一词直译为"(壁)龛"。干细胞龛(stem cell niche)是干细胞生长和发挥功能的微环境,包括其中的各种细胞(如成纤维细胞、巨噬细胞、血管内皮细胞、血管周细胞等)以及这些细胞分泌的各种细胞因子、细胞外基质等。niche 中的不同成分如何影响干细胞的生物学行为,是重要的研究课题。一些研究显示,在正常情况下,niche 通过钙黏着蛋白(cadherin)和整合素锚定其内的干细胞,并可以通过 VEGFR1$^+$ 细胞介导干细胞"归巢"。与 niche 黏附的干细胞大多数维持于 G0 期,通过精细调控,实现有限的自我更新,产生一个子代干细胞继续留在 niche 中,另一个定向分化细胞迁出 niche 进一步分化。因此,niche 的正常功能是维持正常"干性(stemness)"的基础。niche 的功能异常,可导致其中的干细胞过度增殖、分化异常,乃至肿瘤干细胞的形成和增殖。

体内研究显示肿瘤干细胞位于组织的特定部位;在体内、体外试验中,干细胞也显示出对药物的不同反应,提示肿瘤干细胞所处微环境是影响肿瘤干细胞命运、分化方向,甚至肿瘤耐药的重要因素。利用谱系跟踪(lineage-tracing)等实验进行的近年研究显示,肿瘤干细胞具有可塑性(plasticity),非 CSC 亦具有可塑性;CSC 和非 CSC 在一些外界因素的刺激和调节下,可相互转化,甚至可随机地相互转化。非 CSC 向 CSC 的转化取决于其是否位于 niche 内。当 niche 空间充裕,非 CSC 可进入 niche 内,并在 Wnt、EGF、HGF 等信号的诱导下,转化为 niche-induced CSC。肿瘤在演进过程中,也可获得 niche 非依赖的干性特点,导致细胞群体层级结构(hierarchy)改变,此时 CSC 的比例可增加。肿瘤干细胞的可塑性和上述特点可能是维持和扩大肿瘤干细胞数量、引起肿瘤耐药的重要机制。

CSC niche 在肿瘤转移中也发挥重要作用。间质细胞衍生因子 1(stromal cell-derived factor 1,SDF1 或 CXCL12)的受体 CXCR4 表达于多种肿瘤细胞表面,而 SDF1 是 CSC niche 中重要的趋化因子,除了诱导 CXCR4 阳性肿瘤细胞迁入,还能诱导骨髓动员的 CXCR4 阳性幼稚细胞迁入,促进肿瘤新生血管形成。针对 CXCR4-SDF1 的靶向治疗探索,是解决肿瘤转移和干细胞耐药问题的一个思路。

肿瘤发生转移前,免疫耐受或表型改变的肿瘤免疫相关细胞(如 MDSC、TAM 等)可在远处形成适宜肿瘤细胞定植生长的转移前小龛(pre-metastatic niche)。随着疾病进展,pre-metastatic niche 可发展成为转移性小龛(metastatic niche),促进肿瘤转移。

五、肿瘤干细胞的分选、鉴定和培养

干细胞分选技术包括依赖于表面标记的荧光激活细胞分选(fluorescence activated cell sorting,FACS)、磁性激活细胞分选(magnetic activated cell sorting,MACS),以及基于干细胞生物学特性的分选方法,如 SP 分选、细胞内 ALDH1 活性测定、活性氧类(ROS)检测、26S 蛋白体活性检测等。筛选出的 CSC 能否在 NOD/SCID 小鼠体内成瘤,是判断其有无"干性"(stemness)的主要标准。

将细胞悬液与针对其中一种或几种不同抗原的荧光素标记、磁珠偶联的单克隆抗体孵育,通过细胞抗原与标记抗体的结合,进一步进行 FACS 或 MACS 分选。例如 CD34$^+$/CD38$^{low/-}$ 可用于 AML 干细胞分选,CD133$^+$ 或 CD15$^+$ 可用于脑肿瘤干细胞分选，CD44$^+$/CD24$^{low/-}$ 可用于乳腺癌肿瘤干细胞分选。其他常用标记包括 CD117、Nestin、Nanog、Oct4 等。

FACS 利用流式细胞仪分选出与特定荧光探针结合的、具有不同表面标记的细胞亚群，纯度较高，但可能影响细胞活性，不利于后续功能研究。MACS 分选利用磁场分离柱将与抗体–磁珠结合的细胞吸附于柱内，再经过洗脱得到标记细胞，纯度比 FACS 得到的较低，但对细胞活性影响小，便于后续培养和实验。

CSC 高表达耐药泵，如 ATP 结合盒（ATP-binding cassette，ABC）转运蛋白（包括多药耐药蛋白，multiple resistance protein，MRP；乳腺癌耐药蛋白，breast cancer resistance protein，BCRP/ABCG2 等），可以外排核酸染料 Hoechst33342，在流式细胞图上呈现染料低染的一群细胞，因此可用 SP（side population，侧群细胞）分选作为 CSC 的粗筛。此外，CSC 还具有较高的乙醛脱氢酶（aldehyde dehydrogenase，ALDH1）活性，通过 Aldefluor 流式细胞术（Aldefluor flow cytometry）可以筛选出具备高活性 ALDH1 的肿瘤干细胞。

采用上述方法对肿瘤细胞群进行分选之后，可以获得富含肿瘤干细胞的细胞群，但最终的鉴定，需要通过体内移植瘤的建立。具有干细胞特性的肿瘤细胞，仅需很少量细胞（100~1 000 个）就可在 NOD/SCID 小鼠体内重现原肿瘤形态，且经过连续传代之后仍具有成瘤性，而其他非干细胞肿瘤细胞至少需要 10^7 个细胞才能成瘤。该方法最初用于 AML 干细胞，后来也应用到实体肿瘤干细胞的鉴定，包括乳腺癌、胶质瘤、前列腺癌等多种 CSC 的鉴定。然而，裸鼠生存时间较短，缺乏人类肿瘤生长所需的细胞因子、免疫环境和肿瘤特异性微环境，因此，即便裸鼠体内未能成瘤，也并不完全排除接种的细胞为肿瘤干细胞的可能。经过基因改造，或者移植了人造血干细胞，或者对特定器官组织进行了人源化处理的基因工程小鼠（humanized mice），可能会是更好的体内成瘤实验宿主。

悬浮培养法是经典的肿瘤干细胞体外研究方法，培养时采用低黏附性的培养皿，将肿瘤细胞以较低密度接种于液体或半固体无血清培养基，单个肿瘤干细胞可生长形成悬浮肿瘤球，并表达相应干细胞标记和多向分化潜能。悬浮培养的细胞接种裸鼠后，能够很好地再现原肿瘤的组织形态。由于操作方法简单，可以直观地从细胞层面体现单个细胞的自我更新及分化能力，因而被广泛用于干细胞的研究。然而，体外培养法适合于研究处于快速增殖期的细胞，这种细胞群体与体内大多处于静止期的干细胞可能仍存在很多生物学行为上的差异；人为制造的干细胞生长环境与体内的情况有很多不同，为维持肿瘤干细胞生长所添加的大量生长因子，如 EGF、bFGF 等，也可改变肿瘤干细胞的分化模式。对体外培养的干细胞研究结果，宜审慎评估。

六、肿瘤干细胞靶向治疗及挑战

传统的肿瘤药物治疗和放射治疗方式主要针对肿瘤组织内大多数增殖期细胞，并不能有效杀死相对静止的 CSC，可能是治疗间歇期肿瘤再次生长、治疗后复发或转移的重要原因。肿瘤干细胞理论引发肿瘤治疗模式的转变：清除肿瘤干细胞，达到真正意义上的根治，可能是肿瘤药物治疗的关键。

肿瘤干细胞靶向治疗策略包括：①针对 CSC 特异性表面分子的靶向药物治疗。如抗 CD33 的吉姆单抗（gentuzumab）/ 奥佐米星（ozogamicin），可用于复发 AML 的治疗；②针对肿瘤干细胞异常的信号转导途径。PI3K/Akt/mTOR 通路抑制剂雷帕霉素等；Wnt 信号通路拮抗剂 WIFI-Fc、sFRP1-Fc；Hedgehog 信号通路抑制剂环靶明、GDC-0449 等；③诱导肿瘤干细胞分化。比较经典的全反式维甲酸治疗急性早幼粒细胞白血病可使近 90% 的患者获得完全缓解；TGF-β 超家族的 BMP 可通过其 1B 型受体促进胶质瘤干细胞分化；④改变肿瘤干细胞微环境（niche）。如正常间充质干细胞可抑制共培养的 CSC 增殖，还可作为药物载体，输送药物至特定部位发挥作用；针对肿瘤血管生成的酪氨酸激酶抑制剂类药物索拉非尼（sorafenib）、舒尼替尼（sunitinib），降低微环境中血管密度，间接影响 CSC 活性；阻断 Wnt 分泌的小分子药物、抑制 Wnt 受体的抗体类靶向药物（如 vantictumab）、Wnt 诱饵（decoy），可阻断 niche 内 Wnt 信号、抑制 CSC 形成。

许多研究者在尝试肿瘤干细胞靶向治疗，这

些研究的一个重要目标是有效地选择性根除 CSC 而不损伤正常干细胞。未来 CSC 的研究方向包括更明确地确定 CSC 特征性分子标记、探明 CSC 中启动增殖分化的分子调控机制、CSC niche 组分间相互作用及调控 CSC 形成的机制、CSC 的抗药耐药机制，以及更为有效和特异的 CSC 治疗措施的研发。

（周 桥）

第四节　肿瘤微环境

现代医学研究近百年的历史中，特别是 20 世纪后半叶肿瘤分子生物学研究中，对肿瘤的研究主要集中于肿瘤细胞本身，尤其是肿瘤发生过程中，一系列基因变化（癌基因的活化、肿瘤抑制基因的失活）如何导致正常细胞转变为肿瘤细胞；以及在肿瘤发展过程中，肿瘤细胞本身的各种分子改变。近年大量研究显示，肿瘤组织中的非肿瘤细胞成分（包括炎症细胞、间质细胞、基质、细胞因子等）对肿瘤发生发展有重要作用，衍生出"肿瘤微环境"这一重要研究领域。

肿瘤微环境（tumor microenvironment, TME）是由肿瘤细胞及其周围的免疫细胞/炎症细胞、血管内皮/血管周细胞、成纤维细胞、细胞外基质、细胞因子等相互作用形成的、利于肿瘤生存及演进的特殊局部环境。

一、肿瘤微环境中的免疫细胞/炎症细胞及介质

（一）肿瘤微环境中的免疫细胞/炎症细胞及介质与肿瘤细胞的相互作用

慢性炎症和肿瘤之间的关系，例如慢性萎缩性胃炎与胃癌、慢性子宫颈炎与子宫颈鳞癌、溃疡性结肠炎与结肠癌之间是否存在相关性，一直受到关注。既往研究比较注重炎症损害后的修复、细胞增殖异常；近年研究显示，肿瘤相关的免疫细胞/炎症细胞及其介质可能直接参与肿瘤的发生发展，对肿瘤免疫产生重要影响，形成了十分重要的"肿瘤免疫微环境（tumor immune microenviroment, TIME）"。

在肿瘤发生的早期，趋化至肿瘤组织的部分免疫细胞可对肿瘤有抑制或免疫监视作用（如

CD4$^+$Th1 和 CD8$^+$T 细胞），但随着肿瘤进展，肿瘤相关免疫细胞/炎症细胞及炎症因子可促进肿瘤发展，包括骨髓来源抑制细胞（myeloid-derived suppressor cell, MDSC）和肿瘤相关巨噬细胞（tumor-associated macrophage, TAM）、CD4$^+$Foxp3$^+$Treg、Th17 细胞以及相关的细胞因子如 IL-6、TNF-α、TGF-β 等。

骨髓来源抑制细胞（MDSC）是一群异质的幼稚髓系细胞，具有 CD11b$^+$、Gr-1$^+$、F4/80^{int}、CD14$^-$、CD11c^{low}、MHC Ⅱ$^{-/low}$、Ly-6C$^+$、ER-MP58$^+$ 和 CD31$^+$ 的表型；正常时数量少，但在肿瘤患者血液和肿瘤组织微环境中数量显著增加。MDSC 能通过多种机制抑制 CD8$^+$ 细胞毒性 T 细胞（CTL）、自然杀伤细胞（NK 细胞）、NK/T 细胞等的功能，促进 T 细胞凋亡；诱导调节性 T 细胞发育。MDSC 通过增加精氨酸酶（arginase）和 NO 合成酶（NOS）表达，促进 L- 精氨酸 代谢，使精氨酸减少，导致依赖于精氨酸的 T 细胞受体信号转导障碍、细胞周期阻滞，抑制细胞增殖，抑制 CD8$^+$ 细胞功能。NOS 促进 NO 的产生，还可诱导 T 细胞凋亡。MDSC 抑制巨噬细胞 IL-12 的表达（IL-12 可活化 NK 细胞）、促进 IL-10 表达（IL-10 抑制树突状细胞的成熟），从而抑制 NK 细胞活化和树突状细胞的成熟。MDSC 还可产生 VEGF、PDGF、bFGF 等血管生成因子，促进肿瘤血管生成。肿瘤微环境中的促炎性细胞因子（如 GM-CSF、G-CSF、IL-6）促进幼稚 MDSC 的增殖，阻碍 MDSC 分化，从而抑制免疫细胞的活性和肿瘤免疫。人体或实验动物肿瘤组织中 MDSC 含量高者，治疗效果和预后较差。

肿瘤相关巨噬细胞（TAM）与肿瘤细胞及肿瘤微环境中其他细胞之间有复杂的相互作用。肿瘤形成早期募集和激活的 TAM 可释放促炎因子和趋化因子，募集 Th1、NK、Th17 细胞并促进其分化，同时，炎症部位的 IFN-γ 等细胞因子维持这些 TAM 的功能，促进淋巴细胞的增殖及 Th1、Th17 细胞反应，促进炎症进程。肿瘤生长后期，特别是低氧区域的 TAM 及相关免疫细胞则可促进 Th2 的募集分化，表达有利于免疫抑制细胞 Treg 的募集和分化的细胞因子及趋化因子。TAM 可表达 PD-L1（程序性死亡蛋白配体-1）等 B7 家族配体，与 T 细胞上的 PD-1 或细胞毒性

T 细胞抗原 -4（cytotoxic T lymphocyte antigen-4，CTLA-4）结合，抑制细胞毒性 T 细胞（CTL）功能，促进 T 细胞凋亡。TAM 可产生 VEGF、NOS、EGF 等，促进肿瘤细胞生长、肿瘤血管生成和细胞外基质改建。TAM 还可通过外泌体（exsosome）将促进肿瘤浸润的 microRNA 传递给肿瘤细胞。

CTL 是肿瘤免疫的主要效应细胞，在抗原提呈细胞（如树突状细胞）表面的肿瘤抗原——MHC 与共刺激因子作用下活化成为具有杀伤作用的 CTL。PD-L1 等 B7 家族配体与 PD-1 和 CTLA-4 结合，抑制 CTL 活化，形成"免疫检查点"（immune checkpoint），在正常情况下调控 T 细胞功能、防止自身免疫。在肿瘤发生发展过程中，肿瘤细胞表面过表达 PD-L1 等 B7 家族配体，与 T 细胞表面的受体 PD-1、CTLA-4 结合，抑制 CTL 功能，诱导其凋亡，是肿瘤免疫逃避、免疫抵抗的重要机制。

NF-κB 和 STAT3 介导的信号通路与肿瘤炎症关系密切，在细胞因子作用下激活，上调多种炎症相关基因的表达，如炎性介质 IL-8、TNF-α，促肿瘤转移介质 MMP-9、CAM-1，促血管生成介质 VEGF、HGF、PDGF 及"上皮间质转化"（EMT）相关基因 *TWIST*、*CXCR4* 等。这些产物也是肿瘤微环境的重要成分。

死亡受体/配体途径也在肿瘤免疫中发挥重要作用。肿瘤细胞表面的死亡配体能介导免疫逃避或"免疫反攻"，例如 FasL$^+$ 的肿瘤细胞，可与活化 T 细胞表面的 Fas 结合，介导 T 细胞凋亡。Fas/FasL 介导的"肿瘤浸润性淋巴细胞"（tumor-infiltrating lymphocytes，TIL）的凋亡，与乳腺癌、卵巢癌、结肠癌及肝癌的不良预后有关。肿瘤细胞还可通过外泌体将 FasL 和 TRAIL 传递给淋巴细胞或 NK 细胞，诱导其凋亡。

（二）免疫治疗

基于上述免疫细胞 - 肿瘤细胞相互作用进行的免疫治疗（immunotherapy），是近年来肿瘤免疫学和肿瘤治疗方面最重要的进展之一。针对免疫检查点的免疫治疗，近年尤受重视。James P.Allison 和 Tasuku Honjo（本庶佑）因在该领域的杰出工作获 2018 年诺贝尔生理学或医学奖。针对 PD-1、PD-L1 的免疫治疗，例如 pembrolizumab（Keytruda，帕博利珠单抗）、nivolumab（Opdivo，纳武利尤单抗）等抗 PD-1 抗体药物，已应用于多种肿瘤的治疗（参见本章第 8 节）。此类药物适应证较为广泛，有很好的前景。为适应临床需求，病理学者和肿瘤学者正在对各种 PD-1、PD-L1 检测试剂、抗体的判读和评价标准进行优化。

除了致力于解除肿瘤免疫抑制、针对免疫检查点的治疗方法，在肿瘤免疫治疗的其他方面（例如增强抗原提呈，诱导记忆 T 细胞活化、存活），研究者也做了大量探索，包括近年受到重视的免疫细胞治疗，例如嵌合抗原受体 T 细胞（chimeric antigen receptor T cell，CAR-T 细胞）、肿瘤浸润性 T 细胞（TIL）等过继免疫疗法技术。最近，针对可刺激 TAM 的 CSF1R（colony stimulating inhibitor-1 receptor）的抑制剂培西达替尼（pexidartinib）已应用于腱鞘滑膜巨细胞瘤（tenosynovial giant cell tumor，TGCT）的临床治疗。

二、低氧

肿瘤组织虽以多种机制增加血管生成以维持肿瘤氧供，但肿瘤组织仍普遍存在因氧供不足产生的局部低氧（hypoxia）环境，不但引起代谢变化，而且影响多个信号途径关键分子的表达，促进肿瘤生长。其中，作用最重要的是低氧诱导因子 1（hypoxia inducible factor 1，HIF-1）。低氧通过抑制脯氨酰羟化酶结构域蛋白（prolyl hydroxylase domain protein，PHD）活性促进 HIF-1α 在细胞内蓄积。HIF-1α 结合 HIF-1β 后从胞质进入细胞核，作为转录因子识别并结合靶基因上的低氧反应元件（hypoxia response element，HRE）G/ACGTG，启动众多靶基因转录。在肿瘤中，HIF-1α 的靶基因与肿瘤血管生成、细胞增殖、细胞凋亡、肿瘤侵袭转移、肿瘤微环境、炎症、肿瘤干细胞的维持、药物耐受等都有密切联系。

低氧与上文讨论的肿瘤微环境中的免疫细胞/炎症细胞功能异常关系明显。低氧促进肿瘤细胞及微环境中的免疫细胞分泌 TNF-α、TGF-β、白介素等多种促炎症因子，并诱导炎症细胞向肿瘤组织迁移；另一方面，持续的炎症反应也进一步活化 HIF 信号途径，二者相互促进，形成有利于肿瘤生存进展的正反馈。与肿瘤炎症关系十分密切的 NF-κB 信号通路和 STAT3 通路都与 HIF 信号通路有着非常广泛的交叉联系。

HIF-1α 是血管生成中的关键调控因子之一。HIF-1α 可直接激活血管内皮生长因子（vascular endothelial growth factor, VEGF）的转录。血管生成素 2（angiopoietin 2）、抑分化蛋白 2（inhibitor of differentiation 2）、胎盘生长因子（placental growth factor）、血小板源性生长因子 B（platelet-derived growth factor B）和基质衍生因子 1（stromal derived factor 1）等许多促血管生成因子也会在低氧条件下表达升高。

细胞对低氧环境的适应在代谢方面主要表现为从有氧代谢向糖酵解转变。尽管糖酵解产能效率低，但对肿瘤发展有促进作用。低氧条件下细胞内脂质、蛋白质及核苷的合成增加。即便在正常氧分压或有氧条件下，肿瘤细胞也倾向于糖酵解（Warburg 效应），发生代谢重编程（metabolic reprogramming），导致微环境改变，促进肿瘤细胞生长、细胞外基质降解和肿瘤细胞迁徙。

肿瘤尤其是上皮性肿瘤的侵袭转移与肿瘤细胞的上皮间质转化密切相关。EMT 使肿瘤细胞获得更强的侵袭转移能力。低氧条件下，HIF-1 的累积活化会上调 Snail、Twist、TCF 和 ZEB1/2 等 EMT 关键因子的表达，促进 EMT。此外，低氧条件下上调的 TGF-α、赖氨酰氧化酶（lysyl oxidase, LOX）、基质金属蛋白酶（MMP）和纤维蛋白溶解原抑制因子 1（PAI-1）及低氧诱导的不成熟血管，都有助于肿瘤的侵袭转移。

低氧状态下，核酸切除修复与错配修复均有障碍，导致遗传不稳定性，有利于肿瘤发展和演进。低氧条件还有助于维持肿瘤干细胞的全能性和低分化状态，可能与 HIF-1/2 对 Oct4 和 Notch 及 Wnt 信号通路的调控有关。

三、癌相关成纤维细胞与细胞外基质改建

在伤口愈合或纤维化过程中被激活的成纤维细胞（或肌成纤维细胞），分泌大量细胞因子，参与伤口愈合，然后凋亡。肿瘤如同"不能愈合的伤口"，癌相关成纤维细胞（cancer associated fibroblast, CAF）持续存在，是肿瘤微环境中肿瘤细胞以外基质细胞的主要来源，也是细胞外基质中多种成分及细胞因子、生长因子的主要来源，在肿瘤发生进展中发挥重要作用。

CAF 表达平滑肌肌动蛋白（smooth muscle actin, SMA）、成纤维细胞激活蛋白（fibroblast activation protein, FAP）、CAF 特异蛋白（FSP-1/S-100A4）等多种表面标志物。CAF 可来源于成纤维细胞、平滑肌细胞、上皮细胞（通过上皮间质转化）、内皮细胞（通过内皮间质转化）、血管周细胞、（骨髓）间充质干细胞。CAF 激活与 TGF-β 介导的 EMT 或全基因组 DNA 的低甲基化有关。

肿瘤微环境中，肿瘤细胞释放 VEGF、EGF 等促进 CAF 活化；而 CAF 可产生 ECM 的各种成分，并通过自分泌和旁分泌途径产生大量有利于肿瘤生长的因子。CAF 通过释放趋化因子 SDF-1 及其他细胞因子招募炎症细胞到肿瘤间质，增加炎性介质释放；分泌 EGF、FGF、TGF-β、IL-6、VEGF 等因子，促进肿瘤生长和肿瘤血管生成；分泌 MMP 等基质降解酶及其活化剂（如 uPA），破坏细胞外基质和基底膜，促进肿瘤侵袭转移；还可分泌 TGF-β 等，促进上皮间质转化，抑制细胞毒性 T 细胞和 NK 细胞功能。

肿瘤微环境中 CAF 增加，正常成纤维细胞减少，胶原、弹力蛋白、糖蛋白等的产生和沉积异常，导致 ECM 的量减少、结构异常（如胶原疏松）；CAF 还可机械性破坏 ECM，留下可供肿瘤细胞浸润或血管内皮长入的通道。ECM 的改建、破坏也导致细胞 - 间质通过受体 - 配体产生的相互作用异常，如黑色素瘤细胞表面原来隐蔽的整合素受体 αvβ3 暴露，与配体结合，使其免于凋亡；ECM 重构、破坏，可影响微环境中 VEGF、bFGF、IGF Ⅰ、IGF Ⅱ、TGF-β、EGF 等的浓度，有更多旁分泌信号在微环境中促使肿瘤细胞生存繁殖。

四、基质金属蛋白酶

基质金属蛋白酶（matrix metalloproteinase, MMP）是降解细胞外基质最为重要的酶类，主要由中性粒细胞、巨噬细胞、内皮细胞等分泌产生。MMP 不仅可以降解细胞外基质、促进肿瘤转移，而且可以调节肿瘤微环境中的许多组分，促进肿瘤的发生和进展。

MMP 可与肿瘤细胞表面的整合素等黏附受体结合，富集于肿瘤细胞表面，降低肿瘤细胞与周围基质的黏附力，引起细胞外基质变性；MMP 能

结合并裂解肿瘤细胞表面的透明质酸受体 CD44；也可与肿瘤细胞膜上的跨膜蛋白如 CD151、CD63 等结合并活化，降解细胞外基质，促进肿瘤细胞浸润转移。动物实验显示，抑制 MMP 可抑制肿瘤细胞侵袭。

MMP 的作用远比人们最初认为的要复杂，除了降解肿瘤细胞周围物理屏障以外，MMP 还通过调节肿瘤微环境中的许多组分，影响肿瘤的发生和进展。MMP 可调节 IGF、TGF-β 等生长因子表达水平、促进肿瘤生长增殖、血管生成、侵袭转移；通过调节凋亡相关因子 Fas/FasL 的表达水平、促发肿瘤相关炎症反应，促使肿瘤细胞逃避凋亡；还通过释放可溶性 c-kit 配体募集骨髓源性干细胞和祖细胞、促进转移前小龛（pre-metastatic niche）形成。

五、其他

肿瘤微环境还包含肿瘤干细胞（详见本章第三节）、新生血管和淋巴管（详见本章第五节）、血管周细胞等诸多成分，它们在肿瘤微环境中都有重要作用。肿瘤细胞与肿瘤微环境中这些复杂多样的成分相互作用、相互影响，形成了极为复杂的调控网络，为肿瘤细胞生长浸润提供了肥沃的土壤。除上述肿瘤免疫治疗的重要进展外，学者们亦致力于研究其他各种干预肿瘤微环境的方法，有一些已开始用于临床，包括抗肿瘤血管生成药物（参见本章第五节）。针对肿瘤微环境中各种成分的治疗手段可望成为肿瘤防治的重要方面。

（周　桥）

第五节　肿瘤血管生成

肿瘤血管生成研究以 20 世纪 70 年代 Folkman 等人的开创性工作为标志。这些工作产生了肿瘤血管生成的一些基本理论：实体肿瘤形成的早期，缺乏血管，肿瘤细胞借助弥散作用获得营养和氧气；此时肿瘤体积很少超过 $2\sim3mm^3$，肿瘤细胞数量保持在几百万个（$<10^7$）；若没有新生血管长入，肿瘤保持休眠状态或发生退变；如有新生血管长入，肿瘤可迅速生长、浸润、转移；肿瘤细胞产生血管生成相关因子，刺激血管内皮细胞分裂、新生血管形成；抗血管生成可能为一种潜在的肿瘤治疗方式。30 余年后，人源 VEGF 单抗贝伐单抗（bevacizumab）问世，它与传统化疗药物联用，能延长晚期结肠癌患者总生存时间，成为美国食品药品管理局（FDA）批准的第一个用于治疗转移性结肠癌的抗血管生成靶向药物。此后，与抑制肿瘤血管生成相关的受体酪氨酸激酶抑制剂（receptor tyrosine kinase inhibitor, RTKI）索拉非尼（sorafenib）、舒尼替尼（sunitinib）相继问世，显示出对患者总生存时间的改善，被批准用于晚期非小细胞肺癌、转移性肾癌等的治疗。在研的相关靶向药物以及已进入临床的药物很多。肿瘤患者已从抗血管生成靶向治疗中获益，反映了肿瘤血管生成理论的成功。

近年在肿瘤血管生成领域的研究进展包括对肿瘤血管生成的多种方式的认识，例如血管生成拟态（vasculogenic mimicry）和肿瘤干细胞向内皮细胞分化等；肿瘤干细胞对血管生成因子/受体的调节作用；肿瘤微环境各种细胞及信号分子对肿瘤血管生成的促进作用；非编码 RNA 对肿瘤血管生成的影响等。

一、促进血管生成的因子

VEGF 是最重要的血管生成因子之一，VEGF 及其受体的研究也最为广泛深入。VEGF 家族成员包括 VEGFA、VEGFB、VEGFC、VEGFD，以及胎盘生长因子（placental growth factor, PGF）。VEGFA（常简称为 VEGF）主要通过与肿瘤血管内皮细胞、骨髓衍生的内皮前体细胞中高表达的酪氨酸激酶受体 VEGFR2（KDR）结合，激活下游信号转导通路。VEGFR1（FLT-1）也是 VEGF 的高亲和性受体，与 VEGFA 结合的能力比 VEGFR2 高 10 倍，然而其酪氨酸激酶活性较弱，不是血管生成信号转导的主要受体，其作用更像是 VEGFR2 的竞争性受体，调控 VEGF 信号通路的活性。分泌型 FLT-1（soluble FLT-1, sFLT-1）则更是缺少胞内段激酶结构域，起竞争性受体的作用。遗传学或表观遗传学的许多异常都会导致肿瘤细胞分泌 VEGF 增多，如癌基因 ras、src、EGFR、erbB-2/HER2 的活化，抑癌基因 p53、VHL、PTEN 的失活，肿瘤所处的低氧微环境，伴随相关细胞因子、生长因子激素、趋化因子的异常表达。HIF-1α/2 的表达，激活一系列下游低氧反应基因的转录，如 VEGF、PDGF、EGF 等，是肿瘤血管生成最重要的刺激信号。

内皮细胞膜上有大量 VEGF 受体，但自身分泌 VEGF 很少；肿瘤高表达 VEGF，通过旁分泌（paracrine）方式促进内皮细胞增殖。许多肿瘤细胞除了分泌高水平 VEGF，同时也高表达 VEGF 受体，存在自分泌（autocrine）的作用形式。此外，VEGF 受体不仅存在于细胞膜，也存在于细胞质，例如在乳腺癌中发现了胞内 VEGFR1，可通过胞内分泌（intracrine）方式促进肿瘤细胞生长。RTKI 类药物可以直接进入细胞，阻断包括胞内 VEGF 受体在内的所有酪氨酸激酶受体的活性，其抗肿瘤血管生成效果可能优于 VEGF 单克隆抗体类药物。然而正是由于此类药物作用的广泛性或非选择性，使其毒副作用较多，特别是骨髓抑制。VEGF 通路另一个重要的突破是 PGF 单克隆抗体类药物的问世。PGF 在大多数细胞并不表达或仅少量表达，因此相较于 VEGF 单克隆类抗体，副作用明显较少。

angiopoietin-Tie-2 系统是另一条重要的血管生成通路。受体酪氨酸激酶 Tie-2 表达于血管内皮细胞，与配体 angiopoietin-1（Ang-1）和 angiopoietin-2（Ang-2）结合发挥作用。Ang-1 主要由血管周细胞、平滑肌细胞、成纤维细胞等分泌，为 Tie-2 的激动剂，而 Ang-2 为受体的抑制剂，但是在 VEGF 的协同作用之下，二者都可以促进肿瘤的血管生成，主要调节内皮细胞间相互作用，以及内皮细胞和周围支持细胞的相互作用，促进微血管结构的成熟和稳定。除此之外，Ang-2 还可以增加肿瘤微环境中单核巨噬细胞的数量，促进其向肿瘤组织迁移和浸润；亦可上调内皮细胞 VEGFR 的数量，增加 VEGF 作用的敏感性。Tie-2 作为重要的血管生成激活分子及其在肿瘤微环境中的重要调控作用，近年受到重视。对该条通路的认识使得人们对靶向治疗的观点发生了转变，内皮细胞、肿瘤细胞不再是关注的唯一焦点，肿瘤血管周围微环境与肿瘤之间的相互作用受到更多关注。

VEGF 除了作用于内皮细胞，也能作用于肿瘤相关间质细胞；而肿瘤微环境中的骨髓来源抑制细胞又可产生 VEGF、PDGF、bFGF 等因子，促进血管生成。

其他参与血管生成的相关因子包括 bFGF、PDGF、MMP 和 IL-8 等，见表 5-2。

表 5-2　促血管生成因子

名称	受体	功能
VEGFA	VEGFR2，VEGFR1，Neuropilin-1	促进内皮细胞增殖迁移，抑制内皮细胞凋亡，增加血管通透性，促进 PAI-1 等血管支持物的形成，调节管周微环境
VEGFB	VEGFR1，Neuropilin-1	促进内皮细胞增殖迁移，抑制内皮细胞凋亡，增加血管通透性，促进 PAI-1 等血管支持物的形成，调节管周微环境
VEGFC	VEGFR3，VEGFR2，Neuropilin-2	促进内皮细胞增殖迁移，抑制内皮细胞凋亡，增加血管通透性，促进 PAI-1 等血管支持物的形成，调节管周微环境
VEGFD	VEGFR3，Neuropilin-2	促进内皮细胞增殖迁移，抑制内皮细胞凋亡，增加血管通透性，促进 PAI-1 等血管支持物的形成，调节管周微环境
PGF	VEGFR1，Neuropilin-1，Neuropilin-2	促进内皮细胞增殖迁移，招募肥大细胞及骨髓造血祖细胞
FGF1	FGFR-1/2/3/4	促进内皮细胞增殖及管周基质降解，调节内皮细胞间及内皮基质间黏附
FGF2	FGFR-1	促进内皮细胞增殖及管周基质降解，调节内皮细胞间及内皮基质间黏附
PDGF	PDGFR-α/β	促进内皮细胞增殖迁移及管周结缔组织生长，上调 VEGF 表达，招募周细胞等
Ang-2	Tie-2	与 VEGF 协同促进内皮细胞增殖迁徙及血管出芽，调节 Ang-1 的功能
Ang-1	Tie-2	诱导内皮细胞分裂增殖，促进出芽及管腔形成
TGF-α	EGFR	诱导 VEGF 表达，促进内皮细胞增殖并抑制凋亡

续表

名称	受体	功能
TGF-β	TBR- I / II / III	诱导 VEGF、MMP、PAI-1 等的表达,抑制 TIMP、angiopoietin、IL-12 的表达
IL-8	CXCR1,CXCR2	促进内皮细胞增殖生长及迁徙并抑制凋亡,诱导内皮细胞 MMP 表达参与周围基质降解,招募其他促血管生成因子
PD-ECGF		促进内皮细胞迁徙及管腔成型,诱导其他促血管生成因子的表达及分泌,诱导内皮细胞 MMP 表达
HGF	c-met	诱导 VEGF 及其受体的表达,促进血管内皮增殖,迁徙及黏附

PD-ECGF:血小板源性内皮细胞生长因子。

二、血管生成抑制因子

血管生成抑制因子在维系血管形成的平衡中起重要作用,通过影响胞外基质的重建、内皮细胞迁移、增殖、微血管形成发挥作用。已发现了多种内源性血管生成抑制因子。一类是特异性作用于内皮细胞的细胞因子,包括大分子蛋白前体的酶解片段,如血管生成抑制素、内皮细胞抑素等。另一类是非特异作用的细胞因子类,如 IFN-α、IFN-β、IFN-γ、基质金属蛋白酶抑制剂,以及含血小板反应蛋白 1(TSP1)型重复序列的血管生成抑制因子等(表 5-3)。

表5-3 抗血管生成因子

名称	受体	功能
TSP1	CD36	促进内皮细胞凋亡,抑制促血管生成因子,与 FGF2 形成无功能复合物
TSP2	CD36	促进内皮细胞凋亡,抑制促血管生成因子
TIMP		MMP 阻断蛋白
血管抑制素	ATP 合酶,血管抑制素结合蛋白,αvβ3 整合素	诱导 IL-12 表达,抑制内皮细胞增殖并诱导凋亡
内皮细胞抑制素		抑制内皮细胞增殖迁移。抑制促血管生成因子的表达
sFLT-1		诱骗型受体,拮抗 VEGFR1 的功能
INF-α/β/γ	IFNR1、IFNR2	抑制 FGF、PIGF、IL-8、MMP 表达,抑制内皮细胞迁移及形成管腔样结构
抗血管生成抗凝血酶III		抑制内皮细胞增殖迁移,减少内皮细胞与管周基质的黏附
IL-12		抑制 VEGF 及 FGF-2 表达,通过 IFN-γ 招募 CXCL9/10/11 抑制血管生成

三、抗肿瘤血管生成的靶细胞

除了传统的内皮细胞和肿瘤细胞外,外周血中骨髓来源的内皮前体细胞(endothelial progenitor cell,EPC)和造血祖细胞(hematopoietic progenitor cell,HPC)也受到关注。它们通常高表达血管内皮钙黏着蛋白(VE-cadherin)、VEGFR1、VEGFR2、Tie-2 以及趋化因子受体 CXCR4,在促血管生成因子的刺激下招募到肿瘤微环境中,参与肿瘤血管形成。实验发现,给予一定剂量微管抑制类药物,数小时后就能观察到外周血中大量从骨髓动员的 EPC,它们能定位于残余肿瘤灶的边缘甚至肿瘤内部,在停药间歇期增殖、分化,促使新生血管形成,促进肿瘤复发。某些抗肿瘤药物一般推荐一次给予耐受剂量，间歇后继续治疗，这可能导致大量 EPC 从骨髓动员、定植、分化，促进肿瘤复发；因此人们开始探索替代的给药方案，如较小剂量持续规律给药，对阻止 EPC 的动员可能是更好的选择。另外，EPC 对肿瘤转移也起到至关重要的作用。肿瘤在发生远处转移前，可在转移灶形成一个转移前小龛，VEGFR1$^+$ 的 EPC 首先定位于此，并随着迁入细胞数量的增多，动员并招募循环血中的 VEGFR2$^+$ EPC 嵌入新生的肿瘤血管中。因此，选择性抑制 VEGFR1$^+$ EPC 可以除去转移前小龛的形成，减少肿瘤转移灶的形成，并减少对 VEGFR2$^+$ EPC 的动员；而选择性抑制 VEGFR2$^+$ EPC，可以阻止肿瘤转移灶产生完整的有功能的新生血管。两者可以作为对抗肿瘤血管生成和远处转移的重要靶点。

四、肿瘤血管生成靶向治疗及耐药问题

抗血管生成靶向治疗药物包括单克隆抗体类和酪氨酸激酶抑制剂（TKI）。经典的贝伐单抗（bevacizumab）属于 VEGF 的中和性抗体，捕获 VEGF 后阻止其与受体结合，阻断血管生成信号的传导，已用于晚期结肠癌、非鳞状细胞非小细胞肺癌、乳腺癌以及复发胶质母细胞瘤的治疗。TKI 主要用于阻断生长因子受体的酪氨酸激酶活性，包括索拉非尼（sorafenib）、舒尼替尼（sunitinib）、帕唑帕尼（pazopanib），已经成为转移性肾癌的一线治疗药物。已有数十种血管生成靶向抑制剂进入临床，成为指南推荐的标准治疗药物；还有大量药物在研，不少已进入Ⅱ期、Ⅲ期临床试验。内皮细胞抑制素（endostatin）作为ⅩⅧ型胶原 C 片段，也是 Folkman 最早从小鼠血管内皮细胞培养上清中分离出的内源性血管活性分子，具有很强抗血管生成活性。科学家随后研制出重组内皮细胞抑制素，但它的溶解性问题一直是困扰其临床应用的瓶颈。我国科学家通过改变其氨基酸序列，使该药的溶解性得到了显著提高，在国际上首次实现了内皮细胞抑制素的药用价值。

相较传统化疗药物，抗肿瘤血管分子靶向药物特异性高，副作用相对较少，作用靶点为内皮细胞，理论上不易产生耐药，受到抗肿瘤药物研发者的重视；但在实际运用中仍有许多挑战，特别是药物耐受。肿瘤细胞分子异常可导致 VEGF/VEGFR 非依赖型的肿瘤血管生成，对一般 VEGF 靶向治疗抵抗。获得性耐药的产生，可能与靶向药物的使用加重肿瘤的低氧状态有关。肿瘤血管靶向药物主要通过减少新生血管形成或破坏肿瘤新生血管、阻断肿瘤血供、引起肿瘤细胞死亡而达到治疗目的，但也造成肿瘤局部组织的缺血缺氧，招募大量骨髓衍生细胞（bone-marrow derived cell，BMDC），如 TEM、TAM、中性粒细胞、肥大细胞等，释放血管活性分子 VEGF、PGF、FGF、MMP 等。相对静止的微转移灶（micrometastasis），没有明显的新生血管长入，对靶向药物的反应欠佳，也可以在 BMDC 的帮助下，进一步进展为肉眼可见的宏转移灶（macrometastasis）。动物模型研究显示，VEGF 阻断剂的使用加重了肿瘤的缺氧，刺激肿瘤炎症微环境的产生，尽管限制了原发肿瘤的生长并延长了宿主生存时间，但能促进肿瘤转移。靶向药物导致的低氧环境还可促进肿瘤干细胞、肿瘤血管内皮细胞产生新的突变，成为肿瘤演进、发生二次耐药的重要原因。显然，了解肿瘤耐药的内在分子基础是解决耐药问题的根本。

肿瘤血管生成不仅是新生血管数量增多，更包括血管构筑和功能的许多变化。肿瘤血管在结构和功能上都与正常血管有很大不同，更具异质性、更加杂乱无章，内皮细胞、血管周细胞及基膜缺乏完整性，致使漏出增多、灌注不足。在化疗药物的使用中能明显影响药物的输送、肿瘤局部药物的有效浓度；由于组织缺氧，也会导致放疗过程中氧自由基的产生不足，可能是肿瘤抵抗放化疗的重要原因。促使肿瘤血管"正常化"，可能是提高肿瘤血管靶向药物治疗效果的重要课题。在基因工程鼠中的实验显示，肿瘤血管的"正常化"能提高治疗肿瘤的效果。

抗肿瘤血管生成及其临床应用研究，不但需进一步明确相关分子靶标并对病人进行分子检测和筛选、优化药物治疗方案与疗效监测，还需对近年认识到的肿瘤血管生成新方式、肿瘤干细胞与血管生成的相互作用、肿瘤微环境各种细胞及信号分子与肿瘤血管生成的相互作用进行深入探

讨,并逐渐转化为临床应用。

(周 桥)

第六节 肿瘤转移的途径和分子机制

一、肿瘤转移的途径

恶性肿瘤从原发部位侵入淋巴管、血管或体腔,不连续地迁徙到他处继续生长,形成与原发瘤同样类型的肿瘤,这个过程称为转移,所形成的肿瘤称为转移瘤。良性肿瘤大多情况下不转移,但也可见罕见的良性子宫平滑肌瘤转移至肺的病例,但这种转移所产生的生物学行为并不导致患者死亡。恶性肿瘤被定义为具有较强的转移潜能,但是不同类型的肿瘤转移潜能差异非常大。恶性肿瘤的转移在其恶性生物学行为中发挥的作用最大,往往是患者致死的原因。在临床上约30%的恶性实体瘤患者在新诊断时即已经发现转移。最常见的转移形式有三种。

(一)淋巴道转移

淋巴道转移(lymphatic metastasis)是上皮性恶性肿瘤转移的最常见方式,肉瘤也可以通过淋巴道转移。恶性肿瘤内部一般没有淋巴管,淋巴道转移通常通过肿瘤旁的引流淋巴管,瘤细胞侵入淋巴管后,随淋巴液回流首先到达局部引流淋巴结。例如,乳腺外上象限的乳腺癌首先到达同侧腋窝淋巴结;肺癌则首先到达肺门淋巴结。恶性肿瘤到达局部淋巴结后,先聚集于边缘窦,继续增殖而累及整个淋巴结,有时多个淋巴结融合成肿块,接着肿瘤可转移到下一站淋巴结。因此,手术治疗时,经常通过逐站前哨淋巴结的清扫和检查,来确定转移的范围和手术的范围。最后肿瘤可经胸导管进入血流,发生血行转移。有的肿瘤可能发生逆淋巴管引流方向的逆行转移(troisier sign),或者越过相应的引流淋巴结发生跳跃式转移(skip metastasis)。

(二)血行转移

恶性肿瘤侵入血管后可随血液到达远处器官继续生长,形成转移瘤。进入血管系统的恶性肿瘤细胞常聚集成团,称为瘤栓(neoplastic embolus)。血行转移(hematogenous metastasis)途径与血栓栓塞的途径相似,瘤栓可经右心到肺,在肺内形成转移瘤;侵入门静脉系统的肿瘤则常常发生肝脏转移;侵入肺静脉系统的肺原发恶性肿瘤,瘤栓可经过左心随动脉血流转移到全身各处;侵入胸、腰、骨盆静脉的肿瘤,也可以通过吻合支进入脊椎静脉丛(Batson脊椎静脉系统),如前列腺癌可经过此途径转移到脊椎,进而转移到脑,但不伴有肺的转移。血行转移最常见的器官是肺,其次是肝和骨。

(三)种植性转移

体腔内器官的恶性肿瘤蔓延至浆膜表面时,瘤细胞可脱落,并像播种一样种植在体腔内各器官的表面,形成多数的转移瘤,这种方式称为种植性转移(transcoelomic metastasis, seeding in body cavity and surface)。种植性转移常发生在腹腔器官恶性肿瘤,也可见于胸腔、心包腔、蛛网膜下腔和关节等处,如胃癌种植性转移到大网膜、腹膜、腹腔器官表面,转移到卵巢被称为Krükenberg瘤。种植性转移常常产生血性浆膜腔积液,利用浆膜腔积液细胞病理学检查可进行肿瘤的诊断。

二、肿瘤转移的分子机制

恶性肿瘤细胞从原发灶转移到远处组织中形成新的肿瘤涉及多个步骤,包括原发灶肿瘤细胞浸润至周围组织,肿瘤细胞侵入循环系统,随血流迁移并能够存活,在远处组织中停留并穿出血管壁进入周围间质,在间质中形成微转移克隆,从微转移克隆增殖成为明显的转移灶等。肿瘤转移的分子机制研究在近几年已经有了很大进展,虽然仍有大量的问题没有解决,但是目前已经产生一些理论能够用来解释肿瘤转移的过程。

(一)肿瘤细胞的播散

肿瘤细胞的播散过程是逐步转移发生过程中的起始步骤,是肿瘤细胞获得从原发部位迁移到远处部位能力的过程。这个过程中重要的一个机制是上皮间质转化(epithelial-mesenchymal transition, EMT)。EMT也参与机体胚胎发育和成人上皮损伤修复,肿瘤细胞获得该能力后失去一些上皮细胞性质如互相黏附能力,获得一些间质细胞的性质,肿瘤细胞迁移能力增加,浸润和降解细胞外基质的能力增强。EMT 由一组转录因子调控,包括 Snail、Slug、Twist 和 ZEB1 等,在不同的肿瘤类型和部位中作用不同。肿瘤 EMT 具有双向性,肿瘤细胞可以处于上皮成分或间质成分两端的状态,可从上皮向间质转化,也可以反过来从间质向上皮成分转化,其中的机制非常复杂。EMT 发生过程总是在肿瘤细胞接收到肿瘤周围的间质传递来的多种信号而启动的,这些间质细胞包括成纤维细胞、肌成纤维细胞、血管内皮细胞、髓系来源细胞、淋巴细胞等,这些间质释放 TGF-β、Wnt 信号和干扰素等因子,作用于肿瘤细胞,发生 EMT。这个 EMT 过程是可逆的,间质细胞可诱导成为上皮性肿瘤细胞。肿瘤细胞在发生 EMT 时,细胞之间的黏附性是下降的,但是组织学上发现,上皮性肿瘤转移时却总是成簇的细胞一起转移的,这与 EMT 的黏附下降似乎是矛盾的。有研究表明一些前沿细胞发生 EMT,同时分泌酶降解细胞间质,为后续的肿瘤细胞转移铺路,可能解释这种 EMT 与成簇转移之间的关系。

循环肿瘤细胞(circulating tumor cell,CTC)是单个肿瘤细胞或肿瘤细胞簇侵犯至原发肿瘤旁的血管或肿瘤内部的新生血管后形成的,可以随血流流动,有可能形成远处转移,大部分单个 CTC 会被清除,而成簇的 CTC 较易形成转移。近几年 CTC 的研究非常多,技术的进步使得 CTC 检测手段可用于辅助诊断,包括乳腺癌、前列腺癌、肺癌和结肠癌等,被称为"液体活检",CTC 数量的监测可能被用于肿瘤对药物治疗反应和肿瘤复发的判断,CTC 可以用于突变基因检测和对药物的敏感性检测,CTC 在临床的应用正在研究和开发之中。

(二)肿瘤细胞在血管中的存活

如果原发病灶的肿瘤细胞能够浸润到周围组织中,其实这些肿瘤细胞也就具有了从血管中浸润到周围组织中的能力。肿瘤细胞从侵入血管到运输到转移部位只需要数分钟时间,这个过程中一些物理因素可能对肿瘤细胞产生作用,包括黏附能力变化、血流动力学影响、血流剪切力应激等。血管中的肿瘤细胞也会受到免疫细胞的影响,如 NK 细胞可杀伤肿瘤细胞。然而,一些细胞成分与肿瘤细胞的相互作用可能会协助肿瘤细胞继续转移或穿出血管,如血小板、中性粒细胞、单核巨噬细胞和血管内皮细胞等。

肿瘤细胞与血小板作用可形成肿瘤性微血栓,与一些患者出现弥散性血管内凝血和栓塞症状相关。血小板可协助肿瘤细胞的转移过程,可能通过以下机制实现:①血小板和纤维蛋白原黏附于肿瘤细胞表面使肿瘤细胞免于免疫细胞的杀伤作用,血小板释放的 TGF-β 和 PDGF 可抑制 NK 细胞活性。②血小板与肿瘤细胞的作用可能会触发细胞内特殊信号途径激活以促进转移过程,如血小板释放的 TGF-β 可能会触发肿瘤细胞的 EMT 过程。③血小板-肿瘤细胞聚集后与血管内皮细胞的作用对于肿瘤细胞穿出血管侵犯周围组织的过程非常重要。

大部分学者认为中性粒细胞对肿瘤起促进种植的作用,中性粒细胞裂解释放的 DNA 分子可捕捉循环中的肿瘤细胞停留在局部;中性粒细胞可与肺或肝脏的血管或窦内皮细胞相互作用,促进肿瘤细胞游出血管;中性粒细胞通过抑制细胞毒性 T 细胞或 NK 细胞的活性,从而保护肿瘤细胞免受免疫细胞的损伤,中性粒细胞与血小板的相互作用也涉及细胞趋化等过程,也在肿瘤转移过程中起一定作用。

血管内的肿瘤细胞游出血管壁的过程是转移中的一个重要环节,一些机制参与其中,如:①局部血小板的激活可通过释放 ATP 增加血管内皮通透性,促进跨血管内皮迁移过程;②肿瘤细胞所产生的一些蛋白可引起血管壁的完整性破坏,如 ANGPTL4、VEGF、MMP、ADAM12 等。③肿瘤细胞招募的 CCR2 阳性单核细胞受到肿瘤细胞释放的 CCL2 作用,可促进肿瘤细胞游出血管壁并在局部形成转移灶,这些单核细胞可能会分化为肿瘤相关巨噬细胞,促进种植转移。发生脑转移的肿瘤细胞需要穿过血脑屏障,有一些特殊的机制参与其中,例如易于发生脑转移的乳腺癌细胞高表达一些与穿过血脑屏障相关的基因。④一些情况下,转移灶的形成不需要肿瘤细胞游出血管壁的过程,局部肿瘤细胞集落的迅速生长可直接撑破血管壁的完整性引起转移灶,这个过程可能有血管内皮发生程序性坏死(necroptosis)

（三）转移肿瘤灶的形成

肿瘤细胞游出血管后进入间质之中，大部分肿瘤细胞在新的间质环境中会死亡或进入休眠状态，单个转移肿瘤细胞或小簇转移肿瘤细胞以惰性状态存在，可以存在数周至数年。这些肿瘤细胞形成转移灶需要多个过程参与。休眠的肿瘤细胞主要与周围细胞的环境相互作用，形成细胞龛（niche），这与一些类型肿瘤易于转移到特殊部位的"种子-土壤"学说相契合；休眠的肿瘤细胞会被周围组织微环境中的信号激活，例如：有报道表达 CXCR4 的乳腺癌细胞转移到骨组织中可以被骨组织产生的 CXCL12 激活；休眠肿瘤细胞的激活还需要额外的分裂刺激因素和与周围间质蛋白的相互作用，包括 $\beta1$ 整合素、黏着斑激酶（focal adhesion kinase，FAK）等；诱导细胞进入休眠状态也需要一些信号，例如在骨髓组织中有较高浓度的 TGF-$\beta2$，作用到转移的头颈部鳞状癌细胞表面的 TGF-βR I 或 TGF-βR III，诱导细胞进入休眠状态；休眠细胞还要逃逸免疫细胞的杀伤，包括 NK 细胞和 T 细胞。

一些观点认为转移出血管的肿瘤细胞需要具有肿瘤干细胞的特性才能够形成转移灶，如乳腺癌中 Wnt 和 Notch 通路的激活有助于肿瘤干细胞性质的保持，而 NKX2.1 表达的缺失与肺癌肿瘤干细胞的保持相关，这表明不同类型肿瘤中保持肿瘤干细胞性质的机制不同，而且细胞状态与转移灶的形成密切相关，很大程度上取决于细胞的表观遗传调控。

肿瘤细胞在转移部位形成明显的转移灶也需要与周围的组织相互作用，一些因素不利于肿瘤细胞的存活，如癌细胞转移到脑中遇到星形胶质细胞，星形胶质细胞会产生纤溶酶原激活物、激活纤维蛋白溶酶，可诱导肿瘤细胞凋亡，而神经元细胞可以分泌丝酶抑制蛋白（serpin），可以抑制纤溶酶原激活物所诱导的肿瘤细胞死亡，协助肿瘤细胞克服周围微环境的不利因素。不同的转移微环境（如骨、肺），以及不同的转移肿瘤类型（如乳腺癌、前列腺癌、肺癌等），都有不同的分子机制克服微环境的限制进入转移灶的增殖状态，从而形成转移灶。

（王　哲）

第七节　肿瘤的分类、分期和分级

一、肿瘤的分类

肿瘤的分类（classification）通常依据其组织来源或分化方向，分为几大类，主要包括上皮组织、间叶组织、淋巴造血组织、神经组织、生殖细胞、混合型肿瘤和其他肿瘤等。每一大类根据肿瘤的生物学行为分为良性、恶性。良性肿瘤如乳头状瘤、腺瘤、脂肪瘤、平滑肌瘤、血管瘤、骨瘤、软骨瘤、骨软骨瘤、神经鞘瘤、脑膜瘤、多形性腺瘤、成熟性畸胎瘤等；恶性肿瘤如鳞状细胞癌、腺癌、小细胞癌、纤维肉瘤、平滑肌肉瘤、横纹肌肉瘤、血管肉瘤、骨肉瘤、软骨肉瘤、恶性外周神经鞘膜瘤、恶性黑色素瘤、淋巴瘤、白血病、未成熟性畸胎瘤等。部分肿瘤生物学行为介于良恶性之间，称为交界性肿瘤或中间型肿瘤，如卵巢的交界性浆液性肿瘤、交界性黏液性肿瘤、软组织的纤维瘤病、隆突性皮肤纤维肉瘤、弥漫性腱鞘巨细胞瘤、卡波西血管内皮瘤、骨的骨母细胞瘤、软骨母细胞瘤等属于中间型肿瘤。目前，肿瘤的分类主要根据世界卫生组织（WHO）制定的各器官系统分类标准。最新 WHO 肿瘤分类不仅以病理学改变为依据，还结合了临床表现、免疫表型和分子遗传学改变。

临床上一些病变在统计学上具有明显癌变的危险，如不及时治愈，则有可能转变为癌，称为癌前病变。如慢性萎缩性胃炎、慢性胃溃疡、皮肤慢性溃疡、黏膜白斑、结直肠息肉状腺瘤、慢性溃疡性结肠炎和肝硬化等。不典型增生（atypical hyperplasia）是指上皮细胞出现组织结构和细胞形态的异型性，根据程度不同，分为轻度、中度和重度不典型增生三级。不典型增生可以是肿瘤性，也可以是炎症性病变时的修复性改变。而异型增生（dysplasia）指肿瘤性改变。上皮内瘤变（intraepithelial neoplasia，IN）的概念详见本章第九节。

二、肿瘤的分期

恶性肿瘤的分期（staging）是临床医师用于

评估恶性肿瘤的生长范围和扩散程度的重要指标，它不仅是临床治疗和预后评估的决定性因素，还有助于临床疗效的评估、各癌症中心之间的资料与信息交流、推动癌症的持续性研究以及肿瘤登记等工作。

目前国际上广泛采用的是国际抗癌联盟（Union for International Cancer Control, UICC）和美国癌症协会（American Joint Committee on Cancer, AJCC）的 TNM 分期系统。第 8 版 UICC TNM 分期（2017 年）基本上与 AJCC 分期一致，妇科肿瘤、肺癌分期采用的是国际妇产科联盟（FIGO）、国际肺癌研究协会（IASLC）的标准。对于胃肠道及胰腺的神经内分泌肿瘤，欧洲神经内分泌肿瘤学会（European Neuroendocrine Tumor Society, ENETS）分期优于 TNM 分期。T 指原发肿瘤，常用指标包括癌灶大小（常用于实质脏器如乳腺、肺、肝、肾等部位的癌）、浸润深度（常用于有腔器官如食管、胃、结直肠、膀胱、肾盂、尿道等部位的癌）或浸润范围（常用于头颈部、卵巢、输卵管、原发腹膜癌、子宫、宫颈、外阴等部位的癌）。T0：无原发肿瘤存在的证据；Tis：指原位癌；随着肿瘤体积增大或浸润深度增加或浸润范围扩大，依次用 T1~T4 表示。Tx：无法评价原发肿瘤情况。N 指区域淋巴结受累及情况。Nx：无法评价局部淋巴结情况；N0：无区域淋巴结转移；随着淋巴结受累及的程度和范围的扩大，依次用 N1~N3 表示。M 指远处转移。M0：无远处转移；M1：有远处转移。第 8 版 TNM 分期明确认为不存在 Mx 和病理学 M0（pM0），因为 M 的判断通过临床检查即可明确，pM0 则只有在全面尸体解剖的基础之上才能明确。根据 T、N 和 M 不同组合，综合判断恶性肿瘤的 TNM 分期。TNM 分期一般分成四期（Ⅰ~Ⅳ），有的恶性肿瘤每期又可进一步分为若干亚期，如卵巢癌、输卵管癌和原发腹膜癌Ⅰ期可分为Ⅰa、Ⅰb 和Ⅰc 期（又分为Ⅰc1、Ⅰc2、Ⅰc3 期）。分期越高的恶性肿瘤，其扩散范围越广，患者预后也越差。

UICC TNM 分期还常出现一些描述性的词汇，包括：①"cTNM""pTNM"：分别是指临床 TNM 分期（clinical TNM stage, cTNM）和病理 TNM 分期（pathological TNM stage, pTNM）。cTNM 是指依据收集到的临床资料（如体格检查、影像学资料、内镜检查等）而非组织学证据进行的分期，常为术前分期和晚期无手术指征病人的分期。pTNM 则是根据组织病理学证据进行的分期，恶性肿瘤的术后分期基本上都为 pTNM 分期。pTNM 分期应比 cTNM 分期"更准确"。②前缀"y"：用于手术前已经接受了新辅助化疗或放疗的 TNM 分期，如"ycTNM""ypTNM"。"ycTNM"与"cTNM"的分期差异在一定程度上反映恶性肿瘤对术前新辅助治疗的敏感性。例如，肿块巨大的乳腺癌患者，若对化疗敏感，则可通过术前化疗使肿瘤缩小达到"降期"的目的，从而获得保乳手术的机会。③R：指肿瘤治疗（主要是手术）后肿瘤残余病灶的大小与范围，包括 Rx、R0、R1 和 R2。④r：指肿瘤复发时病灶的大小与范围。⑤mi、i、mol 和 sn：mi 指微转移，淋巴结转移灶小于 0.1cm、大于 0.2mm；i 指孤立性肿瘤细胞（isolated tumour cell, ITC），淋巴结转移灶为肿瘤细胞团不超过 0.2mm 或单个肿瘤细胞；mol 指分子检测（molecular detection），无组织病理学可识别的淋巴结转移灶，但通过非形态学检测发现的 ITC；sn 指前哨淋巴结（sentinel lymph nodes, sn）。例如，无淋巴结转移，但前哨淋巴结孤立性肿瘤细胞阳性，可记作"pN0（i+）（sn）"。需要指出的是，mi、i 或 mol 一般不影响肿瘤的预后评估。绝大多数学者认为，mol 的检测更无实际意义，而且费用昂贵，不建议常规开展。

TNM 分期是基于解剖学的分类系统，因此，肿瘤的播散、扩展是以解剖学结构为基础，不应依据组织学移行区来评判。例如，子宫内膜癌的颈管侵犯评判的对象是宫颈管解剖学内口，而不是组织学内口。病理医师在 TNM 的准确分期中具有重要作用，但也有一定的局限性与困惑，主要包括：

1. 分期相关的参数并非全部是病理参数，而是临床与病理参数的整合。严格意义上，pTNM 分期实际是一个肿瘤完整切除的手术标本病理检查加上临床资料（尤其是术中探查、体格检查与影像学检查资料）的全面评估。但是，临床资料有一定的主观性，例如，外科医师对同一术中所见可能给出不同的描述，影像学医师对同一影像资料的评判也会有所差别。因此，TNM 准确分期需要临床医师、影像科医师与病理医师的良好沟通,更迫切需要一个指导性文件或规范促进临床病理资料的有机整合,实现准确的肿瘤分期。必须强调的是,病理医师只有对规范性恶性肿瘤根治手术切除的标本才有可能作出准确的病理分期。UICC TNM 分期不仅要求明确根治手术方式(即 R 分期),而且对一些未经新辅助治疗的规范化恶性肿瘤根治术标本的淋巴结检出数目的下限有明确的规定,例如乳腺癌 12 枚、食管癌 12 枚、结直肠癌 12 枚、胰十二指肠癌 12 枚、腹股沟淋巴结清扫术 8 枚。即使在淋巴结转移阳性的病例,数目上也要达到上述底线,因为淋巴结阳性转移率很可能是影响肿瘤预后的重要因素。

2. 常见恶性肿瘤的 UICC TNM 分期的不同版本会有些变动,有些可能有预后价值的现象未在现有分期中体现。例如,乳腺癌侵及皮肤(包括乳头部)的真皮与皮肤附件而未累及表皮,应当不是 T4,但可能影响预后,目前无合适的 T 分期将其纳入。有些肿瘤因临床表现惰性而被误认为良性而不予分期,随着临床资料的积累,逐渐发现它们是低级别、低分期的恶性肿瘤,因此需要分期。其中,最典型的是胃肠道间质瘤(GIST)和低级别胃肠道神经内分泌肿瘤,它们的分期已在新版 UICC TNM 分期中提出。随着知识的积累和认识的加深,此类肿瘤应该不少,临床对其分期的要求将逐渐增多。一些少见肿瘤或解剖学移行部位肿瘤的 TNM 分期最近才逐渐达成共识,如呼吸 - 消化道黑色素瘤、胃食管连接部癌、肝内胆管癌、子宫平滑肌肉瘤等。但是,有些肿瘤目前仍无可靠的分期方案。例如,子宫下端癌(颈管癌)即使仅局灶浸润浅肌层,亦无淋巴结及远处转移,根据现有的子宫内膜癌分类只能列为 II 期(累及颈管间质)。但是,已经有一定证据提示它们预后很好,与 I 期子宫内膜癌一致。因此,通过开展有完整随访资料、治疗相对规范的大样本、多中心合作研究可能对上述各种情形实现准确 TNM 分期。

3. 肿瘤浸润深度与大小是 T 分期的两个重要参数,但是病理医师不得不承认的尴尬事实是他们有时既无法准确判断浸润深度,也无法准确测量肿瘤的大小。器官外或器官表面累及是肿瘤浸润深度判断中最重要的因素,如前列腺癌包膜外累及、宫颈癌的宫旁组织累及、胰腺癌胰腺周围组织累及、结直肠癌的浆膜累及等。但是,前列腺包膜外、宫旁组织、胰腺周围组织等以脂肪组织及血管为主,与各脏器之间的移行不明显,结肠浆膜仅为单层间皮,制片时易脱落。因此,前述器官外或器官表面累及的判定主观性较大。还有一个罕见的情况是膀胱癌、宫颈癌等浸润不深,但是分别累及了膀胱外膜血管或宫旁血管,此时是否需要上调 T 分期并无定论。另外,肿瘤大小的测量受许多因素影响,常见的有:①切面的影响:不同切面测得的肿瘤大小显然不一。有些学者认为以磁共振成像(MRI)等影像学检查测量肿瘤大小相对比较准确。②固定的影响:常用固定剂福尔马林往往使肿瘤发生收缩,固定时间越长,收缩就越明显。③肿瘤组织已经挖除或部分肿瘤被临床医师留存用于科研等,肿瘤的实际大小显然无法准确估计。④多发肿瘤的大小测量:虽然乳腺癌分期建议记录最大肿瘤的最大径,但有些证据并不支持这一测量方式;类似的情况还有,乳腺癌有时浸润性癌与原位癌混杂,这些掺杂的浸润性灶的大小测量在现阶段仍是一个难以解决的问题。这些需要临床医师、病理医师和影像科医师等多学科共同探讨以便达成共识。

4. 淋巴结取材与转移判定是 TNM 正确分期的重要条件之一,对淋巴结的规范化取材和正确判断需要足够的重视。有学者用特殊的化学处理方法可在结肠癌根治标本中取到平均 68 枚淋巴结,且多数是仅显微镜下可见的极微小淋巴结,这些淋巴结即使有转移,也是前述的 mi、i 或 mol 阳性,并无实际临床意义。在结直肠癌等恶性肿瘤,有时在肠系膜出现一些类圆形的"肿瘤种植(tumor deposit)",无淋巴结或神经束结构,在第 8 版 AJCC TNM 分期中,目前将孤立的此类肿瘤种植结节定义为 N1c。这与 UICC 或 AJCC 分期中,将肿瘤直接累及淋巴结定义为淋巴结转移情况不同。有时,病理上明显的淋巴结转移很难判定为淋巴结转移或远处转移,最典型的莫过于 Virchow 淋巴结(左锁骨上淋巴结),腹内恶性肿瘤常常通过胸导管转移于此。在 UICC 分期中,多数恶性肿瘤对 Virchow 淋巴结转移均给出明确定义,例如,腹部恶性肿瘤大多提示为"M1",肺癌则明确定义为"N3"。

三、肿瘤的分级

恶性肿瘤的分级（grading）是病理医师根据恶性肿瘤组织学特征，主要从瘤细胞的分化程度高低、细胞异型性大小、核分裂象多少、有无坏死和程度及瘤细胞有无间变和程度等综合指标来确定肿瘤恶性程度的级别。大多数学者采用较易掌握的三级分级法，如鳞癌、结直肠腺癌，即Ⅰ级为高分化，属低度恶性；Ⅱ级为中分化，属中度恶性；Ⅲ级为低分化，属高度恶性。不同的恶性肿瘤其具体的分级标准不同，有些肿瘤采用评分法（如前列腺癌Gleason评分），有些肿瘤采用单一指标，有些综合多项指标。下面列举几个具有代表性的恶性肿瘤的分级标准：

（一）乳腺浸润性导管癌

目前广泛采用Bloom-Richardson半定量分级法，根据：①腺管数量（以浸润性癌成分的总体面积为基数，需有足够的切片数）；②癌细胞核多形性、异型程度（以肿瘤内异型性最明显区为评价部位）；③核分裂象数目（在肿瘤核分裂最活跃区域计数，根据高倍视野的直径或面积而确定数值）。各项指标分别计分后综合评分进行组织学分级（表5-4）。

（二）前列腺腺癌

组织学分级采用格利森（Gleason）分级系统。经典的Gleason分级根据前列腺腺癌的腺体结构分化程度分为5个生长类型，从低到高依次分为1~5级。Gleason评分是按照HE染色切片中前列腺腺癌的主要结构类型和次要结构类型先分别分级，然后二者相加得到一个数值，即为Gleason评分。如果癌组织只有一种结构类型，分级乘以2即为得分。如此Gleason评分为2~10分。近10余年来，Gleason分级系统进行了多次修订，新的Gleason分级系统已发生很大变化，特别是WHO/国际泌尿病理学会（ISUP）2016年版"预后分级分组"方案提出后，新的Gleason分级系统和"预后分级分组"已被大多数病理医师采纳，成为前列腺腺癌的分级标准。该分级系统与前列腺腺癌的生物学行为及患者预后有良好的关联性，并成为临床制定前列腺腺癌治疗方案的重要参考指标。

表5-4　乳腺浸润性导管癌Elston和Ellis改良的Bloom-Richardson半定量分级法

特　征			计分
腺管形成			
>75%			1分
10%~75%			2分
小于10%			3分
核多形性、异型性			
相当于正常导管上皮，规则，一致			1分
中间大小，中度多形和异型性			2分
大于正常导管上皮2.5倍，明显多形和异型			3分
核分裂象计数（10HPF）			
视野直径（mm） 0.44	0.59	0.63	
视野面积（mm²） 0.152	0.274	0.312	
0~5	0~9	0~11	1分
6~10	10~19	12~22	2分
≥11	≥20	≥23	3分
组织学分级			总分
Ⅰ级，高分化			3~5分
Ⅱ级，中分化			6~7分
Ⅲ级，低分化			8~9分

（三）胃肠道间质瘤

Miettinen和Lasota通过对美国武装部队病理学研究所（AFIP）1 784例胃肠道间质瘤的长期随访预后分析，提出了依据肿瘤大小、每50个高倍视野的核分裂象、肿瘤发生位置（胃或小肠）将胃肠道间质瘤分为良性、恶性潜能未定和恶性三个级别（详见第十二章第八节），该分类被分别收录于2010年版WHO消化系统肿瘤分类和2013年版软组织肿瘤分类。为了推动胃肠道间质瘤（gastrointestinal stromal tumor, GIST）的规范化诊断和治疗，建立包括病理科、影像科、外科和内科在内的多学科合作模式，中国胃肠道间质瘤专家委员会形成了《中国胃肠间质瘤诊断治疗共识（2013年版）》，根据肿瘤大小、每50个高倍视野的核分裂象和肿瘤原发部位将GIST分为极低、低、中等和高四个不同的危险度以指导临床治疗和预测患者预后。

（四）胃肠胰神经内分泌肿瘤

胃肠胰神经内分泌肿瘤（neuroendocrine tumor，NET）的分级，依据《中国胃肠胰神经内分泌肿瘤病理诊断共识（2020版）》，根据瘤细胞的核分裂象和免疫组织化学染色Ki-67阳性率，将NET分为G1（低级别，核分裂象1/10高倍视野或Ki-67指数≤2%）、G2（中级别，核分裂象2/10~20/10高倍视野或Ki-67指数3%~20%）、G3（高级别，核分裂象>20/10高倍视野或Ki-67指数>20%）和神经内分泌癌（neuroendocrine carcinoma，NEC）。另外，混合性腺神经内分泌肿瘤，是一种特殊类型的神经内分泌肿瘤，形态学上包括腺癌和神经内分泌肿瘤两种成分，两种成分的任何一种至少占30%。

虽然恶性肿瘤的三级分级法有一定优点，对临床治疗和判断预后有一定意义，但近年一些学者倾向于对恶性肿瘤的分级采用更简单的二级分级法，即低级别和高级别。主要原因是三级分级法中关于中分化恶性肿瘤（中度恶性）的确定存在很大的主观性，且重复性差。甚至同一个病理医师在不同时间对同一肿瘤作出的病理分级也不同。目前，已采用二级分级法的恶性肿瘤有尿路上皮癌、涎腺的黏液表皮样癌和乳腺导管内癌。最近对宫颈上皮内瘤变（cervical intraepithelial neoplasia，CIN）采用低级别（CIN Ⅰ）和高级别（包括原来的CIN Ⅱ和Ⅲ）二级分级系统，其原因是：①低级别和高级别的二级分类容易掌握，重复性高；②临床医师对低级别CIN和高级别CIN的处理不同。

另外，淋巴瘤均为恶性肿瘤，虽然不同类型的淋巴瘤（如滤泡性淋巴瘤）根据光镜下每高倍视野中心母细胞数量分为1（0~5个/HPF）、2（6~15个/HPF）和3级（>15个/HPF），其中3级根据瘤细胞生长方式再分为3a、3b。淋巴瘤也有根据其生物学行为分为惰性淋巴瘤如黏膜相关淋巴组织结外边缘区淋巴瘤、高度侵袭性淋巴瘤如伯基特淋巴瘤、弥漫大B细胞淋巴瘤等，不同类型的淋巴瘤临床治疗方案也不同。此外，有些恶性肿瘤根据其生物学特性不再分级，如未分化癌、间变性癌、小细胞癌、髓母细胞瘤、横纹肌肉瘤、滑膜肉瘤、Ewing肉瘤、腺泡状软组织肉瘤、透明细胞肉瘤、未分化肉瘤和恶性横纹肌样瘤等皆属高度恶性肿瘤，不再分级。

随着分子病理学的发展，有学者提出对恶性肿瘤进行分子病理学分型和分级。总之，恶性肿瘤的分期和分级标准的建立需要病理学、临床学科、影像学、肿瘤学和分子病理学等学科密切配合，共同研究讨论，并以指导临床医师有效治疗恶性肿瘤、提高肿瘤疗效和患者预后为目的。

（韩安家）

第八节　肿瘤的个体化诊断与治疗策略

肿瘤是机体在内外各种致瘤因素的作用下，局部组织的某一个细胞在基因水平上失去对其生长和分化的正常调控，导致其克隆性异常增生而形成的新生物。随着肿瘤的演进，一个克隆来源的肿瘤细胞群在生长过程中形成在侵袭能力、生长速度、对激素的反应、对抗癌药的敏感性等方面不同的亚克隆的过程，称为肿瘤的异质性，这是因为不同的瘤细胞群在不同的附加基因突变蓄积作用下，形成具有不同生物学特性的亚克隆。肿瘤是具有明显个体化特性的疾病。肿瘤病理学、细胞生物学、分子生物学和临床肿瘤治疗学等大量研究显示：不仅发生在不同个体、不同部位、不同组织病理学类型、不同病理级别和不同临床分期的恶性肿瘤的生物学行为有明显差异，即使是同一部位、同一病理类型、同一病理分级和临床分期的肿瘤，其生物学行为也往往存在很大的差异。

转化医学（translational medicine）是将基础医学研究和临床治疗连接起来的一种新的思维方式。建立在基因组遗传学、组学芯片等基础上的生物信息学，同系统医学理论与自动化通信技术之间的互动密切，加快了科学研究向工程应用转变的产业化过程，应用于医药学也将导致基础与临床之间的距离迅速缩短。它是医学研究的一个分支，试图在基础研究与临床医疗之间建立更直接的联系。在药物的研发过程中，转化医学的典型含义是将基础研究的成果转化成为实际患者提供的真正治疗手段,强调的是从实验室到病床旁的联结,这通常被称为"从实验台到病床旁"的定义。近几年,精准医学(precision medicine)是医学领域最为热点的名词,它是基于个体遗传背景、环境因素和生活习惯差异,对人类疾病进行精确的预防、诊断和治疗的医学模式。我国已成立中国精准医学战略专家组。"十四五"期间,精准医学将快速发展,主要在精准防控技术和模式研究、分子标志物发现和应用、分子影像学和病理学的精准诊断及临床精准治疗等方面大力推动该领域发展。

恶性肿瘤防治的重点仍然是早期发现、早期诊断和早期治疗。近20年来,由于子宫颈脱落细胞学检查的推广和普及,使许多宫颈癌前病变和早期癌得到早期防治,浸润癌发生率较过去明显减少,5年生存率和治愈率显著提高。但随着我国经济发展,国人饮食生活习惯改变、环境污染和遗传因素等,很多恶性肿瘤如肺癌、胃癌、肝癌、结直肠癌的发病率在逐年升高,且呈现明显年轻化趋势。长期以来,人类对恶性肿瘤大多采用手术切除、放射治疗和化学治疗等综合治疗手段,但由于恶性肿瘤的高致死性及肿瘤本身发病机制的复杂性,相当一部分肿瘤的治疗效果并不能令人满意。临床资料显示,每个化疗方案都只有30%~40%的恶性肿瘤患者获益。化疗的疗效与恶性肿瘤对化疗药物敏感程度、患者对药物的耐受程度及药物本身的毒性反应有关。单纯通过增大用药的剂量来提高疗效是不切实际的,药物毒性反应的加重将迫使医生延缓或终止化疗。单凭临床经验选择药物进行肿瘤化疗,其疗效也往往不高。临床上对于患相同疾病的不同病人,治疗方法是用同样的药、标准的剂量,但实际上不同病人在治疗效果、不良反应方面有很大的差异。因此,肿瘤的化疗需要综合考虑药物、肿瘤和个体三者相互制约的关系。

一、肿瘤的个体化诊断

近年来,随着分子生物学技术的迅猛发展,人类对恶性肿瘤的发病机制已经从组织、细胞、分子水平的认识进入了一个全新的时代,特别是肿瘤个体化诊断和靶向治疗这一领域进展很快,并在临床上取得了很好的效果。临床对恶性肿瘤患者实施靶向治疗的首要前提是个体化的分子病理学诊断,即病理医师为临床提供靶向治疗恶性肿瘤的分子检测的证据,也是循证医学的基本要求。由于靶向治疗是为攻击特异性靶分子而设计,所以用药前,必须检测患者肿瘤细胞是否存在对应的靶点,才能发挥其疗效。这对病理医师提出了更高的要求。一个恶性肿瘤的病理诊断报告,不仅包括准确的组织病理学类型、分级,浸润范围和深度、切缘是否有肿瘤残留、淋巴结转移情况、远处转移等情况,还需包括指导临床靶向治疗和判断预后的指标检测情况。如乳腺浸润性导管癌,需对浸润性癌组织进行免疫组织化学检测 ER、PR、CerbB-2 和 Ki-67 等指标表达情况。ER 和 PR 的阳性或阴性可指导临床能否应用内分泌激素治疗;而 CerbB-2 的检测结果直接指导临床是否可用曲妥珠单抗(赫赛汀,Herceptin)进行靶向治疗。若浸润性癌细胞 CerbB-2 的免疫组织化学结果为阴性和1+,则不用曲妥珠单抗治疗;3+ 可直接用曲妥珠单抗治疗;而2+ 的还需进一步采用荧光原位杂交检测 HER2 基因有无扩增。若有扩增,可用曲妥珠单抗治疗。

众所周知,肺癌已成为全球范围内癌症死亡的首因,其中非小细胞肺癌占全部肺癌的85%。为指导临床有效治疗,需对非小细胞肺癌进一步组织学分类,如肺腺癌、肺鳞癌和肺大细胞癌等。若是肺腺癌,需对驱动基因包括 EGFR、ROS1、ALK、Met 等基因进行分子检测,以便指导临床靶向药物治疗。

2016 年版 WHO 中枢神经系统肿瘤分类中明确提出了对胶质瘤进行组织学分类、组织学分型、分子分型及分级。病理医师对胶质瘤的组织学分类和分型较为熟悉,而分子分型很多医院因条件有限,目前尚未能开展分子检测。建议将组织送至可开展分子检测的上级医院进行。胶质瘤的分子检测包括有无 IDH1/2 突变、H3K27M 突变、染色体 1p/19q 共缺失、BRAF V600E 突变、KIAA1549-BRAF 和 C11orf95-RELA 融合基因形成、MGMT 启动子甲基化等分子遗传学检测信息,并要求在报告单上注明检测方法及分子遗传学检测结果的基本意义等。

80%~85% 的结直肠癌（colorectal cancer, CRC）由染色体不稳定性引起，包括家族性腺瘤性息肉病（familial adenomatous polyposis, FAP）（APC 基因胚系突变）和散发性结直肠癌（APC、p53、DCC、K-ras 等基因突变）；而另外 15%~20% 的 CRC 则主要是由微卫星不稳定性（microsatellite instability, MSI）引起。对结直肠癌标本，病理报告除了组织学类型、分级，常规需进行错配修复蛋白包括 MLH1、MSH2、MSH6 和 PMS2 的免疫组织化学检测以判断是否存在微卫星不稳定性，以排除遗传性非息肉病性结直肠癌（hereditary nonpolyposis colorectal cancer, HNPCC，又称林奇综合征）（错配修复基因胚系突变）和散发性 MSI（+）CRC（错配修复基因 MLH1 基因启动子甲基化）。此外，需分子检测 K-ras、N-ras、BRAF、PIK3CA 的基因状态，以指导临床靶向治疗。

二、肿瘤的个体化治疗

肿瘤的个体化治疗（personalized medicine）主要是分子靶向治疗。肿瘤的个体化靶向治疗是一种全新的治疗方法，其原理是利用肿瘤细胞与正常细胞的分子生物学差异进行药物开发。药物作用于肿瘤细胞特异靶标，例如与细胞信号传递有关的受体、激酶及其他蛋白，从而达到特异杀伤或抑制肿瘤细胞的目的。

目前在临床上疗效比较明确、应用比较成熟的肿瘤靶向治疗药物有：①利妥昔单抗（rituximab；美罗华，MabThera）：主要治疗 CD20 阳性的 B 细胞淋巴瘤。利妥昔单抗属于高纯度的单克隆抗体，在进入人体后，可以和 CD20 阳性的瘤细胞特异性结合，诱导瘤细胞凋亡并提高肿瘤细胞对化疗的敏感性。②曲妥珠单抗（赫赛汀，Herceptin）：主要用于治疗 HER2 基因扩增的乳腺浸润性癌，是目前信号转导抑制剂（signal transduction inhibitor）的代表性药物。其实 HER2 不只是一个生长因子受体，还是一个网络性受体。大量临床资料证实，曲妥珠单抗单用在乳腺癌的有效率为 21%，但它与其他化疗药物的联合应用可以明显提高 AC（环磷酰胺 + 多柔比星）或紫杉醇的有效性，使部分原来应用化疗无效的病人，再次获得缓解。除乳腺癌外，晚期胃癌中 HER2 阳性率约 20%。通过对 HER2 阳性的胃癌患者采用曲妥珠单抗靶向治疗可延长患者的生存期。近期也有报道用于肺癌治疗。③伊马替尼（格列卫，Gleevec）：是一种酪氨酸激酶抑制剂。伊马替尼单药能使 90% 以上的慢性粒细胞白血病病人获临床血液学的完全缓解，一般在给药后 3 周内出现。另外，伊马替尼是目前具有 c-kit 或 PDGFR 突变的胃肠道间质瘤的靶向药物，且疗效明确。但需强调的是用药前需对胃肠道间质瘤进行 c-kit 或 PDGFR 突变检测，因不同突变位点对伊马替尼的敏感性不同。④替尼类（-tinib），均为信号分子激酶的抑制剂。吉非替尼（gefitinib, Iressa）和埃罗替尼（erlotinib, Tarceva）是靶向性 EGFR 阻断剂，主要用于非小细胞肺癌，特别是肺腺癌的治疗，对癌细胞的增殖、生长、存活的信号转导通路起阻断作用。与化疗药合用可以增加顺铂、卡铂、紫杉醇和多柔比星（阿霉素）等药物的抑瘤效果。克唑替尼（crizotinib, Xalkori）是酪氨酸激酶受体抑制剂，靶向分子包括 ALK 和肝细胞生长因子受体 c-met。ALK 基因易位可引起融合蛋白的表达，进而导致细胞内信号转导通路的激活和失调，促使肿瘤细胞增殖和存活。克唑替尼在肿瘤细胞株中对 ALK 和 c-met 磷酸化具有浓度依赖性抑制作用，对表达 EML4-ALK 或 NPM-ALK 融合蛋白或 c-met 的异种移植荷瘤小鼠具有抗肿瘤活性。另外，还有 BCR/ABL 酪氨酸激酶抑制剂，如伊马替尼（imatinib）和达沙替尼（dasatinib）。⑤血管内皮生长因子受体抑制剂，如贝伐单抗（bevacizumab）。⑥IGFR-1 激酶抑制剂，如 NVP-AEW541。⑦mTOR 激酶抑制剂，如 CCI-779。⑧泛素 - 蛋白酶体抑制剂，如硼替佐米（bortezomib）。⑨其他，如 Aurora 激酶抑制剂、组蛋白脱乙酰酶（HDAC）抑制剂等。

最近，有报道很多恶性肿瘤包括肺腺癌、甲状腺癌、胶质瘤、结直肠癌、恶性黑色素瘤和一些肉瘤中存在神经营养原肌球蛋白受体激酶（neurotrophic tropomyosin receptor kinase，NTRK）基因融合。NTRK 基因有 3 个成员，分别为 NTRK1、NTRK2 和 NTRK3。NTRK1 主要与 TPM3、LMNA、TPR、SQSTM1 等基因融合；NTRK2 主要与 AFAP1、AGBL4、NACC2、PAN3 等基因融合；NTRK3 主要与 ETV6、BTBD1 等基因融合。针对 NTRK 的靶向药物恩曲替尼（entrectinib）是具有中枢神经活性的口服酪氨酸激酶抑制剂，主要针对 *NTRK1/2/3*、*ROS1* 或 *ALK* 基因融合突变的肿瘤，且疗效显著。

针对 PD-1/PD-L1 的免疫治疗是目前除了常见恶性肿瘤治疗手段如手术、放化疗和靶向药治疗等之外最新且最热门的治疗方法。PD-1 是程序性死亡蛋白 -1，是一种重要的免疫抑制分子，为 CD28 超家族成员。PD-L1 是程序性死亡蛋白配体 -1（programmed death ligand-1），大小为 40kD 的跨膜蛋白。正常情况下 T 细胞通过识别人体内肿瘤细胞并进行杀伤攻击，但恶性肿瘤细胞通过表达与 T 细胞上的 PD-1 结合的配体 PD-L1，从而诱导 T 细胞的凋亡、抑制 T 细胞的活化和增殖而逃避免疫。PD-1/PD-L1 免疫抑制剂的作用就是阻断肿瘤细胞上的 PD-L1 与 T 细胞上 PD-1 结合，使 T 细胞能发挥在人体内的正常作用，持续识别出体内肿瘤细胞并进行清除。目前，全球已上市的抗 PD-1 的单克隆抗体药物有纳武利尤单抗（nivolumab）、帕博利珠单抗（pembrolizumab），抗 PD-L1 的单克隆抗体药物有 atezolizumab（阿替利珠单抗）、avelumab（Bavencio）、durvalumab（度伐利尤单抗）。抗 PD-1 的帕博利珠单抗（pembrolizumab）是一种有效的、高选择性的、人源 IgG4-κ 单克隆抗体，同时也是靶向 PD-1 的抑制剂，具有潜在的免疫检查点抑制活性和抗肿瘤活性。其在抗肿瘤、抗感染、抗自身免疫病及器官移植存活等方面均有重要的意义。帕博利珠单抗先后被获批用于治疗黑色素瘤、非小细胞肺癌、头颈部鳞状细胞癌、经典型霍奇金淋巴瘤、尿路上皮癌、微卫星不稳定性高或错配修复缺陷的实体瘤、胃癌等多种适应证。根据美国国家综合癌症网络（National Comprehensive Cancer Network，NCCN）最新指南，所有驱动基因为阴性的非小细胞肺癌患者，都应做 PD-L1 检测。对于驱动基因阴性，且 PD-L1 表达 <50% 的患者，一线治疗可选帕博利珠单抗 + 培美曲塞 + 卡铂/顺铂（非鳞状 NSCLC）或帕博利珠单抗 +（白蛋白结合型）紫杉醇 + 卡铂（鳞状 NSCLC）；对于驱动基因阴性，且 PD-L1 表达 ≥50% 的患者，一线治疗可选帕博利珠单抗单药治疗。nivolumab（纳武利尤单抗）和 atezolizumab（阿替

利珠单抗）被批准用于化疗失败后的二线治疗。durvalumab（度伐利尤单抗）是唯一一个批准用于局部晚期不可手术的 III 期 NSCLC 维持治疗。nivolumab、durvalumab（度伐利尤单抗）、avelumab 都被批准于尿路上皮癌二线治疗，总体客观缓解率（objective response rate，ORR）类似，从细分人群看，PD-1 抑制剂对 PD-L1 低表达（PD-L1 < 1%）效果 ORR 占优势。

在这些单克隆抗体药物使用前，NCCN 指南明确要求需对肿瘤组织 PD-L1 表达情况进行检测，目前免疫组织化学检测 PD-L1 表达的抗体主要有 Dako 的 28-8、Ventana 的 SP263、Dako 的 22C3 和 Ventana 的 P142 四种，但关于每种抗体的阳性标准阈值尚不统一。这个问题需要病理医师、临床医师共同探讨，确定 PD-L1 免疫组织化学检测的专家共识或指南，以便病理医师出具精准的 PD-L1 表达情况的检测报告并指导临床医师选择合适的免疫药物治疗肿瘤。

三、肿瘤个体化诊疗的展望

肿瘤的个体化诊断和靶向治疗的迅猛发展无疑给恶性肿瘤患者带来希望并最大限度延长了患者的生命。这是否意味着恶性肿瘤可被人类彻底消灭或治愈？事实上并非如此，很多恶性肿瘤在靶向药物的治疗下，一些瘤细胞会发生基因改变而产生抗药性。临床上很多肿瘤细胞的性质在治疗过程中完全发生了基因改变或原来对靶向药物敏感的瘤细胞被抑制或死亡，而不敏感的瘤细胞继续存活并进展。若临床医生继续用原来的靶向药物治疗肿瘤，这势必导致患者被过度或不适当地治疗，从而出现副作用等，危及患者生命。因此，针对肿瘤的高度异质性和基因不断变化，有必要根据各时间点实时监测肿瘤细胞的分子指标来进行药物选择，这将使肿瘤治疗向"实时"个体化靶向治疗推进。但临床医生如何能准确获得这些"实时"信息尚存在一定的困难。另外，晚期肿瘤患者的瘤组织获取往往也比较困难，如果已是多发或多处转移病灶，临床医师又如何选择哪个瘤体来做活检，因为不同的病灶可能含有不同性质的瘤细胞。近期有学者通过检测肿瘤患者血液中的循环肿瘤细胞（circulating tumor cell，CTC）或 cfDNA（circulating cell-free DNA，循环游

离 DNA）基因变化辅助判断肿瘤进展或进行靶向治疗。

个体化治疗的前提是个体化诊断，如何筛选和确定各种不同性质、不同发展和治疗阶段的恶性肿瘤的基因异常，迫切需要敏感和特异的新的分子病理学诊断技术，通过这些新的技术可帮助分子病理医师直观地观察到肿瘤特异性点突变、基因插入、染色体缺失、染色体异位、mRNA 表达和甲基化等，甚至可通过对肿瘤细胞的全基因组测序（二代测序、三代测序）等达到对肿瘤的个体化诊断，从而更有效地指导临床进行"实时"靶向治疗肿瘤和延长患者生命。

（韩安家）

第九节 上皮内瘤变

一、上皮内瘤变的概念及演变

癌前病变（precancerous lesion）是肿瘤基础及临床研究中备受关注的一个课题。早在 20 世纪中叶，科学家在肿瘤的实验性研究中发现，癌肿的形成是一个多步骤、多阶段的演变过程。这一过程从分子生物学的基因突变或异常表达开始，导致细胞的分化和生长异常，前者表现为细胞形态的异常，后者表现为细胞生长的自律性或不可控制性，最后形成以具有侵袭及转移能力为特征的恶性肿瘤。在肿瘤发生浸润之前，相关的上皮细胞已具备部分或全部恶性肿瘤细胞的特征，例如细胞外形不规则、大小不一致、细胞核增大、染色质增多、核仁明显、核分裂象增多、出现病理性核分裂象以及细胞排列和结构紊乱等一系列形态学改变，这些具有恶性肿瘤特征的细胞仅限于表皮或腺管内而未穿透基底膜向深部或周围组织浸润，处于此阶段的上皮变化，即称癌前病变，亦可称为浸润前癌。

为了确切地表达上述出现了恶性特征的上皮细胞，病理学家先后采用过"间变（anaplasia）""不典型增生（atypical hyperplasia）""异型增生（dysplasia）"等名词进行描述。目前，"间变"一词已基本被摒弃，因为"间变"的确切概念是指分化差的肿瘤而言，故不宜用于癌前的上皮变化。有的学者认为"不典型增生"一词应限于描述炎

症等损伤后上皮修复过程中所出现的形态改变，其本质并非肿瘤性。因此，"不典型增生"一词目前也很少用于癌前病变。在临床工作中，大多采用"异型增生"一词来表述发生在浸润性癌以前的细胞形态学变化，并根据细胞分化异常（即异型）的程度，分为轻、中、重度三级异型增生，而将累及上皮全层的重度异型增生称为"原位癌（carcinoma in situ，CIS）"。

20 世纪 60 年代，Richard 等首次提出并将上皮内瘤变（intraepithelial neoplasia，IN）这一命名应用于子宫颈黏膜鳞状上皮的癌前变化。该命名更确切地表达了癌前病变的本质是上皮内肿瘤的形成，是处于浸润前的上皮内的肿瘤，而且包含肿瘤形成的"过程"这样一个概念，故称为"瘤变"（neoplasia）而不是肿瘤（neoplasma）。Richard 主张将原来命名的轻、中、重度不典型增生改为宫颈上皮内瘤变（cervical intraepithelial neoplasia，CIN）Ⅰ、Ⅱ、Ⅲ级，简称为 CIN Ⅰ、CIN Ⅱ和 CIN Ⅲ，CIN Ⅲ包括了重度不典型增生和原位癌。

上皮内瘤变是一种以形态学改变为特征的上皮性病变，包括组织结构和细胞形态学改变，伴随细胞增殖动力学和细胞分化的异常。这种病变有基因的克隆性改变，并有进展为浸润性病变的倾向。

上皮内瘤变这一名词在妇科病理学上已长期应用，但直到 20 世纪 90 年代才引起其他学科病理学家的重视。在 2000 年前后出版的第 3 版各系统的 WHO 国际肿瘤组织学分类中，明确采用"IN"这一命名的有子宫颈、阴道、胃、肠、泌尿道、前列腺、乳腺等器官，根据这一趋势，"IN"有可能取代"异型增生"一词应用于所有器官。目前在实际工作中，病理学家在认识上已取得较为一致的意见，即"上皮内瘤变"和"异型增生"是同义词。但在广泛接纳"IN"这一概念的基础上，目前还存在若干需要进一步解决的分歧和问题。

二、上皮内瘤变的分类及分级

目前对上皮内瘤变的分级和认识尚未完全统一，主要表现在两个方面：一是在不同的器官存在不同的分级法，有人采用三级分类法，有人采用低级别和高级别上皮内瘤变二级分类法，究竟何

者更为科学、更具有临床意义,尚有待探讨。其次是高级别上皮内瘤变或上皮内瘤变Ⅲ级(或目前仍在应用的重度异型增生)包括了原位癌,但在确定为高级别上皮内瘤变或上皮内瘤变Ⅲ级时,原位癌是否还需要明确列出?这一分歧也存在于最新出版的WHO分类中。

(一)宫颈上皮内瘤变

近年来年轻女性宫颈癌的发病率呈上升趋势,而宫颈上皮内瘤变(CIN)是宫颈癌发展的重要阶段,因而早期诊断和治疗CIN非常必要。CIN是由Richard于1967年首先提出,指宫颈鳞状上皮不典型增生和原位癌(可参见第十六章第一节)。目前认为子宫颈癌的发生和发展是由量变到质变,渐变到突变连续的瘤变过程。显微镜下根据不典型增生细胞在鳞状上皮内所占的范围可分为CINⅠ、CINⅡ和CINⅢ三级;CINⅠ相当于宫颈轻度非典型增生,CINⅡ相当于宫颈中度非典型增生,CINⅢ相当于宫颈重度非典型增生和/或子宫颈原位癌(图5-1)。

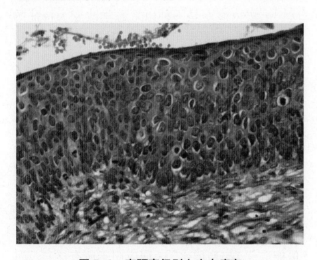

图5-1 宫颈高级别上皮内瘤变

从CIN到宫颈浸润性鳞状细胞癌的发生发展是一个相对缓慢的过程,部分CIN(特别是CINⅠ和部分CINⅡ)甚至可自然消退或逆转,要经历几年或10余年,此过程中病变处于动态变化中,即消退(逆转)、持续(稳定)和发展(恶化)。CINⅠ和CINⅡ发展为浸润性鳞状细胞癌(invasive squamous cell carcinoma, ISCC)的危险分别是正常的4倍和14.5倍,而CINⅢ发展为ISCC的危险则高达46.5倍。CINⅠ、Ⅱ、Ⅲ持续状态的概率分别是31%、35%和56%,消退的可能性则分别

是57%、43%和32%。表明CIN的级别越高,其消退和逆转的机会越小。近年资料表明,人乳头瘤病毒(HPV)的型别是CIN转归的重要因素之一,特别是HPV-16型、HPV-18型等阳性的CIN如不予治疗,则几乎均进展为ISCC,极少逆转。

在对子宫颈癌前病变应用Richard的三级分类时,仍有不少病理和临床医师主张将CINⅢ和原位癌加以区别,其标准是异型上皮>2/3层但未累及全层者称为CINⅢ,累及全层者为原位癌。对病理医师来讲,似乎不用原位癌这一名词难以确切反映上皮内瘤变的严重程度,而临床医师则习惯于根据病理诊断中有无明确的"癌"字来确定治疗方案。但大量的随访资料证实,未达全层的CINⅢ和原位癌发展为浸润性癌的概率并无明显差异,也就是说形态上的微小差异并不影响其生物学行为,何况上述形态上的微小差异(是否累及全层)常常受到病理医师主观判断及活检取材范围较小等因素的影响,过分强调这种不具有明显生物学行为意义的形态差异并无实际的临床价值。因此,目前越来越多的妇科病理及临床医师接受了CINⅢ和原位癌是同义词这一概念,对二者的治疗原则也是相同的,即均应根据患者的年龄及病变范围等具体状况进行子宫颈锥形切除或子宫切除术。

近年来,以美国国家癌症研究所(NCI)提出的Bethesda系统分类法为代表,建议将子宫颈黏膜鳞状上皮的癌前病变分为两级,该分类法的原则是以上皮细胞是否超过上皮层的1/2为标准,分别命名为低级别鳞状上皮内病变(low-grade squamous intraepithelial lesion, LSIL)和高级别鳞状上皮内病变(high-grade squamous intraepithelial lesion, HSIL),其中LSIL主要为HPV感染所引起的上皮改变,其进展为ISCC的概率很低,HSIL则更具有"瘤变"的性质。该分类的HSIL包括原位癌。两级分类法在应用时较三级分类法更简单、更易掌握,因此,提出三级分类的始祖Richard也表示赞同。2014年版女性生殖道肿瘤分类已经采用两级分类法。

(二)外阴上皮内瘤变

外阴上皮内瘤变(vulvar intraepithelial neoplasia, VIN)是一种由不典型增生的鳞状细胞构成的外

阴癌前病变。近 20 年来，VIN 的发病率从 1.1/10 万上升至 7/10 万，尤其是在 35~40 岁的女性中发病率不断增加，呈年轻化的趋势。VIN 有一定的恶变潜能。

VIN 在病理学上表现为外阴鳞状上皮成熟异常伴细胞核增大、染色质浓聚、多形核、核分裂象增多及异常核分裂象。VIN 的命名一度比较混乱，有外阴非典型增生、原位癌、鲍温病、Queyrat 增殖性红斑和 Paget 病等。1986 年国际外阴阴道病研究学会（International Society for the Study of Vulvar Disease, ISSVD）将其统一命名为 VIN，根据鳞状细胞异常的程度将其分为 VIN Ⅰ、VIN Ⅱ 和 VIN Ⅲ。但随着临床实践的深入，人们发现 VIN Ⅰ~Ⅲ 的形态学改变并不具有生物学上的连续性。因此，2004 年 ISSVD 对 VIN 分类定义进行了重新修正，不再使用 VIN Ⅰ~Ⅲ 的定义。新的 VIN 分类系统根据形态学、生物学及临床特点分为两类病变：一为普通型 VIN，占 80% 左右，包括疣状型、基底细胞型和混合型；二为分化型 VIN，占 20% 左右。鲍温病及鲍温样丘疹病均属于普通型 VIN 病变，而外阴 Paget 病等其他难以归入以上两类的 VIN 病变则统称为未分类型。VIN 普通型与高危型 HPV 感染相关，与基底细胞型或疣状型浸润性外阴癌相关，常为多发病灶，多见于年轻妇女，超过 30% 的病例合并下生殖道其他部位的病变（以 CIN 最常见）；VIN 分化型与 HPV 感染无关，与角化型鳞状细胞癌相关，并发于潜在的炎症疾病或苔藓病变，形态主要为溃疡、疣状丘疹或过度角化斑片，多为单发病灶，进展迅速，多发生在老年妇女。WHO（2014 年）已采用了与 ISSVD 相同的分类标准，新的分类系统更好地反映了 VIN 的临床特征，术语更加简明，有助于病理学诊断的一致性。

（三）胃上皮内瘤变

长期以来日本和欧美学者对胃黏膜上皮的异型增生及有无癌变这一问题存在着很大的分歧，日本学者主张根据腺体的异型程度即可确定是否为癌，而欧美学者则主张必须见到明确的浸润证据方能确定为癌。尽管在 2000 年出版的 WHO 肿瘤分类中已明确将胃黏膜的癌前病变根据细胞的异型和结构的紊乱程度分为低级别及高级别上皮内瘤变，但在实施过程中仍出现诊断的不统一，

因此有关专家又先后召开了两次国际会议，专门探讨胃黏膜上皮内瘤变及早期癌的分类与诊断标准，最后在第二次的维也纳国际会议上取得了较为一致的意见，即把胃黏膜从反应性增生→浸润性癌的系列变化分为反应性增生、不能确定的上皮内瘤变（即难以区分是反应性增生还是异型增生）、低级别上皮内瘤变（LIN）、高级别上皮内瘤变（HIN）及浸润性癌五大类，其中 LIN 和 HIN 的性质均属非浸润性癌，将过去在诊断中最易出现分歧的重度异型增生、原位癌甚至可疑浸润性癌均明确地归属于 HIN，统称 HIN。根据这一分类原则，与会者再对一组胃黏膜分别进行诊断，符合率达到 90% 以上（19/21 例），远远高于过去的符合率（30%~40%）。在制定病理诊断分类标准的同时，与会者还根据大量随访资料中 LIN、HIN 发展为浸润性癌的概率分别为 0%~15% 及 25%~85% 这一事实，对不同的病变提出了原则性的治疗建议，即对 LIN 病人应进行随访，必要时作内镜下切除；对 HIN 病人则应结合胃镜所见确定内镜下切除或手术切除。

（四）结直肠上皮内瘤变

结直肠上皮内瘤变包括腺瘤不同程度的异型增生，也包含其他非腺瘤性息肉病或炎症性肠病时出现的异型增生，前者如幼年性息肉病、波伊茨－耶格综合征和增生性息肉病，后者包括慢性溃疡性结肠炎和克罗恩病（Crohn disease）。

结直肠癌和癌前病变概念的确定与胃有所不同。由于结直肠黏膜淋巴管主要分布于近黏膜肌层和黏膜下层，大量的研究证明，结直肠黏膜固有层具有恶性细胞学特征的病变只要浸润不超过黏膜肌层不会发生转移。WHO 将结直肠癌定义为"一种结肠或直肠的恶性上皮性肿瘤，在这一部位只有肿瘤通过黏膜肌层穿透到黏膜下层时才视为恶性"。

WHO 分类将轻度和中度异型增生归入低级别上皮内瘤变，重度异型增生和原位癌归入高级别上皮内瘤变。诊断结直肠腺癌时必须存在通过黏膜肌层浸润到黏膜下层的特点，否则不能诊断为癌。那些形态学上难以判断的固有膜内浸润性癌，但都缺乏浸润并穿透黏膜肌层进入黏膜下层依据的癌都归入高级别上皮内瘤变。同时，还进一步指出，具有腺癌形态特点的病变限于上皮或

只侵犯固有膜而缺乏通过黏膜肌层浸润到黏膜下层,实际上无转移的危险。因此,认为"高级别上皮内瘤变"比"原位腺癌"恰当,"黏膜内瘤变"比"黏膜内腺癌"恰当。这一观点最早在20世纪70年代就由英国学者Morson提出,直到2000年的WHO分类中才明确将上述结直肠癌的定义正式列入。使用这些推荐的术语,目的是避免过度治疗,防止对人体造成不必要的损伤而影响预后及生存质量。

(五)胰腺上皮内瘤变

胰腺上皮内瘤变(pancreatic intraepithelial neoplasia, Pan IN)是胰腺导管腺癌(pancreatic ductal adenocarcinoma, PDAC)最为常见的非侵袭性前体病变,可经多个阶段的组织学和遗传学改变进展至PDAC。Pan IN是一种显微镜下的扁平或乳头状非侵袭性病变,主要发生于直径小于1mm的小胰管,内衬一定程度异型的柱状或立方细胞。尽管早在一个多世纪之前即已发现此类病变,但由于缺乏统一分类标准和术语,相关研究受到很大限制。1999年召开的胰腺癌智囊会议采纳了由Klimstra和Longnecker首先提出的Pan IN这一命名。2003年召开的胰腺癌前病变会议就Pan IN的组织学诊断和分级标准达成了国际共识。这一分级系统根据结构和细胞核异型程度将Pan IN分为Pan IN-1(低度异型)、Pan IN-2(中度异型)和Pan IN-3(原位癌)三个等级。其中Pan IN-1可进一步分为Pan IN-1A和Pan IN-1B。

Pan IN为PDAC的前体病变,最明确的证据是Pan IN存在多种与PDAC相同的分子遗传学改变。包括原癌基因(k-ras、c-erbB2)激活、抑癌基因(p53、p16、Smad4、BRCA2)失活等。随着组织学上Pan IN-1至Pan IN-3的进展,一系列基因表达和功能发生相应改变。Pan IN进展至PDAC的模式与结直肠腺瘤、腺癌的演变模式类似。

(六)前列腺上皮内瘤变

前列腺上皮内瘤变(prostatic intraepithelial neoplasia, PIN)是一种前列腺导管和腺泡分泌细胞增生的病变,细胞学表现有一些异型或类似癌,细胞常增大,核增大、形状不一、染色质增多,有核仁。但结构上却不像癌,保持固有腺泡的大小和轮廓,仅上皮增生成簇,或小乳头状,或筛状。最初PIN的诊断为三级分级系统,随后简化为低级别(LGPIN,最初的1级)和高级别(HGPIN,最初的2、3级)两个级别。LGPIN的细胞异型性较低,与增生的前列腺上皮难以鉴别,是一种反应性或修复性不典型改变,与癌的发生无关,目前临床病理一般不报告LGPIN,"PIN"已经成为高级别前列腺上皮内瘤变(HGPIN)的同义语。HGPIN的形态特点是前列腺导管和腺泡的分泌细胞增生,细胞核和核仁增大与前列腺癌细胞相似,不同的是HGPIN保留有部分基底细胞层(34βE12和p63阳性)。HGPIN与前列腺癌有着非常密切的关系,常常发生于同一个腺管、共存于相同的部位,在形态学上HGPIN向前列腺癌移行过渡。形态学的观察、流行病学及细胞遗传学的研究结果表明,HGPIN是毋庸置疑的前列腺癌前病变,因此对HGPIN的诊断和鉴别诊断有重要的临床意义。同时HGPIN须与前列腺癌在导管、腺泡内生长形成的前列腺导管内癌鉴别(见前列腺癌相关内容)。

三、正确理解上皮内瘤变的意义

长期以来,不少临床医师对肿瘤的理解形成了一个十分简单的概念,即"肿瘤非良性即恶性",他们希望从病理诊断中得到的答案也是如此。如果病理医师诊断为"异型增生,不排除癌变可能"或"重度异型增生,癌变趋势或疑癌"等,临床医师常常表示不理解,或认为该病理医师水平太低,连良、恶性都分不清,或认为这样的诊断使临床医师无法制订治疗方案。这种对肿瘤(特别是早期癌肿)简单化的理解在以往曾引发不少诊治工作中的矛盾,甚至造成医疗纠纷。事实上各个不同系统的有关随访资料均表明,重度异型增生或HIN和原位癌之间并不存在本质上的区别,有人对一组食管黏膜上皮诊断为重度异型增生和原位癌的病人进行了长期随访,其发展为浸润性癌的相对危险度(relative risk, RR)分别为72.6或62.5,重度异型增生的RR甚至略高于原位癌,这一结果再次证实HIN和原位癌在病变性质和生物学行为方面并无差异,病理医师特别是临床医师必须从根本上扭转那种认为HIN和原位癌具有"质"的不同的观念。

随着经济的发展,就医条件的改善,体检工

作的普遍开展以及诊断技术的改进，许多处于浸润前的肿瘤被早期检出，如何正确处理这类处于肿瘤形成早期的病人，是需要病理和临床医师来共同探讨、摸索、总结的新课题。肿瘤的诊断和治疗是在人们对肿瘤发生、发展规律了解程度的基础上不断改进和调整的，例如乳腺癌的治疗就经历了从局部切除到根治、扩大根治转变为当前的尽量保乳或减少组织缺损的趋势，这种转变皆有其理论及实践的依据。例如，Tavassoli 等经过对大宗导管内癌病例长期随访观察后，发现了一个十分值得反思的结果，即在 1978—1983 年间诊断为导管内癌（DCIS）并大多做了乳腺切除术的患者，在术后 10 年中 3.4% 死于乳腺癌，而 1984—1989 年间诊断为 DCIS 且大多仅作了乳腺肿块切除术的患者，在术后 10 年中仅 1.9% 死于乳腺癌。上述结果说明了两个问题：首先，如此低的死亡率说明 DCIS 在生物学行为上与对生命有威胁的浸润性导管癌存在明显差异；其次，DCIS 的预后与手术范围的大小无关。因此，他们提出了一个新的观点，即 DCIS 的本质也是导管上皮内瘤变（ductal intraepithelial neoplasia，DIN），在他们提出的三级分类中，根据 DCIS 细胞的异型程度及有无坏死，分别归属于 DIN2 及 DIN3，对这类患者只需作局部肿块切除，术后辅以他莫昔芬和 / 或局部放疗即可取得满意结果。可以预料上述有关 DIN 的概念有可能导致人们对 DCIS 的重新认识和评估。

根据 WHO 结直肠肿瘤新分类的精神，HIN 不应过度治疗，但几乎所有的学者都认为对 HIN 的治疗应当持谨慎态度。国内外大量研究表明，术前诊断为结直肠 HIN 的患者，很大一部分存在癌变。这是因为活检标本常常难以钳取至黏膜下层组织，如按上述标准绝大多数活检标本均无法诊断为癌。一些病理专家认为，WHO 分类中对结直肠癌的定义是有科学依据的，但在实际工作中，应根据组织学和肠镜检查所见结合起来进行综合分析，作出诊断。如果形态学所见腺体异型十分明显，结构十分紊乱，或出现浸润迹象，而肠镜所见亦具有恶性肿瘤的特征，仍可作出结直肠腺癌的诊断；而高级别上皮内瘤变应限用于重度异型增生、原位癌变而无明确浸润证据的病例，不宜将难以确诊为腺癌的病例均冠以高级别上皮内瘤变之名。为了提高诊断的正确性，需要病理和临床医师间加强沟通，临床医师在送取活检标本时应尽量做到取材恰当，并填写详细的病史及检查所见，以提供给病理医师作诊断参考。

总之，上皮内瘤变是一个更能确切地反映发生于浸润性癌之前的上皮形态学变化本质、更为科学的概念，因此有可能被广泛地应用于各个系统和器官。在上皮内瘤变的分级方面，三级分类和两级分类孰优孰劣仍有待不断总结，但最重要的是对过去长期以来沿用的重度异型增生、癌变趋势、疑癌、原位癌等各种命名的本质和意义需要有一个调整、纠正的再认识过程，也就是说，上述名词在本质上属同义词，过分强调形态学方面的微小差异而赋予不同的名称是没有临床意义的。此外，这类病变均为浸润前肿瘤，均具有发展为浸润性癌的可能，但它们和浸润性癌在生物学行为方面又有着明显的不同，对这类病变既不能掉以轻心又不能过度治疗（overtreatment），这就是当今关注上皮内瘤变的意义所在。

（吴继锋　来茂德）

参 考 文 献

[1] Weinberg RA. The Biology of Cancer. 2nd ed. New York：Garland Publishing Inc，2014.

[2] Mendelsohn J, Gray JW, Howley PM, et al. The Molecular Basis of Cancer. 4th ed. Philadelphia：Elsevier Saunders，2015.

[3] Pecorino L. Molecular Biology of Cancer：Mechanisms, Targets，and Therapeutics. 4th ed. London：Oxford University Press，2016.

[4] Strayer DS, Saffitz JE. Rubin's Pathology：Mechanisms of Human Diseases. 8th ed. New York：Lippincott Williams & Wilkins，2019.

[5] Kumar V, Abbas AK, Aster JC. Robbins and Cotran

Pathologic Basis of Disease. 9th ed. Philadelphia: Elsevier Saunders, 2014.

[6] Kumar V, Abbas AK, Aster JC. Robbins Basic Pathology. 10th ed. Philadelphia: Elsevier Saunders, 2018.

[7] WHO. WHO Classifications of Tumours. 4th ed. Lyon: IARC Press, 2007-2018.

[8] WHO. WHO Classifications of Tumours. 5th ed. Lyon: IARC Press, 2019.

[9] Amin MB. AJCC Cancer Staging Manual. 8th ed. New York: Springer, 2017.

[10] Vasef MA, Auerbach A. Diagnostic Pathology: Molecular Oncology, 2nd ed. Philadelphia: Elsevier Saunders, 2019.

[11] Lai MD. Intraepithelial Neoplasia. New York: Springer, 2009.

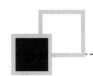

第六章　干细胞与再生医学

干细胞（stem cell）研究是当今生命科学中关注度较高的前沿领域之一，以干细胞为中心的研究正在向现代生命科学和医学的各个领域交叉渗透，干细胞研究在细胞生物学、发育生物学、再生医学、动植物品种改良及其生物反应器研发、新药研发与评价等方面都扮演着重要的角色。干细胞技术也从一种实验室概念逐渐转变成能够看得见的现实。干细胞研究促进了再生医学的发展，从当今的医学发展趋势看，再生医学已成为现代临床医学的一种崭新的治疗模式，是继药物治疗和手术治疗之后的又一场医疗革命。从广义上讲，再生医学是一门研究如何促进创伤与组织器官缺损生理性修复以及如何进行组织器官再生与功能重建的新兴学科，其主要通过研究干细胞分化以及机体正常组织创伤修复与再生机制，最终达到构建新的组织与器官，以维持、修复、再生或改善损伤组织和器官功能的目的。尽管再生医学为我们展现了美好的前景，但依然处于基础研究阶段。作为再生医学基础的干细胞研究涉及健康科学的许多重要领域。利用干细胞构建各种组织、器官并将其作为移植的来源将成为干细胞应用的主要方向。干细胞几乎涉及人体所有的重要组织和器官，因此干细胞治疗将有可能为解决人类面临的许多医学难题提供保障，诸如神经的修复，肌肉、骨及软骨缺损的修补，糖尿病患者的胰岛植入，癌症患者手术后大剂量化疗后的造血和免疫重建，切除组织或器官的替代等。因此，再生医学中的干细胞研究将使人类修复和制造组织器官的梦想得以实现，干细胞技术的飞速发展将掀开个性化医疗的新篇章。

本章就干细胞的概念及分类，以及干细胞在再生医学中的应用进行阐述。

第一节　干细胞的概念和分类

一、干细胞概述

（一）干细胞的概念

干细胞是人体及其各种组织细胞的最初来源，它们是一类未分化细胞，具有持久或终身自我更新能力和多向分化潜能，能够产生特异的细胞类型并形成人体组织和器官。

在个体发育不同阶段的不同组织中均存在干细胞，随着发育过程的延伸，干细胞的数量和分化潜能均逐渐降低。为确保自我更新能力的维持，干细胞以两种方式进行分裂。对称分裂产生两个完全相同的子代细胞，均具有干细胞特性；不对称分裂产生一个干细胞和一个具有有限自我更新能力的前体细胞。干细胞是自我复制还是分化为功能细胞，除取决于细胞本身的特性外，还依赖于其所处的特定微环境，包括干细胞与周围细胞，干细胞与细胞外基质以及干细胞与各种可溶性因子的相互作用。当干细胞离开微环境或不再接受微环境中特定信号的刺激，干细胞将走向分化。

干细胞可通过旁分泌机制衍生外泌体（exosome）。外泌体是直径30~150nm具有脂质双层膜的微小囊泡，含有多种生物活性因子，包括与其来源细胞相似的生长因子、细胞因子，以及脂质体、miRNA等，形成一种全新的细胞间信息传递系统。干细胞来源的外泌体在机体损伤修复等方面具有巨大潜能，已有研究证实其在外伤性脑损伤、肌肉骨骼系统、肝肾损伤等方面均具有修复再生能力，有望替代干细胞作为再生医学的一种新兴的"无细胞"治疗手段。

（二）干细胞的分类

1. 按照细胞的分化潜能分类　按分化潜能

的大小,干细胞可以分为:全能干细胞(totipotent stem cell),三胚层多能干细胞(pluripotent stem cell),单胚层多能干细胞(multipotent stem cell)以及单能干细胞(monopotent stem cell)。

全能干细胞指能够产生包括滋养外胚层谱系在内的所有细胞类型的细胞,能发育为一个完整的有机体。在哺乳动物中,受精卵以及胚胎早期卵裂至桑葚胚期的每个卵裂球均具有发育的全能性,属于全能干细胞。所谓全能性,指其不仅能分化为三个胚层的组织细胞,而且能够发育成为一个完整的个体。这些卵裂球同受精卵一样,提取这些细胞中的任何一个置于子宫内都可以发育成为一个完整的个体。当受精卵发育到囊胚阶段时,部分细胞的发育潜能受限,胚胎的外层细胞分化形成滋养外胚层,而内部的内细胞团(inner cell mass, ICM)细胞,经体外分离培养即为胚胎干细胞(embryonic stem cell, ESC)(图6-1)。ESC能够产生所有的体细胞谱系,但极少参与滋养外胚层、胚外内胚层或胚外中胚层的形成,将其置于子宫内,已不能发育形成一个完整的个体,故将其归类为三胚层多能干细胞,有学者认为用"亚全能性"来描述ESC的分化潜能可能更为确切。单胚层多能细胞隶属于特定的胚层,例如骨髓造血干细胞(hemopoietic stem cell, HSC),可以分化成红细胞、粒细胞、巨核细胞、淋巴细胞等多种类型细胞;来源于中胚层的间充质干细胞(mesenchymal stem cell, MSC)也是单胚层多能干细胞的一个典型代表,尽管其具有多向分化潜能,但比ESC要狭窄得多,其能够分化的细胞谱系受到限制,更倾向于分化为中胚层来源的组织细胞,例如分化为

骨、软骨和脂肪组织等。单能干细胞是只能分化为单一类型细胞的干细胞,例如表皮干细胞只能分化为角化表皮细胞。

2. 按照细胞来源进行分类　在哺乳动物体内,干细胞可分为两大类:胚胎干细胞(embryonic stem cell, ESC)和成体干细胞(adult stem cell, ASC)。此外,成人组织细胞在体外经基因重编程获得的诱导多能干细胞(induced pluripotent stem cell, iPS cell, iPSC)成为近年来备受瞩目的干细胞新来源。本章将重点阐述ESC、ASC和iPSC。

二、干细胞的类型

(一)胚胎干细胞

人胚胎干细胞(human embryonic stem cell, hESC)来源于人胚胎发育早期囊胚(受精后5~7天)内的ICM细胞,具有无限自我复制的能力,是最原始的干细胞,能够形成包括生殖细胞在内所有成体细胞类型。囊胚含有50~150个细胞,其结构为:外表是一层扁平细胞,称为滋养层,可发育成胚胎的支持组织如胎盘等。中心的腔称囊胚腔,腔内一侧的细胞群,称ICM细胞,这些未分化的细胞可进一步分裂、分化,与滋养层细胞一起发育成个体。ICM细胞在形成内、中、外三个胚层时开始分化,每个胚层将分别分化形成人体的各种组织和器官。外胚层分化为皮肤、眼睛和神经系统等,中胚层形成骨骼、血液和肌肉等组织,内胚层分化为肝、肺和肠等。

1. ESC的建系　1964年,研究者从畸胎瘤中分离获得单一类型细胞,这些细胞可在体外培养条件下复制和生长,称为胚胎癌细胞(embryonic carcinoma cell, ECC)。尽管ECC在形态和分化潜能上与ESC具有相似性,研究者也将其作为研究小鼠早期发育的体外模型,然而ECC携带畸胎瘤发生过程中累积的基因突变和异常的核型,因此科学家开始试图直接从囊胚的内细胞团分离多能干细胞。

1981年,英国和美国的两个研究团队先后从小鼠的囊胚分离获得多能干细胞,并首次冠以"embryonic stem cell"这一名称。最早hESC的建系是在1998年,由美国威斯康星大学的Thomson研究组利用体外受精的人胚胎囊胚分离ICM细胞获得,并证实这些细胞能够在体外成功地进行

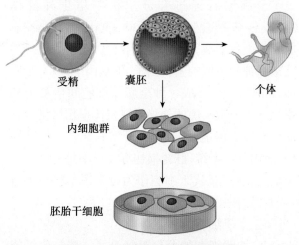

受精　　　囊胚　　　　　个体

内细胞群

胚胎干细胞

图6-1　胚胎干细胞的提取模式图

增殖并保持未分化状态。hESC 成功建系掀起了 ESC 研究的热潮，成为干细胞研究史上具有里程碑意义的一个重要事件。

目前公认的 hESC 有两种来源，一是通过体外人工受孕获得的囊胚，分离 ICM 细胞；二是从胚胎生殖嵴处的原始生殖细胞（primordial germ cell，PGC）分离出来的胚胎生殖细胞（embryonic germ cell，EGC）。其中来源于囊胚中的 ICM 细胞称为 ESC，来源于 PGC 的胚胎干细胞，称为 EGC，由 Gearhart 研究小组于 1998 年首次培养建系成功。

2. ESC 的体外扩增与鉴定

（1）ESC 的体外培养：ESC 在体外培养过程中具有以下特征：呈克隆样生长，需要生长于经过 γ 射线辐照或经丝裂霉素处理过的小鼠胚胎成纤维细胞（mouse embryonic fibroblast，MEF）作为饲养层的条件下进行传代培养才能维持其多能性。ESC 呈圆形或短梭形，细胞核大，胞质少，细胞核质比高，细胞与细胞之间排列紧密。

（2）ESC 的生物学特征：体外培养的 ESC 需具备以下生物学特征：①ESC 的多能性：能够分化为三个胚层的所有组织，包括人体内的超过 220 个细胞类型；②具有无限增殖能力：ESC 在体外扩增培养条件下具有强大的增殖能力，并且保持稳定的正常二倍体染色体核型和带型；③具有较高的端粒酶活性和碱性磷酸酶表达；④表达高水平的未分化 ESC 的标志物，目前用于识别 hESC 的细胞表面抗原主要包括：SSEA-3（stage-specific embryonic antigen-3，阶段特异性胚胎表面抗原-3）、SSEA-4、TRA-1-60（tumor recognition antigen-1-60，肿瘤识别抗原-1-60）及 TRA-1-81；以及与维持其不分化状态及多能性密切相关的转录因子 Oct4、Nanog 及 Sox2；⑤具有分化的多潜能性：在去除抑制分化的培养条件下（例如，去除饲养层以及分化抑制因子 bFGF），hESC 可在体外形成拟胚体（embryonic body，EB），将未分化的 hESC 注射到免疫缺陷小鼠的体内可形成畸胎瘤（teratoma），其中包含三个胚层的组织细胞。上述特征可用于 hESC 建系的鉴定。

3. ESC 的应用 因其巨大的可塑性和无限的自我更新能力，ESC 治疗一度被视为组织损伤和疾病组织替代治疗的希望。ESC 在人类多种疾病中具有广阔的应用前景，如血液和免疫系统相关的遗传性疾病、癌症、1 型糖尿病、帕金森病、失明及髓索损伤等。此外，ESC 还可用于人类早期发育研究，遗传性疾病以及体外毒理学实验。

目前针对 ESC 的研究主要集中在诱导 ESC 分化为不同的细胞类型以用于细胞替代治疗（cell replacement therapy，CRT）。迄今为止，一些细胞类型已经成功诱导分化，如心肌细胞、神经元、肝细胞、骨髓细胞、胰岛细胞、内皮细胞以及自然杀伤细胞（NK 细胞）等。然而上述细胞的分离获得仍然面临诸多障碍。例如，如何将 ESC 诱导分化为组织特异性心肌细胞，并且与成人心肌细胞具有相似的特性，仍然是目前亟待解决的问题。此外，ESC 也可用于毒物学实验研究以及小分子药物的细胞筛选。研究显示，ESC 来源的心肌细胞能够在体外作为检测药物反应性的有效模型；ESC 来源的肝细胞也可用于药物的临床前期实验研究模型。研究者还试图将 ESC 诱导分化为多巴胺产生神经元细胞，以寄希望于治疗帕金森病。

（1）应用人类 ESC 作为遗传性疾病的研究模型：目前已有多个报道将 ESC 作为研究人类遗传性疾病的模型。在细胞水平进行基因操纵，或者通过产前诊断获取患病的细胞株。这些方法目前已经在诸如脆性 X 综合征、囊性纤维化等遗传性疾病中证实了其巨大的研究价值。科学家通过构建来自于遗传性疾病胚胎的 ESC，进而从这些基因及染色体异常的细胞上追溯疾病发生的分子机制。一个患病个体具有一个缺陷基因拷贝和一个正常基因拷贝，只有其中的一个拷贝参与复制。通过筛选来源于 ESC 的具有两个正常拷贝的卵细胞，可以帮助科学家发现治疗多种遗传性疾病的金钥匙。上述设想已经在患有中间型地中海贫血（珠蛋白生成障碍性贫血）的小鼠中得以验证。研究者首先从患病小鼠的未受精卵细胞中获得 ESC，并证实这些细胞中只含有健康的血红蛋白基因，进而将这些健康的 ESC 来源细胞移植给患病小鼠，5 周后的检测结果显示，经细胞移植的小鼠具有正常的血细胞数量和血红蛋白水平。

（2）作为细胞替代治疗和基因治疗的载体：ESC 最诱人的前景和用途是生产组织和细胞，用于"细胞疗法"，为细胞移植提供无免疫原性的材料。任何涉及丧失正常细胞的疾病,都可以通过移植由 ESC 分化而来的特异组织细胞治疗。如用神经细胞治疗神经退行性疾病,用胰岛细胞治疗糖尿病,用心肌细胞修复坏死的心肌等。ESC 还是基因治疗最理想的靶细胞,即将遗传改造过的人体细胞直接移植或输入患者体内,达到控制和治愈疾病的目的。这种遗传改造包括纠正患者体内存在的基因突变,或使所需基因信息传递到某些特定类型细胞。

（3）首例应用 hESC 的临床治疗试验:2009 年 1 月,首批髓索损伤患者接受了 hESC 源性少突胶质细胞移植,标志着世界首例 hESC 治疗获美国 FDA 批准,进入临床 I 期试验。前期的研究已经在大鼠体内证实,髓索损伤的大鼠在延迟了 7 天后接受 ESC 移植治疗,其运动功能明显恢复。在 I 期临床实验中,8~10 位截瘫患者受伤均未超过 2 周,成为候选对象,因为细胞必须在瘢痕组织形成前被注射入体内。然而,研究者也强调干细胞注射不能期望完全治愈和恢复全部功能。基于这一研究结果,恢复髓鞘功能,增加活动能力是完全可能的。首次试验主要验证了实验过程的安全性,如进展顺利,将有望应用于更为严重的髓索损伤病人的治疗。

4. hESC 应用面临的问题　目前,hESC 的获取主要来自早期发育的囊胚,分离囊胚或内细胞团意味着胚胎的破坏,因此面临着伦理方面的争议。除此之外,hESC 的研究还面临着许多难题,诸如供体卵母细胞的来源困难、免疫排斥反应、hESC 具有成瘤性、体外保持 ESC 全能性的条件复杂,在体外发育分化为完整的器官目前也难以做到。与上述困难相比,伦理问题仍然是 hESC 研究面临的最大障碍。因此,长期以来,科学家们一直探索是否可以不通过人胚获得具有和 hESC 特性相同或相似的多能干细胞。

Nature 于 2006 年在线报道了 Lanza 团队不破坏胚胎提取 ESC 的新方法。近年来,随着 iPSC 的问世,科学家发现它们与 ESC 具有高度的相似性。iPSC 使无胚胎产生多能干细胞成为可能,因此避免了 ESC 应用的伦理学争议。iPSC 的问世,使应用患病个体特异性干细胞进行细胞替代治疗成为可能。2008 年,Stemagen 公司宣称他们从成人体内获取的皮肤细胞克隆获得了成熟的人类胚

胎,这些从病人体内获取的胚胎可完全媲美 ESC。

ESC 治疗性体内移植的一个主要风险是它们在体内形成包括畸胎瘤在内的肿瘤。增强 ESC 临床应用安全性的一个主要策略是将其分化为特定的细胞类型,如神经元、肌组织、肝细胞等,从而减小或排除其形成肿瘤的可能性。专家预测 ESC 在遗传学上的安全性应远远高于 iPSC,因为它们没有经过诸如 *c-myc* 等与癌症发生密切相关的基因修饰。然而,ESC 本身亦高水平表达 iPSC 诱导基因,而这些基因在维持 ESC 自我更新能力和多分化潜能上是必不可少的。因此试图通过剔除 *myc* 等基因的表达而降低其成瘤风险的策略可能会同时使这些干细胞失去其"干性"。

（二）成体干细胞

ASC 是一群存在于已分化（或特化）的组织中,具有潜在的自我更新和向特定类型细胞分化的细胞。ASC 存在于机体的各种组织器官中,包括骨髓、牙髓、脑、肌肉、皮肤、消化道、角膜、视网膜、肝脏和胰腺等。

正常成人体内的 ASC 处于静止状态,当组织疾病或损伤时进入细胞周期,开始活跃地增殖并在局部微环境刺激下向某种类型细胞分化,发挥组织修复和再生功能。研究者利用 ASC 的这些特性,建立了一系列体外分离、纯化、扩增和诱导分化等理论及技术,这些研究一方面为深入探讨 ASC 的生物学特性提供理论依据,也为其在组织损伤后再生修复中的应用提供良好的种子细胞来源。ASC 治疗既避免了 ESC 应用所面临的胚胎破坏问题,同时由于其可以取自自体,也避免了移植物排斥反应问题,因此越来越受到研究者的青睐。

1. ASC 的生物学特性

（1）ASC 有限的自我更新和多向分化潜能:ASC 与 ESC 一样,具有自我更新的能力,并可在适宜条件下分化成特殊形态和特定功能的细胞,但两者存在着许多不同。①二者来源不同:如前所述,ESC 的起源清楚,来源于人胚胎发育早期囊胚内的 ICM 细胞团;而 ASC 的来源至今尚无定论;②ESC 和 ASC 的增殖能力有明显的差别,前者可无限增殖,后者具有有限的增殖能力;③就分化潜能而言,ESC 为全能干细胞或三胚层多能干细胞,而 ASC 多为单胚层多能干细胞或单能干细胞。某些类型的 ASC 具有一定的多能性,即一

个来源的 ASC 能够产生与其起源相似的多个细胞类型，如间充质干细胞可分化为骨、软骨、脂肪、造血基质等多种组织，神经干细胞可分化为神经元和神经胶质细胞。而单能 ASC 则只限于分化为单一细胞类型，并且具有组织特异性。

（2）ASC 的可塑性：近年来的研究提示 ASC 具有分化为不同胚层来源细胞的能力。例如，外胚层来源的脑源性 NSC，能够分化为内胚层、中胚层和外胚层组织。中胚层来源的骨髓源性干细胞，能够分化成来源于内胚层和外胚层的肝、肺、消化管和皮肤。这一现象被定义为干细胞的转分化（transdifferentiation）或可塑性（plasticity）。干细胞可塑性的发现动摇了早先关于发育的胚层限制性理论，ASC 可塑性现象的发现使人们对应用 ASC 进行细胞再生治疗以替代因损伤或疾病导致的组织缺损充满希望。然而迄今为止，该现象的发生机制尚不清楚，有研究对 ASC 的可塑性提出质疑。目前还未有实验结果证明，ASC 可产生体内所有类型的细胞。但 ASC 可塑性的提出，如同胚胎的干细胞系的建立一样，成为干细胞研究历史的又一里程碑。

（3）ASC 与组织微环境：组织微环境是维持干细胞自我更新及避免分化的特定三维空间结构。在成体组织内，微环境的一个重要特点是维持 ASC 静止和活动的动态平衡。ASC 微环境的共同特点可概括为：①ASC 微环境由干细胞所定居的特异组织内的细胞组成，不同组织内的 ASC 微环境拥有相对保守的成分；②ASC 微环境的主要功能之一是锚定干细胞；③微环境内的细胞可产生调控干细胞命运的信号，并通过对干细胞染色体的修饰和重构而起作用。某些类型的 ASC 具有向体内损伤的甚至远离其发源地的部位迁移，成为它们的前体细胞并最终在微环境的刺激作用下分化为终末成熟细胞。例如，在脑损伤动物模型内的 NSC 可向颅内病变部位迁移，成为该组织的前体细胞，并分化为神经细胞。ASC 可以离开原来的微环境向损伤部位迁移，进而锚定在该部位并在新的微环境作用下发生分化，尚有待深入的研究证实。

2. ASC 的来源及类型　ASC 的来源至今尚无定论。目前有两种说法：一种认为 ASC 是个体发育中残留下来的胚胎干细胞；另一种认为 ASC

是在特殊情况下（如外伤），经过重新编程后形成。ASC 按照分化潜能的不同可分为多能 ASC 和单能 ASC。多能 ASC 在体内占据极少的数量，主要存在于骨髓、脐带血和脂肪组织中。

（1）造血干细胞（hematopoietic stem cell，HSC）：存在于骨髓，能够产生所有类型的血细胞。HSC 是目前研究得最为清楚、应用最为成熟的 ASC。1961 年，Ernest McCulloch 与 James Till 首先证实 HSC 的存在，从而开启了干细胞生物学的新纪元。最早的干细胞治疗始于骨髓移植，从 20 世纪 60 年代开始的实验性治疗，到 70 年代异体骨髓移植已经在治疗血液系统疾病中得到了广泛应用。但是因为配型困难，骨髓资源稀缺，真正能够得到救助的病人仅占少数；至 80 年代开始出现了自体造血干细胞移植的研究，虽然其复发率较异体移植高，但不存在配型和骨髓来源问题，因此得到了广泛的应用。自体骨髓 HSC 移植不仅可应用于造血系统疾病的治疗，还可应用于自身免疫病、代谢性疾病、先天缺陷性疾病及肿瘤等多种疾病的治疗，在再生医学的临床应用中具有重要地位。HSC 被认为是整个干细胞生物学和再生医学的主要奠基学科之一，除巨大的治疗价值外，HSC 的研究也为认识其他 ASC 提供了重要基础和范式，许多干细胞理论和技术都来源于对 HSC 的研究。

（2）间充质干细胞（mesenchymal stem cell，MSC）：来源于发育早期的中胚层和外胚层，存在于基质中，是一类具有自我复制能力和多向分化潜能的 ASC。起初认为此种细胞仅存在于骨髓，然而近几年发现，MSC 还可来源于其他组织，迄今为止已经从骨髓、胎盘、脂肪组织、肺、血液、羊水、脐带胶质、牙髓和牙周膜的周围血管龛等组织中分离获得 MSC。

MSC 具有多向分化特性，在适当的条件下，可分化为脂肪、成骨、软骨、骨骼肌、心肌、肌腱等多种组织（图 6-2）。因此被认为是组织工程和基因工程重要的种子细胞，备受临床治疗学研究者的青睐。此外，MSC 还具有归巢现象，在体内植入的 MSC 可以在损伤组织微环境的作用下，迁移定位并分化为相应的组织细胞。因此成为外源基因导入和表达的良好靶细胞，更是细胞基因治疗的首选载体。

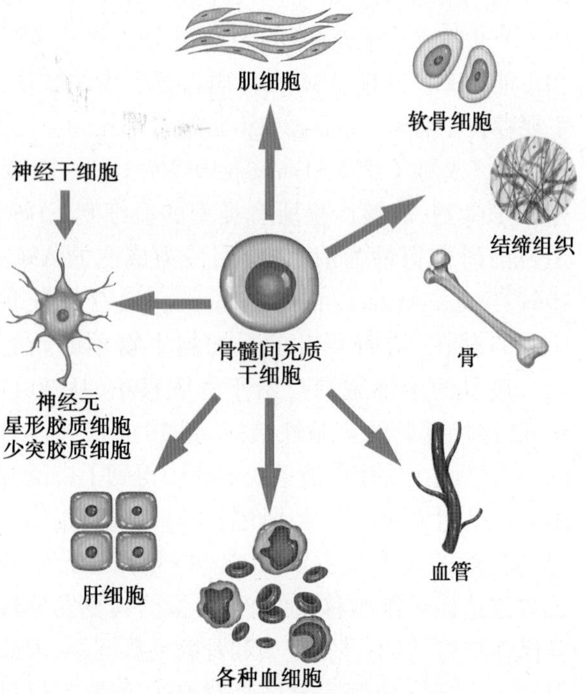

图 6-2 骨髓间充质干细胞分化模式图

（3）脐带血干细胞（cord blood stem cell, CB-SC）：是多潜能 ASC，具有胚胎和造血干细胞的特性。表型分析证实 CB-SC 具有胚胎细胞的表面标志，转录因子 Oct4、Nanog、SSEA-3、SSEA-4 以及 CD45；而不表达血细胞标志，如 CD1a、CD3、CD4、CD8、CD11b、CD11c 等。此外，CB-SC 具有分化潜能大、增殖能力强、免疫原性低、取材方便、无道德伦理问题的限制、易于工业化制备等优势，在不同诱导剂刺激下具有向三个胚层分化的能力。CB-SC 另一重要优势是具有免疫调节功能，因此成为治疗自身免疫病的一个首选靶细胞；同 MSC 的归巢能力相似，研究者通过动物实验证实 CB-SC 经静脉注射后，能够迁移至受损脑组织部位，并使受损的神经功能明显改善。因此，CB-SC 成为干细胞治疗研究的一个理想来源，目前研究者已经应用自体 CB-SC 进行儿童脑瘫以及自身免疫性 1 型糖尿病的治疗性实验研究。

（4）神经干细胞（neural stem cell, NSC）：随着研究者在成年大鼠中获得了神经元具有再生能力的有力证据，成年脑组织中 NSC 的存在也得到了证实。灵长类成熟脑组织中存在干细胞于 1967 年被首次提出，此后相继被证实在成年小鼠、鸣鸟，乃至包括人类在内的灵长类动物中都有新神经元的再生。通常情况下，人脑内神经元的再生被限制在两个区域内，位于侧脑室的室管膜下区和海马结构的齿状回。在某些特定情况下，如缺血所致的脑组织破坏，神经再生也可以在包括大脑皮质在内的其他部位诱导产生。体外培养的 NSC 被称为神经球，这些由干细胞聚集形成的神经球能够在体外复制，并能分化为神经元和神经胶质细胞。然而，最近有研究提出，上述体外培养所观察到的行为可能是由于前体细胞培养条件诱导产生的，在体内这些干细胞的分裂被严格限制在有限的细胞分裂周期内，并且将这些神经球来源的细胞移植回大脑时，它们不再具有干细胞特性。另有研究显示，NSC 与 HSC 具有很多共性，令人感到不可思议的是，将 NSC 注射入血液，这些神经球源性的细胞能够分化为各种类型的免疫细胞。

（5）肝脏干细胞：来源于两条途径，一是肝组织外，如骨髓和血液是肝卵圆细胞的来源；二是肝组织内处于休眠期的肝脏干细胞。由于肝脏干细胞本身缺乏特异性标志物，主要通过肝脏干细胞的分化潜能对其作进一步的鉴定。如双潜能的肝脏干细胞可分化为肝细胞和胆管上皮细胞，它能同时表达肝细胞和胆管上皮细胞的标志物，因此可利用它们的特异性抗体对肝脏干细胞进行鉴定。2013 年 Nature 上报道了体外成功培养肝脏干细胞获得成功。研究人员发现 Wnt 信号通路诱导的 Lgr5 表达不仅可以标记肝脏中的干细胞生成，还可以确定一种在肝损伤时变得活跃的干细胞。利用三维培养系统使 Lgr5 阳性干细胞长期克隆扩增转化为可移植的组织体，保留了许多原始上皮结构的特点。培养液中的重要组成部分为 Wnt 激动剂 RSPO1，是 Lgr5 的配体。这种克隆类器官可以在体外诱导分化，并生成完全功能的肝细胞后移植到患病模型小鼠，具有一定的治疗效果。该项研究为大规模扩增肝细胞以满足临床治疗的需要提供了新思路。

（6）乳腺干细胞：是青春期和妊娠期增生乳腺导管细胞的来源，在乳腺癌发生中也发挥着重要的作用。乳腺干细胞已经从人及小鼠乳腺组织以及乳腺细胞系中成功分离获得。这些细胞能够分化为乳腺导管的上皮细胞和肌上皮细胞，已证实在小鼠中能够形成完整的腺器官。

（7）肠上皮干细胞：定位于肠上皮基底部干

细胞龛周围,称为利贝昆氏腺。具有持续分裂的能力,通过一系列复杂的基因程序不断地产生上皮细胞被覆在小肠和大肠的表面。肠干细胞同样成为肠癌的一个潜在来源。已有研究者从人肠道组织中成功分离出肠干细胞,这一发现为科学家们探索新的策略来治疗炎症性肠病或缓解因化学治疗和放射治疗经常导致肠道损伤而带来的副作用提供了新的途径和资源。

(8)神经嵴干细胞:首先在毛乳头中发现,被认为是胚胎神经嵴干细胞的残体。类似的细胞也发现于胃肠道、坐骨神经、心脏流出道以及腰交感神经节。这些细胞能够产生神经元、施万细胞、肌成纤维细胞、软骨细胞和黑色素细胞。

(9)嗅器官成体干细胞:在被覆人鼻黏膜的嗅黏膜细胞中被成功分离获得。如果给予合适的微环境,这些细胞具有和ESC同样的能力,能够分化成多种不同类型细胞。不同于NSC,嗅干细胞因易于获得而对患者不造成伤害,因此在干细胞治疗学领域呈现出巨大的潜在应用价值。

(10)肿瘤干细胞(cancer stem cell, CSC):一直以来,在恶性肿瘤治疗中存在的一个难题是那些似乎已经被治疗消灭的癌症又会卷土重来。科学家将此归罪于所谓的CSC,它们是癌细胞的一个子集,能够保持休眠状态,从而逃避化疗或放疗,并在几个月或几年后形成新的肿瘤。近年来针对CSC领域的研究不断取得突破性进展,研究表明在某些脑、皮肤和肠道肿瘤中,CSC确实是肿瘤生长的源头。CSC模式有别于认为肿瘤生长机会均等的传统理论,后者相信,任何以及所有的癌性细胞都能够分裂并导致肿瘤的生长及扩散。而CSC模式则认为,肿瘤生长具有更多的层次,主要由一个能够进行自我复制的细胞子集所驱动,进而生成肿瘤所包含的其他类型细胞。

3. ASC研究存在的问题及应用展望

(1)ASC在干细胞治疗中的优势及面临的困难:随着ASC在越来越多的成体组织中被分离成功,ASC在应用上的优势也越来越凸显出来:①ASC获取方便,避免了ESC获取中面临的胚胎破坏的伦理学问题。②用于干细胞治疗的ASC源于自身,主要用于自体干细胞移植治疗,无须担心ESC在应用中所无法避免的免疫排斥问题,因此近年来成为科研工作者寻求干细胞个体化治疗

的一个突破口。③与ESC的无限自我更新能力相比,ASC在正常情况下通常处于静止状态,只有在病理情况下才显示出一定的自我更新潜能。因此,其导致细胞"永生化"甚至癌变的可能性较小。④一些类型的ASC具有向体内损伤甚至远离其发源地的部位迁移,成为它们的前体细胞并分化为终末成熟细胞的特性。因此,不仅可利用它来修复组织损伤,还可将它作为基因治疗的理想载体,利用基因工程的手段对ASC进行操作,用以补充患者组织中缺乏的某些成分。⑤某些ASC还可分泌生长因子,发挥动员或保护该组织其他细胞的作用以加强移植效果。

(2)ASC的新来源:尽管ASC在组织工程和基因工程领域备受青睐,然而ASC的分离获取关键技术、体外扩增获得治疗所需细胞数量,仍然是其面临的一大挑战。例如,目前应用较为广泛的MSC,在骨髓中的含量极少(约占有核细胞的1%),生长分化能力随年龄的增长而显著降低,加之取材困难,大大限制了其临床应用。因此研究者试图不断寻找新的、标准化的干细胞来源以满足临床不同需要。目前已经有胎盘源性干细胞(placenta-derived mesenchymal stem cell, PMSC)、脂肪源性MSC、外周血源性MSC以及毛囊源性MSC等被分离报道,尤其是PMSC更是以其取材几乎不受限制、数量多、能预先培养储存等优势而备受青睐。此外,德国科学家因首次从已分化的皮肤细胞中培养出ASC而入选2012年世界十大科技进展。研究人员将实验鼠皮肤细胞放在特定培养环境中,皮肤细胞在特殊生长因子的诱导下,成功"变身"成体NSC。该项研究不但为ASC的来源提供了全新的途径,并且通过在体外对ASC的培养可更有针对性、更安全地实现特定组织的再生。

(3)ASC作为基因工程的理想种子细胞:近年来,利用基因工程细胞进行替代治疗和基因治疗已成为医学领域乃至整个生命科学领域中的研究热点和前沿课题。MSC作为基因治疗的载体细胞与其他组织干细胞相比具有许多优势,因此成为首选的基因载体。在用于神经系统疾病的治疗方面,对于神经变性疾病的研究已较为肯定,Schwarz等利用可以表达L-DOPA的基因工程MSC为供体细胞移植治疗帕金森病,在动物模

型中取得了较明显的效果。

（4）来源于 ASC 的首例人体器官移植：2008年在 Lancet 上发表了首例应用自体 ASC 移植治疗的案例。接受治疗的是一位由于肺结核而致气管严重受损的女性患者，研究者首先从供者获取一段气管，去除可能导致免疫反应的细胞，保留完整的软骨支架，继而将患者自身来源的骨髓 MSC 种植到气管支架上，将它们移植到患者的左主支气管，4 个月后患者未出现免疫排斥反应。

（5）ASC 与肿瘤：越来越多的研究已经证实，ASC 存在于成人组织内，这些独特的干细胞储存库不仅为正常的组织再生修复提供来源，同时成为重要的基因和表观遗传学改变的靶点，因此也成为导致恶性肿瘤发生的重要根源。

尽管 ASC 的分离、纯化及培养等技术尚不成熟，它们潜在的可塑性在人类中尚缺乏足够的证据，但骨髓和皮肤来源的 ASC 在临床的成功应用，为其他组织的 ASC 在再生医学中的应用带来了希望。可以肯定，以 ASC 治疗为基础的细胞工程、组织工程技术必将越来越成熟地用于临床各个领域。

（三）诱导多能干细胞

1. iPSC 诞生的研究背景

（1）体细胞核移植技术：1996 年通过体细胞核移植（somatic cell nuclear transfer, SCNT）技术获得了克隆羊多莉，这项研究证明了已经高度分化的哺乳动物细胞（乳腺细胞）核，可以在去核卵细胞内去分化重编程至多能性状态，这种多能性的细胞在一定条件下能发育成为一个完整的个体。所谓核移植，就是利用显微操作方法把供体细胞核移植入去核的受体卵母细胞中，然后经过活化后获得重构胚胎的过程。由于采用 SCNT 技术得到的细胞在体外可以发育成囊胚，而囊胚阶段的 ICM 细胞具有分化的全能性，这一成果让科学家们发现了 SCNT 技术在临床上的巨大应用前景。此后，科学家们又发现通过与 ESC 融合也可以使分化的体细胞重编程为 ESC 样细胞。这些实验结果都证明在未受精的卵母细胞和 ESC 中存在某些因子使体细胞重编程，而赋予体细胞全能性或者多能性，这些因子对于维持 ESC 的特性具有重要作用，对这一现象的进一步研究以及对 ESC 基因表达调控和信号通路的深入研究开启了人类体细胞转变为干细胞的新思路，最终引发了生物医学领域的革命——iPSC 的产生。这一成果具有里程碑的意义，并迅速成为近年来生物学研究最为活跃的领域。

（2）体细胞重编程为多能干细胞的理论基础：个体发育过程中，所有组织细胞遗传物质的同质性与细胞形态结构功能的异质性显示出表观遗传修饰在基因时空表达调控方面具有重要的作用，同时也进一步促使人们"擦除"表观遗传修饰即重编程的尝试。体细胞重编程（reprogramming）是指分化成熟的体细胞由分化状态逆转为未分化状态而恢复多能性的分化潜能或形成 ESC 系，或进一步发育成一个全新个体的过程。细胞重编程主要发生在表观遗传水平上，是不涉及基因组 DNA 序列改变的基因表达水平的变化，主要包括：DNA 甲基化、组蛋白乙酰化、印记基因表达、端粒长度恢复、X 染色体失活等。判断体细胞重编程的成功与否有两个标准，一是能否获得多能干细胞系，并在体内外证明其能够分化成三个胚层的组织细胞；二是能否通过重编程首先获得全能性的细胞，即早期胚胎，然后进一步发育成全部的组织和细胞，包括胚胎和胚外的组织及细胞。下面叙述的方法均能达到第一个标准，即体细胞被重编程为多能性细胞的状态；而要完成第二个标准，只能通过核移植。对体细胞重编程的机制进行探讨或应用于细胞治疗达到第一个标准即可，而在优良家畜繁殖、转基因家畜的制备、宠物的克隆以及动物保护等应用领域则需要通过核移植的方法获得克隆动物。

（3）iPSC 的问世：iPSC 的产生最先开始于2006 年，日本京都大学 Yamanaka 研究小组采用体外基因转染技术，从 24 个因子中筛选出 4个转录因子 Oct4、Sox2、c-myc 及 Klf4，命名为 Yamanaka 因子，通过逆转录病毒将 Yamanaka 因子导入小鼠成纤维细胞中，在小鼠 ESC 培养条件下获得了 Fbx15[+] 的多能干细胞系，该细胞系在细胞形态、生长特性、表面标志物、形成畸胎瘤等方面与小鼠 ESC 非常相似，而在基因表达谱、DNA 甲基化方式及形成嵌合体动物方面却不同于小鼠 ESC。2007 年 7 月，Yamanaka 研究小组进一步用 Nanog 代替 Fbx15 进行筛选，得到了 Nanog[+] 的 iPSC 系，该 iPSC 系不仅在细胞形态、生长特性、标志物表达、畸胎瘤形成等方面与小鼠 ESC 非常相似，而且在 DNA 甲基化方式、基因表达谱、染色质状态、形成嵌合体动物等方面也与小鼠 ESC 几乎完全相同。同年，iPSC 技术在人类体细胞中得以应用，威斯康星大学 Thomson 研究小组在 14 个候选基因中选择了 Oct4、Sox2、Nanog、Lin28 等 4 个基因（Thomson 因子），通过慢病毒载体成功诱导胎儿成纤维细胞转化为具有 hESC 基本特征的人类 iPSC。iPSC 因其在形态学、干细胞标志物表达、表观遗传学、基因表达谱以及细胞分化潜能方面与 ESC 极其相似，这一新的突破在理论上首次证实了人类已分化成熟的体细胞可以被重编程转化为 ESC 样细胞，使得在不用胚胎或卵母细胞的前提下制备用于疾病研究或治疗的 ESC 成为可能。虽然其在重编程机制和效率、发育分化的全能性、重编程细胞的安全性等多方面还有待于进一步研究，但在应用上成功地避开了长期以来争论不休的伦理问题，突破了核移植技术缺乏卵母细胞的窘境，为获得患者自身遗传背景的 ESC 样细胞增加了一个新途径，成为干细胞研究领域新的里程碑和重要研究方向，并为 ESC 研究提供了一个很好的出路。该项研究相继被 Cell、Nature 和 Science 杂志评选为 2007、2008 年度的重大科学进展和最受人关注的领域之一，之后又被其列为 2010 年研究热点之一。而由于上述科学家在 iPSC 研究中的卓越贡献，也获得了多项殊荣。Nancy Bachman 在 2012 年获得 Wolf 医学奖；James Thomson 在 2011 年分别获得 Albany 医学中心医学和生物医学研究奖和 Faisal 国王国际医学奖；山中伸弥（Shinya Yamanaka）和 John Gurdon 获得了 2012 年度诺贝尔生理学或医学奖。

2. iPSC 的诱导策略 iPSC 建立的过程主要包括：①分离和培养待重编程的靶细胞；②通过病毒载体（逆转录病毒、慢病毒、腺病毒）或者其他非病毒载体介导方式将若干个多能性相关的基因导入靶细胞中；③将病毒（或者用其他方式）转导后的细胞接种于饲养层细胞上，并于相应的 ESC 培养基中培养，同时在培养基中根据需要加入（或者不加入）相应的化学小分子以促进重编程；④数天后，出现 ESC 样克隆后进行 iPSC 的鉴定（细胞形态、ESC 表面标志物的表达、表观遗传状态、基因表达模式、体内外分化潜能等方面）。

鉴定 iPSC 的一般标准为：该细胞在体外可无限制地传代，且具有正常的二倍体核型；表达 ESC 的表面标记分子，如 SSEA-3、SSEA-4、TRA-1-60、TRA-1-81 以及 Oct4、Nanog 等；在体外诱导能形成 3 个生殖胚层（外、中、内胚层）；注射到免疫缺陷鼠皮下可形成由 3 个胚层组织细胞构成的畸胎瘤。更严格的鉴定多潜能细胞的标准为：囊胚注射可形成嵌合体，并有生殖系转移能力（germline transmission）。最严格的多潜能细胞的检验标准是：通过四倍体胚胎互补（tetraploid embryo complementation）或 4~8 细胞胚胎注射，可形成完全来源于多能干细胞的成活后代。由于伦理上的限制，后面两个严格的多潜能细胞的标准无法在人体中应用。目前，科学家们已经成功地从小鼠、大鼠、猕猴、猪和人的体细胞中诱导并获得 iPSC。

虽然建立 iPSC 系从概念和技术上来说相对简单，但是重编程过程是低效而缓慢的，并可能伴随大量未知事件发生。为了确保获得 iPSC 以及实现获得 iPSC 的重复性要考虑以下几个因素：用于重编程体细胞多能性转录因子的选择，多能性因子导入靶细胞的方式，重编程靶细胞类型的选择，产生 iPSC 的培养和诱导条件，识别重编程细胞的方法以及 iPSC 的扩增和鉴定等。

（1）用于重编程体细胞多能性转录因子的选择：ESC 能够保持强大的自我更新能力及多能性令科学家们对其内部维持多能性的机制进行了相关探索，试图用一些方法来确定胚胎以及干细胞中存在的多能性因子。研究者通过对胚胎中一些候选基因进行基因敲除的体内实验观察其表型变化，通过大通量基因 RNAi 筛选以及过表达筛选，近年来，伴随基因表达谱、表观遗传表达谱及蛋白质表达谱的应用，识别并确认了一系列多能性相关分子。按因子在多能性维持中的重要性进行排列，得到一份与多能性相关因子的列表，最初 Yamanaka 的重编程就是用逆转录病毒载体转导了 24 个与细胞多能性维持密切相关的候选基因，最终限定为四个转录因子即 Oct4、Sox2、c-myc 和 Klf4。Yamanaka 因子不仅成功地重编程了小鼠的多种细胞类型，之后不同的研究小组运用相似的方法成功地重编程恒河猴以及人的许多细胞，证实了该方法的可行性。研究表明在 Yamanaka 因子中，除了 Oct4 不能被其家族中其他转录因子替换外,其余的转录因子都能被替换,如在重编程小鼠成纤维细胞时,Sox2可被其家族的Sox1和Sox3取代,Klf2能够替代Klf4,L-myc和N-myc能够替代c-myc。2007年,威斯康星大学的Thomson研究组采用了另外四个转录因子Oct4、Sox2、Lin28和Nanog成功将人胎儿成纤维细胞重编程为iPSC。迄今为止的研究对重编程相关转录因子的作用可概括为:Oct3/4以及Sox基因家族成员(Sox1、Sox2、Sox3、Sox15)是重编程必不可少的转录因子。而Klf家族成员(Klf1、Klf2、Klf4、Klf5),myc家族成员(c-myc、L-myc、N-myc),以及Nanog和Lin28被认为是提高诱导效率的关键因子。

除用Yamanaka因子重编程外,有研究报道使用小分子或其他因子来增加重编程效率或者替代部分转录因子完成重编程。小分子的使用由于不涉及使用病毒载体所发生基因插入突变而避免了肿瘤的发生,因此颇具吸引力。Melton等在2008年首次报道了应用组蛋白脱乙酰酶(HDAC)抑制剂丙戊酸作为小分子替代物进行重编程的研究,研究显示与Yamanaka传统转录因子相比,重编程效率提高了100倍。研究者认为这种小分子模拟了转录因子c-myc的作用。2008年,Ding等应用组蛋白甲基转移酶(HMT)抑制剂BIX-01294结合细胞膜钙通道的激活,提高了重编程效率。2009年,Ding研究团队应用小分子化合物替代转录因子重编程成功,为重编程发生机制提供了新的思路。他们巧妙地应用了仿生学策略,首先研究间质上皮转化的自然发生过程,筛选这一过程中抑制性小分子化合物,包括TGF-β、丝裂原活化蛋白激酶(MAPK)等;继而验证这些小分子单独或组合应用在iPSC形成中的作用。最后他们得到两个化合物,ALK5抑制剂SB431412及MEK抑制剂PD0325901,二者联合应用可高效地将成纤维细胞转化为iPSC。此外,该研究组还应用仿生学策略模拟了细胞存活过程。筛选这一过程的关键分子,得到了一种新的称为Thiazovivin的分子。应用上述两种化合物和该分子,他们的重编程效率比传统方法提高了200倍,并且重编程时间也从原来的4周缩短为2周。2013年北京大学的Deng等报道了无任何基因修饰的iPSC产生。他们应用包括DZNep在内

的7种小分子的组合,诱导小鼠体细胞重编程为iPSC,并将其命名为CiPS细胞。这种CiPS细胞被移植入发育的小鼠胚胎,能够发育成所有的细胞类型,证实了其多能性。但是目前使用的小分子多为基因表观遗传学方面的调节因子,由于其所带来的广泛而非特异的效应可能会导致基因表达异常,因此在使用新方法时,尚需严密的监控和质量评估,以确保产生iPSC的质量。

(2)多能性因子导入靶细胞的方式:根据基因导入方式不同,可分为病毒载体与非病毒载体。小鼠和人iPSC最初产生是使用逆转录病毒载体和组成性表达的慢病毒载体,随后又使用可诱导表达的慢病毒载体。由于病毒的持久整合限制了iPSC在临床治疗上的应用,从而使各国研究者又开展了非病毒系统诱导iPSC的尝试。尽管这些非病毒介导的方式都能成功地进行iPSC的诱导,产生的iPSC可能更接近于临床,但是这些非病毒系统相对于病毒载体诱导iPSC的低效率仍限制了其广泛使用。

1)利用病毒载体介导:早期建立iPSC的方法为利用逆转录病毒载体介导表达Yamanaka因子,得到与ESC形态相似的iPSC。使用Moloney构建的逆转录病毒载体进行iPSC诱导的优势在于基因在转导初期表达;当体细胞诱导至ESC状态时,由于逆转录病毒长末端重复序列的甲基化作用而使病毒载体沉默,从而由激活的内源性多能性基因进行多能性的维持,这样在得到iPSC时就不需进行外源基因的敲除。其缺点是:①整合入基因组;②感染活性只限于有丝分裂期的细胞,因此限制了其能重编程细胞的类型;③在iPSC诱导的过程中外源基因逐渐发生沉默而使其诱导效率降低;④由逆转录病毒诱导得到的iPSC会有病毒基因的表达而使其应用受限。

慢病毒系统不仅能够感染有丝分裂期的细胞,对处于静止期的细胞仍具有较高的感染效率。组成性表达的慢病毒系统将体细胞诱导至多能性状态时其很少发生沉默,并且在多能性外源基因持续表达的情况下,其分化过程实现的机制目前仍不清楚。药物可诱导的慢病毒表达系统无疑是一种比较好的诱导iPSC的方式,可以通过药物的添加和去除控制基因的表达,尽管其基因也会整合入靶细胞的基因组中,但是这个系统对于重编

程机制的分析还是颇有帮助，而且对于能够提高重编程效率化学和遗传性因子的筛选并且为优化 iPSC 产生的条件提供了有力的工具。

用病毒系统产生 iPSC 其临床应用的最大障碍是病毒的整合，基因组中外源基因的插入会改变基因的功能，并且转基因一旦被激活会使其产生嵌合小鼠的成瘤率增加。在对 iPSC 进行病毒整合位点的分析表明：病毒的整合并没有共同的靶点和通路，这意味着基因的整合并不是重编程过程所必需的。用病毒载体获得 iPSC 的效率较其他方式获得 iPSC 的效率相比更为可观，仍是目前基础研究获得 iPSC 的主要诱导方式。

Hochedlinger 等应用腺病毒携带 4 种转录因子重编程小鼠皮肤和肝细胞获得 iPSC。因其不整合入基因组 DNA，避免了插入突变的形成，为建立新的安全性更高的基因导入方式的研究奠定了基础。应用腺病毒的另一优势是缩短重编程所需时间。但诱导 iPSC 形成的低效率限制了其进一步的应用。

2）非病毒方式介导：①利用脂质体介导的方式。Okita 研究小组采用脂质体介导的转染方法诱导 iPSC，但由于 iPSC 的形成大约需要 10~12 天持续表达 Yamanaka 因子，因此这种方法要求反复转染细胞以保证 Yamanaka 因子在重编程前期持续表达，此方式诱导 iPSC 的效率也很低。②利用小分子化合物替代转录因子。目前发现的小分子化合物，如 DNA 甲基化酶抑制剂（BIX-01294，5-aza）、组蛋白脱乙酰酶抑制剂（曲古抑菌素 A）、信号转导通路的激活剂和抑制剂（Wnt 通路激活剂，Wnt3a）、钙离子通路激活剂（BayK8644）、Ras- 丝裂原活化蛋白激酶通路抑制剂（PD0325901）和肝糖原合成激酶 -3 通路抑制剂（CHIR99021）等可以促进 iPSC 的形成。通过使用这些小分子化合物，更少的外源基因导入即可高效率获得 iPSC，这向制备无遗传修饰的 iPSC 迈出了一大步。但目前还没有发现可以替代 Oct4 的小分子。③直接导入重编程因子的蛋白。在重编程因子蛋白上连接细胞穿膜肽（cell-penetrating peptide），此融合蛋白可穿透细胞膜进入细胞内部，发挥其重编程功能。用此种方式已成功获得小鼠和人的 iPSC，但蛋白容易失活且其仍然存在重编程效率低的问题，但从临床应用的安全角度来看，这种方式不会涉及任何的遗传修饰，比较安全。④使用 mRNA 介导的方式。David Givol 研究小组采用与 Oct4、Sox2、Lin28 和 Nanog 相应的 mRNA 分子，转染人包皮成纤维细胞，成功地将其重编程为 iPSC，这种方式虽然避免了 DNA 的整合，但比较烦琐，需要反复进行转染。

2008 年，Yamanaka 研究团队报道了用质粒携带外源基因的方法成功重编程小鼠细胞。他们通过两个质粒作为载体携带重编程因子，其中一个质粒表达 c-myc，而另外一个表达其他 3 个因子。虽然质粒的应用避免了病毒的插入，但是质粒整合入基因组所造成的插入性突变同样难以避免，而且重编程过程仍需促癌因子的参与，并且重编程效率也远低于逆转录病毒。为了寻求更为高效且无毒的方法，近年来科学家把目光投向了 piggyBac 转座子系统，该系统能够将外源基因引入后重新切除，从而避免了插入性突变的发生。

（3）重编程靶细胞类型的选择：在进行诱导 iPSC 实验的尝试中，无论是对小鼠还是人都首先选择了成纤维细胞作为诱导的靶细胞。有报道表明，在进行小鼠的核移植实验以及在小鼠和人的体细胞与 ESC 进行细胞融合的实验中，成纤维细胞更容易被重编程，而且成纤维细胞的获得在技术上比较简单。此外，ESC 的培养需要有成纤维细胞作为饲养层来进行营养支持，使其成为起始重编程工作的首选细胞。

继成纤维细胞重编程成功之后，小鼠、人及其他物种的多种细胞成功重编程诱导获得 iPSC。不同的细胞类型对重编程过程有不同的影响，表现在重编程的效率、动力学过程及多能性因子导入的难易程度不同。例如，在重编程小鼠胃细胞和肝细胞的过程中，激活 ESC 特异基因 *Fbx 15* 的速度要比重编程成纤维细胞快很多，而且病毒整合位点很少；人的角朊细胞比人的成纤维细胞重编程更快且具有更高的重编程效率。吉林大学李玉林研究团队应用人毛囊源性 MSC 重编程为 iPSC 获得成果，因毛囊干细胞取材方便、来源充分、安全无创等诸多优势，成为 iPSC 颇有前景的新细胞源。

3. iPSC 筛选、扩增及鉴定　不同组合多能性因子向体细胞导入会产生不同的细胞命运,因此,必须建立一种筛选系统使激活 ESC 特异性基因表达的细胞得以存活。最早建立的严格筛选标记即 ESC 必需的特异基因 Nanog 和 Oct4,获得与 ESC 更为相似的 iPSC。通过细胞形态学特点进行 iPSC 的挑选即能辨识出与 ESC 相似的细胞;从分子水平采用 ESC 特异的表面标志物的表达和外源基因的沉默来识别 iPSC。目前较为公认的确定体细胞是否发生了完全重编程的鉴定标准包括:①在形态学上,iPSC 和 ESC 形态一致。②生长特性:iPSC 有丝分裂活跃,活跃的自我更新能力,与 ESC 一致的增殖和分裂频率。③在分子水平上,iPSC 必须具备和 ESC 一样的基因和蛋白表达谱:人源性 iPSC 表达 SSEA-3、SSEA-4、TRA-1-60、TRA-1-81、TRA-2-49/6E 及 Nanog;小鼠 iPSC 则表达 SSEA-1 与 mESC 类似。具有很高的端粒酶活性以及外源基因的沉默。④表观遗传学证据:a. 启动子去甲基化;iPSC 启动子区多能性相关基因 Oct3/4、REX1 及 Nanog 去甲基化,证实其启动子区多能性基因的启动;b. DNA 甲基化:与 ESC 相似的特征,胞嘧啶的广泛甲基化;c. 组蛋白去甲基化:与 Oct3/4、Sox2 及 Nanog 相关的 H3 去甲基化,提示上述基因的表达。⑤在功能上,iPSC 具有向三个胚层组织细胞分化的能力。按照检测严格程度不断增强的顺序排列包括五个方面:a. 体外分化:拟胚体的形成;b. 体内分化:畸胎瘤实验;c. 形成嵌合体;d. 进行种系传递;e. 四倍体互补实验,是最直接的用 ESC/iPSC 产生子一代小鼠的方式。

而在实验操作过程中,要完成以上实验进行多能性的检测是不可行的,以下几点是证明 iPSC 的最低标准:①形态属性;②表达内源性多能性基因并伴有其来源的谱系特异基因的下调;③外源基因的沉默;④根据种属选择最严格的分化实验来检测其多向分化能力。由于伦理学以及其他方面的因素,对人 iPSC 来说体内形成畸胎瘤被认为是最严格的鉴定多向分化能力的检测。除了与多能性相关的检测外,要保证产生的 iPSC 没有遗传畸变是非常重要的,细胞经过长期的传代培养会存在染色体不稳定性,特别是 hESC 易发生核型异常。因此,要周期性地检测 iPSC 是否存在遗传畸变对维持一个健康的细胞系是必要的。

4. iPSC 在再生医学应用中的安全性问题　iPSC 的问世为备受争议的 ESC 的应用提出了新的解决方案,iPSC 研究方面取得的重大成果为干细胞治疗带来了新的希望,但 iPSC 能真正用于临床还面临着很多问题有待解决。

(1) iPSC 的致瘤性:在验证 iPSC 多能性时,其表现出了致瘤的特性。致瘤性这一难题成为 iPSC 科学研究的障碍和临床应用的瓶颈。目前的观点认为 iPSC 的致瘤性主要有三个方面的原因:①病毒的随机整合。通过病毒载体诱导产生的 iPSC,其基因组中的病毒整合位点可达 40 个,这些整合的原病毒(provirus)在 iPSC 产生的过程中是沉默的,但这些病毒的转基因(例如:c-myc、Klf4)在一定条件下有被重新激活的潜能,Yamanaka 研究表明在由逆转录病毒载体诱导形成的 iPSC 由其产生的嵌合小鼠中,有一半由于发生 c-myc 的再激活导致了肿瘤的形成。除此之外,在靶细胞中由于原病毒的插入改变了邻近基因的表达也是导致肿瘤产生的原因之一。②严格地讲,所有的转录因子都可视为癌基因,因此诱导过程导入细胞的癌基因不止 myc 基因,因而不能仅通过去除 iPSC 诱导因子中的 c-myc 使其免于致瘤性,其他基因的致瘤性同样不容忽视。

(2) iPSC 诱导效率低:iPSC 诱导的低效率是该项研究与应用必须跨越的另一大障碍。目前认为,iPSC 获得的效率受到以下两方面影响:①靶细胞的发育阶段:发育上比较原始的细胞如神经干细胞其自身内源性高表达一些全能性相关的转录因子,更容易被重编程;②外源性引入的全能性相关转录因子的表达强度及时序可能影响重编程的效率:不同载体介导转录因子表达,进而启动靶细胞生成 iPSC 的效率不同,这可能与外源转录因子的表达强度有关;此外,这些转录因子发挥作用的时间及先后顺序可能也起到关键的作用,瞬时转染靶基因启动重编程的效率极低可能与靶基因不能较长时间、持续相当强度表达有关。最近有研究显示,灭活或去除肿瘤抑制基因 p53 可大大提高重编程的效率,然而却冒着肿瘤形成的巨大风险。由此可见,重编程效率和肿瘤形成之间形成了一个此消彼长的矛盾过程。

5. iPSC 研究未来展望　iPSC 从一经产生就引起了整个生命科学领域的轰动,最根本的原因在于其在理论上可以成为备受争议但却具有广阔研究前景 ESC 完美的替代物。这意味着科学家们已克服了因伦理问题不能采用 ESC 进行细胞治疗的瓶颈，使得再生医学离临床又近了一步，并且其可以产生个体或病症特异的多能干细胞，避免了免疫排斥的困扰，使应用干细胞的个体化治疗成为可能。尽管目前 iPSC 的研究存在诸多问题，利用 iPSC 进行的一些诱导分化与疾病治疗性研究工作的突破性进展依然值得关注，这些研究为细胞替代治疗所需的供体细胞来源以及组织工程种子细胞来源提供了新的思路，必将推进细胞替代治疗在临床上的应用。

（1）iPSC 在药物筛选中的潜在应用价值：2012 年，由全球 10 家医药企业和 23 所大学联合发起了一个 StemBANCC 干细胞项目。该项目旨在建立来自 1 500 位患者的 iPSC 库，主要用于药物筛选和治疗学研究。

（2）iPSC 构建移植器官：日本科学家报道了他们构建成功的人源性肝芽（liver bud），该肝芽（iPSC-LB）由三种不同类型的干细胞混合而成：iPSC 诱导分化获得肝细胞，内皮干细胞（被覆血管表面）来自脐带血，以及间充质干细胞（形成结缔组织）。上述三类细胞自我组合形成复杂的器官，模拟了胎儿发育的过程。体外生长数日后，肝芽被移植到小鼠体内，"肝组织"在体内继续生长，并迅速与宿主血管建立连接。更重要的是，这些肝组织行使正常肝脏的功能，包括药物代谢、产生肝特异性蛋白等。移植肝组织在小鼠体内的存活时间，以及是否在体内成瘤等有待进一步观察证实。

（3）iPSC 临床治疗：2013 年日本厚生劳动省批准了首批应用人自体 iPSC 进入临床试验阶段，并确定于 2014 年在日本神户进行。iPSC 来自 6 例患有渗出性老年黄斑变性的皮肤细胞，这些细胞进一步被分化成视网膜色素上皮细胞，患者视网膜部位变性的色素上皮组织首先被切除，之后将细胞移植到病变视网膜。他们预测移植后的安全性问题以及患者视力恢复情况将需要 1~3 年的持续监测。而在理论上我们有理由预测，自体 iPSC 的应用不但避免了 ESC 应用的诸多障碍，而且不会导致排斥反应的发生。

第二节　干细胞应用与再生医学

一、再生医学的概念和范畴

（一）再生医学的概念

生物学上的再生指的是生物的组织或器官损伤后，剩余的部分长出与原来形态和功能相同或相似的结构，即生物体缺失部分的重建。再生被认为是生命的普遍现象，从无脊椎动物到人类，都具备再生的本领。因此如何启动促使细胞再生的开关，利用生命机体的再生潜能，发挥损伤修复，达到治愈疾病的目的，成为一直以来科学家关注的焦点。基于此，一门新兴的学科——再生医学应运而生，"再生医学"这一概念 2001 年由美国科学家 Haseltine William 首次提出。

广义上讲，再生医学（regenerative medicine，RM）是一门研究如何促进创伤与组织器官缺损生理性修复以及如何进行组织器官再生与功能重建的新兴学科。其主要通过研究干细胞分化以及机体的正常组织创伤修复与再生等机制，寻找有效的生物治疗方法，促进机体自我修复与再生，或构建新的组织与器官以维持、修复、再生或改善损伤组织和器官功能。

近年来，再生医学成为在生命科学、材料科学、工程学、计算机技术等多学科的飞速发展和日益交融的基础上发展起来的一门新兴学科，再生医学研究涉及基础研究和临床应用，堪称人类医学发展的一次飞跃。再生医学的发展同时也带动了上述各学科向应用领域的发展及交叉合作。

（二）再生医学与各学科的交叉融合

1. 干细胞是再生医学的基础　干细胞是人体及其各种组织细胞的最初来源，具有高度自我复制能力和多向分化潜能、可植入性和重建能力等特征。干细胞具有再生各种组织器官的潜在功能，在生命体的胚胎发育、组织更新和修复过程中扮演着关键的角色，干细胞技术因而成为再生医学的基础。

再生医学的发展历程伴随着干细胞生物学三个具有里程碑意义的发展阶段：第一个阶段源于 1981 年小鼠 ESC 系和胚胎生殖细胞系建系的成功，这项成果直接导致了基因敲除技术的产生，这是再生医学理论的诞生。第二个阶段始于 1998年，美国科学家 Thomson 等成功培养出世界上第一株人类 ESC 系，至此，科学家寄希望于将 ESC定向分化，构建一个丰富的健康组织库，用来替代疾病损伤及老化的组织或器官，以达到治疗与康复的目的，这是再生医学的真正开始。但由于获取 ESC 所带来的伦理学等问题，针对 ESC 的研究一直受到来自多方面的制约。第三个阶段是2006 年日本京都大学 Yamanaka 和美国科学家Thomson 两个研究组，分别在 *Cell* 与 *Science* 上报道的利用 4 种转录因子重编程体细胞成功诱导小鼠及人 iPSC，这意味着科学家们已克服了因伦理而不能采用 ESC 进行细胞治疗的瓶颈，使得再生医学距离临床又近了一步。

1968 年，美国明尼苏达大学医学中心首次采用骨髓 HSC 移植，成功治疗了一例先天性联合免疫缺陷病人，开启了干细胞治疗的先河。作为再生医学的重要组成部分，干细胞技术几乎涉及人体所有的重要组织和器官，也涉及人类面临的大多数医学难题，以干细胞为核心的替代或再生治疗给严重危害人类健康的各种慢性或退行性疾病的治疗与康复带来了希望；以干细胞为载体的基因治疗则给各种遗传缺陷性疾病的治疗带来了曙光。

2. 组织工程是再生医学的重要组成部分
组织工程学（tissue engineering, IE）是 20 世纪 80年代后期提出的一个新概念，它是将细胞生物学与材料工程学相结合，采用各种种子细胞和生物材料进行体外或体内构建组织或器官的一门新型学科。目前，多种生物材料已经成功应用于人工骨和关节、人工晶状体、医用导管、人工心脏瓣膜以及血管支架；科学家也在致力于构建人造心脏、肺、肾和角膜等各种人工器官。

第一位提出"组织工程学"这一术语的是美籍华裔学者冯元桢教授，1987 年美国国家科学基金会正式采用"组织工程学"术语来描述这一新兴的领域。目前国际再生医学基金会已经明确把组织工程定为再生医学的分支学科。组织工程最初是用来描述组织体外构建的有关理论和技术。现在其内涵不断扩大，凡是能引导组织再生的各种方法和技术均被列入组织工程范畴内，并已广泛用于体内组织再生和体外的组织重建。组织工程学的基本原理是：从机体获取少量活组织的功能细胞，与可降解或吸收的三维支架材料按一定比例混合，植入人体内病损部位，最后形成所需要的组织或器官，以达到创伤修复和功能重建的目的。组织工程被认为是继细胞生物学和分子生物学之后，生命科学发展史上又一新的里程碑。其科学意义不仅在于提出了一个新的治疗手段，更主要的是提出了复制组织、器官的新理念，使再生医学步入了一个新的时代。

3. 基因工程技术是再生医学中必不可少的手段 基因工程技术除在干细胞基因治疗中应用外，iPSC 的问世更完美地诠释了基因工程技术在再生医学领域的应用。人工器官中的种子细胞往往需要通过基因重新构建向特定方向分化。结合基因打靶技术以及干细胞克隆技术可以改变异种组织和器官的表型，使得异种移植成为可能。iPSC 除可在体内激活、诱导分化，用于组织修复外，还成为体外实验的有效载体，比如进行药物毒性筛选，用来研究疾病发生发展的机制，例如针对遗传性疾病等的个体化治疗。首先从患病机体提取体细胞重编程获得疾病特异性 iPSC，该细胞进而可通过两种方式应用于该患者的治疗。①如果导致该疾病的基因突变是已知的，如家族性帕金森病，即可用基因打靶的方法进行体外基因修复，进而分化为健康细胞，重新定向移植入患者的脑内，达到从基因水平治愈疾病的目的。②应用此细胞可在体外定向诱导分化为变性的神经细胞类型，使疾病模型在体外复制，进而体外筛选获得疾病特异性靶向药物，用于该病人的治疗。

（三）再生医学面临的问题
尽管再生医学为我们展现了美好的前景，但目前为止国内外真正可用于临床的再生医学产品寥寥无几，绝大部分再生医学研究都还处于基础研究与实验阶段。

1. 干细胞应用的安全性问题 干细胞应用的致瘤性成为阻碍其临床应用的瓶颈。虽然目前干细胞移植治疗被证实在多种疾病中有显著的作用，但干细胞治疗本身是否会导致细胞的恶性转化目前也仍在探索之中。在验证 iPSC 多能性时，其表现出了致瘤的特性。新近有研究报道显示，iPSC 的致瘤性风险可能远远高于 ESC。

生物安全性问题。无论是干细胞基础研究还是临床治疗，都必须经过实验室干细胞分离、培养、定向诱导分化甚至基因操作，体内研究还涉及细胞的移植和体内示踪等较为复杂和耗时的过程，在干细胞实验室操作中，存在来自干细胞的内源性和操作过程中外源性生物危害的风险。内源性污染指的是细胞自身所携带传染性疾病以及遗传性疾病；外源性污染则包括细菌、支原体、真菌和病毒等外源性微生物的污染。因此，只有解决了干细胞产品临床应用的有效性、安全性和可控性评价等方面的问题，干细胞产品才能真正为患者所用。

2. 种子细胞的获取　再生医学研究中的一个关键的技术问题是种子细胞的获得。ESC 的来源困难、面临的伦理学争议以及移植物排斥反应等问题极大地限制了其临床应用。ASC 虽然拥有取材于自体组织、规避排斥反应等诸多优点，但操作费时，对于急症手术的组织修复或恶性肿瘤切除后修复并不适用。iPSC 的成功似乎给上述困难找到了一条两全其美的理想方案，然而 iPSC 诱导的低效率以及应用上的安全性问题仍然是目前亟待解决的两大难题。因此，研究自体细胞简易培养、扩增技术，使其能在短时间内获得足够数量和功能强大的种子细胞，并能降低成本将会在临床上具有更大的应用价值。

二、干细胞在再生医学中的应用举例

长期以来，临床上很多疾病如糖尿病、心血管疾病、神经退行性疾病和恶性肿瘤等，尚无明确的治愈方法，而这些重大疾病的发病率却不断升高，使现有的以药物和手术为主体的医疗手段面临巨大挑战。目前，以干细胞技术为核心的再生医学已成为大势所趋。截至目前，真正成熟并能够大规模应用于疾病治疗的只有 HSC 移植技术，其余均处于研究阶段。即便如此，基于干细胞的再生医学治疗仍然为人类攻克这些疾病带来了前所未有的希望，蕴含着巨大的医学应用前景。

以干细胞为基础的再生医学涵盖的研究领域主要包括以下三个方面：①干细胞移植，即将干细胞或前体细胞移植于组织损伤处；②组织工程学方面，即利用干细胞在体内或体外重新构建组织或器官，用于人体组织或器官移植，干细胞组织工程学被认为可以解决长期困扰临床的器官不足和免疫排斥的难题，实现人类用人工培养的组织和器官替代或更换疾病组织及器官的目标；③药物/基因疗法，指通过抑制因子的抑制作用或能刺激再生的支持因子的作用诱导再生；也包括与基因工程技术相结合，利用外源基因、基因定点缺失或突变等进行基因治疗。由此可见，再生医学涵盖了组织工程、细胞工程和基因工程的内容，成为生物医学工程的重要组成部分。以下就干细胞在糖尿病、心血管疾病、神经系统变性疾病以及恶性肿瘤等领域中的应用予以简述。

（一）干细胞与糖尿病治疗

糖尿病是威胁人类健康的主要疾病之一，目前全世界约 1.5 亿人患糖尿病。无论是 1 型糖尿病还是 2 型糖尿病，其共同特征是胰岛 β 细胞缺陷或缺失导致胰岛素分泌绝对或相对不足，造成糖、脂、蛋白质及水、电解质代谢紊乱。药物治疗和长期注射外源性胰岛素是目前糖尿病的主要治疗措施，但这些方法并不能从根本上解决糖尿病患者对胰岛素的依赖问题，也不能阻止糖尿病并发症的发生。胰岛移植是治疗糖尿病的有效方法，然而供体来源不足成为限制胰岛细胞移植广泛临床应用的瓶颈，而具有高度增殖和多向分化潜能的干细胞成为解决这一问题的希望。

1. 干细胞技术治疗糖尿病的主要策略及潜在机制　目前应用干细胞治疗糖尿病主要有两种思路：一是在体外将干细胞诱导分化为胰岛样细胞后再移植至体内；二是直接移植干细胞。利用干细胞技术治疗糖尿病的主要理论依据是利用干细胞强大的增殖能力和向胰岛素分泌细胞分化的潜能，为机体补充胰岛 β 细胞数量，重建内源性胰岛素分泌功能。此外，干细胞技术在研究胰腺的胚胎发育、糖尿病的发病机制、药物筛选、基因治疗等方面也具有潜在的应用价值，因此成为糖尿病治疗学研究的有力工具。

2. 干细胞定向分化为胰岛样细胞的研究进展

（1）ESC 定向分化为胰岛样细胞：在体外诱导分化为胰岛素分泌细胞的研究中，ESC 是目前研究最为深入的干细胞类型。2001 年，Assady 等首次报道了 hESC 所形成的拟胚体中有 1%~3% 细胞呈胰岛素阳性染色，证实 hESC 可自发分化为胰岛素分泌细胞。Lumelsky 等也证明了 ESC 能分化形成分泌胰岛素和其他胰岛内分泌物质的胰岛细胞，并形成胰岛样结构。

（2）ASC 定向分化为胰岛样细胞：在 2006 年国际干细胞研究年会上，Fernandez 等报道了应用自体骨髓 MSC（CD34⁺、CD38⁻）经脾动脉移植治疗糖尿病的初步临床研究结果，自体 MSC 移植治疗无论对 1 型还是 2 型糖尿病都具有显著的疗效。采用患者自体的骨髓干细胞进行移植不但克服了免疫排斥问题，MSC 移植治疗可能还存在其他的作用机制，例如 MSC 移植可纠正胰岛内的免疫损伤，重建胰岛局部的免疫平衡，从而达到治疗 1 型糖尿病的目的；MSC 还可释放各种细胞生长因子，促进胰岛 β 细胞的增殖和 / 或胰腺干细胞的分化。

胰腺干细胞在特定条件下优先分化为胰腺组织的细胞类型，因此诱导胰腺干细胞定向分化是获得胰岛 β 细胞较为直接的途径。理论上讲，可从糖尿病患者的胰腺中获取胰腺干细胞，并在体外进行扩增培养、诱导分化形成新的胰岛样细胞，进而将这些细胞移植入患者体内。然而迄今为止有关胰腺干细胞的存在部位和分子标志物尚无一致意见。

（3）iPSC 定向分化为胰岛样细胞：基于 iPSC 与 ESC 极大的相似性以及 ESC 定向分化研究中深厚的技术积淀，iPSC 的应用基础研究得以迅速开展。Alipio 等将小鼠皮肤成纤维细胞制备的 iPSC 诱导分化为胰岛素分泌细胞，将这些细胞经肝脏门静脉注入 1 型和 2 型糖尿病小鼠体内，可提高胰岛素释放水平，改善小鼠的高血糖状态，糖化血红蛋白（HbA1c）水平亦趋于正常。上述结果表明，iPSC 治疗糖尿病已经在动物模型中取得成功。iPSC 不仅可能解决胰岛移植治疗存在的供体组织来源不足和免疫排斥问题，而且提供了很好的疾病研究模型，有助于对糖尿病的病因学和发病机制进行探索，还可在抗糖尿病新药研发中作为药物筛选的工具。因此，iPSC 在糖尿病领域的应用基础研究中已显示了良好的前景，但距离最终的临床应用还有还有很多问题有待解决。

（4）脐带血干细胞（CB-SC）的免疫调节作用：新近有研究显示利用 CB-SC 的免疫调节作用恢复自身免疫型 1 型糖尿病的免疫功能。首先将 CB-SC 与淋巴细胞在体外共培养，继而将淋巴细胞回输到 1 型糖尿病患者血液循环，临床试验显示，经 CB-SC 修饰的淋巴细胞回输治疗能逆转 1 型糖尿病的自身免疫功能，使机体重新产生胰岛 β 细胞，患者临床症状明显改善。该项研究的重要贡献是，为临床难治的自身免疫病的治疗提供了一条安全有效的新方法。

（二）干细胞与心肌损伤性疾病的治疗

严重心脏疾病如心肌梗死等，由于心肌缺血坏死、纤维化及瘢痕的形成，造成心室重构，心功能急剧下降。阻止这一进程发生的最好办法是通过增加梗死相关动脉的血供，减轻心肌损伤，同时能使损伤的心肌获得修复或再生。

目前绝大多数干细胞治疗心肌梗死主要采用自体骨髓 MSC。将预先标记的骨髓 MSC 经静脉注入急性心肌缺血模型的大鼠体内，术后在心肌缺血组织中发现骨髓 MSC 分化的心肌细胞，说明植入的骨髓 MSC 归巢（homing）至受损部位并分化为心肌细胞。Schachinger 等报道的 REPAIR-AMI 研究是首个评价干细胞移植治疗缺血性心脏病临床疗效的随机、双盲、安慰剂对照、大样本、多中心研究，共纳入 204 例心肌梗死患者，随访发现骨髓 MSC 移植组患者治疗后 1 年内不良事件（死亡、心肌梗死再发、心脏重构）发生率明显低于安慰剂对照组，表明骨髓 MSC 治疗心肌梗死是有效的。

2012 年 8 月首次报道了成功将 ESC 转变成心肌细胞的实验。科学家应用几内亚猪作为动物模型，将人的 ESC 移植入心脏病发作的猪体内，4 周后检测心肌的收缩强度。结果显示，移植细胞与原有心肌细胞呈同步收缩。

应用 iPSC 诱导心肌细胞及制备心脏病模型的研究。日本研究人员以 iPSC 为靶细胞，开发出一种高效安全地制作心肌细胞的新技术，转化率最高可达 98%。研究小组首先从约 1 万种化合物中遴选出一种促分化效果较好的化合物，在此基础上开发出新的名为"KY02111"的化合物。他们首先利用 iPSC 先培育出可发育为心肌细胞的中间细胞，然后加入这种化合物培养。8~10 天后，中间细胞发育成了心肌细胞，约 20 天后，培养出成熟的接近成人的心肌细胞。近期 *Nature*

上报道了美国桑福德伯纳姆医学研究所和约翰斯·霍普金斯大学的研究人员合作,用一种遗传性心脏病患者自身的皮肤细胞经重编程获得iPSC,进而在体外培育出心肌细胞,并在培养皿中诱导出心脏病模型,再现了该病发作时的主要特征。上述研究不但有望为心脏病治疗提供理想的细胞来源,同时也为遗传性心脏病的发病机制研究、药物筛选等提供有利的研究模型。

迄今为止,文献报道的干细胞作用于心肌损伤性疾病的可能作用机制包括:①分化为心肌细胞或者与宿主心肌细胞融合参与宿主心肌的同步收缩,提高局部室壁运动能力,改善心功能;②分化为血管内皮细胞,参与血管壁的组成,分泌促血管生成因子,促进血管生成,增加心肌灌注,阻止细胞凋亡;③"营养作用",即MSC移植进入心脏组织后,能分泌一些促进心脏功能修复的营养因子,从而不断改善心脏功能;促进心脏神经的再生等;④减少胶原沉积,抑制梗死心肌纤维化,阻止梗死壁变薄和左室腔扩大,减少不利的心室重构。

(三)干细胞与神经损伤和神经系统变性疾病的治疗

中枢神经系统的损伤如脑挫裂伤、脑干损伤或脊髓横断性损伤等常常导致患者瘫痪或死亡,神经损伤的修复一直是医学界研究的热点和难点。神经系统变性疾病,如帕金森病和阿尔茨海默病目前仍然是医学界面临的一大难题。干细胞治疗为神经损伤和变性疾病的治疗带来了希望。

1. MSC在神经损伤修复中的作用 大量动物实验研究发现,MSC移植对于多种原因造成的中枢神经损伤具有促进修复和改善神经功能的作用。骨髓MSC在体内外可以分化为神经细胞和星形胶质细胞,并且在植入体内后能够延缓神经鞘磷脂酶缺乏小鼠的神经病变发展。大鼠脊髓半切损伤后在损伤部位移植未经基因修饰的人骨髓MSC,移植细胞可长期存活并良好整合入脊髓组织中,而且可见轴突在移植物中生长。其可能的机制有:①MSC能够分化为神经元及胶质细胞,补充损坏的细胞结构;②MSC能发挥细胞桥的作用填充损伤区,提供化学或机械的引导,刺激脊髓神经生长,引导损伤神经再生通过损伤区;③通过产生有益于宿主脊髓的营养因子,这些因子能够促进神经再生。

2. NSC在神经损伤和神经系统变性疾病中的应用研究进展 1992年,Reynolds等首次提出成年哺乳动物的脑中存在NSC。1997年,Mckay将其定义为具有分化成神经元、星形胶质细胞和少突胶质细胞的能力,能自我更新并足以提供大量脑组织细胞的细胞群落。脑卒中和外伤性的脑损伤导致脑细胞死亡,脑内神经元细胞和少突胶质细胞丢失。研究显示,健康成人脑组织中含有NSC,这些细胞分裂以维持干细胞数量,或转变成前体细胞。在健康人体内,这些前体细胞在脑内迁移,以维持嗅觉神经元的数量和功能。在妊娠或神经元损伤后,这一系统将被生长因子重新调控,加快新的脑实质形成的速率。尽管损伤后这一修复过程即迅速启动,由于脑组织缺乏稳固性,后续的神经组织及其功能恢复很难完成。因此,目前应用NSC来治疗脊髓损伤的机制主要包括两个方面:①激活内源性NSC;②干细胞移植。目前NSC移植实验研究主要致力于提高轴突再生能力、替代细胞成分、阻止脱髓鞘和使髓鞘再生等,从而修复损伤的脊髓,促进感觉及运动功能的恢复。

研究者应用成人大鼠神经病变模型,通过STAT3酪氨酸残基的磷酸化,进而促进Her3表达的增加(STAT3-Ser/Hes3信号轴),激活内源性NSC、神经前体细胞,诱导了大鼠神经保护作用的形成以及大鼠生物学行为的恢复。2005年,威斯康星大学的研究人员将人囊胚干细胞分化成NSC,进而诱导为运动神经元前体,最终诱导成脊髓运动神经元。这些细胞在体内能够将神经信号从大脑传到脊髓,进而调节末梢神经运动功能。该项研究的专家将这一过程描述为"教会囊胚NSC一步一步转变,每一步都有不同的条件及严格的时间控制窗"。如何使干细胞转变成运动神经元一度困扰研究者数十年。Zhang等的研究给NSC治疗研究引入了新的航程。然而移植的NSC在体内如何与周围细胞建立新的联系尚未可知。美国加州大学欧文分校的研究报告显示,将胎儿源性人多潜能NSC移植给瘫痪的小鼠,数月后这些小鼠运动功能明显改进。移植的NSC在小鼠脑内分化成新的神经元和少突胶质细胞,后者进而在中枢神经轴突的周围形成髓鞘,恢复了脑内神经信号的传导。

3. 成体细胞可通过重编程转分化为 NSC　基于 iPSC 诱导成功的理论和实验基础,近年来相继有将成体细胞经重编程直接转分化为 NSC 的报道,该项研究可有效避免应用 iPSC 所致的成瘤风险性问题,为解决 NSC 来源问题提供了新思路。2012 年 Karow 等收集了来自癫痫手术患者移除区域的 30 份脑组织样品,进行培养获得周细胞。利用两种转录因子 Mash1 和 Sox2 将周细胞重编程为神经元。这些新生神经元呈现正确神经元形态,表达神经元特异性蛋白 β-Ⅲ-tubulin,释放电脉冲,并生成神经递质 GABA。2013 年 Xue 等在 *Cell* 上发表的新成果称,抑制普通成纤维细胞的单个蛋白,即足以直接将细胞转化为功能性神经元。这种蛋白被称为 PTB,是一种 RNA 结合蛋白,miR-124 在大脑发育过程中特异地调控了 PTB 的水平。研究人员发现,当不同细胞类型中的 PTB 耗尽时,它们会变成神经元样细胞甚至是功能性神经元。因此在细胞中人为操纵 PTB 的水平,即可诱导细胞变成神经元。该项研究为科学家们寻找各种神经退行性疾病的新疗法提供了诱人的可能性。而美国哈佛大学干细胞生物学家近期通过活体小鼠实验证明,脑中的神经元也能改变"身份",通过直接谱系重编程,一种已经分化了的神经元能被转化成另一种神经元。研究人员指出,这一发现表明脑细胞并非像人们过去认为的那样是不可改变的,这有可能改变神经生物学的发展方向,并对治疗神经退行性疾病具有深远的影响。

干细胞移植治疗神经损伤性疾病虽有大量的报道,但仍处于起步阶段,尚需更深入的基础和临床研究加以验证。在干细胞移植治疗方面还需要进一步研究的方向有:损伤的神经细胞之间的信号传递和基因调控机制;干细胞移植前的定向分化调控;对多种细胞移植的效果进行比较,挑选疗效最佳的细胞类型及细胞移植的时机和途径的选择;等等。

(四)皮肤组织工程学研究进展　皮肤作为人体最大的器官组织,机体与外界环境接触的屏障,具有保护、分泌、代谢和感觉等重要的功能。皮肤缺损的修复成为至关重要的治疗方法,而目前的自体皮肤移植、同种异体皮肤移植和异种皮肤移植存在着供体不足、免疫排斥和传播疾病等缺陷。因此人们一直在寻找一种理想的皮肤替代物用于烧伤、创伤或糖尿病溃疡等引起的皮肤缺损治疗。组织工程皮肤应运而生,并一马当先成为组织工程中进展最快的学科。近年来已经有许多产品问世并初步应用于临床烧伤创面和慢性溃疡、白癜风等的治疗,但多数只是暂时的皮肤组织替代物。由于组织工程皮肤缺乏正常皮肤的毛囊、血管、汗腺以及黑色素细胞等成分,不仅其所具有的外形、韧性和机械性能等明显低于天然皮肤,而且在功能上,如皮肤的屏障功能、免疫功能、物质交换及能量交换等方面仍距正常皮肤有较大的差距。因此开发与正常皮肤结构和功能相近的组织工程皮肤成为亟待解决的问题。

在成人,创伤组织以瘢痕的形式修复,表现为皮肤形成胶质瘢痕,毛乳头和血管结构破坏等。近年来有研究者发现受损的胎儿组织能够完美修复,其原因可能为干细胞刺激局部组织的生长。因此研究者试图寻找皮肤组织再生的内在机制。他们将 ASC 作为种子细胞种植于组织床上,移植到创面,促使干细胞刺激组织床内的细胞分化。该方法模拟了胎儿创伤修复的再生反应,而解决该问题的关键是寻找最适合的"土壤",以利于再生的完成。

(五)干细胞在视网膜黄斑变性中的应用　视网膜黄斑变性是一种累及视网膜黄斑的变性眼疾,以黄斑区出现退行变为特征。黄斑变性是中老年人致盲的一大主因,被称为"致盲杀手",在美国及欧洲一些国家,黄斑变性导致的盲人比青光眼、白内障和糖尿病视网膜病变这三种常见眼病致盲人数的总和还要多,致盲率位居首位。截至 2012 年,医学界对黄斑变性的病因尚不完全清楚,临床无特效治疗手段。于是科学家把目标瞄向了再生医学治疗。2010 年 11 月美国加州大学洛杉矶分校的眼科研究所首次将人 ESC 源性视网膜细胞应用于临床治疗研究。接受治疗的是 1 例 77 岁老年性黄斑变性和 1 例 27 岁遗传性视网膜黄斑变性患者。随着 iPSC 的诞生,以自体来源的 iPSC 为靶细胞可能成为更安全有效的治疗手段。2013 年,日本理化学研究所再生科学研究团队宣称将使用 iPSC,为 6 名视网膜老化导致的视网膜黄斑病变患者移植新的视网膜细胞,他们使用患者自身细胞重编程产生的 iPSC,制作新视网膜细胞薄膜并移植回患者体内。这将是世界首例 iPSC 技术的临床应用。

(六)干细胞治疗恶性肿瘤

应用干细胞移植治疗造血系统肿瘤的研究和应用近年来发展迅速,成为干细胞治疗学的典范;应用自体 ASC 携带治疗性基因的靶向治疗也取得了一定进展。随着干细胞技术的飞速发展,再生医学在人类攻克癌症上也必将大显身手。

1. NSC 移植治疗颅内肿瘤 脑肿瘤因播散迅速,传统的治疗手段不能取得理想的治疗效果。有研究者将人 NSC 移植入啮齿类动物的脑组织中治疗颅内肿瘤,在数天内,这些细胞迁移进入肿瘤区域内,并产生酪氨酸脱氨基酶,这些酶能将非毒性药物前体转变成化疗药物。观察的结果显示,这些药物使肿瘤体积缩减 81%,而移植进入的干细胞既没有分化也没有转变成肿瘤。

2. iPSC 在恶性肿瘤治疗中的潜在应用领域 应用 iPSC 治疗恶性肿瘤目前主要集中在以下三个方面:①iPSC 介导的再生医学治疗:应用取自肿瘤患者自身健康细胞(不携带致肿瘤突变基因)的体细胞重编程获得 iPSC,经诱导获得健康组织体内移植取代或修复由于手术切除、放疗及化疗破坏的组织;②癌症特异性 iPSC 重建肿瘤免疫治疗:肿瘤患者 T 细胞来源的 iPSC 保留了固有的 T 细胞受体基因,这些 iPSC 因此可被诱导分化为功能性 T 细胞,这些 T 细胞可能携带某些特异性的肿瘤抗原,进而将重编程获得的活性 T 细胞重新回输到患者体内使患者获得抗肿瘤免疫能力;③新药筛选:提取肿瘤患者癌细胞重编程获得 iPSC,这些 iPSC 携带导致肿瘤发生的异常基因,进而将这些由肿瘤特异性 iPSC 分化获得的细胞可作为理想的体外模型,用于检测候选抗癌药物的疗效及毒性。

3. CSC 成为恶性肿瘤治疗的新希望 CSC 概念的提出为肿瘤的治疗带来了新的思路与希望。靶向性或选择性杀伤 CSC 是根治肿瘤、防止肿瘤复发和转移的关键。研究 CSC 特异性的生物学特点,对肿瘤的发生、发展和转归的理论以及肿瘤的诊断、预防和治疗均有重要意义。

(七)iPSC 推动了个性化医疗的发展

iPSC 的产生带动了干细胞领域以前所未有的步伐向前迈进,掀开了医学个性化治疗的新篇章。iPSC 的巨大优势是,从成人体细胞获得 iPSC,分化为需要的任意细胞类型,在体外培养的细胞中再现疾病变异基因。近年来得到迅速发展的通过建立先天遗传性疾病患者体细胞来源 iPSC,随后将 iPSC 定向诱导分化,获得与疾病相对应的具有缺陷的体细胞,利用这样一个体外模型,科研工作者可以有针对性地研究遗传性疾病的发生机制,并利用体外分化获得的有缺陷的体细胞,进行治疗药物筛选。由于靶向性强,大大提高了药物研发的速度。例如利用 iPSC 技术来研究孤独症,就是一个很好的范例,科学家将来源于孤独症患者的体细胞转变成 iPSC,然后再将 iPSC 分化获得神经细胞,在体外模拟孤独症的神经细胞病变,并且成功地利用该平台测试药物的治疗效果。目前已经应用动物模型进行 iPSC 个性化治疗研究,修复某些难治性疾病的基因突变。研究者将重编程技术与基因重组结合,治愈了镰状细胞贫血小鼠,他们将携带致病基因(Hb 基因突变)的小鼠成纤维细胞重编程为 iPSC,继而在体外将这些细胞中的 Hb 突变通过同源重组修正,然后将 iPSC 诱导分化为血液前体细胞,回输到患病小鼠体内。令人意想不到的是,患病小鼠的贫血被完全治愈。目前已有更准确高效的基因修复方法,如类转录激活因子效应物核酸酶(TALEN)介导的基因组定点修饰技术,可高效应用于人类治疗性疾病模型病变基因的修复。

(八)干细胞在其他系统疾病治疗中的应用

除前述的干细胞与再生医学基础研究与临床应用领域外,干细胞在再生医学研究热点还有:干细胞与软骨、骨的再生(如股骨头坏死、半月板损伤、骨不连等);肝组织工程学研究(肝损伤、肝纤维化替代治疗);干细胞与尿道括约肌的再生(压力性尿失禁);干细胞造血作用(血细胞形成)以及牙齿再生等。相信随着医学技术的进步干细胞还会涉及更多的领域。

综上所述,机体损伤和疾病康复过程中受损组织和器官的修复与重建,仍然是生物学和临床医学面临的重大难题。再生医学的核心和终极目标是修复或再生各种组织和器官,解决因疾病、创伤、衰老或遗传因素造成的组织器官缺损和功能障碍。它是继基因工程之后现代生物技术中又一新兴的前沿技术领域,必将成为 21 世纪具有巨大潜力的高科技产业之一。

虽然干细胞的应用前景非常美妙,但是真正应用于临床还需要一个过程。目前针对干细胞研究亟待解决的问题包括:①iPSC 技术仍然是未来干细胞技术发展的重点;②临床级干细胞的获得与大规模扩增;③干细胞定向诱导分化获得功能细胞与组织;④干细胞再生医学治疗的有效性和安全性评估;⑤建立有效的动物模型用于干细胞替代治疗和重现再生机制。

(李 伟)

附录 干细胞研究时间表

1908 年,俄国组织学家 Alexander Maksimov 在柏林的血液学大会上提出将"干细胞"应用于科学研究,并假设造血干细胞的存在。

20 世纪 60 年代,Joseph Altman 和 Gopal Das 提出成体组织内神经再生证据,即成体脑组织内存在干细胞;他们的报告向 Cajal 的"神经元不具备再生能力"的理论提出挑战,因此一度被搁置。

1963 年,McCulloch 和 Till 证实小鼠骨髓中具有自我更新能力细胞的存在。

1968 年,两兄妹间骨髓移植治疗重症联合免疫缺陷获得成功。

1978 年,人脐带血中发现造血干细胞。

1981 年,Martin Evans、Matthew Kaufman 和 Gail R Martin 从小鼠内细胞团获得胚胎干细胞;Gail R. Martin 因创造 "embryonic stem cell" 这一术语而闻名。

1992 年,神经干细胞在体外培养以"神经球"的方式生长。

1995 年,B.G. Matapurka 医生首开成体干细胞临床应用先河,他在 2001 年获得美国专利与商标局批准的国际专利,成体干细胞在首批 60 例患者体内的应用获得认证。

1997 年,白血病被证实起源于造血干细胞,成为第一个肿瘤干细胞的直接证据。

1998 年,威斯康星大学麦迪逊分校的 James

Thomson 研究组首次获得人胚胎干细胞系。

1998 年,约翰斯·霍普金斯大学的 John Gearhart 分离胎儿性腺组织(原始生殖细胞),在它们发育成多能干细胞系之前从中提取生殖细胞。

21 世纪,多篇成体干细胞可塑性论文发表。

2001 年,美国先进细胞技术中心的科学家首次克隆成功早期人类胚胎(4~6 个细胞阶段),用于产生胚胎干细胞。

2004—2005 年,韩国学者黄禹锡(Hwang Woo-Suk)宣称从未受精的人类卵母细胞中获得胚胎干细胞系,后来被证实为伪造。

2005 年,Reeve-Irvine 研究中心宣布应用人神经干细胞注射治疗脊髓损伤所致瘫痪大鼠,可部分恢复大鼠的行走能力。

2006 年 4 月,伊利诺伊大学从脐带血中发现新的干细胞,兼具胚胎和造血干细胞特性。

2006 年 8 月,Shinya Yamanaka 的小鼠诱导多能干细胞(iPSC)问世,研究结果发表在 Cell 杂志上。

2006 年 12 月,Newcastle 大学的科学家应用脐带血干细胞首次创造出人造肝细胞。

2007 年 6 月,来自 3 个不同的研究团队的报道显示正常小鼠皮肤细胞能够重编程为胚胎样细胞;同月,Shoukhrat Mitalipov 报道了通过成体核移植技术首次成功获取灵长类干细胞系。

2007 年 10 月,Mario Capecchi、Martin Evans、Oliver Smithies 获得 2007 年诺贝尔生理学或医学奖,他们的贡献是利用小鼠胚胎干细胞,通过基因打靶策略产生基因工程小鼠用于基因研究。

2007 年 11 月,人类诱导多能干细胞(hiPSC)问世。两篇相似的论文分别在 Cell 和 Science 上发表,其中,Kazutoshi Takahashi 和 Shinya Yamanaka 写的 *Induction of pluripotent stem cells from adult human fibroblasts by defined factors* 发表在 Cell 上,来自 James Thomson 研究团队的 Junying Yu 写的 *Induced pluripotent stem cell lines derived from human somatic cells* 发表在 Science 上。他们的研究让不使用胚胎从人体内的任何细胞获得干细胞成为可能,虽然由于 c-myc 基因以及病毒基因的插入仍然冒着成瘤的风险。

2008 年 1 月,美国先进细胞技术公司和加利福尼亚大学旧金山分校(UCSF)的 Robert Lanza 研究团队,在不破坏胚胎的前提下产生了首个人类胚胎干细胞。

2008年2月，从成年小鼠的肝和胃获得iPSC，这些iPSC更接近于ESC，并且因为外源基因插入而无成瘤风险，使无病毒重编程技术得以发展。

2008年3月，自体成体间充质干细胞应用于人膝盖软骨再生首次获得成功，研究成果发表于 *Regenerative Sciences*。

2008年10月，德国科学家通过在体外培养条件下添加白血病抑制因子（LIF），从成人睾丸的精原细胞获得iPSC。

2010年10月11日，ESC首次进行临床治疗试验。

2012年1月，脐带血干细胞（CB-SC）治疗自身免疫性1型糖尿病的临床试验取得新进展。

2012年，Katsuhiko Hayashi应用小鼠皮肤细胞获得干细胞，继而应用这些干细胞产生小鼠卵细胞。这些卵细胞受精后能够产生健康的后代。

2015年，美国加利福尼亚大学的研究人员开发出工程化的仿生骨组织，有望为骨髓移植的患者提供新的骨髓组织。

2016年3月，*Nature* 发表由中美科学家合作完成开发出一种运用内源性干细胞修复先天性白内障的新方法，即移除婴儿眼睛中的先天性白内障，剩余的干细胞再生出功能性的晶状体。

2016年5月，美国洛克菲勒大学和英国剑桥大学分别在 *Nature* 和 *Nature Cell Biology* 上发表文章称，人类胚胎体外发育首次达到10天和13天，挑战问世30余年的人类胚胎研究"14天规则"。

2017年，Buck衰老研究所的Deepak Lamba教授利用干细胞治疗全盲小鼠实现复明。

2017年3月，美国纽约州立大学布法罗分校的研究小组证明成人的皮肤细胞可以转化为不带遗传修饰的神经嵴细胞，实现干细胞不经遗传修饰而重编程的重大突破。

2017年5月，美国波士顿儿童医院的研究人员首次在实验室利用人多能干细胞制造出造血干细胞。为研究血液疾病的根本原因和利用自体细胞产生用于治疗目的的免疫匹配性血细胞开辟了新途径。

2018年10月15日，哈佛大学医学院及其附属布莱根妇女医院公布，从多个医学期刊上撤回哈佛大学医学院再生医学研究中心前主任Piero Anversa的论文。Anversa因"发现"心脏 c-kit$^+$ 干细胞而被关注，其研究也主要基于"心脏中含有可再生心肌的干细胞"，目前这一观点受到质疑。

参 考 文 献

［1］Bongso A, Lee EH. Stem Cells: From Benchtop to Bedside. Singapore: World Scientific Publishing Co Pte Ltd, 2005.

［2］Natasa L, Habib NA, Gordon MY. Stem Cell Repair and Regeneration. New York: Imperial College Press, 2008.

［3］Thomson JA, Odorico JS. Human embryonic stem cell and embryonic germ cell lines. Trends Biotechnol, 2000, 18(2): 53-57.

［4］Yildirim S. Induced Pluripotent Stem Cells. New York: Springer, 2012.

［5］Maherali N, Hochedlinger K. Guidelines and Techniques for the Generation of Induced Pluripotent Stem Cells. Cell Stem Cell, 2008, 3: 595-605.

［6］Mason C, Dunnill P. A brief definition of regenerative medicine. Regenerative Medicine, 2008, 3(1): 1-5.

［7］Mitalipov S, Wolf D. Totipotency, pluripotency and nuclear reprogramming. Adv Biochem Eng Biotechnol, 2009, 114: 185-199.

［8］International Stem Cell Initiative, Adewumi O, Aflatoonian B, et al. Characterization of human embryonic stem cell lines by the International Stem Cell Initiative. Nat Biotechnol, 2007, 25(7): 803-816.

［9］Wu DC, Boyd AS, Wood KJ. Embryonic stem cell transplantation: potential applicability in cell replacement therapy and regenerative medicine. Front Biosci, 2007, 12(8-12): 4525-4535.

［10］Gardner RL. Stem cells: potency, plasticity and public perception. Journal of Anatomy, 2002, 200(3): 277-282.

［11］Gurtner GC, Callaghan MJ, Longaker MT. Progress and potential for regenerative medicine. Annu Rev Med, 2007, 58(1): 299-312.

[12] Takahashi K, Yamanaka S. Induction of pluripotent stem cells from mouse embryonic and adult fibroblast cultures by defined factors. Cell, 2006, 126(4): 663-676.

[13] Weissman IL. Stem cells: units of development, units of regeneration, and units in evolution. Cell, 2000, 100 (1): 157-168.

[14] Singec I, Jandial R, Crain A, et al. The leading edge of stem cell therapeutics. Annu Rev Med, 2007, 58: 313-328.

[15] 萨莉·摩根. 从显微镜到干细胞研究: 探索再生医学. 宋涛, 译. 上海: 上海科学技术文献出版社, 2010.

第七章　感染

第一节　感染与宿主反应

引起炎症的原因是多种多样的,任何对机体有害的因素都可以成为炎症的诱因,如病原微生物、理化因子、异物和组织损伤等。不同的炎症反应引发不同的生理学变化及不同的病理学后果,严重的炎症可危及生命。

机体每天、每时都在接触大量的病原微生物,但实际上只是偶尔才引起感染。绝大多数侵入机体的病原微生物,几小时内即被宿主非特异的自然免疫防御机制所排除或杀灭。当病原微生物通过这第一道防线,即可诱导机体产生特异性免疫应答,即产生抗原特异性体液免疫与细胞免疫应答,特异性地清除和杀伤病原体,并产生免疫记忆细胞,以阻止病原体的再次感染。感染性疾病的恢复与恶化,取决于病原体与宿主的相互作用及其作用结果。感染与抗感染免疫贯穿于整个感染的发生、发展及其不同转归的全过程。

病原体在宿主体内和定居,都面临类似的生态问题。它必须黏附或侵入机体,获取营养,维持本身的生长、繁殖,逃避宿主的各种防御机制而生存下来。因此,病原体在宿主体内的存活和致病性,取决于它们抵抗和逃避宿主防御机制的能力与对策。病原体产生的毒素、酶产物等致病因子,能干扰、损伤和破坏不同宿主细胞的结构与功能,使其发生生理、生化功能等不同方面的病理改变,由此而发生炎症或感染性疾病。同时,机体的神经、内分泌、免疫调节网络调控的特异性与非特异性免疫防御机制,将炎症造成的功能紊乱与损伤降低到最小范围、最低程度,并局限于感染局部,直至终止感染过程,使疾病得以恢复。此外,感染可直接抑制、干扰和损伤免疫系统及免疫细胞,使机体的免疫功能发生紊乱、低下或变态,最终加重炎症反应,引起重度感染及更为严重的疾病,如获得性免疫缺陷综合征(AIDS)和肿瘤。

炎症通常可按其病程分为急性炎症和慢性炎症。急性炎症启动急骤,反应迅速,持续时间短,病程为几天至1个月,有害刺激一旦去除,炎症也就随之消失,以血浆渗出和中性粒细胞浸润为主要特征,但有时病变也可表现为以变质或增生性病变为主。慢性炎症可持续数月至数年,以淋巴细胞和单核巨噬细胞浸润以及微小血管和结缔组织增生为主要病理学特征。

一、参与炎症应答的细胞

炎症反应是多细胞和多因子共同参与的过程。参与炎症反应的细胞主要包括单核巨噬细胞系统、中性粒细胞、嗜酸性粒细胞、嗜碱性粒细胞、肥大细胞、淋巴细胞、血小板、树突状细胞及内皮细胞等。

1. **单核细胞和巨噬细胞**　巨噬细胞是从血液中的单核细胞分化而来,分布于不同组织中,寿命长,形体大,富含细胞器,是抗感染免疫的关键细胞,因为它们对固有免疫和适应性免疫都十分重要。巨噬细胞表达MHC I/II类分子,具有FcγR、CR I、多种细胞因子受体和多种黏附分子。其在炎症中主要生物学功能有:吞噬杀伤及清除炎症病原微生物的作用;通过其表面的甘露糖受体、葡聚糖受体或磷脂受体识别并结合病原体表面相应糖类或磷脂配体;通过表面黏附分子整合素家族成员CD11c/CD18(CR4)、CD11b/CD18(CR3)识别并结合细菌内毒素;通过CD14分子识别并结合病原菌脂多糖;通过FcγR识别结合IgG与特异Ag相关病原体免疫复合物;通过C3b受体识别并结合被C3b包被的病原体。巨噬细胞识别并结合入侵的外源病原微生物,被识别的微生物及其产物通过内化被摄入细胞内,形成吞噬体,吞噬体继而与溶酶体结合形成吞噬溶酶体,微生物通过氧依赖或氧非依赖途径被杀伤。被激活的巨噬细胞同时分泌大量的促炎因子和趋化因子,如白介素-1(IL-1)、IL-1β、肿瘤坏死因子(TNF)、IL-6和IL-8等,这些细胞因子可发挥多种非特异性效应,包括致炎、致热、趋化炎症细胞、激活免疫细胞、抑制病毒复制、细胞毒作用等,这类巨噬细胞被称为经典活化的巨噬细胞(M1型)。根据巨噬细胞的表型及功能可将其分为M1和M2(替代性活化的巨噬细胞)两个亚型。M1型巨噬细胞参与促炎反应,发挥免疫监视的功能,而M2型巨噬细胞抗原提呈能力较弱,通过分泌大量包括IL-10和TGF-β等抑制性细胞因子,在炎症反应中发挥重要调节作用。

2. **中性粒细胞** 存在于外周血中,寿命短,仅在血液循环中存活数小时,更新快,数量多,是涉及控制胞外细菌及真菌感染的主要效应细胞。其溶酶体中含有溶菌酶、弹性蛋白酶、磷酸酶、脂酶、髓过氧化物酶、过氧化物酶、阳离子蛋白和白介素等,其表面表达多种黏附分子、IgG Fc受体(FcγRI、FcγRII、FcγRIII)、C3bR和多种细胞因子受体,但无特异抗原受体。中性粒细胞具有强大的非特异性吞噬杀菌作用,当受体与相应配体结合后,活化的中性粒细胞在急性炎症中表现出重要功能,如趋化活性、吞噬杀伤效应、抗感染和应激作用,从而为炎症中组织损伤的修复发挥重要作用。

3. **肥大细胞、嗜碱性粒细胞** 均来自髓样干细胞前体,表面具有高亲和性的IgE Fc受体(FcεRI),胞质内含有类似的嗜碱性颗粒,内含组胺、肝素、TNF-α及其他炎症介质、超氧化物歧化酶、过氧化物酶和许多酸性水解酶等。两种细胞激活后,释放的生物介质也大体相同。肥大细胞和嗜碱性粒细胞都是IgE介导炎症的主要效应细胞,通过FcεRI结合IgE分子。当与变应原结合后使细胞活化,释放颗粒与炎症介质,参与急性炎症应答,主要是I型超敏反应。

4. **嗜酸性粒细胞** 主要分布于呼吸道、消化道和泌尿生殖道黏膜组织中,在血液循环中仅有少量分布。其胞质富含嗜酸性颗粒,内含多种酶类如过氧化物酶、酸性磷酸酶、组胺酶、磷酸酶D、血纤蛋白酶及碱性组蛋白等。嗜酸性粒细

胞表面表达IgE Fc受体(FcεRII)、IgG Fc受体(FcγRII、FcγRIII)、补体受体(CR),不表达高亲和性FcεRI。但当嗜酸性粒细胞被细胞因子如GM-CSF、IL-1、IL-3、IL-5和TNF-α等激活后,可表达高亲和性FcεRI,并使CRI和FcγR等表达增加,这导致嗜酸性粒细胞脱颗粒临界值降低,引起脱颗粒,释放一系列生物活性物质。

5. **树突状细胞(dendritic cell,DC)** DC是目前人体已知的功能最强大的抗原提呈细胞,虽然分布广泛,但数量非常少,约占人外周血单个核细胞数量的1%。DC由CD34[+]骨髓祖细胞分化而来,表面存在大量MHCI/II类抗原。此外,DC还表达CD80、CD86、CD40等共刺激分子和多种黏附分子。DC既源自髓系前体细胞,也源自淋巴系前体细胞。它有两个不同的功能阶段:未成熟阶段和成熟阶段。未成熟的细胞存在于大多数组织中,能够摄取和加工抗原;而成熟细胞则迁移能力增强,在迁移到淋巴器官后获得了向初始T细胞提呈抗原的能力。向淋巴细胞提呈抗原使之活化后,DC便发生凋亡。DC在向成熟细胞转变中受到微生物、微生物代谢产物及炎症性细胞因子的刺激,也产生很多趋化因子以吸引包括巨噬细胞、中性粒细胞、NK细胞及未成熟DC等其他免疫细胞。DC只在不成熟的抗原加工阶段能吞噬微生物,成熟后吞噬能力即下调。因此,DC在抗感染免疫中的主要作用是作为诱导免疫应答的辅助细胞,俘获并提呈抗原,以启动适应性免疫应答,并吸引其他免疫细胞到感染的部位。

NK细胞也是参与炎症反应的重要细胞,其在多种细胞因子的刺激下而被激活,主要杀伤胞内寄生微生物并产生细胞因子,这些细胞因子进一步促进炎症细胞发挥作用而产生级联放大效应。此外,γδT细胞、B1细胞、上皮细胞等在一定范围内也参与炎症反应。

二、急性炎症应答的血管变化

炎症反应是以血管系统改变为中心的一系列局部反应,有利于清除致病因子。炎症介质引起血流加速,平滑肌收缩及血管内皮细胞附着部位改变,即通透性增强,导致血管内液体渗出,组织水肿。血管内液体的渗出可稀释毒素、输送抗病物质到达损伤部位、携带病原微生物经淋巴回流

刺激淋巴系统产生特异性免疫应答、搬运坏死组织有利于再生和修复、使致病因子局限在炎症部位而不致蔓延全身并参与免疫调理。炎症介质还可引起血管内皮的快速更新并导致细胞黏附分子表达增强，促进血液中的白细胞进入坏死组织，杀伤病原微生物并帮助修复损伤。因此，炎症是机体的防御反应，是进化过程中具备的能力。如果没有炎症反应，人类将不能长期生存于这个充满致炎因子的自然环境中。

当急性炎症反应进入中期后，IL-1、TNF-α引起 ICAM-1 和 VCAM-1 黏附分子表达增强，这些黏附分子表达于内皮细胞表面，通过其配体与白细胞相互作用（例如 ICAM-1 与 LFA-1 结合，VCAM-1 与 VLA-4 结合），这对于白细胞的渗出是至关重要的。大量炎症介质参与白细胞的游出、激活和趋化作用。肥大细胞在上述过程中起核心作用，它们的产物包括多种炎症因子前体、IL-1、TNF-α、血管胺类、PAF 和氮氧化物（NO）。其中有些介质可引起血管扩张和水肿，促进中性粒细胞和单核细胞对内皮细胞的黏附作用。由于神经系统释放神经肽 γ 和 NGF，促进了肥大细胞脱颗粒作用，而补体裂解产物 C3a、C4a 和 C5a 也可引起肥大细胞脱颗粒，释放组胺，导致血管改变并引起水肿。此外，C3a、C4a 和 C5a 也能增强中性粒细胞、单核细胞对内皮细胞的黏附作用。尽管启动急性炎症应答的炎症介质不同，但这些介质都能引起肥大细胞脱颗粒，因而具有同样的炎症过程。另外，细菌内毒素和巨噬细胞产生的 TNF-α 和 IL-1 对增强血管通透性也有重要意义。

三、炎症应答造成的损伤和慢性炎症

如上所述，有效的炎症应答可以清除病原体，使得炎症消退以及组织修复到正常状态，这主要是由组织定居的和招募来的巨噬细胞和中性粒细胞来完成的。脂类调节物质从促炎的前列腺素类物质转化成抗炎的脂氧素类（lipoxin）物质，对炎症的消退具有极其重要的作用。lipoxin 可以抑制中性粒细胞在病灶部位的募集，而促进单核细胞的募集，从而清除坏死细胞和引发组织重塑过程。另外，炎症对机体也有潜在危害性，过激和长期的炎症可造成组织损伤，甚至危及患者的生命。例如，类风湿关节炎就是通过细胞免疫产生的细胞

因子（如 IL-1、IL-2、IL-6、IL-8、TNF 等），促进骨膜增殖和炎症反应，引起骨和软骨的破坏。失控的炎症反应是严重急性呼吸综合征（SARS）、手足口病、人感染高致病性禽流感等患者死亡的主要原因。

如果急性的炎症应答不能完全清除病原体，那么炎症过程就会持续，并展现出一些新的特征。如果这些细胞的综合作用仍然不能清除病原体，那么接踵而来的就是慢性炎症。除了持续的病原体感染之外，自身免疫导致的组织损伤也可以导致慢性炎症的发生。巨噬细胞最终没能吞噬清除病原体，可在淋巴细胞的帮助下活化增生，然后一层层地包裹在病原体周围，形成肉芽肿，以此来保护宿主，如结核肉芽肿、血吸虫肉芽肿等。

宿主的抗感染免疫反应也可损伤宿主机体，如产生的抗原 - 抗体（Ag-Ab）免疫复合物在不同组织沉积，造成组织功能与结构的损伤；病原体与宿主成分存在交叉抗原，导致机体产生抗自身抗原抗体、抗受体抗体及抗细胞因子抗体，使得感染可参与自身免疫病的发生与发展。

四、感染对机体免疫功能状态的影响

机体感染病原微生物后，可对机体免疫功能产生多方面的影响：感染可增强机体免疫功能，免疫接种即建立在此理论基础之上；感染也可使机体免疫功能降低，免疫调节紊乱，或导致其他传染病、自身免疫病以及超敏反应性疾病的发生。

研究发现，感染可降低机体的免疫功能，例如：麻疹患儿常并发肺炎，其结核菌素反应阴转，外周血淋巴细胞对植物凝集素（PHA）的增殖反应降低；流感患者有并发细菌性肺炎的倾向；患风疹、水痘、流行性腮腺炎、脊髓灰质炎、巨细胞病毒感染或接种某些活疫苗后，可使体液免疫和细胞免疫功能下降，并易继发其他感染。

感染导致免疫功能抑制的机制可能为：①病毒在某些免疫细胞内增殖，导致免疫功能受损，例如单纯疱疹病毒能在 T 细胞（而非 B 细胞）内复制，巨细胞病毒、EB 病毒能在 B 细胞中复制；②某些病毒感染可引起抑制性 T 细胞的活化；③巨细胞病毒感染时可出现抑制性巨噬细胞。HIV 感染 $CD4^+$ T 细胞，可导致细胞免疫功能下降，继而体液免疫功能下降，终致整体免疫功能崩溃，并易

继发肿瘤、结核和各种机会致病菌的感染。

（张志远　冯振卿）

第二节　感染控制与免疫调节

一、感染过程固有免疫的免疫调节

因为大多数微生物的增殖速度远大于宿主能够产生特异性抗微生物应答的速度，所以固有免疫系统必须在适应性免疫应答启动前迅速识别并控制入侵者，这通过进化出一组胚系编码的蛋白而实现，这组蛋白称作模式识别受体（pattern recognition receptor, PRR）。它能够识别病原体表面的一些分子特征，即病原体相关分子模式（pathogen associated molecular pattern, PAMP）。PRR 是进化保守的免疫防御受体，具广谱细菌特异性，表达于易与细菌接触的巨噬细胞、DC 以及上皮细胞等。PRR 识别的 PAMP 往往不具备特定的分子结构，而是一种简并性的分子模式。PAMP 主要包括脂多糖（LPS）、磷壁酸（TCA）、肽聚糖（PC）和细菌 DNA（未甲基化 CpG）等为细菌生存必需的、不易发生突变的、多细菌共有的保守结构物质。PAMP 与 PRR 是机体可诱导固有免疫的重要机制。

近年来关于 Toll 样受体（Toll-like receptor, TLR）的研究表明，TLR 作为重要的 PRR，通过识别病原体中的 PAMP 来介导免疫应答的产生及相关细胞因子的分泌。TLR 家族是在进化中由昆虫到人类均保守的 PRR，现已在哺乳动物体内确认了 10 个不同的 TLR，每一个都能与某些特定病原体相互作用从而激活免疫细胞。例如，TLR2 识别革兰氏阳性菌和酵母菌，TLR4 识别革兰氏阴性菌表面的脂多糖（LPS），而 TLR3 则在抗病毒免疫识别中发挥重要作用。固有免疫细胞，如肥大细胞、巨噬细胞、自然杀伤细胞和树突状细胞识别 LPS 等 PAMP 后，可诱导多种炎症介质如 IL-1、TNF-α、IL-6、I 型 IFN、趋化因子和免疫效应因子如 IL-4、IL-5、IL-10、IL-12、TGF-β、IFN-γ 等，其活性分子不仅执行固有免疫功能，同时具有激活适应性免疫、调节适应性免疫类型向 Th1/Th2 发展和招募适应性免疫效应细胞的重要作用。

这些细胞因子、趋化因子等炎症介质造成局部的炎症细胞渗出，血浆中的蛋白和白细胞（主要是中性粒细胞）从血管内穿过血管壁进入感染部位或损伤部位。在渗出过程中，血管内皮细胞可以选择性地让中性粒细胞渗透到血管外，而阻止红细胞的通过。这种选择性是由内皮细胞上的选择素和白细胞表面的整合素以及趋化因子受体介导的。到达病灶部位后，中性粒细胞可以直接与病原体相互作用，或者被组织定居细胞释放的细胞因子活化。活化后的中性粒细胞可以向感染部位释放毒性颗粒，颗粒中含有活性氧类、活性氮类、蛋白水解酶 3、组织蛋白酶 G 和弹性蛋白酶等，以此来杀伤病原体。但是这种强大的杀伤效应不能区分外来微生物和自身成分，所以不可避免地也会造成自身的损伤。一般来说，炎症消退后，感染部位的组织可以被修复，重新恢复到稳态。因此，炎症是一个损伤性的过程，但也是一个必需的免疫应答。炎症反应过度和失去控制之后，才会导致严重的疾病发生。

炎症过程中出现的最常见的炎症细胞为单核细胞和中性粒细胞，一方面，渗出的单核细胞和中性粒细胞在炎症局部聚集，吞噬和降解病原体、坏死组织碎片，构成炎症反应最重要的防御环节和基本特征；另一方面，聚集在炎症局部的白细胞释放蛋白水解酶、化学介质和毒性氧自由基，进一步造成组织损伤，而促进炎症反应的持续加重。

1. **单核细胞**　固有免疫细胞通过 PRR 结合病原体后，启动胞内的信号转导，激活经典的 NF-κB 通路，产生细胞因子和趋化因子，诱导免疫应答。通常病原体感染可激活组织定居的巨噬细胞释放细胞因子，引起局部血管扩张及血管壁内皮细胞通透性的改变。这些改变导致白细胞（如单核细胞和中性粒细胞）的迁移，在活化的巨噬细胞释放的趋化因子的作用下，穿过血管壁进入感染部位。进而，血管壁通透性增加，血浆蛋白和液体渗到组织中，导致感染部位的红、肿、热、痛等炎症症状。

单核细胞渗出血管是一个复杂的过程，涉及多种蛋白之间的相互作用。在血液循环中的单核细胞识别炎症部位的血管壁，渗出血管，向感染和炎症部位迁移。单核细胞膜上表达趋化因子受体和一些黏附分子，随血液流动到感染部位，识别感染部位血管壁上的变化，它们可以捕获血液中流动的单核细胞，使其吸附在血管内皮。在趋化因子介导下单核细胞穿过血管壁迁移到血管外的组织中。随后单核细胞分化为巨噬细胞，在趋化因子的梯度引导下迁移至感染部位。

2. 中性粒细胞　是固有免疫反应的关键效应细胞，也经历和单核细胞一样的过程，识别炎症部位的血管壁，渗出血管，在趋化因子作用下迅速从血管中渗出进入感染部位。中性粒细胞到达感染部位后，发生活化，启动防御级联反应。中性粒细胞通过噬菌作用识别和吞入病原体，通过产生和释放活性氧（过氧化物、过氧化氢、次氯酸等）以及抗微生物的裂解颗粒蛋白来杀死和降解微生物。这些裂解颗粒蛋白被运送到吞噬小体以及细胞外发挥作用。中性粒细胞能很快进行这一过程，因为颗粒蛋白并不是在中性粒细胞到达感染部位后才新合成的，而是在中性粒细胞分化期间合成，并被储存在嗜苯胺蓝颗粒的小体内。活化的中性粒细胞还通过合成并分泌趋化因子和细胞因子，招募更多其他的效应细胞到达感染部位（包括巨噬细胞、T细胞以及中性粒细胞），进一步增强杀伤效应，并调节炎症反应。在炎症消退阶段，活化的中性粒细胞开始发生凋亡，阻止凋亡细胞的裂解物和胞内细胞毒性蛋白及活性氧释放到胞外而导致组织损伤，细胞凋亡有利于炎症的消退。随后，巨噬细胞吞噬凋亡的中性粒细胞，参与组织重塑。同时，释放一些细胞因子，抑制免疫细胞向炎症部位的募集，最终达到炎症消退的目的。

中性粒细胞的凋亡对免疫系统稳态的维持是必需的，对炎症的消退来说也是必需的。中性粒细胞的凋亡是受内在和外在凋亡通路的双重作用，最后凋亡的中性粒细胞被巨噬细胞清除。中性粒细胞与微生物相互作用的结果决定了疾病进程。以中性粒细胞和细菌相互作用为例，一般会有两种结果：其一，如前所述，吞噬和杀伤作用导致中性粒细胞凋亡，然后被巨噬细胞清除，炎症消退，机体康复；其二，如肺炎衣原体、酿脓链球菌和金黄色葡萄球菌等微生物反而抑制中性粒细胞的凋亡或裂解，最终导致病原体存活，炎症反应加剧和组织损伤。

此外，中性粒细胞还通过一种双向的方式与其他免疫细胞发生相互作用，在免疫应答中发挥更为广泛的作用。通过细胞-细胞接触和/或分泌细胞因子的方式，中性粒细胞招募和激活单核细胞、树突状细胞和淋巴细胞。而且，单核细胞、树突状细胞和T淋巴细胞也可通过分泌的细胞因子（如TNF）进一步活化中性粒细胞。在炎症消退阶段，巨噬细胞吞噬凋亡的中性粒细胞后，IL-23的表达被抑制，导致T细胞在二级淋巴组织中分泌IL-17减少，后者则能诱导骨髓基质细胞产生粒细胞集落刺激因子。因此，通过这样的反馈性抑制，中性粒细胞前体细胞的增殖和成熟中性粒细胞进入循环骤减。

3. 嗜酸性粒细胞和嗜碱性粒细胞　最近研究发现，CXC趋化因子受体3（CXCR3）可在嗜酸性粒细胞上表达，这一表达分别受IL-2的上调和IL-10的下调。CXCR3-5rIP-10、Mig受体与配体以及IL-2、IL-10对CXCR3表达的调节作用在急性炎症免疫应答过程的细胞因子/趋化因子环境中起着极为重要的作用。在嗜碱性粒细胞方面，已经证实人类外周血中的嗜碱性粒细胞表达CXCR4，其配体为SDF-1α，当SDF-1α与嗜碱性粒细胞膜上的CXCR4结合后，引起细胞内游离Ca^{2+}增加，使之产生趋化移动和组胺释放。

二、感染过程适应性免疫的免疫调节

固有免疫作为机体抵御微生物入侵的第一道防线，在启动和促进炎症反应中的作用毋庸置疑，但多数情况下机体并不能只靠固有免疫彻底清除病原体，这时机体会启动更为精确的针对病原体的特异性免疫。激活的T细胞和B细胞分别发挥病原体特异性细胞免疫和体液免疫作用，共同消灭病原体，以使机体达到新的生理稳态。

（一）促炎性的Th17细胞调节机制

炎症的发生和发展是一个复杂而有序的过程，除了固有免疫扮演着重要角色外，适应性免疫系统也起着重要作用。适应性免疫系统参与炎症主要是通过细胞因子等影响固有免疫系统来发挥作用的。以下主要讨论Th17细胞在炎症中的作用。

未致敏的$CD4^+$淋巴细胞，一旦激活，就可以分化成为多种亚群的辅助T细胞效应细胞。每种亚群都有其独特的功能，其中，Th17在清除特定病原体和诱导自身免疫性炎症方面扮演着重要角色。Th17细胞可以产生IL-17、IL-17F、IL-22等细胞因子，这些细胞因子反过来又可诱导促炎因子和趋化因子的表达，如TNF、IL-1β、IL-6、

CXCL1、CXCL2、G-CSF 等，来调节中性粒细胞和其他炎症细胞的募集以及组织病理及损伤。以肺部炎症为例，有研究表明，与野生型小鼠相比，IL-17R 缺失的小鼠在肺部感染后表现出更高的死亡率。肺部细菌和真菌感染可以触发 Th1 细胞、Th17 细胞、γδT 细胞和 NK T 细胞的分化产生，伴随产生一系列促炎因子。Th17 和相关的细胞因子可以直接和上皮细胞、呼吸道成纤维细胞以及平滑肌细胞相互作用，诱导产生招募中性粒细胞的细胞因子，介导中性粒细胞的迁移和活化。除此之外，Th17 和 TNF 还可以强烈地刺激肺部细胞产生 IL-6，对中性粒细胞的存活和活化有重要作用。IL-22 也可以刺激中性粒细胞释放活性氧，清除病原体。然而，IL-17 的大量产生以及 TNF-α 可以刺激肺部细胞产生大量的 IL-8、CXCL1 等细胞因子和趋化因子，招募中性粒细胞等，中性粒细胞释放的一系列物质，包括金属蛋白酶、弹性蛋白酶、活性氧等，对宿主有害，并且可以产生严重的肺部炎症。

关于 Th17 细胞的产生和分化并维持其存活，目前大量集中于 IL-23 的研究。IL-23 与 IL-12 有很高的同源性，它由 IL-12p40 亚基和独特的 p19 亚单位组成，实验证实 IL-23 缺乏不影响 Th17 细胞的正常产生，却使其不能分化和存活。由于 IL-23 仅在炎症刺激时分泌，这进一步提示 Th17 细胞长期存活有赖于机体慢性炎症刺激。更为重要的是，研究发现 Th17 细胞与 Th1、Treg 的诱导分化之间存在微妙的调节关系。Th1 分泌的 IFN-γ 或 Th2 分泌的 IL-4 均可通过 PKC-θ 信号途径来抑制 Th17 细胞的分化，减少 IL-17 的分泌。TGF-β 也是影响 Th17 细胞分化的关键细胞因子，同时也是 Treg 功能的重要调节因子，因此可以推测这两个细胞亚群的分化和功能调节存在密切的联系。低浓度的 TGF-β 和 IL-6 的协同作用能诱导 RORγt 的产生，而高浓度的 TGF-β 能够上调 Foxp3 的表达，因此，细胞因子调节的 RORγt/Foxp3 平衡决定了初始 T 细胞受抗原刺激后向 Th17 细胞或向 Treg 方向分化。两者的协调平衡也是维持机体正常免疫功能的必要环节，多种免疫性疾病和肿瘤的发生与 Th17/Treg 细胞失衡有关。在肺纤维化大鼠模型中发现 IL-17、IL-35 参与 Th17/Treg 细胞平衡，IL-17、IL-35 表达紊乱会造成 Treg 细胞的数量和功能受损，无法有效抑制 Th17 细胞生成，导致炎症细胞过量并诱发炎症反应，进而导致肺纤维化的发生。

（二）抑炎性的 T 细胞调节机制

固有免疫细胞及其分泌的炎症因子不仅参与特异免疫应答的启动，而且可指导特异性应答的强度、类型、免疫记忆的形成和维持等。特异性免疫细胞在细胞因子的趋化下，到达炎症部位，进一步成熟为效应性细胞，特异性清除抗原。目前对于特异性免疫细胞如何调节自身免疫病、移植物排斥反应、免疫耐受状态下（肿瘤、慢性感染）炎症反应的机制了解得相当清楚，但对特异性免疫细胞是否参与病原体感染早期炎症反应还知之甚少。

传统的免疫学理论认为固有免疫反应启动适应性免疫，而适应性免疫随后进一步放大固有免疫效应，两者的合作与平衡才能清除入侵的病原体，起到免疫保护作用。固有免疫应答导致 MHC I 和 MHC II，以及共刺激分子的表达上调，促炎性细胞因子分泌增加，这样可更有效地活化 T 细胞和 B 细胞，清除病原体，并形成对入侵病原体的较长时间记忆。活化的 T 淋巴细胞及 B 淋巴细胞又进一步激活和指导固有免疫增强抗病原体的作用。例如，Th1 通过细胞间相互作用和 IFN-γ 的分泌激活巨噬细胞；Th2 细胞通过分泌细胞因子激活嗜酸性粒细胞；B 细胞通过分泌抗体激活补体蛋白的级联反应、吞噬细胞、NK 细胞以及肥大细胞等。

近来研究结果表明，原先关于区分固有免疫和适应性免疫的界限可能并不那么清楚，T 细胞其实也参与固有免疫细胞的早期炎症反应并维持其稳态，T 细胞极可能也是固有免疫系统的组成部分，因为 T 细胞抑制固有免疫炎症反应时不需要具备抗原特异性。对 T 细胞缺陷小鼠以及野生型小鼠注射非致死量的鼠肝炎病毒株 A59，T 细胞缺陷小鼠的死亡率远高于野生型小鼠。这些小鼠的死亡不是由于 T 细胞缺陷导致病原体的过度繁殖，因为死亡小鼠体内的病毒数量并不比野生型小鼠高，而是病毒感染引起的组织病理损伤，因为死亡小鼠的炎性"细胞因子风暴"，例如，IFN-γ、TNF、IL-6 及 MCP-1 等急剧上升，引起严重的病理损伤，是导致小鼠高死亡率的直接和关键诱因。在野生型小鼠，适应性免疫中的初始化

T细胞能够通过MHCII类分子介导的细胞-细胞相互作用途径抑制固有免疫细胞产生促炎性细胞因子，Treg也能够通过类似的方式抑制固有反应中炎症因子的产生。将T细胞回输到免疫缺陷小鼠后，免疫重建的小鼠重新存活，炎症因子水平也相应下降。

越来越多的证据表明，调节性T细胞（Treg，CD4$^+$CD25$^+$Foxp3$^+$）不仅能够调节效应性T细胞的功能，而且能够抑制固有免疫细胞。Treg是一种特化的T细胞亚群，其在维持机体免疫平衡中发挥至关重要的作用，而分泌抑制性细胞因子（如IL-10、TGF-β、IL-35）是Treg的重要作用机制。Treg具有免疫抑制性和免疫无能性，区别于其他淋巴细胞，根据来源可分为天然性Treg（natural regulatory T cell, nTreg）和诱导性Treg（inducible regulatory T cell, iTreg）。早期的研究主要是集中在Treg抑制固有免疫是否为了限制后期的病原特异性免疫，从而使组织损伤现象降低到最低值这一问题上。CD4$^+$CD25$^+$细胞抑制固有免疫炎症反应有很多机制：研究结果表明，免疫调节性细胞因子IL-10和TGF-β参与抑制固有免疫反应细胞，Treg则可通过TGF-β来直接抑制NK细胞在体内外的肿瘤杀伤作用，同时还通过分泌IL-10、TGF-β来调节DC的分化和成熟；另外的研究结果表明，从白血病小鼠中分离的Treg可以通过下调DC表面CD80、CD86及CD40等协同刺激分子的表达，减少TNF-α、IL-12等细胞因子的产生，从而抑制DC的功能。Treg和经典的T细胞在体外都能有效地抑制固有免疫细胞产生的促炎性细胞因子。淋巴组织内外有许多固有免疫细胞，这就需要足够的T细胞在任何时候都能进行有效地抑制，少量的Treg在炎症风暴时可能就只能"望洋兴叹"了。Treg与常规T细胞抑制固有免疫的机制是否相同还不太清楚。

固有免疫反应的抑制需要固有免疫细胞表达MHC分子，因为*MHCII*基因敲除小鼠固有免疫细胞的炎症反应无法被T细胞所抑制。但T细胞受体（TCR）是不需要的，因为转基因置换了TCR后的T细胞，无论是CD4 TCR（OTII）还是CD8 TCR（OTI），都可以抑制固有免疫炎症反应。一些共抑制因子，例如，细胞毒性T细胞抗原-4（cytotoxic T lymphocyte antigen-4, CTLA-4）、程序性死亡蛋白-1（programmed death-1, PD-1）以及B淋巴细胞和T淋巴细胞衰减因子（B and T lymphocyte attenuator, BTLA），被发现在维持免疫反应以及免疫细胞的平衡方面是必不可少的。BTLA与其配体疱疹病毒进入介导物（herpes virus entry mediator, HVEM）的相互作用抑制抗原特异性T细胞的增殖以及细胞因子的产生。这些共抑制分子是否在控制固有免疫方面起作用还有待研究。

固有免疫细胞，包括巨噬细胞以及树突状细胞（DC）是通过释放细胞因子来引起固有免疫以及适应性免疫应答的。另外，固有免疫细胞之间的串流（cross-talk）是进一步放大固有免疫的一个重要机制。例如，poly I : C（polyinosinic acid : polycytidylic acid, 多肌胞苷酸）能够直接刺激巨噬细胞产生细胞因子，也能刺激树突状细胞产生少量的细胞因子，但是对NK细胞或T细胞没有作用。然而，在体外把NK细胞和巨噬细胞共同孵育可以增加巨噬细胞对poly I : C刺激的响应，增加细胞因子的分泌。在体内，清除掉NK细胞后，poly I : C或病毒通过TLR直接刺激巨噬细胞或者树突状细胞产生的炎症反应大大降低。因此，在炎症反应的后期，这些固有免疫细胞激活NK细胞，以此提高TNF的水平。

入侵的病原体通过Toll样受体直接作用于巨噬细胞或者DC，在免疫激活的后期，这些巨噬细胞或DC激活其他的固有免疫细胞，如NK细胞，从而提高细胞因子的分泌，而NK细胞反过来又会刺激巨噬细胞分泌更多的TNF及其他促炎性细胞因子，这就有可能导致免疫病理现象。T细胞与抗原提呈细胞（antigen-presenting cell, APC）通过MHC或者其他的膜配体与受体结合而相互作用，从而在清除病原体的同时抑制早期的固有免疫炎症反应。事实上，在NK细胞缺陷小鼠中，促炎性细胞因子下降，小鼠存活率提高，这些都表明NK细胞能够增强"细胞因子风暴"。进一步的体外与体内实验证明，T细胞通过NK细胞抑制巨噬细胞产生TNF而抑制固有免疫细胞介导的致死性炎症反应，而且这种抑制性作用需要T细胞与固有免疫细胞的直接接触。另外，这种抑制性作用并不限于已知的Treg，其他CD4$^+$CD25$^-$及CD8$^+$T细胞都可以发挥类似的抑制作用。因此，这一发现揭示了参与固有免疫调控的细胞不仅包括 DC、巨噬细胞和 NK 细胞等固有免疫细胞,还包括了之前认为只在特异性免疫阶段(感染 4~7 天后)起作用的 T 细胞,从而极大地丰富了人们对特异性免疫细胞调节炎症反应机制的认识。

三、细菌逃避免疫清除的机制

细菌感染机体后,免疫系统可通过固有免疫和适应性免疫清除感染的细菌。同时,细菌也可逃脱免疫系统的攻击。某些严重致病菌因为逃避了机体的免疫清除,致使感染后相当一部分人不能有效地产生抗细菌免疫或免疫效力低下,结果导致细菌的慢性感染。细菌逃避免疫清除的机制有多种,不同的细菌采用不同的方式克服宿主的免疫攻击。

1. 分泌可溶性抗原 菌体抗原所诱生的免疫活性物质或致敏淋巴细胞可作用于这些菌体抗原,从而清除细菌的感染。然而,某些细菌如肺炎球菌、脑膜炎球菌等在全身感染时,可以可溶性形式释放抗原,目前尚不清楚这些可溶性抗原的生物学意义,但它们可通过消耗抗体或灭活 T、B 细胞而增强细菌的致病能力。

2. 抗原表位变构逃避免疫识别 免疫应答发生的前提是免疫识别,而免疫识别的基础是免疫细胞 TCR、BCR 对细菌抗原表位的特异识别。若细菌改变其抗原表位编码基因的碱基序列从而改变多肽分子的一级结构或空间构象,则有可能被免疫细胞所忽视。

3. 细菌分泌蛋白主动抑制免疫应答 某些细菌可针对宿主的免疫防御机制,合成若干活性蛋白质,干扰、拮抗宿主免疫应答。研究表明,细菌蛋白的干扰机制包括:干扰补体系统、分解抗体、抗吞噬、介导黏附或侵入宿主细胞、干扰抗原处理提呈、干扰宿主细胞因子、诱导宿主细胞凋亡等。如通过分泌特殊物质以物理屏障机制逃避识别,阻止吞噬。肺炎链球菌的多糖荚膜和金黄色葡萄球菌分泌凝固酶形成的纤维素外壳,均可有效地遮蔽自身抗原表位及 PAMP,躲避被吞噬细胞的吞噬。

4. 隐匿胞内逃避免疫清除 细胞免疫是消灭病原菌的重要手段。很多致病菌采用不同方式入侵非吞噬细胞;有些细菌甚至入侵免疫细胞并在内生存;不少胞内菌可入侵巨噬细胞。虽然巨噬细胞具有强有力的抗菌作用,但不少细菌确实能够在巨噬细胞中生活。如结核分枝杆菌、嗜肺军团菌等可以生活在相对未激活的巨噬细胞内。

5. 无效抗体的免疫干扰作用 细菌感染机体诱生的特异性抗体,有的可中和细菌及其毒素,起到抗感染的作用。然而有些抗体虽然可与细菌特异性结合,但却不能中和细菌,对机体无免疫保护作用,这些抗体称为无效抗体。它们可与细菌表面特异性抗原结合,以空间阻碍的方式阻断有效抗体对细菌的中和作用。结合有无效抗体的细菌可抵抗有效抗体和补体的杀菌作用,导致细菌的全身弥漫性感染。

四、抗感染免疫的免疫记忆

特异性免疫应答的一个重要特性是免疫记忆性,这种快速的回忆反应既能完全防止感染的发生,也能在很大程度上减轻临床症状的严重性。免疫系统的记忆特性对于机体抵抗细菌多次感染至关重要,也是预防接种的免疫学基础。

研究表明 T 细胞免疫记忆是长寿甚至是终身的。记忆 T 细胞(memory T cell, mT cell)的来源目前尚不清楚,可能来源于某些特定的效应 T 细胞,或某些效应 T 细胞受了不同的局部微环境影响分化而成,也可能是一随机过程。记忆 T 细胞的产生不需要 T 细胞所分泌的细胞因子,但其他信号如能使 T 细胞逃避细胞凋亡的因素对记忆 T 细胞的产生和维持均有作用。CD8$^+$T 记忆细胞的维持也不像 CD8$^+$T 细胞的激活那样需要 CD4$^+$T 细胞的辅助。淋巴细胞脉络丛脑膜炎病毒(LCMV)特异性 CD8$^+$T 记忆细胞的研究结果提示,B 细胞在维持 T 细胞记忆中并不发挥主导作用,但 CD8$^+$T 记忆细胞的维持像 T 细胞在胸腺中发育那样,需要与 MHC I 类分子的相互接触,不同的是记忆细胞的维持并不需要特异性的 MHC I 类分子的存在。CD28/CD80 的持续作用和 IFN-I 及 IL-15 等细胞因子在维持 CD8$^+$T 记忆细胞中扮演重要角色。

记忆 T 细胞根据其分布位置的不同又分为两个亚群:中央型记忆 T 细胞(Tcm)和效应型记忆 T 细胞(Tem)。Tcm 高表达 CCR7 与 CD62L,而 Tem 低表达或者不表达 CCR7 与 CD62L。Tem 存在于非淋巴组织,再次接触抗原时能快速行使效应功能;Tcm 高表达淋巴细胞归巢受体,能聚集于次级淋巴器官处,对凋亡的耐受性强,具有更强的生存能力和增殖潜能,在再次接触抗原时,能够快速增殖分化补充周围的效应 T 细胞。

抗原特异性的记忆 B 细胞(memory B cell,mB cell)在质和量上有别于初始 B 细胞。记忆 B 细胞在抗原刺激以后可增加 10~100 倍,所产生的抗体平均亲和力也高于未致敏的 B 细胞,并出现抗体类型转换。记忆 B 细胞表达膜 IgG、IgA 或 IgE、MHCⅡ类分子水平也比初始 B 细胞高。增高的抗体亲和力和 MHCⅡ类分子水平有利于感染性抗原的摄取和提呈,使得记忆 B 细胞在较低浓度抗原的条件下,就能与辅助 T 细胞作用。

记忆 B 细胞的产生与特异性抗原的刺激有关,其维持也有赖于抗原的作用。当 B 细胞接受抗原刺激后,会形成淋巴组织内滤泡外局灶,其中有些 B 细胞能进一步分化为分泌抗体的浆细胞,有些则经过分化,迁徙到滤泡内,成为生发中心 B 细胞。分泌的抗体与抗原结合可固着于滤泡树突状细胞(FDC)表面。B 细胞被 FDC 表面的抗原刺激后,将再次增生。抗原抗体复合物能够在 FDC 表面存在很长时间,它们很可能是维持 B 细胞免疫记忆的重要分子基础。

关于对感染的免疫记忆目前虽然已取得了很大进展,但还有很多问题没有得到解答,例如:记忆 T 细胞的分子界定是什么?存在记忆的特异基因吗?这些细胞发生了怎样的变化而如此不同于初始的细胞?是什么机制控制记忆 T 细胞和 B 细胞的动态平衡?随着年龄的增长和接触到多种感染,宿主可以容纳多少记忆细胞?对于这些问题的回答,将有助于阐明免疫记忆的细胞和分子基础。

(张志远　冯振卿)

第三节　新发传染病

新发传染病(emerging infectious disease,EID)是指近 30 年来造成地区性或国际性公共卫生问题的新识别的或以往未知的传染病。其一为新发生的传染病,由新种或新型病原微生物或重组耐药病原引发的传染病;其二为重新发生的传染病,一些原已得到控制已不构成公共卫生问题,近年又重新流行的或新输入的未曾发生过的传染病。近 30 年来,几乎每年都发生新发传染病,全世界有 40 余种新发传染病。部分新发现病原体及其疾病见表 7-1。这些新发传染病 75% 为动物源性,50% 是病毒的新种或新型病原微生物

表 7-1　近 30 年来部分新发现病原体及其疾病

年份	病原	疾病
1990	戊型肝炎病毒	肠道外传播非甲非乙型肝炎
1992	霍乱弧菌 O139：H7	新型霍乱
1992	巴尔通体	猫抓病、细菌性血管瘤
1993	Sin Nombre 病毒	汉坦病毒肺综合征
1993	庚型肝炎病毒	庚型病毒性肝炎
1996	朊粒(朊毒体)	新变异型克-雅病等
1997	A 型流感病毒(H5N1)	人感染高致病性禽流感
1999	西尼罗病毒	西尼罗脑炎
2003	SARS 病毒	SARS
2005	马尔堡病毒	马尔堡出血热
2008	EV71 病毒	手足口病
2009	A 型流感病毒(H1N1)	甲型 H1N1 流感
2010	布尼亚病毒科病毒	发热伴血小板减少综合征
2011	肠出血性大肠埃希菌 O104：H4	出血性肠炎
2012	中东呼吸综合征冠状病毒	中东呼吸综合征
2013	H7N9 禽流感病毒	人感染高致病性禽流感(H7N9 型禽流感)

所引起,如 AIDS、严重急性呼吸综合征(SARS)、禽流感、疯牛病、O193 霍乱、埃博拉出血热等,其中 SARS 和人感染高致病性禽流感是近年来造成最大威胁的新发传染病。由于人类对新发传染病缺乏足够认识,人群无先天免疫力,没有足够的预防、诊断和治疗措施等,所以,新发传染病传播快、波及广,严重影响社会稳定和经济发展,已成为世界性的重大公共卫生问题。

新发传染病多发原因可能是由于病原微生物经过基因突变、重组而发生的适应性变异和遗传进化、物种进化,使一些不致病或弱病株变为强毒株或演化形成新的病原微生物,而导致新传染病(如 AIDS、O139 霍乱、SARS、人感染高致病性禽流感等);近年才被发现或鉴定为传染病(如丙型或戊型病毒性肝炎、莱姆病等);由于近年新病原体的发现,原早已存在的疾病(如消化性溃疡、T 细胞白血病等),才被认识为传染病;由于原传染病良好控制后又重新流行的传染病(如结核病、性传播疾病、疟疾、狂犬病等)等。

新发传染病的生物学因素目前仍不十分清楚。主要是现代科技迅速发展,促进了新传染病的发现和确认。猿免疫缺陷病毒(SIV)与 HIV-1、HIV-2 具有高度同源性。不同流感病毒在鸡、猪、马等动物体内进行重组,再以新的病毒感染,导致禽流感。

新传染病发生及传播的社会因素有人口流动剧增,大量人口涌入城市、群聚机会大增等导致密切接触增加;人类不安全行为,如色情服务、多性伴侣、吸毒、大量使用糖皮质激素和其他免疫抑制剂等;现代工业化程度不断增加,如肉食品大规模加工可能导致大肠埃希菌 O157:H7 污染,出现出血性肠炎、溶血尿毒综合征;空调冷却塔可传播军团菌病;饲养宠物人数增多等,可导致新的传染病发生;生态环境的改变,如美国东北部荒芜农田植树后,出现莱姆病(Lyme disease);非洲沃尔特(Volta)河水坝建成后,发现疟疾等传染病增加;流感大流行与生产方式有关等。

新发传染病是现代人类所面临的最大威胁与挑战之一,不仅严重危害人类健康及生命,而且可能给一个国家和地区造成巨大的经济损失和社会不稳定并严重影响安全。如被列为"世纪瘟疫"的艾滋病;与疯牛病相关、高死亡率的人类新变异型克-雅病;具有"死亡天使"之称的埃博拉出血热;已遍及五大洲 70 多个国家的莱姆病;曾在一些国家和地区发生较大规模暴发或流行的军团菌病、禽流感等,可能触发全球性危机,举世震撼。随着我国改革开放的不断深入,社会环境和自然环境的巨大变化,艾滋病、SARS、禽流感等一些新发传染病已在我国造成流行,而且包括埃博拉病毒、西尼罗病毒、尼帕病毒等引起的其他新发传染病有可能传入我国,所以,我们必须提高对新发传染病及其危害的认识,重视和加强对新发传染病的预防及控制。

发现并确认新发传染病最重要的途径是依靠临床医生、研究人员和疾病监测系统发现病因不明的疾病,并针对其建立专门的疾病监测体系和流行病学调查研究。发现新的病原体的有效手段是传统微生物学技术与现代分子生物学方法相结合。发现、确定新传染病最为关键的环节是现场流行病学调查研究与实验室研究相结合,从而确定病原体及阐明流行病学规律。

我国近年的新发传染病主要有严重急性呼吸综合征(SARS)、获得性免疫缺陷综合征(AIDS)、禽流感、O157:H7 肠炎、O139 霍乱、猪链球菌病、猫抓病、新型肝炎、空肠弯曲菌肠炎、军团菌病、莱姆病、汉坦病毒肺综合征等十多种。目前有些新发病毒性传染病在我国尚未发现,如新变异型克-雅病(人类疯牛病)、西尼罗(West Nile)病毒性脑炎、马尔堡出血热(Marburg hemorrhagic fever, MHF)、裂谷热(Rift valley fever)等,但要引起重视。新发传染病各专著均有较全面的阐述,艾滋病将在免疫性疾病中阐述。本节主要就我国近年来常见、流行趋势较明显的以及随着我国对外开放的深入、自然和社会环境的变化,有可能传入我国并发生较大规模流行新发传染病,如严重急性呼吸综合征(SARS)、人感染高致病性禽流感、朊粒病、寨卡病毒病、埃博拉出血热、中东呼吸综合征、手足口病做一些介绍。

一、严重急性呼吸综合征

严重急性呼吸综合征(severe acute respiratory syndrome, SARS)是一种由 SARS 冠状病毒引起的以呼吸道传播为主的急性传染病,病情进展迅速,死亡率高。根据 WHO 2004 年资料显示,其死亡率为 10.8%,我国死亡率为 6.6%。本病于 2002 年 11 月 16 日在我国广东省首先发现,疫情波及 32 个国家,全球共 8 422 人感染,916 人死亡,我国为主要发病国。SARS 以近距离空气飞沫传播为主,直接接触病人的呼吸道分泌物、粪便、尿液和血液等也可被感染,与病人接触的医务人员为高发人群,发病有家庭和医院聚集现象,传染性极强,人群普遍易感。本病以肺(肺泡和肺间质)的急性炎症性损伤为主,可合并心、脑、肾等脏器损害。临床起病急,常以发热为首发症状,体温一般高于 38℃,不规则热、弛张热、稽留热,可伴头痛、腹泻、肌肉和关节痛;干咳,少痰,严重者出现呼吸窘迫等表现而危及生命。X 线检查,肺部常有不同程度的斑片状浸润性阴影。

(一)病因和发病机制

1. 病因 SARS 的病原体为一种新的冠状病毒(coronavirus, CoV),命名为 SARS 冠状病毒,是一种正链 RNA 病毒,有包膜,具有 4 种结构蛋白(S 蛋白、E 蛋白、N 蛋白和 M 蛋白),病毒壳表面为冠状排列的毒粒。2013 年中国科学院武汉病毒研究所石正丽研究员证实 SARS 病毒的天然宿主为中华菊头蝠、果子狸、猴等,其他野生动物只是中间宿主。

2. 发病机制 SARS 的发病机制尚未阐明。现研究提示,SARS 病毒致病主要通过两种方式对宿主造成影响:①SARS 病毒进入靶细胞诱导细胞凋亡。研究表明,CD13 是 CoV 的特异性受体,该受体又称氨基肽酶 N(aminopeptidase N, APN),是一种 150~160kD 糖蛋白类金属蛋白酶。CD13 主要存在于单核细胞、小静脉内皮细胞、呼吸道上皮细胞、肾小管上皮细胞、肠刷状缘细胞、成纤维细胞、骨髓基质细胞、破骨细胞等及中枢神经系统的突触包膜上。SARS 病毒先将其 S 糖蛋白与受体即 CD13 抗原结合,然后 S 蛋白诱导病毒包膜与组织细胞膜融合,从而导致病毒进入靶细胞,在细胞内繁殖并释放毒粒,作用于靶细胞,引起肺泡上皮损伤、血管内皮凋亡以及单核细胞浸润等效应。②SARS 病毒进入体内诱导机体产生免疫反应。SARS 病毒的 N 蛋白刺激机体发生超敏反应,主要发生在肺、全身小血管及免疫器官,导致相应组织器官的损伤。此外,SARS 患者早期外周血 CD3+、CD4+ 和 CD8+ 淋巴细胞数

量显著减少而恢复期正常,提示患者 T 细胞免疫功能遭受到严重破坏。值得注意的是,个别患者可造成数十、数百的接触者染病,被称为"超级传播者"。

(二)病理变化

现有 SARS 死亡病例尸检报告显示 SARS 病毒作用的主要靶器官是肺、免疫器官及全身小静脉。SARS 的病理变化可归纳为肺部病变、免疫器官损伤、全身性小血管炎、全身中毒性改变及继发感染等方面。

1. 肺部病变 肉眼观,肺组织明显肿胀,广泛性实变,表面血管扩张充血,切面可见点片状坏死及出血性梗死灶,肺动脉内可见血栓形成,有暗红色液体溢出。镜下,以弥漫性肺泡损伤为主,肺组织重度充血、出血和肺水肿,可见广泛透明膜形成,肺泡腔内充满大量脱落和增生的肺泡上皮细胞及渗出的单核细胞、淋巴细胞和浆细胞,增生脱落的肺泡上皮细胞和巨噬细胞可形成巨细胞。肺内支气管上皮脱落,部分小支气管壁坏死。部分肺泡上皮细胞胞质内可见典型的病毒包涵体,多呈球形,约为红细胞大小,嗜酸性,周围可见透明晕,病毒包涵体染色阳性,电镜证实为病毒颗粒。部分病例肺泡腔内渗出物出现机化,呈肾小球样机化性肺炎改变。肺小血管呈血管炎改变,部分血管壁发生纤维素样坏死伴血栓形成,微血管内可见透明血栓。电镜观察,肺泡上皮明显肿胀,内质网及线粒体肿胀、空泡变性。部分肺泡上皮细胞可见凋亡小体。粗面内质网及滑面内质网扩张,部分扩张的滑面内质网内可见群集的、大小较一致的病毒颗粒,表面有细小的花冠状微粒,病毒颗粒大小为 70~90nm。间质血管内皮细胞肿胀及空泡变性,并可见凋亡小体。

2. 免疫器官损伤 病变主要表现在脾脏、淋巴结和骨髓。脾脏体积略缩小,质软,镜下见白髓和被膜下淋巴组织广泛灶状出血、坏死,白髓缩小,动脉周围淋巴鞘内淋巴细胞减少,红髓内淋巴细胞稀疏。淋巴结内血管高度扩张充血,皮髓质分界不清,皮质区淋巴细胞数量明显减少,淋巴滤泡萎缩或消失,淋巴窦内可见多量单核细胞,淋巴组织呈灶性坏死,部分淋巴细胞凋亡。骨髓组织造血面积减少,粒细胞系及巨核细胞系相对抑制。

3. 全身性小血管炎 肺、心、肝、肾、脑、肾上

腺、横纹肌肌间小静脉血管壁水肿,血管内皮细胞肿胀、脱落,部分血管壁发生纤维素样坏死,可见单核细胞、淋巴细胞、浆细胞及中性粒细胞等炎症细胞浸润。

4. 全身中毒性改变及继发感染　心、脑、肝、肾、肾上腺、骨骼肌等器官有不同程度变性、坏死和出血等改变。心肌纤维肿胀,局部可见肌溶小灶形成。脑组织出现不同程度的水肿,局部神经纤维出现脱髓鞘现象,少数神经细胞尼氏体消失。肝、肾出现灶性或片状坏死,坏死灶内可见单核细胞、淋巴细胞、浆细胞及少量中性粒细胞浸润。尸检发现部分病例有继发真菌感染。骨骼肌可见局部淋巴细胞浸润,可伴有肌纤维变性、坏死。

SARS若及时发现并积极治疗大多可治愈,在我国不足7%的病例可因呼吸衰竭而死亡。

二、人感染高致病性禽流感

人感染高致病性禽流感(human infection with the highly pathogenic avian influenza)是由禽甲型流感病毒某些亚型中的一些毒株引起的急性呼吸道传染病。主要病变特征是严重的肺部病变、免疫器官和其他脏器中毒性改变及继发感染。临床表现为起病急,进展快,发病1周内病情可能迅速进展、恶化,以致发生急性肺损伤、急性呼吸窘迫综合征、肺出血、胸腔积液、全血细胞减少、多器官功能衰竭、休克、败血症及瑞氏(Reye)综合征等多种并发症,甚至死亡。1981年美国即有禽流感病毒H7N7感染人类引起结膜炎的报道。1997年我国香港地区发生了禽甲型流感病毒H5N1感染人类,2013年3月在人体上首次发现的新型禽流感病毒H7N9更是引人关注。近年来,荷兰、越南、泰国、柬埔寨、印度尼西亚及我国相继出现了人感染高致病性禽流感病例。人感染高致病性禽流感临床症状随病原的亚型的不同而不同,主要表现为高热、咳嗽和呼吸急促,病情轻重不一。H5和H7引起的人感染高致病性禽流感,病情严重,可出现败血症、感染性休克、多脏器衰竭以及瑞氏综合征等多种并发症,严重的可导致死亡。尽管目前人感染高致病性禽流感只是在局部地区出现,但是,由于人类对禽流感病毒普遍缺乏免疫力,以及可能出现的病毒变异,有可能启动新的流感大流行,WHO认为该疾病可能是对人类存在潜在威胁最大的疾病之一。

(一)病因和发病机制

1. 病因　本病由禽甲型流感病毒所引起,禽流感病毒属正黏病毒科甲(A)型流感病毒属,它是一种多型性囊膜病毒,球形、单股负链、8个节段的RNA病毒。由于RNA聚合酶缺乏自我校读的能力,流感病毒的基因突变率很高。依据其外膜血凝素(HA)和神经氨酸酶(NA)蛋白抗原性的不同,目前可分为16个H亚型(H1~H16)和9个N亚型(N1~N9),依据流感病毒特征可分为HxNx共135种亚型。到目前为止,已证实感染人的禽流感病毒亚型为H5N1、H9N2、H7N7、H7N2、H7N3、H7N9等。其中,感染H5N1的患者病情重,病死率高。H7N9亚型禽流感病毒是甲型流感中的一种新亚型,为新型重配病毒,其内部基因来自于H9N2禽流感病毒,该病毒既往仅在禽间发现,但从2013年3月底在上海、安徽两地率先发现可传染人,截至2013年5月,我国内地共报告人感染H7N9禽流感确诊病例130例。

禽流感禽尸体和病禽是本病的主要传染源,禽流感病毒可存在于其分泌物和排泄物、组织器官和禽蛋中,尤其粪便中含病毒量最大,是禽流感传播的主要媒介,少数研究报道支持患者也是人感染高致病性禽流感传染源的可能性。人感染高致病性禽流感主要经呼吸道传播,也可通过密切接触感染的家禽分泌物和排泄物、受病毒污染的物品和水等被感染,直接接触病毒毒株也可被感染。接触禽流感患者可能会致病或增加感染机会,但具体感染途径有待进一步研究。人群普遍易感,但12岁以下儿童发病率较高,病情较重。

2. 发病机制　其发病机制复杂,主要包括以下几个方面。

(1)禽流感病毒感染的宿主因素:流感病毒通过其表面的HA与细胞表面唾液酸寡糖受体结合侵袭感染宿主细胞,禽流感病毒倾向于识别NeuAc-α2,3Gal型受体,而人流感病毒倾向于识别NeuAc-α2,6Gal型受体,流感病毒的宿主限制性使禽流感病毒不能跨越种属直接传播给人,但其可以通过基因突变或重组,使其受体结合位点的HA1蛋白编码序列发生改变,以获得与NeuAc-α2,6Gal型受体结合的能力。这种受体结合特征的改变是禽流感病毒感染人体细胞的关键步骤。

（2）禽流感病毒的感染及复制：目前主要认为禽流感病毒外膜上的HA在禽流感病毒致病机制中发挥着关键作用。HA是构成流感病毒囊膜纤突（fiber）的主要成分，其在感染过程中可被宿主细胞内蛋白水解酶切割成HA1和HA2两条肽链，前者可与宿主细胞受体结合，后者可介导病毒与宿主细胞膜融合，促进病毒核糖核蛋白（RNP）的释放。因此，禽流感病毒是否能够被人体细胞内相应的蛋白水解酶识别并切割，是决定其是否感染人体细胞的关键因素。禽流感病毒的复制和转录过程均在宿主细胞核内进行，依赖于自身RNA聚合酶的作用，复制的引物取自宿主细胞的mRNA。

（3）对宿主细胞的影响及免疫损伤作用：禽流感病毒可破坏宿主细胞pre-mRNA，抑制细胞mRNA的翻译，导致细胞溶解或凋亡。对人感染高致病性禽流感患者的血浆细胞因子进行观察发现，患者发病后3~8天，IFN诱导蛋白、单核细胞趋化蛋白-1以及单核细胞因子等血浆细胞因子的水平均明显升高，可能介导了重症患者的全身炎症反应综合征、ARDS和多器官功能衰竭，使用激素可能延迟或减弱这些反应。提示免疫损伤作用可能参与了人感染高致病性禽流感的发病机制。

（二）病理变化

病变可归纳为严重的肺部病变、免疫器官和其他脏器的中毒性改变及继发感染三个方面。

1. **严重的肺部病变** 大体上，可见双肺明显肿胀，呈暗红色，明显实变，以肺下叶更明显，重量增加，切面有淡红色泡沫状血性液体溢出。光镜下：①早期（病程数天），以双肺急性弥漫渗出性改变为主，如肺水肿、部分肺泡腔内可见出血、纤维素、透明膜形成及脱落的肺泡上皮，肺泡及肺泡间隔可见淋巴细胞、单核细胞、浆细胞及巨噬细胞为主的炎症细胞浸润，肺泡间隔轻度增宽，血管扩张充血。②中期（病程10余天），呈增殖期改变，如反应性肺泡上皮增生，在早期病变基础上，肺泡腔内可有机化。间质血管充血，反应性成纤维细胞增生，少许淋巴细胞浸润。③晚期（病程超过3周），呈纤维化改变。在早、中期基础上，肺泡腔内可见鳞状上皮化生及机化，上皮细胞内无病毒包

涵体。部分肺泡萎陷或代偿性气肿。肺间质纤维化，偶见淋巴细胞、浆细胞及反应性嗜血细胞。肺间质毛细血管内透明血栓形成，可见肺出血及继发感染。

2. **免疫器官及其他器官的中毒性改变** ①免疫器官（淋巴结、脾脏及骨髓）：可见组织细胞增生伴有吞噬红细胞现象；淋巴结淋巴细胞数目减少、散在，淋巴窦扩张，可有灶性坏死；脾脏淤血水肿，白髓萎缩，红髓扩大，白髓周边可见不典型淋巴细胞。②其他器官（脑、心脏、肝脏、肾脏等）：各器官淤血、水肿，实质细胞变性、坏死。如脑表面血管淤血，脑回稍增宽，见小血管周隙扩大；心肌细胞空泡变性，心肌细胞肿胀、横纹消失，部分心肌细胞固缩；肝细胞轻度水样变性及脂肪变性，肝小叶中心性坏死；肾小球毛细血管扩张、淤血，可见肾小管坏死，肾间质血栓形成。

3. **继发感染** 人感染高致病性禽流感可继发细菌性肺炎和真菌感染。细菌性肺炎可见中性粒细胞浸润。曲霉可见于部分人感染高致病性禽流感肺组织中。继发感染可引起败血症。

（三）临床病理联系

人感染高致病性禽流感潜伏期一般为1~3天，通常在7天以内，但最长可达21天。本病可发生在不同年龄组，以儿童和青少年多见。冬春季节为好发季节。

1. **发热** 几乎所有禽流感患者均有发热，体温大多在38℃以上，热型多样，但以稽留热、弛张热、不规则热多见。

2. **全身中毒症状** 发病早期全身中毒症状较重，出现如头痛、乏力、全身肌肉酸痛和全身不适等症状。

3. **各系统症状** 以呼吸系统症状最明显，患者常有流涕、鼻塞等上呼吸道卡他症状，部分患者出现咽痛。发病3天左右发生剧烈的阵发性咳嗽和咳痰，多为白色或黄白色黏液痰，一般发病后5天出现混合性呼吸困难，进而可以出现发绀、ARDS、肺出血、胸腔积液等。部分患者可出现消化系统、循环系统、神经系统症状。

4. **多器官功能衰竭** 部分重型人感染高致病性禽流感患者可发生多器官功能衰竭，这也是人感染高致病性禽流感患者的主要死亡原因。急性肺损伤或ARDS时，肺及体内各器官的炎性介

质被激活,在肺及肺外其他器官引起广泛的微循环损害,并继发系统性急性炎症反应综合征,最常受累的器官为肾、肝、心、胃肠、血液系统及脑神经系统等,最终导致多器官功能衰竭的发生。

三、朊粒病

朊粒病(prion disease)又称传染性海绵状脑病(transmissible spongiform encephalopathy,TSE),是由朊粒(prion)所致的疾病,是一组可以累及人和动物的致死性中枢神经系统变性疾病,它包括三种类型:散发性、遗传性和获得性。朊粒(prion)也称朊病毒,是1982年美国学者Stanley B. Prusiner最先证实羊瘙痒病的致病因子,一种具有传染性的蛋白颗粒并称其为"prion",为此获得1997年诺贝尔生理学或医学奖。朊粒并非真正的病毒或类病毒,而是一种由宿主细胞基因编码的、构象异常的蛋白质,即朊蛋白(prion protein,PrP),其不含核酸,但具有自我复制的能力和转染性,是传染性海绵状脑病的病原体。TSE是一组以人和动物致死性中枢神经系统的慢性退行性疾病,包括库鲁病(Kuru disease)、克-雅病(Creutzfeld-Jakob disease,CJD)、格斯特曼-施特劳斯勒尔综合征(Gerstmann-Straussler Syndrome,GSS)、致死性家族失眠症(fatal familial insomnia,FFI)和克-雅病变种(variant CJD,v-CJD)及动物的羊瘙痒病、水貂传染性脑病、鹿慢性消瘦症、猫海绵状脑病、牛海绵状脑病等。

(一)病因和发病机制

1. 病因 人和多种哺乳动物的染色体中存在编码朊蛋白的基因,产生细胞朊蛋白(cellular prion protein,PrPc)。PrPc为单体、可溶、富含 α-螺旋的糖基化膜蛋白,高度保守,在几乎所有机体组织和细胞中表达,其mRNA在中枢神经系统的神经元及神经胶质细胞中表达最高,其生物学功能目前尚不清楚。近年来发现PrPc具有促进神经细胞生长、拮抗 Bax 诱导的细胞凋亡及参与多种细胞信号转导等生理功能。可被机体降解,无致病性。

通过不同的接种途径,如静脉内注射、颅内注射、皮下注射及口服等接种朊粒,均能够建立朊病毒感染动物模型,提示朊粒病的感染途径是多样性的。大量的研究表明,朊粒病的传播途径主要为消化道传播、血液循环传播及外周神经传播。研究最多且比较清楚的是消化道传播,其次是血液传播,而认为最有可能的直接途径外周神经传播途径则了解较少。消化道传播包括入侵、复制,沉淀和传送三个阶段,当致病因子通过受损皮肤、黏膜等进入机体后,在病变附近淋巴结增生繁殖,转运至脾、阑尾等淋巴组织中逐渐累积,最后通过神经到达中枢神经系统产生毒素,引起神经系统病变。其他传播途径的细节及分子机制尚不清楚。

2. 发病机制 朊粒病的发病机制目前尚不清楚,普遍认为朊粒是不含核酸的蛋白质,在一定条件下,PrPc发生错误折叠等构象变化时,由 α-螺旋转变为 β-折叠,即变为具有致病性的羊瘙痒病朊蛋白(scrapie prion protein,PrPsc),由于富含 β-折叠结构,不可被蛋白酶或去污剂降解。有研究表明,PrPc转变为PrPsc后,其结合铜离子的功能丧失,致使铜离子游离,产生细胞毒性作用。对于PrPc如何转变为PrPsc的机制,通过大量的研究,已经具有了一定的理论基础,产生了"模板学说""核聚集学说"等,但确切机制尚需进一步研究。prion致病作用分为3个阶段,首先是PrPsc的形成和蓄积。PrPsc通过外源性朊病毒入侵、体内PrP基因突变以及自发性PrPc异常折叠三种途径进入机体而在细胞表面蓄积。其次是透过膜蛋白的形成,其机制尚不清楚,可能是由新生的朊蛋白或是突变生成。最后透过膜蛋白透过细胞内质膜间隙,侵犯神经系统。

(二)病理改变

朊粒病为中枢神经系统的慢性退行性疾病,依据病因可分为传染性、遗传性和散发性三种。病理上的共同特点主要表现为大脑萎缩。主要累及大脑皮质,灶状分布。镜下可见神经元胞质内多量空泡变,伴有神经元的凋亡、缺失,星形胶质细胞增生及淀粉样斑块,无炎症细胞浸润。CJD的病理改变具体如下:①海绵状变性位于大脑灰质,严重者可累及纹状体、脑干,小脑分子层亦可出现。大脑灰质深层可见大小不一的空泡,呈圆形、椭圆性、不规则形改变,可互相融合,直径1~50μm。早期仅见于大脑灰质深层,严重者波及灰质全层。海绵状变性多与神经细胞脱失、星形胶质细胞增生并存。急性发病、进展迅速者较慢性发病和进展缓慢者重。②神经元脱失。灰质神经元呈弥散性脱失，第3层、5层最明显，枕叶尤为显著，但海马Sommer区不受侵犯。多数CJD小脑有改变，其中，颗粒层细胞脱失程度重于Purkinje细胞。病程长的患者Purkinje细胞可有鱼雷样结构形成。病程长者神经细胞脱失较重，在急性死亡的病例，很难见到神经细胞脱失。③胶质细胞增生。无论是急性还是慢性进行性病例，星形胶质细胞增生均十分突出，增生程度不与神经细胞脱失呈正相关。小胶质细胞增生、胶质结节和噬神经元现象一般不见。④白质病变。慢性或病程较长的患者，常见大脑白质、海马体、穹窿和视神经轻度变性。⑤淀粉样变性。主要存在于小脑分子层，中心为无结构细颗粒状过碘酸希夫（periodic acid-Schiff, PAS）染色阳性物质。病程小于半年者一般无淀粉样斑块。

克-雅病变种（variant CJD, v-CJD）是1996年新发现的人传染性海绵状脑病。该病的发病年龄、临床表现等均与CJD有明显的不同。现有的研究表明，v-CJD病变组织中提取的PrPc与疯牛病的PrPc基本相同，且病理变化也基本相似，提示v-CJD的发生与疯牛病有关。目前认为v-CJD的发生与患病疯牛接触或食用患疯牛病的牛肉有关，这种跨越"种间屏障"的机制有待进一步研究。

人的朊粒病潜伏期长者可达30年以上。临床可表现为行动失调，感觉异常，痴呆，震颤等。病状出现后，多在数月内死亡，无治愈或痊愈的病例。

由于朊粒的免疫原性较低，无法产生特异性的免疫应答，因此，目前无疫苗可预防，也无特异性的药物治疗，目前防控主要是针对传播途径进行。对朊粒病的诊断，临床主要根据流行病学、临床表现、病理活检以及脑脊液检查等。但是，朊粒病确诊最可靠的方法是通过免疫组织化学技术检测病变组织中的PrPsc。

朊粒病的发现，是继逆转录病毒发现后对"中心法则"的有力挑战，将更加丰富人类对生命本质的探索。朊粒病是当前医学研究的热点，虽然已取得很大的进展，但是在PrPc的生理功能、PrPc转变为PrPsc的机制、PrPsc如何产生细胞毒性、朊粒病药物研发等方面有待进一步研究。

四、寨卡病毒病

寨卡病毒病（Zika virus disease）也称寨卡热（Zika fever），是由寨卡病毒（Zika virus, ZIKV）引起并通过伊蚊（主要是埃及伊蚊）叮咬传播的一种自限性急性病毒性传染病。临床特征主要为皮疹、发热、关节痛和结膜炎，极少引起死亡。寨卡病毒于1947年首次在乌干达被发现，科学家们在用于黄热病监测的恒河猴体内分离到一种病毒，命名为"寨卡病毒"。1952年，乌干达及坦桑尼亚发现人感染寨卡病，随后仅有该病的零星报告或小规模流行。直至2007年，位于南太平洋地区密克罗尼西亚（Micronesia）联邦雅浦（Yap）岛发生寨卡病毒暴发流行，病毒由东南亚输入，也是首次发现寨卡病毒在亚非大陆以外传播。2013年，法属波利尼西亚发生寨卡病毒暴发。2015年以前，暴发疫情主要分布在非洲、东南亚和太平洋岛国。2015年5月，巴西发现首例确诊寨卡病例，泛美卫生组织（PAHO）发出警告，巴西政府估计有44万~150万人感染寨卡病毒。随后，美洲多个国家相继发生寨卡病毒感染病例。自2007年至2016年11月18日，75个国家和地区有寨卡病毒感染病例。2016年1月19日有相关媒体报道我国台湾地区有输入性寨卡病毒感染病例报告，2016年2月9日江西省发现我国大陆地区首例输入性病例，截至2016年11月22日共发现输入性病例23例。有研究提示，寨卡病毒与新生儿小头畸形存在关联并可通过性途径传播。

（一）病因和发病机制

1. 病因 寨卡病毒属于黄病毒科（Flaviviridae）黄病毒属（Flavivirus），病毒颗粒呈球状，直径约为40~70nm。寨卡病毒为单股正链RNA病毒，基因组长约1.8kb，含一条单一开放阅读框，编码3 419个氨基酸。病毒可在蚊源细胞（C6/36）、哺乳动物细胞（Vero）等细胞中培养繁殖并产生病变。病毒蛋白由一个单一的多蛋白前体，经宿主蛋白酶和病毒蛋白酶切而成，包括3个结构蛋白（C、pr M/M、E）和7个非结构蛋白（NS1、NS2A、NS2B、NS3、NS4A、NS4B、NS5），结构蛋白位于氨基端，非结构蛋白位于羧基段，具有丝氨酸蛋白酶、RNA解旋酶和RNA依赖RNA聚合酶（RdRP）功能。其中，衣壳蛋白和单股正链RNA

基因组构成20面体对称的核衣壳,外层脂质包膜。黄病毒科病毒基因组RNA具有mRNA、复制模板RNA和遗传物质RNA三种作用,病毒大多通过受体介导的内吞作用进入细胞,在低pH环境下病毒包膜与细胞膜融合,释放病毒核酸。RNA复制在细胞质内进行,合成全长负链RNA,形成中间体,子代病毒出芽到细胞内膜结构(ER)中,然后通过宿主细胞分泌通路,最终转运至包膜,成熟释放。分子生物学和生物信息学分析表明,寨卡病毒主要存在非洲型和亚洲型两个亚型,在系统发生树上与同为黄病毒属的登革病毒、日本脑炎病毒及西尼罗病毒相近。目前尚缺少特异性针对寨卡病毒理化特性和灭活条件的研究,但现存黄病毒科病毒在室温下,在干燥的血液和分泌物中可稳定存在达数天,在4℃条件下其感染性可保持数周,在-70℃或冷冻干燥状态下长期保存。易被常规消毒剂(如70%的乙醇、1%次氯酸钠、2%戊二醛等)灭活,对乙醚和酸敏感,福尔马林、高锰酸钾、离子型或非离子型去污剂能够灭活病毒。对热敏感,干燥或潮湿状态下60℃ 30分钟可灭活病毒,紫外线照射能够灭活病毒。

2. 发病机制 寨卡病毒的宿主动物尚不明确,灵长类动物(包括人)可能是病毒的主要宿主,疫情暴发时主要通过人-媒介生物-人传播。人群对寨卡病毒普遍易感,隐性感染患者所占感染者的比例约为80%。受寨卡病毒影响最大的群体是孕妇,病毒通过胎盘攻击胎儿神经系统,减小脑容量,导致胎儿小头症。在寨卡病毒7个非结构蛋白中,只有NS1是唯一病毒分泌并与宿主相互作用的重要蛋白,在病毒感染、复制、病理及免疫逃逸过程中起着重要作用。

(1)经血播散:无论是嗜内脏型还是脑炎型的黄病毒,皮肤为感染起始点,主要靶细胞为树突状细胞(DC)或表皮角质细胞,复制后通过感染的DC或淋巴液扩散到淋巴结,经淋巴引流进入静脉,血液中的病毒感染血细胞或组织,导致进一步播散和二次病毒血症。淋巴结被膜下窦和髓质中的巨噬细胞可有效捕获病毒,加大感染和启动固有免疫和适应性免疫。蚊唾液成分可改变细胞因子水平和其他免疫成分,导致局部免疫抑制或失调,进而促进病毒播散和复制。

(2)神经侵犯:病毒具有进入中枢神经系统(CNS)、神经毒性和在CNS细胞中复制的能力。外周病毒的量与病毒侵入神经有关,外周复制能力弱通常侵入神经的潜在性小,但经气溶胶、黏膜途径感染也许例外,可能进入CNS的途径不同。病毒经血液跨越血脑屏障,血清中病毒载量高从而进入CNS早;内皮细胞通透性增加而促进病毒进入CNS,主要是激活血管活性因子或金属蛋白酶而起作用。其他的机制包括:直接感染或经内皮细胞转运;感染嗅神经元和口腔经嗅球扩散;"木马"机制,通过感染的免疫细胞转运至CNS;破坏血脑屏障进入CNS;外周神经元感染直接经轴索逆行扩散至CNS。

(3)寨卡病毒感染导致细胞因子增高:一些对寨卡病毒病患者急性期及恢复期血清中细胞因子和生长因子进行研究表明,与健康人血清相比,急性期患者血清中多种因子均有不同程度的上调,而某些在急性期增高的细胞因子在恢复期则趋于正常水平,说明寨卡病毒感染可激发多功能T细胞的免疫反应。

(二)病理变化

近年来,越来越多的研究支持寨卡病毒与小头畸形相关。小头畸形患儿中,均发现病毒抗原定位于胶质细胞和神经元,与脑微小钙化有关,其抗原也出现在妊娠前3个月的胎盘绒毛膜中。脑组织病理改变包括实质钙化、小胶质结节形成、胶质增生、神经元和胶质细胞变性及坏死。其他部位的病理学改变并无明显特异性。免疫组织化学显示神经细胞和钙化灶内病毒阳性,而在心、肝、脾、肾脏和软骨阴性。这些发现强有力地证明了寨卡病毒感染与小头畸形、关节挛缩和自发性流产有关。

五、埃博拉出血热

埃博拉出血热(Ebola hemorrhagic fever)是由埃博拉病毒(Ebola virus)引起的一种急性出血性传染病。主要通过接触病人或感染动物的血液、体液、分泌物和排泄物及其污染物等而感染。临床表现主要为急性突起的高热、肌肉疼痛、腹泻、出血和肝肾功能损害等,病死率可高达50%~90%。本病于1976年在非洲首次发现,主要在苏丹、刚果(金)、科特迪瓦、加蓬、南非、乌干达、刚果(市)、几内亚、利比里亚、塞拉利昂、尼日利亚等非洲国家流行。目前尚无预防埃博拉出血热的疫苗，及时诊断和严格隔离控制病人及密切接触者，隔离观察、加强防护与感染控制等是防控埃博拉出血热的关键措施。

（一）病因和发病机制

1. 病因 埃博拉病毒为丝状病毒，不分节段的单股负链 RNA 病毒，可呈杆状、丝状、"L"形等多种形态。毒粒长度 300~1 500nm，直径约 70~90nm。病毒有脂质包膜，上有呈刷状排列的突起，主要由病毒糖蛋白构成。病毒基因组编码 7 个结构蛋白和 1 个非结构蛋白。埃博拉病毒可在人、猴、豚鼠等哺乳类动物细胞中增殖，浆膜芽生，导致细胞变性，可分为 5 型：扎伊尔型、苏丹型、塔伊森林型、莱斯顿型、本迪布焦型，但是莱斯顿型对人不致病。扎伊尔型致病性最强，致死率高达 90%。不同型基因组核苷酸差异较大，但同一型的病毒基因组相对稳定。埃博拉病毒对热有中度抵抗力，在室温及 4℃存放 1 个月，致病性无明显变化，60℃ 1 小时可灭活病毒，100℃ 5 分钟即可灭活，对紫外线、γ 射线、甲醛、次氯酸、酚类等消毒剂和脂溶剂敏感。

2. 发病机制 免疫抑制是埃博拉病毒感染具有高度致死性的原因之一，主要攻击免疫细胞，尤其是树突状细胞。埃博拉病毒是一种泛嗜细胞性的病毒，该病毒通过黏膜、破损的皮肤等方式感染机体，主要感染上皮细胞、血管内皮细胞、单核细胞、成纤维细胞、巨噬细胞、树突状细胞、肝巨噬细胞（Kupffer cell）、肝细胞和肾上腺皮质细胞等。埃博拉病毒起初从感染部位迁移到引流淋巴结，继而引起病毒血症，再侵犯各系统的组织，以肝脾损伤为甚。埃博拉病毒主要引发人体炎症因子的释放、血管渗漏和凝血。由于淋巴组织和细胞的损伤，树突状细胞和单核细胞会释放多种可溶性因子。全身病毒传播和复制，会导致宿主免疫应答的失调和凝血功能异常，最终导致机体的多器官衰竭和休克，以致死亡。

（二）病理变化

由于埃博拉病毒的高致病性和高死亡率，很少有人研究人类感染埃博拉病毒导致的病理变化。迄今为止，实验室常用的埃博拉病毒动物模型包括豚鼠、小鼠和灵长类动物。与人类感染后最为相似的动物模型是恒河猴与食蟹猴，均对埃博拉病毒高度敏感。恒河猴模型的感染过程最为接近人类。这些动物感染埃博拉病毒后，机体会出现埃博拉出血热的一系列病理变化。病毒不受控制地在血液中复制，感染组织和器官，导致细胞大量坏死，死亡细胞将内容物释放到血液中，最终引发细胞因子风暴，这将使血管通透性增加，患者出现严重的出血、血压下降、休克，甚至死亡。病理变化主要是肝、脾、肺、淋巴结和睾丸等脏器的坏死，血管闭塞、血栓形成和出血。人体主要临床病理联系包括：①免疫系统抑制：主要受累的是单核巨噬细胞系统。表现为淋巴细胞的减少及淋巴组织的点状坏死，免疫细胞出现大量凋亡。②神经系统：脑组织受累后主要引起头痛、肌肉痛和神志的改变，如嗜睡和谵妄。③血管的通透性增加：皮肤、黏膜和多脏器的出血。④凝血功能障碍：包括血液凝血体系的启动和纤溶系统的缺陷。人体感染埃博拉病毒后会出现血小板的减少，凝血因子的消耗，纤维蛋白降解产物浓度的增加，这些都会导致皮肤出现瘀点和瘀斑、黏膜充血和出血、体内脏器的弥漫性出血。大量失血比较罕见，仅限于胃肠道。弥散性血管内凝血主要出现在患者感染的晚期。⑤全身多发性器官功能衰竭及坏死：早期表现为器官的功能减退，后期表现为脏器的衰竭坏死，以肝、肾、脾、生殖腺为主。很多脏器可以出现点灶样坏死。肝细胞的点灶样坏死是埃博拉出血热的最显著最典型的病理特征，并可见小包涵体和凋亡小体。对于生殖腺，主要引起睾丸炎和睾丸的萎缩。患者的最后死亡原因多见于低血容量休克或多发性器官功能衰竭。⑥皮肤的损害：病毒侵犯到皮肤后出现以皮下出血为主的病理改变。皮肤出现广泛而严重的皮疹样变化，有麻疹样、斑疹样、丘疹样、红斑样、紫癜样改变，还有血疱和大疱。皮损改变是非特征性皮肤变化，不能作为埃博拉出血热的诊断和用于临床判断病情与治疗效果的依据。

六、中东呼吸综合征

中东呼吸综合征（Middle East respiratory syndrome，MERS）是由中东呼吸综合征冠状病毒（MERS coronavirus，MERS-CoV）引起的一种呼吸系统疾病，主要表现为非典型性肺炎和急性呼吸综合征，病程进展非常迅速，短时间内可出现急性呼吸窘迫综合征,随即进入休克、多脏器衰竭后死亡,具有相当高的死亡率(>40%)。2012 年 9 月英国健康保护局向 WHO 首次报告,现已有 23 个国家出现 MERS-CoV 感染病例,大多数位于中东地区,而中东地区以外的病例均与中东地区有联系,提示 MERS-CoV 可能具有一定的人际传播能力。

WHO 的 MERS 突发事件委员会认为,目前尚不构成国际关注的突发公共卫生事件,但由于其高致死率,很可能成为 2002 年 SARS 后对全球公众卫生产生严重威胁的新型冠状病毒感染。

(一)病因和发病机制

1. **病因** 中东呼吸综合征冠状病毒(MERS-CoV)属于冠状病毒科、β 类的 2c 亚群,有包膜、基因组为线性非节段单股正链的 RNA 病毒。病毒粒子呈球形,直径为 120~160nm。基因组全长约 30kb,11 个开放阅读框,受体为二肽基肽酶 4(dipeptidyl peptidase 4,DPP4),也称为 CD26,与 ACE2 类似。2014 年分别从沙特地区一个 MERS-CoV 感染病人及其发病前接触过的单峰骆驼体内分离出基因序列完全相同的 MERS-CoV,同时在埃及、卡塔尔和其他地区的骆驼中也分离到和人感染病例分离病毒株相匹配的病毒,并在非洲和中东的骆驼中发现 MERS-CoV 抗体,因而骆驼可能是人类感染源。但不排除蝙蝠或其他动物也可能是该病毒的天然宿主,其病原学特征仍不完全清楚,病毒结构、性状、生物学和分子生物学特征还有待于进一步的研究。

2. **发病机制** MERS-CoV 的致病机制尚不明确,可能与 SARS 有相似之处,其进入机体后可抑制干扰素的合成,借此逃避固有免疫,同时下调免疫应答。目前认为病毒直接损伤肺组织最大,可发生急性呼吸窘迫综合征和急性肾衰竭等多器官功能衰竭。冠状病毒入侵首先通过表面的 S 蛋白和 / 或 HE 蛋白与宿主细胞的表面受体相结合。第一群冠状病毒(如 HCoV-229E)能特异地与人类氨肽酶 N(aminopeptidase N)结合。第二群冠状病毒(如 HCoV-NL63 和 SARS-CoV)与 ACE2 结合,还可同时与 9-O- 乙酰神经氨酸分子结合。中东呼吸综合征冠状病毒的受体则为 DPP4,主要分布于人深部呼吸道,可以部分解释 MERS 临床症状的严重性。病毒在宿主细胞内质

网装配生成新的病毒颗粒,经由高尔基体分泌至细胞外。冠状病毒变异率很高,适应新环境能力强,存在很大概率跨物种传播。

(二)病理变化

主要表现为:肺充血和炎性渗出、双肺散在分布结节和肺间质性炎。从目前中东呼吸综合征病例的发展进程来看,可能存在过度炎症反应。

七、手足口病

手足口病(hand foot mouth disease)是由肠道病毒引起的传染病,多发生于 5 岁以下的婴幼儿,可引起发热和手、足、口腔等部位的皮疹、溃疡,在个别患儿可引起心肌炎、肺水肿、无菌性脑膜脑炎等并发症。引起手足口病的病毒主要为小 RNA 病毒科肠道病毒属的柯萨奇病毒(Coxasckie virus,Cox)、埃可病毒(Echo virus)和新肠道病毒。Cox A 组的 16、4、5、7、9、10 型,Cox B 组的 2、5、13 型,以及肠道病毒 71 型(Enterovirus 71,EV 71)均为手足口病较常见的病原体,最常见的为柯萨奇病毒 A16 型(Cox A16)及肠道病毒 71 型(EV71)型。肠道病毒 56℃ 以上高温会失去活性;对乙醚有抵抗力,20% 乙醚,4℃ 作用 18h,仍然保留感染性;耐酸,在 pH3.5 仍然稳定;75% 酒精、5% 来苏对肠道病毒没有作用;对去氯胆酸盐等不敏感;对紫外线及干燥敏感;甲醛、氯化物、酚等化学物质可抑制活性。

(一)病因和发病机制

1. **病因** 手足口病由肠道病毒引起,属于小 RNA 病毒科肠道病毒属。其中以 Cox A16 和 EV71 最为常见,重症及死亡病例多由 EV71 所致。近年来,部分地区 Cox A16、Cox A10 有增多趋势。肠道病毒各型之间无交叉免疫力。

2. **发病机制** 肠道病毒感染人体后,主要与咽部和肠道上皮细胞表面相应的病毒受体结合,其中 EV71 和 Cox A16 的主要病毒受体为人类清道夫受体 B2(human scavenger receptor class B2,SCARB2)和 P 选择素糖蛋白配体 -1(P-selectin glycoprotein ligand-1,PSGL-1)等。病毒和受体结合后经细胞内吞作用进入细胞,病毒基因组在细胞质内脱衣壳、转录、组装成病毒颗粒。肠道病毒主要在扁桃体、咽部和肠道的淋巴结大量复制后释放入血液,可进一步播散到皮肤及黏膜、神

经系统、呼吸系统、心脏、肝脏、胰腺、肾上腺等，引起相应组织和器官发生一系列炎症反应，导致相应的临床表现。少数病例因神经系统受累导致血管舒缩功能紊乱及 IL-10、IL-13、IFN-γ 等炎性介质大量释放引起心肺衰竭。人类是 EV71 的唯一已知自然宿主，主要感染对象为 5 岁以下幼儿，常引发严重的神经系统症状，病死率较高。

手足口病的病理生理过程复杂，中枢神经系统受损后神经、体液和生物活性因子等多因素综合作用引发的神经源性肺水肿及循环衰竭是重症患儿死亡的主要原因。

（二）病理改变

死亡病例尸检和组织病理学检查发现：淋巴细胞变性坏死，以胃肠道和肠系膜淋巴结病变为主；神经组织病理变化主要表现为脑干和脊髓上段有不同程度的无菌性炎症反应、嗜神经现象、神经细胞凋亡坏死、单核细胞及小胶质细胞结节状增生、血管套形成、脑水肿、小脑扁桃体疝；肺部主要表现为双侧对称性神经源性肺水肿，常伴有肺淤血、肺出血伴少量的炎症细胞浸润；还可出现心肌断裂和水肿，坏死性肠炎，肾脏、肾上腺、脾脏和肝脏严重的变性坏死等。

（朱 宏）

参 考 文 献

［1］Wei X, Zhang J, Gu Q, et al. Reciprocal Expression of IL-35 and IL-10 Defines Two Distinct Effector Treg Subsets that Are Required for Maintenance of Immune Tolerance. Cell Reports, 2017, 21 (7): 1853-1869.

［2］Shimizu J, Takai K, Fujiwara N, et al. Excessive CD4+ T cells co-expressing interleukin-17 and interferon-γ in patients with Behçet's disease. Clin Exp Immunol, 2012, 168 (1): 68-74.

［3］Carambia A, Freund B, Schwinge D, et al. TGF-β-dependent induction of CD4 CD25 Foxp3 Tregs by liver sinusoidal endothelial cells. J Hepatol, 2014, 61 (3): 594-599.

［4］Klebanoff CA, Gattinoni L, Restifo NP. Sorting Through Subsets: Which T-Cell Populations Mediate Highly Effective Adoptive Immunotherapy? J Immunother, 2012, 35 (9): 651-660.

［5］Littman DR, Rudensky AY. Th17 and Regulatory T Cells in Mediating and Restraining Inflammation. Cell, 2010, 140 (6): 845-858.

［6］Medzhitov R. Origin and physiological roles of inflammation. Nature, 2008, 454 (24): 428-435.

［7］Barton GA. A calculated response: control of inflammation by the innate immune system. J Clin Invest, 2008, 188: 413-420.

［8］Kennedy AD, DeLeo FR. Neutrophil apoptosis and the resolution of infection. Immunol Res, 2009, 43: 25-61.

［9］Awasthi A, Kuchroo VK. Th17 cells: from precursors to players in inflammation and infection. International Immunology, 2009, 21 (5): 489-498.

［10］Zhou L, Lopes JE, Chong MMW, et al. TGF-β-induced Foxp3 inhibits Th17 cell differentiation by antagonizing RORγt function. Nature, 2008, 453: 236-240.

［11］Coquerelle C, Moser M. Are dendritic cells central to regulatory T cell function? Immunol Lett, 2008, 119 (1-2): 12-16.

［12］王永怡，李军，张玲霞. 关注新发传染病，攻坚 H7N9. 传染病信息，2013, 26 (2): 68.

［13］周伯平，黎毅敏，陆普选. 人禽流感. 北京：科学技术出版社，2007.

［14］卢洪洲，梁晓峰. 新发传染病. 3 版. 北京：人民卫生出版社，2018: 100-245.

第八章 免疫性疾病

免疫反应是机体在进化过程中所获得的"识别自己、排除异己"的一种重要生理功能。在正常情况下，免疫系统通过细胞和体液免疫机制以抵抗外界入侵的病原生物、维持自身生理平衡，以及消除突变细胞，起到保护机体的作用。但免疫反应异常，无论是反应过高还是过低均能引起组织损害，导致疾病。本章着重叙述常见的几种自身免疫病、免疫缺陷病，以及器官和骨髓移植物排斥反应的发生机制及病理变化。

第一节　免疫反应的基础

20世纪70年代随着分子生物学技术的出现，人们发现免疫反应受基因产物水平的调节，这决定了机体对特定抗原是否发生反应；T细胞必须在抗原和主要组织相容性复合体（major histocompatibility complex，MHC）分子的共同作用下才能被活化；参与免疫细胞活化的细胞表面抗原受体及辅助性表面活性分子和效应性免疫球蛋白均由相应的基因所编码，编码基因通过重排、转录和剪接等步骤完成整个编码过程。在此过程中任一功能基因的异常，都可能导致机体出现免疫反应过度或不足，造成组织损伤和功能紊乱，导致疾病。

一、免疫球蛋白

（一）免疫球蛋白的结构

免疫球蛋白（immunoglobulin，Ig）分子的基本结构是由1对重链（H）和1对轻链（L）通过链间二硫键连接形成的Y形4肽链结构。免疫球蛋白重链的分子量约为50~75kD，由450~550个氨基酸残基组成。轻链分子量约为25kD，由214个氨基酸残基构成，与H链的Y形分支以S—S键相连。每一个链由可变区（variable region，V区）和恒定区（constant region，C区）构成。人类Ig重链编码基因位于14号染色体，κ链基因位于2号染色体，λ链基因位于22号染色体。

Ig占血浆蛋白的20%，根据Ig重链恒定区氨基酸的组成和排列顺序不同、其抗原性也有不同的特点，将Ig分为IgG、IgM、IgA、IgD和IgE 5类或同种型（isotype）。Ig轻链只分为κ和λ两种类型。

Ig由V区和C区构成，重链和轻链的V区共同组成与抗原结合的抗原结合区，而C区则与效应功能有关。重链和轻链靠近N端的1/4和1/2区域，氨基酸的序列变化很大，称为可变区，其中各有3个区域的氨基酸组成和排列顺序特别易变化，称为高变区（hypervariable region，HVR）。高变区决定了抗体的特异性，其空间结构与抗原决定基（motif）形成互补的表面，可与抗原特异性结合。Ig上的V_H和V_L两个可变区，由易弯曲的铰链区（hinge region）连接在一起，可与不同距离的抗原表位结合。

Ig的H链和L链约由110个氨基酸折叠形成球形的功能区或结构域。L链由C_L和V_L构成，H链由CH1、CH2、CH3和VH构成。

（二）免疫球蛋白多样性的机制

免疫球蛋白H链由V、D、J和C基因编码，L链由V、J和C基因编码。在个体发育过程中，功能性基因之间的非编码DNA被切除，基因进行重排和重组后，编码蛋白质。L链基因重排首先发生在κ位点，若κ重排是功能性的，则λ链的重排将被阻断，否则发生λ链的置换重组。正常人血清免疫球蛋白κ：λ约为2：1，在小鼠为20：1，二者比例异常可能反映免疫系统的异常。

Ig多样性形成的机制，包括：①组合的多样性（combinational diversification）。H链V、D、J和

L 链的 V、J 基因片段组合连接,使 V_H 和 V_L 基因总数可达 5×10^7 种。②连接的多样性(junctional diversification)。V、D 和 J 基因片段重组时,在各片段连接处的抗原受体互补决定区(CDR3 区)核苷酸的数目变化较大,增加了 CDR3 的多样性,从而增加了抗原识别受体多样性的数目。③V 基因的点突变。该突变发生在 V、D 和 J 重组后,在高变区最多。当 B 细胞受抗原刺激后,突变频繁发生,可增强抗体与抗原的亲和力。此高频率的突变,又称为体细胞高突变(somatic hypermutation),是记忆 B 细胞产生的重要机制。

抗体的多样性不只是由于基因的重组,也与独特型抗原的存在有关。不同 Ig 的 H 和 L 链蛋白质的组合也有助于多样性的产生,因为每一链的 V 区都参与抗原识别过程。

二、免疫细胞

参与免疫反应的细胞主要有 T 细胞、B 细胞、NK 细胞、K 细胞、巨噬细胞、树突状细胞和浆细胞等,分别通过产生细胞因子、抗体和行使抗原提呈功能等作用完成免疫反应过程。

(一)T 细胞

来源于骨髓淋巴样干细胞的 T 细胞,在胸腺内发育成熟后进入外周淋巴结。T 细胞在机体的细胞免疫和诱导体液免疫中发挥重要作用。

T 细胞受体(T cell receptor,TCR)是 T 细胞特有的表面标志,是由 α、β、γ 和 δ 4 种肽链形成的两种异源二聚体,有 TCRαβ 和 TCRγδ 两种类型。TCRαβ 约占成熟 T 细胞的 95%。α 和 β 链分别由 V、J 和 C 基因片段和 V、D、J 和 C 基因片段编码,两条肽链通过二硫键形成异源二聚体,每条肽链均含 V 区和 C 区,结构类似免疫球蛋白。人类编码 α 和 δ 链的基因位于 14 号染色体,β 和 γ 链基因位于 7 号染色体。由于两条肽链基因重排后可形成千万种不同的 TCR 分子,故 T 细胞能特异性和多样性地识别抗原。1 个 T 细胞克隆仅表达 1 种受体。

CD3 是 T 细胞的重要分子,与 TCR 以非共价键结合形成的 TCR-CD3 复合物,是 T 细胞识别抗原和转导信号的主要单位。TCR 特异性识别由 MHC 分子提呈的抗原肽,而 CD3 则通过其胞内免疫受体酪氨酸激活模体(immunoreceptor tyrosine-based activation motif,ITAM)转导 T 细胞活化的第一信号。

T 细胞的活化尚需 T 细胞表面的 CD28 分子和主要表达于抗原提呈细胞(antigen-presenting cell,APC)表面的 CD80(B7-1)配体结合转导的第二信号,以及由 LFA-1 和 ICAM 及 LFA-2 与 LFA-3 等提供的辅助信号共同作用。免疫细胞的活化需 2 个信号刺激。当 B7 分子缺乏时,免疫细胞不能活化。

外周成熟的 T 细胞按分化抗原簇(cluster of differentiation,CD)分子的不同,分为 $CD4^+$ 和 $CD8^+$ 两大亚群;按功能分为辅助性 T 细胞(help T cell,Th)、抑制性 T 细胞(suppressor T cell,Ts)和细胞毒性 T 细胞(cytotoxic T cell,CTL)。$CD4^+$ T 细胞主要是 Th 细胞,也有部分是 Ts 细胞和 CTL 细胞。$CD8^+$ T 细胞包括 Ts 细胞和 CTL 细胞。T 细胞两大亚群均为 MHC 限制性,两者的主要区别在于:$CD4^+$ T 细胞识别 MHCII 类分子;$CD8^+$ T 细胞识别 MHCI 类分子。

$CD4^+$ T 细胞和 $CD8^+$ T 细胞只表达 TCRαβ。CD4 和 CD8 分子是限制性 T 细胞活化的辅助受体(co-receptor)。CD4 分子细胞外区第一和第二结构域及 CD8 分子 α 链的 V 样区,分别与 MHCII 类分子的 β2 和 MHCI 类分子的 α3 功能区结合,一方面可增强 T 细胞与 APC 和靶细胞之间的作用;另一方面可通过 T 细胞中的原癌基因 *lck* 编码的酪氨酸蛋白激酶或 $p56^{lck}$ 介导直接进行信号转导,也可参与 TCR-CD3 的第一信号转导。

T 细胞功能主要表现在两方面,一是介导迟发型超敏反应(delayed type hypersensitivity,DTH)和直接杀死靶细胞;二是辅助其他免疫细胞分化和调节免疫应答。Th 细胞具有辅助 B 细胞生成抗体、增强 CTL 和 Ts 细胞功能活性的作用。根据分泌的细胞因子不同,Th 细胞分为 Th0、Th1 和 Th2 3 种亚型。受到抗原刺激后,Th0 可以在细胞因子和激素等影响下,分化成 Th1 或 Th2 细胞。Th1 可以分泌 IL-2 和 IFN-γ 等,促进 T_{DTH} 细胞和 CTL 细胞的增殖、成熟和抗体产生,增强抗体介导的免疫应答。

效应性 CTL 细胞可以通过分泌穿孔素(perforin,Pf)和颗粒酶(granzyme,Gz)直接杀死靶细胞;也可通过 CTL 活化后表达的 Fas 配体

（Fas ligand，FasL）与靶细胞表面的 Fas 分子结合，特异性地诱导靶细胞凋亡。

Ts 细胞分为 CD4$^+$ 和 CD8$^+$ 两个亚型，作用的靶细胞是 Th 细胞。CD4$^+$Th2 细胞通过分泌 IL-10 和 TGF-β，抑制 Th1 介导的细胞免疫应答。IFN-γ 可抑制 Th0 向 Th2 分化，CD4$^+$Th2 细胞则可通过抑制 Th1 释放 IFN-γ 来影响体液免疫反应。

新近发现一种 NK1.1$^+$T 细胞，它只表达 NKR.P1C（NK1.1）的 TCR-CD3，广泛分布于骨髓、肝、脾、胸腺和淋巴结中，在皮肤黏膜和外周血中也有少量存在。NK1.1$^+$T 细胞绝大多数为 TCRαβ，多数不表达 CD4 和 CD8 分子。NK1.1$^+$T 细胞通过 TCR 识别 APC 或胃肠道黏膜上皮细胞表面 CD1 分子所提呈的抗原而被激活。活化的 NK1.1$^+$T 细胞有两种功能：一是与 CTL 相同的细胞毒作用；二是免疫调节作用，包括：①在寄生虫感染等情况下，NK1.1$^+$T 细胞分泌大量 IL-4，诱导 Th0 细胞分化为 Th2 细胞，参与体液免疫应答或诱导 B 细胞发生 Ig 类别转换（class switch），产生特异性 IgE；②在病毒感染情况下，可产生 IFN-γ，与 IL-12 共同作用，促使 Th0 向 Th1 细胞转化，增强免疫应答。

（二）B 细胞

来源于骨髓淋巴样干细胞并在骨髓内发育成熟，进入周围组织，是体液免疫的主要细胞，能产生与特异性抗原结合的抗体。

成熟 B 细胞受体（B cell receptor，BCR）是由 2 条重链和 2 条轻链以二硫键共价相连而成的 B 细胞膜表面免疫球蛋白（surface membrane immunoglobulin，mIg）。BCR 和两对异源二聚体 Igα（CD79a）/Igβ（CD79b）跨膜多肽结合形成 BCR 复合物，其中 mIg 的作用是转导第一活化信号，但也参与 mIg 的表达与转运。

B 细胞表面的 CD19 与 CD21 分子非共价结合，并与 CD81 和 Leu13 相连，形成 B 细胞特异的多分子活化辅助受体，增强第一信号的转导。B 细胞表面表达的分化抗原 CD40 分子与活化 Th 细胞表面的 CD40L 结合，为 B 细胞激活提供必不可少的第二信号转导。B 细胞被激活后分化成浆细胞，产生特异性抗体。1 个 B 细胞克隆只表达 1 种 BCR，只分泌 1 种抗体。

B 细胞的主要功能是产生抗体、提呈抗原和分泌细胞因子，参与免疫调节。在抗体应答过程中，抗原激活 B 细胞后，细胞膜上表达和分泌的 Ig 可发生类别转换，由最早的 IgM 转换成 IgG、IgA 和 IgE。发生类别转换的原因主要是由于重链 C 区内的一段重复性 DNA 序列（也称为转换区，switch region）发生重组，使 Ig 亚类发生转化。类别转换受 Th1 和 Th2 细胞分泌的细胞因子的调节。

抗体以 3 种方式参与免疫反应：①中和作用：抗体与病毒和胞内细菌结合，阻止了病原体与靶细胞的结合；②调理作用：主要见于胞外细菌感染。抗体与细菌表面结合的同时，其 Fc 片段又与吞噬细胞表面的 Fc 受体结合，使细菌易被吞噬细胞吞噬；③抗体也可通过激活补体，形成抗原 - 抗体 - 补体复合物，补体再与吞噬细胞表面的补体受体结合，使细菌被吞噬细胞吞噬。

成熟和活化的 B 细胞尚有抗原提呈功能。B 细胞可通过 BCR 结合可溶性抗原，内饮加工后，以抗原肽 -MHC 分子复合物形式提呈给 T 细胞。因细菌和病毒抗原多呈颗粒状，故该途径在机体自然免疫应答中的作用有限。而活化的 B 细胞具有很强的抗原提呈能力，通常表达协同刺激分子 CD80（B7-1）和 CD86（B7-2），与 T 细胞表面的 CD28 分子或 CTLA-4 分子结合，辅助激活 T 细胞。活化的 B 细胞能产生大量的淋巴因子，参与免疫调节、炎症反应和造血过程。

（三）巨噬细胞

巨噬细胞（macrophage，MΦ）来自于骨髓的单核细胞，经血流到达全身各脏器发育成熟。MΦ 是体内功能最活跃的细胞之一，在炎症反应、抗原提呈和免疫调节等方面发挥重要作用，其活跃的功能是由于表面存在多种抗原及受体。

绝大多数 MΦ 表面表达 MHCⅠ类和 MHCⅡ类分子，从而具备处理和提呈抗原的功能，是识别抗原和诱发免疫应答所不可缺少的。MΦ 对各种刺激的反应能力依赖于其表面受体的表达。MΦ 表面的 Fc 受体和补体 C3b 和 C3d 受体使 MΦ 能有效地与受到抗体和补体调理作用的颗粒或细菌结合，增强细胞的吞噬作用（调理作用）；趋化多肽受体则能刺激 MΦ 进入炎症部位。总之，MΦ 受体在捕捉异物、加速内吞作用、识别和提呈抗原、连接抗体和补体以发挥抗体依赖性细胞介导的细胞毒作用（antibody-dependent cell-mediated cytotoxicity，ADCC）等方面均起重要作用。

MΦ 也是一种分泌细胞，活化的 MΦ 能分泌多种细胞因子，如 IL-1、IL-12、补体成分 C1-5、B 因子及多种凝血因子等，产生反应性氧代谢中间产物、溶酶体酶、溶菌酶、髓过氧化物酶、核苷酸酶等，杀灭、消化、溶解吞入细胞内的异物。

（四）树突状细胞

树突状细胞（dendritic cell，DC）分为髓系来源的 DC（myeloid DC）和淋巴系来源的 DC（lymphoid DC）两大类，前者起源于骨髓造血干细胞的单核和粒细胞系的共同祖细胞，后者起源于骨髓造血干细胞的 T 细胞和 NK 细胞的共同前体细胞。DC 随血流分布到脑以外的全身各脏器，但数量极少。

DC 是体内功能最强的 APC，能诱导各种性质的原发性和继发性免疫应答。与 MΦ 和 B 细胞不同的是，它能够显著刺激初始 T 细胞（naïve T cell）增殖，是免疫应答的始动者。DC 还有免疫佐剂作用。

DC 包括胸腺髓质和淋巴结 T 细胞区的指状突细胞（interdigitating cell，IDC）、脾脏边缘区 DC、皮肤表皮内的朗格汉斯细胞（Langerhans cell，LC）、非淋巴组织中的间质性 DC 和体液中的隐蔽细胞（veiled cell）。IDC 高表达 MHC I 类分子和 MHC II 类分子，不表达 Fc 受体和补体受体，主要发挥免疫激活作用。LC 是位于表皮和胃肠道上皮部位的未成熟 DC，高表达 Fc 受体和补体受体、MHC I 类分子和 MHC II 类分子，具有较强的摄取和加工处理抗原的能力，但免疫激活能力较弱。

DC 主要的表面特异性标志是 CD1a、CD11c 和 CD83。DC 高表达 MHC II 类分子，具有捕捉和保留低浓度抗原配体的能力，当抗原含量极低时，T 细胞也可发生原发性免疫应答。DC 对抗原的处理途径包括：吞饮抗原，FcγR II 受体介导的内吞作用和对较大颗粒抗原的吞噬作用。外来抗原被摄入 DC 内后降解成抗原肽，与 MHC II 类分子结合，提呈给 CD4⁺T 细胞，可强烈激发相应 CD4⁺T 细胞的克隆性增殖，也可通过 MHC I 类分子提呈给 CD8⁺T 细胞。

DC 可直接或间接激活 T 细胞和 B 细胞。DC 表达的 ICAM-1 等黏附分子，有利于 DC 与 T 细胞的黏附。DC 表达高水平的辅助刺激分子 CD80 和 CD86、黏附分子 CD40 等，为淋巴细胞激活提供第二信号。DC 可诱导 Ig 类别的转换，通过释放某些可溶性因子等直接调节 B 细胞的增殖和分化。与 MΦ 一样，DC 可通过表达特异性结合病原体的受体与 Fc 受体，或产生多种细胞因子参与机体的免疫调节。

DC 可诱导免疫耐受。胸腺内的 DC 通过排除自身应答性克隆，参与中枢免疫耐受的诱导，成为胸腺内对 T 细胞进行阴性选择的最重要细胞。

（五）自然杀伤细胞

自然杀伤细胞（natural killer cell，NK cell）来源于骨髓的淋巴样干细胞，在骨髓内发育成熟，主要分布于人的外周血和脾脏。骨髓中很少，胸腺中无 NK 细胞。NK 细胞是一类具有自然细胞毒活性的细胞，属于固有免疫（先天免疫），不具有免疫记忆功能，以非 MHC 限制形式杀伤各种靶细胞。具有抗肿瘤、抗感染和免疫调节作用。

NK 细胞表面表达 CD16（FcγRIII）和 CD2 分子，诱发非特异性免疫，可直接溶解病毒感染细胞和肿瘤细胞。在高浓度 IL-2 存在的条件下，NK 细胞可分化成淋巴因子激活的杀伤细胞（lymphokine activated killer cell，LAK 细胞），杀伤多种肿瘤细胞和正常细胞。

第二节　自身免疫病

自身免疫病（autoimmune disease）是指由机体自身产生的抗体或致敏淋巴细胞破坏、损伤自身的组织和细胞成分，导致组织损害和器官功能障碍的原发性免疫性疾病。值得提出的是，自身抗体的存在与自身免疫病并非两个等同的概念，自身抗体可存在于无自身免疫病的正常人特别是老年人，如抗甲状腺球蛋白、抗胃壁细胞、抗细胞核 DNA 等抗体。此外，受损或抗原性发生变化的组织可激发自身抗体的产生，如心肌梗死后，机体能产生相应的抗心肌自身抗体，但此抗体并无致病作用，是一种继发性自身免疫反应。因此，要确定自身免疫病的存在一般需要根据：①有自身免疫反应的存在；②排除继发性免疫反应的可能；

③排除其他病因的存在。

一、自身免疫病的发病机制

免疫耐受（immune tolerance）是机体对某种特定的抗原不产生免疫应答，自身耐受（self-tolerance）指机体对自身组织抗原不产生免疫应答。自身免疫耐受性的丧失是自身免疫病发生的根本机制，其确切原因尚未完全阐明，可能与遗传因素和组织改变有关，通常由于感染或组织损伤而改变或暴露自身抗原，引发免疫应答。

（一）免疫耐受的丧失和隐蔽抗原的暴露

免疫耐受的机制十分复杂，根据 T、B 细胞的成熟程度，接触自身抗原的量及方式不同，可通过下述不同机制而获得耐受状态：①中枢耐受（central tolerance）：发生在中枢免疫器官，指在胚胎期及 T 与 B 细胞发育过程中，遇到自身抗原所形成的耐受，又称中枢删除（central deletion）；②外周耐受（peripheral tolerance）：发生在外周淋巴器官，指 T 与 B 细胞遇内源性或外源性抗原，不产生免疫应答。包括 T 细胞无能、活化诱导的细胞死亡和 T 细胞外周抑制等。

下列情况可导致自身免疫耐受的丧失：

1. **T 淋巴细胞"免疫不应答"功能丧失** 抗原特异性 T 细胞的激活，需同时识别表达于抗原提呈细胞的两类分子，即主要组织相容性复合体（MHC）和协同刺激分子（costimulatory molecule）（如 B7）。从中枢删除中逃脱的有潜在自身反应能力的 T 细胞遇到自身抗原后，如果缺乏协同刺激分子，则表现为"免疫不应答"或称无能（anergy）。但是正常的组织细胞在某种情况下产生协同刺激分子（如 B7-1 和 B7-2），则"免疫不应答"丧失。感染、组织坏死和局部炎症等，均可激活巨噬细胞产生协同刺激分子。在多发性硬化、类风湿关节炎和银屑病中，可观察到协同刺激分子 B7-1 的表达升高。

2. **活化诱导的细胞死亡功能丧失** 正常情况下，T 细胞识别自身抗原可能会收到信号，促进其自身凋亡。通过两条途径，其一是活化的 T 细胞上调 Bcl-2 家族中促凋亡成员 Bim，引发线粒体凋亡途径；另一条是通过 Fas-Fas 受体系统，诱导自身凋亡。如果 T 细胞激活时不能诱导细胞凋亡，则自身反应 T 细胞在外周淋巴组织中持续增殖。在自身免疫性淋巴增生综合征（autoimmune lymphoproliferative syndrome，ALPS）存在 *Fas* 基因突变。

3. **Tr 细胞与 Th 细胞功能失衡** Tr 细胞和 Th 细胞对自身反应性 B 细胞具有重要的调控作用。当 Tr 细胞功能过低或 Th 细胞功能过强时，则可产生大量自身抗体。

4. **共同抗原诱发交叉反应** 与机体某些组织抗原具有相同或相似抗原表位的外来抗原称为共同抗原。由共同抗原刺激机体产生的共同抗体，可与相应组织发生交叉反应，引起免疫损伤。如 A 组乙型溶血性链球菌细胞壁的 M 糖蛋白与人体心肌纤维的肌膜有共同抗原表位，其感染后，机体产生的抗链球菌抗体可与自身心肌纤维发生交叉反应，从而引起炎症反应，导致风湿性心脏病。

5. **隐蔽抗原释放** 有些器官组织的抗原成分从胚胎期开始就与免疫系统隔离，称为隐蔽抗原（sequestered antigen）。机体对隐蔽抗原无免疫耐受性。一旦因外伤、感染或其他原因使隐蔽抗原释放，则可引起自身免疫反应。例如一侧眼球外伤后，可导致双侧眼球发生交感性眼炎（sympathetic ophthalmitis）。

（二）遗传因素

遗传因素与自身免疫病的易感性密切相关：①一些自身免疫病如系统性红斑狼疮、自身免疫性溶血性贫血、自身免疫性甲状腺炎等均具有家族史。②有些自身免疫病与人类白细胞抗原（human leukocyte antigen，HLA），特别是 HLA-Ⅱ类抗原相关。例如系统性红斑狼疮与 DR2、DR3，类风湿关节炎与 DR1、DR4，自身免疫性甲状腺炎与 DR3 有关。③自身免疫病相关基因。例如人类强直性脊柱炎与 HLA-B27 关系密切，将 HLA-B27 基因转至大鼠，可导致转基因大鼠发生强直性脊柱炎。HLA 基因在自身免疫中的确切作用尚未完全清楚，其机制可能是 HLA-Ⅱ类基因影响自身抗原向 T 细胞的提呈过程。值得提出的是，HLA 以外的基因也与自身免疫病的易感性有关，其机制尚不清楚。

（三）感染、组织损伤和其他因素

细菌、支原体和病毒等各种微生物的感染，可通过下列方式导致自身免疫病的发生：①微生物引起机体自身抗原表位发生改变,或微生物抗原与机体组织抗原结合形成复合抗原,回避了 Th 细胞的耐受;②某些病毒(如 EB 病毒)或细菌产物非特异性激活多克隆 B 细胞,产生自身抗体;③导致 Tr 细胞功能丧失;④存在自身抗原。

此外,紫外线、吸烟、局部组织损伤可致自身抗原的改变和释放诱发自身免疫反应;自身免疫病多见于女性,提示女性激素可能对某些自身免疫病有促进发生的作用。

二、自身免疫病的类型

自身免疫病可分为器官或细胞特异性和系统性自身免疫病两种类型(表 8-1)。前者的病理损害和功能障碍仅限于抗体或致敏淋巴细胞所针对的某一器官或某一类细胞。后者的自身抗原为多器官、组织的共有成分,例如细胞核、线粒体等,故能引起多器官组织的损害。因其病变主要出现在多种器官的结缔组织或血管内,又称之为胶原病或结缔组织病。本节简述几种常见的系统性自身免疫病,其他参见有关章节相应的内容。

(一)系统性红斑狼疮

系统性红斑狼疮(systemic lupus erythematosus,SLE)是一种比较常见的全身性自身免疫病,由抗

核抗体为主的多种自身抗体引起。多见于年轻女性,男女之比接近 1:10。临床表现复杂多样,主要有发热及皮肤、肾、关节、心、肝、浆膜等损害,病程迁延反复,预后不良。

1. **病因和发病机制** 免疫耐受的终止和破坏导致大量自身抗体产生是本病发生的根本原因。抗核抗体(antinuclear antibody)是其中最主要的自身抗体,可分为 4 类:①抗 DNA 抗体;②抗组蛋白抗体;③抗 RNA- 非组蛋白性蛋白抗体;④抗核仁抗原抗体。临床上常用间接免疫荧光法检测患者血清中抗核抗体的类型,其中抗双链 DNA 和抗核糖核蛋白(Smith 抗原)抗体具有相对特异性,阳性率分别为 40%~70% 和 15%~30%。此外,许多患者血清中还存在抗血细胞抗体,包括红细胞、血小板和淋巴细胞的自身抗体。本病发病机制不明,目前的研究主要集中在以下三个方面。

(1)遗传因素:遗传因素与本病的关系表现为:①在纯合子双胞胎中有很高(30%)的一致性;②SLE 患者家族成员中发病的风险明显增加;③北美白人中 SLE 与人类白细胞抗原(human leucocyte antigen, HLA)-DR2、DR3 有关。这可能是由于位于 HLA D 区的免疫反应基因(Ir)对

表 8-1 自身免疫病的类型

器官或细胞特异性自身免疫病	系统性自身免疫病
慢性淋巴细胞性甲状腺炎(Hashimoto thyroiditis)	系统性红斑狼疮(systemic lupus erythematosus)
自身免疫性溶血性贫血(autoimmune hemolytic anemia)	类风湿关节炎(rheumatoid arthritis)
恶性贫血伴自身免疫性萎缩性胃炎(autoimmune atrophic gastritis of pernicious anemia)	干燥综合征(Sjögren syndrome)
自身免疫性脑脊髓炎(autoimmune encephalomyelitis)	炎性肌病(inflammatory myopathy)
自身免疫性睾丸炎(autoimmune orchitis)	系统性硬化(systemic sclerosis)
肺出血 - 肾炎综合征(Goodpasture syndrome)	结节性多动脉炎(polyarteritis nodosa)
自身免疫性血小板减少症(autoimmune thrombocytopenia)	
胰岛素依赖型糖尿病(insulin-dependent diabetes mellitus)	
重症肌无力(myasthenia gravis)	
毒性弥漫性甲状腺肿(格雷夫斯病)(Graves disease)	
原发性胆汁性肝硬化(primary biliary cirrhosis)	
自身免疫性肝炎(autoimmune hepatitis)	
溃疡性结肠炎(ulcerative colitis)	
膜性肾小球肾炎(membranous glomerulonephritis)	

抗原（包括自身抗原）所激发的免疫反应的程度有调节作用的缘故；④有些患者（6%）表现为补体成分的遗传缺陷。补体成分的缺乏可能导致循环中的免疫复合物清除障碍，从而使其在组织内沉积并引起组织损伤。

（2）免疫因素：患者体内有多种自身抗体形成，提示B细胞活动亢进是本病的发病基础，其原因尚未完全清楚。理论上，B细胞克隆本身的缺陷、Th细胞的过度刺激或Ts细胞功能过低皆可导致B细胞活动亢进。目前的研究提示，CD4$^+$Th细胞可能在这一过程中发挥重要作用。可以肯定的是，导致免疫功能紊乱的原因是多方面的，包括遗传因素和环境因素的作用。

（3）其他：非遗传因素在启动自身免疫反应中亦发挥一定作用。这些因素包括：①药物，采用盐酸肼屈嗪（hydralazine）和普鲁卡因胺治疗超过6个月的患者大部分可出现抗核抗体，约15%~20%的患者可出现SLE样反应；②性激素对SLE的发生有重要影响，雄激素似有保护作用，而雌激素则有助长作用，故患者以女性为多；③紫外线照射，紫外线可通过损伤DNA启动DNA-抗DNA免疫复合物形成。

2. 组织损伤机制　SLE的组织损伤与自身抗体的存在有关，多数内脏病变为免疫复合物所介导（Ⅲ型变态反应），其中主要为DNA-抗DNA复合物所致的血管和肾小球病变；其次为特异性抗红细胞、粒细胞、血小板自身抗体，经Ⅱ型变态反应导致相应血细胞的损伤和溶解，引起全血细胞减少（pancytopenia）。抗核抗体并无细胞毒性，但能攻击变性或胞膜受损的细胞，一旦它与细胞核接触，即可使细胞核肿胀，呈均质一片，并被挤出胞体，形成狼疮小体（苏木素小体），为诊断SLE的特征性依据。狼疮小体对中性粒细胞和巨噬细胞有趋化作用，在补体存在时可促进细胞的吞噬作用。吞噬了狼疮小体的细胞称狼疮细胞。

3. 病理变化　SLE的病变多种多样，然而其中除狼疮细胞外，并无其他特异性改变。急性坏死性小动脉、细动脉炎是本病的基本病变，几乎存在于所有患者并累及全身各器官。活动期病变以纤维素样坏死为主。慢性期血管壁纤维化明显，管腔狭窄，血管周围有淋巴细胞浸润伴水肿及基质增加。

（1）皮肤：约80%的SLE患者有不同程度的皮肤损害，以面部蝶形红斑最为典型，亦可累及躯干和四肢。镜下，表皮常有萎缩、角化过度、毛囊角质栓形成、基底细胞液化，表皮和真皮交界处水肿，基底膜、小动脉壁和真皮的胶原纤维可发生纤维素样坏死，血管周围常有淋巴细胞浸润，免疫荧光证实真皮与表皮交界处有IgG、IgM及C3的沉积，形成颗粒或团块状的荧光带即"狼疮带"，对本病有诊断意义。

（2）肾：约60%的SLE患者出现以狼疮性肾炎为主要表现的肾损害。原发性肾小球肾炎的各种组织学类型在狼疮性肾炎时均可出现，但以系膜增生型（10%~15%）、局灶型（10%~15%）、膜型（10%~20%）和弥漫增生型（40%~50%）常见，晚期可发展为硬化性肾小球肾炎。其中弥漫增生型狼疮性肾炎中内皮下大量免疫复合物的沉积，是SLE急性期的特征性病变。苏木素小体的出现有明确的诊断意义。肾衰竭是SLE患者的主要死亡原因。

（3）心：约半数病例有心脏受累，心瓣膜非细菌性疣赘性心内膜炎（nonbacterial verrucous endocarditis）最为典型，赘生物常累及二尖瓣或三尖瓣。

（4）关节：95%的病例有不同程度的关节受累。表现为滑膜充血水肿，单核细胞、淋巴细胞浸润，紧接上皮处浅表部位的结缔组织内可出现灶性纤维素样坏死。

（5）脾：体积略增大，滤泡增生常见。红髓中出现多量浆细胞。最突出的变化是小动脉周围纤维化，形成洋葱皮样结构。

（6）中枢神经系统：发病机制并不清楚。常归因于急性血管炎引起的局部神经症状。然而研究表明，SLE病人有神经精神表现的并未发现血管炎。有时可见血管内皮增生造成的非炎症性堵塞，这种改变认为是抗磷脂抗体或免疫复合物沉积引起的内皮细胞损伤所致。

此外，可出现肺纤维化和肝汇管区非特异性炎症。

（二）类风湿关节炎

类风湿关节炎（rheumatoid arthritis）是以多发性和对称性增生性滑膜炎为主要表现的慢性全身性自身免疫病。由于炎症的加剧和缓解反复交替进行,引起关节软骨和关节囊的破坏,最终导致关节强直畸形。本病发病年龄多在 25~55 岁,也可见于儿童。女性发病率比男性高 3~5 倍。绝大多数患者血浆中有类风湿因子(rheumatoid factor,RF)及其免疫复合物存在。

1. 病理变化

(1)关节病变:最常发生病变的关节是手、足小关节,肘、腕、膝、踝、髋及脊椎等也可被累及,多为多发性及对称性。组织学上,受累关节表现为慢性滑膜炎:①滑膜细胞增生肥大,呈多层,有时可形成绒毛状突起;②滑膜下结缔组织多量淋巴细胞、浆细胞和巨噬细胞浸润,常形成淋巴滤泡;③血管新生明显,其内皮细胞可表达高水平黏附分子;④滑膜及关节面覆盖大量的纤维素和中性粒细胞,纤维素可被机化;⑤破骨细胞功能活跃,骨破坏,滑膜组织向骨内长入;⑥高度血管化、炎症细胞浸润、增生状态的滑膜覆盖于关节软骨表面形成血管翳(pannus)。随着血管翳逐渐向心性伸展和覆盖整个关节软骨表面,关节软骨严重破坏,最终血管翳充满关节腔,发生纤维化和钙化,引起永久性关节强直。

(2)关节以外的病变:由于类风湿关节炎是一种全身性疾病,因此多种器官组织可被累及。类风湿结节(rheumatoid nodule)主要发生于皮肤,其次为肺、脾、心包、大动脉和心瓣膜,具有一定特征性。镜下,结节中央为大片纤维素样坏死,周围有细胞核呈栅状或放射状排列的上皮样细胞,在外围为肉芽组织。有 1/4 患者可出现类风湿皮下结节。动脉可发生急性坏死性动脉炎。累及浆膜可导致胸膜炎或心包炎。

2. 病因和发病机制 本病的病因和发病机制尚不清楚,可能与遗传因素、免疫因素及感染因素有关。研究结果表明,滑膜病变中浸润的淋巴细胞大部分是活化的 CD4$^+$Th 细胞。而 CD4$^+$Th 细胞可分泌多种细胞因子和生长因子,从而激活其他免疫细胞(B 细胞、其他 T 细胞)和巨噬细胞,后者可分泌一些炎症介质和组织降解因子。此外,IL-1 和 TGF-β 可引起滑膜细胞和成纤维细胞增殖,刺激滑膜细胞和软骨细胞分泌蛋白水解酶和基质降解酶,导致滑膜和关节软骨的破坏。

虽然细胞免疫在类风湿关节炎中发挥主要作用,但有许多证据表明体液免疫也参与其病变

的发生。近 80% 患者存在 IgG 分子 Fc 片段的自身抗体,即 RF 存在于血清或滑膜液中。血清中 RF 最主要的成分是 IgM,亦有 IgG、IgA 和 IgE 等。RF 的出现及滴度高低与疾病的严重程度一致,因而可作为临床诊断及预后判断的重要指标。血液循环中的 RF 在本病发生中的意义尚不确定,但存在于关节的 RF 被认为是导致炎症反应的原因。滑膜液中 IgG 型 RF(IgG-抗 IgG)可形成免疫复合物,固定并激活补体,吸引中性粒细胞和单核细胞游出,通过Ⅲ型变态反应引起组织损伤。导致 T 细胞激活或 RF 形成的原因尚不清楚,推测的感染因子包括 EB 病毒、支原体、小 DNA 病毒和分枝杆菌等,但尚无确切研究结果证实。

(三)干燥综合征

干燥综合征(Sjögren syndrome)临床上表现为眼干、口干等特征,是唾液腺、泪腺受免疫损伤所致。本病可单独存在,也可与其他自身免疫病同时存在,后者最常见的是类风湿关节炎、SLE 等。

1. 病理变化 病变主要累及唾液腺和泪腺,其他外分泌腺包括鼻、咽、喉、气管、支气管及阴道腺体也可受累。受累腺体主要表现为大量淋巴细胞和浆细胞浸润,有时可形成淋巴滤泡并有生发中心形成,伴腺体结构破坏。泪腺结构破坏可导致角膜上皮干燥、炎症及溃疡形成(干燥性角膜结膜炎)。唾液腺的破坏可引起口腔黏膜干裂及溃疡形成。呼吸道受累可导致相应的鼻炎、喉炎、支气管炎和肺炎。近 25% 患者(尤其是抗 SS-A 抗体阳性的患者)可累及中枢神经系统、皮肤、肾和肌肉。肾脏病变主要表现为间质性肾炎伴肾小管运输障碍,与 SLE 不同,极少发生肾小球肾炎。

2. 发病机制 本病发病机制不明。研究结果提示,干燥综合征是以腺管上皮为靶器官的自身免疫病。高 γ 球蛋白血症和抗核抗体及 RF 的存在表明 B 细胞功能过度,其原因可能是 Th 细胞的作用。近年来发现两种特征性抗核糖核蛋白成分的自身抗体,分别命名为抗 SS-A 和抗 SS-B,对本病的诊断有参考价值。原发患者 HLA-DR3 出现频率增加,而伴有类风湿关节炎的患者与 HLA-DR4 相关,提示原发及继发性干燥综合征的发病机制不同。

（四）炎性肌病

本病不常见，分为三种：皮肌炎、多发性肌炎及包涵体肌炎。以上三种类型可单独发生，也可与其他类型的自身免疫病伴发，如系统性硬化。

1. 皮肌炎 病变累及皮肤及肌肉，特点是皮肤出现典型的红疹及对称性缓慢进行性肌无力。最初累及近端肌肉，远端肌肉受累及运动障碍发生较晚。1/3 的病人由于口咽及食管肌肉受累造成吞咽困难。有些病人可以出现肌肉以外的表现，包括间质性肺病、血管炎和心肌炎。皮肌炎有较高内脏恶性肿瘤的发生率。病理变化：在小血管周围及周围结缔组织有炎症细胞浸润。典型的是在肌束的周边有少量萎缩的肌纤维。即使炎症轻微或没有炎症细胞浸润，这种肌束周边的肌萎缩的存在仍可以诊断。血管内皮损伤及纤维化导致肌肉内血管减少。肌束周边的肌萎缩可能与这一区域血流减少有关。另外，可有肌纤维坏死、再生。

2. 多发性肌炎 是以肌肉损伤和炎症反应为特征的自身免疫病。临床表现主要为肌肉无力，常为双侧对称，往往起始于躯干、颈部和四肢的肌肉。组织学上，主要表现为淋巴细胞浸润及肌纤维的变性和再生。本病的发生可能是由细胞毒性 T 细胞所介导。大多数患者有抗核抗体存在，其中抗 t-RNA 合成酶的 Jo-1 抗体具有特异性。

3. 包涵体肌炎 近来才发现的一种炎性肌病。开始累及远端肌肉。特别是膝部伸肌及腕和手指的屈肌。肌肉无力可以是不对称的。这是一种隐匿发展性疾病，病人多在 50 岁以上。病理改变：包涵体肌炎的特点为围绕血管周围的炎症细胞浸润，肌细胞内有空泡，周围有嗜碱性颗粒。另外，空泡状的肌纤维含有淀粉样沉积物，刚果红染色阳性。电镜下，胞质及核内有丝管状包涵体。浸润的炎症细胞与多发性肌炎相似。

（五）系统性硬化

系统性硬化以全身多个器官间质纤维化和炎症性改变为特征，主要累及皮肤，以往称为硬皮病（scleroderma）。胃肠道、肾脏、心脏、肌肉及肺也常常受累。本病可发生于任何年龄，以 30~50 岁多见，男女之比为 1:3。临床上，系统性硬化分为两类：①弥漫性：特点是在发病时皮肤广泛受累伴快速进展，早期即有内脏受累；②局限性：相对局限性的皮肤受累，如手指、前臂、面部及其他部位，内脏受累较晚，预后相对较好。

1. 病因和发病机制 本病病因不明。纤维化是本病的特征性病变，其启动可能与免疫系统激活、血管损伤及成纤维细胞活化有关。但三者之间的关系及相互作用机制尚不清楚，其过程可能是：识别某一与本病相关的 CD4⁺T 细胞在皮肤内积聚并释放细胞因子，从而激活肥大细胞和巨噬细胞，后者活化后可释放能激活纤维细胞的细胞因子和生长因子，如 IL-1、PDGF 和 FGF 等，最终导致纤维化。

高丙种球蛋白血症和抗核抗体的出现表明 B 细胞活化过度，两种自身抗体对本病具有相对特异性，一为抗 DNA 拓扑异构酶-1（DNA topoisomerase-1）抗体（Sc1-70），存在于 70%~75% 弥漫性硬皮病患者，而其他胶原病患者此抗体阳性率低于 1%；另一为抗着丝点抗体，存在于 60%~80% 局限性硬皮病患者。但也有学者认为，B 细胞的活化与纤维化无关。

硬皮病早期即可出现小血管病变。临床观察发现，100% 的硬皮病患者指小动脉出现纤维化，可能由于内皮损伤的反复发生伴血小板凝集导致血小板源性生长因子的释放（如 PDGF、TGF-β），引起管壁纤维化。其结果可造成管腔狭窄，从而导致组织缺氧而引起纤维化。

2. 病理变化

（1）皮肤：病变由指端开始，向心性发展，累及前臂、肩、颈、面部。镜下，疾病早期仅表现为真皮水肿，血管周围 CD4⁺T 细胞浸润。随着病变的发展，真皮中胶原纤维明显增加，表皮萎缩变平，附属器萎缩消失，真皮内小血管壁增厚、玻璃样变。有时可出现局灶性或弥漫性皮下组织钙化，尤其是局限性硬皮病患者更易发生钙化（calcification），并可出现雷诺现象（Raynaud phenomenon）、食管蠕动障碍（esophageal dysmotility）、手指硬皮病（sclerodactly）和毛细血管扩张（telangiectasia），即 CREST 综合征。晚期手指细而呈爪状，关节活动受限，有时指端坏死甚至脱落。面部无表情呈假面具状。

（2）消化道：约 80% 患者消化道受累，主要表现为管壁进行性萎缩和纤维化，伴血管周围淋巴细胞浸润，小血管壁进行性增厚。

（3）肾：叶间小动脉病变最为突出，表现为内膜黏液样变性，伴内皮细胞增生及随后的管壁纤维化，引起管腔明显狭窄，部分病例伴有细动脉纤维素样坏死。约50%患者死于肾衰竭。

（4）肺：可出现弥漫性间质纤维化，肺泡扩张、肺泡隔断裂，形成囊样空腔，本病是造成蜂窝肺的重要原因之一。

此外，关节和骨骼肌也可受累，导致关节周围结缔组织硬化和肌肉萎缩。

第三节　免疫缺陷病

免疫缺陷病（immunodeficiency disease）是一组由于免疫系统发育不全或遭受损害所致的免疫功能缺陷而引发的疾病。有两种类型：①原发性免疫缺陷病，又称先天性免疫缺陷病，与遗传有关，多发生在婴幼儿；②继发性免疫缺陷病，又称获得性免疫缺陷病，可发生在任何年龄，多因严重感染，尤其是直接侵犯免疫系统的感染、恶性肿瘤、应用免疫抑制剂、放射治疗和化疗等原因引起。

免疫缺陷病的临床表现因其性质不同而异，体液免疫缺陷的患者产生抗体的能力低下，因而发生连绵不断的细菌感染。淋巴组织内无生发中心，也无浆细胞存在。血清免疫球蛋白定量测定有助于这类疾病的诊断。细胞免疫缺陷在临床上可表现为严重的病毒、真菌、胞内寄生菌（如结核分枝杆菌等）及某些原虫的感染。患者的淋巴结、脾及扁桃体等淋巴样组织发育不良或萎缩，胸腺依赖区和周围血中淋巴细胞减少，功能下降，迟发性变态反应微弱或缺如。免疫缺陷患者除表现难以控制的机会性感染（opportunistic infection）外，自身免疫病及恶性肿瘤的发病率也明显增高。

一、原发性免疫缺陷病

原发性免疫缺陷病是一组少见病，与遗传相关，常发生在婴幼儿，出现反复感染，严重威胁生命。按免疫缺陷性质的不同，可分为体液免疫缺陷为主、细胞免疫缺陷为主以及两者兼有的联合性免疫缺陷三大类。此外，补体缺陷、吞噬细胞功能障碍等非特异性免疫缺陷也属于此类（表8-2）。

表 8-2　原发性免疫缺陷病的常见类型

体液免疫缺陷为主	联合性免疫缺陷病
原发性丙种球蛋白缺乏症	重症联合免疫缺陷病
孤立性 IgA 缺乏症	Wiskott-Aldrich 综合征
普通易变免疫缺陷病	毛细血管扩张性共济失调综合征
细胞免疫缺陷为主	腺苷酸脱氢酶缺乏症
DiGeorge 综合征	吞噬细胞功能障碍
Nezelof 综合征	补体缺陷
黏膜皮肤念珠菌病	

二、继发性免疫缺陷病

继发性免疫缺陷病较原发性者更为常见。许多疾病可伴发继发性免疫缺陷病，包括感染（风疹、麻疹、巨细胞病毒感染、结核病等）、恶性肿瘤（霍奇金淋巴瘤、白血病、骨髓瘤等）、自身免疫病（SLE、类风湿关节炎等）、免疫球蛋白丧失（肾病综合征）、免疫球蛋白合成不足（营养缺乏）、淋巴细胞丧失（药物、系统感染等）和免疫抑制剂治疗等。

继发性免疫缺陷病可因机会性感染引起严重后果，因此及时的诊断和治疗十分重要。本节仅叙述发病率日增而死亡率极高的获得性免疫缺陷综合征（acquired immunodeficiency syndrome，AIDS），即艾滋病。

获得性免疫缺陷综合征是由一种逆转录病毒即人类免疫缺陷病毒（human immunodeficiency virus，HIV）感染引起，其特征为免疫功能缺陷伴机会性感染和 / 或继发性肿瘤。临床表现为发热、乏力、体重下降、全身淋巴结肿大及神经系统症状。本病 1981 年首先由美国疾病预防控制中心报道，目前已遍布全球。艾滋病在我国的传播分为三个阶段：第一阶段为传入期，1985—1989 年以国外传入为主；第二阶段为播散期，自1989 年后，国内感染急剧上升；第三阶段为流行期，即 HIV 已在普通人群中存在。因此，艾滋病的防治工作已经是医疗卫生工作者当前面临的严峻课题。

（一）病因和发病机制

1. **病因**　本病由 HIV 感染所引起，HIV 属逆转录病毒科，慢病毒亚科，为单链 RNA 病毒。

已知 HIV 分为 HIV-1 和 HIV-2 两个亚型,分别发现于 1983 年和 1985 年。世界各地的 AIDS 主要由 HIV-1 所引起,HIV-2 在西非地区呈地方性流行。按世界卫生组织和美国国立卫生研究院沿用的亚型分类标准,HIV-1 又被分为 A 至 H 及 O 共 9 个亚型。1999 年分子流行病学调查证实我国已有 HIV-2 型病毒存在,并首次从基因水平上确认我国存在 HIV-1 和 HIV-2 的混合感染。至今为止我国已有 2 个病毒类型(HIV-1 和 HIV-2)及其 8 种亚型存在。

HIV-1 病毒结构已清楚,为圆形或椭圆形,病毒核心由两条 RNA 链(病毒基因组)、逆转录酶和核心蛋白 p17 及 p24 构成,并由来自宿主细胞的脂质膜包被,膜上嵌有由病毒编码的糖蛋白即外膜蛋白 gp120 和跨膜蛋白 gp41(图 8-1),在感染宿主细胞过程中发挥重要作用。HIV-1 基因组包括 9 个基因,其中 gag、pol 和 env 基因分别编码核心蛋白、逆转录酶和嵌于膜上的糖蛋白。env 基因在各病毒株间变异甚大。此外,尚有 3 个具有调控病毒复制功能的基因,包括 tat、rev 和 nef 基因。其余 vif、vpr 和 vpu 基因的功能尚不清楚。最近发现一些通过血液途径感染缺乏 nef 基因的 HIV 的患者并未发展为 AIDS,提示可将病毒调控蛋白(如 nef 基因编码的蛋白)作为抗 AIDS 药物的靶点,或采用缺乏关键调控蛋白的 HIV 突变体作为疫苗。

患者和无症状病毒携带者是本病的传染源。HIV 主要存在于宿主血液、精液、子宫和阴道分泌物及乳汁中。其他体液如唾液、尿液或眼泪中偶尔可分离出病毒,但迄今为止尚无证据表明能够传播本病。AIDS 的传播途径包括:①性接触传播,同性恋或双性恋男性曾是高危人群,占报告病例的 60% 以上。但目前经异性性传播已成为世界 HIV 流行的普遍规律。据世界卫生组织估计,目前全球 HIV 感染者中 3/4 是通过异性性接触感染。②应用污染的针头作静脉注。③输血和血制品的应用。④母体病毒经胎盘感染胎儿或通过哺乳、黏膜接触等方式感染婴儿。⑤医务人员职业性传播,少见。

2. **发病机制** 其发病机制包括以下两个方面。

(1)HIV 感染 CD4$^+$T 细胞:CD4 分子是 HIV 的主要受体,故 CD4$^+$T 细胞在 HIV 直接和间接作用下,细胞功能受损和大量细胞被破坏,导致细胞免疫缺陷。由于其他免疫细胞均不同程度受损,因而促进各种严重的机会性感染和肿瘤发生。

当 HIV 进入人体后,嵌于病毒包膜上的 gp120 与 CD4$^+$T 细胞膜上 CD4 受体结合,同时,HIV 又以趋化因子受体 CXCR4 和 CCR5 作为共受体

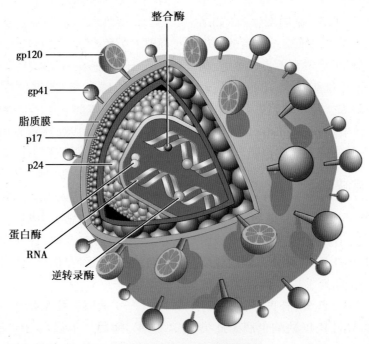

图 8-1 HIV-1 结构模式图

（coreceptor）进行识别，即 HIV 必须同时与 CD4 受体和共受体结合后才能进入细胞内。CXCR4 为 HIV 附着淋巴细胞所必需，而 CCR5 则促进 HIV 进入巨噬细胞。进入细胞后，病毒 RNA 链经逆转录酶的作用在细胞内合成反义链 DNA，然后被运送至细胞核，在核内经多聚酶作用复制为双股 DNA，经整合酶的作用，与宿主基因组整合。整合后的环状病毒 DNA 称前病毒（provirus），此时病毒处于潜伏状态。经数月至数年的临床潜伏期，前病毒可被某些因子所激活（如肿瘤坏死因子、IL-6 等）而开始不断复制，在细胞膜上装配成新病毒并以芽生方式释放入血，释出后的病毒再侵犯其他靶细胞。病毒复制的同时可直接导致受感染 CD4$^+$T 细胞破坏、溶解。因 CD4$^+$T 细胞在免疫应答中起核心作用，CD4$^+$T 细胞的消减可导致：①淋巴因子产生减少；②CD8$^+$T 细胞的细胞毒活性下降；③巨噬细胞溶解肿瘤细胞、杀灭胞内寄生菌、原虫的功能减弱；④NK 细胞功能降低；⑤B 细胞在特异性抗原刺激下不产生正常的抗体反应，而原因不明的激活和分化引起高丙种球蛋白血症；⑥作用于骨髓中造血干细胞，影响造血细胞的分化。

（2）HIV 感染组织中单核巨噬细胞：存在于脑、淋巴结和肺等器官组织中的单核巨噬细胞可有 10%~50% 被感染，其感染过程与 CD4$^+$T 细胞存在不同之处，具体表现在：①因巨噬细胞表达低水平 CD4，所以 HIV 一方面可通过 gp120 与 CD4 结合的方式感染巨噬细胞；另一方面也可通过细胞的吞噬作用进入细胞或经 Fc 受体介导的胞饮作用而使由抗体包被的 HIV 进入细胞；②病毒可在巨噬细胞内大量复制，但通常储存于胞质内，不像 CD4$^+$T 细胞那样在胞膜上大量出芽。单核巨噬细胞能抵抗 HIV 的致细胞病变作用，因而不会迅速死亡，反可成为 HIV 的储存场所，并在病毒扩散中起重要作用。它们可携带病毒通过血脑屏障，从而引起中枢神经系统感染。

近来的研究结果表明，淋巴结生发中心的滤泡树突状细胞也可受到 HIV 的感染并成为 HIV 的"储备池"。其树突可表达 IgG 的 Fc 受体，从而与由 IgG 型抗体包被的 HIV 结合，使病毒进入细胞内（图 8-2）。综合以上后果，导致严重免疫缺陷，构成了 AIDS 发病的中心环节。

（二）病理变化

病变可归纳为全身淋巴组织的变化、机会性感染和恶性肿瘤三个方面。

1. 淋巴组织的变化 早期，淋巴结肿大。镜下，最初有淋巴滤泡明显增生，生发中心活跃，髓质内出现较多浆细胞。电镜下或通过原位杂交法检测，HIV 分子位于生发中心内，主要集中于滤泡树突状细胞，也可出现于巨噬细胞及 CD4$^+$ 细胞。随后滤泡外层淋巴细胞减少或消失，小血管增生，生发中心被零落分割。副皮质区的 CD4$^+$ 细胞进行性减少，代之以浆细胞浸润。晚期的淋巴结病变，往往在尸检时才能看到，呈现一片荒芜，淋巴细胞几乎消失殆尽，仅有一些巨噬细胞和浆细胞残留。有时特殊染色可显现大量分枝杆菌、真菌等病原微生物，却很少见到肉芽肿形成等细胞免疫反应性病变。

脾、胸腺也表现为淋巴细胞减少。

2. 机会性感染 多发性机会性感染是本病的另一特点，感染范围广泛，可累及各器官，其中以中枢神经系统、肺、消化道受累最为常见。由于严重的免疫缺陷，感染所致的炎症反应往往轻而不典型。如肺部结核分枝杆菌感染，很少形成典型的肉芽肿性病变，而病灶中的结核分枝杆菌却甚多。

70%~80% 的患者可经历一次或多次肺孢子菌（pneumocystis）感染，在艾滋病因机会性感染而死亡的病例中，约一半死于肺孢子菌感染，因而对诊断本病有一定参考价值。

约 70% 的病例有中枢神经系统受累，其中继发性机会性感染有弓形虫（toxoplasma）或新型隐球菌（Cryptococcus neoformans）感染所致的脑炎或脑膜炎；巨细胞病毒（cytomegalovirus）和乳头状瘤空泡病毒（papovavirus）所致的进行性多灶性白质脑病等。由 HIV 直接引起的疾病有脑膜炎、亚急性脑病、痴呆等。这一情况提示，除淋巴细胞、巨噬细胞外，神经系统也是 HIV 感染的靶组织。

3. 恶性肿瘤 约有 30% 的患者可发生 Kaposi 肉瘤。其他常见的伴发肿瘤为淋巴瘤。

（三）临床病理联系

本病潜伏期较长，一般认为经数月至 10 年

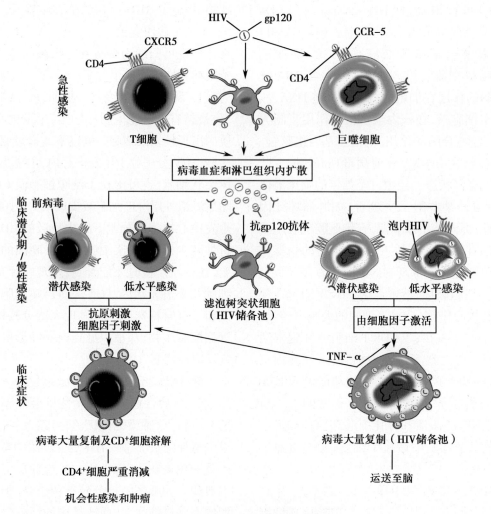

图 8-2　HIV 感染发病机制示意图

或更长时间才发展为 AIDS。近年来，世界卫生组织和美国疾病预防控制中心修订了 HIV 感染的临床分类，将其分为三大类：①A 类，包括急性感染、无症状感染和持续性全身淋巴结肿大综合征；②B 类，包括免疫功能低下时出现的 AIDS 相关综合征、继发细菌及病毒感染和发生淋巴瘤等；③C 类，患者已有严重免疫缺陷，出现各种机会性感染、继发性肿瘤以及神经系统症状等 AIDS 表现。

　　而 AIDS 按病程可分为三个阶段：①早期或称急性期，感染 HIV 3~6 周后可出现咽痛、发热、肌肉酸痛等一些非特异性表现。病毒在体内复制，但由于患者尚有较好的免疫反应能力，2~3 周后这些症状可自行缓解。②中期或称慢性期，机体的免疫功能与病毒之间处于相互抗衡阶段，在某些病例此期可长达数年或不再进入末期。此期病毒复制持续处于低水平，临床可以无明显症状

或出现明显的全身淋巴结肿大，常伴发热、乏力、皮疹等。③后期或称危险期，机体免疫功能全面崩溃，病人有持续发热、乏力、消瘦、腹泻，并出现神经系统症状，明显的机会性感染及恶性肿瘤，血液检查可见淋巴细胞明显减少，CD4+ 细胞减少尤为显著，细胞免疫反应丧失殆尽（图 8-3）。

　　本病的预后差，目前抗 HIV 治疗主要采用逆转录酶抑制剂和蛋白酶抑制剂。现主张联合用药，如齐多夫定、拉米夫定和茚地那韦（IDV）联合应用，称高效抗逆转录病毒疗法，可使 AIDS 的机会性感染和继发性肿瘤发病率平均下降 80%~90%，血浆病毒量降低至 50copies/ml 以下。艾滋病疫苗的研究已经取得一些进展，并开始试用于人类，但其前景不宜过分乐观，存在进一步开发安全和具免疫持久性的免疫原、选择接种对象等基本问题。当前，采取有效预防措施仍是防止 AIDS 流行的关键。

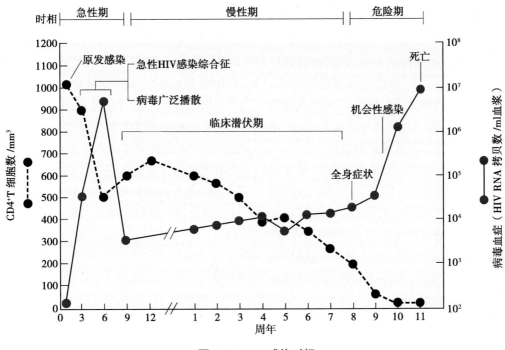

图 8-3 HIV 感染时相

第四节 器官和骨髓移植

机体的某种细胞、组织或器官因某些病变或疾病的损伤而导致不可复性结构及功能损害时,采用相应健康细胞、组织或器官植入机体的过程称之为细胞、组织或器官移植,统称移植(transplantation),是临床重要治疗手段之一。根据供体的来源可将移植分为:①自体移植(autoplastic transplantation);②同种异体移植(allotransplantation);③异种移植(heterotransplantation)。移植成败的关键,即移植物能否长期存活并发挥功能取决于供体的移植物能否适应新的受体环境而为受体所容纳和接受,本质上也就是移植免疫的问题。本节着重介绍移植物排斥反应及其机制、实体器官移植及骨髓移植时排斥反应的类型和病理变化。

一、移植物排斥反应及机制

在同种异体细胞、组织和器官移植时,受者的免疫系统常对移植物产生移植物排斥反应(graft rejection),这是一个十分复杂的免疫学现象,涉及细胞和抗体介导的多种免疫损伤机制,这些机制均针对移植物中的人类白细胞抗原(HLA),供者与受者 HLA 的差异程度决定了排斥反应的轻重。

(一)单向移植物排斥理论

同种异体移植物排斥反应的方式与受体(recipient)或宿主的免疫反应状况、移植物的性质有密切关系。在免疫功能正常的个体,接受异体移植物后,若不经任何免疫抑制处理,将立即发生宿主免疫系统对移植物的排斥反应,即宿主抗移植物反应(host versus graft reaction, HVGR),导致移植物被排斥,其过程既有细胞介导的免疫反应又有抗体介导的免疫反应参与。

1. T 细胞介导的排斥反应 在人体和实验性移植中证实,T 细胞介导的迟发型超敏反应与细胞毒作用对移植物的排斥起着重要作用。移植物中供体的淋巴细胞(过路细胞)、树突状细胞等具有丰富的 HLA-Ⅰ、Ⅱ,是主要的致敏原。它们一旦被宿主的淋巴细胞识别,即可使 CD8+ 细胞分化,成为成熟的 CD8+ 细胞毒性 T 细胞,溶解破坏移植物。同时,使 CD4+ 细胞活化,启动经典的迟发型超敏反应。此外,与迟发型超敏反应相伴随的微血管损害、组织缺血及巨噬细胞介导的破坏作用,也是移植物损毁的重要机制。

2. 抗体介导的排斥反应 T 细胞在移植物排斥反应中无疑起着主要作用,但抗体也能介导排斥反应,其形式有二:①过敏排斥反应,发生在移植前循环中已有 HLA 抗体(循环抗体)存在的受者。该抗体可来源于既往多次妊娠、接受输血或某些表面抗原与供者 HLA 有交叉反应的细菌或病毒感染。在这种情况下，循环抗体固定于移植物的血管内皮，固定并激活补体，引起血管内皮受损，导致血管壁的炎症、血栓形成和组织坏死，可立即发生移植物排斥反应。②在原来并未致敏的个体中，随着 T 细胞介导的排斥反应的形成，可同时有抗 HLA 抗体形成，造成移植物损害。

此外，在机体的免疫功能缺陷，而移植物又具有大量的免疫活性细胞（如骨髓、胸腺移植）的情况下，宿主无力排斥植入的组织器官，而移植物中的供体免疫活性细胞可被宿主的 HLA 所活化，产生针对宿主组织细胞的免疫应答，即移植物抗宿主反应（graft versus host reaction，GVHR），可导致宿主全身性的组织损伤，称移植物抗宿主病（graft versus host disease，GVHD）。

（二）双向移植物排斥理论

单向移植物排斥理论反映了自然状态下移植物排斥规律，但在临床器官移植的条件下，即受者由于终身使用免疫抑制药物，移植物排斥的方式和特点可能与自然状态不同。20 世纪 90 年代中期，一系列临床发现使移植物排斥理论框架发生重大改变。双向移植物排斥理论的主要观点是：

1. 具有血管的器官移植一旦血流接通后，即发生细胞迁移，移植物中的过路细胞（主要为各种具有免疫功能的细胞）可移出移植物进入受体体内并分布于全身各组织；而受者的白细胞可进入移植物内。在强有力的免疫抑制的情况下，宿主往往不能完全清除过路细胞。因此，在实体器官移植和骨髓移植中，可同时发生宿主抗移植物反应（HVGR）和移植物抗宿主反应（GVHR）。只是在不同的移植类型中二者的强度不同，但皆形成二者共存现象。

2. 在持续的免疫抑制剂作用下，这种相互免疫应答可因诱导各种免疫调节机制而逐渐减弱，最终达到一种无反应状态，形成供、受体白细胞共存的微嵌合状态（microchimerism）。

3. 微嵌合状态长期存在可导致受者对供者器官的移植耐受。具有过路细胞越多的器官，越易形成移植耐受。

4. 不成熟树突状细胞在微嵌合状态形成的移植耐受中发挥关键作用。树突状细胞存在于非淋巴组织如肝、肾、皮肤和血液等。不成熟的树突状细胞表达低水平 MHC 分子，不表达 B7 分子，具有极强的摄取、处理和一定的提呈抗原的能力，但由于缺乏 B7 协同刺激分子，所以不能活化 T 细胞，反而引起 T 细胞凋亡，导致移植耐受。

微嵌合状态的发现及双向移植物排斥理论的提出是移植免疫学发展史上的一个重要的理论突破，并开始逐渐被接受。尽管其尚需在进一步研究中不断修正和逐步完善。目前争论较多的是微嵌合状态与移植耐受的关系，而移植物排斥的规律性变化及其机制尚未完全清楚。

二、实体器官移植物排斥反应的病理改变

实体器官移植物排斥反应按形态变化及发病机制的不同有超急性排斥反应、急性排斥反应和慢性排斥反应三类。兹以肾移植中各类排斥反应的病理变化为例加以说明。类似的变化亦可见于其他组织、器官的移植。

（一）超急性排斥反应

超急性排斥反应的发生与受者血液中已有供体特异性循环 HLA 抗体或受者、供者 ABO 血型不符有关，本质上属Ⅲ型超敏反应。

以广泛分布的急性小动脉炎、血栓形成和因此而引起的组织缺血性坏死为特征。移植肾肉眼观，色泽由粉红色迅速转变为暗红色，伴出血或梗死，出现花斑状外观。镜下表现为广泛的急性小动脉炎伴血栓形成及缺血性坏死。

超急性排斥反应一般于移植后数分钟至数小时出现，受者迅速出现无尿。如肾皮质完全发生坏死，则必须切除。现因术前已广泛采用了组织交叉配型，本型已少见。

（二）急性排斥反应

急性排斥反应可以细胞免疫为主，也可以体液免疫为主。细胞免疫为主的排斥反应中，CD8[+] CTL 可直接破坏移植物细胞或 CD4[+]Th 细胞分泌细胞因子，诱发炎症，损伤移植物。T 细胞也可能对移植血管产生反应，导致血管损伤。体液免疫为主的排斥反应主要由抗体介导，抗体与血管内皮结合，通过经典途径激活补体，由此产生炎症和内皮损伤。

以细胞免疫为主者，主要表现为间质内单个

核细胞浸润；以体液免疫为主者，以血管炎为特征。有时两种病变可同时存在。

1. 细胞型排斥反应 可见肾间质明显水肿，CD4+和CD8+T细胞为主的单个核细胞浸润，并侵袭肾小管壁，导致肾小管炎，引起局部肾小管坏死。也可出现血管炎及血管壁坏死，在血管壁上有以单个核细胞为主的细胞浸润。

2. 血管型排斥反应 抗体及补体的沉积引起血管损伤，随后出现血栓形成及相应部位的梗死。此型更常出现的是亚急性血管炎，表现为成纤维细胞、平滑肌细胞和泡沫状巨噬细胞增生所引起的血管内膜增厚，常导致管腔狭窄或闭塞。肾小球损伤则表现为与补体产物沉积相关的肾小球肾炎。

在病理临床诊断中，通常按照国际标准化的Banff分类标准，根据肾间质内炎症细胞累及的范围（以百分率表示）、肾小管炎和动脉内膜炎的程度（前者以肾小管断面浸润炎症细胞个数为依据，后者以多少个动脉断面可见炎症细胞浸润以及炎症细胞浸润的多少为依据），可将急性肾移植物排斥反应分为轻、中、重三级。

急性排斥反应较常见。未经治疗者此反应可发生在移植后数天内；经免疫抑制治疗者，可在数月或数年后突然发生。临床表现多有发热、移植部位胀痛和移植器官功能减退等。细胞型排斥反应常发生在移植后数月，临床上表现为骤然发生的移植肾衰竭。

（三）慢性排斥反应

慢性排斥反应的发生机制目前尚不清楚。一般认为，不仅特异性免疫攻击与慢性排斥反应有关，非特异性组织损伤可能与慢性排斥反应关系更为密切。在免疫攻击方面，现认为是以体液免疫为主，而CD4+Th细胞发挥着关键作用。CD4+Th细胞的活化，既可以诱导CD8+CTL、NK细胞和巨噬细胞活化，又可以促进B淋巴细胞产生特异性抗体，激活补体，导致慢性排斥反应的产生。活化的Th细胞可以产生多种细胞因子包括TGF-β1，对移植物发挥多种生物学效应。非特异性组织损伤包括缺血再灌注损伤、感染、药物毒性等，则通过直接或间接参与宿主抗移植物免疫反应过程介导移植物损伤。

研究表明，肾细胞外基质过度积聚是肾慢性排斥反应肾脏纤维化与肾小管萎缩的重要事件。在肾脏纤维化过程中，TGF-β1具有重要的致纤维化作用，它可通过多种途径增加细胞外基质的形成，促进肾脏纤维化，而通过诱导肾小管上皮间质转化（epithelial-mesenchymal transition，EMT），可能是TGF-β1致纤维化作用的主要途径。

肾慢性排斥反应的突出病变是血管内膜纤维化，引起管腔严重狭窄，从而导致肾缺血，其形态表现为肾小球萎缩、纤维化、玻璃样变，肾小管萎缩，肾间质除纤维化表现外，同时有单核细胞、淋巴细胞及浆细胞浸润。

慢性排斥反应多发生在术后几个月至1年以后。常表现为慢性进行性的移植器官损害，直至功能衰竭。随着移植手术、器官保存、供受者组织配型实验技术、多种新型强效免疫抑制剂的合理应用，超急性排斥反应已很少发生，急性排斥反应发生率也明显降低，但慢性排斥反应药物治疗效果不佳，已成为移植物长期存活的一个主要障碍。

三、骨髓移植物排斥反应的病理改变

骨髓移植可纠正受者造血系统及免疫系统的不可逆损伤，目前已应用于造血系统肿瘤、再生障碍性贫血、免疫缺陷病和某些非造血系统肿瘤等严重疾病。骨髓移植所面临的两个主要问题是移植物抗宿主病（GVHD）和移植物排斥反应。

GVHD可发生于具有免疫活性细胞或其前体细胞的骨髓移植入由于原发性疾病或因采用药物、放射线照射而导致免疫功能缺陷的受者体内。当其接受骨髓移植后，来自供者骨髓的免疫活性细胞可识别受者组织并产生免疫应答，使CD4+和CD8+T细胞活化，导致受者组织损害。GVHD可分为急性、慢性两种。急性GVHD一般在移植后3个月内发生，可引起肝、皮肤和肠道上皮细胞坏死。小胆管破坏可导致黄疸；肠道黏膜溃疡可导致血性腹泻；皮肤损害主要表现为局部或全身性斑丘疹。慢性GVHD可以是急性GVHD的延续或在移植后3个月自然发生，其皮肤病变类似于硬皮病。GVHD为致死性并发症，虽可在移植前通过HLA配型降低其排斥反应的强度，但不能彻底根除。可能的解决途径为去除供者骨髓中的T细胞，临床观察发现，此途径虽可降低GVHD的

发生率,却使移植失败和白血病复发的概率增加。多功能 T 细胞不仅可介导 GVHD,也为移植物的存活及去除白血病细胞所必需。

同种异体骨髓移植的排斥反应由宿主的 T 细胞和 NK 细胞介导。T 细胞介导的排斥反应机制与实体器官的排斥反应机制相同,而供体骨髓细胞因为不能与表达于 NK 细胞表面的宿主自身 HLA-I 类分子特异性的抑制性受体结合,而被 NK 细胞直接破坏。

（李一雷）

参 考 文 献

［1］ Kumar V, Abbas AK, Fausto N, et al. Robbins and Cotran Pathologic Basis of Disease. 8th ed. Philadelphia: Saunders, 2010.

［2］ Kumar V, Abbas AK, Aster JC. Robbins Basic Pathology. 9th ed. Philadelphia: Saunders, 2015.

［3］ Kamisawa T, Zen Y, Pillai S, et al. IgG4-related disease. Lancet, 2015, 385（9976）: 1460-1471.

［4］ Yamate J, Kuribayashi M, Kuwamura M, et al. Differential immunoexpressions of cytoskeletons in renal epithelial and interstitial cells in rat and canine fibrotic kidneys, and in kidney-related cell lines under fibrogenic stimuli. Exp Toxicol Pathol, 2005, 57（2）: 135-147.

第九章　环境与营养病理学

许多疾病都有环境因素的影响。周围环境包括各种户外、室内和职业人员生活及工作的环境。环境疾病是指因暴露于环境、工作场所化学或物理因素而引起的疾病，包括营养源性疾病。

环境病理学（environmental pathology）研究的是不良外界环境因素对机体健康产生的影响。

几乎所有疾病都与环境因素有关，即便是遗传性疾病，也在不同程度上受环境因素影响。就广义而言，环境病理学必须研究环境中一切有害因素对人体的作用，包括由于接触环境中有害因素所致的疾病。

环境病理学的任务主要包括两个方面：一是通过观察人体（更着重于人群）或动物模型、体内或体外实验，研究描述环境疾病的病理表现和演变过程、形态改变与功能变化的联系、诊断与鉴别诊断指标及阐明病因与发病机制。其次，在于环境因素对人体作用的危害与安全分析。例如许多环境化学物的存在对人体生命系统或正常生活是完全必需的，但过量或缺乏，则会导致对人体的危害。

在现今的信息工业化时代里，人类不仅面临的环境与过去有很大改变，且在营养的摄入方面也发生了显著的变化。如：能量摄入增加的同时消耗却减少；饱和脂肪酸和反式脂肪酸摄入增加，而膳食纤维摄入却减少。环境（营养）与基因间存在相互作用，共同决定了个体的表型与发育。

第一节　环境致病因子及其机制

一、环境疾病的危害

在医学上，一般以人体作为环境的主体，故人体的内在空间称为内环境（internal milieu）。人们赖以生存的外在空间，包括自然环境和社会环境，总称为外环境（environment）。环境病理学中"环境"一词，通常指外环境。外环境按范围的大小可划分为三环：

（1）小环境（microenvironment）：即与个体最直接相关的环境，如工作、生活场所与职业环境；

（2）中间环境（intermediate environment）：介于大小环境之间，如城镇、地区、国家；

（3）大环境：为中间环境以外的无限空间。

生物圈是指地球海平面上下约10km为界限的环境范围，为地球上生命活动的主要场所。

环境系统内一切物理因素、化学因素、生物因素、社会因素以及维持生态平衡的各种综合因素与人体之间的相互作用，也同样处于某种动态平衡之间。在一定条件下，一旦此种动态平衡遭受破坏，人体不能适应环境中有害因素的作用所引起的疾病，即所谓环境疾病，简称"环境病（environmental disease）"。

当前，世界范围内环境疾病明显增多，已经或正在成为人类疾病构型的主体。据统计，人类肿瘤的80%~90%与环境因素相关。我国研究表明，许多常见病、中毒性疾病、地方病和癌症与环境因素关系密切。鉴于环境污染对人类危害的广泛性和严重性，以及长期微量理化因素致病效应早期检出极其困难，迫切需要环境病理学这一新兴学科的迅速发展。

二、环境化学因素与疾病

环境化学物是指外环境中的一切化学性物质，包括天然的和人造的，无机的和有机的。任何化学物在一定条件下都可能是有毒或有害的，而在另一些条件下对人体的健康则可能是安全无害的，甚至是必需的。

（一）有毒化学物与机体相互作用的一般规律

有毒化学物（简称毒物）与机体相互作用的中毒病理过程可分为毒物吸收、体内分布和排除等几个环节。在临床病理上表现为相应的潜伏期、发病（器官损伤）期、痊愈或结局期等阶段。当某种附加因素掺入，也可出现相应的伴发病。其整个病理过程可短（呈急性）可长（呈慢性），其间也可出现多个因果交替等比较复杂的发病学环节。

（二）毒物的吸收与进入部位的损伤

毒物主要经呼吸道、皮肤或消化道进入机体，并通过一系列细胞和膜性屏障被吸收进入血液。多数毒物在进入部位一般不引起明显的病变，但少数腐蚀性（如强酸、强碱）和激惹性（如刺激性气体）毒物在进入部位能引起损伤，表现为变性、坏死、出血、炎症、糜烂或溃疡等。毒物的吸收是毒物连续通过层层生物膜（细胞膜和基底膜）的过程。

（三）毒物在体内的分布、靶器官和蓄积库

毒物吸收进入血液后在体内的最初分布，原则上是全身性和相对均等的，此过程相对较为短暂。此后，由于各器官或组织血管网的丰富程度和解剖生理特点不同，以及体内各种屏障结构，特别是细胞成分及其相应的生物膜结构与功能存在差异；并且由于各种毒物的理化性质和代谢转化特点的复杂多样性，这就决定了毒物在体内必然存在一个再分布的过程。其结果，往往是毒物的不均等分布，导致全身各器官或组织的毒物含量可有很大差别。

有些毒物对某些器官（肝、肾、骨、神经和脂肪组织）具有特殊的亲和力或选择性，这与这些器官组织的结构功能、代谢特点和毒物本身的理化性质有关，例如，铅吸收后立即分布于红细胞、肝及肾内，2h 后 50% 在肝内，1 个月后体内铅量的 90% 蓄积于骨内。另一些毒物较易透过血脑屏障进入脑内，或透过胎盘屏障进入胎儿，引起损伤，此主要归结于该类毒物的脂溶性质。

（四）毒物在体内的生物转化

外源性化学物进入体内后，在体内微环境进行的化学变化过程称为生物转化（biotransformation）或体内代谢过程。此过程依赖许多酶系统的连续作用，使毒物发生一系列的改变和转化，增强其极性和水溶性，有利于排出体外，从而失活和解毒。但有时却完全相反，生物转化过程中产生比原化学物毒性更强的中间代谢产物，称为活化或毒化。

哺乳动物体内生物转化过程的主要场所是肝脏，其次是肾、肠、肺、神经、皮肤、脾、骨髓、淋巴组织、内分泌腺和胎盘等。

毒物在体内的生物转化过程，首先取决于毒物本身的性质和剂量，以及上述不同时相和不同类型酶促反应的特点；其次，生物转化的快慢和强度，还与多因素有关，其中如动物种属、遗传因素、性别、年龄、营养状态、排泄功能、外环境的变化以及某些附加因素（如混合功能氧化酶的诱导剂）等，都能直接或间接地影响毒物代谢质量的差异，从而产生明显不同的毒性作用。

（五）毒物所致靶器官损伤的作用机制及基本病变

靶器官的概念是相对的，任何毒物一旦进入血液循环，其毒性作用原则上是多器官或系统的全身性作用，仅个别器官或组织的损伤相对更为严重。近年来尤其引人关注的还在于其致畸性、致突变性和致癌性。

病变的主要类型：

（1）实质细胞的变性、坏死。

（2）血液循环障碍：充血、出血、水肿、血栓形成、弥散性血管内凝血（DIC），并以中毒性肺水肿、呼吸窘迫综合征和中毒性脑水肿具有重要的临床意义。

（3）炎症反应可原发于毒物的直接损害（如化学性肺炎），也常继发于组织坏死或继发感染。某些毒物和药物即使小量，也能引起强烈的变态反应性炎症，或对遗传特异质（idiosyncrasy）的个体引起严重的变态反应性炎性损伤。

（4）纤维化和硬化，常见于肝、肾、肺等器官，多在慢性中毒之后。常伴有相应器官的功能严重障碍或衰竭。

（5）诱发肿瘤。

须特别指出，上述中毒性靶器官的基本病变均非特异性。因此，在做出毒理病理学诊断时，必须在器官组织病变的基础上，结合接触史，特别是毒物检测结果，才能做出正确判断。

三、环境污染

(一) 空气污染

空气是指包围在地球周围的气体,对人类及生物生存起重要作用的是距地面 12km 以内的空气层(对流层)。清洁的空气是由氮(78.06%)、氧(20.95%)、氩气(0.93%)等气体组成的,这三种气体约占空气总量 99.94%。造成空气污染的污染物有:烟尘、总悬浮颗粒物、可吸入悬浮颗粒物、臭氧、二氧化氮、二氧化硫、一氧化碳、挥发性有机化合物等。空气污染是环境病发病和死亡的重要原因,空气中的有害微生物以及化学和颗粒污染物有害健康。

空气中可自然沉降的颗粒物称降尘,而悬浮在空气中的粒径小于 $100\mu m$ 的颗粒物统称总悬浮颗粒物(TSP),其中粒径小于 $10\mu m$ 的称可吸入颗粒物(PM_{10}),粒径小于 $5\mu m$ 的多滞留在上呼吸道。滞留在鼻咽部和气管的颗粒物,与进入人体的二氧化硫(SO_2)等有害气体产生刺激和腐蚀黏膜的联合作用,损伤黏膜、纤毛,引起炎症和增加气道阻力,长期作用会导致慢性鼻咽炎及慢性气管炎。细颗粒物($PM_{2.5}$)是指大气中直径小于或等于 $2.5\mu m$ 的颗粒物,也称为可入肺颗粒物。$PM_{2.5}$ 的形成方式有直接以固态形式排出的一次粒子(主要由石油、煤炭和生物质燃料燃烧时释放);在高温状态下以气态形式排出(如尾气排放),在其稀释和冷却过程中凝结成固态粒子;由气态气体污染物通过大气化学反应而生成的二次粒子。

$PM_{2.5}$ 被吸入人体后会直接进入肺组织,干扰肺部的气体交换,引发包括哮喘、支气管炎和心血管等方面的疾病。如 $PM_{2.5}$ 被吸入肺部使细支气管的通气功能下降,局部肺泡的换气功能丧失。吸附着有害气体的 $PM_{2.5}$ 可以刺激或腐蚀肺泡壁,还可直接或间接地激活肺巨噬细胞和上皮细胞内的氧化应激系统,刺激炎症因子的分泌以及中性粒细胞和淋巴细胞的浸润,发生支气管炎、肺气肿和支气管哮喘。通过诱导系统性炎症反应和氧化应激,导致血管收缩,血管内皮细胞功能出现紊乱,大量活性氧释放入血液,进而促进凝血功能,促进血栓形成、血压升高和动脉粥样硬化斑块形成。PM2.5 中的一些成分如多环芳烃、镉、铬、

镍具有致癌性或促癌性。世界卫生组织(WHO)2005 年版的《空气质量准则》对大气中可吸入颗粒物的浓度限值制定了严格的标准。规定 $PM_{2.5}$ 年平均浓度为 10 微克/立方米($\mu g/m^3$),24 小时平均浓度为 $25\mu g/m^3$。

1. 室外空气污染 室外空气污染主要来自工业、交通、生活等方面(图 9-1)。

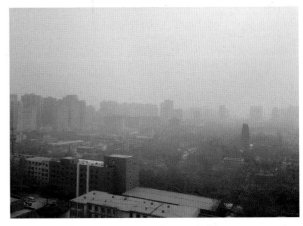

图 9-1 大都市雾霾(李想提供)

(1)在工业生产过程中,排放到大气中的各种物质,例如烟尘、硫的氧化物、氮的氧化物、有机化合物、卤化物、碳化合物等,都对大气构成了污染(表 9-1)。

(2)当代主要运输工具,如汽车、火车、飞机、轮船、摩托车等,尤其是城市大量汽车所排放的尾气是大城市空气的主要污染源之一,会对人体的呼吸器官造成损害。

(3)我国北方城市居民多使用煤炭采暖,煤炭在燃烧过程中释放出大量的灰尘、二氧化硫、一氧化碳等,均可污染大气。

2. 室内空气污染 随着现代家居装修越来越追求美观豪华,室内的潜在污染也随之增加。最常见的室内污染物为甲醛、氡气、一氧化碳、二氧化氮、石棉等。

甲醛的主要来源是室内装修用到的材料、家具和涂料,尤其是木制地板及胶黏剂。胶黏剂中的甲醛释放期长,可长达 10 余年。甲醛已经被世界卫生组织确定为一类致癌物和致畸形物质。长期接触低剂量甲醛可引起慢性呼吸道疾病,并可引起月经紊乱、鼻咽癌、结肠癌、脑肿瘤、白血病及 DNA 基因损伤与突变。所有接触者中,儿童和孕妇对甲醛尤为敏感,危害也就更大。

表 9-1 主要的室外空气污染物

污染物	高危人群	来源	不利影响
臭氧（O$_3$）	健康成年人及儿童、运动员、户外劳动者、气喘患者	各种污染物如氮、硫、烃的氧化物与氧气相互作用	肺功能下降 气道反应性增强 肺部炎症 运动能力下降
二氧化氮	健康成年人、气喘患者、儿童	燃烧化石燃料如煤、汽油,木柴	气道反应性增强 肺功能下降 增加呼吸道感染
二氧化硫	健康成年人、慢性肺病患者、气喘患者	燃烧化石燃料如煤、汽油,燃烧木柴	产生硫酸、重硫酸盐、硫酸盐,刺激并损伤呼吸道上皮。并与硝酸一起产生酸雨
一氧化碳		不完全燃烧汽油、石油、木柴、天然气	结合到血红蛋白上,取代氧合血红蛋白从而导致全身性缺氧（见后）
铅		在后述章节讨论	
微粒	儿童、慢性肺病或心脏病患者、气喘患者	种类不同的微细污染物（通过空气散布）包括从相对无毒的泥灰尘到高毒性的石棉尘（将在后述尘肺内容中讨论）可能包含有铅、灰、烃残余物（一些可能是致癌物）以及其他工业和核废物	主要形成烟雾,也是呼吸道疾病的一个主要原因,参见尘肺相关内容

摘引自 Robbins Basic Pathology.

氡气是自然界唯一的天然放射性气体,常见于天然大理石以及砂石中。氡气的最主要危害是致癌,可诱发肺癌。

家居装修使用的油漆中含有大量苯。苯是一种无色的液体,长期吸入会导致再生障碍性贫血,还可损伤生殖系统,引起流产和畸胎。

吸烟是室内空气污染的另一个重要因素。

（二）重金属污染

重金属污染指由重金属或其化合物造成的环境污染。主要由采矿、废气排放、污水灌溉和使用重金属制品等所致。其危害程度取决于重金属在环境、食品和生物体中存在的浓度和化学形态。重金属污染主要表现在水污染（图 9-2）。

常见金属毒物中毒

（1）铅:高浓度铅接触主要是铅冶炼厂、蓄电池厂等的工人吸入生产过程中的铅烟雾和氧化铅粉尘,也有误服含铅药物、长期用锡壶饮酒而导致,有啃食习惯的儿童常因啃食油漆玩具而造成儿童铅中毒。

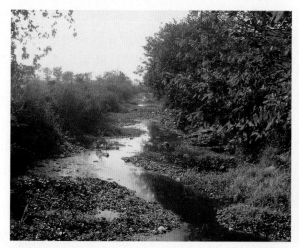
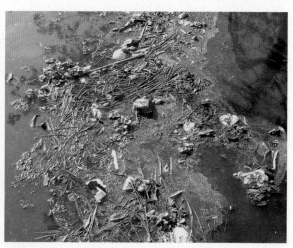

图 9-2 河流污染

1）中毒机制：铅的毒性作用主要是与蛋白分子中的巯基结合而抑制多种酶系的活性。卟啉代谢紊乱是铅中毒机制中重要的和较早的变化之一，导致红细胞蛋白前身血红素合成障碍。

2）病理表现：①神经系统：急性重度铅中毒尸检病例中可见脑水肿，神经细胞弥漫性变性。死于铅中毒脑病的儿童，病变主要局限于小脑，周围神经以桡神经损伤较为突出。②肌肉损害：是严重铅中毒的典型表现之一。受累较多的肌群有受桡神经支配的腕和手指的伸肌；受腓深神经支配的足、趾的伸肌，以及手的小肌群、三角肌、肱二头肌、肱桡肌、肱肌、眼外展肌等。严重者有肌纤维萎缩等改变。③肾脏：急性损害以肾近曲小管上皮细胞为主，病理上可见核内包涵体。慢性铅中毒多表现为肾功能不全，病理特点是肾小管萎缩和扩张，肾动脉硬化和间质纤维化。④造血系统：贫血是早期铅中毒的症状之一。贫血常为低血色素性正红细胞型，并在周围血象中出现嗜碱性点彩红细胞及网织红细胞（代偿增生所致）。⑤心血管系统：可见心肌纤维的变性、间质水肿和炎症细胞浸润等病理改变。

有些病例在牙龈和颊黏膜可见蓝色细颗粒状或不规则斑块状"铅线"，为铅与硫化氢作用后形成的硫化铅颗粒。

（2）汞及其化合物：汞（mercury，Hg）常态为银白色液态金属，俗称水银。易挥发，其蒸气不溶于水，可溶于脂质。常见的无机汞化合物有氯化亚汞（Hg_2Cl_2）和氯化汞（$HgCl_2$）；有机汞化合物种类很多，如甲基汞、氯化乙基汞、乙酸苯汞、磷酸乙基汞等。

1）中毒机制：①无机汞：金属汞中毒一般见于吸入大量汞蒸气时，常发生在接触汞的生产部门。氯化汞（mercuric chloride，$HgCl_2$）是消毒剂。②有机汞：有机汞化合物主要用做农业杀菌剂。工业废水中的金属汞和无机汞在无氧环境中，经细菌作用可被转化为有机汞（甲基汞），在鱼、贝体内蓄积，人长期误食后亦可中毒。1953年日本熊本县水俣湾渔民集体中毒，即为典型的例子，称为"水俣病（Minamata disease）"。

2）病理改变：①金属汞：其蒸气吸入致急性中毒者，主要出现腐蚀性气管炎、支气管炎和细支气管炎、间质性肺炎、中毒性肺水肿及灶性坏死。急性中毒病程迁延和慢性中毒者，可见口腔黏膜糜烂、舌坏死性蜂窝织炎、牙龈显现蓝黑色汞线、皮疹，肝小叶中央区脂肪变性和坏死，中毒性肾病及中毒性脑水肿。还可表现为非特异性神经细胞变性坏死、灶状出血和胶质细胞增生。慢性汞中毒可致脑萎缩，尤以小脑萎缩较显著，镜下可见小脑颗粒细胞数目明显减少。氯化汞误服急性中毒常引起严重吐泻而失水，1~2日内死于循环衰竭。亦可诱发假膜性肠炎，尤以结肠明显；并导致中毒性肾病，表现为肾脏肿大，皮质肿胀、色苍白，髓质充血。近曲小管上皮细胞广泛变性、坏死，髓质肾小管内可见较多蛋白和细胞管型，数天后可见上皮细胞再生和钙盐沉着。②有机汞：氯化乙基汞（烷基汞类）中毒时，神经系统和心脏受累较突出；而乙酸苯汞（苯基汞类）中毒时，多出现急性皮炎和肝损害。中毒性脑病或脑脊髓病是有机汞化合物中毒时突出的病变，尤以甲基汞中毒最显著。急性和亚急性中毒者病变以枕叶纹状区、基底节和颞上回较明显，可因此出现向心性视野缩小和听力障碍。小脑浦肯野细胞和脊髓前角细胞变性、颗粒细胞减少。周围神经纤维肿胀和脱髓鞘改变。慢性中毒者大小脑均明显萎缩。间质性心肌炎、中毒性肝病和中毒性肾病可见于亚急性中毒时，严重者可致死。此外，皮肤红斑、水疱和皮疹等也较常见。水俣病（即甲基汞中毒）的病变，主要累及中枢神经系统。急性和亚急性中毒时，脑有程度不等的水肿和散在点状出血；慢性中毒时，脑实质明显萎缩，甲基汞对成人脑的损害具有选择性，以小脑、距状回和中央前后回等部位病变最显著，小儿则病变范围较广，胎儿可全脑受损。病程在6年以上的病例，大脑白质亦有弥漫性变性。周围感觉神经后根神经纤维明显减少。其他脏器可见肝细胞和肾小管上皮细胞脂肪变性，部分病例胃肠黏膜出现溃疡和卡他性炎。

（3）砷：元素砷的毒性很低，土壤、水、空气、植物和人体都含有微量的砷，对人体不会构成危害。而砷的化合物则有剧毒，三价砷化合物比其他砷化合物毒性更强，主要通过各种杀虫剂、杀鼠剂、砷酸盐药物、化肥、皮革、农药、采矿、冶金途径污染水源等，通过消化道、呼吸道和皮肤接触进入人体。主要蓄积于人体的毛发、指甲、肝、肾、肺、子宫、胎盘、骨骼、肌肉等部位，与细胞中的酶系结合，使酶的生物作用受到抑制、失去活性，引起慢性中毒,潜伏期可长达几十年。可引起中枢神经系统紊乱,并有致癌(诱发皮肤基底细胞癌与鳞状细胞癌,并增加肺癌发病风险)、致畸作用。大剂量急性中毒可导致消化系统、心血管系统与中枢神经系统紊乱,甚至导致病人死亡。

(4)镉:镉污染主要存在于废旧电池,电镀、化学工业等污染水源,进而污染谷物、水果、蔬菜与奶制品,尤其是蘑菇。镉的毒性很大,可在人体内积蓄。主要积蓄在肾脏,引起泌尿系统的功能变化;镉能够取代骨中钙,使骨骼严重软化,引起骨痛病;干扰人体和生物体内含锌的酶系统,导致高血压。

电子垃圾指的是被废弃的电器或电子设备,例如旧电脑、手机、电视、冰箱、空调、洗衣机等家用电器以及医疗科研电器等的淘汰品。电子垃圾包含多种有害化学物质(如砷、铅等),若处置不当,会对环境及人体造成巨大的危害。当电子废弃物被填埋或焚烧时,其中含有的重金属会渗入土壤,造成河流及地下水的污染;而且在焚烧时会释放出大量有害气体,也会对自然环境及人体造成危害。

在民间电子垃圾回收分解集中的地区,人们对废旧电器进行拆解回收贵重金属,并焚烧无法回收的部分。电子垃圾在拆解及焚烧过程中产生的有害重金属及有机化合物,使当地的空气、水体及土壤都遭到了严重的污染(图9-3)。

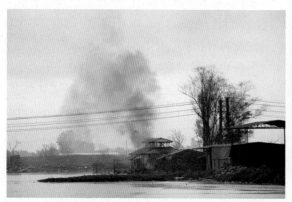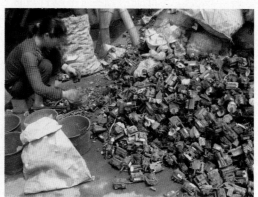

图9-3 电子垃圾污染(霍霞提供)

(三)工业、农业污染

大地涵养万物,孕育生命,被誉为人类的母亲。但是近些年伴随我国工业化的快速发展,大地不断遭到各种污染的危害。目前我国大地污染现状严峻,工业生产过程中产生的各种废水、废气以及固体排放物,都对环境造成了巨大的污染,呈现有毒化工、重金属污染由城区向农村转移、由地表向地下转移、由上游向下游转移、由水土污染向食品链转移的趋势,逐步积累的污染不仅危害现代人体健康,甚至可影响我们的子孙后代。

1. 农药 农药可以用来杀灭昆虫、真菌和其他危害作物生长的生物,包括杀虫剂、除草剂和灭鼠剂,在农业生产中广泛而大量使用。但农药若使用不当,流失到环境中,将会造成严重的环境污染,如蒸发至大气中随风扩散,造成大气的污染;流入水中,造成水资源的污染,并对人畜及水生生物造成危害等。长期食用受到农药污染的蔬果也会对人体造成严重的伤害,是引发各种癌症的重要诱因。

(1)有机磷杀虫剂中毒:有机磷杀虫剂是一类最常用的农用杀虫剂,按其毒性可分为:①剧毒类($LD_{50}<10mg/kg$):1~2滴原液足以致死。如3911、1059、E605等。②高毒类($LD_{50}<10~100mg/kg$):硫特普、甲基对硫磷、敌敌畏等。③一般毒性类($LD_{50}<100~1\,000mg/kg$):敌百虫、乐果、马拉硫磷等。

中毒发病机制:有机磷经皮肤、呼吸道、消化道侵入人体,抑制体内胆碱酯酶,使组织中乙酰胆碱过量蓄积,使神经处于过度兴奋状态,最后转入抑制和衰竭。

病变特点:①急性中毒死者尸斑显著,呈暗紫红色,尸僵甚强,瞳孔缩小。腓肠肌、肱三头肌明显萎缩。②肺水肿,灶状肺气肿区和肺萎缩区同时存在,细小支气管痉挛收缩。③胃肠道黏膜弥漫性充血与密集的点状出血;敌敌畏原液中毒时,常见胃底部黏膜呈大片灰白色腐蚀性改变;肠壁肌层有明显收缩波出现。④心腔轻度扩张;肝、肾淤血水肿;脑高度淤血水肿。

(2)有机氯杀虫剂中毒:有机氯类杀虫剂是以碳氢化合物为基本架构,并有氯原子连接在碳原子上,同时又有杀虫效果的有机化合物。常见的有机氯杀虫剂有滴滴涕(DDT)、六六六(六氯环己烷)、虫必死、阿特灵、地特灵、安特灵、安杀番、氯丹、飞布达、毒杀芬、灭蚁乐等,其中DDT、六六六是最广为人知的杀虫剂,其高效、便宜、持久。DDT、六六六的中毒量分别为10mg/kg与30~40mg/kg。大多数有机氯杀虫剂具有生产成本低廉,在动植物体内及环境中长期残留的特性,也因此成为世界上最常见的环境污染物之一。DDT已于1973年在美国被禁止使用,但超过半数的美国居民,包括出生于DDT被禁之后的新生儿,仍被测出在其血清中含有DDT代谢物。

中毒发病机制:进入血液循环中有机氯分子(氯化烃)与基质中氧活性原子作用而发生去氯的链式反应,产生不稳定的含氧化合物,后者缓慢分解,形成新的活化中心,强烈作用于周围组织,引起严重的病理损害。

病变特点:主要累及神经系统、肝、肾及心脏。对神经系统毒害的主要作用部位为大脑运动中枢及小脑,使其兴奋性增高。对肝、肾、心脏等器官,则可促使发生营养不良性病变。对皮肤及黏膜也有刺激作用。大部分的有机氯为内分泌干扰素,对动物具有抗雌激素及抗雄激素作用。

临床表现:有机氯农药的中毒一般在接触后数小时发生,开始表现为头痛和眩晕,出现忧虑烦恼、恐惧感,并可能情绪激动。出现呕吐、四肢软弱无力,双手震颤、癫痫样发作,病人可能失去时间和空间的定向,随后可能有阵发痉挛,严重者死亡。

(3)灭鼠剂毒鼠强中毒:毒鼠强又名四亚甲基二砜四氨,是一种无味、无臭、有剧毒的粉状物,其毒性极强。其毒性比氰化钾强100倍,人口服致死量为7~10mg,且尚未有确认的解毒剂。

中毒发病机制:它是一种 γ-氨基丁酸(GABA)的拮抗物,与神经元 GABA 受体形成不可逆转的结合,使氯通道和神经元丧失功能。

临床表现与病变特点:毒鼠强是一种神经毒素,能引起致命性的抽搐。多数中毒案例为口服中毒,多在进食后10分钟至半小时突然发病,病人可出现头晕、头痛、恶心、酒醉感,四肢抽搐、惊厥、昏迷。多因强直性惊厥导致呼吸衰竭而死亡。毒鼠强中毒至今尚无特效解毒剂。血、尿、呕吐物、胃液中测得毒鼠强有助于诊断。尸检可见全身脏器多灶性出血,肝细胞微囊性肝脂肪变。

(4)除草剂百草枯中毒:百草枯是一种强烈的杀灭杂草的除莠剂,对人、畜毒性作用强。人口服致死量为3.0g(约10ml),属中等毒性药。急性中毒者,血浆中百草枯水平与生存率有一定关系,若在摄入后6、8、24小时血液中除莠剂浓度超过2mg/L、1.2mg/L和0.2mg/L,则难以存活。国外报道本病死亡率约33%~50%。

中毒发病机制:高浓度百草枯可破坏细胞的防御机制,导致"活性氧"增多引起细胞死亡及组织损伤,所以百草枯中毒后切不可吸氧。

临床表现与病变特点:可经消化道、皮肤和呼吸道中毒致死。可发生接触性皮炎、色素沉着、眼结膜、角膜灼伤。呼吸系统可呈现咳嗽、咳痰、呼吸困难、少数可见肺水肿。该药具有较强的致肺纤维化能力,一些患者在急性中毒症状控制后,病情进一步发展,严重者可因成人呼吸窘迫综合征死亡。消化系统表现为恶心、呕吐、腹痛、腹泻。口服可见口腔、舌、食管的溃烂,甚至出现肠麻痹、消化道出血。肝损害常在第1~3天,严重者可致急性肝萎缩。少数可发生心肌损害。肾损害常发生于第1~3天,甚至急性肾衰竭。神经系统可表现为头痛、头晕、抽搐、幻觉等,亦有部分患者神志较清楚。

2. 有机溶剂　有机溶剂是一类由有机物为介质的溶剂,按其化学结构可分为:①芳香烃类:苯、甲苯、二甲苯等;②脂肪烃类:戊烷、己烷、辛烷等;③脂环烃类:环己烷、环己酮、甲苯环己酮等;④卤化烃类:氯苯、二氯苯、二氯甲烷等;⑤醇类:甲醇、乙醇、异丙醇等;⑥醚类:乙醚、环氧丙烷等;⑦酯类:乙酸甲酯、乙酸乙酯、乙酸丙酯等;⑧酮类:丙酮、甲基丁酮、甲基异丁酮等;⑨二醇衍生物:乙二醇单甲醚、乙二醇单乙醚、乙二醇单丁醚等;⑩其他:乙腈、吡啶、苯酚等。

急性暴露于高剂量有机溶剂气化物中可导致头晕眼花及意识模糊,引起中枢性神经系统抑制甚至昏迷。低剂量暴露则会对肝脏及肾脏产生毒性。橡胶种植园工人职业性暴露于苯及 1,3 丁二烯溶剂中,则会增加其罹患白血病的风险。苯通过肝细胞色素 CYP2E1(酶系统 P450 一部分)氧化为环氧化物。这种环氧化物和其他代谢物扰乱骨髓祖细胞分化,导致骨髓发育不全及髓细胞白血病。

3. 多环芳烃　含有两个以上苯环的碳氢化合

物称为多环芳烃。煤炭、石油、木材、有机高分子化合物、烟草和许多碳氢化合物在不完全燃烧时都能生成多环芳烃；焦油及烟尘中也会含有多环芳烃（Pott 于1775年确认：烟尘导致了扫烟囱工人罹患阴囊肿瘤）。多环芳烃是强效致癌物之一，长时间多环芳烃环境下的职业暴露可能会导致肺癌及膀胱癌。

4. 二噁英 又称二氧杂芑，是一种无色无味、毒性严重的脂溶性物质。二噁英是二噁英类一个简称，是结构和性质很相似、包含众多同类物或异构体的有机化合物，是焚烧废物过程中产生的一类有毒化学品，亦是化学品和生产过程中的副产品，是最具毒性和持久性的污染物之一。万分之一甚至亿分之一克的二噁英就会给健康带来严重的危害。以 2，3，7，8- 四氯代二苯并 – 对 – 二噁英的毒性最强，相当于氰化钾的 1 000 倍。这类物质非常稳定，熔点较高，极难溶于水，可以溶于大部分有机溶剂，是无色无味的脂溶性物质，所以非常容易在生物体内蓄积。

大气环境中的二噁英 90% 来源于城市和工业垃圾焚烧。二噁英类聚积最严重的地方是在土壤、沉淀物和食品，特别是乳制品、肉类、鱼类和贝壳类食品中。

二噁英类属于一级致癌物，还具有生殖毒性和遗传毒性，可危害子孙后代的健康。

5. 丙二酚（BPA） 存在于超市收款机开出的收据小票以及几乎所有的环氧树脂食物容器及罐头的合成之中。因此，可以说在人们日常生活中无处不在。BPA 一直被认为是一种内分泌干扰素。一些大型的回顾性研究将成年人尿液中的BPA 水平升高与心脏疾病联系起来。此外，使用含有 BPA 成分奶瓶的婴儿会对其内分泌干扰作用尤为敏感。2010年，加拿大成为第一个将 BPA列入有毒物质的国家，其最大的婴儿奶瓶和吸管杯生产商也停止了在生产过程中 BPA 的使用。最新研究证实，常接触丙二酚类物质会让男性失去性欲或出现勃起功能障碍，女孩则早熟。

6. 氯乙烯 一种应用于高分子化工的重要的单体，可由乙烯或乙炔制得。为无色、易液化气体。氯乙烯是有毒物质，暴露于聚乙烯醇树脂合成过程中所使用的氯乙烯中将诱发一种罕见的肝脏肿瘤——肝脏血管肉瘤。

7. 多氯联苯 是一种人工合成无色或淡黄色的黏稠液体。在工业上用作热载体、电力电容器、变压器绝缘油和润滑油等。多氯联苯是一氯联苯、二氯联苯、三氯联苯等的混合物，含氯原子愈多，愈易在人和动物体内的脂肪组织和器官中蓄积，愈不易排泄，毒性就愈大。其毒性主要表现为：影响皮肤、神经、肝脏，破坏钙的代谢，导致骨骼、牙齿的损害，并有慢性致癌和致遗传变异等的可能性。

8. 粉尘 粉尘是指悬浮在空气中的固体微粒。国际上将粒径小于 75μm 的固体悬浮物定义为粉尘。土壤和岩石风化、火山爆发等，都会产生粉尘，现代工业及交通运输也会产生大量粉尘。生产活动过程中产生的粉尘被称之为生产性粉尘。生产性粉尘可分为无机性粉尘（例如金属性粉尘、石棉、矿物粉尘、水泥、玻璃纤维等）与有机性粉尘（例如植物性粉尘、畜毛等动物性粉尘等）。不同的粉尘可对人体产生不同的损害，例如引起中毒（有毒粉尘）、导致角膜损伤（硬质粉尘）、引发粉刺等各类皮肤病（堵塞皮腺）等。粉尘对人体产生影响最大的是呼吸系统损害。因吸入矿尘而导致的慢性肺纤维化称之为肺尘埃沉着病，简称尘肺。最常见的尘肺病是由于暴露于各种矿尘所导致的硅肺、煤工尘肺、石棉沉着病等，并且患癌风险增高。

9. 三聚氰胺中毒 2007 年，来源于中国的宠物食品在美国造成猫、狗中毒死亡，原因为添加了三聚氰胺。2008 年 9 月我国发生的问题奶粉事件的主要原因为在婴幼儿奶粉中非法添加三聚氰胺。因此，三聚氰胺污染食品及饲料，已引起全球对食品安全性的极大关注。

三聚氰胺（melamine）是一种三嗪类含氮杂环有机化合物及重要的氮杂环有机化工原料。广泛运用于木材、塑料、涂料、造纸、纺织、皮革、电气、医药等行业。由于其含氮量为 60%，被不法分子做食品或饲料添加剂，以提升食品或饲料检测蛋白含量。流行病学调查及动物实验研究表明，食品或饲料中非法添加三聚氰胺可导致人和动物泌尿系统损伤，严重者死于肾衰竭。患儿临床表现首先出现排尿困难或排尿时哭闹，其次是恶心、腹痛等消化道症状和少尿、尿色异常等。

（四）职业伤害

职业病是由于工作场所和环境中的有害物质进入人体后引起的疾病（表 9-2、表 9-3）。职业暴露与环境污染不同，职业暴露仅作用于有关人群。

表 9-2 与职业相关的毒性及致癌性金属

金 属	疾 病	职 业
铅	肾毒性 贫血、腹绞痛 周围神经病变 失眠、疲劳 认知缺陷	电池和弹药工,铸造工,喷绘工,雷达修理工
汞	肾毒性 肌肉震颤、痴呆、大脑性麻痹、智力迟钝	氯碱工业工人
砷	皮肤癌、肝癌、肺癌	矿工,冶炼工,炼油工,农民
铍	急性肺炎、慢性肺部过敏	炼铍工,航空工业,制陶
钴和碳化钨	肺纤维化 哮喘	工具制造,磨工,钻石打磨工
镉	肾毒性,前列腺癌	电池工,冶炼工,电焊工
铬	肺癌,鼻腔癌	染色工,冶炼工,炼钢工
镍	肺癌,鼻窦癌	冶炼工,炼钢工,电镀工

摘引自 Robbins Basic Pathology.

表 9-3 与职业暴露相关的人类疾病

靶器官 / 系统	后 果	毒 物
心血管系统	心脏病	一氧化碳、铅、有机溶剂、钴、镉
呼吸系统	鼻癌 肺癌 慢性阻塞性肺疾病 过敏性 炎症 纤维化	异丙醇,木类尘粒 氡、石棉、硅、二氯甲醚、镍、砷、铬、芥子气 谷物粉尘、煤尘、镉 铍、异氰酸盐 铵、硫氧化物、甲醛 硅、石棉、钴
神经系统	周围神经病变 共济失调步态 中枢性抑郁 白内障	溶剂、丙烯酰胺、氯甲烷、汞、铅、砷、DDT 氯丹、甲苯、丙烯酰胺、汞 乙醇、酮、醛、溶剂 紫外线辐射
泌尿系统	毒性作用 膀胱癌	汞、铅、乙二醇酯、溶剂 萘胺、4-氨基联苯、对二氨基联苯、橡胶产品
生殖系统	男性不育 女性不孕 致畸	铅、邻苯二甲酸盐增塑剂 镉、铅 汞、多氯联苯
造血系统	白血病	苯、氡、铀
皮肤	毛囊炎、痤疮等皮肤病 皮肤癌	多氯联苯、二氧(杂)芑、除草剂 紫外线辐射
胃肠道	肝血管肉瘤	氯乙烯

摘引自 Robbins Basic Pathology.

肺尘埃沉着病(pneumoconiosis)简称尘肺,是在生产活动中长期吸入生产性有害粉尘并沉积于肺,引起以肺组织弥漫性纤维化为主的全身性疾病(图 9-4、图 9-5)。尘肺根据吸入粉尘的种类不同,分为无机粉尘所致的无机尘肺和有机粉尘所致的有机尘肺(表 9-4)。

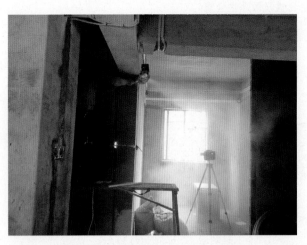

图 9-4 室内装修粉尘（程博文提供）

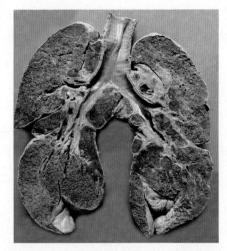

图 9-5 硅肺叁期（结节型）（邹昌淇提供）

表 9-4 矿物粉尘所致的肺病

矿物质	疾病	职业暴露
煤尘	单纯煤工尘肺：斑块，结节 复杂煤工尘肺：PMF，Caplan 综合征	采煤业
硅石	急性硅沉着病，慢性硅沉着病，PMF，Caplan 综合征	喷沙、采石、采矿、割石、铸造业、陶瓷业
石棉	肺石棉沉着病，Caplan 综合征，胸腔积液，胸膜斑块，弥散性肺纤维化，间皮瘤，肺癌，喉癌，胃癌，结肠癌	采矿，磨粉，石料锻造，装卸绝缘材料
铍	急性铍中毒，铍肉芽肿	核能和飞机制造业

PMF：融合块，又称进行性大块纤维化；卡普兰（Caplan）综合征：类风湿尘肺，为类风湿关节炎合并尘肺，肺结节病变进展快速。

四、环境物理性伤害

（一）机械性损伤

机械性损伤（mechanical injury）是指人体与致伤物在机械运动过程中相互作用导致人体损伤。常见的致伤物如锐器、钝器、火器等。

1. 擦伤（abrasion） 人体表皮受物体机械摩擦并与真皮分离的状态（图 9-6）。

2. 挫伤（contusion） 身体受钝器或重物打击所引起的皮下或深部软组织形成非开放性的损伤。（图 9-7）

3. 撕裂伤（laceration） 皮肤被暴力牵拽所致，常损伤严重。创伤口可出现丝状物，常伴污染较严重。（图 9-7）

4. 切开伤（incised wound） 为刃器划割造成破损裂伤，创口边缘整齐，出血较多。

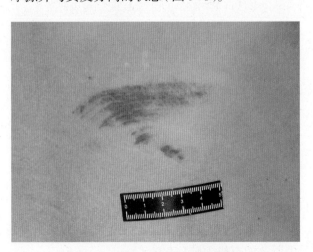

图 9-6 擦伤（苏敏、田东萍提供）

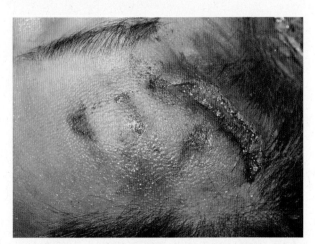

图 9-7 撕裂伤和挫伤（苏敏、苏锐冰提供）

5. 刺伤（pricking wound）　细小尖锐的致伤物刺入人体所致的损伤。伤口较小而深，长度不一，可伤体腔、内脏，易并发感染。

6. 枪击伤（gunshot wound）　发射的弹头击中人体所致的损伤。分贯通伤（由射入口、射创管和射出口组成）和非贯通伤（无射出口，弹头残留在体内）。

（二）放射性损伤

放射性损伤（radiation injury）是机体在一定剂量的电离辐射作用下发生的损伤。在人类生活环境中一直存在着各种电离辐射源，主要是由天然存在的或人工污染的一些放射性物质构成。

1. 电离辐射的种类

（1）电磁辐射（electromagnetic radiation）：主要有 X 射线或 γ 射线。

（2）粒子辐射（particle radiation）：主要有 α 粒子、β 粒子、中子流、质子流。

X 射线、γ 射线、中子流贯穿能力很强，可穿透整个机体，引起全身组织的损伤；α 粒子、β 粒子贯穿能力很弱，但 α 粒子、质子流、中子流电离能力比较大，相对生物效应较强。

2. 机体对电离辐射的敏感性　不同种属、不同个体、不同组织和细胞对电离辐射的敏感性不同。

（1）个体差异：①胚胎期较出生后敏感，胚胎早期较胚胎晚期敏感，幼年较成年敏感，男性较女性敏感；②营养缺乏、过劳能增加敏感性，缺氧可降低敏感性；③中枢神经兴奋时敏感性较大，处于麻醉或抑制状态敏感性较小。

（2）组织、器官差异：①分裂旺盛的细胞最敏感，代谢高的较代谢低的敏感，未成熟的较成熟的敏感；②以细胞坏死为指标分类，高度敏感细胞有：淋巴造血组织、精原细胞、卵细胞、小肠隐窝细胞；中度敏感细胞有：成纤维细胞、皮脂腺细胞、毛囊细胞、汗腺细胞、晶状体细胞、软骨细胞、成骨细胞、血管内皮细胞；不敏感细胞有：肝细胞、肾小管上皮细胞、肺泡上皮细胞、神经细胞、神经胶质细胞、肌细胞、多数内分泌细胞、消化腺上皮细胞、结缔组织细胞和骨细胞。

3. 影响电离辐射生物学效应的因素

（1）剂量：照射剂量愈大，死亡率愈高，生存时间愈短。

（2）若总剂量相等，分次越多，间隔时间越久，则损伤效应越低。

（3）照射面积：若照射总量相等，随着照射面积增大，生物损伤效应也随之增加。

（4）照射部位：机体各部分对放射敏感性不同，其敏感顺序大致为：头部＞腹部＞盆腔＞胸部＞四肢。

4. 损伤机制

（1）电离辐射原发作用的基本方式：①直接作用：引起生物大分子产生电离和激发，使组织大分子发生改变而导致细胞损伤；②间接作用：首先作用于组织中的水分子，使水分子电离和激发，产生大量自由基和过氧化物，对生物组织有高度毒性，进而引起生物大分子损伤。

（2）生物大分子损伤效应：体内最重要的大分子是核酸，对电离辐射极为敏感，可造成 DNA 结构变化，包括 DNA 解聚和 DNA 合成受抑制。此外，许多酶，尤其是带巯基的酶对辐射很敏感，较小剂量就可将其灭活；不饱和脂肪酸在自由基的作用下被氧化并形成自由基。脂类是细胞膜系统的结构成分，脂类的异常改变必然导致膜的损伤。

（3）细胞的损伤效应：①染色体畸变及基因突变；②细胞分裂延缓或中止；③细胞变性坏死。电离辐射引起细胞的死亡有两种：间期死亡（interphase death），即受辐射后第一次细胞分裂前就死亡；繁殖死亡（reproductive death），即细胞受到一定剂量辐射后，在进行一次或数次分裂后因丧失繁殖能力而死亡。

5. 辐射损伤的病理变化

（1）基本病理变化：①组织细胞变性坏死，炎症反应轻微甚至缺如，再生修复能力差；②血管扩张→内皮细胞肿胀、崩解→血管壁坏死→出血；③感染，各种致病菌感染，感染病灶炎性反应很弱。放射病病程中常见感染和血管病变交互存在，互相加重。

（2）主要系统、器官病变（表 9-5）

1）造血系统：对电离辐射极为敏感，受损伤后严重影响造血功能，引起全身广泛出血，并使机体非特异性防御功能降低。

各系造血细胞对辐射的敏感顺序为：淋巴系统＞幼红细胞＞幼单核细胞＞幼粒细胞＞巨核细胞，而网状细胞最不敏感。

表 9-5　不同剂量辐射对组织器官的影响

组织器官	剂量 /Sv	临床表现
睾丸	0.15	短时不育
骨髓	0.50	造血抑制
皮肤	1.0~2.0	可治的皮肤反应（如红斑）
卵巢	2.5~6.0	终身不孕
皮肤	3.0~5.0	短时性脱发
睾丸	3.5	终身不育
眼	5.0	白内障

2）消化系统：对辐射的敏感性依次为：十二指肠 > 空肠 > 回肠 > 胃 > 结肠 > 直肠。

3）神经系统：从形态变化角度看，神经系统对辐射的敏感性低，然而从功能变化角度看，神经系统对辐射敏感性很高。表现为：兴奋性增强，但鉴别反应减弱→一天内转为超限抑制→一周开始恢复。

4）生殖系统：最敏感的是精原细胞、卵泡。

5）呼吸系统：肺出现充血、水肿、出血、感染。

6）皮肤：红斑、脱毛、水疱、坏死溃疡形成。

7）神经内分泌系统：对辐射耐受性较大。初期兴奋，数天后转入功能减退。

8）晶状体：半年至数年后出现晶状体混浊。

9）骨：成熟骨对射线不敏感，但易破坏正在生长的骺板软骨。

（3）辐射远期效应的病变：①加速老化和缩短寿命；②对胎儿的影响：胎儿受辐射后可引起死胎及各种畸形，尤以小头畸形与智力障碍多见；③肿瘤发生：尤以白血病、淋巴瘤、甲状腺癌发病率升高为著。

五、不良生活习惯

（一）吸烟

烟草在燃烧过程中释放出来的化学物质，对人类身体健康具有不利影响，有些甚至具有致命的危害。现代研究证明，吸烟是导致肺癌最主要的危险因素（表 9-6）。

（二）酒精

1. **酒精中毒（alcoholism）**　因摄入过多含酒精（乙醇）饮料引起急性或慢性的机体中毒。

（1）急性酒精中毒：主要影响中枢神经系统，作用于大脑皮层，引起皮层运动与智力障碍；还可导致肝脏损伤与急性胃炎及溃疡形成。交通事

故死亡人数中约 40% 是由于酒精所致。较大剂量可引起中枢神经系统的抑制，进入昏睡状态诱发意外死亡（图 9-8）。

表 9-6　烟草不同成分对健康的影响

物质	不利影响
焦油	致癌
多环芳烃	致癌
尼古丁	刺激神经节、抑郁症、促癌
苯酚	促癌、致炎
苯并芘	致癌
一氧化碳	降低氧运输和利用
甲醛	对纤毛的毒性、致炎
氮氧化物	对纤毛的毒性、致炎
亚硝胺	致癌

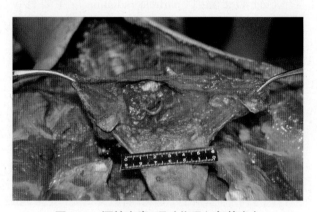

图 9-8　酒精中毒，呕吐物吸入气管窒息
（苏敏、田东萍提供）

（2）慢性酒精中毒：由于长期饮酒，可影响机体多个脏器，以心、肝、神经系统为明显。最常见的是酒精性肝硬化，周围神经病变和癫痫性发作，充血性心肌病。增加了冠心病、高血压、胰腺炎、胃炎和胃溃疡等的发病风险，孕妇酒精中毒可导致婴儿智能发育障碍。

2. **甲醇（假酒）中毒**　甲醇（methyl alcohol）又称木醇，是工业酒精的主要成分之一。可造成中枢神经系统抑制（有软化灶形成，多见于壳核与内囊）、酸中毒、失明、死亡。

3. **乙二醇中毒**　乙二醇（ethylene glycol，抗冷冻剂）可造成中枢神经系统抑制及急性肾小管坏死。

（三）药物滥用

药物滥用（drug abuse）是指背离了公认的医疗用途、社会规范和法律规定地使用任何一种药

物,可导致成瘾性、精神混乱和其他行为异常。

1. 阿片类(opioid)　包括原生植物罂粟未成熟蒴果的浆汁经干燥凝结而成的鸦片(opium),俗称大烟。生鸦片经过烧煮和发酵,可制成精制鸦片,吸食时有一种强烈的香甜气味。初吸时会感到头晕目眩、恶心或头痛,多次吸食就会上瘾。

吗啡(morphine)是从鸦片中分离出来的一种生物碱,为无色或白色结晶粉末状,吸食后会产生欣快感,比鸦片容易成瘾。

海洛因(heroin)化学名称为"二乙酰吗啡",它是由吗啡和乙酸酐反应而制成的,镇痛作用是吗啡的4~8倍,医学上曾广泛用于麻醉镇痛,但成瘾快,曾被称为世界毒品之王,极难戒断。

阿片类过量可抑制呼吸,引起心律失常,心脏骤停,造成猝死。还可造成中度或重度肺水肿、肺脓肿、脓毒败血症、机会性感染、异物肉芽肿和全身感染,尤其是皮肤、皮下组织、心瓣膜、肝、肺及皮肤损害,肾淀粉样变性和局灶性肾小球硬化。

2. 大麻(marijuana)　有毒大麻主要指矮小、多分枝的印度大麻。大麻类毒品主要包括大麻烟、大麻脂和大麻油,主要活性成分是四氢大麻酚。大麻对中枢神经系统有抑制、麻醉作用,吸食后产生欣快感,有时会出现幻觉和妄想。大麻是人类应用最古老的药物之一,属于低毒性镇静镇痛药。可引起时间、速度、距离判断障碍、咽喉炎、气管炎、咳嗽、声嘶、哮喘、增加心率、升高血压、诱发心绞痛、造成体细胞与生殖细胞染色体畸变。很少引起急性中毒死亡,死亡多由于慢性中毒造成的意外事故。

3. 古柯类　是热带灌木,南美洲的传统种植物。古印第安人习惯性咀嚼古柯叶,用于治疗某些慢性病。可卡因(cocaine)是从古柯叶中提取的一种白色晶状的生物碱,是强效的中枢神经兴奋剂和局部麻醉剂。能阻断人体神经传导,产生局部麻醉作用,具有很强的成瘾性。可引起瞳孔扩大、血管收缩、动脉血压升高、心动过速、心律失常、心肌梗死、小脑梗死、内囊出血、横纹肌溶解,导致肾衰。

4. 苯丙胺类(amphetamines)　是一类人工合成的非儿茶酚胺拟交感神经药,是苯丙胺及其衍生物的统称。苯丙胺类均具有中枢神经系统兴奋的作用,但不同药物的作用各有侧重,根据化学结构和药理作用可分为四类:①兴奋型苯丙胺类,如苯丙胺、甲基苯丙胺(又称"冰毒")、甲基卡因酮等;②混合型苯丙胺类,兼有兴奋和致幻作用,如亚甲二氧甲基苯丙胺(简称MDMA,滥用后可出现长时间随音乐剧烈摆动头部的现象,亦称"摇头丸"或"快乐丸");③抑制食欲型苯丙胺类,如苯甲吗啉、芬氟拉明等;④致幻型苯丙胺类,如二甲氧基苯丙胺、溴基二甲氧基苯丙胺等。兴奋型和混合型苯丙胺类急性中毒与可卡因相似,最严重的并发症是高体温、癫痫和心律不齐,甚至可因高血压危象、循环衰竭死亡。

5. 氯胺酮(ketamine)　俗称K粉,是苯环利啶(PCP)的衍生物。临床上应用于静脉全麻、麻醉诱导或维持等,具有一定精神依赖性潜力。可选择性阻断痛觉冲动的传导,兴奋边缘系统和脑干,引起意识模糊,记忆和思维能力的严重损害,甚至出现神经中毒反应、精神分裂症状等。

6. 开心水　也称HAPPY水。是一种呈无味、透明、液态状毒品。从成分上来说,开心水是由冰毒、摇头丸、K粉等混合而成,即甲基苯丙胺、苯丙胺以及盐酸氯胺酮构成,并不是一种新的毒品品种,而是一种新的毒品吸食形态。可引起神经兴奋、幻觉等症状。

7. 咖啡因(caffeine)　是从茶叶、咖啡豆中提炼出来或化学合成的一种生物碱。长期大剂量使用可引起惊厥、心律失常,甚至导致下一代肢体畸形、智力低下。

（苏　敏）

第二节　营养缺乏病

机体在生长发育过程中,需要从外界摄取适当数量和质量的营养物质,以保证正常生命活动的进行。机体所需六大类营养素包括水、蛋白质、脂肪、碳水化合物、维生素和矿物质。如长期摄入不足或营养不均衡会导致营养性疾病的发生。广义上营养不良包括营养低下和营养过剩。机体长期缺乏一种或多种营养素可导致营养低下。严重营养低下并出现相关临床表现或病症者,则为营养缺乏病,包括蛋白质-能量营养不良和特定的营养素缺乏。

一、蛋白质-能量营养不良

（一）蛋白质、碳水化合物和脂肪的生理功能

蛋白质、碳水化合物、脂肪被称为三大产热营

养素,其中碳水化合物和脂肪最主要的作用即为供应热能。

蛋白质有着广泛的生理作用,多种生命活动必需的肽类、酶、激素和免疫物质等,以及许多营养素的载体都是蛋白质或与蛋白质相关。饥饿数小时后,蛋白质即分解产生氨基酸供糖原异生、产生能量。碳水化合物包括多糖、双糖及单糖等结构不同的同类物质,其代谢主要是通过胰岛素和其他有相反作用的激素,如胰高血糖素等。生理状态下,血液中的葡萄糖是刺激胰岛素分泌的主要因素,胰岛素是体内唯一能降低血糖的激素。膳食纤维中的纤维素、果胶等也属于碳水化合物,但不易被人体消化液消化。膳食纤维可以延缓胃排空,减慢糖及氨基酸的吸收等,对胃肠道的正常运转有重要作用。脂肪除了供能之外,还可以提供必需脂肪酸、作为脂溶性维生素载体,以及作为细胞成分等发挥功效。

(二)蛋白质 - 能量营养不良

蛋白质 - 能量营养不良(protein-calories malnutrition)是指食物中蛋白质和/或能量供给不足,或由于某些疾病等因素而引起的一种营养不良,依据原因可分为原发性和继发性。临床上可表现为消瘦型(marasmus)、水肿型(kwashiorkor)及混合型(marasmus-kwashiorkor)三种。

1. 消瘦型(营养不良性消瘦) 多由于热量摄入严重不足所致,患者表现为以消瘦为主要特征。体重明显下降,皮下脂肪减少或消失,腹部凹陷,肌肉萎缩,皮肤干燥松弛多皱纹,面孔瘦削如猴(猴子样面容),头发稀疏无光泽,可有缓脉、低血压、低体温。儿童生长发育迟缓,易哭闹。大部分脏器镜下可见脂褐素沉着,尤其是心脏和肝脏。患者抵抗力低下,极易感染,死亡率很高。

2. 水肿型(恶性营养不良) 多由于蛋白质摄入严重不足所致。常见于以碳水化合物喂养为主、缺乏蛋白质摄入的婴儿和儿童。患者表现以全身水肿为主要特征,轻者水肿出现于下肢、足背,重者还出现于腰背部、外生殖器及面部。由于碳水化合物摄入足够,患者皮下脂肪厚度虽正常,但可出现生长停滞和肌肉萎缩。还表现为肝脾肿大、皮肤色素沉着,面部、肢体和会阴部皮肤成片地出现干燥和角化过度。特别严重者可出现特征性的头发线状色素缺失。患者还可以出现肝脂肪

变、贫血、腹水、易感染等,而且可出现表情淡漠、易激惹和任性等精神和智力发育异常。

3. 混合型 临床表现介于消瘦型和水肿型之间,患者体重低于标准体重的60%,并伴有水肿。

《中国居民营养与慢性病状况报告(2020年)》显示我国农村6岁以下儿童生长迟缓率为5.8%。除了个别情况下存在食物供应不足导致营养不良之外,城市原发性营养不良的一个主要原因是忽视日常饮食的营养搭配,儿童则还与挑食有关。另外,老年人、各种急慢性疾病患者、酗酒者和自我限制饮食者也容易出现营养不良。预防营养不良重点在于加强宣传、进行营养指导,宣传合理喂养和饮食知识等。

二、维生素和矿物质缺乏症

维生素和矿物质在人体的需要量极少,所以又称为微量营养素,它们参与人体生长、活动、发育、免疫及生殖等生理过程,在维持人体的正常生理功能中发挥着重要作用。

(一)维生素缺乏症

人体所需的维生素有13种,其中维生素A、维生素D、维生素E和维生素K是脂溶性,其余为水溶性。维生素除了个别可由机体合成少量之外,主要依赖于膳食摄入。原发性维生素缺乏症由摄入不足或体内需要增加所致,继发性维生素缺乏症由肠道吸收、血液转运、组织储存和代谢转换失调引起。各种维生素的主要功能及缺乏后症状见表9-7。

适当地补充维生素可预防成人慢性疾病的发生,但需特别指出的是,如果片面强调补充维生素,过多摄入脂溶性维生素会引起中毒表现。如幼儿长期服用大量维生素A引起维生素A过多症,可表现为肝脾肿大、红细胞和白细胞减少、长骨疼痛等症状。

(二)矿物质缺乏症

矿物质占成人体重的4%左右,参与机体组成及各种生理活动,如钙和磷参与构成骨骼和牙齿,钾和钠参与维持机体渗透压和酸碱平衡等。人体所需的矿物质包括常量元素和微量元素,如机体由于摄入不足、吸收不良或由于疾病、药物的原因引起丢失过多或影响吸收,可造成矿物质不足,各种矿物质不足导致的临床表现各不相同,表9-8中列举了一些常见矿物质的功能及缺乏时可能导致的症状。

表 9-7 各种维生素的主要功能和缺乏症

维生素	主要功能	缺乏症
维生素 A	视觉色素成分 保持上皮细胞完整	夜盲症 干眼症、皮肤黏膜角化过度
维生素 B_1（硫胺素）	脱羧辅酶的主要成分	神经症状（周围神经炎、韦尼克—科尔萨科夫综合征）、心血管症状（心动过速、心包积液等）
维生素 B_2（核黄素）	脱氧酶的主要成分	唇炎、舌炎、脂溢性皮炎、角膜血管增生等
维生素 B_6（吡哆辛）	氨基酸代谢的重要辅酶	脂溢性及脱屑性皮炎、舌炎、精神及神经系统症状
维生素 B_{12}	叶酸正常代谢、维持脊髓的髓鞘形成	巨幼红细胞贫血、脊髓后外侧束脱髓鞘变性
维生素 C	参与胶原羟化及氧化还原反应	维生素 C 缺乏症
维生素 D	调节钙磷吸收及代谢	佝偻病（儿童）、骨软化症（成人）
维生素 E	保护细胞结构、抗氧化	神经系统发育畸形和损害
维生素 K	刺激各种凝血酶原形成	凝血功能障碍
维生素 H（生物素）	羧化辅酶的主要成分	皮炎、脱发、精神神经症状
维生素 PP（烟酸、尼克酸）	呼吸链辅酶 I 和辅酶 II 的重要成分	糙皮病、对称性皮炎、腹泻、痴呆
叶酸	参与一碳基团的转运和利用	巨幼红细胞贫血、神经管缺失
泛酸	辅酶 A 的主要成分	食欲减退、舌炎、皮炎、记忆衰退

表 9-8 常见矿物质的主要功能和缺乏症

矿物质	主要功能	缺乏症
钙	构成骨骼和牙齿、参与酶的活化等	骨骼、牙齿生长不良，精神、神经症状（易疲乏、应激性增加等）
铁	血红蛋白、肌红蛋白、各种含铁氧化酶的重要成分	缺铁性贫血
锌	含锌金属酶的重要成分	发育迟缓、食欲减退、异食癖
硒	谷胱甘肽过氧化物酶的成分	克山病、大骨节病
碘	甲状腺素的重要成分	地方性甲状腺肿、克汀病

（徐芳英）

第三节 营养改变和慢性疾病

健康或者疾病是机体和内、外环境复杂的相互作用的结果，并不是单纯由基因决定的。随着社会经济卫生水平的提高，我国疾病谱已发生改变，慢性疾病的防治已成为当务之急，了解营养在这些疾病发生、发展中的作用可以提供有益的帮助。

一、肥胖与代谢综合征

依据《中国居民营养与慢性病状况报告

（2020 年）》，全国 18 岁及以上居民超重率为 34.3%，肥胖率为 16.4%，比 2002 年上升了 4.2 个百分点和 4.5 个百分点；6~17 岁儿童青少年超重肥胖率为 19%。1988 年 Reaven 将胰岛素抵抗、高胰岛素血症、糖耐量异常、高甘油三酯血症和高血压统称为"X 综合征"。1998 年，WHO 的一个专家委员会针对"四高一低"现象，即高血压、高血糖或糖耐量异常、高胰岛素血症、高甘油三酯血症、高密度脂蛋白降低，建议以"代谢综合征"来命名。代谢综合征的诊断标准仍在不断完善和修订中，表 9-9 列举了不同机构的诊断标准。

表 9-9　代谢综合征诊断标准比较

指标	WHO（1998）	AACE（2003）	CDS（2013）	AHA/NHLBI（2004）	IDF（2005）	Consensus Definition（2009）
初选人群	高血糖及胰岛素抵抗人群中	糖耐量受损者	全人群中	全人群中	全人群中	全人群中
组成分数	初选人群中至少 2 项	至少 2 项	具备 3 项以上者	具备 3 项	向心性肥胖伴以下至少 2 项	具备 3 项
肥胖						
BMI/(kg/m²)	>30 和/或	≥25	—	—	—	—
腰围/cm	—	—	≥90（男）≥85（女）	>102（男）>88（女）	美国 >102（男），>88（女）；欧洲 >94（男），>80（女）；亚洲 >90（男），>80（女）	增大的腰围（根据人群及国家的具体定义判断）
腰臀比（WHR）	>0.9（男）>0.85（女）	—	—	—	—	—
血脂紊乱						
TG/(mmol/L)	≥1.70 和/或	≥1.70 和/或	≥1.70 和/或	≥1.70	≥1.70，或已接受治疗	≥1.70
HDL-C/(mmol/L)	<0.9（男）<1.0（女）	<1.04（男）<1.30（女）	<1.04	<1.04（男）<1.30（女）	<1.03（男）<1.30（女）或已接受治疗	<1.04（男）<1.30（女）
高血压/mmHg	≥140/90 和/或已诊断为高血压并治疗者	≥130/85	≥130/85 和/或已诊断为高血压并治疗者	≥130/85	收缩压（SBP）≥130 或舒张压（DBP）≥85，或已接受相应治疗，或此前已诊断为高血压	≥130/85
高血糖						
空腹血糖（FPG）/(mmol/L)	≥6.1	—	≥6.1，2hPG≥7.8 和/或已确诊糖尿病并治疗者	≥6.1	≥5.6 或已接受相应治疗，或此前已诊断为 2 型糖尿病 若 FPG≥5.6mmol/L，则强烈推荐进行口服葡萄糖耐量试验（OGTT）	≥6.1
餐后 2h 血糖（2hPG）/(mmol/L)	≥7.8	—	—	—	—	—
胰岛素抵抗	高胰岛素正葡萄糖钳夹试验的 M 值上四分位数	—	—	—	—	—
微量白蛋白尿						
白蛋白/(μg/min)	≥20	—	—	—	—	—
白蛋白/肌酐/(mg/g)	≥30	—	—	—	—	—

WHO：世界卫生组织；AACE：美国临床内分泌医师协会；CDS：中华医学会糖尿病学分会；AHA：美国心脏协会；NHLBI：美国心脏、肺和血液研究所；IDF：国际糖尿病联盟；Consensus Definition：共识定义，结合 IDF 和 AHA/NHLBI 的定义。

（一）代谢综合征的关键——胰岛素抵抗

多个研究表明，胰岛素抵抗（insulin resistance，IR）在代谢综合征的发生中起着关键作用。胰岛素是机体内非常重要的一种激素，具有多种生理作用。胰岛素抵抗是指机体组织或靶细胞（如骨骼肌、脂肪及肝脏）对内源性或外源性胰岛素的敏感性和/或反应性降低，因而正常量的胰岛素会产生低于正常的生理效应，或需要超正常量的胰岛素才能达到正常的生理效应。胰岛素抵抗的发病机制非常复杂，从胰岛素合成、分泌、细胞表面胰岛素受体表达，以及胰岛素最终生理效应实现过程中的每一个环节发生异常均可导致胰岛素抵抗。依据发生的环节，胰岛素抵抗可分为受体前水平、受体水平和受体后水平，依据其作用的靶器官又可分为肌肉、脂肪组织和肝脏等胰岛素抵抗。

胰岛素抵抗的受体前因素包括胰岛素基因突变、内源性或外源性胰岛素抗体形成、胰岛素受体抗体形成、胰岛素拮抗激素过多、胰淀粉样多肽过多和游离脂肪酸过多等。胰岛素受体缺陷包括受体功能与结构的异常，如胰岛素受体数目减少或亲和力下降，导致胰岛素与其受体结合减少；另外，胰岛素受体基因突变可引起胰岛素受体合成障碍、亲和力下降、降解加速等，影响受体功能。胰岛素和受体结合后的信号转导过程也可发生多种异常，如葡萄糖转运蛋白异常、细胞内葡萄糖磷酸化障碍、线粒体氧化磷酸化障碍、胰岛素受体底物-1（IRS-1）基因突变等。胰岛素抵抗的发生涉及多个环节，其复杂的机制还未能完全阐明，目前的研究主要关注的是受体后缺陷所致胰岛素抵抗。

胰岛素抵抗及其引发的高胰岛素血症，可导致一系列的代谢紊乱和心血管疾病。

（二）肥胖与代谢综合征

肥胖（obesity）是胰岛素抵抗最主要的影响因素，其他因素还包括遗传因素、体力活动少、饮食结构不合理、衰老和激素等。另外，低出生体重、吸烟、血管内皮功能失调与胰岛素抵抗也存在密切的关系。

肥胖是指人体摄入的热量超过机体所消耗的热量，热量以脂肪形式储存于体内，脂肪积聚过多而使体重过度增加的营养失衡性疾病。肥胖程度的确定依据体重指数（body mass index，BMI），体重指数可表示为体重（以 kg 为单位）除以身高（以 m 为单位）的平方，即 BMI=体重（kg）/身高^2（m^2）。WHO（2004）年制定的国际标准如下：BMI 在 18.50~24.9kg/m^2 为正常，25.0~29.9kg/m^2 定义为超重，≥30.00kg/m^2 定义为肥胖。这一判断标准的研究资料主要来源于欧美，并不完全适用于中国人群，中国人群在较欧美人低的 BMI 时便出现代谢性疾病，并且更易出现腹部脂肪堆积。《中国成人超重和肥胖症预防控制指南》（2006）制定的标准为：正常 BMI 为 18.5~23.9kg/m^2，24.0~27.9kg/m^2 为超重，≥28.00kg/m^2 为肥胖。除了 BMI 之外，腰围和腰臀比可以反映腹内脂肪的变化。我国人群的肥胖以向心性肥胖为主，即以腹部脂肪聚集为特征。

肥胖患者除了体态异常，还会出现怕热多汗、动作迟缓、易倦乏力，甚至影响患者的精神和心理状态。病理学上表现为：体脂过多或分布异常，脂肪细胞数量增加，体积增大；细胞内脂质含量增加。糖尿病患者的体脂分布特异地表现为腹内脂肪增加及股部皮下脂肪减少，在糖尿病合并血脂紊乱和高血压时这种体脂变化会更明显。诊断原发性肥胖还需与继发性肥胖进行鉴别，肥胖可以继发于皮质醇增多症、甲状腺功能减退等疾病。

肥胖的发病机制非常复杂，与饮食、代谢、中枢神经系统、内分泌激素及遗传等多种因素有关，其中遗传易感性决定着个体在特定环境中的肥胖潜在倾向，遗传和环境存在相互作用。肥胖与长期的能量摄入超过能量消耗密切相关。每日能量消耗包括静止能量消耗、代谢食物所需能量和活动产生的能量消耗。过多能量摄入后，大部分能量以甘油三酯的形式储存于脂肪库内。一系列具有正负反馈作用的神经肽类激素调节着能量代谢和体重的稳定。体重调节体系由三个部分构成：①传入系统：胰岛素、胃产生的胃促生长素（ghrelin）和脂肪组织产生的瘦素（leptin）作为体液信号入血并通过血脑屏障，进入下丘脑，下丘脑是调节摄食行为和能量代谢平衡的中枢；②与弓状核上的相应受体结合，兴奋位于下丘脑的神经元，整合传入信号并发出次级调节信号；③效应系统：第二级神经元再通过它们的神经联系和神经递质的作用，最终形成调节低位脑干中的孤束核的信号,形成饱感,调节进食和能量消耗的行为。在此调节环路中起核心作用的是瘦素及其受体。

瘦素是由 obese(ob)基因编码的由 167 个氨基酸残基组成的蛋白质类激素。瘦素主要在白色脂肪组织中表达,且在不同部位脂肪组织中的表达量各不相同,皮下脂肪的分泌量约为内脏脂肪分泌量的 2~3 倍。瘦素具有广泛的生物学效应,介导着脂肪细胞与下丘脑的食欲及能量消耗中枢,引起食欲降低、能量消耗增加、抑制脂肪合成,从而减轻体重,保持体脂相对稳定。当机体以脂肪形式储备的能量充足时,脂肪细胞分泌瘦素增多,反之则分泌减少。不仅 ob 基因突变导致血浆中瘦素水平下降会导致肥胖,瘦素升高但存在瘦素抵抗更是导致肥胖的主要原因。正常情况下,瘦素可抑制胰岛素分泌,肥胖者由于存在瘦素抵抗,瘦素抑制胰岛素分泌的能力下降,导致高胰岛素血症或胰岛素抵抗,因此肥胖者常合并有糖尿病。

瘦素通过靶细胞膜上的受体及相应的信号转导系统发挥作用。瘦素受体是单跨膜分子,包括细胞外结构域、跨膜结构域和细胞内结构域,有多种亚型(a、b、c、d、e、f 等亚型),依据细胞内位点的不同,可分为长型受体和短型受体。两型受体的胞外长度一致,胞内区的长度及氨基酸序列不一致,不同亚型受体的分布不一、功能不一。目前认为瘦素信号主要通过 JAK 激酶(Janus kinase,JAK)信号转导及转录活化因子(signal transducer and activator of transcription,STAT)途径转导,调控核内瘦素效应基因的转录活性。

肥胖导致胰岛素抵抗还有可能与肥胖者血浆游离脂肪酸(FFA)浓度增高有关。血浆 FFA 升高可抑制胰岛素介导的全身各组织对葡萄糖的摄取和细胞内葡萄糖的利用、抑制肌糖原合成、促进糖异生。

肥胖是代谢综合征的重要临床表现之一,与代谢综合征有关联的临床表现还包括碳水化合物代谢、脂代谢、血流动力学和凝血系统功能异常等,具体可表现为向心性肥胖、糖尿病、高甘油三酯血症、冠心病、高血压和高纤维蛋白原血症等。

国内目前代谢综合征发病率迅速上升与肥胖和体力活动少密切相关,因此预防代谢综合征要做到从胎儿开始、合理饮食、坚持锻炼、避免超重。

二、营养和癌症

癌症是多因素引起的,包括遗传、生活方式等,其中膳食因素对癌症发生的影响不可忽视。癌症的存在也会导致机体出现各种代谢的异常。了解营养与癌症之间的关系将有利于癌症的预防和治疗。

(一)营养与癌症的发生

1. 能量和体型 肥胖不仅是心血管疾病和糖尿病的危险因素,越来越多的流行病学证据表明肥胖还与癌症相关。肥胖会增加结肠癌、乳腺癌(绝经后女性)、子宫内膜癌、肾细胞癌、食管腺癌、胃贲门癌、胰腺癌、前列腺癌、胆囊癌和肝癌的发病率。其中肥胖与乳腺癌的关系较复杂,与患者是否绝经有关。绝经后女性 BMI 较高时,乳腺癌风险增加;但绝经前女性 BMI 较高时乳腺癌风险反而较低。动物实验观察发现限制能量摄入可降低癌症发生概率,当摄入能量限制为机体需要量的 30% 时,乳腺癌的发生可减少 90%。体重的超标与腹部脂肪的增加可以参与机体性激素(如雄激素、雌激素和孕激素)的代谢,以及胰岛素和胰岛素样生长因子 I(IGF I)的调控。性激素可以调节细胞分化、增殖和凋亡之间的平衡,胰岛素和 IGF I 可以诱导细胞增殖、抑制凋亡并促进血管生成。

肥胖与癌症的发生涉及多条信号通路,包括 IGF/insulin/Akt 信号通路、leptin/JAKS/STAT 信号通路,以及一些炎症相关的通路。如高血糖可激活 NF-κB,脂肪细胞产生的一些细胞因子,如 leptin、TNF 和 IL-1 等,也都可以激活 NF-κB。

2. 脂肪 机体所需热量的 30% 由脂肪提供是比较合适的。关于脂肪与癌症发生的关系目前仍有争议,动物性脂肪,特别是红肉中的脂肪,摄入过量时可增加绝经前女性的乳腺癌发病风险。更年期女性摄入大量高脂肪食物,可引起肠道内胆汁类固醇增加,在厌氧菌作用下,雌醇、雌二醇、17- 甲氧基雌二醇含量增高,使得绝经后患乳腺癌风险增加。鱼油中的二十碳五烯酸(EPA)和二十二碳六烯酸(DHA)为 ω-3 系脂肪酸,可延迟和减少由化学致癌剂引起的乳腺癌、结肠癌和前列腺癌等肿瘤的发生。EPA 可与花生四烯酸竞争环氧合酶和脂氧化酶、抑制花生四烯酸合

成前列腺素 E_2，PGE_2 可抑制自然杀伤细胞的活性、降低机体抗癌能力，而且 EPA 和 DHA 可合成 PGE_3，抑制过度的炎症反应。

3. 碳水化合物 机体大部分能量是由碳水化合物提供的，其与癌症的关系目前还没有定论。但精加工谷类摄入过多易引起肥胖，导致高脂血症、高血糖及高胰岛素血症，增加结肠癌发病风险。食用较多精加工谷类时，血糖快速上升，刺激体内胰岛素大量释放，接着血糖迅速下降，这种血糖的快速升降可致进食者肥胖、体内脂肪含量增加、胆固醇积聚，并促进胰岛素样生长因子（IGF）分泌，IGF 可活化相关信号通路，诱发癌症。

与精加工谷类不同，碳水化合物中的膳食纤维可预防癌症的发生。膳食纤维在肠道内经细菌发酵可产生大量短链脂肪酸，其中丁酸盐可与肿瘤细胞膜上变异的 G 蛋白竞争性结合，使其失活，从而抑制肿瘤细胞生长；膳食纤维与肠道中的胆汁酸结合、稀释致癌物的浓度，缓解它们对肠道黏膜的损伤；膳食纤维还可以加速排便，减少致癌物在肠道的停留时间，因此高膳食纤维饮食可降低癌症发病风险，特别是结肠癌。

4. 蛋白质 蛋白质的摄入量和来源均与癌症的发生有关。膳食中的蛋白质过低会增加食管癌、胃癌和肝癌的风险，动物蛋白和总蛋白过高则会增加乳腺癌、结直肠癌、胰腺癌与子宫内膜癌的风险。而大豆类蛋白质却有利于减少癌症的发生。红肉类（畜类）蛋白质是癌症的危险因素，白肉类（鱼、禽类）蛋白质则相对安全。

5. 维生素和矿物质 水果和蔬菜是维生素（维生素 D 除外）的主要来源。尽管目前对维生素的抗癌作用还有争论，但越来越多的研究认为维生素具有抗癌活性，特别是维生素 C 和维生素 D。维生素 C 具有抗氧化活性，可抑制炎症，细胞间的缝隙连接，可减少胃癌、口腔癌和食管癌等肿瘤的发病风险。维生素 D 可作为转录因子调节细胞生长、分化、凋亡及其他与肿瘤发生有关的环节，抑制肿瘤发生。

（二）营养和恶病质

在恶性肿瘤治疗过程中，部分病人会对化学治疗及放射治疗等发生不良反应，影响食欲，另外，精神因素等也会导致厌食症状，从而改变患者的代谢状态，机体内营养物质大量消耗、组织

分解代谢加速。随着恶性肿瘤的发展，患者可出现一组以脂肪和瘦体组织丢失为特征、进行性营养状况恶化的综合征，表现为厌食、进行性体重下降、脂肪和肌肉组织的持续消耗，以及饥饿导致的异常脂肪消耗；消耗与进食量下降不成比例，而且常规营养支持治疗无效等，称之为癌性恶病质（cachexia）。由欧洲姑息治疗研究协作组（European Palliative Care Research Collaborative，EPCRC）等多家单位联合于 2011 年提出的恶病质诊断标准为：①6 个月内无感觉体重下降达 5%；或②BMI<20kg/m²，且进行性体重下降 >2%；或③四肢骨骼肌指数男性 <7.26kg/m²、女性 <5.45kg/m²，且进行性体重下降 >2%。恶病质多见于胃癌、胰腺癌、食管癌、肺癌等，但在乳腺癌和前列腺癌中少见。目前对癌性恶病质的发生机制还未完全明确，但大多由肿瘤产物和促炎因子引起，营养摄取和机体消耗间平衡被打破是其主要的发生机制。

1. 能量代谢异常 恶性肿瘤状态下的能量代谢与慢性饥饿时不同。慢性饥饿时，机体为适应生存需要，通过降低基础代谢率来维持机体基本成分。恶性肿瘤时，初发病短期内会促进营养物质向肝脏转移并促进合成三大产热营养素，以维持机体应答；长期带瘤状态下，机体乳酸循环活性增加及蛋白质转化率升高，机体的静息能量消耗（resting energy expenditure，REE）出现异常。肿瘤患者的 REE 可以较健康者明显升高，表现为高代谢状态（静息能量消耗/能量消耗估算值 >110%）。食管癌、胃癌、胰腺癌、肺癌等患者出现 REE 升高者较多，而结直肠癌患者往往不升高，有些肿瘤患者也可出现 REE 下降。

（1）碳水化合物代谢异常：1920 年，生化学家 Otto Warburg 发现，在有氧条件下肿瘤细胞大量摄取葡萄糖，并产生乳酸的现象，即"Warburg 效应"。与大多数正常组织不同，肿瘤组织即使在有氧状态下也主要以无氧糖酵解获取能量。正常情况下，乳酸循环（Cori 循环）仅占葡萄糖转化的 20%，而在癌性恶病质患者中达到 50%。Cori 循环时，骨骼肌细胞通过糖酵解分解葡萄糖时仅产生 2 摩尔 ATP，而乳酸再经过糖异生，重新生成葡萄糖需消耗 6 摩尔 ATP，即一个循环需净消耗 4 摩尔 ATP。因此，Cori 循环增强的结果是显著

增加了机体的能量消耗,是患者消瘦的一个原因。肿瘤细胞糖酵解中的关键酶,如己糖激酶、丙酮酸激酶和乳酸脱氢酶等,它们协同作用使得肿瘤细胞采用糖酵解的方式获取能量。

恶性肿瘤患者的糖代谢异常还表现为胰岛素受体信号转导障碍,机体出现胰岛素抵抗,导致葡萄糖储存减少,外周组织对葡萄糖的氧化显著减少、氧化底物部分从葡萄糖转化为脂肪酸。

(2)脂肪代谢异常:很多研究认为,恶性肿瘤患者体重下降主要是由于脂肪丢失。肿瘤患者的脂肪代谢改变主要包括内源性脂肪动员和脂肪氧化增加、脂肪合成减少、三酰甘油转化率增加和高三酰甘油血症。

脂肪酸是恶性肿瘤患者主要的能量物质,即使给予外源性葡萄糖和脂肪,也不能抑制体内脂肪的持续分解和氧化。肾上腺素、去甲肾上腺素和利钠肽等可激活激素敏感脂肪酶(HSL),促进脂肪分解。HSL是脂肪细胞内使三酰甘油水解为甘油和游离脂肪酸的限速酶。恶性肿瘤患者的脂肪细胞中HSL表达水平增加,选择性抑制这类酶可抑制肿瘤患者的脂肪减少。体内调节脂肪代谢的另一个酶是脂蛋白脂肪酶(LPL),LPL活性下降可引起患者体质量丢失。细胞因子如TNF-α、INF-α等可抑制LPL,从而抑制脂肪细胞从血浆脂蛋白中摄取脂肪酸作储备,导致高三酰甘油血症。

(3)蛋白质代谢异常:主要表现为肌肉蛋白质合成减少和分解增加、蛋白质转化率升高、低蛋白血症、血浆氨基酸谱异常和负氮平衡等。内源性氮的丢失首先出现在骨骼肌部分,当体质量下降30%时,75%的骨骼肌蛋白储存流失,但非肌肉类蛋白较稳定,结构和内脏蛋白保存相对较好。骨骼肌萎缩不仅与蛋白质合成减少有关,还与蛋白质分解增加有关。骨骼肌蛋白质分解与溶酶体蛋白酶途径、钙依赖的蛋白酶途径,以及ATP-泛素-蛋白酶体途径等通路有关。在骨骼肌蛋白总体合成减少的同时,恶性肿瘤患者体内肝脏蛋白合成反而增加,特别是急性期蛋白和纤维蛋白原。清蛋白的合成也未减少,但血浆中清蛋白却逐渐减少,这可能与血管通透性增加等引起的蛋白质流失有关。

由于肿瘤组织对葡萄糖的需求增加,脯氨酸、丝氨酸和苏氨酸等生糖氨基酸在肿瘤组织中含量会增加;肿瘤细胞核酸代谢活跃,丝氨酸、甘氨酸和组氨酸等合成嘌呤和嘧啶的前体会被肿瘤细胞大量摄取;肿瘤组织中的支链氨基酸(亮氨酸、异亮氨酸、缬氨酸)水平也升高,在蛋白质合成和能量循环等环节中发挥重要作用。

2. 细胞因子的代谢效应 肿瘤细胞本身或者宿主免疫应答可产生各种细胞因子,如TNF-α、IL-1、IL-6和IFN-γ,这些细胞因子可作用于多条代谢通路,引起恶病质。放、化疗或细胞因子治疗等也可引起细胞因子的产生和释放。TNF-α是最早发现的能导致恶病质的细胞因子,进入血液循环的TNF-α可与广泛分布在各种组织表面的受体结合,抑制或促进某些基因的转录,引起靶细胞结构特征和代谢过程的改变。动物实验证明,TNF-α可以将线粒体呼吸链和能量代谢过程解偶联,减少ATP的生成。越来越多的证据表明,TNF-α、IL-1、IL-6和IFN-γ可以活化ATP-泛素-蛋白酶体通路,加速肌肉蛋白质的分解。TNF-α、IL-1β和IFN-γ可以活化诱导型一氧化氮合酶(iNOS)表达,使得体内的NO水平升高,抑制氧化磷酸化过程的关键酶。这些细胞因子还会单独或共同作用于下丘脑调控能量摄入的多处神经信号通路,抑制食欲,引起厌食。正是由于各种细胞因子诱导的代谢改变,使得恶病质患者无法通过饮食调节和肠外营养获得改善,预后很差。

欧州姑息治疗研究协作组将恶病质分为三个连续的临床阶段:①前恶病质期,表现为早期临床和代谢症状,体重下降≤5%;②恶病质期;③难治性恶病质期,表现为终末期癌症(死亡前的)或进展迅速,抗癌治疗无效。对其治疗除了抗肿瘤治疗、抗恶病质药物治疗之外,还需采取营养支持、运动、社会心理干预和情绪支持等多种方法。

(徐芳英)

参 考 文 献

[1] Kumar V, Abbas AK, Aster JC. Robbins Basic Pathology. 10th ed. Philadelphia：Elsevier Health Sciences, 2018：299-339.

[2] 徐英含. 环境病理学. 北京：世界图书出版公司, 1994.

[3] 郑志仁, 王丙森, 蒋学之, 等. 环境病理学. 济南：山东科学技术出版社, 1990.

[4] Klaassen CD. Casarett and Doull's toxicology：the basic science of poisons. 9th ed. New York：McGraw-Hill, 2018.

[5] 程博文, 苏敏. 国际煤工尘肺和矽肺的发病趋势. 中华劳动卫生职业病杂志, 2019, 37（1）：75-78.

[6] Cohen AJ, Brauer M, Burnett R. Estimates and 25-year trends of the global burden of disease attributable to ambient air pollution：an analysis of data from the Global Burden of Diseases Study 2015. Lancet, 2017, 389（10082）：1907-1918.

[7] World Health Organization. Ambient air pollution：A global assessment of exposure and burden of disease. WHO Publication, 2016. Available：https：//apps. who. int/iris/bitstream/handle/10665/250141/9789241511353-eng. pdf? sequence=1. pdf

[8] 张建, 华琦. 代谢综合征. 北京：人民卫生出版社, 2003.

[9] 国家卫生计生委疾病预防控制局. 中国居民营养与慢性病状况报告（2015 年）. 北京：人民卫生出版社, 2015.

[10] Grosso G, Bella F, Godos J, et al. Possible role of diet in cancer：systematic review and multiple meta-analyses of dietary patterns, lifestyle factors, and cancer risk. Nutr Rev, 2017, 75（6）：405-419.

[11] Fearon K, Strasser F, Anker SD, et al. Definition and classification of cancer cachexia：and international consensus. Lancet Oncol, 2011, 12（5）：489-495.

[12] Suzuki H, Asakawa A, Amitani H, et al. Cancer cachexia-pathophysiology and management. J Gastroenterol, 2013, 48（5）：574-594.

第十章　心血管疾病

心血管系统是全身两大循环系统之一,正常情况下,心血管系统通过血液循环维持着全身各系统的正常工作,特别是在血氧供给、营养物质的运输以及维持自身新陈代谢的稳定方面起着重要作用。心血管系统的异常,无论是心脏还是外周血管均能引起组织和脏器的急慢性损害,导致各种疾病。本章着重叙述常见的几种心血管系统疾病的病因和发生机制及相关病理变化。

第一节　动脉粥样硬化发病机制

动脉硬化是一组病变的统称,可发生于各级动脉,主要特征是动脉壁增厚、变硬并伴有管壁弹性降低。主要包括三种类型:①动脉粥样硬化(atherosclerosis);②动脉中膜钙化(Mönckeberg medial sclerosis);③细动脉硬化。

上述三种类型中,动脉粥样硬化疾病已成为全球人类死亡的首位原因,且发病呈现年轻化趋势。其病变特点主要为动脉壁内膜及内膜下脂质沉着,同时可见中层平滑肌细胞移行至内膜下并增生,使内膜增厚;另可见黄色或灰黄色粥样物质构成的斑块。主要累及大、中动脉,并可出现严重的并发症。

动脉粥样硬化的具体病因目前仍不十分清楚。总的说来,动脉粥样硬化是一类慢性多因素疾病,多种因素作用于其发病的不同环节,这些因素被称为危险因素。目前针对动脉粥样硬化危险因素的研究较为广泛且深入,分类方法很多。本节中将这些危险因素大致分为三类:体质性危险因素、可改变的危险因素和其他危险因素。有研究表明,动脉粥样硬化危险因素之间具有协同作用,两个危险因素相加可以增加大约4倍的风险,而三个危险因素叠加则会增加7倍的风险。

一、危险因素

(一)体质性危险因素

1. **年龄**　动脉粥样硬化是进行性疾病,一般在中老年时期出现明显的临床症状,并且随着年龄的增长,病变程度也随之增加。

2. **性别**　在排除其他危险因素的情况下,女性在绝经期之前动脉粥样硬化的发病率低于同年龄组男性;绝经期后,女性动脉粥样硬化相关疾病的发病率增加,在高龄人群组中甚至高于男性发病率。这可能与雌激素的影响有关,但仍需进一步研究证实。

3. **遗传因素**　家族史是较重要的独立危险因素。家族性高胆固醇血症和家族性脂蛋白酶缺乏症等患者动脉粥样硬化的发病率显著高于对照组。但由遗传因素所致的患者在动脉粥样硬化的病例总数中只占很小一部分,而且多伴有其他的一些危险因素。近来的研究发现,可能与冠心病和心肌梗死相关的新危险等位基因位于9p21.3和10q11.21。

(二)可改变的危险因素

1. **高脂血症**　高脂血症(更特异的是高胆固醇血症)是动脉粥样硬化的主要危险因素。动物实验研究表明,长期高脂饮食可成功建立动脉粥样硬化动物模型。血脂依靠脂蛋白在血液循环中进行转运,高脂血症实际上是高脂蛋白血症。与动脉粥样硬化发病密切相关的是低密度脂蛋白(low density lipoprotein, LDL),相反高密度脂蛋白(high density lipoprotein, HDL)具有抗动脉粥样硬化的作用。此外,脂蛋白(a)[lipoprotein(a), Lp(a)]是一种变异型LDL,核心部分为中性脂质和apoB-100分子,其外围包绕着亲水性的apoA。即便在总胆固醇或LDL水平不升高的情况下,脂蛋白（a）在血浆中的水平与动脉粥样硬化的发病率呈正相关。

2. 高血压 是另一个动脉粥样硬化的重要危险因素。高血压可以增加血管内皮损伤概率，导致脂蛋白渗入增多、血小板及单核细胞黏附、中膜平滑肌增殖迁移，从而促进动脉粥样硬化的发生发展。同时，高血压是导致左心室肥大的最重要原因，而这一病变和动脉粥样硬化的发生发展亦相关。

3. 吸烟 是动脉粥样硬化明确的危险因素之一，亦是冠心病的主要独立危险因子。长时间大量吸烟可以倍增动脉粥样硬化的发生率和死亡率，相反戒烟可以显著降低动脉粥样硬化发病的风险。这可能与香烟烟雾中大量自由基、过氧化物促进机体氧化应激，导致 LDL 脂质过氧化有关。

4. 糖尿病 可以诱发高胆固醇血症，同时高血糖状态可以诱导氧化应激和低水平炎症反应，加上终末糖化蛋白的作用，动员单核细胞聚集并分泌大量炎症因子，增加动脉粥样硬化的发生概率。

（三）其他危险因素

1. 炎症 炎症可以出现在动脉粥样硬化的每一个阶段，并与动脉粥样硬化斑块的形成和破裂密切相关。血液循环中一些炎症标志物与动脉粥样硬化的发生发展及预后有直接联系，包括调节白细胞活性的细胞因子、炎症急性期反应产物、内皮细胞激活和白细胞黏附标志物、氧化应激标志物、金属蛋白酶类、血小板激活和聚集标志物等。其中 C 反应蛋白（C-reactive protein，CRP）是最易检测并且最敏感的。C 反应蛋白可以激活内皮细胞，增加其对于白细胞的黏附性；同时 C 反应蛋白可以限制内皮 NO 合成酶（eNOS）mRNA 的表达，从而减少 NO 的合成。

2. 高同型半胱氨酸血症 临床和流行病学研究证实血清同型半胱氨酸水平与冠状动脉疾病、外周血管病、脑卒中和静脉血栓的发生密切相关。高同型半胱氨酸尿症是一种少见的代谢异常遗传疾病，患儿血液中同型半胱氨酸水平升高，早期即会出现血管疾病。

3. 代谢综合征 代谢综合征是一系列的机体异常，通常伴有胰岛素抵抗。患者通常患有高血压和向心性肥胖，异常的脂肪组织信号参与了综合征的发生。继发于代谢综合征的氧化应激、炎症因子的释放会促进动脉粥样硬化的发生发展。

4. 肠道菌群 肠道菌群在维持营养代谢和人体免疫反应中起到重要作用。近期研究表明，日常饮食中脂类磷脂酰胆碱和它的代谢物胆碱、甜菜碱和氧化三甲胺是心血管疾病的危险因素，并受到肠道菌群活性的调节。

5. 其他因素 高纤维蛋白原、高尿酸、感染、肥胖、缺少锻炼、生活压力大等。

二、发病机制

鉴于动脉粥样硬化及其并发症的危害性，人类认识动脉粥样硬化并对其发病机制的研究已经有 100 余年的历史。有关学说很多，从不同层面反映了动脉粥样硬化的发病基础。较早的有脂质浸润学说、血栓源学说、血流动力学学说、中层平滑肌细胞增生学说、内膜损伤学说及受体学说。近来随着有关学科及研究手段的不断发展，对动脉粥样硬化的发病机制有了更加深入的了解，从感染、炎症反应及免疫等多个角度对动脉粥样硬化的发病机制进行了阐述，产生了多个新的学说。动脉粥样硬化的发生发展可能是异常的脂质代谢、不良的免疫反应和动脉壁慢性炎症共同作用的结果。

Russell Ross 于 1976 年提出损伤应答学说，并于 1986 年加以修改。这一学说认为：各种原因导致的内皮损伤或功能障碍，使之分泌各种细胞因子，吸引单核细胞黏附并迁移入内皮下间隙，摄取脂质，形成脂纹，并释放血小板源性生长因子（PDGF），同时内皮细胞脱落引起血小板黏附。在生长因子的作用下，中膜平滑肌细胞迁移并增殖，释放细胞外基质参与动脉粥样硬化的形成。1999 年，Russel Ross 教授进一步丰富了该学说，指出损伤应答学说的应答主要是一种炎症性反应，认为动脉粥样硬化是一种炎症性疾病。不幸的是，在提出这一观点后不久，Ross 教授就因为肿瘤并发症离世。近来，在炎症学说的基础上，拓展出现免疫学说，进一步拓宽了动脉粥样硬化发病机制的研究领域，深入了对炎症机制的探索。

除此之外，Williams KJ 和 Tabas I 于 1995 年

提出了动脉粥样硬化发病早期的内皮下脂蛋白滞留－应答模式（response-to-retention），并于2007年正式提出"内皮下脂蛋白滞留－应答学说"，也逐渐被广泛接受。该学说认为：LDL在各种因素介导下滞留于血管内皮下层，在细胞外基质分子的作用下发生氧化修饰，刺激血液循环中的单核细胞转换为巨噬细胞，后者吞噬修饰后的LDL转化为泡沫细胞，启动血管局部非适应性炎症反应。在LDL、巨噬细胞和炎症介质的共同作用下参与动脉粥样硬化的形成。

1. 炎症及免疫的作用 炎症机制贯穿动脉粥样硬化发生发展的全过程，以往的损伤应答学说实际上也是一种炎症观点。随着近年来研究工作的不断深入，炎症在动脉粥样硬化发病中的作用越来越受到重视。

（1）趋化因子的作用：在趋化因子的作用下，白细胞在内皮细胞表面滚动、黏附、迁移并进入内膜参与动脉粥样硬化的发生发展。这些细胞包括中性粒细胞、单核细胞、T细胞、B细胞、树突状细胞和肥大细胞。可溶性趋化因子可以直接诱导白细胞的募集，在活化内皮细胞表面的趋化因子可以通过黏多糖与白细胞的G蛋白偶联受体结合，从而激发白细胞的募集。动物实验显示，在动脉粥样硬化发生的不同阶段，不同的趋化因子参与不同白细胞的募集。例如，在动脉粥样硬化的起始阶段，主要为CCL5、CXCR3；在动脉粥样硬化早期，主要为CCL2、CCR5；而在进展期，主要为CCR2、CX3CR1/CX3CL1。且不同的趋化因子之间有协同作用，例如CCL5、CXCL4可以协同增加对单核细胞的趋化作用。除此之外，还有一些趋化因子具有维持白细胞稳态的作用，例如CX3CR1/CX3CL1可以维持单核细胞的稳态，CCL17可以维持T调节细胞的稳态，但是目前还不清楚这一作用是否通过介导白细胞从内膜重新进入血液循环而实现。针对趋化因子的研究为动脉粥样硬化的治疗提供了新的治疗靶点。

（2）中性粒细胞的作用：中性粒细胞在动脉粥样硬化的发生发展中起到了关键作用。高脂血症可以增加血液循环中的中性粒细胞数量，增加中性粒细胞和活化内皮细胞黏附的概率，同时凋亡细胞所释放的DNA可以激活针对中性粒细胞趋化因子的表达。氧化型LDL（ox-LDL）可以诱导中性粒细胞进入内膜，并释放炎症活性氧类（ROS）和颗粒蛋白，从而促进单核细胞的募集。同时，凋亡的中性粒细胞可以通过多种"find-me"和"eat-me"机制维持单核细胞的募集。所以，中性粒细胞可能是慢性炎症的激发因素，起到维持动脉粥样硬化发生发展的作用。

（3）树突状细胞的作用：树突状细胞在固有免疫和适应性免疫的交流中起到了关键作用，它可以将一些引起固有免疫的损伤信号（例如ox-LDL）提呈给增强型适应性免疫途径。通过CX3CR1相关机制，在健康血管易于发生动脉粥样硬化的区域可出现CD11c⁺树突状细胞，在动脉粥样硬化的发生和进展过程中，CD11c⁺树突状细胞的数目增多。树突状细胞同样可以吞噬脂质形成泡沫细胞，释放炎症前细胞因子，同时树突状细胞可以激活CD4⁺T细胞、导致Th1细胞极性化。在进展期斑块中，CCL17⁺树突状细胞可以限制T调节细胞的扩增，除此之外，树突状细胞可以产生INF-α，起到调控细胞毒性T细胞效应器的作用。

2. 脂质的作用 高血脂作为动脉粥样硬化的始动因素一直是研究的热点，脂质修饰后形成的氧化型低密度脂蛋白（ox-LDL）在动脉粥样硬化发病过程中发挥的作用尤为重要。ox-LDL可以和CD36结合，诱导巨噬细胞内CD36-TLR4-TLR6三聚体形成，从而激发NF-κB和趋化因子的表达。同时，脂质颗粒可以通过CD36-TLR2-TLR6信号途径激活NADPH氧化酶活性，导致持续性氧化爆发和胆固醇过载泡沫细胞的凋亡。此外，细胞内游离胆固醇过多可以调节细胞表面受体的表达和信号途径的作用，例如，在造血干细胞中，可以通过增强IL-3和GM-CSF信号的作用，导致髓系细胞的增殖。另外，细胞内胆固醇结晶可以通过NLRP3炎症活性刺激巨噬细胞表达IL-1β，起到促进动脉粥样硬化发展的作用。最后，脂质颗粒可以直接影响内皮细胞的功能，激发内皮细胞分泌和表达CXCL1利于单核细胞的黏附。

3. 血管内皮的作用 血管不是一个简单的解剖学管道，而是有着复杂功能的器官。正常血管内皮是一道非黏附性屏障，是人体最大的分泌器官和效应器官，内皮功能的损伤是动脉粥样硬化发病的必备条件。多种因素均可以造成内皮细胞的损伤,其中最重要的是血流动力学的改变和高胆固醇血症。内皮功能损伤后,会增加内皮细胞的通透性、增强白细胞的黏附并改变相关基因的表达。近年来,内皮细胞表达血管细胞黏附分子-1(VCAM-1)及细胞间黏附分子-1(ICAM-1)是值得深入探讨的课题。此外,成熟的内皮细胞还具有转分化为平滑肌细胞的能力。

4. 平滑肌细胞的作用 动脉粥样硬化早期病变主要涉及内皮功能改变、内皮下脂质沉积以及白细胞的募集,动脉粥样硬化进展至复杂斑块时则有平滑肌细胞的参与。以往认为粥样硬化病变部位的平滑肌细胞主要是从中膜迁移而来,近来的研究提示可能一部分平滑肌细胞来源于血液循环中的前体细胞。多种细胞因子参与了平滑肌细胞的增殖和分泌,包括血小板源性生长因子(PDGF)、成纤维细胞生长因子(FGF)、转化生长因子-α(TGF-α)和平滑肌源性趋化因子。迁移或增生的平滑肌细胞由收缩型演变为合成型,分泌大量的细胞外基质(主要是胶原),参与纤维帽的形成。此外,这类平滑肌细胞表面也有LDL受体,可以吞噬脂质形成泡沫细胞。粥样斑块处的平滑肌细胞的数量对于维持纤维帽的稳定性非常重要,一些生长因子可以促进平滑肌细胞的增殖,而许多炎症因子及T淋巴细胞可以诱导平滑肌细胞的死亡,平滑肌细胞增殖和死亡的动态过程影响了动脉粥样硬化斑块的发生和发展。

5. 干细胞及前体细胞的作用 越来越多的研究显示动员和募集血液循环中或者组织内的前体细胞,可以分化为内皮细胞和平滑肌细胞,并参与动脉粥样硬化的发病过程。这些细胞包括血管内前体细胞、骨髓来源的血管前体细胞、其他组织来源的血管前体细胞等。已经有研究证实内皮前体细胞确实存在,并能够在生理条件下修复动脉内皮细胞,维持稳态;在特定的病理条件下,这类前体细胞可以通过影响进展期斑块的稳定性来参与动脉粥样硬化病变的形成。同时,平滑肌前体细胞可以促进再狭窄后斑块的形成,但是也可以通过分泌细胞外基质起到维持斑块稳定性的作用。所以,在动脉粥样硬化的发病过程中内皮前体细胞和平滑肌前体细胞具有双刃剑的作用。此外,还有研究显示血源性CD34⁺前体细胞可以形成泡沫细胞、内皮细胞和平滑肌细胞;胚胎干细

胞源性的Flk-1⁺和Sca-1⁺前体细胞可以在不同细胞因子的刺激下分化为内皮细胞和平滑肌细胞;间充质干细胞具有分化为平滑肌细胞和内皮细胞的能力;血管前体细胞还可以在不同的细胞因子作用下分化为收缩型(VEGF刺激)或者分泌型(PDGF-BB刺激)平滑肌细胞。因此,了解这些调解网络对于干细胞、前体细胞参与动脉粥样硬化的发病以及提供新的治疗靶点是目前研究的另一个热点。

综上,随着研究的深入,动脉粥样硬化作为一种慢性炎症性疾病的观点越来越受到重视。高脂血症及内皮功能损伤导致大量以LDL为主的脂质颗粒沉积于内皮下,经过修饰激活内皮细胞,表达相应的趋化因子募集血液循环中的白细胞迁移至内皮下,参与脂质的吞噬并形成泡沫细胞,泡沫细胞死亡后聚集形成脂质池并吸引中膜平滑肌细胞(部分可来源于前体细胞)迁移并增殖,平滑肌细胞从收缩型衍变为合成型,分泌大量细胞外基质参与动脉粥样硬化典型斑块病变的形成。

(况 东 王国平)

第二节 心肌梗死及其修复

一、心肌梗死的定义及临床分型

(一)心肌梗死的定义

心肌梗死是指冠状动脉供血急剧减少或中断,使相应的心肌严重而持续性缺血所致的心肌缺血性坏死。发生心肌梗死的多为中老年人,临床上常有持久的硝酸甘油无法缓解的胸骨后剧烈疼痛、胃肠道症状、急性循环功能障碍、心律失常、心力衰竭、发热、白细胞计数和血清心肌损伤标记酶的升高以及心肌急性损伤与坏死的心电图进行性演变。2/3的患者在发病前数天有先兆症状,常见为心绞痛,其次为上腹疼痛、胸闷、上肢麻木、头晕、心慌、气急、烦躁、心前区钝痛,钝痛有时向手臂或颈部放射,伴有恶心、呕吐、气促及出冷汗等。如能发现先兆,给予积极治疗,部分病人可以避免发生心肌梗死。

2018年,欧洲心脏病学会(ESC)、美国心脏病学会基金会(ACCF)、美国心脏协会(AHA)和世界心脏联盟(WHF)共同制定的"心肌梗死通

用定义",强调了心肌损伤的表现,即心脏肌钙蛋白(cardiac troponin, cTn)的异常,在心肌梗死诊断中的重要价值,并定义心肌梗死(1,2型)的基本诊断标准为:血清心肌肌钙蛋白I或T(cardiac troponin I, cTnI或 cardiac troponin T, cTnT)升高和/或下降,至少有一个检测值超过参考值上限第99百分位,且至少具备下列条件之一:①缺血症状;②新出现或怀疑为新出现的明显的心电图ST-T或新出现的左束支传导阻滞(left bundle-branch block, LBBB);③心电图病理性Q波形成;④影像学证据显示有新的心肌活性丧失或新发的局部室壁运动异常;⑤冠状动脉造影或尸检证实冠状动脉内有血栓。

定义中,cTn因其高度的临床敏感性和心肌组织特异性而成为首选的生物学标志物。cTn虽然在一些非缺血性心肌损伤中如心力衰竭、肾衰竭、心肌炎、心律失常、肺栓塞等也可检出,但仅表现为cTn水平的慢性升高,不同于心肌梗死患者cTn水平的急性变化,因此,cTn水平应该在初诊3~6小时内重复检测以发现上述变化特征。

(二)心肌梗死的临床分型

心肌梗死的发生部位与堵塞冠状动脉的供血区域是一致的。心肌梗死多发生于左心室,约40%~50%发生在左冠状动脉前降支供血区,即左心室前壁、心尖部及室间隔前2/3;约30%~40%发生在右冠状动脉供血区,即左心室后壁、室间隔后1/3及右心室大部分;少部分发生于左冠状动脉旋支供血的左心室侧壁。

依据梗死灶占心室壁的厚度,急性心肌梗死可分为透壁性心肌梗死和心内膜下心肌梗死两类。当冠状动脉完全闭合时,闭塞的冠状动脉分支供血区心室壁发展到完全或几乎完全坏死,称为透壁性心肌梗死,是较为常见的心肌梗死。心电图的典型表现为ST段抬高,常有病理性Q波出现,临床上也称为ST段抬高型心肌梗死(ST elevation myocardial infarction, STEMI)。心内膜下心肌梗死是指坏死主要累及心室壁内侧1/3的心肌,并可波及肉柱和乳头肌,是一种多发性、小灶状的坏死。病情严重时,坏死可呈片状或环状。此型心肌梗死发生的基础是严重弥漫的冠状动脉狭窄的基础上出现加重的冠状动脉供血不足,造成冠状动脉末梢区域(心内膜下心肌)缺

氧,侧支循环不能改善其血供,导致多发性小灶状坏死。其心电图表现为ST段正常或压低等非特征性改变,常无病理性Q波,临床上也称为非ST段抬高型心肌梗死(non-ST elevation myocardial infarction, NSTEMI)。

除以上分类以外,基于病理、临床和预后方面的差异,新定义将心肌梗死分为5型:

1型:由冠状动脉粥样硬化斑块破裂、裂隙或夹层引起冠脉内血栓形成,从而导致自发性心肌梗死。冠状动脉粥样硬化不稳定粥样斑块破裂和糜烂,继而出血和管腔内血栓形成,造成冠脉血管部分或完全急性闭塞,而侧支循环未充分建立,冠脉相应供血部位心肌严重而持久地缺血达20~30分钟以上,即可发生心肌梗死,这是心肌梗死最常见的原因。大约70%的致死性事件都是由斑块破裂引起血栓导致的,需要进行溶栓、抗栓和抗血小板等积极治疗。此型心肌梗死一般发生在:①晨起6时至12时,此时交感神经活动增加,机体应激反应性增强,心肌收缩力、心率、血压增高,冠状动脉张力增高;②在饱餐特别是进食多量脂肪后,血脂增高,血液黏稠度增高;③重体力活动、情绪过分激动、血压剧升或用力大便时,此时左心室负荷明显加重;④休克、脱水、出血、外科手术或严重心律失常,致心输出量骤降,冠状动脉灌流量锐减。

2型:与冠状动脉粥样硬化血栓形成无关的心肌氧供需失衡(如冠状动脉痉挛、心律失常、贫血、呼吸衰竭、高血压或低血压)导致缺血的心肌梗死;此型心肌梗死没有血栓形成,扩张冠状动脉和改善心肌供氧是治疗的主要措施。

3型:伴有心肌缺血的症状及可疑新缺血性心电图改变或心室颤动的突发心源性死亡,或通过尸检发现心肌梗死。由于死亡已经发生,患者来不及采集血样进行心肌标志测定。当诊断为3型心肌梗死,但随后的尸检发现最近心肌梗死,且梗死相关动脉中出现新鲜或最近的血栓时,应将3型MI重新分类为1型心肌梗死。

4型:分为4a型、4b型和4c型。4a型为经皮冠状动脉介入术(percutaneous coronary intervention, PCI)相关的心肌梗死;4b型与经皮冠状动脉介入术相关的支架血栓形成有关,为尸检或冠脉造影证实与支架血栓相关的心肌梗死;4c型为血管造

影证实支架内再狭窄或梗死区域球囊血管成形术后再狭窄,没有其他冠脉粥样病变或血栓可以被识别。

5型:与冠状动脉搭桥术(coronary artery bypass grafting, CABG)相关的心肌梗死。

心肌梗死的分型中不包括CABG中由于机械损伤所致的心肌细胞死亡,也不包括其他因素造成的心肌坏死,如肾衰竭、心力衰竭、电复律、电生理消融、脓毒症、心肌炎及心脏毒性药物等。在病情进展过程中,有时患者可能同时或先后出现一种以上类型的心肌梗死。

(三)心肌梗死的合并症

心肌梗死,尤其是透壁性心肌梗死,常并发以下病变:

1. 心力衰竭 当心内膜下心肌梗死累及二尖瓣乳头肌时,可致二尖瓣脱垂或关闭不全,引起急性心力衰竭;此外,心肌梗死后瘢痕修复,心肌收缩功能丧失,最后也导致心力衰竭。

2. 心脏破裂 多为心室游离壁破裂,心包积血,引起心脏压塞而猝死。多在心肌梗死后一周左右出现,是15%~20%的心肌梗死患者的致死原因。偶见室间隔破裂引起左心室血液向右心室分流,导致急性右心功能不全。

3. 室壁瘤 梗死心肌或瘢痕组织可在心室内压力的作用下形成局限性的外向隆起,称为室壁瘤。发病率为10%~30%,常发生在心肌梗死愈合期。室壁瘤可继发附壁血栓、乳头肌功能不全、心律失常、左心衰竭或室壁瘤破裂。

4. 附壁血栓形成 多见于左心室。心肌梗死区,心内膜受损处粗糙,或室壁瘤处涡流形成,均可引起附壁血栓,血栓可以机化,也可以脱落引起栓塞。

5. 心源性休克 当心肌梗死面积大于40%时,心肌收缩力极度减弱,心输出量显著下降,导致各器官严重灌注不足而引起全身微循环功能障碍,即为心源性休克。

6. 心律失常 当心肌梗死累及传导系统时,可致心律失常,严重时出现心搏骤停、猝死。

7. 急性梗死后综合征 15%~30%的患者心肌梗死后一周内发生。可能是机体对坏死物质的过敏反应。表现为心包炎、胸膜炎或肺炎。

二、心肌梗死后心肌的修复/心室重构

从心肌细胞组织坏死开始,心肌经历了一个完整的变质、渗出和增生修复的病理过程。目前认为心肌细胞的增殖能力有限,组织坏死缺损区的增生修复是一种纤维性修复,经历坏死组织酶解吸收、肉芽组织新生和重塑以及瘢痕结构的形成等病理生理学过程。这种纤维性修复并不能完全恢复梗死心肌的结构和功能。心肌梗死修复完成以后,心脏的结构和功能仍然持续发生改变。2000年,心脏重构国际论坛将心脏过负荷或心肌损伤后,基因表达变化导致心肌组织一系列复杂的分子、细胞和间质的改变,进而导致的心脏大小、形状结构和功能重塑改建的过程称为心脏重构,如为心肌梗死所致,则称为梗死后心脏重构。由于左心室在心功能中起主要作用,故目前心脏重构狭义上就是指左心室重构。心室重构在组织学水平包括心肌实质重构和心肌间质重构,前者主要指心肌细胞的死亡和肥大,而后者又包括成纤维细胞增生、纤维化、血管结构改变及细胞外基质胶原含量和组成的变化,在组织学变化的基础上形成心腔扩张与心脏重量增加,功能上表现为心脏收缩及舒张功能的下降。心室重构贯穿于整个病程的始终,与AMI早期的心脏破裂、室壁瘤形成等并发症有关,是梗死后慢性心力衰竭的主要病理基础。心室重构是影响AMI近、晚期预后的重要因素。如何限制或逆转心室重构、促进心肌的再生,从而尽可能恢复心脏的结构和功能是临床治疗与科学研究的重点。

(一)AMI后心室重构的形态结构和功能的变化

心肌梗死及梗死后形态的变化是一个动态的过程。梗死后6小时内,基本无肉眼可见的变化。光镜下,梗死灶边缘的心肌纤维呈波浪状和肌质不均;6~12小时,坏死区有时可见暗斑;光镜下,心肌纤维开始发生凝固性坏死,间质水肿,漏出性出血。梗死后12~24小时,梗死区出现明显的暗斑;光镜下,梗死心肌细胞核固缩,肌质均质红染;间质胶原纤维降解;梗死灶边缘出现中性粒细胞浸润。1~3天时,梗死灶呈黄褐色,外周出现充血出血带;光镜下,梗死进一步发展,心肌细胞核固缩、碎裂及溶解,横纹消失。除坏死外,梗死区及

其边缘也可见到大量心肌细胞凋亡,即心肌细胞的程序性死亡,间质胶原纤维进一步降解;大量中性粒细胞梗死灶内浸润。3~7天时,梗死区仍呈黄褐色,边缘有充血带,梗死灶中心开始变软,薄弱的梗死区组织被牵拉而出现室壁变薄、扩张,称为梗死区膨展,但不伴有更多坏死的发生。光镜下,心肌纤维开始断裂,中性粒细胞出现坏死,巨噬细胞开始吞噬坏死心肌细胞;7~10天时,梗死灶中心处最软,单核巨噬细胞吞噬作用增强,肉芽组织在梗死灶边缘形成;在随后的1个月左右,肉芽组织逐渐成熟,细胞密度降低,胶原沉积,主要为Ⅲ型胶原蛋白。梗死区由灰红色变为灰白色。在此期间,成熟瘢痕组织尚未形成,梗死区可继续扩展。2个月后,致密的胶原瘢痕形成,梗死区不再进一步扩展。但左心室壁僵硬度也相应增加,导致舒张功能障碍,可以进一步促进未梗死区心肌重构。通常我们将梗死区膨展这一阶段的心室重构称为"早期重构"。此期常并发心室破裂或室壁瘤的形成,左室收缩功能下降,舒张末期压增高。心肌梗死区修复以后,在血流动力学、神经内分泌因子及炎症因子等的作用下,非梗死区心肌组织进一步重构,表现为进行性的非梗死区心肌细胞肥大、胚胎表型转化、凋亡及成纤维细胞增生、正常间质胶原降解、胶原沉积和间质纤维化,最终导致心室整体扩张和球样变。在这个过程中,室壁张力逐步增加、心室收缩末期和舒张末期容积进行性增加,而心室收缩能力降低,此阶段称为"晚期心室重构"。

(二)心室重构的机制及刺激因素

梗死后心室重构是一个非常复杂的过程,其确切机制虽还不完全明了,但目前已知有多种因素参与作用,包括血流动力学因素、神经内分泌系统的激活、促炎性细胞因子的活化等。这些因素的刺激导致心肌及间质的结构和成分的改变。以下我们将从心肌及心肌外基质的变化方面探讨心室重构的细胞机制及其相关的刺激因素。

1. 心肌细胞的重塑

(1)心肌肥大:心肌梗死后的心肌肥大类似于心室容量负荷增加(如瓣膜反流、心内分流等)。舒张期室内压升高引起肌小节串联性增生,心肌细胞长度增加使心腔容积增大,而此变化又使收缩期室壁应力增加,使室壁增厚,是一种离心性肥大,特征为室壁厚度与心腔半径之比基本保持不变。肥大的细胞上调胚胎期收缩相关蛋白的表达,如β-肌球蛋白重链、肌动蛋白轻链-2、α-心肌肌动蛋白和Ca^{2+}通道蛋白,使心肌细胞收缩功能降低。不同于胚胎心肌细胞,钙依赖腺苷三磷酸酯酶(Ca^{2+}-dependent adenosine triphosphatase, ATPase, SERCA2)、Ca^{2+}释放通道(calcium release channel, CRC)在重构的肥大心肌细胞内质网膜上的表达均下调,CRC可超磷酸化,以上分子水平的变化均导致Ca^{2+}释放减少及重摄取障碍而影响心肌舒缩功能。

(2)心肌细胞死亡:心肌重构时心肌细胞的死亡主要通过坏死、凋亡两种方式实现。心肌梗死时,心肌细胞氧气或能量供应不足,导致细胞膜完整性的破坏,细胞肿胀,破裂或崩解而坏死。另外,重构的心肌细胞毛细血管密度和冠脉储备降低,容易引起弥漫性缺血,以心内膜下为重。缺血进一步导致心肌细胞死亡并发生纤维化,破坏收缩和舒张功能,加速心力衰竭发展。

与坏死不同,心肌细胞凋亡即细胞程序性死亡,是依赖能量的细胞内死亡程序活化而导致的细胞自我清除。多种因素,包括机械应力、神经激素系统、促炎性细胞因子、氧化物、一氧化氮等能诱导心肌细胞发生程序性死亡——凋亡。凋亡广泛存在于梗死区和非梗死区,心肌凋亡不仅在急性心肌梗死时扩大心肌梗死范围,亦参与启动早期心室重构。梗死区大量心肌细胞坏死、凋亡,心肌细胞数量大量减少,心肌细胞间失去正常的紧密连接,局部室壁变薄,在内压作用下引起心肌细胞束间的侧向滑移,从而导致梗死区膨出。之后,各种因素导致非梗死区心肌细胞持续凋亡,心肌细胞产生侧滑移,导致左心室进行性离心性肥厚、扩张,非梗死区心肌细胞凋亡与晚期重塑互为因果,促进心功能不断恶化。研究发现无论是梗死区还是非梗死区,其心肌细胞凋亡指数都与进行性的左室重构指数呈显著正相关。近年的研究认为细胞凋亡是心脏由代偿性变化向病理性变化发展的细胞学基础。

2. 细胞外基质重塑 胶原纤维将心脏各个组分紧密联系在一起,在维持心室形态、大小和功能方面起到重要作用。胶原类型比例,胶原之间的交联强度及胶原含量的变化,对心肌组织,尤其是左心室的功能造成明显的影响,位于心肌组织中的胶原纤维主要为直径较粗、交联度较高的Ⅰ型和直径相对较细、交联度低的Ⅲ型。在正常组织中,心室胶原平均含量约为2%~4%,其中Ⅰ型和Ⅲ型胶原大约各占胶原总量的50%及10%~45%。在心室重塑后期常以Ⅰ型胶原为主。

胶原的降解将明显导致心室扩张及心室硬度的下降,相反,胶原密度的增加及胶原交联的增加,将导致心室硬度加大,顺应性降低,舒张功能不全。心肌胶原代谢失衡是心室重构的重要环节,心肌的胶原代谢受基质金属蛋白酶(matrix metalloproteinase,MMP)和基质金属蛋白酶组织抑制剂(tissue inhibitor of metalloproteinase,TIMP)调控。TIMP是MMP的天然抑制物,MMP选择性地消化分解细胞外基质成分,而TIMP则起抑制作用,二者共同控制调节细胞外基质组织胶原的生成代谢和更新。MMP/TIMP比例升高时,促进胶原降解,导致细胞与细胞之间的偶联度降低,心肌细胞易滑动,从而心室扩张;MMP/TIMP比例下降时,胶原降解减少,心肌组织纤维化程度增高,室壁增厚,硬度变大,毛细血管-心肌细胞之间距离加大,血管顺应性下降,导致心肌供血障碍,心肌坏死后胶原纤维替代性增生,进一步加重心室重构。心肌梗死后局部浓度依赖性的生物活性分子,如RAAS及TNF-α、PDGF、EGF、TGF-α等细胞因子的释放可以引起MMP/TIMP比值升高,正常的胶原蛋白被升高的MMP降解,并被缺乏特异性连接的胶原间质所取代,从而参与左室重构的始终。因此,防止胶原网络的改建或使已改建的网络重建就能有效地防止心力衰竭。

3. 心室重构的刺激因素

(1)血流动力学因素:由于AMI后心肌损伤程度不同,心脏各部位舒缩不协调造成室壁应力的不均一性即异质性增高,必将降低心室的收缩功能,导致心输出量下降,左室舒张末压升高,整体心室扩张和扭曲,进一步影响心脏的舒张和收缩功能,加重血流动力学障碍。

(2)β-肾上腺素系统激活:心肌梗死后,β-肾上腺素受体激活是最快速、最早期的代偿机制之一,引起心血管一系列反应,包括心率加快,心肌收缩力增强,外周血管收缩,借以维持一定的心输出量和组织器官的血流灌注。但长时间儿茶酚

胺浓度增高是心室重构和病情恶化的重要促进因子。正常生理条件下,β₁、β₂受体激活能增加心率和收缩力,以β₁的作用为主。当循环中儿茶酚胺水平持续高水平,β-肾上腺素受体密度会降低及脱敏,β₁-肾上腺素受体减少,而β₂-肾上腺素受体相对增多。心肌重构时,β₁受体信号途径的激活可直接作用于心肌,通过Ca^{2+}/钙调蛋白依赖式激酶Ⅱ(CaMKⅡ)诱导心肌细胞肥大和凋亡。而β₂受体信号途径的激活却可以与Gi偶联保护心肌细胞,对抗凋亡,减轻心室的重构。由于此时β₂受体与Gs偶联减少引起心肌收缩力下降,则出现心律代偿性加快,心肌耗氧量增加,加重心肌缺氧。加之心脏射血时间缩短,心输出量降低,心室的残血量增加,导致左室末压升高,心功能恶化。

(3)肾素-血管紧张素-醛固酮系统(renin-angiotensin-aldosterone system,RAAS)激活:RAAS激活是引起心室重构的重要原因。除肾脏血流灌注减少激活全身性RAAS外,心肌组织机械伸展可引起局部心肌细胞RAAS激活,通过旁分泌和/或自分泌方式作用于邻近的心肌细胞。RAAS的效应激素是血管紧张素Ⅱ(angiotensin Ⅱ,AngⅡ)和醛固酮(aldosterone,ALD)。AngⅡ主要通过激活血管紧张素1型受体引起多重效应,包括心肌细胞肥大、成纤维细胞增生、基质降解、胶原的合成及醛固酮的释放。醛固酮能够促进成纤维细胞增生和胶原降解,在心肌纤维化形成和钠钾平衡中有重要作用。血管紧张素2型受体的激活有相反的作用,但是心肌梗死的患者往往有较高的血管紧张素1型受体密度。AngⅡ还可刺激内皮素(endothelin,ET)、心房钠尿肽(atrial natriuretic peptide,ANP)、TNF-α、IL-21、IL-22等激素及促炎性细胞因子的释放,这些活性物质增加可促进心肌细胞肥大和间质细胞增殖,共同参与左心室重构的过程。

(4)促炎性细胞因子的作用:近年来,炎症反应和其细胞因子在心室重构中的作用越来越受到重视。正常心脏组织中,一些促炎性细胞因子,如TNF-α、IL-1β、IL-6有少量持续的表达。发生急性心肌梗死后,通过机械应力、外源性应激、反应性活性氧、细胞因子的自我放大途径等机制,机体在短期内产生大量促炎性细胞因子,这些因

子的效应贯穿于心肌梗死整个病程的始终。在急性期，TNF-α、IL-1β、IL-6、TGF 等促炎性细胞因子可诱导心肌细胞存活、肥大或凋亡，降低心肌的收缩能力和募集更多的炎症细胞到受损的心肌区域。这些细胞因子和炎症细胞参与了心肌重构，也启动了损伤修复程序，包括巨噬细胞吞噬坏死心肌、心肌细胞的存活和肥大、成纤维细胞的增生和血管生成。因此，在急性期，以牺牲心脏的收缩能力为代价，适当的促炎性细胞因子的激活有利于梗死灶的修复和细胞的存活，对心脏是起保护作用的。当梗死面积大或其他心脏应激因素持续存在时，细胞因子可持续升高或出现第二浓度高峰。这些炎症因子主要作用于非梗死区心肌细胞，继续引起心肌细胞的肥大、凋亡及炎症细胞的浸润。除作用于心肌细胞外，TNF-α 和 IL-6 通过上调并激活基质金属蛋白酶，促进正常胶原的降解。TNF-α、IL-1β、IL-6、TGF-β 等都与 I 型和Ⅲ型胶原的沉积有关。尤其是 TGF-β3、骨桥蛋白在晚期胶原的沉积中起重要的作用。此外，TNF-α 还能独立通过上调血管紧张素 1 型受体而增强 AngⅡ介导的纤维化效应。

（三）心肌细胞的再生和修复

急性心肌梗死治疗原则是保护和维持心脏功能，挽救濒死的心肌，防止梗死扩大，缩小心肌缺血范围，及时处理严重心律失常、急性泵衰竭和各种并发症，防止猝死以及限制或逆转心肌梗死后的心室重构以预防晚期心力衰竭。限制或逆转左室重构的方法主要在于减少心肌梗死面积，减轻左室负荷及抑制激活的神经内分泌系统。为尽可能挽救心肌组织，及早再灌注是治疗的关键，临床上可采取溶栓及机械性血管重建等治疗方式。机械性血管重建包括经皮血管内冠状动脉成形术和冠状动脉旁路移植术。梗死相关血管晚期再通也可挽救心外膜心肌，缩小梗死面积。血管紧张素转换酶抑制剂、血管紧张素受体阻滞剂及 β 受体阻滞剂的应用能明显限制和逆转心室重构，预防晚期心力衰竭的发生。目前，这些药物和介入治疗方法已广泛应用于临床。炎症因子在心室重构中起极为重要的作用，但是目前抗炎治疗临床实验并没有取得理想的效果。

虽然随着心脏介入手术和冠状动脉旁路移植术的深入开展以及冠心病药物使用的日益规范化，病人的近期和远期生存率有了明显的提高，但心肌梗死仍然是心血管疾病患者死亡的主要原因之一。对于心肌梗死后坏死组织由瘢痕组织代替和心室重构所导致的左心功能不可逆性降低来说，治疗手段仍然有限，因此如何促进心肌细胞的再生成为一个重要的研究方向。

目前关于心肌细胞的再生研究中，大致有三个方向：①通过调节发育信号转导途径或直接调节细胞周期调控因子刺激内源性心肌细胞增殖；②通过强制表达心源性因子将心脏内基质细胞重编程为心肌细胞；③补充外源性干细胞或祖细胞（其心源性潜能依然存在争议），或者人多能干细胞（human pluripotent stem cell，hPSC）分化的心肌细胞。所有这些策略都带给我们一定的希望，但是我们必须小心评估心肌再生的效果。目前认为补充的外源性干细胞或祖细胞主要是通过旁分泌效应，促进血管再生，一定程度上减轻心肌损伤，改善心脏功能，但并不能直接实现心肌再生。相比之下，移植 hPSC 分化的心肌细胞极大地补充了梗死区损失的心肌细胞，然而如何实现新生心肌细胞与原有心肌细胞较好的结构和功能整合依然有待进一步研究，事实上临床前研究发现将人 PSC 衍生的心肌细胞移植到非人类灵长类动物中可以诱发持续的室性心律失常。因此深入理解心脏发育学可以为我们获得最适合的移植细胞，为实现更好的心肌再生生物治疗提供信息。

（段亚琦　王国平）

第三节　高血压研究进展

高血压（hypertension）是以全身细小动脉硬化引起体循环动脉血压持续升高为主要特点的疾病，并伴有全身代谢异常，晚期常引起心、脑、肾以及眼底等部位病变，从而造成一系列的临床表现。脑卒中、心肌梗死、心力衰竭和肾衰竭为其主要死因，也是全球人口死亡的主要危险因素，研究证实降低血压能明显降低上述疾病的发病率和死亡率。高血压分为原发性和继发性，其中原发性高血压又称高血压病，约占 90% 以上。成人收缩压≥140mmHg 和 / 或舒张压≥90mmHg 即可诊断为高血压，2018 年欧洲高血压学会和欧洲心脏病学会对高血压的定义和血压水平分类见

表 10-1，我国标准与欧洲基本一致。需要注意的是，2017 年版美国高血压指南将正常血压定义为 <120/80mmHg，血压（120~129）/<80mmHg 为血压升高，（130~139）/（80~89）mmHg 为 1 级高血压，≥140/90mmHg 为 2 级高血压，并以此类推，此标准明显提高了高血压的发病率，后续人群综合受益情况有待时间检验。下面主要就原发性高血压（高血压病）的病因、发病机制及动物模型研究进展做简要叙述。

表 10-1 血压水平定义和分类（ESH/ESC）

分类	收缩压 /mmHg		舒张压 /mmHg
理想血压	<120	和	<80
正常血压	120~129	和 / 或	80~84
正常高值	130~139	和 / 或	85~89
一级高血压	140~159	和 / 或	90~99
二级高血压	160~179	和 / 或	100~109
三级高血压	≥180	和 / 或	≥110
单纯收缩期高压	≥140	和	<90

一、发病因素

近年高血压病的流行病学和分子机制研究取得了较大进展，但其病因和发病机制仍未研究透彻。目前主流仍认为高血压为多基因遗传参与，多环境因素作用造成动脉血压持续高于正常血压上限并调节失衡而致病。

1. 遗传因素 流行病学研究发现原发性高血压约 75% 的患者常有明显的遗传倾向，常伴有一种或多种与血压调节功能相关基因异常，特别是父母一方或双方有高血压病。目前明确为单基因高血压的至少有 6 种：糖皮质激素可治疗性醛固酮增多症（GRA）、利德尔综合征（Liddle syndrome）、类盐皮质激素增多症（AME）、盐皮质激素受体活性突变（MR mutations）、Gordon 综合征（也称为 II 型假性醛固酮减低症）、高血压伴短指（趾）畸形综合征（也称 Bilginturan 综合征）。上述的利德尔综合征，是一种以血压升高、盐敏感性、代谢性碱中毒、低钾血症、低肾素和低醛固酮水平等引起血压调节障碍导致的高血压病，呈常染色体显性遗传，符合孟德尔遗传定律。多基因

遗传如目前发现的肾素 - 血管紧张素 II 的 1 型受体位点呈多态性。多研究机构通过全基因组的研究分析发现总共有 29 个单核苷酸多态性与收缩压和 / 或舒张压相关，可能对高血压 OD 风险评分有用。

2. 膳食因素 主要为摄入钠盐过多引起高血压，合理限制食盐的摄入能预防高血压的发生，并作为一个独立因素与血压控制密切相关。有学者将摄入食盐后血压至少变化 5%~10% 定义为盐敏感性。近些年通过基因组技术发现了多个盐敏感基因与高血压人群种族的发病率和病死率相关，不同的种族人群有着不同的易感基因，有研究采用单核苷酸多态位点功能分析和选择方法（FastSNP）对 1 090 名中国汉族人进行分析，发现 rs250567 这个 SNP 位点可能与汉族人盐敏感性有关；2017 年新发现包括 APLN 基因和 RENBP 基因在内的 7 个肾素 - 血管紧张素 - 醛固酮系统（RAAS）相关基因的少见变异与血压的盐敏感性有关。另外，有研究显示钾盐和钙的摄入与血压呈负相关，K^+ 摄入过少会促进高血压的发生，高钙饮食也能降低高血压的发病率，但这些研究尚存争议，未用于临床指导。随着肠道微生物研究的兴起，有研究显示高盐饮食改变了人类和小鼠的肠道菌群，导致乳酸杆菌数量的减少，Th17 细胞数量的增多，引起血压升高。同时，高脂饮食和肥胖也是高血压发生发展的重要危险因素，1/3 以上的高血压患者存在肥胖问题，有国内研究发现腹型肥胖儿童高血压发病率是正常儿童的 2~3 倍。上述研究均提示了膳食对血压调控的影响。

3. 社会心理应激因素 长期或反复精神紧张的职业会增加高血压发病率。另外，情绪如暴怒、惊恐、忧伤等，以及机体的应激反应均可导致和促进高血压的发生发展。其主要机制被认为还是体内激素水平的失衡，造成代谢异常，促进高血压的发生发展。

4. 其他因素 如吸烟、饮酒、年龄增长造成血管弹性变差，缺乏体力锻炼等均为高血压发生的相关影响因素。

二、发病机制

高血压病的发生发展是遗传、环境、神经内分

泌以及体液等多因素相互作用的结果,目前尚未有学说能完全解释清楚其发病机制。目前主要认为其发病机制与交感神经系统以及肾素–血管紧张素–醛固酮系统(RAAS)相关,此外,也可能与血管内皮功能失调、氧化应激过强、血管壁重塑和张力过高有关。在全身脏器中,肾脏在维持血压平衡中发挥着极其重要的作用。

1. 功能性血管收缩　此途径细小动脉未出现明显结构变化,主要是血管平滑肌受一些激素影响收缩,血管管腔变小导致外周血管阻力增加,血压上升。能引起血管收缩的激素主要是肾素、儿茶酚胺、内皮素等。交感神经系统因素主要与儿茶酚胺相关,特别是精神或心理上受到某些刺激引起交感神经节后纤维分泌过量儿茶酚胺类激素——去甲肾上腺素,与细小动脉平滑肌 α 受体结合引起血管收缩,致使血压升高。另外,可间接引起肾缺血,刺激球旁装置 ε 细胞分泌肾素,通过肾素–血管紧张素系统引起细小动脉收缩,进一步使血压升高。白大褂高血压为典型的一种精神因素引起的高血压,患者在未服用降压药的情况下,持续出现诊室高血压,而动态血压正常。此外,神经内分泌的缩血管与舒血管物质的相互作用,参与血压调节,如降钙素基因相关肽是迄今发现的最强的舒血管物质,与内皮素作用相反,相互保持动态平衡,一旦失衡也将导致血压升高。血管紧张素Ⅱ除本身的缩血管作用,还能刺激肾上腺分泌醛固酮,造成水钠潴留,血容量增多,进而造成血压升高。此外,一些因素或物质可以增加血管平滑肌细胞对缩血管物质的敏感性,如细胞内 Ca^{2+} 过多也会使血压升高。

2. 水钠潴留　其机制主要为各因素引起体内水钠潴留,造成血容量增加,心输出增加导致的血压升高。前述的遗传因素中,如肾素–血管紧张素–醛固酮系统基因多态性或上皮细胞 Na^+ 通道蛋白单基因突变等,均能造成肾脏对 Na^+ 的调节失衡而水钠潴留,引起高血压;膳食因素中,盐敏感人群而又摄入钠盐过多,就是通过水钠潴留途径引起高血压。

3. 结构性血管壁增厚、硬化　此途径主要是指外周细小动脉出现了结构性改变,其主要病变为血管平滑肌细胞增生肥大,管壁增厚,管腔狭

小。此外,内皮功能障碍在心血管疾病的发生和发展中起着关键的作用,在高血压患者中,血管内皮功能障碍主要是通过降低血管舒张因子的释放,促进高血压的发生发展。有研究显示调节性T 细胞参与的免疫系统失衡引发炎症和心血管稳态的失衡,造成血管功能障碍,减少了血管舒张因子的释放,促进血压升高。我国高血压患者75%伴有同型半胱氨酸(homocysteine, Hcy)血症,血浆中高 Hcy 能引起血管内皮细胞功能障碍和血管平滑肌细胞过度增殖,参与高血压的形成,是高血压独立的风险因素之一。

总之,高血压的发生发展极为复杂,为多因素共同作用的结果。随着研究的深入,越来越多的发病机制被阐明,为高血压的临床防治提供了大量研究依据。

三、高血压常用动物模型

1. 遗传性模型

（1）自发性高血压大鼠及其亚型:自发性高血压(SHR)是目前国际公认最接近人类原发性高血压的动物模型,有遗传性高血压大鼠(GH)、自发性高血压大鼠(SHR)、Dah1 盐敏感大鼠(DS)、里昂株高血压大鼠(LH)、蒙特斯高血压大鼠(SHM)及米兰高血压大鼠(MHS)等多种品系,其中SHR 及其亚型使用最广泛,认可度较高。

（2）转基因高血压大小鼠模型:随着转基因技术的提高,此类模型越来越多地应用于高血压基因研究。其原理是将高血压候选基因如小鼠DBA/2JR–2 肾素基因(Ren-2)转入大鼠的生殖细胞,从而培育出高血压大鼠模型。

2. 环境高血压模型　通过控制温度、不同刺激等模拟情绪紧张,诱导大鼠高血压产生。

3. 药物性高血压模型　通过注射辣椒辣素、NaCl 高盐溶液、乙酸去氧皮质酮、腺嘌呤等物质均可刺激大鼠血压升高,形成各种高血压模型。

4. 手术性高血压模型　主要是通过夹闭肾动脉来实现,模拟肾性高血压。

综上,根据不同研究目的合理选择不同类型的高血压动物模型在高血压病的研究中尤其重要。

（陈耀兵　王国平）

第四节 心肌病和心肌炎

一、心肌病

心肌病早在19世纪后叶即被医学家发现，1980年世界卫生组织和国际心脏病学会及联合会（WHO/ISFC）首次发表关于心肌病的定义和分类报告，随着病因学和发病学研究的不断深入，WHO/ISFC、美国心脏协会（AHA）以及欧洲心脏病学会（ESC）分别先后于1995年、2006年以及2007年对心肌病重新定义和分类。心肌病是指除心脏瓣膜病、高血压心脏病、肺源性心脏病、先天性心脏病、冠状动脉粥样硬化性心脏病以外的，由多种病因（遗传因素多见）引起的一组不同质的累及心肌的疾病，可导致心肌机械或/和心电功能异常，常表现为不恰当的心室肥厚或心腔扩张，最终能引起进行性心力衰竭或心血管原因而导致的死亡。

根据其病理学改变以及功能表型，将心肌病分为5型，即肥厚型心肌病、扩张型心肌病、致心律失常性右室心肌病、限制型心肌病和未分型心肌病。其中，每一型都包含遗传性/家族性和非遗传性/非家族性，病因明确和未明确的亚类。

（一）肥厚型心肌病

肥厚型心肌病（hypertrophic cardiomyopathy，HCM）为最常见的心肌病，以心肌肥大，室间隔非对称性肥厚，舒张期充盈异常及左心室流出道受阻为特征，并以流出道梗阻是否明显分为梗阻性和非梗阻性两型。

目前HCM分子机制研究相对透彻，家族性HCM呈常染色体显性遗传，可由编码心肌肌节收缩蛋白的基因发生不同的突变，产生异常蛋白造成舒张期肌丝的松弛所致。现已发现，有11个基因、400多种突变与HCM有关，最常见的是β-肌球蛋白重链（最先被确认）和肌球蛋白结合蛋白C。其他9种基因分别是肌钙蛋白T和I、肌球蛋白必需和调节轻链、连接蛋白、α-原肌球蛋白、α-肌动蛋白、α-肌球蛋白轻链以及肌肉LIM蛋白。致病基因突变的多样性导致了HCM表型的多样性。无疑还有其他多种可破坏肌节和代谢而导致心肌肥厚的基因突变有待被发现和确认。此外，可致HCM的其他病因还包括线粒体病、糖原贮积症、脂肪酸代谢病等。

HCM心脏体积重量增加，两侧心室肌肥厚，以室间隔非对称性肥厚尤为突出。光镜下见心肌细胞普遍高度肥大，排列紊乱，间质可见不同程度的纤维化。患者可出现心悸、心绞痛、心律失常、呼吸困难以及心力衰竭，部分可发生一过性晕厥甚至猝死。

（二）扩张型心肌病

扩张型心肌病（dilated cardiomyopathy，DCM）是以进行性的心脏增大、心腔扩张和收缩力下降为特征的心肌病。各个年龄均可发病，青年居多。

研究表明约1/3的DCM患者呈家族性发病，超过20个位点或基因与之有关，多数呈常染色体显性遗传，少数为X连锁的常染色体隐性遗传或线粒体遗传。几种导致常染色体显性遗传性DCM的基因包括α-肌动蛋白、α-原肌球蛋白、肌钙蛋白T/I/C、β-肌球蛋白及α-肌球蛋白重链以及肌球蛋白结合蛋白C。其他一些编码细胞骨架、肌纤维膜、核包膜、肌原纤维节及转录辅激活蛋白的基因以及心脏钠通道基因突变也可导致DCM。X连锁的DCM由Duchenne营养不良基因所致。散发的DCM与病原体感染、长期过量饮酒、化疗药物、自身免疫病、代谢性疾病、营养障碍等有关。

DCM心脏体积和重量增加，各心腔均明显扩张，心室壁正常或略增厚，心尖部肌壁变薄呈钝圆形，常见附壁性血栓形成。光镜下见心肌细胞形态不整，胞质可发生空泡变性、嗜碱性变等。间质可见多数小瘢痕。临床上常伴进行性心力衰竭、心律失常或栓塞，部分患者可发生猝死。

（三）致心律失常性心肌病

传统上为人所认识的致心律失常的心肌病是1977年首次被报道，于1996年被WHO归类为心肌病范畴的致心律失常性右室心肌病（arrhythmogenic right ventricular cardiomyopathy，ARVC），以右心室局部或整体心肌被脂肪组织或纤维脂肪组织进行性替代而继发室性心律失常为主要特征，多见于年轻人和运动员，可发生心力衰竭和心源性猝死。近年来越来越多的研究发现，不仅只有单纯致心律失常性右室心肌病（ARVC），还有同时或单纯累及左心室的致心律失常性心肌病。2011年由美国心律学会（HRS）和欧洲心律学会（EHRA）正式提出致心律失常性心肌病

（arrhythmogenic cardiomyopathy）的定义，是对原有 ARVC 认识的基础上的进一步扩展。目前学者将致心律失常性心肌病分为 3 个亚型，右心室型、左右心室型和左心室型。

ARVC 家族性发病常见，可呈常染色体显性或隐性遗传。现已发现编码桥粒斑蛋白、盘状球蛋白、斑菲素蛋白（plakophilin）、桥粒核心糖蛋白和桥粒糖蛋白的基因突变。右心室的变薄、扩张为桥粒断裂、细胞损伤和纤维脂肪组织替代的结果。除外遗传因素，ARVC 还可能与心肌的退行性变、发育异常、炎症及细胞凋亡等因素有关。左心室受累的致心律失常性心肌病的致病突变基因同样以编码桥粒蛋白的基因突变为主，但其不同于右心室心肌病（常见突变基因 *PKP2*），*DSP* 基因是其最常见的突变基因。

心室纤维脂肪变从心外膜下开始，进展至心内膜下，不仅局限于右室，还可迁延至室间隔和左室游离壁。心脏可表现为心室扩大、室壁瘤、局限性或整体室壁运动障碍。这种组织学改变构成电活动紊乱的基础，引起传导阻滞和折返，发生心律失常及进行性心力衰竭，预后不良。

（四）限制型心肌病

限制型心肌病（restrictive cardiomyopathy，RCM）是以心室充盈受限和舒张期容量降低为特征的心肌病。该型少见。

呈家族性发病的 RCM 患者现检出包括肌钙蛋白 I 和基础肌球蛋白轻链的肌原纤维基因突变。在散发 RCM，已证实淀粉样变性、硬皮病、药物、放射等与其有关。

RCM 心室大小正常或轻度增大，心室内膜质硬。两侧心房通常扩张。镜下见局灶斑片状或弥漫性间质纤维化，有时可见与心肌病相关的淀粉样变性等。临床主要表现为心力衰竭和栓塞，少数可发生猝死。

（五）未分型心肌病

类型众多，其中家族性未分型心肌病包括心室肌致密化不全，Barth 综合征等；而 1990 年始被发现的应激性心肌病（Tako Tsubo 心肌病）则被列为非家族性未分型心肌病。

二、心肌炎

心肌炎（myocarditis）是指因病原微生物感染或自身免疫及物理化学因素引起的心肌局灶或弥漫性炎症。少见但可危及生命，是导致扩张型心肌病、慢性心功能不全及青壮年猝死的主要原因之一。其发病包括最初的炎症过程和最终的心肌重塑及纤维化。其中，病毒性心肌炎较为常见。近年来，非病毒感染性心肌炎亦受到重视，分别简述如下。

（一）病毒性心肌炎

目前已知病毒性心肌炎（viral myocarditis，VMC）发病机制主要集中在 4 个方面，即病毒的直接作用、宿主的遗传背景、免疫反应、氧化作用。其中病毒与心肌细胞直接损害和触发机体自身免疫反应最为重要。引起心肌炎的病毒主要为肠道病毒，柯萨奇病毒 B 组（Coxsackie virus B，Cox B 组）最为常见。Cox B 可能通过多种受体结合感染心肌细胞，已证实人类心脏表达有多种病毒受体，如 Toll 样受体、柯萨奇－腺病毒受体等。VMC 初期可见心肌细胞变性坏死及间质中性粒细胞浸润，后代之以淋巴细胞、浆细胞和巨噬细胞浸润。VMC 晚期可见心肌间质纤维化，这是 VMC 重要的病理改变。基质金属蛋白酶/组织金属蛋白酶组织抑制剂（MMP/TIMP）的平衡关系是决定心肌基质改变的重要因素。心肌纤维化的发生受一系列的调控因素调节，AngII、TNF-α、IL、TGF-β$_1$ 等多种炎症因子参与了心肌纤维化。因病变范围（局灶或弥漫）及程度不同，临床表现轻重不等，常出现不同程度的心律失常。一般预后较好，病变严重者可引发心力衰竭等并发症。

（二）非病毒感染性心肌炎

非病毒感染性心肌炎（non-viral myocarditis，NVMC）病因众多，包括细菌、真菌及寄生虫感染、自身免疫病（如皮肌炎）或系统性疾病（结节病）累及心脏，以及中毒、药物反应等。其中，细菌性心肌炎的发生大部分与肺炎或肠炎密切相关；药物诱发的心肌炎以嗜酸性心肌炎（以嗜酸性粒细胞增多和浸润心肌）为主；几种罕见且特殊的类型还包括与众多炎症、自身免疫病和毒性药剂有关的肉芽肿性心肌炎以及病因不明的巨细胞性心肌炎。心内膜心肌活检对诊断上述特殊类型具有重要意义。

（杨 琴 王国平）

参 考 文 献

[1] Pothineni NVK, Subramany S, Kuriakose K, et al. Infections, atherosclerosis, and coronary heart disease. Eur Heart J, 2017, 38 (43): 3195–3201.

[2] Förstermann U, Xia N, Li H. Roles of Vascular Oxidative Stress and Nitric Oxide in the Pathogenesis of Atherosclerosis. Circ Res, 2017, 120 (4): 713–735.

[3] Jonsson AL, Bäckhed F. Role of gut microbiota in atherosclerosis. Nat Rev Cardiol, 2017, 14 (2): 79–87.

[4] Weber C, Noels H. Atherosclerosis: current pathogenesis and therapeutic options. Nat Med, 2011, 17 (11): 1410–1422.

[5] 陈杰, 李甘地. 病理学. 2 版. 北京: 人民卫生出版社, 2010: 180–183.

[6] Lippy P. Inflammation in Atherosclerosis. Nature, 2002, 420 (6917): 868–874.

[7] Ross R. Atherosclerosis–an inflammatory disease. N Engl J Med, 1999, 340 (2): 115–126.

[8] Mitchell, Richard Sheppard, et al. Robbins Basic Pathology. 8th ed. Philadelphia: Saunders, 2008.

[9] Anon. Fourth universal definition of myocardial infarction (2018). European Heart Journal, 2019, 40 (3): 237–269.

[10] Cohn JN, Ferrari R, Sharpe N. Cardiac remodeling-concepts and clinical implications: a consensus paper from an international forum on cardiac remodeling. Behalf of an International Forum on Cardiac Remodeling. J Am Coll Cardiol, 2000, 35 (3): 569–582.

[11] Alessandro B, Murry CE. Hallmarks of cardiac regeneration. Nature Reviews Cardiology, 2018, 15 (10): 579–580.

[12] Ehret GB, Munroe PB, Rice KM, et al. Genetic variants in novel pathways influence blood pressure and cardiovascular disease risk. Nature, 2011, 478: 103–109.

[13] Zhao Q, Gu DF, James E, et al. Common variants in epithelial sodium channel genes contribute to salt-sensitivity of blood pressure: the GenSalt Study. Circulation Cardiovascular Genetics, 2011, 4 (5): 375–380.

[14] Kelly TN, Li C, Hixson JE, et al. Resequencing study identifies rare renin–angiotensin–aldosterone system variants associated with blood pressure salt sensitivity: the GenSalt study. Am J Hypertens, 2017, 30: 495–501.

[15] Wilck N, Matus MG, Kearney SM, et al. Salt responsive gut commensal modulates TH17 axis and disease. Nature, 2017, 551: 585–589.

[16] Xu H, Hu X, Zhang Q, et al. The association of hypertension with obesity and metabolic abnormalities among Chinese children. International journal of hypertension, 2011, 2011: 987159.

[17] Mancia G, Facchetti R, Bombelli M, et al. Long-term risk of mortality associated with selective and combined elevation in office, home and ambulatory blood pressure. Hypertension, 2006, 47: 846–853.

[18] Kumar V, Abbas AK, Fausto N, et al. Robbins and Cotran Pathologic Basis of Disease. 8th ed. Sanders Elsevier, 2009.

[19] Richardson P, McKenna W, Bristow M, et al. Report of the 1995 World Health Organization/International Society and Federation of Cardiology Task Force on the Definition and Classification of cardiomyopathies. Circulation, 1996, 93 (5): 841–842.

[20] Maron BJ, Towbin JA, Thiene G, et al. Contemporary definitions and classification of the cardiomyopathies: an American Heart Association Scientific Statement from the Council on Clinical Cardiology, Heart Failure and Transplantation Committee; Quality of Care and Outcomes Research and Functional Genomics and Translational Biology Interdisciplinary Working Groups; and Council on Epidemiology and Prevention. Circulation, 2006, 113 (14): 1807–1816.

[21] Ackerman MJ, Priori SC, Willems S, et al. HRS/EHRA expert consensus statement on the state of genetic testing for the channelopathies and cardiomyopathies: this document was developed as a partnership between the Heart Rhythm Society (HRS) and the European Heart Rhythm Association (EHRA). Europace, 2011, 13: 1077–1109.

[22] Elliott P, Andersson B, Arbustini E, et al. Classification of the cardiomyopathies: a position statement from the European Society of Cardiology Working Group on Myocardial and Pericardial Diseases. Eur Heart J, 2008, 29 (2): 270–276.

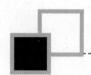

第十一章　肺疾病

呼吸系统由呼吸道、肺和胸腔构成,临床上常以环状软骨为界将上呼吸道中的鼻、咽和喉的疾病归为耳鼻咽喉科进行诊治,而将气管、支气管、肺和胸膜的疾病归为呼吸内科或胸部外科进行诊治。支气管由肺门进入两侧肺内并逐级分支形成支气管树,当气管直径 <1mm、壁内无软骨及黏膜下腺体时将其称为细支气管(bronchiole),细支气管的末段称为终末细支气管(terminal bronchiole),若其管壁上有肺泡开口,则称为呼吸性细支气管(respiratory bronchiole)。呼吸性细支气管继续分支为肺泡管(alveolar duct)和肺泡(alveoli)。3~5 个终末细支气管连同它的各级分支及分支末端的肺泡组成肺小叶(pulmonary lobule),肺小叶呈大小不等的锥体形,其间由小叶间肺静脉、淋巴管及薄层结缔组织相隔。呼吸性细支气管及其远端所属的肺组织称为肺腺泡(pulmonary acinus),是肺的基本功能单位。每个肺小叶约有 15~25 个肺腺泡。从鼻腔到终末支气管构成气体出入的传导部分,从呼吸性细支气管到末端的肺泡,是气体交换的场所,构成肺的呼吸部分。气管、支气管及细支气管均被覆假复层或单层纤毛柱状上皮或柱状上皮,肺泡表面覆盖两种肺泡上皮细胞。Ⅰ型肺泡上皮细胞呈扁平状,覆盖肺泡表面的 90% 以上。Ⅰ型肺泡上皮细胞、基底膜和肺泡壁毛细血管内皮细胞共同组成气血屏障,是气体交换必须经过的结构。Ⅱ型肺泡上皮细胞呈立方形,数量少,镶嵌于Ⅰ型肺泡上皮细胞之间,胞质内含有嗜锇板层小体,能分泌肺表面活性物质。肺表面活性物质为一种磷脂蛋白,具有降低肺表面张力、维持肺泡直径及小气道通畅、防止肺萎陷的功能。肺泡壁上的肺泡间孔(Cohn pore)是肺泡内气体、渗出液或细菌向邻近肺泡扩散的通道。

由于呼吸道与外界相通,空气中的有害气体、粉尘颗粒、病原微生物等可随空气通过气道进入肺,引起气管、支气管及肺等各种疾病的发生。因此,呼吸系统是人体内最易罹患各种疾病的系统之一。本章仅就最近关注度较高的几种疾病展开阐述。

第一节　少见类型病毒性肺炎

肺炎(pneumonia)是指各种致炎因素的作用下引起的肺组织的急性渗出性炎症,是呼吸系统的常见病和多发病。肺炎可以是原发性和独立性的疾病,也可作为其他疾病的常见并发症出现。由于致病因子和机体反应性的不同,肺炎的病变性质和累及范围亦不尽相同,从而形成了病理和临床上不同类型的肺炎。常见的肺炎分类有三种:一是根据病变累及的部位和范围将肺炎分成大叶性肺炎、小叶性肺炎、间质性肺炎;二是根据病因分为细菌性、病毒性、支原体性、真菌性、寄生虫性、过敏性及理化因子引起的肺炎等;三是根据病变性质可分为浆液性、纤维素性、化脓性、出血性、干酪性、肉芽肿性肺炎等。以病因学进行的分类有利于肺炎的诊治和防控,是最为理想的分类方法。但目前临床上常根据病变累及部位和病人出现的症状、体征等做出一个初步的混合型分类诊断。如:大叶性肺炎常常是细菌性肺炎,除具有合并症外是一种过敏性急性纤维素渗出性炎症。而小叶性肺炎常是细菌引起的化脓性炎症等。

病毒性肺炎是由各种类型的病毒引起的以肺间质受累为主的急性炎症性病变,肺组织因充血水肿而体积轻度增大,镜下可见支气管、细支气管壁及其周围组织,小叶间隔和肺泡壁等肺间质充血水肿,淋巴细胞、单核细胞浸润,致使肺泡间隔明显增宽,而肺泡腔内无渗出物或仅见少量浆液渗出。但严重的病例也可波及肺泡腔,肺泡腔内可见多少不等的浆液、纤维素、单核细胞、巨噬细胞等。渗出明显者,浆液纤维素性渗出物浓集在肺泡腔面形成一层均匀红染的膜状物,即透明膜。甚至出现支气管、肺泡壁组织的变性坏死。病毒性肺炎患者,由于病毒血症的存在常常出现发热、头痛、全身酸痛、倦怠等症状,炎症的刺激也会使患者出现剧烈的咳嗽,但往往无痰(因支气管和肺泡腔内常无渗出)。此外,由于病毒性肺炎是以间质内炎性渗出为主,患者会出现明显的缺氧、呼吸困难和发绀等症状。X线检查肺部可见斑点状、片状或均匀的阴影。无并发症的病毒性肺炎预后较好。

一、严重急性呼吸综合征

严重急性呼吸综合征(severe acute respiratory syndrome, SARS)是一种由SARS冠状病毒引起的以呼吸道传播为主的急性传染病,病情进展迅速,死亡率高,WHO资料显示,其死亡率为10.8%。该病在我国的死亡率为6.6%。临床表现以肺(肺泡和肺间质)的急性炎症性损伤为主,可合并心、脑、肾等脏器损害。典型症状有发热,体温一般高于38℃,偶有畏寒;咳嗽,多为干咳、少痰,偶有血丝痰;可伴有头痛、关节酸痛、肌肉酸痛、乏力、腹泻;可有胸闷,严重者出现呼吸加速或明显呼吸窘迫。实验室检查可见外周血白细胞降低,常有淋巴细胞计数减少。X线见肺部有不同程度的斑块状浸润性阴影。肺泡上皮细胞的急性损伤是呼吸衰竭的主要原因。

病理变化:SARS的病理变化主要表现为肺部病变、免疫器官损伤、全身性血管炎及中毒性改变等。

1. 肺部病变 肉眼:肺组织明显肿胀,广泛实变,表面暗红,切面有暗红色液体流出,并可见灶状出血和出血性梗死(图11-1)。显微镜下:为弥漫性脱屑性肺泡炎和支气管炎。肺泡腔内充满大量脱落和增生的肺泡上皮细胞,渗出的单核细胞、淋巴细胞、浆细胞及水肿液,部分脱落的肺泡上皮细胞相互融合呈合体状单核或多核巨细胞。肺泡腔内可见广泛透明膜形成;部分肺泡上皮细胞胞质内可见典型病毒包涵体。支气管上皮脱落,部分小支气管壁坏死。毛细血管高度扩张

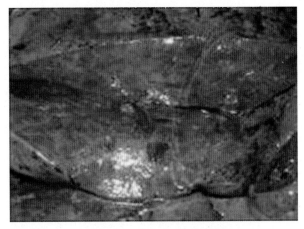

图11-1 SARS肺部病变

充血,但因肺泡腔内伴有出血和肺水肿,故多数肺泡壁增宽不明显。部分小血管内可见血栓,微血管内可见透明血栓。病程较长者,肺泡腔内可见机化和纤维化。电镜下主要改变为:内质网扩张,线粒体和内质网明显空泡变性。II型肺泡上皮细胞内板层小体减少,扩张的内质网内可见大小一致的花冠状病毒颗粒(图11-2)。

2. 免疫器官损伤 主要表现在脾脏、淋巴结。脾脏体积缩小,质软。镜下:白髓和边缘窦淋巴组织大片坏死,脾小体高度萎缩或消失,淋巴细胞稀少。淋巴结内血管高度扩张充血,淋巴滤泡萎缩或消失,淋巴细胞数量明显减少,淋巴组织可见灶状坏死,淋巴窦内可见多量单核细胞。

3. 全身性小血管炎及中毒性改变 肺、心、肝、肾、脑、肾上腺等实质性器官均可见小血管炎症性改变及不同程度的组织细胞变性、坏死。

二、禽流感肺炎

禽流感肺炎(avian influenza pneumonia)是由某些(株)禽流感病毒引起的人类肺部炎症。当人感染了高致病性禽流感病毒(H5N1、H7N9等)后,常起病很急,但早期表现为类似普通型流感的症状。主要表现为发热,体温大多在39℃以上,可伴有流涕、鼻塞、咳嗽、咽痛、头痛、全身不适,部分患者可有恶心、腹痛、腹泻、稀水样便等消化道症状。重者可出现严重的病毒血症症状和呼吸衰竭,甚至死亡。

(一)发病机制

禽流感病毒属于正黏病毒科的RNA病毒。形态近似球形,直径80~120nm,病毒外有包膜,包

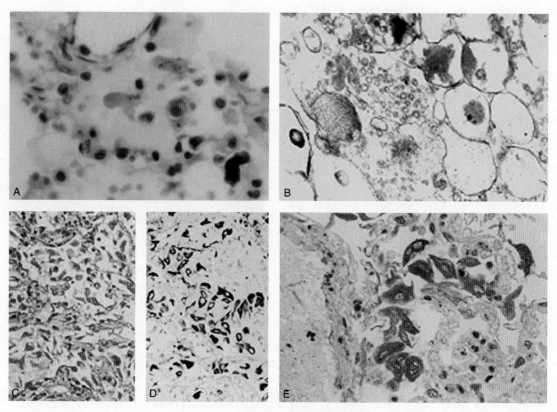

图 11-2　SARS 的光、电镜下改变

A. 细胞核内病毒包涵体；B. 电镜图片：病毒颗粒；C. 肺泡腔内大量脱落和增生的肺泡上皮细胞及渗出的
炎症细胞；D、E. 免疫组织化学染色 CK 阳性（D 为 DAB 显色；E 为 APE 显色）。

膜内部为螺旋对称的核衣壳。禽流感肺炎则是由禽甲型流感病毒所引起的，其基因组由 8 个片段组成。其中基质蛋白和来自宿主细胞的脂质双层组成了病毒的包膜，膜上覆盖有两种表面糖蛋白：一种是植物血凝素（即 H），另一种为神经氨酸酶（即 N）。H 又分为 16 个亚型，N 分为 9 个亚型。目前发现能感染人的禽流感病毒有 H5N1、H7N7、H7N9 和 H9N2，其中以 H5N1 和 H7N9 毒性最强。由于人类对大多数 H 和 N 亚型没有免疫力，因此禽流感病毒具有启动人类新的流感大流行的潜在威胁。我国目前发生的人感染高致病性禽流感均由 H5N1 亚型所致，这也是目前引起全球发病人数最多，病死率最高的亚型。

人感染高致病性禽流感的传染源主要是患禽流感或携带禽流感病毒的鸡、鸭、鹅等家禽，人主要经呼吸道吸入病禽分泌物、排泄物所形成的粉尘致病。此外，食用病禽、结膜感染、直接接触病毒和环境的污染也会导致感染。任何年龄均具易感性，且无性别差异，但儿童居多。与不明原因病死家禽或感染、疑似感染禽流感家禽密切接触人

员为高危人群。人感染禽流感病毒后，禽流感病毒首先附着在人体宿主细胞上，病毒表面的血凝素 H 介导病毒粒子与宿主细胞表面糖蛋白受体唾液寡聚糖结合；通过受体介导的内吞作用，禽流感病毒进入宿主细胞，并在宿主细胞中复制基因和病毒蛋白质；禽流感病毒表面的神经氨酸酶 N 可促使新形成的病毒粒子从宿主细胞中释放出来，再感染新的宿主细胞，使得禽流感病毒不断传播。

（二）病理变化

大体见肺淤血、水肿及实变。肺膜表面光滑，富于液体，切面显示肺组织轻度实变，肺泡腔内渗出较重，晚期肺泡腔实性变，粉色，细腻，似脂肪肝样变。

镜下见急性弥漫性肺泡损伤，表现为肺泡上皮细胞增生，核增大，染色质浓聚，部分肺泡上皮细胞可以看见核异型性及核分裂象。患者肺泡腔内有大量的蛋白性渗出液，大量的淋巴细胞、巨噬细胞、红细胞，少量的中性粒细胞及变性坏死脱落的肺泡上皮细胞以及多核或合体样肺泡细胞，

并且伴有明显的透明膜形成。肺泡间隔没有明显的增宽,有部分的小血管壁亦呈现纤维素性坏死,并且有少量的血栓形成。部分肺泡腔呈代偿性肺气肿改变,部分肺泡塌陷。晚期病变肺泡腔内见渗出物机化,肺泡间隔增宽伴间质纤维组织增生,部分细支气管及肺泡上皮增生及鳞状上皮化生。病毒包涵体染色:少数肺泡上皮细胞质内见到嗜酸性染色球形颗粒。网织纤维染色:患肺坏死区域肺泡壁网织纤维断裂崩解消失。电镜:在肺泡Ⅱ型上皮细胞和血管内皮细胞内可见 A 型流行性感冒病毒样颗粒,多呈球形,有囊膜,大小为 80~120nm,主要以高电子密度核心居中的 C 型病毒颗粒为多见,也可见到低电子密度核心的 A 型病毒颗粒。

重症患者可以出现多脏器的损伤,如心包炎,偶见心包积液,心脏表面的脂肪内出血、心肌表面见条纹样或块状坏死;肝脏肿大、淤血或出血;胰腺表面出血和大量针尖大小的白色坏死点或透明样或液化样坏死点或坏死灶;胃、肠黏膜充血、出血及溃疡;脑膜出血,脑组织局灶性坏死;脾脏、肾脏肿大、淤血或出血,或见灰白色坏死点。

第二节 间质性肺疾病

间质性肺疾病(interstitial lung disease, ILD)是指各种原因所导致的肺间质细胞增生、间质基质增多(纤维化),炎症细胞浸润为主要病理改变的各类疾病的统称。因主要病变位于肺实质并伴有肺泡上皮增生和小气道受累,且呈多灶性或弥漫分布,因此也称为弥漫性实质性肺疾病(diffuse parenchymal lung disease, DPLD)。由于引起间质性肺疾病的原因很多,同时也考虑到治疗上的需要,目前比较公认的 ILD 分类方法是将已知某种病因或疾病而导致的 ILD 称之为病因明确的 ILD,或称之为继发性肺纤维化,习惯上将其归属于各原疾病,而将那些原因不明的 ILD 称之为特发性肺间质纤维化,也称之为特发性间质性肺炎。根据 ILD 发病原因大致分为感染、吸入、胶原结缔组织病引起的肺损伤、职业相关肺病、具有特殊组织学形态的弥漫性肺病变和没有明确原因的特发性间质性肺炎(表 11-1)。

表 11-1 主要弥漫性实质性肺疾病

感染后肺改变(病毒、细菌、真菌、寄生虫)

胶原结缔组织病(结节病、干燥综合征、硬皮病、类风湿关节炎、红斑狼疮等)

血管病变

　　肺动脉高压及血管发育异常

　　肺血管炎[肉芽肿性多血管炎(GPA)、韦氏(Wegener)肉芽肿病、肺嗜酸性肉芽肿性多血管炎、许尔许斯特劳斯综合征(Churg-Strauss syndrome)、显微镜下多血管炎等]

职业相关肺病变(煤工尘肺、石棉沉着病、硅肺等)

医源性肺损伤(放射性肺炎、药物性肺炎)

吸入性肺炎(毒物、胃内容物、其他异物)

免疫原性肺炎(过敏性肺炎、嗜酸细胞性肺炎)

具有特殊组织形态的肺弥漫性病变(淋巴管肌瘤病、肺泡蛋白沉积症、肺泡微石症等)

特发性间质性肺炎

特发性间质性肺炎(idiopathic interstitial pneumonitis, IIP)是一组原因不明的以弥漫性肺泡炎和肺泡结构紊乱最终导致肺纤维化为特征的进行性下呼吸道疾病。IIP 的分类经历了一个不断修订的过程,随着高分辨 CT 等技术的应用,特别是电视胸腔镜、开胸肺活检的展开,从组织病理学上对本病有了明确的认识。2002 年美国胸科协会(ATS)和欧洲呼吸学会(ERS)发表了 IIP 的 ATS/ERS 分类和诊断标准的国际共识,将其分为普通型间质性肺炎、非特异性间质性肺炎、脱屑性间质性肺炎、呼吸性细支气管炎相关间质性肺疾病、急性间质性肺炎、淋巴细胞性间质性肺炎和隐源性机化性肺炎 7 个亚型。强调 IIP 的诊断和分类必须要与临床和影像学密切结合,即进行临床-影像-病理诊断(CRP 诊断)。经过 10 余年的临床实践,该共识于 2013 年进行了更新,将 IIP 分为主要 IIP、少见 IIP 和不能分类的 IIP;将非特异性间质性肺炎作为独立病变;新增了特发性胸膜肺实质纤维弹力增多症(idiopathic pleuroparenchymal fibroelastosis, IPPFE);将主要 IIP 分为慢性纤维化性间质性肺炎、吸烟相关性间质性肺炎和急性/亚急性间质性肺炎;少见的 IIP 为特发性淋巴细胞性间质性肺炎和 IPPFE。

特发性间质性肺炎因其广泛的肺纤维化所导致的肺动脉高压、肺源性心脏病和右心衰竭,半数以上因呼吸衰竭而死亡。目前,其病因和发病机制尚不十分清楚,临床上也无特效治疗方法,严重威胁着人们的健康,已成为呼吸病理研究的热点问题之一。

发病机制:由于特发性间质性肺炎的病因不清,其发病机制也同样不十分清楚。尽管各型间质性肺炎的临床表现和组织形态学上存在着差异,推测其发病机制不尽相同,但这类疾病存在一些共同点:即肺实质的损伤、肺间质细胞增生、大量的细胞外基质沉积和不同程度的炎症,最终均导致弥漫性的肺纤维化。因此认为,特发性间质性肺炎是肺实质的损伤与修复反应失去平衡的一个最终结果。肺泡的急慢性损伤导致肺实质发生炎症反应、成纤维细胞增生并产生大量的细胞外基质,致肺实质发生纤维化和组织重建及肺功能异常。参与这一过程的细胞有:淋巴细胞、肺泡巨噬细胞、中性粒细胞、肥大细胞、嗜酸性粒细胞、成纤维细胞、肌成纤维细胞、血管内皮细胞和肺泡细胞等,尤其是由这些细胞所产生的各类细胞因子(PDGF、TGF-β、bFGF、TNF-α、IGF I、IL-4、ET-1 和 CTGF 等)和基质金属蛋白酶(MMP),以及微循环中的血浆成分外漏等,引发上皮细胞的凋亡,成纤维细胞和肌成纤维细胞增生、迁移和胶原的产生。人们试图利用某种物质(放射性物质、高浓度氧、四氯化碳、百草枯、博来霉素、丁基羟甲苯、胺碘酮、硅尘、石棉、抗肺抗体以及牛血清白蛋白等)诱发动物的肺间质性纤维化模型的方法来揭示特发性间质性肺炎的发病机制,其结果虽有许多相似之处,但使用博来霉素所诱导的动物模型是比较经典和公认的,其发生过程、病理形态和对肺功能的影响等均与人类 IIP 相似。

一、普通型间质性肺炎

普通型间质性肺炎(usual interstitial pneumonia, UIP)是指肺实质内出现不规则分布的纤维组织增生和胶原化,破坏肺实质,形成蜂窝状改变,是间质性肺炎中最为常见的组织学亚型,该型间质性肺炎没有明显的诱因,临床则称为特发性肺纤维化(idiopathic pulmonary fibrosis,IPF)。UIP

占 IIP 的 65% 左右。近年来该病的发病率有所增加,男性多于女性,多发于 50 岁以上的成年人。以隐匿性进行性呼吸困难为其突出症状,伴有干咳、杵状指、发绀,偶有血痰,部分患者可有盗汗、食欲减退、无力等症状。患者肺活量下降,肺功能降低。临床多呈慢性经过,持续进展,预后不良,目前无有效药物治疗,对糖皮质激素反应差,常因呼吸衰竭和心力衰竭而死亡,5 年生存率不足 50%。部分病人血清抗核抗体(ANA)和类风湿因子(RF)阳性。该病病因不清,目前多数学者认为本病为自身免疫病,可能有遗传因素参与。

病理变化:肉眼见病变双肺体积缩小,重量增加,质地较硬,脏层胸膜有局灶性瘢痕形成,可见肺气肿甚至肺大疱形成。切面呈双肺弥漫性实变区,轻重不一,严重受累处形成多房囊性结构,呈蜂窝状,即蜂窝肺。低倍镜下:病变呈斑片状分布,主要累及胸膜下及肺实质,间质炎症、纤维化和蜂窝肺改变。其特点为病变轻重不一,新旧病变交杂分布,病变间可见正常肺组织。镜下改变为早期病变是肺泡间隔增宽、充血,淋巴细胞、浆细胞、组织细胞和散在的中性粒细胞浸润,伴有 II 型肺泡上皮和细支气管上皮的增生,部分肺泡内可见巨噬细胞。纤维化区内炎症细胞相对较少,肺泡间隔毛细血管床减少或消失,其间可见 II 型肺泡上皮增生形成的假腺样结构。蜂窝改变区域由大小不等的囊性纤维气腔所组成,被覆细支气管上皮细胞(图 11-3)。在纤维化区和蜂窝肺区可见呼吸性细支气管、肺泡管以及重建的囊壁内有大量增生的平滑肌束,形成所谓"肌硬化"。

值得注意的是,除了上述提及的陈旧性病灶(胶原沉积的瘢痕灶)外,还有由成纤维细胞相对集中所构成的成纤维细胞灶(fibroblast foci),具有黏液基质的背景,位于肺间质内,常突向被覆呼吸上皮的腔面。总之,成纤维细胞灶、伴胶原沉积的瘢痕化、不同时相病变的共存和蜂窝病变是诊断 UIP 的重要病理依据,也是 UIP 与其他 IIP 类型相区别的要点。

UIP 的胸片主要表现是在两肺基底部和周边部的网状阴影,常为双侧、不对称性,伴有肺容积减小。高清晰 CT 对 UIP 的诊断具有重要的意

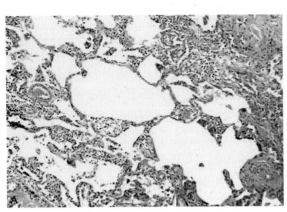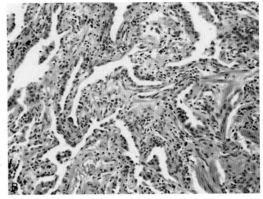

图 11-3 普通型间质性肺炎

A. 纤维组织小灶状增生和小囊状改变；B. 弥漫性纤维组织增生，肺泡减少、变形。

义，主要表现为两肺片状、以基底部为主的网状阴影，可有少量毛玻璃影。在纤维化严重的区域，常有牵引性支气管和细支气管扩张，和 / 或胸膜下的蜂窝样改变。

二、非特异性间质性肺炎

非特异性间质性肺炎（nonspecific interstitial pneumonia，NSIP）是指以弥漫性间质炎症和纤维化为主要组织学改变，而没有特定的临床、影像及病理形态特征，不能诊断为其他类型 IP 的一种病变。NSIP 发病以中老年为主，也可发生于儿童，平均年龄为 49 岁，起病隐匿或呈亚急性经过。虽其病因不清，但部分患者可能伴有某些潜在的结缔组织疾病、有机粉尘的吸入、某些药物反应以及急性肺损伤的缓解期等。临床主要表现为渐进性呼吸困难和咳嗽。高分辨 CT 显示双肺对称性毛玻璃影或双肺肺泡腔的实变影。与 UIP 相比，大部分 NSIP 患者对糖皮质激素有较好的反应和相对较好的预后，5 年内病死率为15%~20%。

病理变化：NSIP 主要的病理学特征可概括为：肺间质不同程度的炎症和纤维化，病变弥漫分布，缺少蜂窝状改变和成纤维细胞灶。根据其间质炎症细胞的数量和纤维化的程度，可进一步分为：①富于细胞型，主要表现为间质的炎症细胞尤其是浆细胞的浸润明显，见图 11-4A。②纤维化型，约占 10%，与富于细胞型明显不同的是在其肺间质内以沉积致密的胶原纤维为主，伴有轻微的炎症反应或者缺乏炎症（图 11-4B）。很少出现成纤维细胞灶（缺乏活动性纤维化表现），且病变一致。这是不同于 UIP 的重要鉴别要点。③混合型，约占 40%，间质有大量的慢性炎症细

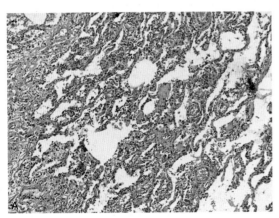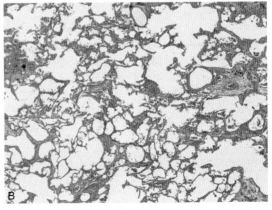

图 11-4 非特异性间质性肺炎

病变弥漫分布缺少蜂窝肺的改变。A. 间质中富于大量的炎症细胞（富于细胞型）；B. 弥漫分布的纤维成分，细胞成分少（纤维化型）。

胞浸润和明显的胶原纤维沉着。此型与 UIP 不易鉴别，区别的要点是本病全肺的病变相对一致，无蜂窝肺，部分可见成纤维细胞灶，但数量很少。

三、吸烟相关肺间质纤维化

吸烟相关肺间质纤维化（smoking-related interstitial fibrosis, SRIF）是指吸烟导致的双肺弥漫性间质性病变，普遍认为这是肺对烟尘的一种反应性改变，病理形态学上除纤维化外，以组织细胞在肺内的聚集为特征。

1. **呼吸性细支气管炎相关间质性肺疾病（respiratory bronchiolitis-associated interstitial lung disease, RBILD）** 是指吸烟所致终末气道的炎症和肺泡管、肺泡囊及周围肺组织内存在吞噬烟色素颗粒的组织细胞沉积，伴有一定程度的纤维组织增生。当组织细胞沉积达一定范围导致影像学异常时称之为 RBILD。在患者群、治疗反应、病程和预后上都与 DIP 不易区分。RBILD 发病年龄平均是 36 岁，男性稍多于女性，迄今报道的病例均有吸烟史。临床表现类似 DIP，杵状指少见，双肺有爆裂音。大约 2/3 的患者在高分辨 CT 扫描显示出网状结节影，缺乏毛玻璃样改变。与 UIP 相比，糖皮质激素治疗有明显的效果，预后较好。肺泡间隔增厚和上皮化生等均类似于 DIP 的表现。RBILD 的病理变化与 DIP 不同点在于本病相对局限在呼吸性细支气管及其周围的气腔，并且有明显的呼吸性细支气管炎，其内有大量含色素的巨噬细胞聚集，远端气腔不受累（图 11-5A）。

2. **脱屑性间质性肺炎（desquamative interstitial pneumonia, DIP）** 是指以肺泡腔内弥漫多量组织细胞沉积为主要形态学特征的间质性肺炎。起初以为肺泡腔内聚集的细胞是脱落的肺泡上皮细胞而命名，随后的研究才发现这些肺泡腔内聚集的细胞主要是巨噬细胞而不是肺泡上皮细胞。因此，"脱屑"这个概念是不准确的，但一直沿用至今。DIP 的治疗和预后都较 UIP 为好，10 年生存率大约为 70%。临床上该类患者多见于有吸烟史者，平均发病年龄是 42 岁，男性发病几乎是女性的 2 倍。大多数患者为亚急性起病（数周至数月）或隐匿，临床表现与 UIP 类似，咳嗽和呼吸困难是最常见的症状，半数患者有杵状指。肺功能为限制性通气障碍，伴有弥散功能降低和低氧血症。一般实验室检查无特殊发现。20% 的患者胸片接近正常。大约 1/4 的患者胸片和高分辨 CT 扫描显示在中下肺野弥漫的毛玻璃样改变，后期也可出现线状、网状、结节状间质影像。肺活检显示弥漫性的肺泡内巨噬细胞聚集，均匀分布（图 11-5B）。这种变化在呼吸性细支气管周围尤为明显，并弥散到远端气腔甚至整个肺实质。除了肺泡壁轻至中度增厚外，无纤维化瘢痕、蜂窝肺，成纤维细胞灶缺如或不明显，增生的纤维组织显示在同一阶段。间质的炎症在范围和程度上都很轻，主要为淋巴细胞以及少量的浆细胞。

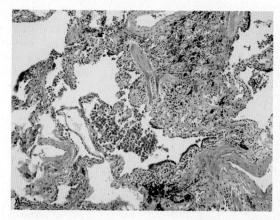
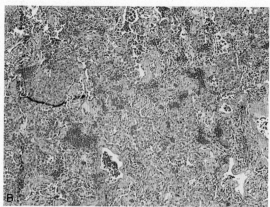

图 11-5 吸烟相关肺间质纤维化

A. 病变以呼吸性细支气管为中心，呼吸性细支气管壁纤维组织增生，慢性炎症细胞浸润，可见炭末沉着，管腔内见组织细胞沉积（呼吸性细支气管炎相关间质性肺疾病）；B. 肺泡腔内广泛的吞噬有烟色素的组织细胞沉积伴有肺泡隔纤维性增宽（脱屑性间质性肺炎）。

四、急性 / 亚急性间质性肺炎

2013 年美国胸科协会和欧洲呼吸学会对特发性间质性肺炎进行更新,根据病程及部分组织学的重叠,将急性肺损伤和隐源性机化性肺炎放在一组称之为急性 / 亚急性间质性肺炎,但两者有明显不同的预后。

1. **急性间质性肺炎(acute interstitial pneumonia,AIP）** 也称急性肺损伤(acute lung injury,ALI),是指没有明显诱因的情况下,发生急性的肺气体交换能力下降,最严重时表现为急性呼吸窘迫综合征(acute respiratory distress syndrome,ARDS),即临床表现为呼吸频速、窘迫,进行性低氧血症,影像学表现为双侧对称弥漫性斑片状毛玻璃影或实变。组织学表现为弥漫性肺泡损伤(diffuse alveolar damage,DAD)。AIP 死亡率极高(>60%),多数在 1~2 个月内死亡,AIP 的诊断需要具备临床表现为原因不明的特发性 ARDS。其病理形态为弥漫性肺泡损伤(DAD)的机化期改变。病理特点是病变时相一致,肺泡间隔显著增宽,在增宽的肺泡隔内有卵圆到梭形的成纤维细胞和散在淋巴细胞、浆细胞浸润,肺泡Ⅱ型上皮的增生,细支气管上皮可有鳞状上皮化生,在肺泡隔显著增宽区可见大小不等的肺泡腔隙。少数肺泡腔内有少量透明膜(图 11-6A)。这是与其他 IIP 鉴别的关键点。极少数患者经及时而正确的治疗可存活,肺脏可以恢复到正常,也可向终末期蜂窝纤维化发展。

2. **隐源性机化性肺炎(cryptogenic organizing pneumonia,COP)** 是指原因不明的机化性肺炎,发病年龄以 50~60 岁为多,平均 55 岁,无性别差异,与吸烟无关。病程多在 2~6 个月以内,患者发病有类似流感的症状,如咳嗽、发热、周身不适、乏力和体重减轻等。常有吸气末的爆裂音。常规实验室检查无特异。肺功能主要表现为限制性通气障碍,静息和运动后的低氧血症是一个常见的特点。胸片表现为双侧弥漫性肺泡影,肺容积正常,复发性和游走性阴影常见,单侧肺泡阴影罕见。高分辨 CT 显示肺部斑片状肺泡腔内实变、毛玻璃影、小结节阴影和支气管壁的增厚及扩张,主要分布在肺周围,尤其是肺下野。2/3 的患者对糖皮质激素有较好的反应。主要病理变化是呼吸性细支气管及以下的小气道和肺泡腔内有机化性肺炎改变,病变表现单一,时相一致,呈斑片状沿支气管周围分布,病变位于气腔内,肺结构没有破坏,增生的成纤维细胞 / 肌成纤维细胞灶通过肺泡间孔与邻近的肺泡形成蝴蝶样的结构,蜂窝肺不常见(图 11-6B)。

五、淋巴细胞性间质性肺炎

淋巴细胞性间质性肺炎(lymphocytic interstitial pneumonia,LIP)在 HIV 感染的人群及其他免疫缺陷或自身免疫病患者中相对常见,部分患者可进展为黏膜相关淋巴组织淋巴瘤。LIP 与富于细

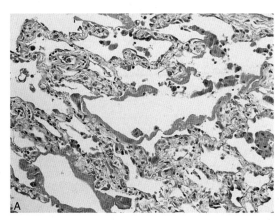
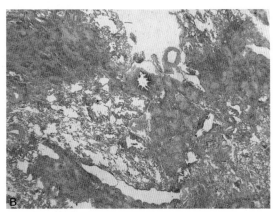

图 11-6　急性 / 亚急性间质性肺炎

A. 急性间质性肺炎,见肺泡腔内透明膜形成,肺泡Ⅱ型上皮增生及肺泡隔纤维组织增生和炎症细胞浸润;B. 隐源性机化性肺炎,见病变呈斑片状分布,增生的纤维组织填充于肺泡腔内,形成圆形、不规则形状。

胞型 NSIP 鉴别很困难。X 线胸片表现为实变和血管周围浸润影。病理学上主要表现为淋巴细胞、浆细胞和组织细胞在肺间质,特别是肺泡间隔内弥漫浸润,伴有Ⅱ型肺泡上皮的增生和肺泡腔内巨噬细胞的增加,沿淋巴管常形成具有生发中心的淋巴滤泡。有时可见肺泡结构改建和非坏死性的肉芽肿形成,但无坏死性肉芽肿形成和 Dutcher 小体(为细胞核内 PAS 阳性的球形包含物),肺泡内的机化和巨噬细胞的聚集少见或轻微(图 11-7)。免疫球蛋白轻链染色显示 B 细胞为多克隆性。

六、特发性胸膜肺实质弹力纤维增多症

特发性胸膜肺实质纤维弹力增多症(idiopathic pleuroparenchymal fibroelastosis,IPPFE)是一种罕见的间质性肺炎类型,是指致密的脏层胸膜纤维化累及邻近肺实质为病理特征的一种病变。早期也称为 Amitoni 病或特发性肺上叶纤维化(idiopathic pulmonary upper-lobe fibrosis,PULF)。文献报道多为成年人,无性别差异。常见症状为干咳、慢性胸部钝痛、胸闷呼吸困难、体重下降。多数为非吸烟患者,可有反复肺感染病史,可有家族性间质性肺炎背景。肺功能为限制性通气障碍,残气量和肺活量比值增高。影像学为胸膜不规则增厚,邻近肺实质网格状纤维化,以上叶为重。IPPFE 的组织学改变主要为胸膜及胸膜下致密纤维化、胶原化,伴有弹力纤维增多,主要累及部位为肺上叶(图 11-8)。邻近的肺组织常无明显异常或少量炎症细胞浸润,少数报道呈 NSIP 样改变,在正常和病变交界处可见肺泡腔内成纤维细胞灶。

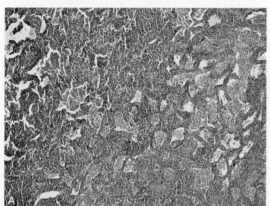
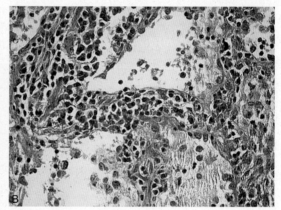

图 11-7　淋巴细胞性间质性肺炎
低倍镜下见肺实质内细胞成分明显增多,肺泡隔显著增宽(A)。高倍镜下见肺泡隔内混合性慢性炎症细胞浸润(B)。

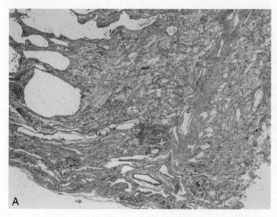
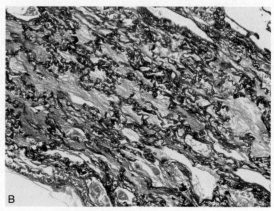

图 11-8　胸膜肺实质弹力纤维增多症
胸膜增厚并累及肺组织(A);弹力染色显示胸膜弹力纤维明显增多(B)。

附：儿童间质性肺病

儿童间质性肺病（childhood interstitial lung disease，chILD）也称儿童弥漫性肺病（diffuse lung disease，DLD），是指发生在18岁以内、具有明显异质性病理改变并有很高致死率的一组病变。chILD的临床诊断需要满足以下4个诊断标准中的3个即可诊断：①呼吸系统症状（如咳嗽、呼吸困难、活动耐受能力下降）；②呼吸系统体征（安静时呼吸急促、呼吸附加音、呼吸受限、发育迟缓、杵状指、呼吸衰竭）；③缺氧；④弥漫影像学异常。年龄较大的儿童间质性肺病更类似于成人。2岁以内的婴幼儿间质性肺病具有特征性改变，常伴有遗传学异常，如婴儿神经内分泌细胞增生症（neuroendocrine cell hyperplasia of infancy，NEHI）、表面活性物质功能基因突变（surfactant mutations of the lung）、肺间质糖原沉积症（pulmonary interstitial glycogenosis，PIG）、肺泡毛细血管发育异常伴肺静脉异常匹配（alveolar capillary dysplasia associated with misalignment of pulmonary veins，ACDMPV）。

总之，IIP的诊断和分类对病理医师是一个新的挑战，病理医师必须仔细阅片，密切联系临床和影像学资料，才能做出正确的诊断。尽管各型IIP都表现为不同程度的间质炎症和纤维化，但每型都有各自的病变特点。在病变进程上，除UIP显示病变进展不一致外，其他各型都显示病变在同一个阶段。胸膜下的蜂窝肺主要见于UIP，其他各型不易见到或出现较晚。DIP主要表现为弥漫性的肺泡内巨噬细胞聚集，RBILD的病理变化与DIP类似，不同点在于病变相对局限在呼吸性细支气管及其周围的气腔，有明显的呼吸性细支气管炎。成纤维细胞灶主要见于UIP。AIP有透明膜形成，其他各型则无此变化。COP主要显示呼吸性细支气管及以下的小气道和肺泡腔内有机化性肺炎改变，其他各型的闭塞性支气管炎间质性肺炎（bronchiolitis obliterans organizing pneumonia，BOOP）样改变较局限或缺乏。

第三节　肺癌的分类及分子病理学新进展

肺癌的发病率和死亡率在逐年上升，已跃居恶性肿瘤之首。早期发现和早期治疗是提高其5年生存率的关键。近年来开展的个体化治疗方案及靶向治疗药物的问世，也为延长其生存期、提高治疗效果和改善生存质量起到了积极的作用。然而，这些新方案和方法的正确应用，在相当程度上依赖于正确的组织病理学分型和分子病理学分型。因此，了解和掌握新的肺癌组织学分型及进展意义重大。从临床治疗的角度出发，仍然将肺癌分为小细胞肺癌和非小细胞肺癌。小细胞肺癌从其发生、组织病理学改变到临床治疗上都有别于非小细胞肺癌。依据非小细胞肺癌的组织学特点分为鳞癌、腺癌、大细胞癌和腺鳞癌，其中腺癌的发病率显著上升，总体上已经高于鳞癌。准确进行组织学诊断是指导临床治疗的前提，而通过痰、胸水、支气管镜或CT引导下的经皮肺活检等做出明确诊断能够尽早采取临床干预，提高患者预后。如早期确诊为小细胞肺癌，能够尽早采取化疗和放疗；如果确诊为肺鳞癌，则避免贝伐单抗（VEGF抗体）的应用，降低致命性大出血的风险；如果早期即确诊为肺腺癌，可即时采取相应化疗方案，并进一步进行分子检测，判断是否使用靶向药物。因此，肺癌的正确组织学诊断和分型对于指导临床治疗有着极其重要的作用。以下仅对肺癌的新分类和判定标准作一简介。

一、手术切除标本的肺癌分类及标准

（一）腺癌

肺腺癌是大部分国家最普遍的肺癌组织学类型，约占全部肺癌的一半。随着近年来分子生物学、影像学、肿瘤治疗学等最新研究成果，已有的肺腺癌组织学分类已经无法适应这些学科快速发展的需要。2011年国际肺癌研究协会（IASLC）、美国胸科协会（ATS）、欧洲呼吸学会（ERS）三个学会的国际性核心专家小组以及2015版WHO，均提出对肺腺癌重新分类，新的分类中强调了下述问题：①停止使用术语"支气管肺泡癌（bronchoalveolar carcinoma，BAC）"，需要时称为 "formerly BAC"。因为以往 BAC 的概念虽然严格，但是实际使用时比较混乱。②尽可能少使用或不使用非小细胞肺癌（non-small cell lung cancer，NSCLC），因为治疗上的需要，应明确是腺癌还是鳞癌。③旧称 BAC 模式改称为 "lepidic 生长方式" 或沿完好肺泡壁生长模式，或译为贴壁样生长方式。④停止使用 "混合型肺腺癌"，改为 "predominent" 即以什么为主型腺癌，但组织内存在的其他组织结构成分只要超过 5% 也要进行描述，而不是以往的 10%。⑤T 分期从测量肿瘤总体大小改为只测量病理学上的浸润部分或影像学上的实性结节部分的大小，认为组织病理学上病灶周边部的 lepidic 和影像学上的毛玻璃样区是非浸润的非典型腺瘤样增生或原位癌。

在手术切除标本的肺腺癌分类中，增加了原位腺癌、微浸润腺癌、肠型肺腺癌和微乳头为主型腺癌，部分肺腺癌被重新定义为 lepidic 为主型和浸润性黏液腺癌，保留了腺泡为主腺癌、乳头状为主腺癌、胶样癌（包括黏液性囊腺癌）和胚胎型腺癌，取消了混合型肺腺癌、印戒细胞癌和透明细胞腺癌的分型。

1. 浸润前病变

（1）不典型腺瘤性增生（atypical adenomatous hyperplasia，AAH）：通常是单发、小于 0.5cm 的Ⅱ型肺泡或 Clara 细胞的单纯性 lepidic 不典型增生，增生细胞间有间隙，细胞可为圆形、立方体、矮柱状或鞋钉状。

（2）原位腺癌（adenocarcinoma in situ，AIS）：

病灶是 ≤3cm 的小腺癌，单纯性 lepidic 生长方式，缺少乳头、微乳头和肺泡腔内瘤细胞，无间质、血管和胸膜的浸润，以非黏液型 AIS 为主。黏液性 AIS 是极少见的，诊断时应谨慎，常需除外播散所致的可能。原位腺癌的术后 5 年无病生存率达 100%。

2. 浸润性腺癌

（1）微浸润腺癌（minimally invasive adenocarcinoma，MIA）：为单发 ≤3cm，以 lepidic 生长为主的腺癌，其任何切面的浸润深度总合 ≤5mm，经完全切除后，患者疾病特异性生存率接近 100%，与原位腺癌一样也分为黏液性和非黏液性 MIA 两种。应当注意的是：AIS 的 ICD-O 为 2，非黏液型和黏液型 MIA 的 ICD-O 则为 3。当组织内出现了 lepidic 以外的组织学生长方式或亚型（腺泡样、乳头状、微乳头状和 / 或实性生长）即可认为是出现了浸润性生长，表明瘤细胞已经浸润到含有肌成纤维细胞的基质中（图 11-9）。而当肿瘤细胞进入淋巴管、血管或侵及胸膜或出现肿瘤性坏死时，即使肿瘤 ≤3cm，浸润深度 ≤5mm，也不能诊断为 MIA 而应诊断为浸润性癌。

诊断 AIS 和 MIA 的前提是切除的标本完整送检且病理取材非常充分，有任何标本缺失的情况下是不能诊断的。因此，术中冷冻和小活检标本的诊断是不应该包括 AIS 和 MIA 的。另外，当肿瘤大于 3cm，又没有充分取材时，即使没有发现任何浸润的存在，也不要诊断 AIS 或 MIA，最好诊断为 "lepidic 样生长为主的腺癌，浸润不能除外"。

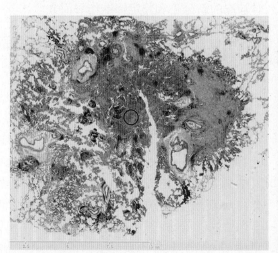
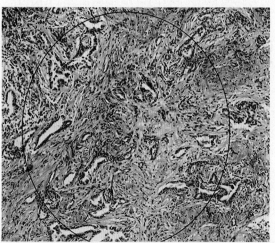

图 11-9 肿瘤周围的癌细胞呈 lepidic 样生长，中央瘢痕区内瘤细胞呈腺泡样结构，浸润性生长

（2）浸润性腺癌（Invasive adenocarcinoma）：为浸润深度超过 5mm 的腺癌，包括沿（贴或附）肺泡壁生长型腺癌、腺泡型腺癌、乳头型腺癌、微乳头型腺癌、实性型腺癌、浸润性黏液型腺癌、胶样癌、胎儿型腺癌和肠型腺癌。在腺泡型腺癌中包括了"筛状腺癌"，认为其是腺泡型腺癌中的一个亚型；去掉了印戒细胞型腺癌和透明细胞型腺癌，认为它们是实性型腺癌中的局灶改变；胶样癌中包括了黏液型囊腺癌。本节仅就新增加的腺癌类型做一简介：

1）沿肺泡壁生长为主型腺癌（lepidic predominant adenocarcinoma，LPA）：该型腺癌一定是非黏液性的腺癌，来源于中央气道上皮，癌细胞主要是沿着肺泡壁生长（图 11-10），甲状腺转录因子 -1（TTF-1）为阳性表达，与 EGFR 突变密切相关，术后 5 年生存率 >75%。

2）浸润性黏液腺癌（invasive mucinous adenocarcinoma）：异型性很小或无的黏液样瘤细胞主要沿着肺泡壁生长，可呈多中心性（图 11-11），来源于末梢气道上皮，TTF-1 为阴性表达，与 K-ras 突变密切相关。

3）微乳头为主型腺癌（micropapillary predominant adenocarcinoma）：癌细胞呈簇状、微乳头状生长，缺乏纤维血管轴心，可与肺泡壁相连或分离，悬浮于肺泡腔内或浸润到间质中（图 11-12），常见脉管和间质浸润，砂粒体常见，预后很差，较早出现侵袭或转移。由于微乳头成分与实性腺癌成分一样预示着预后不良，因此，即使达不到诊断微乳头为主型腺癌时（如微乳头成分仅有 <5%），也要客观地描述出其所占比例。

4）肠型肺腺癌（enteric-type adenocarcinoma）：肠型肺腺癌成分超过 50% 时可诊断为此型，但非常少见，由立方或柱状上皮构成的背靠背腺腔样结构，因其形态和免疫组织化学特点与大肠癌相似，较多的坏死（图 11-13A），诊断时至少要有 CDX-2（图 11-13B）、CK20、MUC2 的其中一种肠上皮标记为阳性，故诊断该型腺癌的前提是排除肠癌肺转移以后方可诊断。lepidic 生长方式、CK7 和 TTF-1 阳性有助于诊断为原发，但只有 50% 的肠型肺腺癌表现为 TTF-1 阳性，有报道指出肺内转移性肠癌也可能表达 TTF-1，应引起高度注意。

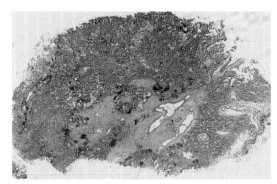
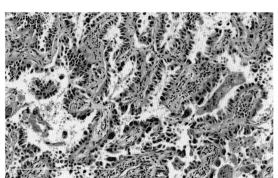

图 11-10　LPA 型肺腺癌
癌细胞的异型性较大，为非黏液性，主要沿着肺泡壁生长，肺泡壁增宽，间质有浸润。

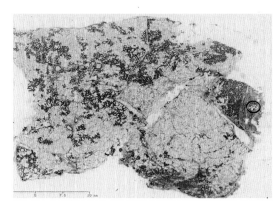
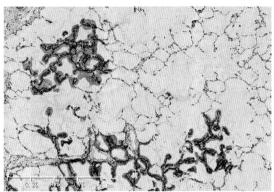

图 11-11　癌细胞为黏液型并沿着肺泡壁生长，细胞的异型性极小，可多中心生长，肺泡间隔一般不增宽，无炎症细胞反应

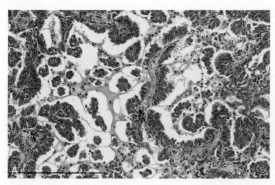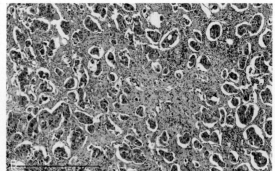

图 11-12 微乳头型腺癌

缺少纤维血管轴心的、大小不等的瘤细胞簇贴壁或悬浮于肺泡腔内（A），大量的微乳头癌细胞簇浸润到间质当中，微乳头结构的周围出现明显的空晕（B）。

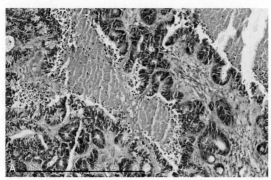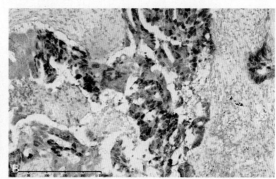

图 11-13 肠型腺癌

高柱状的癌细胞排列成腺泡状，胞质嗜酸性、游离面带有刷状缘，伴有地图样坏死（A），癌细胞表达 CDX-2（B）。

（二）鳞状细胞癌

新的 WHO 分类中将肺鳞状细胞癌（鳞癌）分为三种亚型，即角化型鳞癌、非角化型鳞癌和基底细胞样鳞癌。角化型鳞癌在 HE 染色切片上的判定标准是具有角化珠、细胞间桥和单个癌细胞的角化现象，三者具备其一且排除了混合性癌的情况下即可诊断为角化型鳞癌。而非角化型鳞癌缺少上述表现，需要与实性腺癌和大细胞癌相鉴别，尤其是在非切除的小活检标本中其鉴别困难就更大，此时，应用免疫组织化学则是必需的。基底细胞样鳞癌同样缺少角化现象，诊断标准是基底样的细胞占比要 >50%。基底细胞样鳞癌的癌巢周围呈栅栏状排列，中央常有粉刺样坏死，部分病例可见菊形团，核分裂象 15~50/2mm^2，Ki-67 指数 50%~80%，偶尔表达 CD56，10% 的病例 CgA 和 Syn 灶状阳性，与小细胞癌极难鉴别。但基底细胞样鳞癌不表达 TTF-1，而表达 CK5/6、P40/P63（图 11-14）。需要注意的是，约 10% 的小细胞癌也不表达 TTF-1，但 70% 以上的病例可

以表达 CD117。特殊的基因表型：Oct4、Sox2 和 myc 表达升高。

（三）神经内分泌肿瘤

神经内分泌肿瘤（neuroendocrine neoplasia，NEN）是指原发于肺内的具有神经内分泌肿瘤特征的一类恶性上皮性肿瘤。肺 NET 分为 3 个级别，含有 4 种主要类型：高级别神经内分泌肿瘤包括小细胞癌和大细胞神经内分泌癌；典型类癌和不典型类癌则分别是低级别和中级别的神经内分泌肿瘤。典型类癌与不典型类癌在形态学上关系密切。临床上 40% 的典型类癌和不典型类癌是非吸烟者，而几乎所有的小细胞癌和大细胞神经内分泌癌都与重度吸烟有关。

我们将限于基底膜内 <2mm 增生的细胞小结节称之为弥漫性特发性肺神经内分泌细胞增生（diffuse idiopathic pulmonary neuroendocrine cell hyperplasia，DIPNECH），当这种增生达到 2~5mm 时称为小瘤（tumorlet），当大于 5mm 时，即达到 10 个高倍视野的范围时，则可诊断为类癌

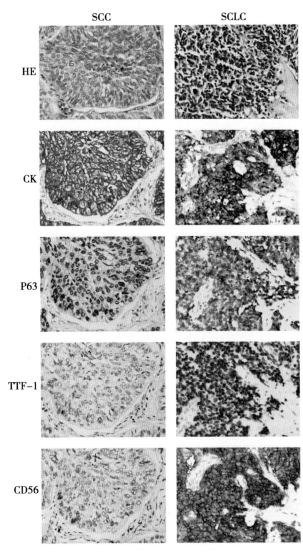

图 11-14　基底细胞样鳞癌

CK 和 P63 阳性，而 TTF-1 和 CD56 阴性；小细胞癌 CK、TTF-1 和 CD56 均为阳性，而 P63 阴性。

（carcinoid tumor）。典型类癌无坏死，核分裂象 <2 个 /10HPF，但肺的类癌 ICD-O 编码仍然是 3，这与目前消化系统中的类癌编码截然不同。不典型类癌的瘤细胞会出现一定的异型性，核分裂象 2~10 个 /10HPF，可出现点状坏死。DIPNECH 伴或不伴微小瘤，可见于典型和不典型类癌当中，被认为是其癌前病变，但目前尚未发现小细胞癌和大细胞神经内分泌癌的癌前病变，也未发现低级别神经内分泌肿瘤向高级别神经内分泌肿瘤转化的相关证据。

1. 小细胞癌（small cell carcinoma）　小细胞癌是仅次于鳞癌的中央型肺癌的主要类型之一。其恶性程度高、预后很差，临床上以化疗和放疗为主。典型的小细胞癌的组织结构表现出神经内分泌肿瘤的一些特点，如细胞大小相对一致，呈巢状、梁状、菊形团及周围呈栅栏状等排列，常伴有较重的坏死和高的病理性核分裂象（>11 个 /10HPF），组织易被牵拉变形（尤其是经气管镜取材更加明显）。癌细胞的特点是：细胞小、核质少、胞界不清、核质比例严重失调，染色质细且缺乏核仁。当在小细胞癌的组织结构中出现了腺癌、鳞癌以及少见的肉瘤样癌成分时，则称之为复合性小细胞癌。由于腺癌、鳞癌及肉瘤样的成分容易被辨认，因此，当复合了这些成分时没有对其比例的要求。但是当复合了大细胞神经内分癌成分时，则要求其成分至少占 10% 以上才能诊断。

2. 大细胞神经内分泌癌（large cell neuroendocrine carcinoma，LCNEC）　是一类具有神经内分泌形态特征（菊形团与周围栅栏状结构）并表达神经内分泌免疫组织化学标志物的非小细胞肺癌。肿瘤细胞一般较大，中等至丰富的胞质、核仁常见且明显，核分裂象 >10 个 /2mm²。但组织和细胞形态符合不典型类癌，但核分裂象 >10 个 /2mm² 时则诊断为大细胞神经内分泌癌。当大细胞神经内分泌癌中混合有腺癌、鳞状细胞癌、巨细胞癌或梭形细胞癌成分即为复合性大细胞神经内分泌癌，只要混合的细胞可明确辨识，无论细胞数量多少均诊断为复合性大细胞神经内分泌癌。但 LCNEC 中如混有小细胞肺癌则被归为复合性小细胞癌。

（四）大细胞癌

大细胞癌（large cell carcinoma）是一型未分化的非小细胞肺癌，缺少小细胞癌、腺癌、鳞癌和神经内分泌癌的组织学结构特点、细胞形态和免疫表型特征。细胞的异型性明显，除 CK 表达以外，其他标记常为阴性或不确切。大细胞癌的诊断名称只能用于手术切除且充分取材的标本，而不能用于非切除和细胞学标本的诊断。

（五）腺鳞癌

腺鳞癌（adenosquamous carcinoma）是鳞癌和腺癌成分各占 10% 以上的癌，不管是以何种组织结构为主，均称为腺鳞癌。腺鳞癌的诊断只适用于手术切除标本，小活检材料只能诊断为"提示腺鳞癌"。

（六）肉瘤样癌

肉瘤样癌（sarcomatoid carcinoma）是多形性

癌（梭形细胞癌和巨细胞癌）、癌肉瘤和肺母细胞瘤的一个总称。肉瘤样癌的诊断只适用于手术切除的标本，并要求在诊断报告中标出不同组织类型及所占的比例。肉瘤样癌的发生率很少，*c-met*扩增高于其他类型的癌。

（七）其他未分类的癌

其他未分类的癌（other and unclassifield carcinomas）是指分化差但却具有一定组织学特点的癌，包括EBV阳性、混有明显的淋巴细胞浸润的淋巴上皮瘤样癌（lymphoepithelioma-like carcinoma）和

NUT癌（nuclear protein in testis, NUT carcinoma）。NUT癌是一种存在*NUT*（睾丸核蛋白）基因重排、分化差的侵袭性非小细胞癌，也称中线癌或t（15；19）易位癌。由单一形态的细胞构成片状或巢状，细胞核轮廓不规则，具有粗颗粒状的染色质。组织学上最大的特点是常可出现突然角化灶（图11-15）。确诊需要免疫组织化学证实50%以上的瘤细胞存在NUT核阳性或用分子检测方法证实存在*NUTM1*基因重排。

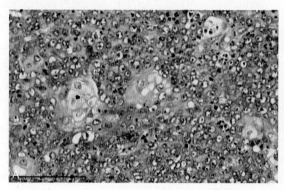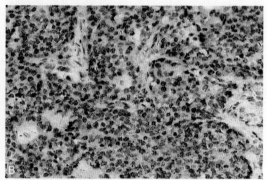

图 11-15 肺 NUT 癌

弥漫的分化差的圆形泡状核的瘤细胞间可见点灶状的突然角化现象（A），NUT单抗染色>50%细胞核阳性（B）。

二、小活检标本和细胞学诊断原则

小活检或细胞学标本（痰或胸水）诊断的总体原则：当既有小活检又有细胞学标本时，应二者结合起来作出一个一致性的诊断。除非有必要进行免疫组织化学时，否则尽量少做免疫组织化学项目，使有限的组织能够用于分子检测以指导治疗。痰液和胸水中的脱落细胞学诊断阳性的病例，其沉渣最好进行石蜡包埋以用于分子生物学检测和指导治疗（图11-16）。由于肺癌组织学的异质性和小活检取材的局限性，在小活检或细胞学标本的病理诊断中就不可能作出AIS、MIA、大细胞癌和多形性癌的诊断；当仅呈lepidic生长时也应标明"不除外存在浸润成分的可能"。当符合WHO 2015年分类中的鳞癌、小细胞癌或其他肺癌的诊断标准时应诊断为相应的癌；小活检和细胞学的诊断应特别标明是仅靠光镜的HE诊断还是结合了免疫组织化学后的诊断，因为二者间存在很大的不同；当不存在明确的腺癌的生长方式，但TTF-1和/或黏液染色阳性而P63/P40阴

性时，应诊断为NSCLC-倾向腺癌；如肿瘤细胞TTF-1阳性，无论鳞癌标志物表达程度如何，均应诊断为NSCLC-倾向腺癌；鳞癌标记和腺癌标记分别表达于不同的细胞群体时，则应诊断为"提示腺鳞癌"；对于大细胞癌、肉瘤样癌和形态学缺乏明确的鳞癌或腺癌特征，而免疫组织化学又很难判定时，应诊断为NSCLC-NOS（not otherwise specified，非特指），可译为"非小细胞肺癌-分型困难"或"非小细胞肺癌组织学亚型不明确，或非小细胞肺癌非特指型"。共表达P63和TTF-1的肺癌实质上是腺癌，应诊断为NSCLC-倾向腺癌；阳性细胞学标本（痰及胸水）应制成细胞蜡块，备后续免疫组织化学及分子生物学检测。

三、分子检测与肺癌的个体化治疗

在过去的20多年里，随着对肺癌从基础到临床检查和治疗方面的研究，特别是对其驱动细胞增殖和转移的复杂分子机制的深入了解，人们认识到肺癌的分子异常不仅仅是其疾病的本质所在，也为治疗和干预提供了靶标并有助于预测新

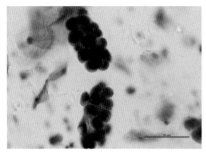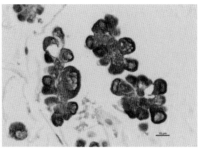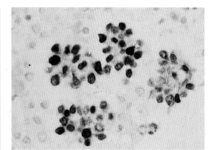

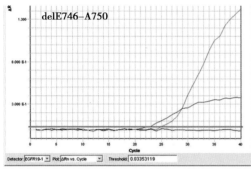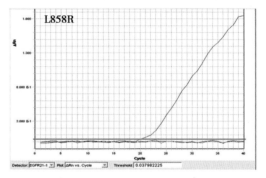

图 11-16 左侧为痰液的液基细胞学并见两堆瘤细胞,中间和右侧为石蜡包埋后的免疫组织化学(中间为 CK7 阳性,右侧为 TTF-1 阳性)。下图为 TaqMan PCR 检测 *EGFR* 突变状态,19 号外显子内出现 2 条扩增曲线,表明存在突变

型靶向药物的有效性。由于肺腺癌的高发病率以及在分子病理学研究方面所取得的成绩较多,所以对其相关重要通路的认识也比其他类型的肺癌都要深入和全面,特别是肺癌靶向药物的开发和应用,开启了以基因检测和靶向治疗为代表的个体化治疗的新时代。靶向治疗在一定程度上延长了肿瘤患者的生存期,抑制了肿瘤的复发和转移,其成功应用为许多晚期恶性肿瘤患者带来了希望,可以称之为肿瘤研究和治疗方面的革命性进步。

目前已经发现肺癌驱动基因的改变和分布(表 11-2)。从表 11-2 中可以看出,*TP53* 基因在肺癌中的异常最为显著,其次为 *EGFR* 基因的突变和扩增,位于第三位的则是 *K-ras* 基因突变。高发的基因异常突变率对于驱动基因检测和靶向治疗都非常重要。然而,直到目前为止,尚没有针对 *TP53* 基因改变的靶向药物出现,目前能够使用的各类酪氨酸激酶抑制剂(tyrosine kinase inhibitor,TKI)主要是针对 *EGFR*、*HER2*、*PIK3CA*、*BRAF*、*MET* 基因突变和 *ALK*、*ROS1* 及 *RET* 基因重排的。其中除了 *EGFR* 之外,其他驱动基因突变率均小于 10%,因此,检测 *EGFR* 的改变就成为了重中之重。另外,目前虽缺少针对 *K-ras* 基因突变的靶向药物,但 *K-ras* 的突变可以加剧患者对 TKI 类药物的耐药性,所以检测

K-ras 是否存在突变与检测 *EGFR* 的异常具有相同的重要意义。

表 11-2 肺癌中的异常基因及分布

基因突变		小细胞癌 /%	腺癌 /%	鳞癌 /%
BRAF		0	<5	0
EGFR	白种人	<1	10~20	<1
	亚裔	<5	35~45	<1
HER2		0	<5	0
K-ras	白种人	<1	15~35	<5
	亚裔	<1	5~10	<5
PIK3CA		<5	<5	5~15
TP53		>90	30~40	50~80
基因扩增				
EGFR		<1	5~10	10
HER2		<1	<5	<1
MET		<1	<5	<5
MYC		20~30	5~10	5~10
FGFR1		<1	<5	15~20
基因重排				
ALK		0	5	<1
RET		0	1~2	0
ROS1		0	1~2	0
NTRK1		0	<1	0
NGR1		0	<1	0

1. ***EGFR*突变与肺癌的个体化治疗** *EGFR* 阻断剂对于具有 *EGFR* 突变的肿瘤治疗效果最好。目前研究发现 *EGFR* 酪氨酸激酶结构域对应编码序列的 18 号和 21 号外显子出现了点突变,在 19 号外显子出现了缺失。突变的结果增加了肿瘤细胞对小分子 *EGFR* 阻断剂(厄洛替尼和吉非替尼)的敏感性。但大量的研究表明,并不是所有的 *EGFR* 突变的生存期及对药物的反应都相同,如存在 19 号外显子缺失的肿瘤患者,用靶向药物治疗其平均生存期就要长于存在 *EGFR* 点突变的肿瘤患者。此外,近一半病例在治疗过程中出现耐药的原因与 *EGFR* 第 20 号外显子突变有关,尤其是 *T790M* 突变,另有约 20% 的病例则是因为 *c-met* 基因的扩增。*met* 基因的扩增也可存在于 5% 未治疗的肿瘤中。*T790M* 突变和 *met* 扩增,常常对一代 TKI 耐药,而用三代 TKI 奥希替尼则可恢复其敏感性。

一些报道发现 *EGFR* 突变和 *K-ras* 突变存在互斥的关系,而目前的研究结果表明两者共存的病例虽不常见,但也不是绝对的互斥关系。然而,*K-ras* 突变也同样是使 TKI 发生耐药的原因之一。由于 TKI 的昂贵性,人们希望把它用在最适合应用的患者个体身上并发挥最大的药效,故在用药前全面筛查 *EGFR*、*K-ras*、*met* 及 *BRAF* 等基因的突变状态是十分必要的。

目前,检测 *EGFR* 突变的方法有很多,如直接测序法、扩增受阻突变系统(amplification refractory mutation system,ARMS)、PCR 和高分辨率熔解曲线分析(high-resolution melting analysis,HRMA)等。这些方法的共同特点是敏感性好且准确率高,同时费用昂贵,对仪器设备、实验环境(条件)和操作人员的要求也同样高,这也就意味着在基层医院开展相关的工作是困难的。而应用突变型特异性抗体的免疫组织化学方法,简单、实用、速度快,成本低,适用于基层医院开展初筛工作。但缺点是阳性判定标准不统一,可能会出现假阳性或假阴性。最近的报道指出,采用了 E19(delE746-A750)和 E21(L858R)两种突变特异性抗体,对经 TaqMan PCR 检测后的 399 例 NSCLC 中突变型 *EGFR* 蛋白表达状态(399 例中有 162 例,40.6% 的病例存在 *EGFR* 的突变)进行了探讨。其中手术切除标本 145 例,穿刺标本 220 例,细胞学标本 34 例。免疫组织化学阳性结果判定标准:以肿瘤细胞的着色强度和范围来决定,穿刺和细胞学标本则以 5 个以上肿瘤细胞组成的细胞团的着色情况为准。如图 11-17 所示:0 分:完全无着色或淡黄染无明显颗粒状着色但范围小于 10%;1+:淡黄染无明显颗粒状着色范围大于 10% 或黄染明显颗粒状着色但范围小于 10%;2+:黄染明显颗粒状着色范围大于 10% 或棕褐色颗粒状着色但范围小于 10%;3+:棕褐色颗粒状着色范围大于 10%。以 3+ 为阳性指标和以 0 分为阴性的判定标准时,其结果与 TaqMan PCR

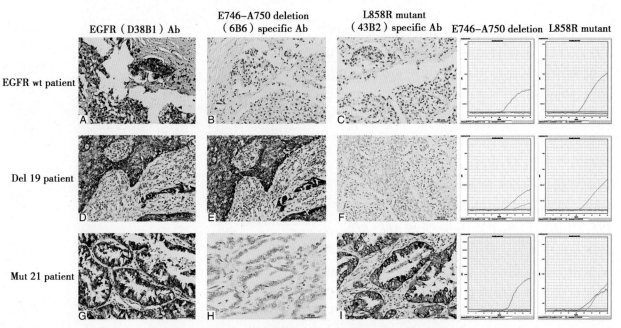

图 11-17 *EGFR* 突变的特异抗体与 ARMS 法检测结果比较

检测方法所获得的结果几乎相同（图11-17）。

应该注意的是,对于免疫组织化学结果为阴性的病例,需要同时加染总的EGFR抗体,如果总的抗体结果为阳性说明确实不存在 *EGFR* 突变。如果总的抗体也为阴性,则需要进一步进行分子检测,以排除假阴性。

事实上并不是所有存在 *EGFR* 突变的病例都能从TKI的治疗中获益,临床上约有25% *EGFR* 突变的患者即使应用了TKI治疗也是无效的。研究表明这些耐药的出现与 *T790M* 突变、EGFR18-21外显子内存在两个以上位点同时突变、伴有下游通路中因子突变,如 *K-ras*、伴有 *BRAF*（V600E）突变或EML4-ALK阳性及 *met* 扩增等有关。另外,有研究发现,无论是在肺癌组织中还是在肺癌细胞系中,EGFR既可表达于癌细胞膜上,也可表达于细胞质中,并且这种膜或质的定位表达与其是否存在突变无关（图11-18）。但EGFR位于膜上的患者对于一代TKI治疗会获得更长的无进展生存期。

另外一个重要的问题是,在欧美等国家中肺鳞癌 *EGFR* 的突变率极低,在1%左右,而在我国的肺鳞癌标本中存在较高的 *EGFR* 突变率（数据表明为12%~20%）。因此,检测肺鳞癌是否存在 *EGFR* 的突变同样具有重要意义,但是应用TKI治疗的效果是否与肺腺癌相同,尚需要病理与临床相结合来证实。

2. ALK过表达与肺癌的个体化治疗　非小细胞肺癌治疗方面的另一进步是关于克唑替尼、阿来替尼这一类ALK抑制剂药物的问世,克唑替尼可用于间变大细胞淋巴瘤激酶（ALK）和MET阳性的NSCLC的治疗中,并收到了很好的疗效。ALK在除神经系统以外的正常组织中无或低表达,而在包括肺癌在内的部分恶性肿瘤病例中存在过表达的情况,故检测ALK的表达具有指导治疗的意义。引起ALK过表达的原因有很多: *ALK* 基因的2号及5号染色体易位和倒置, *EML4* 与 *ALK* 基因的融合（目前已报道11种方式）, *KIF5B* 和 *TFG* 也可与 *ALK* 发生重排等。检测ALK过表达的方法有:荧光原位杂交（FISH）、PCR和免疫组织化学的方法。前两种方法是从引起ALK过表达的原因上做起,因此结果会更加准确和可靠,但在实际工作中很难用这两种方法在一个实验中做到完美,而且价格比较昂贵。而免疫组织化学

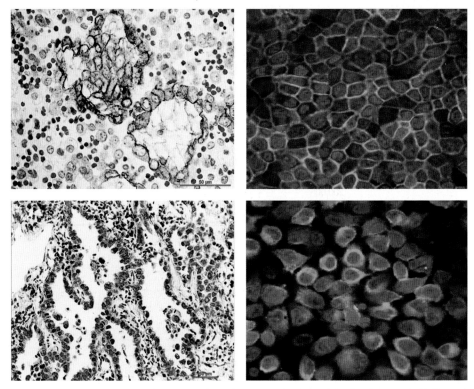

图11-18　左侧为 *EGFR* 存在突变的肺癌标本的免疫组织化学,右侧为培养的两种 *EGFR* 突变的肺癌细胞系的激光共聚焦结果,发现无论是组织还是细胞系,其 *EGFR* 既可表达于细胞膜也可表达于细胞质

的方法是从结果做起,不管什么原因只要引起了ALK的过表达即可被检查出来。因此被认为是一个最有前途、最适合实际应用和经济的方法。目前最优的ALK免疫组织化学检测方案为Cell Signaling Technology公司的D5F3抗体及罗氏公司的配套试剂盒并在罗氏免疫组织化学仪上完成,阳性判定标准:瘤细胞胞质均质阳性。

能够检测ALK蛋白表达的抗体有10余种,包括能够检测ALK激酶端(C端)的抗体ALK1和D5F3;检测ALK活性的抗体即磷酸化的ALK抗体如p-ALK1604;检测EML4-ALK融合蛋白的抗体即EML4抗体等。文献报道,D5F3比ALK1具有更高的特异性和敏感性,但D5F3也有不同生产厂家在出售,其效果是否相同也需要验证。我们用PCR方法检测了36例NSCLC,发现有6例(16.6%)*EML4*融合到*ALK*基因中。实际

上*EML4*的融合率可能会更高,因为我们只是检测了其中的8个位点(图11-19)

3. ROS1重排与肺癌的个体化治疗 ROS1是58个受体酪氨酸激酶之一,也是两个配体未知的孤儿受体酪氨酸激酶之一,在进化上与ALK相关。ROS1重排是指ROS1受体酪氨酸激酶基因的染色体重排,于1987年首先在恶性胶质瘤中被发现,此后于2007年在非小细胞肺癌中也发现该基因重排现象的存在,之后的2011年在胆管癌中也发现此现象。尽管ROS1重排在恶性胶质瘤和胆管癌患者的临床意义尚不清楚,但ROS1重排的非小细胞肺癌患者的临床病理特征已经十分明确,并已经被定义为一种新的非小细胞肺癌分子亚型。有研究使用FISH技术对1 073例非小细胞肺癌患者进行了ROS1筛查,结果显示18例(1.7%)存在ROS1重排。与ROS1阴性对照组相比,ROS1

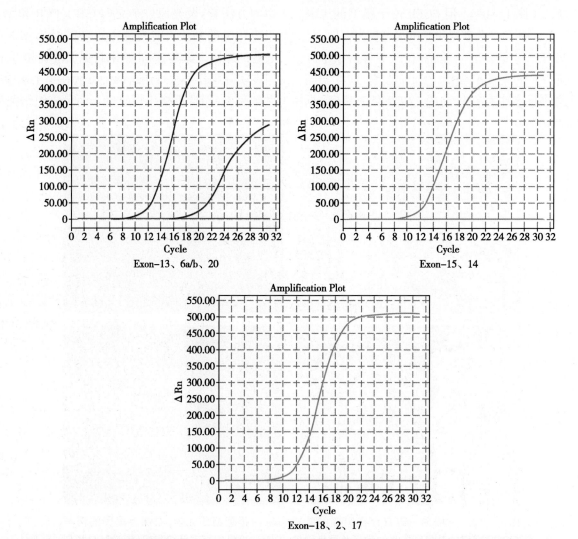

图11-19 PCR检测结果发现Exon-13、6a/b、20三个位点的反应中出现了2条线,表明存在突变,而其他的5个位点中没有突变

重排的患者年纪较轻，无吸烟史（P<0.001）且均为腺癌，ROS1阳性和阴性组的总生存期无显著差异。尽管ROS1在激酶域的氨基酸序列只有49%与ALK同源，但一些ALK抑制剂经体外试验证实对ROS1具有抑制活性。CD74-ROS1基因重排的HCC78和HCC293两种非小细胞肺癌细胞株对克唑替尼（多靶点ALK/MET激酶抑制剂）敏感。利用克唑替尼对ROS1基因重排的患者进行治疗，肿瘤缩小，接近完全缓解。随着近期克唑替尼获批用于治疗具有ALK或ROS1重排的非小细胞肺癌，ROS1的基因重排检测已成为非小细胞肺癌分子检测的常规项目，并且相应的诊断病理专家共识也已出版。目前ROS1的检测方法主要为FISH、PCR和免疫组织化学法，与ALK检测不同，ROS1首选的检测方法是PCR法，此法不仅灵敏度和特异性高，而且可与其他主要驱动基因一起检测，大幅节省了珍贵的组织材料。

近来，一个综合性的以分子和组织病理为基础的筛选系统在对1 529例肺癌患者进行ALK融合基因和ROS1融合基因筛查的同时还发现了新的、先前未经确认的融合基因（KIF5B-RET融合和CCDC6-RET融合）。越来越多新的分子靶点逐渐被人们所认识，将使得更多的患者有望从分子靶向治疗中受益。

有研究者指出，肺腺癌经过TKI治疗后可使腺癌转变为小细胞癌。尽管这种说法在理论上是可能存在的，但首先应该明确的是：是否真的发生了表观遗传学上的转化。笔者认为：该"腺癌"的诊断很可能是基于小活检标本的诊断，而实际情况是该例很可能为复合性小细胞癌，由于小活检的局限性，取出的材料中仅有肺腺癌的成分，故被诊断为腺癌。当经过一段的TKI药物治疗后，腺癌的成分被抑制或减少，而小细胞癌成分更加活跃和增多，致使再次活检时（或由于取材的部位不同）仅能取得小细胞癌成分的结果。而对于切除的标本诊断为腺癌，经TKI治疗后复发并再次取材而诊断为小细胞肺癌者，应仔细复查原诊断，必要时应结合免疫组织化学而不应仅靠HE的图像，排除原诊断错误后，才能考虑转分化的可能。

4. 以肺癌免疫治疗为目的的免疫检查点检测　靶向治疗为具有特异基因改变的肿瘤患者提供了更有针对性的治疗方案，且疗效优于传统的化疗及放射治疗。然而具有特异基因改变的患者在整体人群中只占一少部分，没有这些基因改变的患者并不能从靶向治疗中受益。因此，不受特定基因改变限制的免疫治疗成为近年来恶性肿瘤治疗的一个热点。2018年诺贝尔生理学或医学奖授予美国科学家James P. Allison和日本科学家Tasuku Honjo（本庶佑），以表彰他们发现了"免疫检查点疗法"的理论基础，即借助人体自身的免疫系统去攻击癌细胞的治疗方法，简称免疫治疗。目前经我国国家药品监督管理局批准应用于临床治疗肺癌的免疫治疗均是基于PD-1/PD-L1通路。PD-1是T细胞表面的细胞因子，可以协助T细胞识别和杀灭细菌、病毒及变异细胞等。PD-L1是PD-1的配体，当其与T细胞表面的PD-1结合后会使T细胞丧失攻击能力。研究显示肿瘤细胞可通过上调细胞表面PD-L1表达来抑制T细胞的活化和增殖，进而实现免疫逃逸。由此，利用PD-1或PD-L1的单克隆抗体作为抑制剂来阻断PD-1/PD-L1结合并恢复机体免疫细胞特别是T细胞的抗肿瘤功能是目前针对无主要驱动基因突变的非小细胞肺癌患者免疫治疗的主要策略，想要明确患者是否适用某些免疫疗法并更好地预测疗效，需对PD-L1的表达情况进行评估。

自2015年至今已有多种PD-1/PD-L1抑制剂经美国食品药品管理局（Food and Drug Administration, FDA）批准应用于晚期非小细胞肺癌，且逐步从二线治疗步入一线治疗。美国国家综合癌症网络（National Comprehensive Cancer Network, NCCN）也在2019年发布的临床指南中明确强调针对晚期非小细胞肺癌患者除了要进行靶向治疗相关基因检测外同时还需进行PD-L1检测。因为大量研究显示，肺癌样本中PD-L1表达水平与患者从免疫治疗中获益具有明显的相关性。因此，准确判读PD-L1在组织中的表达水平是制定PD-1、PD-L1相关免疫治疗方案的关键和前期基础。免疫组织化学法是现在临床评估肺癌组织PD-L1表达水平的唯一方法。由于目前已经面世的PD-1、PD-L1抑制剂均为单克隆抗体，具有不同的克隆号，对应不同的染色试剂盒和自动染色平台，又具有不同的判定标准，并且每种抗体的试剂盒、平台和判定标准不能互换。上述因素导致PD-L1的结果判读相对复杂且尚未建立统一的标准和共识。

非小细胞肺癌免疫治疗相关检测中所使用的主要的 PD-L1 单克隆抗体及其对应平台、判读标准详见表 11-3。

除了检测平台和判读的复杂性，以肺癌治疗为目的的 PD-L1 免疫组织化学检测也比临床上常规的免疫组织化学检测流程更为复杂、判读更为严格。以克隆号为 22C3 的 PD-L1 检测为例：

除了对试剂盒自带的细胞株阳性对照切片进行批次检测验证外，每次检测必须单独设置阳性对照和阴性对照切片以保证染色流程无误。常用的阳性对照为扁桃体组织，其隐窝上皮呈强阳性，而成纤维细胞为阴性。肺癌样本切片要求至少包含 100 个肿瘤细胞，判读结果以肿瘤比例评分（tumor proportion score，TPS）的形式呈现，示例见表 11-4。

表 11-3　PD-L1 单克隆抗体及其对应平台、判读标准对比

药品名	纳武利尤单抗（nivolumab）	帕博利珠单抗（pembrolizumab）	阿替利珠单抗（atezolizumab）	度伐利尤单抗（durvalumab）	avelumab
PD-L1 克隆号	28-8	22C3	SP142	SP263	73-10
检测平台	Dako[1]	Dako	Ventana[2]	Ventana	Dako
判读细胞	肿瘤细胞	肿瘤细胞	肿瘤细胞或免疫细胞	肿瘤细胞	肿瘤细胞
阈值	1%，5%，10%	1%[4]，50%	1%，5%，50%（肿瘤细胞）1%，5%，10%（免疫细胞）	25%	1%，50%，80%
诊断类型[3]	补充诊断	伴随诊断	补充诊断	补充诊断	补充诊断

[1]：Dako Autostainer Link-48 自动染色仪。

[2]：罗氏 Ventana BenchMark（Ultra）自动染色仪。

[3]：伴随诊断是对于接受相应的药物治疗必须进行的检测；补充诊断对于用药不是必需的检测，但有助于预测相应药物的临床疗效及风险。

[4]：根据 FDA 最新审批结果，≥1% 即可在晚期非小细胞肺癌进行一线单药治疗，但本书成书期间尚未纳入最新版的 NCCN 指南。

表 11-4　PD-L1（22C3）检测判读示例

表达水平	TPS	镜下所见	图例
无 PD-L1 表达	<1%	部分或完整胞膜染色的肿瘤细胞占所有肿瘤细胞 <1%	
表达 PD-L1	1%~49%	部分或完整胞膜染色的肿瘤细胞占所有肿瘤细胞 1%~49%	
PD-L1 高表达	≥50%	部分或完整细胞膜染色的肿瘤细胞占所有肿瘤细胞 ≥50%	

$$TPS = \frac{PD-L1\text{ 染色阳性肿瘤细胞数}}{\text{总肿瘤细胞数}} \times 100\%$$

需要注意的是：①具有任意染色强度的完整或部分膜染色的肿瘤细胞均需纳入计数；②只有胞质染色的肿瘤细胞不参与计数；③应仔细检查切片中所有肿瘤细胞，坏死或凋亡的肿瘤细胞不参与计数；④染色阳性的免疫细胞不参与计数；⑤该评判方法仅适用于非小细胞肺癌，不适用于其他实体肿瘤的 PD-L1 判读。

PD-L1 检测目前存在着诸多问题，解决这些问题不是一蹴而就的。国际肺癌研究协会（International Association for the Study of Lung Cancer, IASLC）牵头的 Blueprint 计划对现有的 PD-L1 检测进行了一致性比对，结果显示即便采用抗体对应的平台和试剂盒染色，同一样本应用上述 5 种抗体染色的结果仍存在较为明显的差异性，其中 28-8、22C3、SP263 的结果相对较为一致。北欧免疫组织化学质量控制机构（Nordic immunohistochemical Quality Control, NordicQC）通过对比验证发现如果不采用抗体对应的平台和试剂盒而是运用常规的抗体和染色流程所得到的结果差异非常大，必须经过多次校准和培训才能达到让人满意的一致性。由此可见，通过循证医学设定统一的判读标准和阈值仍有很多工作需要完成。

（王　亮　王恩华）

参 考 文 献

[1] Travis WD, Costabel U, Hansell DM, et al. An official American Thoracic Society/European Respiratory Society statement: Update of the international multidisciplinary classification of the idiopathic interstitial pneumonias. Am J Respir Crit Care Med, 2013, 188(6): 733-748.

[2] Travis WD, Brambilla E, Burke AP, et al. WHO Classication of Tumours of the Lung, Pleura, Thymus and Heart. Lyon: IARC Press, 2015.

[3] Ishida Y, Agata Y, Shibahara K, et al. Induced expression of PD-1, a novel member of the immunoglobulin gene superfamily, upon programmed cell death. EMBO J, 1992, 11(11): 3887-3895.

第十二章 消化管疾病

消化管是机体消化系统的基本组成部分,包括口腔、咽、食管、胃、小肠和大肠,组成连续的管道系统。由于其特殊的生理功能和解剖特点,消化管是多种疾病,特别是炎症和肿瘤发生的常见部位。近几十年来,随着经济社会环境的发展和居民生活方式的变化,胃食管反流病和炎症性肠病出现明显增多趋势,上消化道恶性肿瘤的发生部位和组织学类型出现了一些新的变化,对胃肠道间质瘤和胃肠道遗传性息肉病的认识有了新的提高。本章就胃食管反流病、食管胃交界腺癌、炎症性肠病的病理学问题和胃癌、食管癌、结直肠癌、胃肠道遗传性息肉病和胃肠道间质瘤临床病理认识的一些新进展作一简单介绍。

第一节 胃食管反流病

胃食管反流病(gastroesophageal reflux disease, GERD)是消化系统的常见病之一,各年龄人群包括儿童和婴儿均可发生。世界各地 GERD 发病率依地域及种族不同而有明显差异,从 2.5% 到大于 25% 均有报道。欧美国家发病率较高,美国成年人的发病率达到 14%~20%。近几十年来,亚洲各国 GERD 的发病率具有明显增高的趋势,我国成人 GERD 的发生率为 2.95%~6.2%。

一、胃食管反流病的定义和病因

GERD 是指胃内容物反流入食管,引起不适症状和 / 或并发症的一种疾病,其特征性症状为胃灼热和反流。此外,GERD 还可出现咳嗽、喉炎、哮喘、房颤等食管外症状。GERD 的临床治疗方法比较多,包括改变生活方式、药物治疗、微创及手术等。

值得注意的是,胃内容物反流到食管是一种正常的生理事件,健康人也可发生反流。只有反流引起不适症状或引起食管黏膜损伤,或者两者都出现时才定义为 GERD。

引起 GERD 的原因包括食管胃交界功能障碍、食管本身蠕动障碍导致食管排空不全和胃酸清除障碍、胃排空延迟、胃内压升高(导致胃内压持续增高的因素包括妊娠、肥胖等)、酸袋(acid pocket)形成、食管酸过敏等。研究表明,幽门螺杆菌感染与 GERD 发生无明显关联。国内学者研究发现幽门螺杆菌根除治疗对 GERD 的发生没有显著影响。

二、胃食管反流病的病理分型和病理变化

1. GERD 的分型 从病理学的角度,酸性反流液及胃蛋白酶对食管黏膜的损伤是 GERD 重要的病理基础。GERD 可分为糜烂性食管炎(erosive esophagitis, EE;或称作糜烂性反流病 erosive reflux disease, ERD)、非糜烂性反流病(non-erosive reflux disease, NERD)和巴雷特食管(Barrett esophagus, BE)三种类型。在巴雷特(Barrett)食管的基础上可以发生食管腺癌。也有学者认为 ERD 和 NERD 是 GERD 的两种主要类型,其中,NERD 是常见类型(70% 以上),而 Barrett 食管是 GERD 的合并症。

2. GERD 患者食管病理变化 GERD 患者食管的病理变化主要是反流液对食管黏膜的酸性损伤以及黏膜的愈合康复过程。糜烂性食管炎(EE/ERD)表现为食管黏膜上皮坏死、炎症细胞浸润、黏膜糜烂、溃疡等,而非糜烂性反流病(NERD)食管内镜检查没有明显异常,食管黏膜活检发现的病理变化对其诊断具有重要的意义。NERD 主要的病理形态学变化有基底细胞增生(basal cell hyperplasia)、固有膜乳头延长(papilla elongation)、鳞状上皮内炎症细胞浸润和上皮细胞

间隙扩张（dilation of intercellular spaces）。

（1）基底细胞增生：在能够显示食管黏膜上皮全层、切面方向正确的情况下，正常食管鳞状上皮基底细胞层厚度不超过鳞状上皮全层厚度的15%，如果基底细胞层的厚度超过15%即为基底细胞增生。光镜下可根据基底细胞细胞核之间的距离和细胞核直径来确定基底细胞增生，增生的基底细胞细胞核之间的距离小于细胞核的直径。应当特别注意的是，确定基底细胞层厚度时应当避开血管乳头处。

（2）固有膜乳头延长：正常食管黏膜固有膜乳头的高度不超过上皮厚度的三分之二，如果超过三分之二即为固有膜乳头延长。除固有膜乳头延长外，乳头毛细血管扩张（有时称作血管湖，vascular lake）和出血也是GERD早期非特异性变化，这些变化是内镜检查时见到的食管黏膜红色条纹的组织学基础。

（3）上皮内炎症细胞浸润：食管鳞状上皮内的炎症细胞浸润是GERD的一个重要病理变化，浸润的炎症细胞主要为嗜酸性粒细胞、中性粒细胞和淋巴细胞。从GERD病理诊断的角度，上皮内出现中性粒细胞浸润时需除外感染和药物性食管炎，而上皮内出现嗜酸性粒细胞浸润时需要与嗜酸细胞食管炎、感染和药物性食管炎进行鉴别。GERD食管黏膜上皮内浸润淋巴细胞数目常 >6个 / 高倍视野，浸润淋巴细胞通常为T淋巴细胞。

（4）上皮细胞间隙扩张：透射电镜观察食管下段鳞状上皮细胞，特别是基底层细胞之间的间隙增宽，被认为是NERD食管黏膜损伤的标志。之后的研究发现，利用光镜观察糜烂性和非糜烂性食管炎食管黏膜切片，均可见食管鳞状上皮细胞间隙扩张改变，表现为鳞状上皮细胞之间的间隙不规则扩大，呈气泡状或梯状。

近年来，有学者尝试对食管鳞状上皮基底细胞增生、固有膜乳头延长、上皮内炎症细胞浸润和上皮细胞间隙扩张的严重程度进行分级评分，但其临床意义尚待进一步探讨。除上述病变外，还有学者提出气球细胞（balloon cell）的概念，表现为细胞肿胀呈气球样，细胞核不规则深染或出现核碎裂。约三分之二的GERD病例可见气球细胞，常出现在围绕血管乳头周围的上皮中间带。

（5）GERD食管黏膜活检取材部位对诊断的影响：食管黏膜不同活检部位提供的信息对组织学诊断的影响非常大，有研究发现Z线活检可明显增加诊断的敏感性，但降低其特异性。但如果在鳞状上皮和柱状上皮交界处以上4cm处活检，则对GERD诊断没有太大参考价值。

三、胃食管反流病的临床诊断

GERD的临床诊断缺乏金标准。从GERD定义也可以看出食管损伤性病变（糜烂、溃疡、肠上皮化生）并不是诊断GERD的必要条件。一般情况下，只要病人食管反流症状典型，对质子泵抑制剂诊断性治疗反应良好，不需要进行其他检查即可做出临床诊断。

GERD的异质性特征是长期困扰GERD临床诊断的一个关键问题，有的病人反流症状典型，但内镜检查、pH检测等均无阳性发现，而另一些病人没有临床反流症状，但GERD的食管内镜检查和组织学特点却非常典型。如果以内镜检查发现作为参考标准，反流症状对GERD诊断的敏感性只有55%。临床上用于GERD诊断的不同诊断方法的检查结果往往相互矛盾，各种检查结果的关系不太固定。事实上，各种诊断方法都存在一定的局限性，如内镜检查特异性高但敏感性低，质子泵抑制剂试验的特异性低，动态反流监测受到抑酸药物治疗的影响，组织学分析的敏感性和特异性均较低。因此，GERD的诊断往往需要依据患者的症状、内镜检查、pH监测以及组织学等各种检查结果综合判断。

中华医学会消化病学分会根据Montreal定义，结合中国国情，讨论制定了中国GERD共识意见。中国共识中提出的GERD诊断的基本措施包括：症状群、内镜下食管黏膜破损情况、质子泵抑制剂（PPI）的诊断性治疗、胃食管反流证据的检查、食管测压、食管胆汁反流测定以及超微结构、无线pH测定等。值得注意的是，在中国共识中没有提及病理学检查及组织学发现的问题。

四、病理变化在胃食管反流病诊断中的价值

从20世纪60年代开始，病理工作者已经发现了多种GERD相关食管黏膜的病理变化，如基底细胞增生、乳头延长、上皮内嗜酸性粒细胞和中性粒

细胞浸润等。但在临床实践中,除非为了除外化生和肿瘤,组织学检查一直没有作为 GERD 诊断的主要手段。目前,组织病理学变化作为 GERD 诊断的重要方法已经越来越得到学术界的认可。

五、巴雷特食管诊断的共识与分歧

巴雷特(Barrett)食管是指食管远端黏膜的鳞状上皮被化生的柱状上皮所替代的病理现象。国际上有关 Barrett 食管的诊断标准存在很大的分歧。美国胃肠病学会的诊断标准是只有食管远端鳞状上皮被化生的肠上皮替代,即食管远端组织活检有肠化生柱状黏膜存在时(见到杯状细胞),方可诊断为 Barrett 食管,但英国、日本等多国很多学者不同意此诊断标准。2006 年胃食管反流病(GERD)蒙特利尔会议达成的诊断共识意见对 Barrett 食管的定义为食管远端黏膜鳞状上皮被化生的柱状上皮替代。国内林三仁等消化专家 2006 年达成的中国共识意见中提出食管远端存在柱状上皮化生即可诊断为 Barrett 食管,但必须详细说明柱状上皮化生的组织学类型、是否肠上皮化生及异型增生。

1. Barrett 食管的分型 Barrett 食管按化生柱状上皮的长度不同,分为长段、短段和超短段。长段 Barrett 食管(long segment Barrett esophagus,LSBE)是指受累黏膜长度≥3cm 者,短段 Barrett 食管(short segment Barrett esophagus,SSBE)为受累黏膜长度 1~3cm 者,<1cm 者为超短段 Barrett 食管(ultrashort segment Barrett esophagus,USSBE)。应当特别指出的是,很多学者不承认 USSBE 的存在,认为化生上皮的长度必须≥1cm 才能诊断为 Barrett 食管。按内镜下形态分类,Barrett 食管可分为全周型(锯齿状)、舌型和岛状型。Barrett 食管的 Prague(布拉格)C&M 分类法简单易学,重复性好,应用比较广泛。此方法分别记录 C(circumferential metaplasia,沿食管圆周段化生黏膜长度)和 M(maximal proximal extent of the metaplastic segment,化生黏膜在食管胃交界区域近心端的最大长度)两个参数来评价 Barrett 食管的程度。如 C3-M5 表示食管圆周段柱状上皮为 3cm,非圆周段或舌状延伸段在食管胃交界区域(EGJ)上方 5cm;C0-M3 表示无全周段化生,舌状伸展为 EGJ 上方 3cm。

2. Barrett 食管的异型增生 Barrett 食管的异型增生从组织学类型上可以分为腺瘤型异型增生(adenomatous dysplasia)和小凹型异型增生(foveolar dysplasia)或称为非腺瘤型异型增生(nonadenomatous dysplasia)两种主要类型。腺瘤型异型增生的形态学特点与结直肠腺瘤的异型增生一致,由腺管或绒毛状结构组成,被覆高柱状细胞,细胞核复层、深染,细胞质红染。腺腔缘锐利,可见杯状细胞和潘氏细胞;免疫组织化学具有肠型上皮的特点,MUC2、CDX-2 和绒毛蛋白(villin)呈阳性表达。而小凹型异型增生的细胞呈立方或柱状,细胞质苍白透明或嗜酸性,细胞核圆形或卵圆形,部分细胞可见核仁;腺体趋向于比腺瘤性异型增生更小,关系更紧密,腺腔缘不太清楚。无杯状细胞和潘氏细胞。免疫组织化学 MUC2、CDX-2 和 villin 均为阴性,MUC5AC 多为阳性。

从病变程度上 Barrett 食管异型增生可分为低级别异型增生和高级别异型增生。其分级方法与胃肠道黏膜异型增生的分级没有明显区别。

3. Barrett 食管的临床处理 Barrett 食管是食管腺癌的唯一癌前病变,因此 Barrett 食管内镜监测问题是其临床处理的核心问题,无异型增生的 Barrett 食管建议 3~6 年内镜复查,如果发现异型增生应进行内镜治疗。

(张祥宏)

第二节 食管胃交界腺癌

食管胃交界腺癌(adenocarcinoma of esophagogastric junction,AEG)是指发生于食管胃交界区域(esophagogastric junction,EGJ or gastroesophageal junction,GEJ)的腺癌,又称作食管胃交界部位腺癌,从解剖学的角度包括了食管远端腺癌和胃贲门腺癌,两种腺癌发生部位接近、生物学行为相似、预后均比较差。多数学者认为 AEG 是一种独特的临床病理类型。目前国内学术界对食管胃交界腺癌的研究日渐增多,由于贲门腺癌是国人食管胃交界部位腺癌的主要类型,食管腺癌很少,涉及食管胃交界腺癌的诊断、规范处理等尚有争议。

一、食管胃交界腺癌的病因和发病

食管胃交界腺癌的发生有较明显的种族差

异,中年白人的发生率高,黑人的发生率只有白种人的30%。吸烟、肥胖、营养失衡等因素均与食管胃交界腺癌的发生有关。蔬菜、水果摄入减少是食管胃交界腺癌的危险因素,而抗氧化剂(维生素C、β胡萝卜素)及食物中的纤维等可降低食管胃交界腺癌发生危险。阿司匹林等非甾体抗炎药是食管胃交界腺癌发生的保护因素,可降低食管腺癌的发生率。有关幽门螺杆菌感染在食管胃交界腺癌发生中的作用存在较大争议。

食管胃交界腺癌的发生与胃食管反流性疾病及巴雷特(Barrett)食管密切相关。Barrett食管是食管胃交界腺癌的癌前病变。食管胃交界腺癌的发生可能有两条通路:Barrett通路(即在Barrett食管的基础上发生的腺癌)和胃通路(近端胃发生的腺癌,大部分在萎缩性胃炎伴肠上皮化生的基础上发生)。

二、食管胃交界腺癌的分类

目前,AEG的分类方法主要有两种,一种是Siewert分类,另一种为WHO分类,两种分类均为解剖学分类,尚没有基于病因学、分子生物学特点的分类方法。

1. Siewert分类 1987年Siewert等将EGJ近侧和远侧5cm之内的腺癌称作食管胃交界腺癌,并提出了相应的局部解剖学分型。AEG Ⅰ型:为食管远端腺癌,来源于巴雷特(Barrett)食管;AEG Ⅱ型:为真正的贲门腺癌,指肿瘤中心距EGJ近心侧1cm和远心侧2cm区域内的腺癌;AEG Ⅲ型:为贲门下腺癌。目前,此分型已在世界范围内得到广泛接受和应用。研究表明,Siewert Ⅰ型和Ⅱ型AEG在黏蛋白的类型、胃左动脉淋巴结转移阳性率、微卫星不稳定性、杂合性丢失(LOH)等方面没有明显差异。但从淋巴扩散上,Ⅱ型胃小弯淋巴结转移多,而Ⅰ型多出现食管周围淋巴结转移。Ⅰ型AEG COX-2表达增加,其表达水平是独立的生存因素,而Ⅱ型COX-2减低,与生存无关。Siewert等认为其AEG的分型方法能够为外科治疗方案的选择奠定基础。

2. WHO分类 WHO分类方法对食管胃交界腺癌的分类比较简单,不管腺癌的主体在食管还是胃,如果穿过食管胃交界处则称作食管胃交界腺癌,如果腺癌完全位于食管胃交界上方且局限在其上方的腺癌应当看作食管腺癌,而完全位于食管胃交界下方的腺癌应看作原发于胃的腺癌。第五版WHO分类将食管胃交界腺癌定义为肿瘤中心位于食管胃交界上下2cm之内并扩展到食管的腺癌,列入食管腺癌范畴。

3. 有关贲门腺癌的问题 讨论食管胃交界腺癌就不能回避贲门癌问题,WHO分类不主张使用模棱两可、常有误导作用的"胃贲门癌"这一术语,而主张根据肿瘤大小称为近端胃癌或胃体癌。国际抗癌联盟(UICC)恶性肿瘤分类中没有将贲门癌与其他胃癌分开单列。而在国内学术界,情况恰恰相反,对食管胃交界腺癌这一诊断名词应用得比较少,近年来在学术论文和会议资料中才开始逐渐出现,并被接受。近来日本学者通过对食管胃交界腺癌的临床病理资料分析,认为肿瘤中心点在食管胃交界1cm之内的AEG才是真正的贲门癌,而肿瘤中心离开食管胃交界1~2cm者与贲门下腺癌(不管是否伴有食管胃交界浸润)在临床病理特点上没有什么区别,应划归贲门下腺癌。国内学者研究认为肿瘤中心位于食管胃交界下3cm内的癌为贲门癌。

应当指出的是,由于食管胃交界腺癌位于胃和食管的交界部,此区域肿瘤的分类必然非常复杂。但无论从病理上还是临床特征上,贲门腺癌均与远端胃癌明显不同,而与食管远端腺癌却有许多相似之处,因此,学术界都倾向将其列为一独立类型的肿瘤。

三、食管胃交界腺癌分类的争议

一是贲门的定义问题,从解剖学上,胃贲门是胃的入口,是胃与食管末端接续的部位,但贲门的远端在何处却没有明确的解剖学标志。真正的胃贲门黏膜非常短(<0.4mm),典型的胃贲门腺体为纯黏液腺或黏液/泌酸混合腺,从组织学上难以与食管远端化生性的黏液柱状上皮区分。有关贲门的位置、范围乃至长度均有不少争议。胃贲门的起源也是争论的焦点问题之一,传统上一般认为贲门黏膜是胃固有的组成部分,然而,最近有些研究者认为贲门黏膜是胃食管反流性疾病引起的化生性改变。

二是如何确定EGJ的问题,解剖学家、生理学家、内镜医生和病理学家对EGJ定义各有不同。

从解剖学上,食管开口于胃的部位即 EGJ,位于 His 角水平,是管状的食管与囊状胃的结合部。从内镜大体观察,EGJ 的标志是纵向胃皱襞的最上端。在正常个体,解剖学上的 EGJ 与食管鳞状上皮到胃柱状上皮的移行点对应,此移行点在内镜下为分隔珍珠灰色的食管鳞状上皮和红色的胃柱状上皮的 Z 线,易于辨认。但在病理情况下,Z 线可以上移,从而影响 EGJ 的确定。有学者认为在内镜检查时,胃皱襞的出现处可作为 EGJ 的标志,但内镜下见到的胃皱襞部分可能为胃泌酸黏膜,也可能为被覆柱状上皮的食管,可伴有肠上皮化生甚至癌变,因此,只有通过组织学检查才能确定 EGJ。

四、食管胃交界腺癌的扩散、转移及分期

准确的术前临床病理分期对明确食管胃交界腺癌浸润范围、选择合理的治疗方案均具有非常重要的意义。目前,虽然大多数学者承认食管胃交界腺癌是一种独特的临床类型,但在食管胃交界腺癌的 TNM 分期上仍存在争议。由于食管胃交界腺癌位于体内两个重要体腔的交叉处,淋巴引流有两个不同方向,近心方向向纵隔引流,而远心方向向腹腔淋巴结引流。Siewert I 型食管胃交界腺癌除向腹腔转移外,更易于向纵隔淋巴结转移,而 Siewert III 型食管胃交界腺癌更倾向于向腹腔淋巴结转移。AJCC 第 7 版 TNM 分期系统中 Siewert I 型和 II 型均按食管癌进行分期,Siewert III 型按胃癌进行分期。由于 Siewert II 型食管胃交界腺癌的肿瘤正处在 EGJ 位置上,如何进行 N 和 M 分期一直是一个有争议的问题。AJCC 第 8 版 TNM 分期系统对食管胃交界腺癌的定义做出了更为严格的规定,即癌组织侵犯 EGJ 且肿瘤中心在 EGJ 近心端或远心端 2cm 以内的癌按食管癌进行 TNM 分期,肿瘤中心位于 EGJ 远心端 2cm 以上,即使癌组织侵犯 EGJ 也按胃癌进行 TNM 分期。

（张祥宏）

第三节 食 管 癌

食管癌是来源于食管黏膜上皮的恶性肿瘤,主要的组织学类型有鳞状细胞癌（鳞癌）和腺癌两种。食管鳞癌的发生具有明显地域分布特点,不同地域肿瘤发生率差异很大,土耳其、伊朗北部、哈萨克斯坦和我国中部及西北部构成的亚洲带食管鳞癌高发区的年均发病率超过 100/10 万,非洲南部和东部、巴西南部、加勒比地区食管鳞癌的发病率也很高。西欧和北美国家食管癌的发病率比较低,且以腺癌为主,白色人种男性罹患食管腺癌的概率比其他人种更高。在世界范围内,食管癌死亡率占癌症死亡的第六位。

一、食管癌的病因和发病

食管癌病因尚不完全清楚,但一般认为食管鳞癌的危险因素包括吸烟、饮酒、饮食中亚硝胺和真菌毒素暴露、营养元素（如维生素 B 族）缺乏、食管黏膜损伤和口腔卫生不良等。HPV 感染在食管鳞癌发生中的可能作用引起国内外学者的关注已有很长时间,但研究结果不尽相同,许多学者认为 HPV 感染是食管鳞癌发生的重要因素。新版 WHO 分类（2019）提出 HPV 感染不太可能是食管鳞癌病因因素。

胃食管反流病（GERD）是食管腺癌发生的重要危险因素,肥胖也是食管腺癌发生的危险因素,肥胖和 GERD 相互作用进一步增加食管腺癌的发生风险。巴雷特（Barrett）食管是食管腺癌的癌前病变,Barrett 食管出现高级别异型增生时食管腺癌的发生率明显增高。吸烟以及饮食中缺乏水果和蔬菜等也是食管腺癌发生的危险因素。有关幽门螺杆菌感染在食管腺癌发生中的可能作用是近年来争议比较多的问题,有人认为,有幽门螺杆菌感染史的病人可以降低食管癌的发生风险。

二、食管癌的病理类型及相关问题

1. **地域及种族因素与组织学类型** 食管癌的组织学类型随地域和种族的不同而不同。鳞癌是食管癌高发区和食管癌高发种族人群的主要组织学类型,我国 95% 以上的食管癌为鳞癌。但在美国、澳大利亚及某些西欧国家,腺癌为食管癌的主要组织学类型,鳞癌相对比较少见。因而,欧美有关食管癌的文献及胃肠道疾病著作中的食管癌一般指腺癌,在阅读文献时应当注意。值得注意的是,近年来,一些亚洲国家（如新加坡）食管腺癌的发生率也有增加趋势。

2. **发生部位与组织学类型** 食管癌的发生部位与其组织学类型密切相关,食管癌在组织学

上有鳞状细胞癌、腺癌、神经内分泌癌等类型。食管鳞癌发生部位以中段最多见，占一半左右，下段次之，上段最少。食管腺癌绝大部分发生于存在Barrett黏膜的食管下三分之一处。食管腺癌多为高中分化腺癌，呈乳头状或管状腺癌结构。偶可见黏液腺癌、低分化腺癌、未分化癌。食管的神经内分泌肿瘤少见，主要发生于食管下三分之一处，主要组织学类型为小细胞神经内分泌癌。发病年龄主要在60~70岁，男性高于女性，预后非常差。食管低级别神经内分泌肿瘤（类癌）极少见。

3. 食管癌的分期 从病理学角度可分为早期和进展期（中晚期）两类。早期癌是局限于黏膜层的食管浸润性癌，无论有无区域淋巴结转移。进展期癌为浸润肌层或更深层次的食管浸润性癌。

WHO肿瘤分类中提出浅表性食管癌的概念，即肿瘤仅局限于黏膜层和黏膜下层，不管有无淋巴结转移。

早期食管癌病变往往比较局限，大体分型多采用日本的分型方法，将早期食管癌分为息肉样、斑块样、隐伏型及扁平型等类型。国内也有文献将早期食管分为平坦、粗糙、疣状或息肉样和溃疡浸润型。有关进展期食管癌的大体分型，国内学术界习惯将进展期食管癌分为髓质型、蕈伞型、溃疡型和缩窄型四种类型。事实上典型的髓质型大体形态很少，采用WHO肿瘤分类中推荐的Ming的大体分型即蕈伞型、溃疡型和浸润型进行分型可能更实用一些。

4. 食管癌的分级 食管鳞状细胞癌传统上按细胞角化情况、核分裂象及细胞核大小等分为高、中、低分化鳞状细胞癌和未分化癌。未分化癌缺乏鳞状细胞或腺上皮细胞分化的组织学特征，呈巢或片状排列，癌细胞仅表达上皮标志物。食管腺癌按腺管结构形成情况分为高、中和低分化三级，食管腺癌主要为高中分化癌。

5. 放化疗后形态学改变 放疗或化疗后鳞状细胞癌在组织学形态上常具有特征性改变，表现为癌细胞的退变坏死、炎症反应及纤维结缔组织增生等。早期的变化可见癌细胞退变。以后，肿瘤细胞几乎完全消失，仅剩纤维组织增生区域，其中可见一些嗜伊红致密包涵体或核碎裂的细胞。围绕角化物可能存在外源性肉芽肿性反应。

复发性癌可能呈未分化癌表现。进展期食管癌术前新辅助放化疗后肿瘤消退情况是重要的预后因素。应当采用临床认可的新辅助放化疗肿瘤组织病理学反应评估体系对治疗后肿瘤反应情况进行评估。目前，国内多采用CAP/NCCN评估系统分为完全反应、中度反应、轻度反应和反应不良四级。

6. 食管癌的扩散、转移和脉管侵犯 食管癌在进展过程中可通过直接浸润而扩散，癌组织穿透食管壁直接侵入邻近组织和器官，受侵犯组织和器官依据癌发生部位不同而不同。除直接浸润外，食管癌常发生淋巴道转移，晚期患者可发生血行转移（常见于肝脏和肺脏）。由于食管癌淋巴结转移情况与食管癌预后密切相关，原国家卫生和计划生育委员会规范要求标准二野或三野清扫且未经新辅助治疗的根治术切除标本淋巴结数目应大于12枚。另外，值得关注的是，鳞状细胞癌侵入食管黏膜下层的癌细胞可通过淋巴管网在管壁内转移，在远离原发灶的黏膜下形成微小转移癌灶，提示肿瘤已经发展为进展期，患者生存时间将缩短。EMR/ESD标本有无淋巴管、血管（静脉）的侵犯是评判是否需要外科治疗的重要因素之一，在此类标本处理时建议通过免疫组织化学CD31和D2-40确定是否有淋巴管、血管浸润，采用EVG染色判断有无静脉侵犯。

三、食管癌的癌前病变

癌前病变是指上皮内出现细胞形态分化异常和组织结构异型性的病变，这种病变以后可能会在不同程度上发展成侵袭性癌。传统病理教科书中一般将癌前病变定义为具有癌变潜在可能性的病变，这些病变长期存在并经演变有可能转变为癌。依据WHO肿瘤分类，所谓癌前病变就是指上皮内瘤变（异型增生）。由于种种原因各国病理界对异型增生与上皮内瘤变名词使用各有偏好，WHO分类中将上皮内瘤变和异型增生定义为同义词，可以根据情况选择使用。

食管癌前病变依据其来源上皮不同，可分为鳞状上皮内瘤变和腺上皮内瘤变（异型增生）两类。

1. 食管鳞状上皮内瘤变/异型增生（squamous intraepithelial neoplasia/dysplasia） 是指食管鳞状上皮出现一定程度的结构和细胞学异型性。

结构异型性主要表现为上皮成熟异常增生的细胞层次增多,排列紊乱,极性消失。而细胞异型性表现为细胞大小不一,形态多样,细胞核增大且浓染,核质比例增大,核分裂象增加,可出现病理性核分裂象。

国内学术界传统上将食管鳞状上皮内瘤变/异型增生称作不典型增生(atypical hyperplasia),根据异型性程度和/或累及范围将其分为轻、中、重度不典型增生三级。轻度者病变累及食管鳞状上皮下部1/3,中度累及下2/3,如果病变累及鳞状上皮2/3以上尚未达到上皮全层,则为重度异型增生。而当病变累及食管鳞状上皮全层,但向下浸润尚未侵破基底膜者称作原位癌(carcinoma in situ, CIS)。

近年来学术界在食管上皮内瘤变分级方面逐渐达成共识,按两级法将食管上皮内瘤变分为低级别和高级别两类。组织结构和细胞异常限于食管鳞状上皮层的下半部分者为低级别上皮内瘤变。细胞和组织结构异常累及上皮层的上半部分,甚至累及上皮全层者为高级别上皮内瘤变,高级别上皮内瘤变细胞异型性比低级别者更为明显。如果细胞具有重度异型性,不管累及范围多大,也是高级别上皮内瘤变。在食管鳞状上皮内瘤变/异型增生的诊断中不再使用轻、中、重三级分级法,也不再使用不典型增生这一诊断名词,同时将原位癌归入高级别上皮内瘤变范畴。

基底细胞增生是食管黏膜常见的病变,常见于食管癌高危人群,表现为基底细胞层增厚,超过整个上皮层的15%。基底细胞增生多是食管炎患者食管黏膜上皮的一种反应性增生,不属于癌前病变,其在食管鳞状细胞癌发生中的意义尚有争议。另外,食管鳞状上皮乳头状瘤也比较常见,内镜下为突向管腔的乳头状肿物,镜下可见许多指状或乳头样突起,被覆增生的鳞状上皮,鳞状上皮下有纤维血管组织轴心。由于部分病例发生与HPV感染有关,临床处理方式是全部切除。食管鳞状上皮乳头状癌不是癌前病变。

2. 食管腺上皮内瘤变/异型增生(glandular intraepithelial neoplasia/dysplasia) 食管腺上皮内瘤变或称作柱状上皮内瘤变/异型增生,是指巴雷特(Barrett)食管上皮内瘤变/异型增生。近年来,食管腺癌癌变的GERD—Barrett食管—食管腺癌序列受到广泛关注。食管腺上皮内瘤变

也分为低级别和高级别两级,其诊断与分级标准与胃黏膜相同。

(张祥宏)

第四节 胃癌研究进展

胃癌是胃黏膜呈腺样分化的一种恶性上皮肿瘤。在世界范围内胃癌是第四常见恶性肿瘤。胃癌的发病率有一定地理分布特征,东亚、南美的安第斯山区及东欧是胃癌高发区,北美、北欧及大部分非洲和东南亚国家的发生率较低。胃癌是我国最常见的恶性肿瘤之一,我国胃癌死亡率位列恶性肿瘤死亡的第3位。胃癌极少发生在30岁以下人群,多发生于40~60岁,男多于女。从胃癌的组织学类型上看,高发区主要为肠型腺癌,弥漫性腺癌在低发地区、国家和年轻人群中更为常见。

应当指出的是,近几十年来,胃癌的发病出现如下变化:一是在世界范围内胃癌的发生率总体上有下降的趋势;二是胃癌发生部位出现变化,远端胃癌明显减少,而贲门及近端胃癌却快速增长,这在年龄小于40岁的病人中特别明显;三是组织学类型的变化,表现为印戒细胞癌发生率增高。国内研究资料表明,我国太行山食管癌胃癌高发区居民胃癌发生部位也出现相似变化,胃近端已经成为胃癌发生的主要部位。

患者表现为上腹部疼痛、食欲减退、胃酸缺乏、贫血及上腹部肿块。

一、胃癌的病因和发病

胃癌的确切病因尚不明确,较公认的危险因素有幽门螺杆菌感染,幽门螺杆菌是胃中的病原菌,是引起慢性胃炎的常见原因,幽门螺杆菌具有遗传异质性,其中Cag阳性和产生空泡细胞毒素Vac A者与胃癌及癌前病变的发生密切相关。此外,EB病毒感染、高龄、男性、不良的饮食习惯(食用腌制、烟熏、霉变的食物)、某些胃病(如慢性萎缩性胃炎、胃黏膜肠上皮化生、恶性贫血、胃息肉、Menetrier病等)、吸烟、胃癌家族史、家族性息肉病等也是胃癌的高危因素。

二、胃癌的病理学研究进展

胃癌主要发生自胃腺颈部和胃小凹底部的

干细胞,传统上一般好发于胃窦部,尤以小弯侧多见。近几十年来,近端胃(包括贲门和胃底)胃癌明显升高,而远端(胃窦部)胃癌发生率呈下降趋势。

1. 胃癌的临床分期 一般将胃癌分为早期胃癌和进展期胃癌。早期胃癌是指病变局限于胃黏膜层或黏膜下层的黏膜内癌或黏膜下癌,无论肿瘤面积大小,是否有淋巴结转移均称为早期胃癌。早期胃癌预后好,术后5年生存率>90%。进展期胃癌即中晚期胃癌,癌组织浸润超过黏膜下层,到达肌层甚至浸润胃壁全层,累及周围软组织。

2. 胃癌的病理类型 胃癌的大体类型根据胃癌临床分期不同分类方法有一定差别,早期胃癌一般与内镜分类相似,分为隆起型(Ⅰ型)、表浅型(Ⅱ型,又可分为Ⅱa——表面隆起型、Ⅱb——平坦型和Ⅱc——表面凹陷型三个亚型)和凹陷型(Ⅲ型)。进展期胃癌的大体分型国内教科书一般分为三型:息肉型或蕈伞型、溃疡型和浸润型(局限或弥漫浸润型),典型的弥漫浸润型胃癌其胃的形状似皮革制成的囊袋,称为皮革样胃。而国外文献中多采用Borrmann分型,将进展期胃癌分为Ⅰ(息肉型)、Ⅱ(蕈伞型)、Ⅲ(溃疡型)和Ⅳ(浸润型)四个类型。国内内镜医师多采用Borrmann分型。

胃癌的组织学分型方法很多,国外文献一般采用的Lauren分型,而国内多采用WHO分型,我国原国家卫生和计划生育委员会组织编写的胃癌诊断规范中建议采用同时Lauren和WHO分型。Lauren分型对评估胃癌的自然史具有非常重要的意义,且简单易行,与WHO分型结合有助于胃癌的精准治疗。

Lauren分型将胃癌分为肠型和弥漫型两种主要类型,前者肿瘤内腺体结构可以辨认,中高分化,典型者背景有肠上皮化生变化,而后者癌细胞常呈小圆形,或呈印戒细胞形态,或呈中断的花边状腺样或网状结构丛,弥漫性浸润胃壁。如果肠型和弥漫型肿瘤成分大致相同称作混合性癌。未分化癌、腺鳞癌、鳞状细胞癌和小细胞癌等不能明确划分为肠型或弥漫型,则归为不确定类。2010年版WHO消化系统肿瘤分类将胃癌组织学分为腺癌、腺鳞癌、癌伴淋巴细胞间质(髓样癌)、肝样腺癌、鳞状细胞癌、未分化癌6大亚型,而把乳头状腺癌、管状腺癌、黏液腺癌、低黏附性癌(包括印戒细胞癌和其他类型)和混合性腺癌列为腺癌下的5个变型。

3. 胃癌的一些特殊的组织学类型

(1)印戒细胞癌:近几十年来,在世界范围内胃癌总体发生率呈下降趋势,但与其他类型的胃癌不同,印戒细胞癌发生率呈上升趋势,在胃癌中的构成比达到8%~30%。从流行病学和发生机制上来看,印戒细胞癌不同于其他类型的胃腺癌,表现为女性多见和发病年龄相对年轻,亚洲人群发生率似比较低,幽门螺杆菌感染不是其危险因素。印戒细胞癌可分为早期胃癌和进展期胃癌两种类型,早期印戒细胞癌部分病例可以内镜下切除,预后比非印戒细胞癌好;而进展期印戒细胞癌预后不良,化疗敏感性低。印戒细胞癌对化疗敏感性差,但有研究提示印戒细胞癌可能与其他类型胃癌化疗敏感性不同,可能对以紫杉醇为基础的化疗方案或抗血管生成治疗更为敏感。

(2)肝样腺癌和产生甲胎蛋白型腺癌:肝样腺癌是WHO分类中列出的一种胃癌亚型,癌细胞大、多角形,胞质嗜酸性或透亮,癌细胞排列呈梁状或巢状,被血窦分割,类似肝细胞性肝癌。癌细胞表达甲胎蛋白(α-fetoprotein,AFP),血清AFP升高。肝样腺癌浸润深,易转移,预后差。除肝样腺癌外,还有一些其他类型的癌也可产生AFP使其血清水平升高,统称为伴有血清AFP升高的胃癌(AFP-producing gastric cancer,APGC)。此类胃癌组织学类型包括肝样腺癌、细胞质透明的管状及乳头状腺癌、卵黄囊瘤样型癌以及腺鳞癌等。APGC易于复发转移。APGC在胃癌中构成比文献报道从3%到15%不等,鉴于其不是罕见类型,胃癌患者术前应当检测AFP水平。

(3)伴有淋巴样间质的胃癌(淋巴上皮样癌、髓样癌):这种癌是特殊类型的胃癌,占所有胃癌的8%~10%。多与EB病毒感染有关,男性多见,发生部位以近端胃为主。肿瘤细胞呈不规则片状或条索样排列,无明显管状结构,间质大量淋巴细胞浸润。预后比普通腺癌好,复发和淋巴结转移率低,5年生存率70%以上。

(4)牵手型腺癌(shaking handstype adenocarcinoma)/爬行型腺癌(crawlin-type adenocarcinoma):

此类型是日本学者首先报道的一种胃癌的少见亚型,其组织学特点为腺体不规则融合,在黏膜层横向扩张。从细胞形态学上,癌细胞异型性低或无明显异型性,有时分化极好,形态类似肠上皮化生细胞;从组织结构上,肿瘤腺体结构扭曲、分支、吻合、扩张,形成流产型腺体或成角、成尖分支状生长的腺体。从发生部位上主要位于胃上 2/3,偶可见印戒细胞。文献中为区分其结构特点,称作牵手型、WHYX 型或爬行型腺癌。此型胃癌由于数量稀少,鉴别诊断困难,其分子分型也不同于现有的 4 种分型。有些人认为是一种低分化腺癌的前期病变。

(5)胃底腺腺癌(主细胞为主型):胃底腺腺癌(主细胞为主型)是胃高分化腺癌的一种罕见亚型,肿瘤细胞形态类似于胃底腺细胞,胃蛋白酶原Ⅰ表达阳性。肿瘤多可见黏膜下浸润,但很少见脉管侵犯。由于其无复发和进展,预后良好,有人认为其为良性病变。

4. 胃癌的扩散与转移 胃癌可以直接扩张生长、转移或经腹膜扩散,其扩散与转移的主要方式包括直接浸润、淋巴转移和血行转移。胃癌的癌细胞侵透胃壁浆膜层,脱落后经腹腔种植转移到大网膜、直肠膀胱陷凹及盆腔器官的腹膜上,形成转移瘤。胃黏液癌种植转移至卵巢,形成转移性黏液癌,称为 Krukenberg 瘤。胃癌的组织学类型与转移方式有关,除淋巴结转移外,肠型胃癌常先通过血行转移到肝,而弥漫型胃癌常先转移至腹膜表面。

5. 临床及国内文献中所谓"早癌"的病理学性质 近年来,内镜下黏膜切除术/内镜下黏膜剥脱术(EMR/ESD)标本被广泛应用于各种胃肠道表浅肿瘤的治疗,治疗效果好,器官损伤小,符合医学发展方向,得到医学界的肯定。"早癌"的内镜治疗已经成为内科临床最流行的说法,国内期刊中大量出现有关胃肠道"早癌"内镜治疗相关的文献。从病理学的角度来看没有"早癌"这一诊断概念。事实上临床及文献中所谓的"早癌",包括了异型增生/上皮内瘤变和早期胃癌(黏膜内癌和局限于黏膜及黏膜下层的癌)。应当认识到所谓"早癌"并不是一个规范严谨的病理学术语,在临床实践及文献中应尽可能避免使用。

三、遗传性弥漫性胃癌

遗传性弥漫性胃癌(hereditary diffuse gastric cancer, HDGC)是一个与家族遗传相关的胃癌类型,以胃弥漫性印戒细胞癌和乳腺小叶癌为特征的常染色体显性的癌易感综合征。该综合征的遗传基础是 E-cadherin(*CDH1*)基因胚系突变。HDGC 确切发病率尚不清楚。临床上有症状的弥漫性胃癌往往已经处于晚期,发病年龄常差异很大,14~85 岁,而无症状基因突变携带者最大为 75 岁。由于病灶很小且位于正常黏膜下,胃镜发现无症状 *CDH1* 突变携带者的隐匿病灶是很困难的。在普通内镜下病灶表现为肉眼可见的灰白区域,色素荧光内镜可以提高对 T1a 期病灶的发现能力,通过增加活检块数亦可以提高活检阳性率。

1. 病理改变 无症状 *CDH1* 突变携带者的胃,肉眼检查和触摸几乎都正常,切面显示几乎正常的黏膜增厚,不形成肉眼肿块。在福尔马林中浸泡过后,通过仔细观察可能会发现一些对应着黏膜内印戒细胞癌的白斑。晚期常表现为皮革样胃,且病变累及全胃。在 *CDH1* 突变携带者中,早期 HDGC 以多灶浸润的弥漫性印戒细胞癌和无淋巴结转移为特征。肿瘤细胞呈由下而上逐渐分化过程,即肿瘤细胞在下面时较小,而靠近表面黏膜时通常增大。癌灶大小和数目在同一家族内或不同家族间均存在很大差异,从 1 个到数百个不等。从贲门到幽门前区都可以发生,所有部位胃黏膜均可累及,所以病理检查手术标本须确保包括近端的完整的环状食管鳞状上皮黏膜和远端十二指肠黏膜。最大的或最密集的病灶多位于远端胃和胃体胃窦移行区。胃黏膜背景包括轻度慢性胃炎,有时候可表现出淋巴细胞性胃炎的特点,偶尔在周边萎缩的腺体间可见炎性肉芽反应。小凹上皮增生、表面上皮簇状增生以及局灶球形异型现象也常可见到,某些区域表面上皮空泡化可以很明显。另外,糜烂和囊肿在无肿瘤的黏膜中也能见到。

2. 免疫表型 癌细胞包括无症状 *CDH1* 基因突变携带者发生的弥漫性印戒细胞癌 E-cadherin 抗体阴性或弱阳性,临床上诊断 HDGC 的病例,需行基因检测,*CDH1* 基因位于第 16 对染色体的长臂(16q22.1),共包含 16 个外显子,其转录产物为一条 4.5×10^4 的 mRNA,它编码 E-cadherin,*CDH1* 突变检出率约 30%~40%。HDGC 家族女性乳腺癌大多数是小叶癌,其发病率在 HDGC 家族中明显增加,这些家族的女性 80 岁时乳腺小叶癌累积危险性是 60%。

3. 治疗和预后 *CDH1* 生殖细胞突变携带者的胃癌累积风险超过 80%,乳腺小叶癌的累积风险为 60%,具 *CDH1* 突变的年龄大于 20 岁的高危家族成员适合全胃切除。活检阳性者无论年龄大小均建议行全胃切除。孕妇可以在胎儿足月后再行预防性全胃切除。如果 HDGC 患者的癌灶局限于胃黏膜,那么全胃切除的预后是非常好的。对 HDGC 的诊断,可以给携带 *CDH1* 突变的但还未发病的家族成员提早进行基因检测和预防性手术,同时也需要加强对乳腺小叶癌的检查。

四、胃癌的癌前病变

传统《病理学》教科书通常将慢性萎缩性胃炎、肠上皮化生和胃溃疡等与胃黏膜异型增生一起列入胃癌的癌前病变,认为慢性胃炎,特别是幽门螺杆菌引起的慢性胃炎,病变进展可发展为慢性萎缩性胃炎,出现肠上皮化生,从而启动一系列变化并可能导致癌变,特别是肠型胃癌。但从严格意义上讲,慢性萎缩性胃炎不是癌前病变。肠上皮化生与胃癌发生的关系也很难确定,有人认为不完全肠上皮化生的程度、范围和进展为癌的危险呈正相关,但也有人认为肠上皮化生就是一种癌旁病变(paracancerous lesion)。近来,有研究发现低危人群胃黏膜肠上皮化生患者发生胃癌的概率很小,内镜活检随访没有临床获益。

胃癌癌前病变即胃黏膜上皮的异型增生/上皮内瘤变。根据病变程度,将异型增生/上皮内瘤变分为低级别和高级别两种。低级别上皮内瘤变指黏膜内腺体结构及细胞学形态呈轻度异型性,与周围正常腺体比较,腺体排列密集,腺管细胞出现假复层,无或有极少黏液,细胞核染色浓重,出现核分裂象。高级别上皮内瘤变则表现为黏膜内腺体结构及细胞学形态呈重度异型性,与周围正常腺体比较,腺管密集,腺管细胞排列和极性显著紊乱,在低级别上皮内瘤变的基础上进一步出现共壁甚至筛状结构,缺乏黏液分泌,核

分裂象活跃,可见灶状坏死,但无间质浸润。从病理诊断角度,病变累及小凹全长,包括表面上皮(即表面上皮不成熟)是异型增生/上皮内瘤变诊断的重要依据。而细胞核的异型性和位置是除结构变化外,异型增生/上皮内瘤变分级的重要依据。近年来,有学者提出了隐窝型异型增生(crypt dysplasia)、隐窝基底异型增生(basal crypt dysplasia)等概念,但其临床意义尚不明了。

胃腺瘤是来源于胃黏膜的良性肿瘤,有管状、绒毛状及幽门腺等多种类型,病变性质属于异型增生/上皮内瘤变的范畴。

值得关注的是,由于地域限制、文化背景等多方面因素,中国及欧美学者和日本学者对高级别异型增生和黏膜内癌的诊断标准存在较大差异,前者对黏膜内癌的定义为侵袭到固有膜的癌,固有膜内可见单个浸润的肿瘤细胞,较上皮内瘤变,具有更加明显的结构及细胞的异型性。而日本学者采用"非浸润性癌"(noninvasive carcinoma)这一术语,即结构和细胞学特征具有癌的特点,无论是否侵犯黏膜固有层均称作癌。因此,部分国内和欧美学者诊断为高级别异型增生病例日本学者会诊断为癌,此点在阅读文献时应当特别注意。

五、胃癌的分子分型与靶向治疗

胃癌的发生发展是一系列多步骤的过程,多种癌基因和抑癌基因在胃癌的发生发展中发挥着重要作用。TCGA(The Cancer Genome Atlas,癌症基因组图谱)基于基因组学、表观遗传学和转录组学综合分析结果将胃癌分为 4 种分子类型,即:①EB 病毒感染胃癌,常见 DNA 甲基化、*PIK3CA* 突变,PD-L1 扩增;②微卫星不稳定性胃癌,其特征是 DNA 错配修复(MMR)基因沉默,突变率增高;③染色体不稳定性胃癌,表现为明显的 DNA 异倍体,受体酪氨酸激酶扩增(包括 HER2、EGFR、MET、ERBB3 等)和 *TP53* 突变;④基因组稳定性胃癌,组织学类型以弥漫型为主,出现 *RHOA* 突变,*RHO* 基因家族异位。

研究表明约 7%~34% 胃癌和食管胃交界腺癌中存在 HER2 过表达。近年来,随着分子靶向治疗的进展,针对 *HER2* 基因的分子靶向治疗已经成为进展期胃癌和食管胃交界腺癌患者重要的临床治疗方案。因此,胃癌分子靶向治疗靶分子

HER2的检测需求日益增多,HER2的检查方法以免疫组织化学和FISH方法为主,其中FISH被认为是HER2检测的金标准。值得注意的是,食管胃交界腺癌和胃癌中HER2扩增有明显的异质性,评定标准与乳腺癌有所不同。

(张祥宏)

第五节　结直肠癌研究进展

结直肠癌(colorectal cancer, CRC)是最常见的恶性肿瘤之一,随着人们生活条件改善和生活方式及饮食习惯的改变,结直肠癌发病率在逐年上升,死亡率在恶性肿瘤中位居第3位。结直肠癌的发生发展是一个复杂的多因素作用的过程,与不良生活方式、环境因素、遗传易感因素、慢性炎症性肠病等密切相关。

一、结直肠癌的流行病学

(一)结直肠癌发病特点

结直肠癌在不同地区、种族发病率不同。结直肠癌流行病学调查资料显示,其发病呈现明显的地区分布差异,即在北美、西欧、澳大利亚等经济发达地区高发,而在经济不发达地区发病率相对较低,如亚洲、非洲等的大部分地区为结直肠癌低发地区。在我国,长江中下游及东南沿海的浙江、江苏、上海、福建、广东等地区结直肠癌发病率及病死率较内陆各省明显增高。最新数据显示,全球一年要新增120万例结直肠癌病人,而在我国发病率出现了更明显的上升趋势,每年发病递增速度接近世界平均数的2倍。在所有癌症的发病率中,结直肠癌发病率上升最快,由10年前的第5位上升到第2位,死亡率在10年间从第5位升到第3位,均高于国际平均水平,接近欧美等发达国家。全国癌症登记结果显示,我国结直肠癌发病率由2003年的25/10万上升到2008年的31/10万。广州居民结直肠癌发病率突破45/10万,在全国31个肿瘤登记点中发病率位居第一。

近年来的流行病学研究显示,结直肠癌的人种差异并不显著,这是由于除种族的遗传因素外,饮食习惯与生活方式等是结直肠癌的重要诱因。

(二)结直肠癌流行病学因素和高危因素

1. 生活方式　研究表明,高体重指数[体重(kg)/身高(m)^2]为结直肠癌的危险因素,肥胖的程度和结直肠癌有直接关系,越是肥胖,患癌概率越高。体力活动则是结直肠癌的保护因素。适度的体力劳动可促进有效肠蠕动,减少肠黏膜与粪便中致癌物的接触。

2. 饮食因素　饮食与营养习惯是结直肠癌起决定性作用的重要因素,流行病学研究表明,结直肠癌的病因中,饮食、环境因素的重要性大于遗传、种族等因素。

(1)高脂、高蛋白饮食:结直肠癌与高脂、高蛋白饮食的发生呈正相关,摄入量越多,结直肠癌发生危险性越高。其促癌机制为:①改变结肠黏膜细胞形态及动力学特点,在促进正常结肠细胞增生的同时也促进癌细胞增生;②DNA损伤直接干扰DNA代谢;③提高结肠黏膜细胞鸟氨酸脱羧酶活性;④抑制肠黏膜固有层淋巴细胞增生,减弱肠道免疫功能。研究表明,腊肠、腌肉、高温烧烤和油炸食品与结直肠癌发病有重要联系,这可能与腌制食品中含致癌的亚硝胺类化合物和高蛋白食物经高温或油炸后产生的有明显致突变作用的热裂解产物——杂环胺类有关。

(2)膳食纤维:纤维的保护作用是由于纤维素有吸收水分、增加粪便量、稀释肠内致癌物浓度的作用,纤维素还可使肠蠕动加快,缩短粪便通过大肠的时间。因此,增加膳食纤维的摄入可降低患结直肠癌的风险。

(3)微量元素和维生素:维生素等是维持机体生命活动所必需的微量营养素。研究表明,以适量、适宜的比例摄入维生素和其他营养素能减少结直肠癌的发生。其中维生素A、C、D、E,β胡萝卜素,叶酸和钙等是预防结直肠癌的有益因素。

1)维生素A:维生素A和视黄酸有抗人类结肠癌的作用,其可能机制为:①维生素A有抑制上皮细胞分化的作用;②维生素A具有使已向癌细胞分化的细胞恢复正常的作用;③维生素A可调节细胞的分化、增殖、凋亡及抗氧化功能。

2)维生素D:1,25-(OH)$_2$D$_3$通过调节基因转录,调节细胞的分化、增殖和生长,抑制肿瘤的增殖。

3)其他维生素:维生素C、E等抗氧化性维生素具有拮抗结直肠肿瘤发生的作用,其可能机制是可以清除和阻止某些致癌物的形成，并可通过影响能量代谢，直接抑制癌细胞的生长。研究证明，结肠腺瘤患者结肠黏膜组织中的维生素 C、E 等浓度远低于正常人结肠黏膜组织中的浓度，表明结肠癌患者体内有较高的自由基活性。

4）钙：钙可与肠道中的胆酸、脂肪酸结合，成为不可吸收的钙盐，从而减少致癌的机会。动物实验证实，高钙饮食可以有效预防致癌剂诱导的小鼠结直肠癌的发生。

5）硒：血中硒浓度低者，其结直肠癌的发生率为血中硒浓度高者的 5 倍。结直肠癌病人的血液和头发中，硒的含量也较正常人低。研究发现，饮用加氯处理后的自来水，可能会增加结直肠癌的罹患率，因为水中加氯会干扰硒元素的吸收。

3. 遗传因素　研究发现，结肠癌具有家族聚集现象，有家族遗传危险性的患者发生结直肠癌的危险率是普通人群的 4~5 倍。遗传性结直肠癌有两种主要形式：家族性腺瘤性息肉病（familial adenomatous polyposis，FAP）和遗传性非息肉病性结直肠癌（hereditary nonpolyposis colorectal cancer，HNPCC）。这些疾病均具有特定的基因型，其中以 HNPCC 为多见，占结直肠癌的 5%~15%。

4. 慢性炎症及腺瘤　肠道疾病如溃疡性结肠炎、克罗恩病及腺瘤等与结直肠癌的发生也有较为密切的关系。腺瘤是由腺上皮发生的良性肿瘤，其上皮具有一定的异型性，存在较大的癌变危险。腺瘤的大小与癌变率呈正相关，腺瘤直径小于 1cm 者癌变率为 0.3%~1.3%，大于 1cm 而小于 2cm 者癌变率为 3.6%~9.5%；大于 2cm 者癌变率

为 6.8%~46%。炎症性肠病患者结直肠癌的发生率为正常人近 10 倍，炎症性肠病从发病到发展为癌平均需 17 年，有报道显示，溃疡性结肠炎病程在 10 年内的癌变率小于 1%，而超过 30 年以上，癌变率上升为 15%~20%。

5. 精神、心理和社会因素　随着医学模式的转变，心理社会因素对恶性肿瘤的影响，逐渐受到人们的关注。长期精神压抑、不能自我调节、紧张及焦虑等不良情绪会引起儿茶酚胺类激素分泌增加，造成胃肠蠕动减慢，使得致癌物质被吸收增加而导致结肠癌。

二、结直肠癌的基础研究

（一）发生机制

1. 结直肠癌癌变的分子途径　肿瘤的发生和发展是一个多步骤、多阶段的复杂过程，每一阶段都受多种基因、蛋白质的调控。但是，在分子遗传学水平，目前尚未发现一个单独的、直接负责肿瘤发生和发展的基因。目前认为，除遗传性结直肠癌外，从息肉到散发性结直肠癌过程中有几种重要的分子机制，分别是染色体不稳定性（chromosomal instability，CIN）、微卫星不稳定性（microsatellite instability，MSI）及表观遗传学（epigenetics）变化等（图 12-1）。

（1）染色体不稳定性：大部分结直肠癌是通过 CIN 途径发生的，此途径多表现为染色体数目广泛失调及杂合性丢失。

散发性结肠癌的发生是细胞中多个体细胞基因突变的累积效应：①结直肠癌的发生是癌基因（如 *ras*、*c-myc*、*c-erbB2* 等）激活突变或肿瘤抑制基因（如 *p53*、*APC* 等）失活突变的结果；②单个

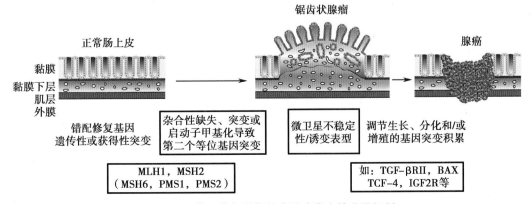

图 12-1　错配修复引起结直肠癌发生的分子机制

细胞至少需 45 个基因的体细胞突变才能发展到癌；③在决定肿瘤生物学行为上，多种基因突变的累积作用比突变的序列意义更大。

癌基因：结直肠癌的癌基因种类繁多，如 *c-erbB2*、*ras*、*myc*、*Myb*、*Pokemon*、*c-met*、*SNC6*（*U17714*）、*SNCl9*（*U20428*）、*cyclin D1*、*Fas-Fasl*、*MDM2* 等，它们的激活和突变与结直肠癌的发生发展密切相关。癌基因 *ras* 位于 12 号染色体，编码一种结合蛋白，通过传递细胞外的生长信号到细胞核来调节细胞的信号转导。该基因通过翻译后修饰，即法尼基化（frnesylation）来激活。在散发性结直肠癌以及大的结直肠息肉中，有 50% 能检测到 *ras* 基因突变。持续激活的 *ras* 基因导致细胞获得持续过久的生长信号刺激，而这正是癌发生的基础。癌基因 *src* 编码一种转化蛋白，能够修饰细胞骨架结构。

抑癌基因：常见的结直肠癌的抑癌基因有：*p53*、*APC*、*MCC*、*DCC*、*p16*、*p21*^{WAF1}、*β-catenin*、*PTEN*、*Netrin-1*、*UNC5C* 等，它们的突变在结直肠癌发生发展中也发挥着重要的作用。肿瘤抑制基因结肠腺瘤样息肉病（adenomatous polyposis coli, APC）基因作为结直肠癌的"看门基因（gatekeeper）"，负责结直肠上皮细胞的自稳定，成为结直肠癌发生的限速因子。*APC* 基因、*β-catenin* 基因的突变均可导致胞质 β-catenin 水平上升，通过与 Tcf4 的结合而影响核内下游靶基因的转录，最终导致结直肠癌发生。*APC* 基因突变是散发性结直肠癌发生的早期事件，同时 *APC* 基因又与家族性结肠癌的发生有关。在肿瘤抑制基因中，*p53* 突变最常发生，75% 的散发性结直肠癌中存在 *p53* 基因失活。检测 *p53* 基因对结直肠癌患者的预后有重要意义。结直肠癌丢失基因（deleted in colorectal carcinoma, DCC）是重要的肿瘤抑制基因，与细胞黏附因子受体有关，在肿瘤的发生、发展中起重要作用，约 70% 结直肠癌患者存在 18 号染色体长臂的 *DCC* 基因突变。

在染色体不稳定性肿瘤中观察到典型核型畸形与一组特殊肿瘤抑制基因和癌基因特征突变的累积同时存在，是结直肠癌发生、发展的关键途径。1990 年 Fearon 和 Vogelstein 提出的 *APC*、*MCC* 基因突变、*MMR* 基因失活、*K-ras* 基因突变、抑癌基因 DCC 缺失、抑癌基因 *p53* 的突变与缺失等系列改变的分子遗传学模式是结直肠癌发生的经典模式。

（2）微卫星不稳定性：错配修复（mismatch repair, MMR）基因对结直肠癌发生也起着重要作用。MMR 基因（*hMSH2*、*hMSH3*、*hMSH6*、*hMLH1*、*hPMS1*、*hPMS2*）被认为是"看护基因（caretaker）"，负责基因组的稳定性；该系统基因突变即可导致所有基因包括 *APC* 基因的突变率增高，最终导致直肠癌发生。这些基因的突变所导致的微卫星序列改变被称作微卫星不稳定性，MSI 是由于 DNA 错配修复缺失引起的高突变表型。除 HNPCC 外，10%~20% 的散发性结肠癌中也存在 MSI 现象。

（3）表观遗传学变化：在结直肠癌发生的早期，其发生不仅仅与遗传的改变有关，还与表观遗传学变化密切相关。表观遗传学主要指基因序列不发生改变，而基因表达却发生了可遗传的变化。表观遗传学主要影响细胞生长，在基因、环境与疾病的关系之间起着至关重要的作用。结直肠癌的表观遗传学改变主要包括基因组 DNA 甲基化、组蛋白转录后修饰、染色质重塑（chromatin remodeling）以及非编码 RNA 的调控。

约有一半人类基因组的基因启动子嵌入被称为 CpG 岛的胞嘧啶-鸟嘌呤残基簇中，这个区的胞嘧啶是通过 DNA 甲基转移酶发生甲基化。在结直肠癌中发现出现 DNA 甲基化异常的基因主要有 DNA 错配修复基因 *hMLH1*、*hMSH2*、*p14*、*p16* 和 *E-cadherin* 等。有研究表明，MSI 相关散发性结直肠癌的形成过程常涉及 CpG 岛甲基化。这些基因甲基化可导致相应基因表达减少或完全丢失，使其不能正常地发挥其生理功能，导致 MSI 结直肠癌的发生。

结直肠癌另一个重要的表观遗传学改变是组蛋白的共价修饰，包括乙酰化、甲基化、磷酸化和泛素化。研究表明，癌基因 *ras* 途径影响组蛋白共价修饰，从而调节靶基因（如 cyclin D1、E-cadherin 等）的表达，同时去组蛋白修饰的酶亦是调节细胞增殖的关键。有研究指出 PRL-3-JMJD1/2B-组蛋白 H3K9 甲基化明显影响结直肠癌的发生和发展。

染色质重塑指染色质位置和结构的变化。这个过程不涉及组蛋白的化学改变，而是能量（ATP

酶）依赖的过程,决定着组蛋白和 DNA 之间的联系。染色质重塑对基因调控有着重要的作用,研究表明,BRG1 和 SNF5/INI1 染色质重塑复合物在人类结肠癌细胞系中具有肿瘤抑制活性;大约 10% 的结直肠癌中检测到 ARID1A 的染色质重塑的变化。

对结直肠癌组织和正常组织之间 miRNA 表达谱的比较研究发现,大部分 miRNA 的表达在结直肠癌中存在广泛的改变。如:调节细胞周期的 miRNA-124a 与 CpG 岛的高甲基化以及压缩性的染色质结构有关。TP53 信号途径的 miRNA-34b、miRNA-34c 的启动子区 CpG 岛亦存在较高频率的过度甲基化。

（4）其他修饰基因（modifier gene）:除了上述基因外,许多其他基因也在结直肠癌的发生中起重要作用。COX-2 是 COX（环氧合酶）家族的 2 个成员之一,虽然 COX-1 是细胞的组成成分,但 COX-2 则是由结肠癌细胞诱导产生的,且可能与细胞的凋亡有关。过氧化物酶体增殖物激活受体（PPAR）也与结肠癌的发生有关,PPAR 作为转录因子,是核受体家族,可能与 APC 基因相关,并且参与 COX 作用途径。

2. 肿瘤干细胞（cancer stem cell,CSC） 肿瘤干细胞是肿瘤组织中一小部分具备导致肿瘤发生发展以及复发潜能的细胞,这些细胞被认为是肿瘤发生的根源。肿瘤干细胞以其自我更新、保证自身长时间的存活、保持在不对称分裂中产生各种分化细胞的能力为特征。尽管证据还不完整,但已证实 CSC 在大多数肿瘤中是一个重要的组成部分。

实体瘤中 CSC 的起源还未被证实,但在一些肿瘤中,正常组织干细胞可以作为肿瘤细胞的起源,通过致癌性转变产生 CSC;在其他一些肿瘤中,部分分化过度-扩增细胞（又称之为祖细胞）,可能在经历最初致癌性转化后产生干细胞样特征。一旦原发瘤形成,就会像正常细胞一样,可以自我更新并产生更多分化的子代细胞,在肿瘤性 CSC 中,这些子代细胞可以形成更大的肿瘤团块。

正常胃肠道包括 10^7 个腺窝,每个腺窝中有少量的正常干细胞。这些干细胞被保护在腺窝底部的干细胞巢中,缓慢而不对称地分裂,产生一些转变-扩增细胞并向腺窝上方迁移、扩散,并且逐渐分化。曾有研究提出 APC 的首次突变在肠道干细胞,产生突变的干细胞以后,其他干细胞巢逐渐被 APC 突变细胞所占据,称为单克隆转换。一旦第二次 APC 等位基因丢失出现,细胞巢演替再次发生,腺窝中均为 APC 基因突变细胞,形成单腺窝腺瘤。随后的抑癌基因,如 K-ras、p53 等突变积累,导致肿瘤发生。

越来越多的证据表明,各种肿瘤中具有 CSC 特征的细胞更易对一般的化疗产生耐药性。它们的存在有助于解释人类实体瘤通过放射和各种形式的化疗被成功清除后,却几乎都不可避免地复发这一现象。因此,CSC 可能代表双重危险,一方面它们耐受杀伤,同时一旦治疗停止又会赋予肿瘤细胞复发的能力。

3. 慢性炎症与结直肠癌 慢性炎症是结直肠癌发生的高危因素,如溃疡性结肠炎（ulcerative colitis,UC）就是明确的癌前病变。世界胃肠病学组织（WGO）2010 年炎症性肠病诊疗指南指出,UC 病程 8 年以上者患结肠癌的风险将显著增加。炎症与结直肠癌关系的研究是近年来全球研究的一个热点,目前认为,可能是长期的炎症刺激通过氧化应激损伤引起细胞增殖调控的相关基因突变和表观遗传改变、胃肠道微生态与免疫反应异常以及细胞因子的参与等,最终导致结肠上皮细胞增殖和转运加速,进而发生异型增生和癌变。有研究显示,IL-6 和 TNF-α 等细胞因子的释放能够促进肿瘤生长,而 TGF-β 和 IL-10 等免疫抑制细胞因子的低表达则可以加速这一过程。

（二）结直肠癌的侵袭和转移机制

肿瘤转移意味着病情恶化,它是影响肿瘤患者生存期的首要因素。结直肠癌的侵袭和转移的机制十分复杂,涉及癌细胞和宿主两方面一系列、多步骤的复杂过程。

1. 结直肠癌转移过程 肿瘤转移大概分为以下几个过程:①原发肿瘤细胞的增殖;②黏附分子介导癌细胞与细胞外基质（extracellular matrix,ECM）黏附;③癌细胞释放多种蛋白水解酶水解胞外基质、基膜（basement membrane,BM）;④癌细胞通过分泌水解酶破坏组织间隙向局部浸润或经血管和淋巴管向远处转移;⑤肿瘤组织新生微血管形成;⑥癌细胞逃避免疫系统的攻击而在新的微环境中生长、增殖。

（1）癌细胞与周围细胞及组织的黏附：黏附分子是一类介导细胞与细胞间、细胞与基质间黏附的糖蛋白，它们参与细胞间识别、黏附、信号转导、细胞迁移定位等方面的功能，与肿瘤的侵袭转移密切相关。肿瘤细胞侵袭转移首先必须从黏附的原发灶脱离，再借助黏附作用逐步迁移，在连续黏附与脱黏附过程中获得移动的能力。目前发现上皮钙黏着蛋白（E-cadherin）、整合素家族（integrin family）、选择素家族、免疫球蛋白基因超家族等参与了结直肠癌细胞侵袭转移。E-cadherin 介导同类肿瘤细胞间紧密黏附，抑制细胞脱离原发灶进入淋巴管或血管。细胞黏附调节剂（cell adhesion regulator, CAR）是整合素家族的重要调节分子，其表达水平与结直肠癌的恶性程度、侵袭、转移有关。细胞黏附分子（cell adhesion molecule, CAM）是免疫球蛋白基因超家族的一员，癌细胞 CAM 的异常表达促进癌细胞的离散、游走。研究发现，在结直肠癌发病早期即可检测到低水平的 CAM，而 CAM 的高表达则与结直肠癌晚期转移显著相关。

（2）水解酶对细胞外基质的降解：在肿瘤侵袭转移过程中，肿瘤细胞能分泌多种蛋白水解酶，降解由 ECM 和 BM 组成的组织屏障，从而利于癌细胞迁移。目前了解的几种破坏基质的酶有：金属蛋白酶类（明胶酶、胶原酶），组织蛋白酶 B、D、L，天冬氨酸蛋白酶，丝氨酸蛋白酶（纤溶酶原激活物及纤溶酶）等。其中与肿瘤转移关系最密切的是尿激酶型纤溶酶原激活物（urokinase-type plasminogen activator, uPA）及其受体（uPAR）。uPA 是一种特异性丝氨酸蛋白水解酶，它可以激活纤溶酶原成为纤溶酶，后者可催化一系列的蛋白质降解，包括纤维蛋白、纤维粘连蛋白、层粘连蛋白等，还可直接或间接激活基质金属蛋白酶。有研究发现 uPAR 与血管内皮生长因子（VEGF）对肿瘤的侵袭、转移具有协同作用。

（3）癌细胞的运动迁移：癌细胞的运动能力影响其侵袭和发生远处转移，其中运动因子起着重要作用。运动因子一方面趋化、活化免疫细胞或抑制血管增生而起抗肿瘤作用；另一方面则通过刺激癌细胞生长，增加癌细胞运动、趋化能力等直接作用，或通过促进血管增生、细胞外基质破坏

的间接作用来促进肿瘤生长、转移。目前发现的运动因子有 20 多种，按其功能可分为 3 类：①刺激癌细胞运动和侵袭的因子：包括运动刺激因子、单核细胞系的分散因子、神经胶质细胞来源的运动因子和自分泌运动因子等；②刺激癌细胞生长和运动的因子：包括肝细胞生长因子、表皮生长因子（EGF）、IL-1、IL-3、IL-6 等；③促进运动但抑制生长的因子：包括转化生长因子和干扰素等。

（4）肿瘤新生血管的形成：肿瘤生长和转移是一个依赖血管生成的过程，肿瘤长到 2~3mm 时便有新生血管长入。肿瘤血管形成是由肿瘤细胞和肿瘤浸润炎症细胞产生的促血管形成因子所诱导的。已知有多种生长因子参与诱导肿瘤新生血管形成，如表皮生长因子/转运生长因子（epidermal growth factor/transport growth factor, EGF/TGF）、血小板源性生长因子（platelet-derived growth factor, PDGF）、碱性成纤维细胞生长因子（basic fibroblast growth factor, bFGF）、VEGF 等 10 多种，以 VEGF 最具代表性。VEGF 是一种促内皮细胞有丝分裂原，通过自分泌或旁分泌与内皮细胞上的相应受体（VEGFR）结合，促进内皮细胞分化、增殖、迁移，增加毛细血管通透性，从而刺激肿瘤新生血管的生成。新生血管越多，癌细胞进入循环发生转移的机会越大，而且血管形成本身就具有侵袭性。研究表明，肿瘤组织中 VEGF 含量和微血管密度（microvessel density, MVD）已成为判断结直肠癌转移和预后的两个重要指标。

（5）癌细胞的免疫逃逸：肿瘤侵袭转移的一个重要因素在于癌细胞能够逃逸免疫系统的杀伤而得以幸存。癌细胞免疫逃逸的机制主要有两方面：①癌细胞免疫原性低，并具有抗原调变能力；癌细胞组织相容性抗原（histocompatibility antigen）分子表达异常；癌细胞缺乏共刺激分子的表达，缺乏 T 细胞活化的第二信号系统，使 T 细胞对肿瘤抗原不能识别；②宿主的抗原提呈细胞（antigen-presenting cell, APC），如树突状细胞（dendritic cell, DC）功能缺陷，使其无法有效提呈肿瘤抗原、激活 T 细胞识别和杀伤肿瘤细胞。有研究表明，肿瘤细胞表面的 MHC 分子明显减弱，而转移瘤细胞则更弱或消失。结直肠癌 HLA-I 类分子等位基因 *HLA-A2* 缺失可导致癌细胞逃逸 CTL 细胞和 NK 细胞的杀伤。Fas 及其配体

（FasL）系统所介导的细胞凋亡过程在免疫逃逸中也起着重要作用，癌细胞表达的FasL与CTL表面的Fas作用可导致CTL细胞凋亡，而多种癌细胞均表达高水平的FasL。研究表明，FasL阳性的肿瘤细胞更易发生转移，原因可能在于Fas阴性的肿瘤细胞转移后更易受到已致敏的T淋巴细胞的攻击，而FasL表达阳性的肿瘤细胞则可逃逸淋巴细胞的攻击，形成转移灶。另外，某些黏附分子的表达缺陷，会促使癌细胞快速扩散，不能及时、有效地被宿主免疫细胞捕捉杀伤也是癌细胞免疫逃逸的机制之一。

（6）肿瘤微环境：肿瘤微环境是在肿瘤生长过程中，由肿瘤细胞、基质细胞（包括成纤维细胞、脂肪细胞、平滑肌细胞、免疫和炎症细胞，以及血管内皮细胞等）和细胞外基质等共同构成的局部稳态环境，为肿瘤的发生、发展、侵袭、转移提供了必要的物质基础（图12-2）。研究表明，肿瘤细胞可以通过自分泌和旁分泌的方式改变和维持自身生存、发展的条件，促进肿瘤的生长、发展；全身和局部组织亦可通过代谢、分泌、结构和功能的改变，限制和影响肿瘤的发生与发展。肿瘤与环境，两者既是相互依存、相互促进，又是相互拮抗、相互斗争的，它是现代肿瘤生物学的一个关键和核心的问题。

近年的研究发现，肿瘤微环境中的基质细胞对肿瘤侵袭和转移的形成起着重要的促进作用。首先，基质细胞可以通过产生趋化因子、生长因子以及基质降解酶等促进血管生成和基底膜破坏，增强肿瘤的侵袭能力；此外，在肿瘤的转移过程中，宿主骨髓来源的相关细胞向肿瘤原发部位和预转移部位定向流动。这些细胞一部分留在原发瘤中，在肿瘤微环境中发育为相关基质细胞，促进肿瘤细胞的增殖和侵袭；另一部分在远处预转移部位形成特殊的肿瘤预转移微环境，为肿瘤细胞的定向转移提供适宜存活和增殖的微环境，当肿瘤微环境中的间质细胞被肿瘤细胞转化（transformation）时，主要通过诱生新生血管、抑制免疫反应和孕育肿瘤干细胞而促进肿瘤的发生和发展。由于肿瘤微环境对肿瘤的重要支持和促进作用，改变肿瘤微环境，寻找阻止肿瘤细胞活性的抗肿瘤方法可能是未来肿瘤治疗的方向之一。

（7）上皮间质转化（EMT）与肿瘤侵袭和转移：EMT是肿瘤进展中的一个重要过程，在结直肠癌转移中具有重要作用，研究发现尽管基底膜蛋白在肿瘤组织块中大部分区域仍有表达，但在肿瘤的侵袭性前缘却通常存在基底膜丢失的现象，这种丢失不仅与蛋白水解作用相关，而且与其合成的下调相关。这种基底膜表达的一过性丢失与EMT样分化丢失相关，其关键的转录调控因子Snail、Slug、Twist和ZEB1/2不仅在肿瘤

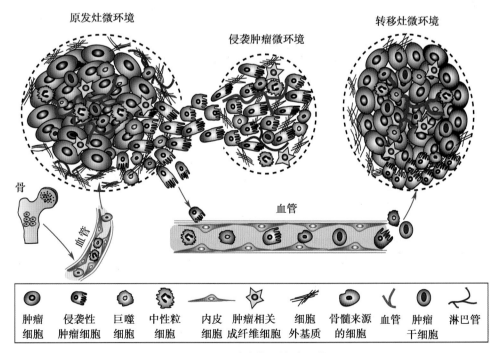

图12-2 肿瘤微环境的组成

组织的侵袭性前缘中呈过表达状态,而且还通过抑制抑癌基因 *Lgl2*,促进结直肠癌等多种肿瘤的转移。此外,Snail 转录因子家族的 *Slug* 基因通过抑制 E-cadherin 等多种黏附分子在 EMT 的调控中发挥重要的作用,凡是 *Slug* 表达阳性并且伴有 E-cadherin 表达降低的结直肠癌患者,均预后不佳。

2. 肿瘤转移的模式 认识肿瘤演进模式具有重要的意义,可以指导临床前的研究,并帮助设计临床治疗方案。目前关于肿瘤转移模式的假说主要有两种。

(1)晚期转移模式:即克隆进化转移模式。此模型的主要观点是正常细胞、潜在肿瘤细胞和肿瘤细胞是一个渐进的进化过程,通过自然选择逐渐演变,转移是肿瘤进展的最终阶段,少部分细胞最终具备了完全的转移能力,转移低效率的原因主要是仅有少数细胞具备完全转移能力。目前临床上应用的如根据原发肿瘤分子生物学性质预测散播肿瘤细胞对治疗的反应、肿瘤的 TNM 分期等都是以此模式为理论根据。由于转移灶与原发灶肿瘤细胞基因谱相似,因此临床对原发灶的治疗同样适用于转移灶。

(2)早期转移模式:即平行进化转移模式。该模型的主要观点是肿瘤细胞在肿瘤演进的早期阶段,由于癌基因或肿瘤相关通路(如结直肠癌中 Wnt 信号通路)的激活,使得一部分肿瘤细胞早期就脱离原发灶,并在新的部位发生明显的基因谱变化,最终演进出有转移能力的克隆。由于原发灶与转移灶肿瘤细胞基因表达谱不同,因此靶向原发灶肿瘤的治疗对转移灶无效。

3. 结直肠癌转移相关标志物研究进展 转移是结直肠癌患者死亡的主要原因,而转移相关标志物与肿瘤的发生、发展密切相关,因此寻找理想的结直肠癌转移早期预警标志物对结直肠癌转移的早期诊断与预测均具有重要意义。

(1)结直肠癌转移的基因组学研究:结直肠癌转移相关分子是一类在结直肠癌转移中起重要识别作用的基因,这些基因在转移与非转移肿瘤组织中表达差异明显。结直肠癌转移密切相关的基因主要包括 *p53*、*p16*、*Bcl-2*、*ras*、*PTEN*、*Rb*、*c-myc*、*TIAM1*、*HOXB7*、*PRL-3* 等。随着基因组学新一代深度测序和生物信息技术的发展,筛选出一批结直肠癌转移相关的特征性分子标签,如 *LYN*、*SDCBP*、*MAP4K4*、*MIDI* 和 *DKK1* 五个基因共同组成的整体分子标签可作为结直肠癌转移与预后的新的分子标志物;*HOXB7* 的过表达可明显促进结直肠癌细胞的增殖和侵袭能力。因此筛选出更具有高度敏感性和特异性的肿瘤分子标志物,并有效地应用于临床是结直肠癌新的研究方向之一。

(2)结直肠癌转移的蛋白组学研究:肿瘤的发生是多基因参与的复杂过程,其发生发展与一些特定蛋白质的变化及其相关细胞信号通路的改变有关。研究发现,有淋巴结转移的结直肠癌存在众多高表达的差异蛋白,如:GST、HSP27、COX-2、E-cadherin、β-catenin、磷酸丙糖异构酶等。而结直肠癌肝转移过程中,也出现一些特异蛋白质的差异表达,包括:FoF1-ATP 合酶、核基质蛋白(PMF)、精氨酸酶、GST-A3、LASP1 等。其中 PMF、精氨酸酶、GST-A3 等蛋白质仅在结直肠癌肝转移灶中特异表达,可以作为结直肠癌肝转移早期诊断或结直肠癌预后判断的参考指标。

(3)结直肠癌转移的表观遗传学研究:异常的表观遗传修饰不仅可导致肿瘤的发生,而且可促进肿瘤的转移。转移具有复杂的基因标记特征,这些标记有可能反映转移的潜能;而表观遗传学模式的改变可调控部分转移相关基因的表达,这种调控可能是由于表观遗传学修饰直接或间接地影响染色质的结构从而改变基因转录水平。基因组 DNA 甲基化、组蛋白转录后修饰以及非编码 RNA 的调控是常见的表观遗传学改变。

DNA 低甲基化可以通过几种不同的机制调控肿瘤转移。DNA 甲基化的减少有利于有丝分裂重组,导致某些基因缺失和转位,诱导染色体重排。DNA 中富含的 CG 重组序列长散在核元件 -1(long interspersed nuclear element-1, LINE-1)和 Alu 重复序列(Alu recombinogenic sequence)被激活后,可转录或转位至其他基因组区域并扰乱基因组。LINE-1 和 Alu 元件内较高程度的低甲基化与肿瘤淋巴结转移相关,而重复序列的甲基化缺失则与某些肿瘤的演进密切相关。

miRNA 是近年来研究不断增多的肿瘤表观遗传学标志。CpG 岛的高甲基化是 miRNA 沉默的机制之一,miRNA 总体下调是结直肠癌的普遍特征。miRNA 是某些细胞进程(包括增殖、分化、凋亡和发育)的重要调节因子。miRNA 表达谱发生改变,可促进或抑制肿瘤演变进程。结直肠腺瘤 miR-137 的甲基化沉默提示,它是结直肠癌发生的早期事件,有早期诊断的价值。将 miR-137 前体转染进结直肠癌细胞,显著抑制细胞增殖,具有肿瘤抑制基因的作用。miR-137 可在 HMGA1D 的转录调控下,通过靶基因 *FMNL2* 抑制结直肠癌侵袭和转移。

三、结直肠癌的筛查

早期结直肠癌的术后 5 年生存率可达到 90% 以上,而中晚期则不到 40%,因此开展无症状人群的筛查,发现早期癌及癌前病变并进行干预治疗,是降低结直肠癌发病率和提高患者生存率的关键。

目前筛查的方法主要有:粪便潜血检测、粪便脱落细胞及其基因检测、乙状结肠镜检查、结肠镜检查、CT 仿真肠镜、结肠气钡双重造影以及结肠胶囊内镜等,其中结肠镜检查是目前最重要和有效的筛查方法。

近年来不少研究,采用粪便 DNA 检测表观遗传学标志,用于结直肠癌的早期诊断。已有工作表明,在结直肠癌活检标本中检测癌相关基因启动子的甲基化,能鉴定大部分的结直肠癌;进一步有作者应用甲基化特异性熔解曲线分析(methylation-specific melting curve analysis,MS-MCA),检测粪便 DNA 中 4 个癌相关基因(*RARB2*、$p16^{INK4a}$、*MGMT* 和 *APC*)在健康人、结直肠炎症、腺瘤和结直肠癌患者中的改变。结果表明,结直肠癌检出率为 16/26(62%),腺瘤为 40%;在健康人未见到 4 种基因有明显的甲基化改变,但在炎症组 RARB2 标志 2/15(13%)为阳性。上述结果提示,应用 MS-MCA 检查粪便 DNA 的甲基化标志,是结直肠癌较好的、无创性检测的方法,有望用于大肠癌的早期诊断和筛查。

重视结肠癌癌前病变的筛查,减少筛查漏诊率也是结肠癌防治的重点之一。如:由结肠锯齿状息肉(图 12-3)作为癌前病变恶变产生的结直肠癌被称为"锯齿状癌",约占结直肠癌总发生

率的 15%~20%。近期研究发现,这类癌的临床表现、形态学和分子机制都与传统的结直肠癌不同,可能是筛查漏诊癌或散发性结直肠癌的主要原因。研究显示,结肠镜筛查检出近端非异型增生锯齿状息肉的患者同时存在进展期肿瘤的风险是未检出者的近 2 倍。特别是传统锯齿状腺瘤(traditional serrated adenoma,TSA)于 2000 年作为一种疾病被 WHO 正式独立命名,与传统腺瘤(traditional adenoma,TA)相比有其独特的性质。TSA 作为结直肠锯齿状上皮源性肿瘤,与 MSI 散发性结直肠癌关系密切。

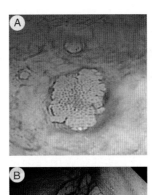
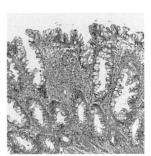
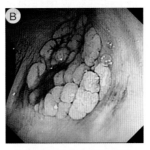
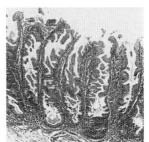
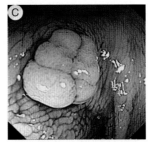
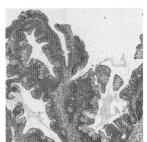
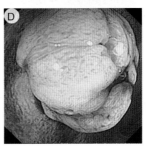
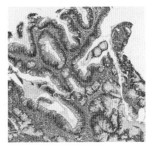

图 12-3 锯齿状腺瘤的大体(染色内镜)及组织学表现
A. 增生性息肉;B. 无蒂的锯齿状腺瘤;C. 传统锯齿状腺瘤;D. 混合型锯齿状腺瘤。

四、结直肠癌的分型与分级

结直肠癌发病率在升高，虽然肿瘤大多发生在乙状结肠和直肠，但肿瘤的分子生物学改变与部位有关：高频率微卫星不稳定性（MSI-H）和CpG岛甲基化微卫星稳定的肿瘤常见于盲肠、升结肠和横结肠，单一CpG岛甲基化微卫星稳定的肿瘤可见于左右结肠，而微卫星稳定无CpG岛甲基化的肿瘤主要发生在左半结肠。

组织学分型：结直肠癌分5个亚型，包括腺癌、腺鳞癌、梭形细胞癌、鳞状细胞癌、未分化癌，其中腺癌又包括筛状粉刺型腺癌、髓样癌、微乳头癌、黏液腺癌、锯齿状腺癌、印戒细胞癌6个变型。锯齿状腺癌由锯齿样腺体组成，类似广基锯齿样息肉结构，常伴有黏液、筛状、带状以及小梁状区域，肿瘤细胞核质比低；这型肿瘤可为高频率微卫星不稳定性（MSI-H）或低频率微卫星不稳定性（MSI-L），BRAF突变和CpG岛高甲基化。筛状粉刺型腺癌特征为广泛而大的筛状腺体伴中央坏死，类似于乳腺的筛状粉刺型腺癌，常常为微卫星稳定和CpG岛高甲基化。微乳头癌是一种少见变型，特征为小片肿瘤细胞浸润间质形成明显的主、间质分离的空隙样结构，类似微乳头状或血管样腔隙，以前报道多见于乳腺和膀胱，也可为结直肠癌的成分，免疫组织化学技术显示为MUC1表型。梭形细胞癌亚型为双相分化的癌伴有梭形细胞肉瘤样成分，肿瘤至少局灶性表达角蛋白。

结直肠癌的分子分型：共识分子亚型（consensus molecular subtype, CMS）是整合以往以基因检测为基础的结直肠癌亚型分类系统，参考基因突变、拷贝数、甲基化、微RNA（microRNA）和蛋白质组学信息，建立的最新的结直肠癌分子分型系统。其包括4个亚型：①CMS1型（微卫星不稳定性免疫型，占14%），主要表现为高突变性，微卫星不稳定性及免疫细胞高度活化；②CMS2型（经典型，占37%），主要表现为上皮细胞分化，染色体不稳定性、Wnt和MYC信号通路显著激活；③CMS3型（代谢型，占13%），通常表现的特征为代谢通路的失常、K-ras突变等，明显的代谢失调；④CMS4型（间质型，占23%），表现为TGF-β显著激活，间质浸润和血管新生，并表现出易复发和存活率更低。目前，CMS是最有力的结直肠癌

分类系统，具有清楚的生物判读性，可能成为未来临床分层和基于分型的靶向干预的基础。

组织学分级：结直肠癌组织学分级仅针对非特殊类型腺癌，而其他的形态学变型具有自身特别的进展意义。依据腺样结构形成的比例，一般分为3个级别（高、中、低分化或1级、2级、3级）或2个级别（低级别、高级别），腺样结构超过肿瘤95%为高分化/1级/低级别，腺样结构占肿瘤50%~95%为中分化/2级/低级别，腺样结构占肿瘤0%~49%为低分化/3级/高级别。但是要注意两点，其一，肿瘤浸润前缘的小灶低分化成分，即肿瘤芽（单个细胞或少于5个的细胞团）不作为分级依据，但肿瘤芽的出现与侵袭性有关，有肿瘤芽的癌较没有肿瘤芽的癌预后差，并与其数量有关；其二，高频率微卫星不稳定性肿瘤虽然具有不同分化但也归入低级别，如当肿瘤具有上皮样形态特征但无明显腺管形成、黏液产生或鳞状分化、神经内分泌分化和肉瘤样分化时一般归为未分化癌，其中部分亦是高频率微卫星不稳定性（MSI-H），生物学行为上应属于低级别。因此，只要分子病理学上是高频率微卫星不稳定性，不管其组织学类型是什么，都归入低级别，因为其预后较微卫星稳定的好。

神经内分泌肿瘤分型：与消化道其他部位一样分为神经内分泌肿瘤和神经内分泌癌两类，又可细分为6个亚型，即神经内分泌肿瘤分为神经内分泌肿瘤1级（NETG1即类癌）、神经内分泌肿瘤2级（NETG2）、神经内分泌肿瘤3级（NETG3）。神经内分泌癌（NEC）又分为大细胞神经内分泌癌和小细胞神经内分泌癌，混合性腺癌–神经内分泌癌和产生特异激素的神经内分泌肿瘤（EC细胞——生成5-羟色胺的神经内分泌肿瘤，L细胞——生成胰岛素样肽和生成PP/PYY的神经内分泌肿瘤）。

五、结直肠癌的治疗

目前，结直肠癌的主要治疗方式除了传统的手术、放化疗之外，还有生物治疗、靶向治疗、中医治疗等，特别是内镜技术及治疗的引入、全直肠系膜切除术手术方式的确立、新型化疗和靶向药物的问世以及新辅助治疗理念的发展，使结直肠癌诊治领域的进展日新月异。

（一）开腹治疗

随着患者对治疗后生活质量要求的提高,尽管结直肠癌的治疗方法已有很大改进,但外科手术仍是首选治疗,也是根治结直肠癌的唯一手段。根治性手术主要是对整块的癌灶病变肠段和淋巴引流的区域进行整体切除,在支配切除肠段血管的根部进行结扎,并清除根部血管周围的淋巴结。

（二）腹腔镜下手术治疗

随着诊断技术的发展,越来越多的早期结直肠癌和癌前疾病被发现。在内镜技术发展以前,只能选择外科手术治疗,但由于破坏了原本正常的解剖结构、手术创伤大,造成患者痛苦大、恢复慢。内镜技术的发展和在临床的广泛应用使早期结直肠癌和癌前疾病的诊治进展迅速,其以术野清晰、创伤小、出血量少、患者疼痛轻、止血迅速,加之术后患者胃肠功能恢复快、对机体免疫功能影响小、美观等众多优点而被越来越多医生和患者接受。

（三）化学药物治疗

化学药物治疗(化疗)是治疗结肠癌常用的有效方法,其目的是提高患者生存率和生活质量。结直肠癌的全身化疗分为术前化疗和术后化疗。术前化疗也称新辅助化疗(neoadjuvant chemotherapy),可以减小术前原发瘤或转移病灶的体积,降低肿瘤分期,使潜在不易切除的肿瘤变成可以切除,提高治愈性手术切除率及肝转移灶的切除率。手术切除结合术后化疗,是提高手术疗效的重要手段,一方面可以减少术后复发,提高临床疗效,另一方面还可以降低转移率,尽可能挽救和延长患者生命。目前常用的化疗药物有氟尿嘧啶(5-FU)、奥沙利铂、卡培他滨、伊立替康等。近年来,结直肠癌辅助治疗已经获得了极大的进展,以5-FU+甲酰四氢叶酸(folinic acid/leucovorin, LV)为基础的化疗方案作为治疗结直肠癌的经典方案,已成为国际上公认的标准疗法。有研究表明,术后应用5-FU可以明显降低结肠癌复发率。第三代铂类抗肿瘤药物草酸铂(oxaliplatin, L-OHP)与5-FU有协同作用,目前也已成为临床治疗结直肠癌的一线药物。一项关于结直肠癌患者治疗的回顾性分析表明,III期结直肠癌患者术后早期化疗和适当的持续化疗,能够根除隐蔽性肿瘤,进而提高患者长期生存率。

（四）生物治疗

肿瘤生物治疗是通过激发和增强机体的免疫功能或以生物制剂的作用调节机体的免疫反应,从而达到治疗肿瘤的目的,主要包括肿瘤的免疫治疗、基因治疗和免疫基因治疗。目前临床上应用最多的是免疫治疗。正常情况下,癌细胞中的基因错义突变产生的突变蛋白质,可作为一种肿瘤新抗原被机体免疫系统识别,启动T细胞免疫实现有效杀伤,这是机体抑制癌症发生的自我保护机制。如果免疫机制弱化或者消失,就造成癌细胞无法被及时清除,就有可能引发癌症。以往免疫治疗的策略是运用生物技术和生物制剂对从病人体内采集的免疫细胞进行体外培养和扩增后回输到病人体内的方法,是继手术、放疗和化疗之后的第四大肿瘤治疗技术。生物治疗从操作模式分为非细胞治疗和细胞治疗。非细胞治疗包括抗体、多肽(或蛋白质)疫苗、基因疫苗、基因治疗等,细胞治疗主要分为过继性细胞免疫治疗、肿瘤细胞疫苗、树突状细胞疫苗和造血干细胞移植等。针对结直肠癌的生物治疗,包括癌基因及抑癌基因的治疗、自杀基因治疗和免疫基因治疗。*p53*基因突变是结直肠癌发生的早期事件,因此通过导入野生型*p53*基因可以替代突变的基因以及利用*p53*基因激活因子或核酶逆转*p53*基因突变。结直肠癌基因治疗中应用最广泛的自杀基因有:单纯疱疹病毒胸苷激酶(herpes simplex virus thymidine kinase, HSV-TK)基因、胞嘧啶脱氨酶(cytosine deaminase, CD)基因、尿嘧啶磷酸核糖基转移酶(uracil phosphoribosyltransferase, UPRT)基因等。以DC为载体的肿瘤治疗性疫苗研究颇受重视,DC始动并调节特异性$CD4^+/CD8^+$ T细胞免疫应答,以肿瘤相关抗原多肽、核酸抗原、肿瘤细胞等为靶抗原制备的治疗性DC结直肠癌疫苗在临床前研究中已取得较好的效果。

近年来,利用癌症新抗原增强机体T细胞免疫的策略,在癌症治疗研究中取得了突破性的进展。特别是肿瘤免疫检查点(即PD-1/PD-L1)抑制剂的临床试验应用对于多种恶性肿瘤,包括黑色素瘤、肺癌、霍奇金淋巴瘤、结直肠癌、头颈部鳞癌、梅克尔细胞癌、错配修复功能缺陷(dMMR)(或MSI-H)的实体瘤等的治疗均取得了不同程度的疗效。PD-1/PD-L1免疫疗法是当前备受瞩目的新一类抗癌免疫疗法,利用人体自身的免疫系统抵御癌症,通过阻断 PD-1/PD-L1 信号通路,导致肿瘤细胞失去"护身符",利于淋巴细胞攻击癌细胞。截至 2017 年 6 月底,美国 FDA 批准上市的免疫治疗药物一共有 5 种,包括 2 种 PD-1 抗体:纳武利尤单抗(nivolumab)、帕博利珠单抗(pembrolizumab);3 种 PD-L1 抗体:atezolizumab(阿替利珠单抗)、avelumab(bavencio)、durvalumab(度伐利尤单抗)。研究显示 PD-1/PD-L1 抗体对伴有 MSI(微卫星不稳定性),即 MMR(错配修复)的晚期肠癌患者已展现出良好的治疗效果。PD-1/PD-L1 单抗治疗 dMMR 患者的可能机制主要通过如下 3 个途径:①dMMR 增加肿瘤特异性 T 细胞应答的机会;②dMMR 与信号通路的激活相关,导致更多淋巴浸润细胞进入肿瘤微环境;③dMMR 导致细胞应激,促进 NK 细胞对肿瘤的识别,增强 NK 细胞对肿瘤细胞的杀伤作用。

(五)靶向治疗

靶向治疗是在细胞分子水平上,针对已经明确的致癌位点(该位点可以是肿瘤细胞内部的一个蛋白分子,也可以是一个基因片段),来设计相应的治疗药物,药物进入体内可特异地选择致癌位点相结合来发生作用,使肿瘤细胞特异性死亡,而不波及肿瘤周围的正常组织细胞,所以分子靶向治疗又被称为"生物导弹"。靶向治疗在结直肠癌治疗领域也取得了重大的突破。

根据作用的靶点不同可分为:

1. 以表皮生长因子受体(epidermal growth factor receptor,EGFR)为靶向的药物 主要有西妥昔单抗(cetuximab)和帕尼单抗(panitumumab)。

2. 作用于肿瘤血管的靶向治疗药物 贝伐单抗(bevacizumab)是作用于 VEGF 的人源化、人鼠嵌合单抗,它可以和 VEGF 特异性结合,从而阻断 VEGF 受体的过度活化,抑制肿瘤区域新生血管的形成,延缓肿瘤的生长和转移。酪氨酸激酶抑制剂(tyrosine kinase inhibitor,TKI):在许多肿瘤的发生过程中,蛋白酪氨酸激酶(protein tyrosine kinase,PTK)系统的过度激活与肿瘤细胞无限制增殖密切相关,其结果可以促进细胞的恶性转化、增殖和转移,目前常用于治疗结直肠癌的 TKI 有吉非替尼、厄罗替尼,是作用于 EGFR 的酪氨酸激酶抑制剂。

3. 环氧合酶-2(COX-2)抑制剂 COX-2 在结直肠癌中高表达,其表达水平与结直肠癌的分期、淋巴结转移有关,目前应用较为广泛的有选择性 COX-2 抑制剂塞来昔布和罗非昔布以及非选择性的阿司匹林。此外,研究表明 COX-2 抑制剂对传统抗肿瘤药物和针对新靶点的药物有协同作用。

(六)介入治疗

对于不适宜手术的病人,介入治疗与其他方法并用可以明显提高患者的生活质量。用于结直肠癌的介入治疗包括经动脉灌注化疗、选择性动脉栓塞治疗、肿瘤直接穿刺注药治疗、经淋巴管灌注化疗等。

(七)中医治疗

中医治疗是我国的特色疗法,有很好的辅助作用,可以明显提高患者生活质量和术后生存率。中药在减轻放化疗、术后不良反应等方面有着独特的优势。临床现常使用中成药制剂,如艾迪注射液、复方苦参注射液、参麦注射液、复方丹参滴丸、贞芪扶正胶囊等,联合放、化疗治疗结肠癌,已取得了初步成效。

(丁彦青)

第六节　炎症性肠病

炎症性肠病(inflammatory bowel disease,IBD)是病因尚不十分清楚的慢性非特异性肠道炎症性疾病。可能为宿主与肠道菌群的免疫反应引起的特发性自身免疫病。IBD 的主要类型是溃疡性结肠炎(ulcerative colitis,UC)和克罗恩病(Crohn disease,CD)。前者仅限于结肠,后者可累及从口腔到肛门的胃肠道任何部分,病变呈节段性和透壁性。IBD 在欧美的白种人中常见,我国近十多年来发病人数逐步增加,已成为消化系统的常见疾病和慢性腹泻的主要病因。

一、炎症性肠病概述

(一)IBD 的流行病学

1. 地理和种族分布 在欧美国家的白种人中 IBD 的发病率高,其中 UC 和 CD 的最高患病率为 505/10 万和 322/10 万,而且时间趋势分析显示其发生率趋于稳定。在发展中国家和地区的有色人种发病率相对低,但随着时间的推移有统计学意义的增加。另外,气候寒冷地区和城市地区IBD的发病率高于气候温暖地区和农村地区。2012—2013年我国多省流行病学调查显示,UC和CD的最高发病率为2.05/10万和1.09/10万,其中南方CD的发病率高于北方,而北方的UC发病率相对高。

2. 性别和年龄分布 西方研究表明,UC男女比率约为1:1,无显著差异,而CD患者中女性稍多。我国的研究表明UC患者男女比例为1.34:1,CD患者约为1.50:1~1.67:1,两者均显示男性多于女性。

(二)IBD病因学、遗传易感性和发病机制

IBD的病因学和发病机制至今尚未能完全确定。环境因素、遗传易感性、肠道菌群与宿主的相互作用以及肠道黏膜先天性免疫紊乱均与IBD的发病有肯定的关系,但对于IBD中免疫系统反应激活的机制尚不完全清楚。

1. 环境因素 与IBD有关环境危险因素的研究结果不一致。其中吸烟对CD患者有害,但对UC患者有保护作用。非甾体抗炎药和抗癫痫药等的使用与IBD的发病有关。饮食因素中,增加水果、蔬菜及高纤维摄入量可减少患IBD的风险,而富含饱和脂肪酸的食物、加工肉类、维生素D缺乏可增加患IBD的概率。早期生活事件如分娩方式、母乳喂养、接触宠物和感染("卫生假说")也与IBD的发生相关,其中抗生素的早期使用会增加IBD风险,主要原因是影响肠道菌群组成,而此阶段的微生物群在免疫细胞的发育中起着关键作用。

2. 遗传因素和宿主易感性 IBD的家族聚集早已被认识到,患者的一级亲属患病风险增加5~20倍。父母为IBD患者,其子女有5%的发病率。孪生研究显示同卵双胞胎的发病率大约为70%,非同卵双胞胎仅为5%~10%。UC的遗传易感性比CD似乎较弱,但其遗传敏感性与CD有很大的重叠。

迄今为止,通过全基因组关联分析(genome-wide association study,GWAS)和meta分析共确定了201个与IBD相关的基因位点,其中大约137个(68%)同时与CD和UC相关,表明两者具有共同的致炎途径,另外,有41个和30个分别

为CD和UC特异的位点,这些位点可能可以提示患者在临床、内镜和组织学上的差异。IBD特异性位点涉及的生物学过程包括屏障功能、上皮恢复、微生物防御、先天免疫调节、活性氧生成、自噬、适应性免疫调节、内质网应激和细胞止血相关的代谢途径。

这些IBD相关基因位点绝大多数都是西方国家发现的,其中*NOD2*基因(亦称为*CARD15*)作为第一个鉴定出来的CD相关性易感基因,在西方人群中已被证实为CD发病的独立危险因素。*ATG16L1*和*IRGM*作为自噬基因,是最早从西方国家GWAS中被确认的CD易感基因。上述三者在亚洲CD患者都没有发现同样的基因改变。IL-23/Th17细胞通路是近年被广泛研究的热点,大量西方的研究证实该通路中多个基因与IBD发病显著相关:*IL-23R*、*IL-12B*、*STATA3*、*JAK2*、*IL-10*、*IL-22*和*IL-26*,然而亚洲尤其是东亚的研究成果则与之存在较大差异。同样的,Toll样受体尤其是*TLR4*等突变会造成感受细菌功能受损,西方国家有研究证实TLR在IBD发病中有重要作用,但是中国和韩国的研究结果却未发现它的相同作用。上述种种研究都提示CD易感基因改变不仅有明确的遗传性基础,而且存在着地区和种族差异。*TNFSF15*又称为*TL1A*,是新发现的肿瘤坏死因子超家族细胞因子,*TL1A*是目前发现的唯一与亚洲和高加索人种CD均相关的易感基因。*TL1A*通过与配体DR3结合,能促使初始T细胞向Th1和Th17分化,而且也能增强Th1和Th17的效应功能。

与CD不同的是,对于不同种群患者UC的遗传学改变相似,主要涉及*MHCII*类分子的改变。

此外,高达80%~90%的GWAS鉴定位点局限于非编码变异,如表观遗传标志物、微小RNA和非编码RNA等,这些变异可通过调节基因表达发挥其致病作用。

3. IBD的发病机制 近年来的研究进展不仅使人们对环境因素和遗传易感性有了深入认识,而且对肠道菌群与宿主的相互作用,以及肠道黏膜先天性免疫紊乱与IBD的关系也有了更深入的了解。

(1)肠道菌群失调与IBD:人体肠道内存

在 500 余种细菌,其数量约为人体细胞总数的 10 倍。正常肠道菌群中,10~20 种细菌含量较高,如拟杆菌、乳酸杆菌、双歧杆菌、粪球菌、粪链球菌、梭状芽孢杆菌、梭形杆菌、大肠埃希菌和奈瑟菌等。肠道正常菌群有很多重要的生理功能,如肠道内厌氧菌发酵未消化的食物纤维,产生丁酸盐和其他短链脂肪酸。这些短链脂肪酸是肠黏膜上皮细胞的主要营养物质,维持上皮细胞的新陈代谢。在人体出生后肠道即开始有正常菌群定居,这些菌群可分泌一些能调节肠黏膜免疫系统功能的代谢产物和抗原物质。这些物质在肠黏膜免疫系统的发育过程中发挥重要的调节作用。

IBD 患者存在肠道菌群失调,正常细菌数量减少,多样性降低,而致病菌、条件致病菌数量明显增多,最常见的变化包括厚壁菌门的减少以及变形杆菌门和拟杆菌门的增加。其中产生短链脂肪酸的细菌[如普氏粪杆菌(*Faecalibacterium prausnitzii*)]数量减少,从而影响调节性 T 细胞(Treg)的分化和扩张以及上皮细胞的生长。相反的,IBD 患者肠内变形杆菌尤其是黏附侵袭性大肠埃希菌(adherent-invasive escherichia coli,AIEC)明显增加,后者具有黏附肠上皮的能力,影响肠道通透性,改变微生物群的多样性和组成,通过调节炎症基因的表达诱导炎症反应。此外,在 IBD 患者中黏液溶菌和硫酸化还原菌(如脱硫弧菌)的数量有所增加,前者导致黏膜相关细菌的出现增多,后者产生硫酸氢,破坏肠道屏障,从而激活黏膜炎症。但是也有学者提出,肠道菌群失调是 IBD 炎症的因还是果,还是两者兼而有之,还有待进一步研究确定。

肠道真菌和病毒群失调,以及巨细胞病毒、EB 病毒、人类疱疹病毒等感染均可能激活宿主免疫反应,引发或加剧肠道炎症;而幽门螺杆菌和肠道寄生虫感染可能与 IBD 发病呈负相关。

(2)肠黏膜屏障功能受损与 IBD:正常的肠黏膜屏障功能指肠道黏膜完善的功能隔离带,防止肠道内致病性抗原进入,如细菌、有毒物质、食物性抗原和致癌物等。屏障包括肠上皮细胞分泌的黏液,上皮细胞之间的细胞连接(如紧密连接),黏膜内充分的血液供应和免疫细胞等。在 IBD 发生时,肠上皮细胞之间的紧密连接受损,紧密连接蛋白(如密封蛋白)、闭合蛋白(occludin)、

连接黏附分子(JAM)表达减少,黏膜通透性增加,使得微生物和食物抗原进入黏膜内,引起黏膜内 T 细胞的激活,以及 B 细胞、巨噬细胞和树突状细胞的活化,产生大量炎性介质和细胞因子,引起肠黏膜免疫细胞对肠腔内抗原物质产生异常反应,从而损伤黏膜屏障。另外,肠上皮细胞内的淋巴细胞的激活,可以引发细胞毒性杀伤作用,加重黏膜上皮的损害。

(3)肠道的固有免疫和适应性免疫的异常与 IBD:人体的固有免疫和适应性免疫系统不断识别肠腔内的大量微生物抗原及食物性抗原,产生免疫耐受,持续性监视着肠道的常驻菌群,维持肠道内环境的稳定,其中前述 Toll 样受体和 NOD 蛋白是重要的模式识别受体。这些受体识别抗原后激活细胞内信号转导系统,引起 NF-κB 活化,促使细胞因子释放,从而引发免疫应答。在 IBD 中固有免疫和适应性免疫系统均出现异常。固有免疫异常主要表现为几种 IBD 关键遗传危险因素的途径都损害潘氏(Paneth)细胞功能,其中最明显的是 NOD2 和自噬;同时这些基因的缺陷也会引起树突状细胞向 T 细胞提供外源性抗原的能力受损,以及体外巨噬细胞活性减弱,中性粒细胞募集受损和促进微生物通过黏膜等。正常情况下,树突状细胞、巨噬细胞、分泌 IgA 和 IgG 的 B 细胞,还有 Th1、Th2 和 Th17 等 T 细胞,构成复杂的适应性免疫监视体系,在 IBD 中这些适应性免疫应答同样异常,出现抗炎和促炎信号之间的平衡失调,导致白细胞向肠道黏膜迁移,从而导致过度的 T 细胞免疫反应,特别是 Treg 及其分泌的抑制性细胞因子减少,以及 Th17 等 T 细胞增多及其分泌的促炎性细胞因子表达增加,从而引发肠道过度免疫反应并持续存在,最终导致肠黏膜损伤。此外,巨噬细胞的自噬功能下降,引起炎性介质,如 IL-1β、IL-6、TNF 等的释放减少,不能有效清除入侵的微生物,导致 T 细胞介导的非干酪样肉芽肿形成。

(4)IBD 发病机制的假说:持续的肠道感染,肠道黏膜屏障的缺损,肠黏膜免疫调节异常,以及遗传和环境因素共同参与了 IBD 的发病。遗传易感患者的肠道菌群与宿主的相互作用,导致黏膜免疫屏障的失调是 IBD,尤其是 CD 发生的重要环节。IBD 病人的肠道内菌群发生改变,益生

菌减少而致病菌或"微致病菌"增加。细菌作为肠腔内的主要抗原，可能起一种抗原扳机作用。遗传易感患者肠黏膜免疫细胞自噬功能缺陷及对肠腔内抗原物质产生异常反应，从而损伤黏膜屏障，上皮细胞模式识别受体（PRR）与防御素等产生障碍，同时由于肠腔内的菌群、外来抗原和微环境的改变，导致免疫耐受的丧失，从而引起炎症。各种炎症介质和细胞因子活化后，引起获得性的免疫反应异常，导致淋巴细胞和浆细胞的增生，使得炎症持续、反复和慢性化。之前的研究认为 Th1/Th2 型细胞因子失衡理论在 IBD 发病中占主导地位，CD 被认为是 Th1 型细胞因子 IL-12、IFN-γ、TNF-α 介导的炎性疾病，而以 Th2 细胞为主的黏膜免疫应答在 UC 中占优势，利用抗细胞因子抗体如 TNF-α 抗体治疗有效是这些理论有力的证据。但随着对 Treg 和 Th17 细胞的深入研究，显示 Treg 减少和免疫抑制活性失调，Th17 细胞及其分泌的促炎因子表达增加，导致 Th17 细胞介导的免疫反应持续增强，这些与 IBD 的发生发展更密切相关。

二、溃疡性结肠炎

（一）诊断标准

UC 缺乏诊断的金标准，需要结合临床、实验室、影像学和内镜检查，以及组织病理学表现进行综合分析，在排除感染性和其他非感染性结肠炎的基础上进行诊断。若诊断存疑，应在一定时间（一般是 6 个月）后进行内镜及组织病理学复查。

（二）UC 的临床表现

UC 最常发生在结肠，临床表现为持续性或反复发作的腹泻、黏液脓血便伴有腹痛、里急后重和不同程度的全身症状，病程多在 4~6 周以上。可有皮肤、黏膜、关节、眼部、肝胆和血栓栓塞性疾病等肠外表现。黏液脓血便是 UC 最常见的症状。超过 6 周的腹泻病程可以与多数感染性肠炎鉴别。重度 UC 可出现发热、体重减轻等。并发症包括中毒性巨结肠、肠穿孔、下消化道大出血、上皮内瘤变及癌变。

（三）辅助检查

除了血常规、C 反应蛋白（CRP）等常规检查外，强调粪便常规检查和培养不少于 3 次，以排除阿米巴肠病、血吸虫病等。有条件的单位可行粪便钙卫蛋白和血清乳铁蛋白等检查，其中粪便钙卫蛋白是近年来研究较多的新型炎症标志物，它在评价 IBD 活动性、药物疗效以及预测疾病复发等方面均具有一定的敏感性和特异性。

结肠镜检查并黏膜活组织检查（以下简称活检）是 UC 诊断的主要依据。镜下 UC 的病变多数从直肠开始，呈连续性、弥漫性分布。大约 25% 的 UC 仅限于直肠，其余 UC 病例病变从直肠连续向近端延伸。全结肠炎见于 10% 的患者。肠镜下表现为：黏膜血管纹理模糊、紊乱或消失；黏膜充血、水肿、质脆、自发或接触性出血，有脓性分泌物附着；也常见黏膜粗糙，呈细颗粒状。病变严重时，可见弥漫性、多数连续性糜烂或溃疡形成。还可见结肠袋变浅、变钝或消失以及假息肉、黏膜桥等。伴巨细胞病毒（cytomegalovirus，CMV）感染的 UC 患者内镜下可见不规则、深凿样或纵行溃疡，部分伴大片状黏膜缺失。在称为倒灌性回肠炎的病例中，远端回肠可出现浅表性炎症。病程长者可出现癌变。在钡灌肠的 X 线片，慢性 UC 的结肠缩短，缺乏结肠袋，呈铅管样外观。

有条件者还可以选用色素、放大及共聚焦内镜检查，这些有助于 UC 的诊断，尤其是在 UC 癌变监测的过程中有助于异型增生的检出率。如果不能获得活检标本或内镜不能通过狭窄段时，应完善 CT 结肠成像检查，以显示结肠镜检查未及部位。

（四）UC 的病理学改变

1. **UC 手术切除标本肉眼特点** 显示弥漫性和连续性的慢性炎症，无跳跃区，主要累及直肠并且向近端连续性分布，越靠近近端，炎症越轻。UC 累及的黏膜与正常黏膜分界清楚（表 12-1）。①急性期：黏膜弥漫性充血、出血，呈暗红色，伴大小不等、不规则地图状浅溃疡形成。重度病例溃疡可深达黏膜下层，表面黏膜剥脱。残留黏膜岛可形成炎性假息肉，以乙状结肠和降结肠多见，而在直肠少见。②缓解期或静止期：黏膜正常或呈扁平颗粒状，皱裂消失，缺少溃疡，可有少量息肉持续存在。严重病例也可表现为肠管纤维化导致肠腔瘢痕性缩窄，肠管短缩。

2. **UC 显微镜下特点** UC 活检和手术标本的组织病理学改变都可出现隐窝结构异常、上皮异常和炎性浸润。因此活检时建议多段、多点取材以便取到典型病变及观察病变分布特征。

（1）隐窝结构异常：①隐窝分支（crypt branching）：定义为在切片方向良好的切片上有两个或两个以上的分支状腺体或者分支状腺体大于10%；②隐窝扭曲（crypt distortion）：隐窝（腺体）在大小、形状、极向和管腔尺寸等方面的不规则；③隐窝萎缩和隐窝密度减少：指隐窝数量减少，隐窝间距离大于一个隐窝直径以上以及隐窝底部与黏膜肌的距离增加；④结肠黏膜表面不规则（绒毛状表面，绒毛状黏膜）：隐窝开口增宽，黏膜表面不平，严重时呈手指状改变。这些形态改变是UC的重要特征之一。

（2）上皮异常：①潘氏细胞化生（Paneth cell metaplasia）：正常情况下潘氏细胞在结肠脾曲以远极其少见。潘氏细胞化生定义为在远端结肠黏膜发现潘氏细胞。其出现可能与上皮的再生和修复有关。结肠脾曲以远的潘氏细胞化生是特异性较低的指标，但有助于UC的诊断。②黏液分泌减少：定义为杯状细胞减少或细胞内黏液减少，本质是黏膜上皮损伤后的再生和修复的改变，UC中常见，但也是非特异的指标。

（3）炎性浸润：①固有膜内炎症细胞的分布可以描述为：局灶性（focal）、片状（patchy）和弥漫性（diffuse）。前两者有时也称为"不连续的"。弥漫性炎还可以分为黏膜浅层炎和黏膜全层炎。炎症细胞包括中性粒细胞、淋巴细胞、浆细胞和嗜酸性粒细胞等急慢性炎症细胞，在多处黏膜活检的基础上评估炎症的分布比较客观可信。UC炎性浸润主要特征是弥漫性和连续性炎，炎症局限在黏膜内和黏膜下层。但治疗后静止期的UC病例，可能见不到弥漫性的透黏膜性炎。②隐窝炎（cryptitis）：指中性粒细胞出现在隐窝上皮内和管腔中，形成隐窝破坏和隐窝脓肿（crypt abscesses）。中性粒细胞也可以出现在表面上皮内，其意义与隐窝炎相同，在UC活动期常见。③基底部浆细胞增多：指浆细胞浸润主要位于固有膜的下1/5处或者出现在隐窝下方，沿着黏膜肌浸润或穿透黏膜肌，呈弥漫性或局灶性。目前这被认为是UC最早的光学显微镜下特征，且预测价值高。④基底部淋巴细胞聚集：结节状的淋巴细胞聚集在隐窝基底和黏膜肌之间，无生发中心。出现至少两个以上的此种病变被认为是异常。⑤间质改变：指黏膜肌的弥漫性增厚，或者出现两条黏膜肌，见于长期缓解和静止期的UC。

3. UC的病理诊断 当出现广泛的隐窝结构异常（弥漫性隐窝不规则）、重度的隐窝密度减少或者萎缩、黏膜表面不规则和弥漫性伴有基底浆细胞增多的全黏膜炎性浸润这四个特点中的两个及以上，同时缺乏肉芽肿，诊断UC准确率达75%。在临床上UC又分为活动期和静止期/缓解期，两者可以相互交替，反复发作。

（1）活动期的主要表现：①黏膜表面糜烂、浅溃疡形成和肉芽组织；②隐窝结构改变及黏液分泌减少；③固有膜内有弥漫性、急慢性炎症细胞浸润，隐窝炎形成，乃至形成隐窝脓肿。

（2）静止期/缓解期的主要表现：①黏膜糜烂或溃疡愈合；②固有膜内中性粒细胞浸润减少或消失，慢性炎症细胞浸润减少；③隐窝结构改变可保留，可见潘氏细胞化生（结肠脾曲以远）。

静止期UC病人临床复发的组织学预测指标为基底部浆细胞增多及黏膜内中性粒细胞和嗜酸性粒细胞增多、隐窝脓肿、黏液分泌的减少和表面上皮的损害。

要注意的是，在UC病人的活检中一般见不到肉芽肿，但是在有异物、隐窝破裂和黏液溢出时可见到。虽然UC几乎完全限于大肠肠壁浅表性炎症（例外为所谓"倒灌性回肠炎"，此时盲肠的炎症可累及远端回肠），但在复杂情况下如演变成中毒性巨结肠时，肠壁的炎症过程可以涉及较深层。在治疗后，隐窝和黏膜的萎缩可恢复，或者导致经典的越到结肠远端炎症越重的分布模式的变化，可出现炎症分布的斑片状、直肠不受累和黏膜正常化。这些治疗后改变在评估活检时应加以注意，以免误诊。

当临床怀疑UC合并CMV感染时，除了黏膜活检行HE染色找CMV包涵体外，还需行CMV免疫组织化学染色，必要时进行定量PCR检测以确诊。

（五）UC的鉴别诊断

1. 感染性结肠炎 感染性结肠炎特点为主要位于黏膜上1/3的急性浅表性炎症和隐窝结构的存在。早期UC也可出现上述情况，因此在诊断时有一定困难。持续性UC的特点为固有膜内的淋巴细胞和浆细胞增多(包括基底部浆细胞增多),隐窝分支和隐窝炎以及潘氏细胞化生性改变,借此可与其他结肠炎鉴别。炎症导致的上皮黏液分泌减少和杯状细胞减少,可见于感染性结肠炎、UC 和 CD,因此诊断价值较小。但广泛的上皮黏液分泌减少对 UC 的诊断有一定价值。

2. CD 两者的鉴别诊断见表 12-1、表 12-2。

表 12-1 UC 和 CD 的大体特点比较

	UC	CD
累及范围	主要为结肠	整个消化道
回肠	可引起倒灌性回肠炎	常常受累
结肠	左半结肠多于右半结肠	右半结肠多于左半结肠
直肠	常常累及	典型病例直肠不受累
病变分布	弥漫性(连续性)	节段性(不连续性)
溃疡	浅表性溃疡	阿弗他溃疡,融合性深在线性溃疡
假息肉	常见	不常见
跳跃式病变	缺乏	存在
铺路石样模式	缺乏	存在
深在裂沟	缺乏,除非急性重度结肠炎	存在
瘘管	缺乏,除非急性重度结肠炎	存在
黏膜萎缩	明显	不明显
肠壁	正常	增厚
脂肪包绕	缺乏	存在
狭窄	不常见	存在

表 12-2 UC 和 CD 的镜下特点比较

	UC	CD
隐窝结构的不规则性	弥漫性(连续性)	局灶性(不连续性)
慢性炎症	弥漫性(连续性),近端炎症减轻	局灶性(不连续性),可变性
斑片状(patchiness)	不常见	常见
炎症分布	浅表,透黏膜性,有时可累及黏膜下层	透壁性炎症
浆膜炎	缺乏,除非急性重度结肠炎	存在
淋巴细胞聚集	常见于黏膜和黏膜下层	常常为透壁性
肉芽肿	缺乏,除非伴有隐窝破裂	存在
急性炎症	弥漫性(连续性)	局灶性(不连续性)
隐窝上皮内中性粒细胞	弥漫性(连续性)	局灶性(不连续性)
隐窝脓肿	常见	不常见
神经元细胞增多	罕见	常见
肌层肥大	缺乏	存在
潘氏细胞化生	存在	不常见
幽门腺化生	罕见	存在

3. 其他 如阿米巴肠病、肠结核、真菌性肠炎、抗生素相关性肠炎（包括假膜性肠炎）、缺血性结肠炎、放射性肠炎、嗜酸粒细胞性肠炎、过敏性紫癜、胶原性结肠炎、肠白塞病、结肠憩室炎和HIV感染合并的结肠病变，结合病史、实验室检查、肠镜和组织学检查一般都能鉴别。

（六）UC与结直肠癌

UC病人发生的结直肠癌也称结肠炎相关性结直肠癌（colitis associated colorectal cancer，CAC），其发生概率约为4/1 000人/年，平均患病率3.5%。CAC的病因主要是慢性炎症的刺激和肠道微生态的变化，经炎症—异型增生—癌变途径发展，其中$p53$基因突变在早期发生，APC功能缺失在进程晚期，这与散发性结直肠癌的腺瘤—腺癌途径不同。发生CAC的危险度与病程、病变范围、疾病的严重程度和遗传因素有关。在全结肠炎8~10年后，发生CAC的概率每年增加0.5%~1%；危险度最高的为广泛性结肠炎，而溃疡性直肠炎或左半结肠疾病的危险度低或中等；合并有原发性硬化性胆管炎的UC患者具有最高的癌变发生风险，约为21%。

异型增生（dysplasia）（即上皮内瘤变）是评估UC病人恶性变危险度的标记。结肠炎相关性异型增生仅发生在慢性炎症区域，大体上有两种模式：平坦型和隆起型，后者又称为异型增生相关性病变或肿块（dysplasia-associated lesion or mass，DALM）。前者只能在显微镜下识别，后者表现为天鹅绒样斑片或斑块，不规则的结节或疣状增厚，基底宽广，表面粗糙，边界不清，常伴有溃疡、糜烂或狭窄。DALM进展为结直肠癌危险度高。组织形态学可分为4种类型：无异型增生（再生上皮）、异型增生不确定（indefinite）、低级别和高级别异型增生（low grade and high grade dysplasia）。评判标准使用的是1998年维也纳分类系统，但因炎症的持续存在，上皮往往有再生性、不典型性，经验不足时容易和低级别异型增生混淆。腺瘤样病变（散发性腺瘤）也可以发生在UC的基础上，由于对散发性腺瘤的处理与结肠炎相关异型增生不同，后者可能需要结肠切除，因此两者的区别相当重要。

从临床特征上看，CAC患者比散发性腺瘤性结直肠癌患者的发病年龄更小、多发病灶更多见、内镜下病灶扁平发现难度更大、肿瘤侵袭性更强，预后相对更差。

三、克罗恩病

（一）诊断标准

CD缺乏诊断的金标准，需结合临床表现，实验室、内镜和影像学检查，以及组织病理学检查进行综合分析并密切随访。

（二）临床表现

CD的临床表现呈多样化，包括消化道、全身性和肠道外表现及并发症。消化道表现主要为腹泻和腹痛，可有血便。全身表现主要有体重减轻、发热、食欲减退、疲劳和贫血等；青少年病人可出现发育迟缓。肠道外表现与UC相似。并发症常见的有瘘管形成、腹腔脓肿、肠狭窄和肠梗阻，以及肛周病变（包括肛周脓肿、瘘管、皮赘和肛裂等），较少见的并发症还有消化道大出血、急性穿孔。病程长者可出现癌变。

（三）辅助检查

实验室检查应包括血常规、CRP、ESR和血清白蛋白等，有条件者做粪便钙卫蛋白检测。

结肠镜检查和黏膜组织活检为CD诊断的常规首选检查项目，且检查应达末端回肠。肠镜下的特点为节段性炎症、肠道狭窄和瘘管形成。常常可见阿弗他溃疡（aphthous ulcer）、纵行裂沟样溃疡和深在的纵向溃疡与增生的正常黏膜相互间隔，造成黏膜呈鹅卵石样外观。直肠不受累是CD的典型特点。虽然直肠不受累，但常见肛瘘和肛周脓肿。

此外，疑诊CD但结肠镜检测阴性者可进行小肠胶囊内镜和小肠镜。因少部分CD病变可累及上消化道，故胃镜检查是CD的常规检查项目，尤其是有上消化道症状、儿童和IBD类型待定的患者。

小肠CT造影（ECT）和磁共振小肠造影（MRE）是迄今评估小肠炎性病变的标准影像学检查。该检查可反映肠壁的炎症反应改变、病变分布的部位和范围、狭窄的存在及其可能的性质（炎性或纤维性狭窄）、肠腔外并发症，如瘘管形成、腹腔脓肿或蜂窝织炎等。

经腹肠道超声检查、钡剂灌肠及小肠钡剂造

影在适当的时候也可以采用。

（四）CD的病理学改变

CD可累及从口腔到肛门的胃肠道的任何部位。最常见为末端回肠，同时常有右半结肠累及。CD累及大肠可为仅结肠受累（约为20%，主要为右半结肠），或者为大肠加上其他部位。大约75%的大肠CD的病人在疾病过程中伴有肛门病变，肛周的病变可早于肠道的病变数年。由于是非连续性病变，故活检标本诊断CD强调多部位黏膜取材，推荐做至少5个部位（包括直肠和末段回肠在内），每个部位取不少于2个活检。内镜下未见异常的黏膜也应取活检。

1. CD手术切除标本肉眼特点 典型者：①节段性或者局灶性病变，病变肠段通常被无病变的正常肠段分隔开（"跳跃"病变，skip lesions）。累及与未累及肠段间通常无过渡。②早期的病变为小的阿弗他溃疡，典型者发生在黏膜的淋巴滤泡之上，相邻的黏膜肉眼检查正常。当阿弗他溃疡扩大时，可融合为大的深在的纵行线状溃疡，边缘黏膜水肿，有时可伴瘘管形成，后者在小肠CD常见，在结肠CD相对少见。③深在的、不连续的溃疡将水肿的非溃疡黏膜分隔呈岛状，形成典型的鹅卵石样改变，部分可有炎性息肉和假息肉形成。④肠系膜"脂肪缠绕（fat wrapping）"，特点为脂肪组织扩展到肠系膜对侧的浆膜表面。主要见于小肠CD，在大肠CD不常见。脂肪缠绕对于CD的诊断很有价值。⑤肠壁增厚和肠腔狭窄，这多见于有纤维化和纤维肌性增生的透壁性炎症的部位，肠壁可增厚、僵硬。上述外科切除标本的大体特点可用于CD和UC的鉴别（表12-1）。

2. CD的显微镜下特点

（1）隐窝结构异常：表现为隐窝的扭曲、分支和缩短，隐窝密度改变，小肠绒毛变扁平，而大肠黏膜表面呈绒毛状。

（2）上皮的异常：①幽门腺化生（pyloric metaplasia），也称为假幽门腺化生或腺性黏液样化生，是慢性黏膜炎症的一个特点，与黏膜的溃疡和修复有关。幽门腺化生见于部分CD病人的回肠活检，在回肠切除标本中也常见。幽门腺化生在UC病人的倒灌性回肠炎切除标本中很少见。②潘氏细胞化生见于左半结肠病变。③杯状细胞

黏液缺失。上述隐窝及上皮的变化均提示慢性肠炎改变，在CD中可以是非常轻微的，且呈斑块状分布。

（3）溃疡和炎性浸润：表现为①阿弗他溃疡：最早期改变，形态上为浅表的小溃疡，表面为少量黏液、中性粒细胞和炎性坏死渗出物。②深在口疮样、线状溃疡：由阿弗他溃疡进一步发展形成，可以到黏膜下层或者更深。③伴有刀切样裂隙的深在裂沟：溃疡深而窄，如刀切一样，有急性炎性渗出、中性粒细胞、组织细胞和肉芽组织。溃疡常穿入肠壁，深达黏膜下层、肌层，引起瘘管形成、穿孔、脓肿形成、粘连和肠周炎性假瘤。④局灶性慢性炎症：定义为不连续的固有膜内深层的淋巴细胞和浆细胞增多，不限于黏膜表浅区（上1/3）。⑤非干酪样肉芽肿（non-caseous granuloma）：为上皮样组织细胞（单核细胞、巨噬细胞）聚集构成，通常为圆形。一般没有朗汉斯巨细胞，但可见多核巨细胞。见不到坏死。常见于固有膜内和黏膜下层，也可以见于肌层和浆膜下，甚至淋巴结内。⑥透壁性炎和淋巴小结形成：见于手术切除标本，肠壁全层可见慢性炎症细胞浸润，以淋巴细胞为主。淋巴小结散在分布在固有膜、黏膜下、肌层和浆膜下，可呈串珠状，尤其在远离溃疡处，可含有生发中心，并常有淋巴管扩张。⑦黏膜下层的淋巴细胞聚集和淋巴管扩张：为肠壁全层淋巴细胞增生的内镜活检下所见。⑧隐窝炎和隐窝脓肿：较UC相对少且局限于病变周围，呈节段性和斑块状。

（4）神经系统的异常：主要为神经节细胞的增多和神经节周围炎，见于黏膜下层和肌间，神经节细胞呈簇状分布，数量一般大于4~5个，周围有淋巴细胞浸润。黏膜下层和肌间神经纤维可见肥大和增生。

3. CD的病理诊断 CD的诊断在活检和手术标本中标准并不完全一致，也不要求上述肉眼和镜下表现全部具备。

（1）外科手术切除标本：诊断CD的镜下特点见表12-3。在缺乏非干酪样肉芽肿时，需要表内所列3个其他形态学特点才能考虑确诊CD。而在肉芽肿存在时，仅再需要1个特点，就可以考虑。但确诊CD前必须排除感染（如结核病）。

表 12-3　CD 外科切除标本的镜下诊断特点

透壁性炎*

聚集性炎症分布，透壁性淋巴小结增生*

黏膜下层增厚（由于纤维化 – 纤维肌肉破坏和炎症造成）

裂沟（裂隙状溃疡）

非干酪样肉芽肿（包括淋巴结）*

肠道神经系统的异常（黏膜下神经纤维增生和神经节炎）*

相对比较正常的上皮 – 黏液分泌保存（杯状细胞通常正常）

*诊断 CD 的相对特异指标。

（2）内镜活检标本：局灶性的慢性炎症，局灶性隐窝结构异常和非干酪样肉芽肿是一般公认最重要的在结肠内镜活检标本上诊断 CD 的主要镜下特点。①在有非干酪样肉芽肿时，加上至少 1 个其他形态学特点（局灶性慢性炎症或局灶性隐窝结构异常）就可以考虑确诊为 CD。但应在确诊 CD 前做抗酸染色或者结核分枝杆菌 DNA 的 PCR 检测，并结合临床排除结核。②未见非干酪样肉芽肿时，出现以下指标中的 3 项及以上：局灶性隐窝结构异常、局灶性慢性炎症（包括黏膜下淋巴细胞聚集）、活动性炎症处的黏液分泌存在、阿弗他溃疡、刀切样深在裂隙、神经肥大和神经节细胞增多、末段回肠绒毛结构的不规则和局灶性糜烂以及幽门腺化生，同时在临床和内镜观察支持 CD，且排除结核后考虑 CD。

当多个活检可供评估时，回肠受累和炎症病灶的分布显示从近端到远端逐渐减轻，这是有价值的支持 CD 的依据。缺乏 UC 的特点，如弥漫性隐窝不规则性，隐窝数量减少和隐窝上皮内中性粒细胞浸润，也有助于 CD 的诊断。

在诊断困难的病例，食管、胃和十二指肠活检，如发现肉芽肿或局灶性活动性炎症，可也助于 CD 诊断的建立。

（五）CD 的鉴别诊断

1. **UC**　两者的鉴别见表 12-1、表 12-2，内镜活检标本两者的组织学特点鉴别到目前为止尚未有金标准。国外专业胃肠病理学家对于初次诊断 CD 的一致性为 64%，而 UC 为 74%。因此，病理学家在诊断 CD 时要注意以下几方面：①多处结肠镜活检对于 CD 的诊断是必需的；②CD 不能只依靠单独直肠活检诊断；③内镜活检的 CD 总诊断准确率低于 UC；④病理学家进行诊断标准和指南的讨论可提高诊断准确率；⑤外科切除标本有助于诊断 CD 的特点，如透壁性炎、纤维化和瘘管形成等，在内镜活检上由于取材过浅而看不到，增大了病理诊断的难度；⑥UC 的大多数病变局限于黏膜层和黏膜下层，因此内镜标本更加适合诊断。少见情况下，结肠切除术后病理检查仍然无法区分 UC 和 CD，这些临床亦称为未定型结肠炎（indeterminate colitis, IC）。

2. **肠结核**　我国是结核病高发人群国家，诊断 CD 之前一定要排除肠结核。肠结核也最常累及回肠末段和回盲部。肠结核与回结肠型 CD 在临床表现、结肠镜下所见和组织病理学改变上有很多相似之处。两者均可见黏膜内或者黏膜下层的肉芽肿形成。在 CD 为非干酪样坏死性肉芽肿，肠结核为干酪样坏死性肉芽肿。但干酪样坏死性肉芽肿的检出率较低。因此，回结肠型 CD 与肠结核的鉴别常常相当困难。

大体观察支持肠结核的改变有：①溃疡型肠结核：回盲部位于黏膜表面的圆形小溃疡，进一步沿着肠壁淋巴管播散形成环形溃疡。呈灶性分布，溃疡之间黏膜正常。肠壁增厚不明显。②增生型肠结核：回盲部形成包块，肠壁增厚，黏膜面呈铺路石样或假息肉样。一般还可见肠系膜淋巴结肿大和干酪样坏死。

组织病理学上支持肠结核的改变有：①溃疡一般浅表，无深在的裂沟。②肉芽肿分布在黏膜内、黏膜下，可累及肌层和浆膜下层。③肉芽肿中心常常可见干酪样坏死，肉芽肿的长径一般大于 400μm，可以相互融合，周围常常具有淋巴细胞套。在结核早期的肉芽肿中央，常常是中性粒细胞和核碎片，尚未出现干酪样坏死。④有溃疡形成时可见活动性炎症。⑤肠结核病灶周围黏膜大致正常，一般见不到隐窝结构的扭曲、肠壁增厚和纤维化。

在诊断 CD 时，首先要排除结核。在结合临床的基础上，推荐对于具有肉芽肿和活动性溃疡的肠道活检标本进行抗酸染色或者结核分枝杆菌 DNA 的 PCR 检测，排除结核后再诊断 CD。表 12-4 是肠结核和回结肠型 CD 的临床及病理鉴别要点。

表 12-4 肠结核和回结肠型 CD 的临床和病理鉴别诊断

	肠结核	回结肠型 CD
胸片	阳性	阴性
T 细胞斑点检测（T-spot）	阳性	阴性
影像学检查	肠系膜淋巴结肿大伴有坏死	肠系膜淋巴结可肿大无坏死
内镜见回盲部病变	短	长
大便培养阳性率	30%	阴性
溃疡肉眼观	呈椭圆形或者环形，与肠管的长轴垂直	呈线状、深在、纵行，与肠管的长轴平行
瘘管形成	一般无	多见
肠管狭窄段	小于 3cm	大于 3cm
肉芽肿	干酪样肉芽肿，大，多，融合，有淋巴细胞围绕	黏膜内非干酪样肉芽肿，小，少，分散（30%~50%）
透壁性淋巴滤泡增生	无	常见
抗酸染色	阳性	阴性
结核分枝杆菌 DNA-PCR 检测	阳性	阴性
肛管病变	少见	常见

（李 君）

第七节　胃肠道遗传性息肉病

胃肠道遗传性息肉病是一组具异质性的临床病理综合征，其共同点是具有家族遗传性及胃肠道多发性息肉或腺瘤。按病变性质分为两大类：一类为非肿瘤性即错构瘤性病变，包括幼年性息肉病综合征、波伊茨 - 耶格（Peutz-Jeghers）综合征和考登（Cowden）综合征；另一类为肿瘤性病变，包括家族性腺瘤性息肉病、林奇（Lynch）综合征、锯齿状息肉病和 MUTYH- 相关性息肉病。胃肠道遗传性息肉病的准确诊断需要以病理学特征为基础，同时结合临床信息、内镜所见以及实验室检查结果等才能完成。这些息肉病或多或少具肿瘤易感性，虽然在临床诊断、治疗和监测方面大多取得了不小的进展，对患者及家族成员的综合管理也越来越重视，但遗憾的是部分息肉病的息肉形态没有进行系统的基因型表型分析，部分分子病理学机制及治疗也还需进一步深入的探索。

一、幼年性息肉病综合征

幼年性息肉病综合征（juvenile polyposis syndrome，JPS）是一种以胃肠道出现多发性幼年性息肉（juvenile polyposis，JP）为特征的常染色体遗传性疾病。JPS 发生率在西方国家只有家族性腺瘤性息肉病的 1/10，在我国可能是最常见的胃肠息肉病综合征，但往往没有引起足够重视并正确诊断，而且其中一半左右的病例没有家族史。

（一）病因和发病机制

分子遗传学研究表明约 50% 的病例有 18q21.1 上的 SMAD4/DPC4 或 10q23 上的 BMPR1A 基因的胚系突变，另有报道在幼儿 JPS 内发现 ENG 基因胚系突变，三者的突变都可以通过 TGF-β 信号通路导致编码氨基酸的替换或造成基因编码停滞。其余 40%~50% 的患者未发现明显基因改变，其发病原因有待进一步研究。

（二）诊断标准和临床特点

1. **诊断标准**　多采用 JASS 标准，即至少具备下述三条中的一条：①结直肠≥5 枚 JP；②整个胃肠道发现多枚 JP；③有 JPS 家族史，伴任何数量的 JP。

2. **临床特点**　2/3 的 JPS 病例在 20 岁以前就已诊断，男女比例相当。常存在消化道出血，有时出现肠套叠症状和息肉脱垂甚至排出肛门。约 10% 的 JPS 患者伴有先天异常，这些患者大多是散发病例，异常包括心脏、软组织、胃肠道和泌尿生殖系统。

JPS 患者终身增加患消化道癌的风险，因基因变异的类型不同从 9% 到 50% 不等，其中尤以罹患结直肠癌（38.7%）与胃癌（21%）风险高，*SMAD4* 基因突变者较 *BMPR1A* 突变者罹患胃癌的概率更大。

（三）病理变化

JPS 息肉是儿童最常见的息肉，主要发生于结肠和直肠，在整个结肠的分布机会相当；在胃和小肠也可有息肉发生。多数 JPS 息肉呈典型的错构瘤特征，但少数可合并腺瘤性改变。肠息肉大多数是 50~200 个，大小 0.5~3.0cm，通常有蒂，头部圆形，表面糜烂；息肉之间的肠黏膜外观正常。胃息肉大多无蒂，呈弥漫性生长。典型息肉切面可见大小不一的囊腔，腔内充满灰白色黏液或灰黄色脓性液体。小的息肉与单发性 JP 组织学上没有区别，表现为黏膜固有层间质增生、水肿，肉芽组织形成，毛细血管丰富伴炎症细胞浸润；腺体增生，腺上皮分化良好，富含杯状细胞，部分腺体扩张呈囊状，腔内充满黏液。大的息肉常分叶，囊性改变较少，腺体数量明显增多，分支状，部分上皮可出现腺瘤样改变。

（四）临床处理和监测

JPS 一旦诊断即需内镜下摘除或外科手术切除息肉，防止其继发肠套叠、梗阻或出血等严重并发症，其中对于多发性息肉或者有家族结直肠癌史的 JPS 患者可考虑行预防性全结肠切除术或全胃切除术。此外，JPS 患者的息肉虽然归为错构瘤，但因有基因改变的遗传性基础，因此对确诊个体建议行 *SMAD4* 和 *BMPR1A* 基因检测。若家族中存在已知的 *SMAD4* 突变，应在婴儿出生的 6 个月内进行基因检测。在没有发现基因突变的家族中，考虑在 20 岁时开始每 5 年行一次内镜检查；如果没有发现息肉，则从 40 岁开始每 10 年行一次内镜检查。

二、波伊茨－耶格综合征

波伊茨－耶格综合征（Peutz-Jeghers syndrome，PJS）又称家族性黏膜皮肤色素沉着胃肠道息肉病，简称黑斑息肉综合征。

（一）病因和发病机制

PJS 是一种常染色体显性遗传性疾病，几乎存在完全外显性。80% 的 PJS 患者存在 19p13.3 的 *STK11/LKB1*（serine/threonine protein kinase 11，丝氨酸/苏氨酸蛋白激酶 11）基因胚系突变失活，而散发性病例该基因突变率仅为 16.7%。*STK11/LKB1* 基因属抑癌基因，与 *TP53* 基因共同调控相关的凋亡信号通路，其基因失活是早期事件。*STK11/LKB1* 还可以通过活化 AMPK 下调 mTOR 信号通路表达，进而促进 PJS 伴发的恶性肿瘤的形成。其突变方式多样，包括缺失、点突变或插入等，并以前两者为常见。此外，有研究表明 *COX-2* 基因过表达与 PJS 患者肿瘤形成有一定关系。

（二）诊断标准和临床特点

具备下述四项的任何一项即可诊断为 PJS：①≥3 个组织学上证实的 PJS 息肉；②PJS 家族史，有任何数量的 PJS 息肉；③特征性、明显的皮肤黏膜色素沉着，有 PJS 家族史；④任何数量的 PJS 息肉，有特征性明显的皮肤黏膜色素沉着。既无黏膜皮肤色素沉着，又无家族史的单个 PJS 息肉，则称之为孤立性或散发性 PJS 息肉，这是一种不同于 PJS 的独立的临床疾病实体。

临床上 PJS 患者男女比例相当，一般 2~20 岁出现症状，表现为皮肤和黏膜的色素沉着斑，最典型的为口腔黏膜雀斑样斑点且持续存在；当息肉引起肠套叠和肠梗阻时出现腹痛及腹泻；也可因息肉表面的溃疡和坏死引起消化道出血及继发性缺铁性贫血；有时直肠的息肉可引起直肠黏膜脱垂。

易伴发多器官、多系统肿瘤是 PJS 的另一个重要特点，PJS 患者一生中患癌的危险性较一般人群高 10~18 倍，癌的发生率为 37%~93%。最常见的是结肠癌，其次是乳腺、小肠、胃和胰腺肿瘤，此外，还可出现卵巢、子宫和睾丸等器官的肿瘤。罕见情况下，PJS 患者可同时或异时伴发上述多种肿瘤。

（三）病理变化

PJS 息肉可发生于除口腔外的消化道任何部位，小肠最常见，尤其是空肠，结肠次之，胃及直肠也可发生，此外，罕见于鼻咽部、尿道、肾盂、膀胱、支气管和子宫等。

胃息肉多为广基，肠息肉多为带蒂或亚蒂。息肉大小 0.5~5.0cm，小者表面光滑，大者大多分叶状,有深凹的裂沟。

组织学上,典型的 PJS 息肉是错构瘤性息肉,表现为息肉内平滑肌增生呈树枝状,表面覆以与该肠段相同的正常黏膜腺体并形成绒毛状结构,上述腺上皮分化成熟。发生在小肠的 PJS 息肉约 10% 的腺体可伸入肠壁肌层,如浸润状,甚至在侵入的肌层内形成黏液湖,上述病变易被误诊为腺癌。PJS 息肉也可因发生继发性缺血坏死而造成诊断困难。此外,PJS 患者胃肠道还可同时出现腺瘤、炎症性息肉、增生性息肉和幼年性息肉等,且有时多种类型的息肉上皮同时出现在同一息肉内,即构成混合性腺瘤 / 息肉。PJS 胃肠道息肉癌变率为 3%~48%,其癌变可能是错构瘤本身发生腺瘤变后(即混合性腺瘤 / 息肉)进而发展为癌,或者是由于与错构瘤并存的腺瘤发生了癌变。

目前尚未发现 PJS 患者伴发的其他器官的肿瘤在组织学上有其特殊性。

(四)临床处理和监测

虽然 PJS 息肉本身癌变的概率并不高,但为了减少未来急诊外科手术率并改善患者生存期,有必要对所有胃肠 PJS 息肉进行内镜下或外科手术逐个清扫切除。同时,基于 PJS 具有肿瘤易感性,需要对这类患者进行随访监测以早期发现癌变并进行干预治疗,推荐的监测内容有:每年行血红蛋白、大便潜血、盆腔和腹腔超声检查,每 2 年进行胃肠镜及小肠胶囊内镜检查,女性每 3 年(51 岁以上每年)行宫颈涂片及乳房 X 线检查。

(五)展望

PJS 目前尚无有效的根治方法,早诊断、早治疗及规律的随访被认为可以降低 PJS 的发病率与死亡率。同时随着发病机制的深入研究,针对细胞信号通路及其关键酶的分子靶向药物,如选择性 COX-2 抑制剂和 mTOR 抑制剂等是目前 PJS 药物治疗研究的热点。

三、考登综合征

考登综合征(Cowden syndrome, CS)又称多发性错构瘤综合征,是一种常染色体显性遗传性疾病,是 PTEN 错构瘤综合征中最常见的一种,后者还包括 Bannayan-Riley-Ruvalcaba 综合征、PTEN 相关性 Proteus 综合征和 Proteus 样综合征。

CS 以累及所有三个胚层器官的多发性错构瘤为特征,其中皮肤和胃肠道是最常见的发生部位。

(一)病因和发病机制

目前 CS 的病因和发病机制未完全明了,遗传学检测证实约 25%~80% 的病例存在 10q23 上抑癌基因 PTEN(phosphatase and tensin homolog,磷酸酶和张力蛋白同源物)的突变,基因突变方式包括点突变、缺失或插入。PTEN 基因编码一种负性调节 PI3K/PTEN/Akt 途径的磷酸酶,其失活可促进细胞生长和增殖。

(二)诊断标准和临床特点

有 PTEN 突变的患者,符合以下任意两条主要标准,或一条主要标准和一条次要标准,或三条次要标准,即可诊断为 CS。主要标准:①≥3 个胃肠道错构瘤;②皮肤病变:≥3 个毛根鞘瘤、肢端的角质化、黏膜皮肤神经瘤、≥3 个口腔乳头瘤;③大头畸形;④乳腺癌;⑤甲状腺癌;⑥子宫内膜癌;⑦阴茎黄斑色素沉着;⑧小脑发育不良性节细胞瘤。次要标准:①食管糖原棘皮症;②≥3 个脂肪瘤;③甲状腺结节状增生;④自闭症或精神发育迟滞;⑤肠癌或肾癌;⑥睾丸脂肪瘤病;⑦血管 / 软组织异常。

90% 的 CS 患者 20 岁左右发病,临床表现多样,疾病严重程度差异大,而且这些患者罹患癌症的概率比正常人显著增高。文献报道其一生中患癌风险高达 85%,其中尤以患甲状腺癌和乳腺癌的风险高,发病年龄早(30~40 岁),此外,女性生殖系统、结直肠、泌尿系统肿瘤等风险亦有不同程度的增高。

(三)病理变化

CS 患者在胃肠道任何部位都可以发生错构瘤性息肉,食管常表现为多灶性白色隆起性结节性病变,在胃和结直肠则为多灶不连续的无蒂息肉状病变。息肉镜下形态多样,有的病变类似幼年性息肉,腺体扩张、扭曲,固有层纤维组织过度增生;有的息肉形态似脂肪瘤样、节细胞神经瘤样病变、炎性 / 增生性息肉样、淋巴样增生病变,甚至少数为真正的腺瘤。

(四)临床处理和监测

CS 患者需要对特定器官(包括乳腺、甲状腺、直肠、肾脏和子宫)定期进行肿瘤监测,对已发生的肿瘤行手术治疗。此外,患者家族其他成员也应进行相关检查。

四、家族性腺瘤性息肉病

家族性腺瘤性息肉病（familial adenomatous polyposis, FAP）又称家族性腺瘤病，是 APC 基因突变引起的一种常染色体显性遗传病，是第二常见的遗传性结直肠癌综合征，特征是结肠和直肠存在大量的腺瘤，这些腺瘤不经治疗至 50 岁 100% 进展为癌。根据息肉多少又分为经典型 FAP（classical FAP, CFAP）和衰减型 FAP（attenuated FAP, AFAP）。

（一）病因和发病机制

约 80% 的 FAP 病人有家族史和生殖细胞 APC 基因的突变，10%~30% 的患者是由自然突变引起的。APC 基因位于 5q21，是一种抑癌基因，它的主要功能之一是识别并结合 β-catenin，通过其下调与结直肠癌有关的 Wnt 信号通路，或通过影响 β-catenin 影响其下游转录因子——T 淋巴细胞因子（TCF）的作用。目前报道的 APC 基因在体细胞或胚系中突变位点超过 1 400 个，其中第 15 外显子的 5′ 端存在一个突变密集区，有 40%~77% 的突变集中于这一区域。西方人群中 APC 基因突变类型与临床表型有一定相关性：CFAP 的突变位点位于 178~309 和 409~1 580，AFAP 的主要位于 1~157、332~432 和 1 580 以后。国内的研究表明 AFP 突变热点和西方人群有所差异，如发现密集型 CFAP 主要分布在 805~1 332，但因病例数较少，需要更大样本的进一步验证。几乎所有的突变最终都造成 APC 基因终止密码子的提前出现，导致无功能截短蛋白的产生。

FAP 除了与 APC 基因突变相关外，也与其他基因的改变存在着相关性，如 MYH（MutY human homologue, MutY 人类同源物）基因改变，可能也是 FAP 潜在的疾病修饰基因。另外，AXIN、CTNNB1 基因以及表观遗传学调控与 FAP 的关系同样值得深入研究。

（二）诊断标准和临床特点

1. CFAP 的诊断标准 ①≥100 个腺瘤；②APC 基因生殖细胞突变；③FAP 家族史和一个以上下列病变：表皮样囊肿、骨瘤和硬纤维瘤。具备上述三项的任何一项即可诊断为 FAP。

FAP 有多个变异型：如结直肠的腺瘤少于 100 个则称为 AFAP，该型除了腺瘤少以外，还有发病年龄晚，癌变相对迟，更多地分布于近端结肠等特点；加德纳（Gardner）综合征是指结直肠腺瘤伴有表皮样囊肿、骨瘤、牙齿异常和硬纤维瘤者；特科特（Turcot）综合征是指结直肠腺瘤伴有小脑髓母细胞瘤。这些变异型与 APC 基因不同的突变类型有关。

2. 临床特点 FAP 患者在出生时并无结直肠息肉，多数在 15 岁前后出现息肉，初起时息肉为数不多，随着年龄增长而增多。因家族史普查检出腺瘤的和出现症状的患者平均年龄分别为 23 岁和 36 岁，发展成肠癌的平均年龄约为 40 岁。腺瘤导致的症状主要为直肠出血、腹泻、黏液便和腹痛，呈渐进性。

（三）病理变化

FAP 腺瘤数目自数百至数千个不等，弥漫分布，其中在直肠和乙状结肠最多。除了结直肠外，还可发生在胃和小肠。

大体上息肉大小不一，大多无蒂、球形或小叶状，偶有散在有蒂的大息肉。不同家族腺瘤的数目不一，但往往都超过 100 个，甚至达上千个。部分患者一个或数个大腺瘤可发生癌变，表现为隆起型或溃疡型肿块。近 40% 癌变患者多为原发，超过 80% 的肿瘤位于左半结肠。镜下，FAP 腺瘤与一般腺瘤相同，多数为管状腺瘤，约 3/4 病例伴有少数绒毛状腺瘤或管状绒毛状腺瘤，少数病例可伴有锯齿状腺瘤、增生性息肉、幼年性息肉、淋巴样息肉及炎性息肉。此外，肉眼观正常的黏膜在低倍镜下常可发现有很多微小扁平腺瘤灶，可以是单腺体或多腺体腺瘤，这也是 FAP 的组织学特点。腺癌镜下同散发性肠腺癌，且多处取材都能发现周边残留的腺瘤成分，提示为腺瘤癌变所致。

发生在小肠的 FAP 腺瘤多位于十二指肠乳头附近，特征是多发性、息肉状簇状生长，体积较小，部分表现为扁平或略凹陷的红色斑块。和结直肠一样，小肠的 FAP 腺瘤也易发生癌变。

发生在胃的病变除了一般的腺瘤外，最常见的是多发性胃底腺息肉，这是一种非肿瘤性黏液潴留型息肉，一般不会发展为腺癌。

FAP 患者也可出现胃肠外其他器官的病变：①家族内人员肝母细胞瘤、胆道和胆囊腺癌危险性增加；②软组织可发生纤维瘤病，常见于后腹膜组织或腹壁，特别是该部位在外伤或外科手术后更易发生；③骨的病变包括骨瘤和牙齿异常，前者以下颌骨为多见；④皮肤为表皮样囊肿，多见于面部且常多发；⑤内分泌系统，包括甲状腺癌、垂体、胰岛及肾上腺皮质肿瘤；甲状腺癌以女性常见，低分化癌为主；⑥眼，先天性视网膜色素上皮肥大，见于75%~80%的病例。

（四）临床处理和监测

FAP腺瘤若不经治疗100%进展为腺癌，因此对有FAP家族史的人群进行肠镜检查是必要的，也是一种合适的筛选方式。建议从10~15岁起每次隔1~2年做一次肠镜，若期间未查出腺瘤，要一直检查至40岁。对已证实存在突变的家族也可进行APC基因突变的检测以取代肠镜的检查。当检测到有APC基因突变，同时发现结直肠腺瘤的患者最迟在20~25岁行预防性结肠或结直肠切除术。此外，患者每隔2~5年需行胃镜检查，以排除胃和十二指肠的病变；对FAP相关的其余病变部位如肝、脑、胰腺和甲状腺等也需定期检查。

（五）展望

目前针对致病基因的全基因检测发展迅速，包括最常用的直接测序和高通量测序技术的应用，不仅发现更多的APC基因位点的突变，而且还发现一些大片段的基因缺失也是FAP发病的重要机制。

近年研究发现肠道微生物在FAP患者发病过程中起到了重要作用：产肠毒素的脆弱杆菌和大肠埃希菌（pks+ 大肠埃希菌）一起侵入肠道黏膜内，并形成生物膜，而生物膜的形成对肿瘤的发生发展是一个重要的促进因素。

另外，非甾体抗炎药（NSAID）和选择性COX-2抑制剂等已被证实可以预防FAP结直肠息肉的发生，但是长期效果和不良反应仍需要进一步研究。

上述方法的应用和研究成果为预防、早诊和早治AFP结直肠癌及构建疾病诊断模型等提供了新的思路。

五、林奇综合征

林奇综合征（Lynch syndrome，LS）是一种常染色体显性遗传病，其外显率高达70%~80%，是最常见的遗传性结直肠癌易感综合征，又称遗传性非息肉病性结直肠癌（hereditary nonpolyposis colorectal cancer，HNPCC），约占总的结直肠癌3%~5%。LS分子学基础主要是错配修复（mismatch repair，MMR）基因或EPCAM（epithelial cell adhesion molecule，上皮细胞黏附分子，又称TACSTD 1）基因的突变，其重要表型为微卫星不稳定性（microsatellite instability，MSI），因此属于MSI结直肠癌。

（一）病因和发病机制

人体正常情况下MMR基因编码的蛋白质组成MMR复合体，识别和修复错配的核苷酸及由DNA聚合酶滑动引起的插入或缺失环。LS患者MMR基因发生胚系突变，导致相关蛋白的截短或表达低下，继而引起MMR复合体功能异常，使DNA复制时错配概率增加，进而出现基因组DNA微卫星序列发生延长或缩短等变化，即出现MSI；DNA复制错误因无法修复而长期累积，最终导致肿瘤的发生。

MMR基因在人类多达12个，但目前已知与LC明确有关的有4个，分别是MSH2、MLH1、MSH6和PMS2，这些基因的突变是LC发生的始动因素及根本原因。其中MLH1或MSH2突变约占80%，其产生的肿瘤大多为结直肠癌；MSH6突变约10%，其突变者中子宫内膜癌的发生率明显高于其他基因突变者。作为错配修复系统的一部分，MLH3和Exo140与LC的相关性研究进展也值得期待。

EPCAM基因位于邻近MSH2的区域，其3'-区域缺失可引起MSH2基因体细胞高甲基化，从而引起MSH2蛋白的失表达，因此，EPCAM基因的胚系突变是除4个已知MMR基因外造成LC的重要原因，这部分患者约占LC的6%。

LC患者出生时已携带一个MMR或EPCAM等位基因突变（通常称为杂合性突变），当其另一个遗传自健康亲代的等位基因受到点突变、杂合性丢失或甲基化等二次打击时，可以引起MMR系统的功能下降，从而使得复制错误累积引起MSI，增加细胞自发突变的频率，引起众多MMR基因下游的靶基因和产物、细胞因子以及信号转导通路因子的改变，进而促进结直肠癌的发生，这是一个复杂、长期的过程。

（二）诊断标准和临床特点

1. 诊断标准 自从 1991 年 HNPCC 国际合作组织制定了 Amsterdam 标准以来历经数次变革。目前常用的临床标准有 Amsterdam Ⅱ 和改良 Bethesda 指南，用于临床选择需进行 MSI 检测的患者。但二者均难以兼具敏感性及特异性：前者的特异性较高，敏感性低；后者反之。Amsterdam 标准又被称为"3-2-1-0 标准"，即至少 3 个家系成员有 LS 相关肿瘤（结直肠癌、子宫内膜癌、小肠癌、输尿管癌或肾盂癌），其中 1 人应为其他 2 人的一级亲属；至少连续 2 代受累；至少 1 人诊断年龄低于 50 岁；应除外 FAP；肿瘤需经组织病理学证实。

改良 Bethesda 指南：①结直肠癌的患者诊断年龄小于 50 岁；②无论年龄，存在同时、异时的结直肠癌或其他与 LS 相关的肿瘤（包括结直肠、子宫内膜、胃、卵巢、胰腺、尿道、肾盂及脑肿瘤，皮脂腺腺瘤/癌，角化棘皮瘤和小肠癌等）；③诊断年龄小于 60 岁的结直肠癌患者具有 MSI-H 表型；④结直肠癌患者一级亲属具有 LS 相关的肿瘤，其中一种肿瘤的诊断年龄在 50 岁之前；⑤结直肠癌患者两个或两个以上的一级或者二级亲属患有 LS 相关的肿瘤，而不管发病年龄。

近年来的研究已明确广泛的 MMR 筛查对于 LC 的诊断敏感性为 100%，优于改良 Bethesda 指南的敏感性。因此，利用分子遗传学检测在 MMR 基因中发现致病性胚系突变成为目前 LS 诊断的金标准。

2. 临床特点和亚型 ①患者肿瘤发病年龄早，*MLH1* 或 *MSH2* 突变携带者，结直肠癌平均发病年龄 40~45 岁；②结直肠癌好发于右半结肠，约占 70.9%；③第二原发结直肠癌的发病率高，其中同时性占 18.1%，异时性约占 24.2%；④LS 家族中的易感人群一生中都具有发展为癌的危险性，除了结直肠癌（80%）外，子宫内膜癌（女性 20%~60%）及其他恶性肿瘤如卵巢癌、胃癌、小肠癌、肝胆管癌、上泌尿道癌、脑瘤和皮肤癌的危险性也不同程度地增加。因此提高 LC 的诊断率，加强高危人群的筛查尤为重要。

LS 如伴有皮脂腺肿瘤称 Muir-Torre 综合征，如伴有胶质母细胞瘤也称特科特（Turcot）综合征，其分子背景与 FAP 变异型的 Turcot 综合征遗传学具有重叠。

（三）病理变化

LS 患者结直肠早年有腺瘤存在，并具有特征性：体积较小，多发，但没有 FAP 那么多，组织学上多为绒毛状腺瘤伴高级别上皮内瘤变，因此易较早恶变为癌。大约 2/3 的癌位于右半结肠，且常为黏液腺癌或髓样癌，间质常有显著的淋巴细胞浸润和 Crohn 样反应，并见淋巴细胞浸润至肿瘤细胞巢内。虽然肿瘤分化较差，但具有 MSI-H 表型，仍归于低级别腺癌，患者预后较好。

LS 相关的子宫内膜癌和胃癌同样存在发病年龄较早等情况，前者出现其特有的组织学特征，如筛状结构、黏液分化、坏死、无乳头生长及肿瘤异质性，后者以肠型为主。

（四）基因突变检测方法

用来确定是否发生 *MMR* 基因突变常见的检测方法包括免疫组织化学染色（immunohistochemistry staining, IHC 染色）、MSI 检测和基因测序。

1. IHC 染色 IHC 染色检测的是蛋白水平，主要包括上述 MSH2、MLH1、MSH6 和 PMS2 四个蛋白。若 4 个蛋白均核阳性表达，说明该患者为错配修复功能完整（proficient mismatch repair, pMMR）；若其中任一阴性表达，则判断为错配修复功能缺陷（deficient mismatch repair, dMMR）。

2. MSI 检测 MSI 作为 *MMR* 基因突变的重要表型特征，可通过 PCR 毛细电泳法扩增微卫星位点来检测，MSI 的判定标准目前推荐检测 BAT-26、BAT-25、D2S123、D5S346 和 D17S250 五个位点，当其中 ≥2 个微卫星位点突变称为高频率微卫星不稳定性（microsatellite instability-high frequency, MSI-H），1 个位点或无位点存在突变分别称为低频率微卫星不稳定性（microsatellite instability-low frequency, MSI-L）和微卫星稳定（microsatellite stability, MSS），MSI-H 提示为 dMMR。

IHC 染色和 MSI 检测是在肿瘤组织中进行，目前认为两者是等效的，一致性达 90% 以上，可以作为 LS 的初筛，IHC 染色的好处在于检测费用低、对检测设备的要求低，其结果可直接指导对应基因的突变检测。但由于组织固定、抗体质量、IHC 染色技术及阳性标准等问题，IHC 染色结果可能出现各种误读。此外，放化疗可能导致组织内 MMR 蛋白的低或不表达,尤其是 MSH6 蛋白。MSI 检测对实验场所、条件等要求相对高,结果仅能证实检测病例存在 dMMR,但不能提示对应的具体基因突变,且部分 MSH6 突变的病例 MSI 检测可正常。当 IHC 染色或 MSI 检测结果阴性,不需要 MMR 胚系基因检测;当检测到其中之一阳性时按下述步骤进行相关基因检测。

3. **MMR 胚系基因检测** 约 12%~17% 的结直肠癌可检测到 MSI,但大部分是散发性的,其中仅约 27% 的 MSI 是由 MMR 胚系突变所致(即 LS)。散发性结直肠癌中 MLH1 上游启动子甲基化引起 MLH1 基因沉默,MMR 蛋白功能受损,进而导致 MSI。因此,IHC 染色中 MLH1 和 PMS2 阴性时,首先需完善 BRAFV600E 体细胞突变及 MLH1 启动子甲基化的检测,以除外散发性 MSI 结直肠癌。只有对 BRAFV600E 突变和 MLH1 启动子甲基化检测阴性时,才进行 MLH1 胚系突变检测。

既往文献报道高达 30%MSH2 和 / 或 MSH6 表达缺失的肠癌患者,相应基因胚系突变检测阴性,进一步研究发现 EPCAM 基因的缺失,可引起 MSH2 基因体细胞高甲基化,从而引起 MSH2 蛋白的失表达。因此,目前推荐对于 MSH2/MSH6IHC 阴性的患者首先进行 MSH2 基因的胚系突变检测,阴性者再依次进行 EPCAM 及 MSH6 基因的突变检测。

对于单纯 PMS2 表达缺失者,可直接进行 PMS2 基因的胚系突变检测。

基因胚系突变检测常用的方法是测序,与一代相比,二代测序更加高效、便捷、成本低,而且可以发现非 MMR 基因的胚系突变或其他与治疗相关的基因突变,因此已成为目前主要的检测手段。但因其读长相对较低的局限性,尚无法撼动 Sanger 一代测序的金标准地位。另外,发现这些基因的大片段缺失和重排占已知突变的 20%,因此对于 NGS 检测阴性者,需再进行 MLPA(multiplex ligation-dependent probe amplification,多重连接探针扩增)检测,以确定基因有无大片缺失和重排。

胚系突变的检测是在个体正常细胞 DNA 中进行的,如外周血。

(五)临床处理和监测

对已确诊为结肠癌的 LS 患者,建议行全结肠切除术。对未发生肠癌的基因突变携带者,应从 20~25 岁起(或在家族中最早确诊肠癌者诊断年龄前 2~5 年)进行结肠镜检查,每 1~2 年 1 次,并切除检查中发现的腺瘤,可有效地预防结直肠癌的发生。LS 通常不推荐进行预防性结肠切除。女性基因突变携带者建议每年接受 1 次妇科、阴道超声检查和血清 CA125 水平测定,以预防子宫内膜癌和卵巢癌;如果绝经后或生育后可考虑预防性子宫及双附件切除术。我国 LS 相关肠外肿瘤中胃癌的发生率较高,因此对胃癌的监测也十分重要;同时尿液细胞学检测能早期诊断相关的泌尿道癌,一般建议从 25~35 岁开始进行。

部分指南要求遵循 LS 患者意愿,可推荐给予小剂量阿司匹林,以期降低癌变和肿瘤复发的风险,但也有学者对其效果及副作用持有异议。

LS 患者亲属也需要对同一基因进行检测,以判断是否也携带有基因突变及进行必要的监测。

(六)展望

国外研究一致显示子宫内膜癌是 LC 发病率最高的肠外肿瘤,而国内报道以胃癌最为常见,且不断有基于中国人群新的 MLH1、MSH2 和 MSH6 突变位点的发现,这些都显示中国 LS 的人群在发病特点和突变基因的分布上与欧美人种存在差异,因此在国内积极开展 LS 的筛查,建立中国人群 LS 相关数据库非常有必要。

对 LC 相关癌的治疗取得了一些成效:如目前已明确 5-FU 的辅助化疗治疗不能改善 LS 肠癌患者的无病生存时间(disease free survival,DFS)和总生存时间(overall survival,OS),尤其是 Ⅱ 期肠癌患者;越来越多的证据表明,程序性死亡蛋白 -1(PD-1)抑制剂——帕博利珠单抗对延长 dMMR 晚期肠癌或子宫内膜癌患者的 DFS 有效,其机制可能是概述肿瘤微环境,增加新抗原数量,刺激抗肿瘤免疫反应。这些为将来 LS 相关癌症的个体化治疗提供了更多的选择。

六、锯齿状息肉病

锯齿状息肉病(serrated polyposis,SPS)又称增生性息肉病,以结直肠黏膜出现多发性锯齿状息肉(serrated polyp,SP)为特征,其患者结直肠癌的发生率增高并有家族聚集现象。

SP 包括增生性息肉(hyperplastic polyp,HP)、

广基锯齿状腺瘤/息肉(sessile serrated polyposis/ adenoma, SSA/P)和传统锯齿状腺瘤(traditional serrated polyp, TSA)。HP 又分为黏液缺乏型增生性息肉(MPHP)、杯状细胞型增生性息肉(GCHP)和微泡型增生性息肉(MVHP),其中 MVHP 最常见。

(一)发病机制和研究进展

目前研究证实 SPS 的分子遗传学存在异质性,其新的分类也是基于分子表型的不同。虽然存在混合性表型,但仍可将其分为 4 种类型:*BRAF* 基因突变(相对较少,有大的右半结肠息肉)、*K-ras* 基因突变(相对较多的、小的左半结肠息肉)、MSI 和 CpG 岛甲基化。SSA/P 通过 *BRAF* 突变激活 MAPK 信号途径或通过 CIMP 导致表观遗传沉默,从而引起癌变的发生,这称为"锯齿状通路",这与传统腺瘤癌变途径不同,其 *APC* 或 *K-ras* 和 *TP53* 基因突变概率很低。当 CpG 高甲基化累及 MLH1 时可出现 MSI。GCHP 中 *K-ras* 基因突变率约 50%,而 MVHP 和 SSA/P 中 *K-ras* 基因突变很少见。MAPK 途径活化在 TSA 中常见,但相关 *BRAF* 和 *K-ras* 基因突变率的报道不一,有待进一步研究。近年研究还发现 *RNF43*,作为 Wnt 信号通路的负调节因子,在 SPS 中也起了重要作用。

(二)诊断标准

①近端至乙状结肠内至少可见 5 枚 SP,直径 >1cm 的息肉≥2 个;②一级亲属患有 SPS,且近端至乙状结肠内可见任何数量的 SP;③SP>20 枚,任何大小,分布在大肠各个部位。具备上述三项的任何一项即可诊断。

(三)病理变化

SP 组织学发生有两种假说,即顶向下模式和底向上模式。无论哪种模式,结局都是导致上皮过度成熟,在陷窝内腔细胞间相互挤压,一些细胞突入腔内形成乳头状内褶,形成"锯齿状结构"。

HP 常 <0.5cm,分布于结肠各部位,其中 MVHP 其特征为细胞质中可见许多小黏蛋白滴,锯齿状结构在隐窝上部,细胞呈微泡状,杯状细胞较正常黏膜少。GCHP 多无蒂,锯齿状结构较少,局限于隐窝表面,缺乏微泡状黏液,富含杯状细胞。MPHP 最少见,细胞内缺失黏液和杯状细胞,上皮细胞再生明显,现认为属 MVHP 炎症型。

SSA/P 多发生于近端结肠,体积较大;镜下特征是整个隐窝呈锯齿状,出现水平、T 型或 L 型隐

窝甚至隐窝倒置,细胞核异型性常轻微,出现泡状核,核仁明显,分裂象可在隐窝任何部位出现。部分可以出现腺瘤性异型增生,当出现高级别异型时,则可能很快进展为癌。SSA/P 在 2019 版 WHO 又分为广基锯齿状病变(SSL)和广基锯齿状病变伴异型增生(SSLD)。

TSA 通常较大,位于左半结肠,异位隐窝形成,隐窝除了明显锯齿状外,常有绒毛状结构;细胞质嗜酸性,核卵圆形,异型性不明显。晚期者可合并明显异型增生。

在 SPS 中,除了多发的 SP 外,还可伴发经典型腺瘤。

SPS 患者罹患结肠直肠癌的风险增加,但确切的终生风险尚未明确。

(四)临床处理和监测

结直肠 SPS 患者根据息肉数量建议每 1~3 年进行 1 次肠镜检查和息肉摘除术,直径 <0.4cm 的息肉可每年进行随访观察,较大息肉应摘除。如果内镜治疗困难或无效,则采取结肠切除术,随后若直肠新出现息肉则应摘除。近端结肠如果出现多发、体积较大的 SP,也采取外科切除术。此外,对患者的一级亲属推荐从 SPS 诊断的最小年龄开始进行结肠镜检查,尤其是 >40 岁者。基线检查后,如果没有发现息肉,则每 5 年重复 1 次。如果发现近端 SP 或多发腺瘤,则考虑每 1~3 年行结肠镜检查。

七、MUTYH-相关性息肉病

结直肠 MUTYH-相关性息肉病(colorectal MUTYH-associated polyposis, MAP)是一种常染色体隐性遗传病,因生殖细胞系 *MUTYH* 双等位基因突变引起结直肠多发性的息肉、腺瘤和腺癌。

(一)病因和发病机制

MAP 系 *MUTYH* 生殖细胞系双等位基因突变所致,该基因位于染色体 1p34.3-1p32.1,编码 1 个高度保守的 DNA 转葡萄糖激酶。该酶在细胞碱基切除修复中具有重要作用,可协同 OGG1 和 MTH1,移除和 8-oxoG(鸟嘌呤氧化产物)异常配对的腺嘌呤。当 *MUTYH* 基因突变、蛋白失活时,DNA 损伤的碱基切除修复系统功能缺陷,导致体细胞系抑癌基因和癌基因 G:C → A:T 的颠换无法正常修复,尤其是在 2 个 *APC* 基因上,可以导致

对 TAA 终止密码子的选择,这是一个高发事件,其发生的原因尚不清楚。此外,MAP 在 K-ras 密码子 12 中,发现了以 c.34G>T; P 为特点的甘氨酸 12-半胱氨酸置换突变。这种突变在一系列连续发展的散发型结直肠癌中是罕见的,因此可以用这种突变来确诊 MAP。结直肠肿瘤的发生还涉及另外一些基因的改变,如: TP53 和 SMAD4.G>T 异位,但比其他类型的突变发生率要低,这提示 MUTYH 突变可能主要作用在癌变早期。

目前已发现有 >100 个不同的双等位组合的 MUTYH 突变,主要的突变类型(50%)是错义突变,并常见于外显子 Y179C 和 G396D。

(二)诊断标准和临床特点

MAP 与其他遗传性综合征表型区别困难,大部分患者有不同类型、数量不等的息肉并具有进展为恶性的倾向。一般而言,MAP 息肉发现的年龄较 FAP 者晚,平均约 45 岁。60% 的患者出现症状时已诊断为结直肠癌。MAP 也可出现结肠外表现,肠外恶性肿瘤是普通人群的 2 倍,其肿瘤谱与 LC 有重叠,尤其是皮脂腺肿瘤;此外,还包括小肠(主要为十二指肠)和胃息肉,先天性视网膜色素上皮肥大;伴有甲状腺乳头状癌、乳腺癌、胃癌和骨肉瘤等亦见报道。

MAP 目前没有明确的临床诊断标准,临床上对于无显性遗传家族史,但息肉数目 >10 个,或具有一些相关肠外表现的患者,即应考虑 MAP,进行 MUTYH 全基因测序。

(三)病理变化

MAP 息肉分布于全结肠,也可以位于小肠和胃。息肉数目一般 >10 个,但 <100 个,少数患者 >100 个,但并非像 FAP 样铺地毯式分布,且息肉癌变率高。镜下 MAP 肠息肉的主要类型是低级别腺瘤,各类型锯齿状息肉/腺瘤;胃内多数为胃底腺息肉,仅少数表现为胃腺瘤。需要注意的是,约 1/3 的 MUTYH 双等位基因突变的结直肠癌(MAP)患者缺乏多发性息肉。

MAP 同样可位于全结肠,大多文献认为组织学类型和 FAP 的癌及散发性结直肠癌没有明显不同。但也有报告认为,MAP 与 MSI 癌相似,多位于近端结肠,常为黏液型,间质或肿瘤上皮内有淋巴细胞浸润;此 MSI-H 认为是 MLH1 超甲基化所致,患者预后相对较好。

(四)临床处理和监测

由于 MAP 是常染色体隐性遗传病,临床筛选较为困难,遗传学检测是确定 MAP 及 MUTYH 突变携带者唯一可靠的方法。对有突变的患者从 20 岁开始每 2 年进行全结肠镜检查或进行预防性结直肠切除。本病常常伴胃和十二指肠息肉,所以胃镜检查也应列入常规。此外,由于患者同胞有 25% 患病风险,所以对其家族尤其是一级亲属应进行预防性基因检测。

(李 君)

第八节 胃肠道间质瘤

胃肠道间质瘤(gastrointestinal stromal tumor, GIST)是一种并不少见的肿瘤,主要发生在胃肠道,也可以发生在胃肠外器官系统。由于胃肠道间质瘤有其特别的病理形态学表现和分子病理学特征,临床上又有靶向治疗药物,因此我们对其的认识相对比较清楚,对病人诊断比较及时,治疗相对规范。

一、胃肠道间质瘤认识的变迁、临床特点和临床亚型

(一)认识的变迁和定义

对 GIST 的认识变迁至少经历了三个阶段: GIST 等于平滑肌瘤—GIST 包含平滑肌瘤—GIST 不是肌源性肿瘤。1998 年发现 GIST 中存在 c-kit 基因功能获得性突变,这极大地推动了其研究的步伐,也促使 GIST 概念的完善: GIST 是一类显示卡哈尔(Cajal)细胞分化,梭形细胞为主,大多数阳性表达 C-KIT 蛋白(CD117)和 DOG1(discovered on gastrointestinal tumor-1),遗传学上存在频发性 c-kit 基因或 PDGFRA(platelet-derived growth factor receptor alpha,血小板衍生生长因子受体 α)基因突变,少数病例涉及琥珀酸脱氢酶(succinate dehydrogenase, SDH)或 BRAF 等基因突变的间叶源性肿瘤。这类肿瘤生物学行为从极低危至高危,主要发生在胃肠道,是胃肠道最常见的间叶源性肿瘤,少数可发生在胃肠道外。按照目前定义,以往诊断的大多数胃肠道平滑肌肿瘤(包括平滑肌母细胞瘤)和曾被定义为胃肠道自主神经瘤均归属于 GIST。

（二）临床特点

GIST 多发于中老年患者，40 岁以下患者少见，男女发病率无明显差异。临床症状与肿瘤大小、发生部位、肿瘤与消化道壁的关系及肿瘤的恶性程度有关，但缺乏特异性的表现，其中 11%~47% 的患者在诊断时已发生转移。肿瘤 <2cm 时一般无症状，大多在无意中发现。大的肿瘤最常见的症状是上腹部不适、腹部肿块（50%~70%）和消化道出血（20%~50%）。此外，较大的食管 GIST 可出现吞咽困难，肠 GIST 可出现肠梗阻症状。部分胃肠道外间质瘤（extragastrointestinal stromal tumor, EGIST）可缓慢生长至体积巨大而无明显症状。

（三）临床亚型

除了发生在胃肠道及胃肠外的经典型 GIST 外，临床还存在以下几种亚型：

1. 儿童型 GIST 是指发生在 ≤16 岁的 GIST，占总 GIST 的 1% 以下。女性占大多数，好发于胃窦部，以上皮型为主。少数儿童 GIST 可表现为 Carney 三联征。该型大多数属于野生型中 SDH 缺陷型 GIST，详见后述内容。

2. 小 GIST 及微小 GIST 此病变往往是在其他疾病的手术标本或尸体解剖时被发现。一般直径 ≤2cm 的称为小 GIST，≤1cm 的定义为微小 GIST。大多数小或微小 GIST 病例在临床上呈良性或惰性经过，可发生纤维化或钙化，甚至退行性变而消失。文献报道高达 30% 的人群存在微小 GIST，但仅有 <0.1% 病例显示侵袭性行为，是什么原因使其保持非增殖状态，又是什么因素激活或加速其生长，这有待进一步的深入研究。

（四）伴发肿瘤

GIST 除了可同时合并综合征相关的肿瘤，如肾上腺外副神经节瘤等以外，亦可伴发原发器官或其他器官的恶性肿瘤，发病率 4.5%~33%。约一半的病例两者是同时性，且大多是单发。少数是多发或多源性的肿瘤，其中 44% 发生于胃肠道，且主要是结直肠癌，占其中的 47%；其次是胃癌为 42%；在胃肠道外伴发的恶性肿瘤包括前列腺癌、乳腺癌、淋巴造血系统肿瘤、肺癌和肾细胞癌等。

二、胃肠道间质瘤组织病理特征

（一）发生部位和大体特征

GIST 可发生在消化道的任何部位，其中食管 GIST 仅占 1%~2%，多见于食管下端，一般肿瘤较小。胃 GIST 是最常见的类型，占总的 60% 以上，以胃体最为多见，大小悬殊，以 >2cm~<5cm 的肿块较为常见。大体形态亦多样，小肿瘤可位于黏膜下、肌壁间或浆膜下，以内生性或息肉状较常见；大肿瘤多位于胃壁外层，呈外生性生长，可发生中央坏死形成溃疡或囊性变。小肠 GIST（25%）的发生率仅次于胃，多见于空肠，平均为 7cm 大小；以外生性凸向腹腔结节为主，呈哑铃状或囊性肿块，甚至形成窦道呈憩室样。结直肠 GIST 较为少见，约占 5%，多见于直肠和乙状结肠。GIST 绝大多数是单发性的。胃肠道外间质瘤（EGIST）较为罕见，占 1% 以下，除了大网膜、肠系膜和后腹膜外，少数发生在胆囊、前列腺和子宫等部位。EGIST 肿块往往较大，一般呈圆形或不规则结节状，界限清楚，单发性或多发性，大小 5~23cm 不等。诊断 EGIST 时，须首先排除转移性 GIST。

GIST 切面灰白或灰红色，质地不等，大者可有局灶性出血、坏死及部分或广泛囊性变。

（二）组织形态学

根据细胞组成不同 GIST 分为梭形细胞为主型（70%）、上皮样细胞为主型（20%）和混合细胞型（10%），此外，极少数可表现为多形性细胞。

在梭形细胞为主型中，瘤细胞核大多为细长形，部分为胖梭形，呈条索状、弥漫性排列，部分可呈栅栏状排列；少数病例梭形细胞可呈器官样、旋涡状、车辐状或古钱币样排列甚至肉瘤样改变；偶尔出现脂肪肉瘤、软骨肉瘤和横纹肌肉瘤的分化。肿瘤间质薄壁血管丰富，胶原纤维不定，其中发生于小肠的 GIST 内常可见嗜伊红色丝团样纤维小结（skeinoid fiber），这对诊断具有一定的提示性意义。

在上皮样细胞为主型中，瘤细胞大小较为一致，界限清楚，胞质丰富淡染或呈浅嗜酸性颗粒状，核圆形或卵圆形，染色质细而均一，有小核仁。少数病例瘤细胞呈灶性多形性，并伴有明显的嗜酸性核仁，核分裂象数目不定。间质纤维成分较少。

在混合细胞型中，梭形细胞和上皮样细胞的比例不定，可以是瘤内两种细胞成分的混合，也可以是两种成分同时存在于不同的瘤体中。

GIST 可出现凝固性或液化性坏死，前者多见于肿瘤较大或富于核分裂象的肿瘤。其他少见的间质改变包括钙化、骨化或血管周围的玻璃样变，偶可呈黏液样，尤其是小 GIST。

GIST 经靶向药物治疗后，同样可发生坏死和/或囊性变，部分病例中瘤细胞密度明显降低，细胞成分稀疏，间质广泛胶原化，可伴有多少不等的炎症细胞浸润和组织细胞反应。而在少数长期靶向治疗和罕见未经靶向治疗的 GIST 可出现去分化，表现为除了典型的梭形细胞外，细胞出现多形性，包括多核瘤巨细胞、高核分裂象和坏死，甚至是异源性成分。

（三）免疫表型

GIST 的病理诊断必须包括 CD117、DOG1、CD34、SDHB 及 Ki-67 的免疫组织化学（IHC）染色检测，可酌情增加 SDHA 标记。

CD117 是 *c-kit* 的基因产物，属酪氨酸激酶跨膜受体蛋白，其表达是 GIST 重要的特征之一，常为胞质阳性，少数为细胞膜和高尔基区点状着色。其中胃 GIST 的 CD117 阳性率达 97%，少数上皮样型表达可阴性；小肠 GIST 的阳性率为 100%。DOG1 蛋白选择性地表达于 GIST，阳性表达率为 99%，阳性定位于细胞质和细胞膜。对于 GIST 的鉴别，CD117 与 DOG1 敏感性几乎相同；CD117 阴性者，DOG1 检测更加有助于 GIST 的诊断。60%~80% 的 GIST 表达 CD34，但恶性者明显低于良性者。值得注意的是：当 GIST 去分化时表现为 CD117 和 CD34 表达的丢失。

SDH 又叫线粒体复合酶 II，被发现与多种肿瘤相关。SDH 由 SDHA、SDHB、SDHC 和 SDHD 四个亚基组成，是三羧酸循环的重要组成部分。当 SDHB、SDHC 或 SDHD 的基因突变或表观遗传沉默时，IHC 显示 SDHB 阴性，而 SDHA 阳性；当 SDHA 胚系突变时 SDHA 和 SDHB 均表现为阴性，因此加做 SDHB 的 IHC 染色可以鉴别是否 SDH 缺陷型 GIST（详见后述内容），其灵敏度为 83%~98%，同时加做 SDHA 可以提示是否 SDHA 胚系突变。

Ki-67 指数在不同的 GIST 中表达不一致，在同一肿瘤内不同区域阳性率也有所区别，但总体上危险度越高者表达率越高。此外，蛋白激酶 Cθ（protein kinase C theta，PKCθ）在 CD117 阴性的 GIST 中可阳性表达，阳性率 85%~100%。CAII（carbonic anhydrase II，碳酸酐酶 II）在 95% 的 GIST 和约 50% CD117 阴性的病例表达，且高 CAII 水平的病例预后好于表达低或缺乏者。

要注意的是，部分 GIST 可出现非特异性抗体，如 SMA（30%~40%）、S-100 蛋白（5%）、desmin 或 keratin（1%~2%）的阳性表达，这在临床实践中要引起警惕，以免误诊。

三、胃肠道间质瘤分子检测、分型及与靶向治疗相关的研究新进展

GIST 的分子检测十分重要，不仅有助于疑难病例的诊断，而且可指导临床治疗药物的选择以及预测分子靶向药物的疗效。

（一）*c-kit* 基因突变检测

c-kit 基因位于 4q，有 21 个外显子。研究发现 *c-kit* 基因突变不仅发生在 GIST 细胞中，而且瘤旁 ICC 中也发现同样的突变，提示 ICC 的 *c-kit* 基因发生突变可能是 GIST 发生过程中的早期始动事件，这些有此突变的 ICC 可能是潜在的 GIST 瘤前病变。

在 GIST 中，原发 *c-kit* 基因突变是一种功能获得性突变，突变频率约 80%。突变位点主要位于外显子 9、11、13 和 17，其中 11 外显子突变最为常见，约占 60%~70%；突变形式呈相当的异质性，又以缺失最为常见，约占 50%，其次是点突变、复制、插入和复合性突变。

（二）*PDGFRA* 基因检测

PDGFRA 基因定位于人染色体 11q3，属钙离子激活的氯离子通道，GIST 中突变频率约 5%~10%，主要发生在第 12、14 和 18 外显子，其中以 18 外显子突变多见，且主要为 D842V 点突变；其次分别是缺失、复制和插入。

（三）*c-kit*、*PDGFRA* 基因检测和靶向治疗的相关性

c-kit 或 *PDGFRA* 基因突变所致的蛋白异常表达会引起持续性的酪氨酸激酶活性，而且两者的突变相互排斥，即如果出现 *c-kit* 基因突变，则 *PDGFRA* 为野生型，反之亦然。虽然 GIST 中 *c-kit* 和 *PDGFRA* 基因突变的存在及类型并不与预后密切相关，但仍与肿瘤的发生部位、组织学形态、生物学行为和靶向治疗的疗效有一定相关性。原发性 *c-kit* 基因 11 外显子 557~558 缺失突变者，其生物学行为较非缺失突变更差，表现为自然预后差、伊马替尼（imatinib，IM）治疗有效时间相对较短等；第 9 外显子突变较少见，常提示预后不

良,约 50% 的患者可从 IM 治疗中获益。*PDGFRA* 基因突变往往见于胃、上皮样或恶性程度较低的 GIST,其 18 外显子 D842V 突变可引起 IM 的原发耐药,而非 D842V 突变者可从 IM 治疗中获益。EGIST 的 *c-kit* 基因突变发生率要低于胃肠型,且突变的形式也有所不同。

综上所述,GIST 分子检测基因突变的位点至少应包括 *c-kit* 基因的第 9、11、13 和 17 外显子以及 *PDGFRA* 基因的第 12 和 18 外显子。同时明确 *c-kit* 基因第 11 外显子具体突变类型,这对评估肿瘤的生物学行为、制订整体治疗策略具有一定参考价值。

(四)其他基因检测

对于 IHC 中 SDHB 阴性的野生型 GIST 患者应考虑 SDH 基因胚系突变和/或启动子甲基化的检测。若仍没有异常,可酌情根据临床情况继续行 *BRAF*、*NF1* 或 *ras* 等基因检测。

(五)野生型 GIST 的研究新进展

目前根据分子检测结果的不同,又分为经典型 GIST 和野生型 GIST。野生型 GIST 指的是病理形态及免疫表型均符合诊断 GIST,但分子检测无 *kit/PDGFRA* 基因突变者。约 85% 的儿童型 GIST 和 10%~15% 的成人 GIST 属于野生型 GIST,此型对 IM 的治疗反应差。野生型 GIST 依据是否有 SDHB 表达缺失,又分为两大类:

1. SDH 缺陷型 GIST 该型约占野生型 GIST 的 50% 以上,包括:①无综合征相关的 SDH 缺陷型 GIST:发生于儿童和青年人,女性多见。肿瘤发生于胃,常呈多结节性或丛状生长方式,瘤细胞呈上皮样,也可为混合型,约 50% 的病例伴淋巴管瘤栓,约 10% 的伴区域淋巴结转移。瘤细胞表达 CD117 和 DOG1,但 SDHB 表达缺失。分子检测显示约 50% 的病例有不同 SDH 亚单位功能丧失性胚系突变,其中约 30% 为 SDHA 突变,后者 IHC 显示 SDHA 和 SDHB 同时失表达;另 50% 的病例表现为 SDHC 促进子高甲基化和 SDH 复合体表观基因沉默,常过表达 IGFⅠR(insulin-like growth factor Ⅰ receptor)。②Carney 三联征相关性 GIST:无家族性,可伴发肺软骨瘤(常为多灶性)和肾上腺外副神经节瘤,但仅 22% 的患者同时合并三种肿瘤。其他可伴发的肿瘤包括嗜铬细胞瘤、肾上腺腺瘤及食管平滑肌瘤。在我国较罕见。病变好发于年轻女性,其 GIST 一般无侵袭性但仍会转移。主要由 SDHC 甲基化所致。③Carney-Stratakis 综合征相关性 GIST:这是一种遗传性疾病,为常染色体显性遗传,不全外显。由 SDHB(10%)、SDHC(80%)和 SDHD(10%)的胚系失活性突变所致。

SDH 缺陷型 GIST 难以经肿瘤大小和核分裂象预见危险度,核分裂象少的可发生肝转移,核分裂象多的却可不转移。虽然总体病程缓慢或稳定,但发生转移的间隙期较长,故需长期随访。

2. 非 SDH 缺陷型 GIST 包括:①*BRAF* 突变型 GIST:占野生型 GIST 的 3%~7%,好发于小肠(56%),其次为胃(22%)。组织形态上多为梭形细胞型,IHC 显示 CD117、DOG1 和 SDHB 阳性表达。分子检测显示 *BRAF* 基因 15 号外显子(V600E)突变。少数情况下为 IM 耐药性二次突变。②神经纤维瘤病Ⅰ型(neurofibromatosis Ⅰ,NF1)相关性 GIST:NF1 患者 GIST 的发生率为 7%,这类患者年龄相对较小,多发见于小肠,常为多结节,梭形细胞为主,伴有 ICC 增生。大多为低危,一般不会出现转移。分子检测显示 NF1 功能丢失性胚系突变,但突变无热点集中现象,可为插入/缺失或框内移位突变、错义突变。③K/N-ras 突变型 GIST:原发耐药 GIST 或 *kit/PDGFRA* 突变型 GIST 可发生 *ras* 突变。④四重野生型 GIST:极为罕见,可过表达 CALCRL 和 COL22A1,或涉及酪氨酸和细胞周期依赖激酶(NTRK6 和 CDK6)以及 ETS 转录因子(ERG)等基因,尚有待于进一步研究。⑤其他罕见突变类型 GIST:包括 *PIK3CA* 突变和具有 *ETV6-NTRK3* 融合基因等。

(六)继发耐药的基因检测和靶向药物的选择

在靶向药物的治疗过程中,GIST 会产生耐药和出现基因的二次突变,主要为继发性 *c-kit* 基因 14 和 18 外显子的突变,其中 14 外显子突变的 GIST 对新的靶向药物舒尼替尼有效。因此,对于继发耐药的患者,应增加 *c-kit* 基因的第 14 和 18 外显子的检测。为了有效地防止耐药的发生,各种"鸡尾酒"疗法已经提出并尝试,包括联合应用多种激酶抑制剂、应用其他治疗方法增强激酶抑制剂疗效等治疗方案。此外,通过免疫治疗可能增加 GIST 对 IM 的敏感性甚至逆转耐药。但这些都需要进一步理论研究和临床验证。

（七）GIST 分子检测的方法

目前国内外推荐的是 PCR 扩增 – 直接测序法，同时强调应在符合资质的实验室进行，以确保检测结果的准确性和一致性。二代测序（next generation sequencing，NGS）与液体活检在 GIST 领域中亦见报道，鉴于两者的可靠性和临床价值尚有待于进一步评估，故这两种技术不能取代直接测序用于原发性 GIST 的分子检测。但对于进展期 GIST，尤其是继发耐药病例，推荐 NGS 与液体活检可用于探索性研究。

（八）GIST 病理诊断思路和流程

实践工作中可参照图 12-4 流程进行 GIST 的病理诊断。

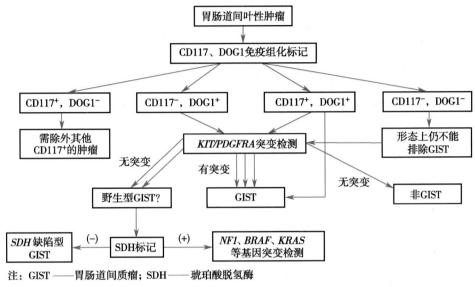

注：GIST——胃肠道间质瘤；SDH——琥珀酸脱氢酶

图 12-4 GIST 诊断思路

四、胃肠道间质瘤预后及生物学行为评估

GIST 恶性程度与肿瘤部位有一定关系：GIST 以小肠型恶性程度和淋巴结转移率最高，而食管 GIST 恶性程度低；EGIST 亦恶性度高，预后不良。此外，有无腹腔内播散或远处转移是判断 GIST 生物学行为的重要标志，其播散或转移与发生的部位、肿瘤大小、核分裂象数目及肿瘤有无破裂明显相关。较常见的播散部位是腹腔内，常见的转移器官是肝脏，少数可发生骨、脑和肺等转移。一般 GIST 极少通过淋巴结转移，SDH 缺陷型 GIST 可发生淋巴结转移，尤其是 <40 岁者。

GIST 的生物学行为预测仍是 GIST 研究领域的一大热点和难题，虽然目前已有各类用于原发可切除 GIST 术后复发风险评估系统，如 NIH（2008 年改良版）、WHO（2013 年版）、AFIP 标准、NCCN 指南（2019 年版）、热点图、列线图及一些基于数学模型的工具如复发风险热图、纪念斯隆凯特琳癌症中心（MSKCC）列线图及 Rossi 列线图等，但尚未形成统一标准。鉴于便捷性与操作简单性，中国临床肿瘤学会（Chinese Society of Clinical Oncology，CSCO）胃肠间质瘤专家委员会推荐沿用稍作修改的 NIH 2008 年改良版（表 12-5），这可能更适合亚洲人种。

NIH 改良方案虽然应用较广，但仍然存在不少缺陷，如一些体积小、核分裂象少的 GIST，NIH 方案将其归为低危，但临床上表现为恶性生物学行为；而少数体积大的 GIST 按 NIH 方案将其定为危险度较高者，经随访并没有出现复发和转移。因此该分级方法存在评估不足和过度评估的问题。此外，前文已提到，在 SDH 缺陷型 GIST 中，核分裂象不能作为危险度的评估指标。

NCCN 公布的《软组织肉瘤临床实践指南（2019 年第 1 版）》内按肿瘤部位制定了风险分层指南，把 GIST 分为"胃"和"非胃"两部分，综合肿瘤大小和核分裂象来预测 GIST 的转移率（表 12-6、表 12-7）。这些风险评估指标基本等同于 2013 年版 WHO 标准。

表 12-5 原发性 GIST 切除术后危险度分级标准
（NIH2008 年改良版）

危险程度	肿瘤大小 / cm	核分裂象 / （/50HPF）	原发肿瘤部位
极低	≤2.0	≤5	任何
低度	2.1~5.0	≤5	任何
中度	2.1~5.0	>5	胃
	<2.0*	6~10	任何
	5.1~10.0	≤5	胃
高度	任何	任何	破裂
	>10.0	任何	任何
	任何	>10	任何
	>5.0	>5	任何
	2.1~5.0	>5	胃以外
	5.1~10.0	≤5	胃以外

*针对原分级不足，中国 CSCO 专家委员会进行修正；核分裂象计数需要在肿瘤增殖活性最明显的区域进行，推荐 5mm² 下计数，可根据不同目镜视场数换算，如目前国内显微镜目镜大多为 22×，5mm² 换算约 21HPF。

表 12-6 胃 GIST 的生物学行为预测表

肿瘤大小	核分裂象 / （/50HPF）	预测的生物学行为 （转移率）
≤2cm	≤5 个	0%
	>5 个	0%*
>2cm，≤5cm	≤5 个	1.9%
	>5 个	16%
>5cm，≤10cm	≤5 个	3.6%
	>5 个	55%
>10cm	≤5 个	12%
	>5 个	86%

*：预测率基于该分类的肿瘤数量很少；GIST：胃肠道间质瘤；HPF：高倍镜视野，且 50HPF 等同于 5mm²

表 12-7 非胃 GIST 的生物学行为预测表

肿瘤大小	核分裂象 / （/50HPF）	预测的生物学行为 （转移率）
≤2cm	≤5 个	0%
	>5 个	50%~54%
>2cm，≤5cm	≤5 个	1.9%~8.5%
	>5 个	50%~73%
>5cm，≤10cm	≤5 个	24%
	>5 个	85%
>10cm	≤5 个	34%~52%
	>5 个	71%~90%

GIST：胃肠道间质瘤；HPF：高倍镜视野，且 50HPF 等同于 5mm²

国际抗癌联盟出版的 TNM 癌症分期，参考了 AFIP 软组织肿瘤组织学分类分级方案，根据 GIST 肿瘤大小分为 T1、T2、T3 和 T4 期，并结合核分裂象和肿瘤部位进行分期，另将存在淋巴结转移和 / 或远处转移的患者归为Ⅳ期。

应该明确上述评估系统没有一种是完美无缺的，在实际工作中可结合本单位具体情况选择不同的评价标准，并与本单位的临床沟通达成一致意见。当出现 GIST 危险度的评估、临床和病理不一致的特殊情况时，从事 GIST 靶向治疗的临床医生应综合临床、影像及病理等各方面的资料进行分析和综合判断。

另外，虽然大多数报道提示基因突变分析尚不能用于肿瘤的个体化生物学行为预测，但在一些研究发现基因突变特征与 GIST 患者的预后相关，这些尚需要越来越多循证医学证据的支持。

五、胃肠道间质瘤临床处理和监测

除了诊断，GIST 的治疗也日趋标准化和规范化，在国内外相关指南均有详细描述，在此仅列举临床处理原则。

（一）肿瘤活检原则

因 GIST 组织软且脆，穿刺有出血及腹腔播散的风险，因此对原发部位 GIST 的活检首选超声内镜下细针抽吸活检（EBS-FNAB），且仅限于需明确诊断或需术前靶向治疗的病例。对转移性病灶可采用经皮空芯针穿刺活检。内镜活检常难以明确病理诊断，仅适用于黏膜受累的病例。

（二）手术治疗

对于局限性 GIST 和潜在可切除 GIST，手术切除是首选治疗方法。手术原则包括保证切缘组织学阴性的肿瘤完整切除，避免肿瘤破裂，尽量行节段性或楔形切除，一般不行淋巴结清扫（但 SDH 缺陷型 GIST 需清扫可疑肿大淋巴结）。

（三）分子靶向药物治疗原则

基于小分子酪氨酸激酶受体抑制剂的成功应用，GIST 已经成为精准医疗时代最经典的实体肿瘤靶向治疗成功的范例之一。

1. GIST 术前靶向治疗原则 术前治疗时，推荐先进行基因检测，并根据检测结果确定 IM 的初始剂量。对于 IM 治疗后肿瘤进展的患者，应综合评估病情，有可能切除进展病灶者，可考虑停用药物,及早手术干预;不能实施手术者,可以按照复发/转移患者进行二线治疗。

2. GIST 术后辅助治疗　适用于有中高危复发风险的患者。因 PDGFRA 外显子 18 D842V 突变 GIST 对 IM 原发耐药,辅助治疗未能获益,不推荐给予 IM 辅助治疗。*c-kit* 外显子 9 突变及野生型 GIST 能否从辅助治疗中获益存在争议,暂不能作为评估辅助治疗适应证的依据。

3. 转移复发/不可切除 GIST 的治疗　推荐 IM 作为一线治疗。IM 标准剂量失败后:①局限性进展的 GIST,可手术完整切除的,建议实施手术治疗,术后选择继续 IM、换用舒尼替尼或 IM 增加剂量治疗;②广泛性进展,建议换用舒尼替尼或选择增加 IM 剂量治疗;③IM 与舒尼替尼治疗失败后可使用瑞戈非尼三线治疗。

4. 药物疗效评估　可使用改良的 Choi 疗效评估标准。

（四）随访原则

随访原则遵循 2017 年国内 CSCO 制定的指南。

1. 术后随访的患者　GIST 术后最常见的转移部位是腹膜和肝脏,故推荐进行腹、盆腔增强 CT 或 MRI 扫描作为常规随访项目,必要时行 PET/CT 扫描:①中、高危患者,每 3 个月 1 次,持续 3 年,然后每 6 个月 1 次至 5 年;5 年后每年 1 次;②低危患者,每 6 个月 1 次,持续 5 年。另外,至少每年进行 1 次胸部 X 线检查,在出现相关症状情况下推荐进行发射计算机断层显像（ECT）骨扫描。

2. 转移复发/不可切除或术前治疗的患者　①治疗前必须行增强 CT 或 MRI 作为基线和疗效评估的依据;②开始治疗后,至少应每 3 个月随访 1 次,复查增强 CT 或 MRI;如果涉及治疗决策,可以适当增加随访次数。

（李　君）

参 考 文 献

［1］中华医学会消化病学分会炎症性肠病学组. 炎症性肠病诊断与治疗的共识意见（2018 年·北京）. 中华炎性肠病杂志, 2018, 2（3）: 173-190.

［2］Ramos GP, Papadakis KA. Mechanisms of Disease: Inflammatory Bowel Diseases. Mayo Clin Proc, 2019, 94（1）: 155-165.

［3］Valle L, Vilar E, Tavtigian SV, et al. Genetic predisposition to colorectal cancer: syndromes, genes, classification of genetic variants and implications for precision medicine. J Pathol, 2019, 247（5）: 574-588.

［4］Li J, Ye Y, Wang J, et al. Chinese consensus guidelines for diagnosis and management of gastrointestinal stromal tumor. Chin J Cancer Res, 2017, 29（4）: 281-293.

［5］von Mehren M, Randall RL, Benjamin RS, et al. Soft Tissue Sarcoma, Version 2. 2018, NCCN Clinical Practice Guidelines in Oncology. J Natl Compr Canc Netw, 2018, 16（5）: 536-563.

第十三章 肝脏和胆道疾病

因肝细胞的发育、生长和分化具有特殊性,且与炎症损伤、肿瘤发生发展均有密切关系,故在此章将肝发育与再生一并讨论。

第一节 肝发育与再生

一、肝发育

胚胎发育第 4 周初,前肠末端腹侧壁内胚层上皮增生,形成一囊状突起,即肝憩室,是肝和胆囊的原基组织。随着胚胎生长肝憩室迅速增大,很快长入心脏与卵黄蒂之间的间充质即原始横隔内。肝憩室末端膨大,分出头、尾两支。头支较大并且生长迅速,上皮细胞增殖形成许多分支并相互吻合成网状的细胞索,即肝索组织。肝索逐步分化为肝板、界板及肝内各级胆管。穿行于原始横隔内的卵黄静脉和脐静脉也反复分支并相互吻合,在肝索间形成毛细血管网,即肝血窦。肝板最初由 2~3 层肝细胞构成,至胎儿后期变成单层肝细胞。大约第 6 周,肝细胞间出现胆小管,第 9~10 周形成肝小叶。肝内结缔组织和肝被膜则由原始横隔中的间充质分化而来。第 6 周时,造血干细胞从卵黄囊壁迁入肝,在肝血窦内外形成大量造血组织并开始造血,肝脏体积因此而迅速增大,第 10 周时肝脏已占据腹腔大部。在胎儿期,肝脏主要产生红细胞,也产生少量粒细胞和巨核细胞。肝脏造血功能在第 6 个月之后逐渐降低,至出生时基本停止。胚胎肝的功能十分活跃,胚胎早期就开始合成并分泌多种血浆蛋白和甲胎蛋白(alpha-fetoprotein, AFP)。大约第 5~6 个月,几乎所有肝细胞都能合成 AFP。此后,肝脏 AFP 合成功能逐渐减弱,出生后不久即停止。从第 3 个月开始,肝细胞开始分泌胆汁并行使解毒功能。

二、肝再生和肝脏干细胞

正常成体的肝细胞是一种长命细胞,极少见核分裂象,但在肝受损后,尤其在肝部分切除后,残余肝细胞迅速出现快速活跃的分裂增殖,并呈现明显的规律性。如大鼠肝切除 3/4 术后 15~18 小时,即以四倍体肝细胞为主启动增殖周期,术后 24 小时出现 S 期和 G_2 期高峰,术后 36 小时出现分裂高峰。术后 2 天内大多数肝细胞均至少分裂一次,此后肝细胞继续分裂增殖,直至术后 5~7 天肝恢复正常体积,肝细胞分裂也停止。肝病患者施行大部或部分肝切除后也有再生能力,但因原有肝脏病变情况而异,一般可在半年内恢复正常肝体积。肝细胞强大的再生能力的机制研究主要集中于肝脏干细胞及其调控因子等方面。一般认为肝细胞再生进程是一个多步骤、多因子参与,涉及多种信号相互作用的精确且有序的调节过程,依赖于肝脏干细胞、间质细胞和细胞外基质及细胞因子通过自分泌、旁分泌和内分泌的协同作用,进一步调控基因表达和细胞生理、生化、代谢过程实现。一般将这个由多种调控因子协同调控的肝再生过程分为三个阶段,分别为①启动阶段: G_0 期 ~G_1 期;②增殖阶段: G_1 期 ~S 期;③终止阶段: G_1 期 ~G_0 期。迄今为止,这种再生过程调节的确切机制还不完全清楚。

(一)肝脏干细胞

肝脏干细胞的基本特征包括两点:第一具有双向分化能力,属于前体细胞,可向肝细胞和胆管细胞分化;第二具有自我更新能力。依据肝脏干细胞的起源不同,可分为肝源性肝脏干细胞和非肝源性肝脏干细胞两大类。前者主要包括肝细胞、卵圆细胞及小肝细胞等,后者主要包括胚胎干细胞、骨髓干细胞及胰腺导管上皮细胞等。

1. 肝源性肝脏干细胞 ①肝细胞:在正

常肝脏中,大部分肝细胞处于静止状态,只有1/3 000~1/2 000分化的肝细胞通过分裂来维持生理肝组织质量。但相关研究表明:肝脏组织被切除2/3后,剩余的肝细胞经过1~3次分裂就可以恢复足够的肝细胞数量和肝脏体积,这说明肝细胞具有在特定条件下再生的能力。有研究表明,在肝脏受损或给予恰当刺激,肝细胞能被激活,通过增殖、分化和再生,完成肝脏结构修复和功能重建;②卵圆细胞(HOC):依据其细胞体积小、胞质少、胞核大呈卵圆形,故命名为卵圆细胞。一般情况下,HOC处于静止状态,在肝脏受损、肝细胞再生受抑不能满足肝脏修复的情况下,HOC可被激活而进入增殖状态,参与肝脏结构与功能的重建。近年来相关研究表明,HOC具有分化为肝细胞和胆管细胞的能力,其表达胆管上皮细胞标志物角质蛋白OV6、CK7和CK8等,也表达骨髓干细胞标志物CD34、CD117和造血干细胞标志物CD45等。目前根据肝卵圆细胞的形态和分布情况,认为其可能有4种类型:0型:肝脏干细胞,位于汇管区及肝内胆管系统,具有典型的干细胞的形态特征;I型:原始细胞,呈卵圆形,与邻近肝细胞以桥粒相连接,位于肝血窦或门静脉周边肝细胞肝索内;II型:胆管样细胞,出现于胆管样结构中,与其他胆管样细胞相互交错排列;III型:肝细胞样细胞,位于肝窦中,与其他肝细胞紧密连接;③小肝细胞:是一类体积较小的小单核细胞,形态与肝细胞类似,具有增殖潜能,能双向分化为肝细胞和胆管上皮细胞,其能表达CK8、CK18、清蛋白和转铁蛋白等肝细胞标志物,在体外进一步分化后又可表达胆管上皮细胞标志物。小肝细胞是肝前体细胞在分化成熟为肝细胞过程中的一种中间细胞,有研究认为它可能是肝细胞的专能祖细胞。

2. **非肝源性肝脏干细胞** ①胚胎干细胞:是指存在于早期胚胎中,具有多向分化潜能的细胞,它在体外可无限扩增并保持未分化状态,具有分化为多种细胞的潜能,属于全能干细胞。②骨髓干细胞:具有多向分化潜能,可以分化为多种组织细胞,如可在鼠肝内分化为肝卵圆细胞及肝细胞。多项研究表明,骨髓干细胞体内、体外均可分化为肝细胞,在肝脏损伤时,对肝脏的修复和功能重建有重要作用。③胰腺导管上皮细胞:肝脏与胰腺具有相似的胚胎起源和组织结构,均由胚胎前肠内胚层细胞发育而来。有实验证明,在适当的环境下,胰腺导管上皮细胞可定向分化为肝细胞。从胰腺分离的胰岛前体细胞可以在体外培养条件下分化为肝上皮细胞等。因此,肝脏干细胞的起源是多源性的,甚至存在着跨胚层分化现象。

(二)干细胞在肝再生过程中的作用

肝脏是一个具有强大再生能力的器官,在发生不同类型、不同程度的损伤后,三种形式的肝细胞会参与肝组织重建性增殖反应。第一,在正常组织更新、轻微肝损伤或部分肝切除时,大量"专一性"的、单潜能的成熟肝细胞被激活,迅速分裂增生,直至损伤的肝组织完全修复,但这类细胞的增殖周期相对有限;第二,当成熟肝细胞增殖能力受阻,而肝脏遭受广泛、慢性的损伤或某些致癌物的损伤时,具有双分化潜能的肝脏干细胞HOC被激活,进一步分化成肝细胞或胆管上皮细胞,修复损伤的肝组织;第三,酒精性肝损伤或辐射性肝损伤后,外源性肝脏干细胞如骨髓源性肝脏干细胞被激活,经循环或HOC介导途径进入肝脏,主要在汇管区完成肝组织的正常更新和损伤修复。有研究发现,肝损伤后最先出现的HOC就是0、I型细胞,随后见II、III型细胞延伸进入肝小叶,推测肝脏中存在原始干细胞,可直接分化成I型细胞;然后分化成II型或III型细胞;II型细胞分化成胆管细胞,III型细胞分化成肝细胞。啮齿类动物模型的研究表明,含HOC的多能干细胞池的激活,是肝实质损伤后得以修复的重要机制。

(三)肝脏干细胞参与肝再生的机制和调控

1. **肝脏干细胞参与肝再生的机制目前存在几种学说** ①"肝脏干细胞起源地"学说:认为肝脏干细胞有可能位于小胆管或黑林管部位。最近研究进一步提出肝内的干细胞壁龛位于黑林管周围,而肝外的干细胞壁龛位于胆管壁深层的腺体。②"肝脏干细胞迁移"学说:肝细胞在汇管区附近产生并沿肝板从汇管区周围向小叶中央迁移,缓慢地进行肝细胞的生理性更新,提示肝内存在肝脏干细胞并参与肝脏实质细胞的动态更新。然而在单纯肝切除和化学毒剂诱发急性肝损伤的模型中,成熟肝细胞在肝再生中发挥关键作用,但肝脏干细胞并未出现显著增生这一现象对这个假说提出了挑战。③"干细胞池"学说:即认为各种器官特异性成体干细胞均来源于器官外的干细胞池,这些细胞为多能干细胞,能通过血液循环巡游全身,根据需要及时进入相应的组织器官并进一步分化增生以补充局部细胞,在组织器官特异性微环境的诱导下转变为器官特异性干细胞,并分化增生以补充局部细胞。④ "肝流域"学说:肝内成体干细胞存在于汇管区小胆管附近,是肝内主质细胞的源头。在生理情况下,能有序地自我复制并逐级产生不同分化程度的子代,途经肝板汇向中央静脉,形成该流域干流,由血液循环路过的外源性干细胞在干流不同的部位分裂增殖、部分转分化为肝系细胞如成熟肝脏细胞,作为支流汇入干流,当肝部分切除或发生其他肝损伤时,随着再生信号的增强,干流和支流中的细胞增生分化速度也进一步增强,从而补充肝细胞。肝细胞更新与损伤后再生是肝流域中肝内源和肝外源肝脏干细胞及成熟肝细胞共同作用的结果,这一学说合理地解释了在急性肝损伤中成熟肝细胞的增生,成为目前普遍公认的学术观点。

2. **肝脏干细胞参与肝再生的调控** 肝脏干细胞参与肝再生的调控机制尚未清楚,一般认为存在几个方面,包括氧化应激反应途径、神经系统反应和细胞因子的调节。氧化应激在脂肪肝的发生发展过程中起关键性作用,通过对卵圆细胞的影响发生作用。脂肪肝动物模型中,卵圆细胞增殖程度与损伤的病因无关系,而是受模型组肝细胞产生的大量过氧化氢所诱导。在脂肪肝病患者的肝组织中,可见卵圆细胞向中间型肝细胞样细胞分化,两种细胞数目随纤维化程度加重而增加。脂肪变性的肝细胞 DNA 氧化损伤,再生能力明显减弱,此时卵圆细胞代偿性增生修复损伤,限制了损伤的扩大。神经系统对卵圆细胞的影响,交感神经激活可促进肝纤维化,抑制肝再生。交感神经系统可能是直接与卵圆细胞上肾上腺素受体结合从而发挥抑制作用,抑制交感神经系统后,肝内卵圆细胞增生积聚,肝细胞坏死和脂肪变性程度减轻、血清转氨酶降低、肝脏体积增大及重量增加。

细胞因子对肝细胞再生的调控是近年来研究的热点,肝再生过程中产生的各种细胞因子对干细胞的生物学特性具有重要的调控作用。肿瘤坏死因子(TNF)在大鼠卵圆细胞增殖中具有正调节作用,同时卵圆细胞本身也表达 TNF。白介素 -6 家族则通过激活 STAT3 磷酸化起作用,对卵圆细胞有促进有丝分裂作用。干扰素参与卵圆细胞而非肝细胞介导的肝再生。生长因子包括 HGF、EGF、TGF-α 和 αFGF 均可通过自分泌或旁分泌的方式激活 HOC,刺激其增殖。转化生长因子 -β1 是肝细胞生长的负性调节因子,能促进卵圆细胞凋亡。此外,多种趋化因子在肝卵圆细胞迁移中具有重要作用。

(滕晓东)

第二节 肝损伤的基本病理变化

一、肝细胞变性

肝脏在遭受到各种损害后发生的基本病理变化类型相同,除肝细胞的变性、坏死外,还伴有不同程度的炎症细胞浸润、肝细胞再生和纤维组织增生。

1. **肝细胞肿胀(亦称水样变性,hydropic degeneration)** 肝细胞水样变性常表现为肝细胞体积增大,胞质空淡,呈透明状。重度水肿时,肝细胞体积可增大为正常肝细胞的 2~4 倍,呈气球状,称之为气球样变性(ballooning degeneration)(图 13-1)。肝细胞胞质空淡,残留的颗粒状物向核旁聚积,或者呈丝缕状自核膜旁向外周辐射,形如羽毛,称之为羽毛状变性(feathery degeneration),此类型变性常伴胆汁淤滞区。

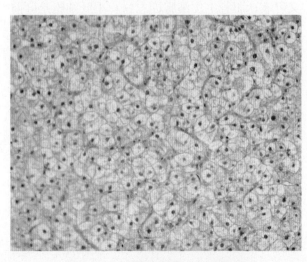

图 13-1 肝细胞水肿及气球样变性

透射电镜下观察,可见肝细胞中线粒体集中、肿胀变圆、基质空淡、嵴缩短,粗面内质网明显脱颗粒现象,其膜上附着的多聚核糖体稀疏,内质网池扩张,光面内质网亦呈扩展状,糖原颗粒常减少。上述亚显微结构病变均提示胞质中水分增加。肝细胞水样变性的发生机制可能与肝细胞损伤后体液渗入有关,这种改变多属可逆性改变,病因解除后,肝细胞即恢复正常形态。但变性严重时可导致细胞膜的破裂从而发展到溶解性坏死。

2. **肝细胞嗜酸性变性(acidophilic degeneration)** 肝细胞受损后,细胞内的水分减少或丧失,细胞体积变小,胞质嗜伊红染色,糖原明显减少或消失,这种改变是细胞死亡的前驱病变。

3. **肝细胞脂肪变性(steatosis)** 指肝细胞中出现类脂空泡(图13-2)。一般见于慢性肝病,但在丙型病毒性肝炎急性期也可以观察到肝细胞脂肪变性。根据肝细胞中脂肪空泡的大小可分为大泡性脂肪变性和小泡性(或微泡性)脂肪变性。

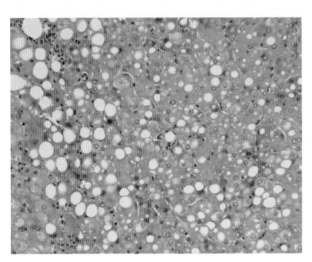

图 13-2　肝细胞脂肪变性

二、肝细胞坏死

根据肝细胞坏死的性质可以分为两大类:一类为溶解性坏死,即肝细胞受损后迅速溶解,组织切片中仅能见到支持肝细胞的网状支架及缺损的小叶结构,浸润性炎症细胞常常占据其中;另一类为凝固性坏死,这种肝细胞的坏死往往可以查见其过程,在肝细胞坏死后,其残骸尚可存在一段时间。此外,根据坏死范围大小又可将肝细胞坏死分为以下类型:

1. **单个肝细胞坏死** 单个肝细胞坏死常常为凝固性坏死,多源于肝细胞的嗜酸性变。单个肝细胞凝固性坏死,又叫嗜酸性椭圆形小体(Councilman body)或凋亡小体(apoptotic body)(图13-3)。除病毒以外的因素如缺氧、药物中毒或过敏也可出现嗜酸性小体。

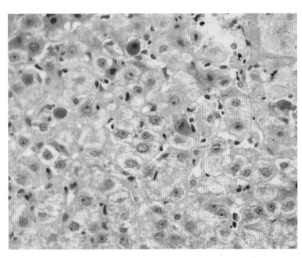

图 13-3　肝细胞嗜酸性小体

2. **点状坏死(局灶性坏死,focal necrosis,FN)** 点状坏死的范围仅涉及少数肝细胞,病变呈灶状,位于肝小叶内。由于这种坏死往往不见坏死的残留,仅能看到正常的肝细胞索中断,其缺损区为单个核细胞聚集,故名为灶性炎。

3. **界面性肝炎(interface hepatitis)** 简称界面炎,以前称之"碎屑样坏死(piecemeal necrosis,PN)",为肝小叶周边的界面破坏导致界面呈虫蚀状缺损,常伴随不同程度的炎症和纤维化。界面性肝炎通常是慢性病毒性肝炎活动期的重要特征。

4. **桥接坏死(bridging necrosis,BN)** 为范围较广的溶解性坏死,坏死带可出现于两个汇管区间,两个小叶中央静脉间或小叶中央静脉与汇管区间(图13-4)。坏死后伴有纤维组织增生及肝细胞不规则再生,后期可形成纤维间隔分割小叶。

5. **多小叶(腺泡)坏死(multilobular necrosis)** 指相邻几个肝小叶全部或大部分的融合性坏死,是肝脏损伤后最严重的一种坏死形式。由于坏死范围广,正常的组织结构扭曲而不能辨认,常出现汇管区的集中现象及炎症细胞浸润。

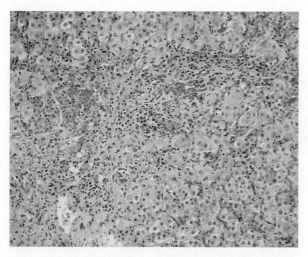

图 13-4 桥接坏死

三、炎症细胞浸润

肝损伤时在汇管区或小叶内常有程度不等的炎症细胞浸润。浸润的炎症细胞主要是淋巴细胞、单核细胞，有时见数量不等的浆细胞和粒细胞等。

四、肝实质细胞再生及纤维化

1. **肝实质细胞再生** 肝细胞坏死后邻近的肝细胞通过分裂而再生修复，在损伤修复期或疾病的慢性阶段尤为明显。再生的肝细胞体积较大，核大而深染，有的为双核。慢性肝病时在汇管区尚可见小胆管的增生。

2. **纤维化** 肝损害后炎性修复过程及慢性肝病过程常伴有纤维组织增生。在反复发生严重坏死的病例中，长期大量的纤维组织增生可导致肝纤维化及肝硬化。肝纤维化一般是肝损害后的一种不可逆反应。

（周晓军）

第三节 病毒性肝炎

病毒性肝炎是指由甲型、乙型、丙型、丁型、戊型、己型及庚型等多型肝炎病毒，即所谓的嗜肝性病毒引起的肝炎。病毒性肝炎具有传染性较强、传播途径复杂、流行面广泛、发病率较高等特点，部分乙型和非甲非乙型肝炎病人可演变成慢性，对人民健康危害甚大。我国甲型、乙型及丙型肝炎的发病率都很高，其中 HBsAg 无症状携带者约

为 1 亿人以上，是肝炎病人的主要来源；丙型肝炎病毒的感染率在我国约为 3.2%，虽远不如乙型高，但此型肝炎较乙型肝炎更易慢性化，且更容易演变为肝硬化和肝癌，已日益受人们关注。病毒性肝炎的病原学或变异较多（表 13-1），目前已知的前五种类型肝炎病毒的感染率在我国均较高，对人们健康的危害之大超过了任何一种感染性疾病。

表 13-1 人类主要嗜肝病毒

病毒	类型/原名	疾病
甲型肝炎病毒（HAV）	RNA；肝病毒/感染肝炎因子	散发性或地方性；仅急性发作；粪-口传播
乙型肝炎病毒（HBV）	DNA；肝 DNA 病毒/血清肝炎因子	急性或慢性，包括肝细胞癌（HCC）；肠外传播
丙型肝炎病毒（HCV）	RNA；B 群黄病毒和鼠疫病毒样/输血相关非甲非乙型肝炎病毒	急性，常为慢性，包括 HCC；典型肠外传播，但也可散发
丁型肝炎病毒（HDV）	RNA；缺陷病毒/γ 因子	复制依赖于乙肝病毒的复制，并加重乙肝病情
戊型肝炎病毒（HEV）	RNA 病毒/肠道非甲非乙型肝炎病毒	散发性或地方性；可能仅急性发作；粪-口传播

目前，肝炎病理学分类尚未按病毒感染类型进行分类。由于上述肝炎病毒所引起的病变大同小异，各种类型病毒诱发的肝脏病变虽有某些微小的差异，但仍无特征性病变。故目前病理诊断仍通用以临床表现和实验室检查为重要参考条件，以组织病理学改变为基础做出组织学分类，并通过病理分期、分级了解预后和转归。

一、急性病毒性肝炎

急性病毒性肝炎（acute viral hepatitis）最常见。临床上又分为黄疸性和无黄疸性两种，两者病变基本相同。无黄疸性肝炎多为乙型肝炎，一

部分为丙型。黄疸性肝炎的病变略重,病程较短,多见于甲型、丁型、戊型肝炎。

急性病毒性肝炎常见广泛的肝细胞变性,以胞质疏松化和气球样变性最为普遍。坏死轻微,肝小叶内可有散在的点状坏死及嗜酸性小体。由于坏死灶内的肝细胞索网状纤维支架保持完整而不塌陷,所以该处通过再生的肝细胞可完全恢复原来的结构和功能。汇管区及肝小叶内也有不同程度的炎症细胞浸润。黄疸性者坏死灶较多、较重,毛细胆管管腔中有胆栓形成。

由于肝细胞弥漫的变性肿胀,肝脏体积增大,被膜紧张,表现为临床上肝大、肝区疼痛或压痛。由于肝细胞坏死,释放细胞内的酶类入血,故血清谷丙转氨酶(SGPT)等升高,同时还可表现为多种肝功能异常。当肝细胞坏死较多时,胆红质的摄取、结合和分泌发生障碍,加之毛细胆管受压或胆栓形成可引起黄疸。

急性肝炎大多在半年内可逐渐恢复,坏死的肝细胞可完全再生修复。一部分病例(多为乙型、丙型肝炎)恢复较慢,需半年到一年,有的病例可发展为慢性肝炎,其中乙型肝炎有 5%~10%,丙型肝炎有 50% 可转变成慢性肝炎。

二、慢性病毒性肝炎

急性肝炎后,若病人的临床表现(症状、体征及实验室各项检查)半年后仍未能恢复正常者则被称为慢性肝炎。但不少病例并无急性发病史,如经病原学鉴定的乙肝病毒感染后的亚临床型或无症状携带者,就很难以初次发病时间来判定是否为慢性肝炎。

慢性病毒性肝炎(chronic viral hepatitis)由于其病程较长,不同的病理过程使肝脏的病理改变错综复杂。其基本病理改变与急性病毒性肝炎有许多相似之处,但增生性病变常较明显。除小叶内有不同程度的肝细胞变性和坏死外,汇管区及汇管区周围炎症常较明显,多伴不同程度的纤维化,主要病变为炎症坏死及纤维化。

慢性病毒性肝炎时可出现单个肝细胞坏死,点、灶状坏死,界面炎(碎屑样坏死,图13-5),桥接坏死和多小叶坏死。其中界面炎和桥接坏死与预后关系密切,是判断炎症活动度的重要形态学指标。

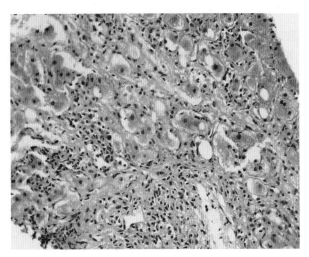

图 13-5　慢性肝炎时界面炎

多小叶坏死是病毒性肝炎的坏死炎症性病变中最为严重的一种病变,表现为多个肝小叶瞬间坏死而不留坏死后残骸,故属于融合性溶解性坏死,是重度慢性活动性肝炎及活动性肝硬化形态学诊断的重要依据。由于坏死范围较广,正常的组织结构扭曲而不能辨认,常见汇管区的集中现象及明显的单个核细胞浸润。残留的肝细胞团块常呈花结状、岛状或腺体样,坠入坏死后塌陷的网状支架或疏松的纤维组织中,并向肝硬化转变,或已形成肝硬化。

目前公认对慢性肝炎(包括慢性病毒性肝炎及其他病因引起的慢性肝炎)提出以病原学为基础,根据组织学炎症坏死程度制定炎症活动度分级标准和根据肝纤维化程度制定分期标准,最后的诊断由病因、分级和分期三个方面组成。但对于分级、分期的标准,目前国际上尚未统一。

三、重型病毒性肝炎

(一)急性重型肝炎

急性重型肝炎(acute severe hepatitis, ASH)系伴大块性肝坏死的急性肝炎。肝实质坏死,坏死面积不小于 2/3 时称之为大块性肝坏死,临床表现为重症肝炎,凝血酶原时间明显延长,出现II度以上的脑病。肝性脑病是本病临床表现的一个重要特征。

急性重型肝炎时肝脏显著缩小,尤以左叶为甚,重量显著减轻至 600~800g,肝脏质地非常柔软,包膜皱缩,边缘锐薄。肝脏切面呈斑驳状,黄褐色与红色相间,或以黄褐色为主。

组织学改变为肝细胞弥漫性大块性或亚大块性坏死（图 13-6），病变主要见于中央带，小叶周边残存少量的肝细胞，其间散布着较多的吞噬细胞和炎症细胞，包括组织细胞、淋巴细胞、单核细胞和少数的中性粒细胞及嗜酸性粒细胞。随病变发展，变性坏死的肝细胞被吸收，肝窦扩张充血、出血，Kupffer 细胞增生并吞噬被破坏物质、胆色素和脂褐素等，无肝细胞再生。超过 50% 的病例肝组织内可见淤胆现象。多数坏死区周围可出现胆管样或腺泡样肝细胞团，沿着无塌陷网架有序再生。病变极重者，几乎全部的肝细胞溶解坏死而仅残存汇管区胆管。

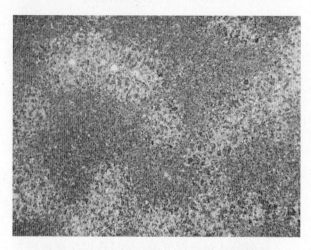

图 13-6　急性重型肝炎时大面积肝细胞坏死

急性重型肝炎时出现的广泛肝细胞坏死，显然是机体免疫反应过强及病毒的大量感染所致。多种嗜肝病毒可引起全小叶坏死，但是导致更大面积坏死的发生机制尚不清楚。可能的原因包括广泛的病毒感染、重叠感染和微循环衰竭，有些病例 HBV 的变异参与其中。

（二）亚急性重型肝炎

亚急性重型肝炎（subacute severe hepatitis，SSH）又名亚急性恶性肝炎、亚急性黄色肝萎缩、亚急性大块肝坏死。此型的特点是肝小叶广泛坏死，伴肝细胞明显再生。新旧复杂的非一致性肝坏死，伴较大量小胆管及胆管样肝细胞增生，肝窦早期充血，中期塌陷，晚期闭塞。SSH 的突出特点是坏死病变新旧并存、胆管增生、淤胆和明显的炎症反应。本型肝炎有的病人开始发病时病程较为缓和，有的则为慢性重型肝炎发展而来，故病程长短不一。但大多于发病 2 周至 6 个月内死亡，部分病例坏死与再生交替，进程缓慢，最后发展为肝炎后肝硬化。

四、各型病毒性肝炎临床病理特点

（一）甲型病毒性肝炎

甲型病毒性肝炎（简称甲型肝炎）的诊断主要依靠血清学而非组织学检测。急性感染时，血清中 IgM 抗体升高，感染期过后出现 IgG 抗体的升高。甲型肝炎通过粪 – 口途径传播，传染期较短，无症状病人并不少见，发生于年轻人且症状多较轻微。本型病人多能痊愈，极少发展为慢性。少数病人可发展为重症肝炎。

病变特点为急性肝炎反应，汇管区周围炎症和坏死（界面炎）伴明显的浆细胞浸润，肝细胞淤胆或毛细胆管胆栓形成较常见，而肝细胞变性轻微，多呈小的点灶状坏死。部分病人则表现为经典的病毒性肝炎即肝细胞气球样变性、溶解性坏死等，极少数重型肝炎病人表现为全小叶坏死，肝细胞可呈多泡状肿胀变性。

（二）乙型病毒性肝炎

急性 HBV 感染表现为经典型急性肝炎，可见肝细胞变性、凋亡小体形成、点灶状坏死，部分严重病例可见桥接坏死及实质萎陷。慢性 HBV 感染时，在肝小叶中央区以溶解性坏死为主，易见肝细胞再生，汇管区淋巴细胞浸润及胆管增生。

乙型病毒性肝炎（简称乙型肝炎）较特征的改变是毛玻璃样肝细胞，HE 染色时肝细胞胞质呈嗜酸性纤细颗粒状，呈毛玻璃状外观故名，常见于乙型肝炎病人的肝细胞，尤其是乙肝病毒携带者（图 13-7）。此病变是由乙型肝炎病毒引起肝细胞光面内质网大量增生所致。电镜下，增生的内质网管道内可见丝状 HBsAg 存在，免疫组织化学检测示 HBsAg 阳性。由于细胞核含有大量乙型肝炎病毒核心抗原积聚后形成的嗜伊红包涵体，核内染色质被挤向一边形成所谓"砂粒样核"，免疫组织化学染色见肝细胞核内 HBcAg 阳性。

免疫组织化学常规检测可成为确诊乙型肝炎的依据：

1. **HBsAg**　HBsAg 的免疫表型有胞质型（最常见）和膜型（图 13-8）。从免疫表型可推测病毒的复制状态。HBsAg 胞膜强阳性常与核心抗原着色有关，并提示病毒的高复制状态。

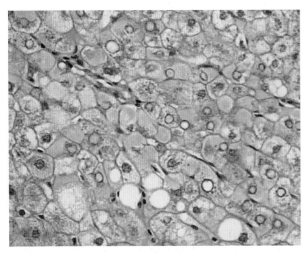

图 13-7　慢性乙型肝炎时毛玻璃样肝细胞

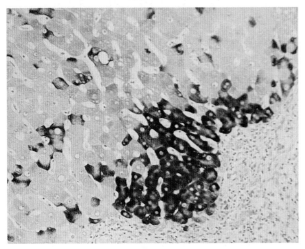

图 13-8　慢性乙型肝炎时肝细胞 HBsAg 阳性

2. HBcAg　根据 HBcAg 在肝细胞内的形状、分布可分为核型和浆膜型。核型：阳性颗粒位于肝细胞核内呈均质状分布，偶呈粗块状。浆膜型：HBcAg 在胞质内稀疏分布，着色较淡呈淡棕色，也有时因 HBcAg 量多，呈密集深棕色。细胞核阳性表明病毒处于活跃的复制状态，胞质阳性则与肝细胞再生密切相关。若肝细胞呈弥漫 HBcAg 强阳性，则显示病毒复制处于失控状态，见于免疫缺陷病人，如器官移植或 HIV 感染病人。

3. HBeAg　据报道，前 C 基因组与 C 基因组一起表达的大分子蛋白经降解后，产生较 HBcAg 小的蛋白分子称 HBeAg，与 HBcAg 关系密切。HBeAg 常仅见于 HBcAg 阳性的肝细胞。

（三）丙型病毒性肝炎

丙型病毒性肝炎（简称丙型肝炎）较乙型肝炎更易慢性化。据不完全统计，急性乙型肝炎转变为慢性者不足 10%，而急性丙型肝炎转为慢性者高达 50%~85%，甚至有报道达 90%，而且更容易演变为肝硬化和肝癌。

肝脏病理学检查是评价丙型肝炎病情及其发展的金标准。急性期病人肝活检组织检查所见与一般急性病毒性肝炎基本相同，但常见脂肪变性；肝窦壁细胞明显活跃，特别是有明显的 Kupffer 细胞的增生；汇管区淋巴细胞集结浸润，可有淋巴滤泡形成；小叶间胆管损伤，肝小叶和界面一般完整。慢性丙型肝炎的组织病理学特点与其他慢性肝炎难以区别，但多数病例仍具有类似于急性期丙型肝炎的特点。无症状病人甚至转氨酶正常者肝组织也可有明显异常，部分也可发展为肝硬化。

（四）丁型病毒性肝炎

HDV 感染有两种形式，HDV 与 HBV 同时感染或在慢性 HBV 感染基础上发生重叠感染。临床表现依 HDV 与 HBV 共感染或重叠感染的结果而异，前者往往呈急性（自限性肝炎），少数可并发重型肝炎或转为慢性肝炎；后者多数表现为慢性肝炎和肝硬化，也可合并重型肝炎。

丁型病毒性肝炎（简称丁型肝炎）的病变与乙型、丙型肝炎难以区分，唯一的特征性改变为类似 HBV 的毛玻璃样肝细胞。此外，小叶内常有显著的单核细胞浸润和肝细胞嗜酸性变。免疫组织化学为检测 HDV 感染较为准确的手段。在感染的肝细胞核内 HDAg 呈强阳性，胞质阳性弱或无表达。

（五）戊型病毒性肝炎

戊型病毒性肝炎（简称戊型肝炎）流行病学与甲型肝炎相似，呈流行性，通过粪 - 口途径传播，往往呈水源性暴发流行，也可通过密切接触、食物污染等方式传播。人体感染后可表现为临床型和亚临床型。成人临床型感染较为多见，儿童则多为亚临床型感染。临床表现与甲型肝炎相仿。

与其他肝炎病毒相比，关于戊型肝炎的组织学报道较少，戊型肝炎无慢性化。对散发性戊型肝炎的观察显示，戊型肝炎急性期组织学表现除具有急性病毒性肝炎的基本病变外，肝细胞水样变性中往往夹杂有肝细胞羽毛状变性，易见较明显的毛细胆管内胆栓和肝细胞内淤胆，易见双核、多核肝细胞，小叶内坏死炎症常较轻微，肝细胞凋亡小体易见。

五、肝活检病理诊断

肝活检是诊断肝脏非肿瘤性疾病的重要手段。肝活检的方法包括经皮穿刺活检、腹腔镜活检、开腹边缘活检、经静脉活检、细针抽吸活检，其中经皮肝穿刺活检是诊断肝脏弥漫性疾病最常用的手段。理想的穿刺活检标本应长 2cm 或以上，镜下至少含有 4 个以上的汇管区。当前肝脏穿刺活检主要用于以下慢性肝病和肝脏移植等方面：

1. **药物性肝病**　病史对药物性肝病的诊断十分重要，但对于病史不明，与慢性肝炎鉴别有困难时，需要借助活检组织学检查明确诊断。

2. **慢性肝炎**　在国外，各种类型的慢性肝炎是肝脏穿刺活检最主要的适应证。主要用于诊断、随访和疗效分析。另外，还可以采用半定量检查对组织炎症和纤维化状况分级，指导治疗和判断预后。

3. **感染性疾病**　影响肝脏的感染性疾病包括结核、布鲁斯热、梅毒、组织胞浆菌病、钩端螺旋体病、化脓性细菌感染、球孢子菌病、阿米巴病，以及各种机会性感染如：疱疹病毒、巨细胞病毒等。对怀疑上述感染性疾病的病例，活检的组织需要进行特殊染色和病原体培养才能明确诊断。另外，肝脏穿刺活检对不明原因的发热性疾病的诊断有帮助。

4. **代谢性肝病**　包括淀粉样变、糖原贮积症、血色病和铜代谢障碍的威尔逊病（Wilson disease）。除了明确诊断，系列活检还有助于评价疗效和判断预后。

5. **器官移植**　在肝脏移植的围手术期，穿刺活检起着非常重要的作用。它有助于判断术后出现的各种并发症，包括排斥反应、感染、血管栓塞和胆道梗阻。有人主张对肝移植患者采用 5 日计划性肝脏穿刺活检，可以有效地诊断亚临床性排斥反应。在肾脏移植中，肝脏穿刺活检有助于评价慢性肾病患者的肝脏损害程度，对肝肾联合移植手术指征的判断有一定的价值。

6. **其他**　对不明原因的肝、脾肿大，或血液学检查持续异常而无法明确病因的病人，可考虑采用肝脏穿刺活检明确诊断或鉴别诊断。

（周晓军）

第四节　自身免疫性肝炎

自身免疫性肝炎（autoimmune hepatitis）是与自身免疫反应密切相关的一种慢性肝病。年轻或中年女性常见，临床上有自身免疫反应的各种表现，如黄疸、发热、皮疹、关节炎等症状，血清 γ-球蛋白或 IgG 增高，血中出现自身抗体（抗核抗体、抗平滑肌抗体等），缺乏各种肝炎病毒血清学标志。本病的肝脏病理变化与慢性病毒性肝炎十分相似，但汇管区淋巴细胞和浆细胞浸润更加显著，伴小叶界板炎及小叶内炎症（图 13-9），病变进一步发展可出现显著的纤维化及肝硬化。

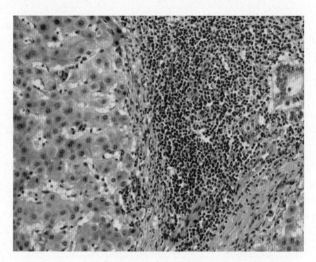

图 13-9　自身免疫性肝炎时汇管区淋巴浆细胞浸润

（周晓军）

第五节　酒精性肝病

酒精性肝病（alcoholic liver disease, ALD）是由于长期过量饮酒或饮用含乙醇的饮料导致肝脏的损害性病变。在世界范围内已成为肝病及与肝病相关的主要死因之一，长期大量酗酒者中有 10%~20% 发生此类损害。在我国嗜酒者逐年增多，东北部分地区嗜酒者比例高达 42.76%，由酒精所致的肝损伤发病率呈逐渐上升的趋势，酒精已成为继病毒性肝炎之后导致肝损害的第二大病因。通常认为乙醇有害摄入量为男性≥500g/ 周，女性≥360g/ 周，乙醇日摄入量≥40g 和饮酒年限≥10 年也是酒精性肝损伤的两个重要危险因素。由于女性饮酒率低，ALD 在男性中的发病率明显高于女性,但由于女性对乙醇的敏感性常常远高于男性,女性少量饮酒也易导致 ALD,而且病情进展快、肝损伤范围广。ALD 发病年龄与饮酒起始年龄、持续饮酒量等有关。发病年龄以 30~70 岁多见,部分地区 ALD 患病率 0.5%~8.55%,其中 40~49 岁患病率最高达到 10% 以上。

一、发病机制

肝脏是酒精代谢、降解的主要场所。酒精引起肝细胞损伤和脂肪蓄积的机制复杂,目前认为是肝脏实质细胞和间质细胞共同参与的过程。乙醇对肝细胞的主要影响以细胞器应激损伤为特征,肝细胞功能发生多种改变,并在乙醇暴露期间逐渐累积。这些改变包括氧化应激、线粒体功能障碍、甲基化能力降低、内质网应激、囊泡转运受损和蛋白酶体功能改变。乙醇对肝脏间质细胞的影响主要表现为肝窦内皮细胞结构完整性的改变和肝内炎症反应增强,这些都是肝损伤的重要成因。肝星状细胞活化引起以细胞外基质蛋白沉积为特征的肝纤维化。肝脏 Kupffer 细胞对乙醇诱导肝损伤的发生亦有重要作用,长期乙醇暴露使 Kupffer 细胞通过 Toll 样受体 4 产生的对脂多糖的激活作用敏感性增强。这一致敏作用使炎症介质如肿瘤坏死因子和活性氧类(ROS)产生增加,导致肝细胞功能异常、坏死凋亡以及细胞外基质蛋白产生,引起肝纤维化。

遗传多态性与基因调控在 ALD 发生发展中同样有相应的作用。与乙醇代谢有关的 *ADH*、*ALDH* 和 *CYP4502E1* 编码基因的多态性在 ALD 的遗传倾向中具有重要意义。认为多种基因对 ALD 发病具有影响,目前认为高迁移率蛋白 B1(HMGB1)作为一种晚期致炎因子和内源性损伤相关分子配体,其基因多态性与 ALD 遗传易感性相关,在肝细胞损伤的发生、发展过程中有重要作用,不仅可以诱导 ALD 形成,而且能促进进一步进展为肝硬化并进而参与肝细胞肝癌的形成、发展。各种肝炎病毒也对 ALD 有影响,目前认为乙型肝炎病毒(HBV)和丙型肝炎病毒(HCV)与 ALD 关系十分密切,与酒精的肝毒性呈协同作用,尤其丙型肝炎病毒的感染则可能更加突出。营养状况与 ALD 发生、进展有关,当蛋白与热量严重摄入不足时,饮酒使肝脏损伤加重,且 ALD 患者大都伴有不同程度的营养不良,过多饮酒影响糖、脂类、蛋白质的代谢,多种维生素吸收减少,营养不良与酒精对肝损伤起协同作用,目前有研究认为肠道菌群失调也促进酒精性肝病的发生发展,当机体长期摄入酒精后可能引起肠道菌群数量改变、细菌位移、肠道通透性增加从而激活机体免疫应答,诱导肝脏产生炎症因子,进而促进酒精性肝病。

二、酒精性肝病的病理改变

(一)酒精性肝病的基本病理改变

1. **肝细胞脂肪变**　肝细胞脂肪变是最早和最常出现的病变,ALD 患者约 90% 可见脂肪变,早期为小泡性脂肪变,其特点是脂泡微小,量多,充满于胞质内,致肝细胞肿大呈泡沫状,细胞核位于细胞中央。但最常见的为大泡性脂肪变,表现为肝细胞胞质内出现单个的圆形大脂滴常将胞核挤向边缘一侧,甚至融合成大的脂囊(图 13-10)。早期脂肪变主要见于肝腺泡 3 带即肝小叶中央静脉周围,脂肪变肝细胞达到肝细胞总数的 30% 或以上时称为脂肪肝,脂肪变加重可波及肝腺泡 2 带甚至 1 带。脂肪变根据范围可分为轻度、中度和重度(表 13-2)。

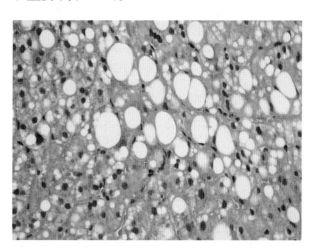

图 13-10　肝细胞大泡性脂肪变,肝细胞胞质内出现单个的圆形大脂滴,胞核被挤于边缘一侧

表 13-2　肝脂肪变的程度分级

程度	脂肪 / 肝重	脂肪变细胞 / 总肝细胞
轻度	5%~10%	30%~50%
中度	10%~25%	50%~75%
重度	≥25%	≥75%

2. 肝细胞结构损伤 导致肝细胞气球样变性和 Mallory 小体形成。肝细胞气球样变性为肝细胞膜渗透调节能力损伤,脂肪和水分在细胞内积聚,从而使细胞肿胀淡染呈气球状。Mallory 小体即酒精透明小体(alcoholic hyaline body)(图 13-11),该小体在肝细胞胞质内呈红染的包涵体,由细胞角蛋白和其他蛋白组成,系脂质过氧化终末产物丙二醛使细胞内中间丝交联、集聚,与胞质内因应激而表达的热休克蛋白泛素结合形成的大分子蛋白聚合物,在 HE 染色中呈紫红色鹿角形或不规则形团块。Mallory 小体有趋化性,可引起周围中性粒细胞浸润,戒酒后消失较慢,ALD病变越重,Mallory 小体越多,其广泛形成是 ALD 发展为肝硬化的危险因素。

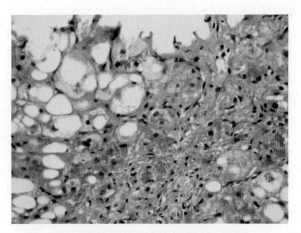

图 13-12 酒精性肝炎,肝细胞脂肪变及 Mallory 小体形成,点灶状坏死伴中性粒细胞浸润

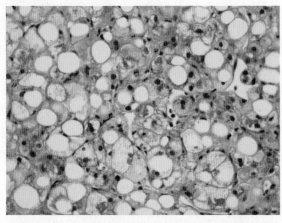

图 13-11 肝细胞内 Mallory 小体,肝细胞胞质内紫红色鹿角形或不规则形团块

3. 肝细胞炎症和凋亡、坏死 炎症主要为中性粒细胞出现在肝实质内,亦可见在汇管区形成混合性炎症。ALD 常见的点灶状坏死常见于肝小叶中央带,内有中性粒细胞浸润(图 13-12),坏死灶可融合或形成桥接坏死。

4. 肝细胞再生和纤维化 持续的肝细胞损伤引起肝细胞修复和再生;ALD 的纤维化常较明显,出现较特征性的窦周纤维化、汇管区及周围纤维化,终末静脉纤维化。窦周纤维化在 ALD 较为弥漫,按程度分为轻度、中度和重度。汇管区及周围纤维化,汇管区胶原纤维增多进一步发展,纤细的不全纤维间隔自汇管区呈放射状伸向小叶内,汇管区周围可见星芒状纤维化。终末静脉纤维化,轻度时中央静脉壁轻度增厚常常伴有小叶中心带的窦周纤维化;中度时形成桥接纤维化;重度时小叶中心带广泛纤维化,局部静脉壁增厚,管腔逐渐狭窄,致使静脉腔闭塞,引起小叶内广泛的纤维瘢痕。

5. 肝硬化 长期的酒精刺激,虽然病程进展较慢,但随着纤维组织增生,范围增大,最终形成肝硬化。

(二)酒精性肝病的病理分级、分期和分类

1. 酒精性肝病的病理分级和分期 国内王泰龄等将酒精性肝病的基本病变按脂肪变和炎症程度分为 4 级,按纤维化程度分为 4 期(表 13-3)。

表 13-3 酒精性肝病病理组织分级分期标准

分级	脂肪变(S)	炎症(H)	分期	纤维化(F)
1	<30%	局灶水样变样 少数小灶状坏死	1	汇管区胶原增多或扩大 轻度窦周纤维化,轻度静脉周围纤维化
2	>30%	多数小灶状坏死 气球样变性 Mallory 小体 局部中性粒细胞浸润	2	小叶内纤维分隔 中度静脉周围纤维化
3	>50%	变性坏死重 桥接坏死	3	多数纤维间隔形成 小叶结构紊乱
4	>75%	损伤广泛	4	早期或小结节性肝硬化

不伴其他肝损的单纯性 ALD 通常并无汇管区炎症或炎症不明显。在病理上 ALD 根据上述脂肪变（S）、炎症（H）和纤维化（F）程度，按优势原则分类，H>F>S，3 项均为 1 级为轻症 ALD，炎症和纤维化的 2、3、4 级（期）分别诊断为各自的轻、中、重，重度纤维化（F4）为早期肝硬化。

2. 酒精性肝病的病理变化　依据病变严重程度一般分为酒精性脂肪肝、酒精性肝炎及酒精性肝硬化 3 类，其组织学改变见表 13-4。亦有将酒精性肝病分为轻症酒精性肝病、酒精性脂肪肝、酒精性肝炎、酒精性肝纤维化及酒精性肝硬化五类。这几种病变往往部分重叠，可单独也可同时混存。

表 13-4　酒精性肝病病理组织特征比较

病变	酒精性脂肪肝	酒精性肝炎	酒精性肝硬化
肝细胞脂肪变	+++	++	+~+++
气球样变性	-	+++	+
Mallory 小体	-	++	+
炎症	-	+++	+
肝细胞坏死	-	+++	++
肝细胞再生	-	+	++
纤维化	-	++	++++

（1）**轻症酒精性肝病**（mild alcoholic liver disease）：肝内可见两种以上 ALD 的基本病变，但程度较轻，均在 1 级（期）范围，如大泡性脂肪变 <30%、局灶性气球样变性、少数小坏死灶伴中性粒细胞浸润，轻度窦周或终末静脉周纤维化，程度较轻，肝小叶结构未破坏。

（2）**酒精性脂肪肝**（alcoholic fatty liver）：酒精中毒最常见的肝病是脂肪变性。肉眼观，肝大而软，黄色，切面有油腻感，重量可达 4 000~6 000g。单纯的脂肪肝常无症状，但已处于一种对肝损伤的易感状态。镜下，≥30% 的肝细胞出现大泡性脂肪变，并以小叶中央区受累明显，可同时伴有各种程度的肝细胞水肿变性。这些大泡性脂肪变是由急性损伤初期肝细胞内出现的小泡性脂肪变进一步发展成的。有时两者可同时存在，这种混合性脂肪变是病变进展的独立危险因素，酒精性脂肪肝持续进展可发生肝纤维化及肝

硬化。

（3）**酒精性肝炎**（alcoholic hepatitis）：肉眼见肝脏红色，常有绿色的胆汁淤滞区，大小和重量可在正常范围内，一旦有结节形成，则提示有肝硬化迹象。组织学出现肝细胞骨架损伤及炎症、坏死和纤维化组合。镜下常出现以下几种病变：①散在肝细胞的变性（气球样变性或脂肪变）；②在变性的肝细胞中可见 Mallory 小体，Mallory 小体是酒精性肝病相对特征性的形态改变，但也可见于其他肝病，如原发性胆汁性肝硬化、慢性胆汁淤滞综合征和肝癌；③肝细胞点状坏死伴中性粒细胞浸润，淋巴细胞在汇管区浸润；④窦周及中央静脉周纤维组织增生，50% 酒精性肝炎患者在持续饮酒 10~13 年内会发展为肝硬化。酒精性肝炎常常分为轻、中、重度：轻度为散在的多数小灶状坏死，Mallory 小体形成，中性粒细胞浸润和轻度纤维化，主要在腺泡 3 区；中度为气球样变性，Mallory 小体形成、中性粒细胞浸润和坏死明显增多，坏死灶融合形成桥接坏死，形成界面炎和纤维组织增生；重度为静脉周围肝细胞广泛坏死，胶原纤维沉积和终末静脉闭塞，患者出现发热、白细胞升高、黄疸和肝大、腹水，甚至肝衰竭和肝性脑病。

（4）**酒精性肝纤维化**（alcoholic liver fibrosis）：主要病变是不同程度的窦周纤维化（图 13-13）和终末静脉周纤维化。轻度时可见少数纤维间隔形成，小叶结构保留。中度时纤维化范围广，纤维间隔形成增多，小叶结构紊乱。重度呈早期肝硬

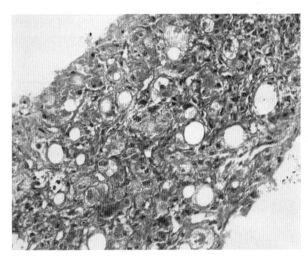

图 13-13　酒精性肝纤维化，Masson 染色
显示明显窦周纤维化

化改变,可见广泛的终末静脉周纤维化伴不同程度的终末静脉闭塞,沿肝腺泡 3 带形成宽阔的含扩张血窦的血管纤维间隔,连接汇管区,将肝腺泡分隔成微小结节。随着血管纤维间隔内肝星状细胞的增生,大量细胞外基质形成,纤维间隔变窄胶原化,并包绕于新生结节周围,进入典型的肝硬化阶段。

（5）酒精性肝硬化（alcoholic cirrhosis）:特点为小结节性肝硬化。早期肝脏肿大,再生结节甚为细小,平均直径 0.3~0.4mm。中期为典型的小结节型肝硬化,再生结节较圆,结节大小稍有不一,约 1~3mm,假小叶内可见典型的窦周纤维化。晚期肝脏体积正常或缩小,再生结节不断改建,特别是戒酒后肝细胞再生加强,可发展为大结节性肝硬化,大部分结节直径 >4mm,界限清楚。有时结节内可见脂肪变和酒精性肝炎改变（图 13-14）,表明患者仍在持续饮酒。有的结节内可见铁颗粒沉积,或见铜颗粒或铜结合蛋白沉积,肝细胞坏死主要出现在结节的周边。纤维组织内中性粒细胞、淋巴细胞、浆细胞和巨噬细胞同时存在,结节周围绕以致密纤维组织（图 13-15）。纤维间隔宽窄不一,并可见大片的纤维瘢痕区,可能与终末静脉闭塞有关。结节周围小胆管增生显著,新生胆管既像肝细胞又像胆管。酒精性肝硬化应与病毒性肝炎后肝硬化鉴别,前者结节小,再生也不显著,纤维化集中在终末肝静脉周围,纤维间隔也较宽,炎症多较轻。但晚期酒精性肝硬化与肝炎后肝硬化难鉴别。

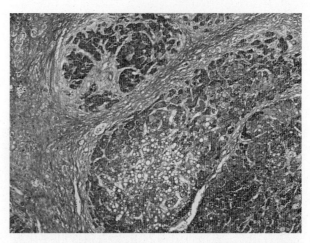

图 13-15 酒精性肝硬化,Masson 染色显示结节周围绕以致密纤维组织

目前国内临床把酒精性肝病分为轻症酒精性肝病、酒精性脂肪肝、酒精性肝炎、酒精性肝纤维化和酒精性肝硬化;其中轻症酒精性肝病肝脏生化指标、影像学及组织病理学检查结果基本正常或轻微异常。其他级别 ALD 的病理学特征如下:①酒精性脂肪肝/单纯性脂肪肝,根据肝脂肪变占所检肝组织的标本的比例分为 4 度（F0~F3）。F0<5% 肝细胞脂肪变;F1≥5%~<33% 肝细胞脂肪变;F2≥33%~<66% 肝细胞脂肪变;F3≥66% 肝细胞脂肪变。②酒精性肝炎,酒精性肝炎对肝脂肪变分级同酒精性脂肪肝一样分为 F0~F4,而炎症分为 5 级（G0~G4）。G0 无炎症;G1 腺泡 3 带出现少量气球样变性肝细胞,腺泡内散在点状坏死和中央静脉周围炎;G2 腺泡 3 带出现明显气球样变性肝细胞,腺泡内散在点状坏死增多,出现 Mallory 小体,门管区轻-中度炎;G3 腺泡 3 带出现广泛气球样变性肝细胞,腺泡内点状坏死明显,出现 Mallory 小体和凋亡小体,门管区中度炎或/和门管区周围炎;G4 融合性坏死或/和桥接坏死。③酒精性肝纤维化,分为 5 期（S0~S4）。S0 无纤维化;S1 腺泡 3 带呈局灶性或广泛性窦周纤维化和中央静脉周围纤维化;S2 纤维化扩展到门管区,中央静脉周围出现硬化性的玻璃样变,门管区局灶性或广泛性星芒状纤维化;S3 腺泡内广泛纤维化,局灶性或广泛性桥接纤维化;S4 肝硬化。④酒精性肝硬化:正常肝小叶结构完全毁损,假小叶形成及广泛纤维化。根据纤维间隔有无界面性肝炎分为活动性肝硬化和静止性肝硬化。

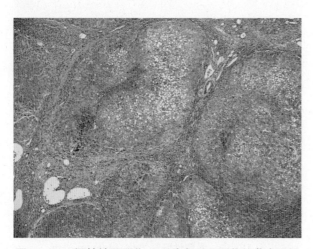

图 13-14 酒精性肝硬化,HE 染色显示硬化结节内可见脂肪变和酒精性肝炎改变

三、肝脏脂肪变和酒精性肝病的鉴别诊断

肝脏脂肪变可见于多种病变,小泡性和大泡性脂肪变常见病变见表13-5、表13-6。同时需要明白虽然脂肪变、炎症、肝细胞气球样变性、纤维化和Mallory小体为公认的ALD特征,也是脂肪性肝病的基本特征,可见于非酒精性脂肪性肝病特别是非酒精性脂肪性肝炎,且两者均可进展为肝硬化和终末期肝病,因此不能仅凭组织学简单确定ALD。应结合临床ALD患者长期过量饮酒并可有黄疸、肝衰竭、发热或腹水,组织学炎症

表 13-5　单纯小泡性脂肪变的常见病

妊娠急性脂肪肝
瑞氏综合征(Reye syndrome)
药物/毒物
急性铁中毒
牙买加呕吐病
大黄蜂蜇咬
酒精性泡沫样变性
遗传性尿素循环障碍
遗传性脂肪酸代谢障碍
线粒体细胞病
沃尔曼病(Wolman disease)
胆固醇酯贮积病
Labrea热
蜡样芽孢杆菌毒素
Navajo神经病变
Pearson综合征

表 13-6　大泡性脂肪变的常见病

营养改变
全肠外营养、饥饿、炎症性肠病、恶病质和重度贫血、空肠改道术
遗传代谢性疾病
半乳糖血症、Ⅰ型和Ⅲ型糖原贮积症、无β脂蛋白血症、酪氨酸血症
线粒体缺陷
丙型肝炎
药物/毒物
酒精、糖皮质激素、甲氨蝶呤、华法林、曲格列酮
代谢综合征
向心性肥胖、致动脉粥样硬化性血脂异常、高血压、胰岛素抵抗、促炎/高凝状态

程度常较非酒精性脂肪性肝炎严重,且常伴大量中性粒细胞浸润,肝细胞坏死和Mallory小体亦较非酒精性脂肪性肝炎常见,并可见肝静脉闭塞或硬化透明坏死。非酒精性脂肪性肝炎常无症状,也常无毛细胆管淤胆或胆管增生及肝静脉闭塞或硬化透明坏死。

（滕晓东）

第六节　药物及中毒性肝损伤

肝脏是药物或毒物最重要的靶器官,因此药物及毒物较常引起肝损害。药物本身或其代谢产物诱发的肝损害称为药物性肝炎(drug-induced hepatitis),误用、误食及滥用某些有毒物质引起的肝损害称为中毒性肝炎(toxin-induced hepatitis)。药物引起肝脏的病理改变有共同点,但同一种药物可导致不同的病理改变。药物及毒物引起的肝损伤主要表现在以下几个方面。

1. **急性肝损伤**　四氯化碳、氯乙烯、铜盐、毒蕈及一些卤化麻醉剂常引起肝小叶中央性坏死或弥漫性坏死;磷、酒精、四环素、水杨酸可引起肝细胞大泡性或小泡性脂肪变;抗结核药物也可引起肝细胞的变性及坏死并伴有程度不等的炎症反应;还有一些药物,如氯丙嗪、类固醇激素、口服避孕药、红霉素等可引起肝内淤胆及肝细胞坏死性炎症。

2. **慢性肝损伤**　不少药物如双醋酚汀、甲基多巴、异烟肼、呋喃妥因等可引起与病毒性肝炎相类似的慢性肝炎;其中有些药物长期服用还可导致肝纤维化及肝硬化的发生。保泰松、磺胺、磺脲类衍生物等一些药物可引起肝内肉芽肿的形成。

3. **血管损伤**　此类损伤较为少见,如乌拉坦、硫唑嘌呤等可能引起肝小静脉闭塞性疾患;长期服用类固醇药物(雄激素)、口服避孕药等偶可引起肝紫癜症(peliosis hepatis)。

4. **肝肿瘤**　类固醇类避孕药与肝腺瘤、肝结节状增生有关,有些药物及不少化学性、植物性毒素可诱发或促进肝细胞癌和胆管癌的发生。

（周晓军）

第七节 代谢性疾病

一、糖原沉积症

糖原沉积症（glycogenosis）是一种少见的遗传性疾病，由于缺乏糖代谢中的某种酶，脏器组织细胞内可见大量糖原沉积。根据所缺酶的不同可分为10种亚型，大多数亚型都有不同程度的肝脏受累。本病多见于儿童，由于酶缺陷的类型不同而表现出不同的症状、体征。常见肝脏肿大、心脏增大、乏力，或表现出神经系统损害，多有低血糖、高血脂，轻度的肝功能异常。病理改变表现为肝细胞肿胀、胞质空、肝窦狭窄（图13-16），PAS染色显示肝细胞中大量的阳性物质，还可见肝脂肪变。纤维化早期不明显，后期可出现纤维化及肝硬化。在青少年和成年人患者中可见肝腺瘤，甚至发生肝细胞癌。

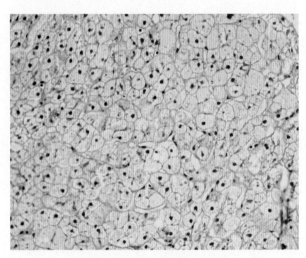

图 13-16　I型糖原沉积症
肝细胞肿胀，胞质空淡，核小、居中，镶嵌状排列

二、α₁-抗胰蛋白酶缺乏症

α₁-抗胰蛋白酶缺乏症（α_1-antitrypsin deficiency）是由于血清中α_1-抗胰蛋白酶（α_1-AT）部分或完全缺乏而致肝脏等脏器病变的一种常染色体隐性遗传病。病人可终生无症状，但通常在婴儿或儿童期发生肝脏疾病，部分病人在成年期才出现肝脏疾病。除肝脏受损外，病人还可出现全小叶性肺气肿，偶尔引起肾炎。病人血清电泳缺乏正常的α_1-球蛋白，血清抗胰蛋白酶水平降低。

病人临床表现可类似慢性病毒性肝炎，肝细胞坏死常轻微，特征性的病理变化是肝细胞中α_1-AT积聚在胞质中形成圆形透明小球，直径1~40mm不等（图13-17），PAS染色阳性，电镜下由位于扩张的粗面内质网池中的无定形物质构成。可见汇管区纤维化，胆管增生，不少病人出现淤胆。病变进一步发展可出现肝硬化，发生肝细胞癌的概率也较高。

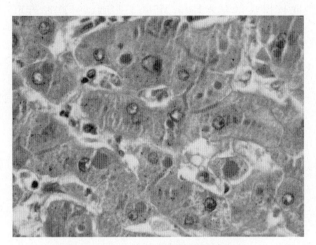

图 13-17　α₁-抗胰蛋白酶缺乏症
肝细胞质中有特征性的粉染的圆形小球

三、肝豆状核变性

肝豆状核变性（hepatolenticular degeneration，HLD）又称威尔逊病（Wilson disease），为常染色体隐性遗传性疾病。由于铜结合不足或铜排入毛细胆管障碍造成胆汁性铜排泄障碍，导致过量的铜离子在肝脏、脑神经核（壳核、豆状核等）处沉积，引起细胞变性、死亡。年轻患者常先出现肝脏损害，随年龄增长逐渐出现神经精神症状，角膜由于铜沉积出现绿褐色环（Kayser-Fleischer环）。

肝脏早期病变仅见肝细胞脂肪变和轻微炎症反应，随病情发展表现为急性肝炎或慢性肝炎改变，酷似病毒性肝炎，晚期发生肝硬化。肝细胞内见有脂褐素、铜结合蛋白、铜等过量沉积。电镜下见肝细胞线粒体大小及形态不一，基质电子密度增高，溶酶体增多，并见多泡小体。

（周晓军）

第八节 肝硬化

肝硬化（liver cirrhosis）是各种慢性肝病长期发展到晚期的一种结果。肝细胞弥漫性变性坏死,继而出现广泛的纤维组织增生(肝纤维化)和肝细胞结节状再生,这三种改变反复交错进行,结果肝小叶结构和血液循环途径逐渐被改建,使肝脏变形、变硬而形成肝硬化。肝硬化早期可无明显症状,后期则出现一系列不同程度的门静脉高压和肝功能障碍。

肝硬化按形态可分类为:小结节性(结节直径 <3mm)、大结节性(结节直径 >3mm)、大小结节混合性及不全分隔性肝硬化(肝内小叶结构尚未完全改建的早期肝硬化)。由于结节大小并不完全与病因相关,而且小结节可以随着病变的进展而变成大结节,因此单纯按形态分类临床意义不大。肝硬化按病因可分为:病毒性肝炎性、酒精性、胆汁性、淤血性、寄生虫性等。但由于肝硬化一旦形成,仅凭形态难以识别原有的疾病,因此部分肝硬化病例无法根据其形态确定病因。若临床检查也查不到明确病因,则称之为隐源性肝硬化(cryptogenic cirrhosis)。

一、病因和发病机制

能够导致肝硬化形成的病因很多,病毒性肝炎——尤其是乙型和丙型、慢性酒精中毒、血吸虫病、肝内外胆汁淤积、药物及毒物慢性中毒、代谢性疾病等均可成为肝硬化的始动因素。在西方国家以慢性酒精中毒为主要原因,60%~70% 的肝硬化由酒精性肝病引起。在我国乙型及丙型病毒性肝炎则为最常见的原因,在肝硬化组织中肝细胞常呈 HBsAg 阳性,阳性率可高达 76.7%;慢性丙型肝炎患者中 20%~30% 的病人最终可发展为肝硬化。

肝硬化主要发病机制在于肝脏的进行性纤维化过程。各种肝脏损害因素首先引起肝细胞变化、坏死及炎症,局部胶原纤维增生;坏死区网状纤维支架塌陷,网状纤维融合进一步胶原化,导致纤维化过程的开始。初期增生的纤维组织虽形成小的条索,但尚未互相连接形成间隔,随着病变的进展,小叶中央区和汇管区及坏死灶内形成的纤维组织相互连接,分割原有的肝小叶;同时残余肝细胞结节性再生,最终使肝小叶结构和血液循环被改建而形成肝硬化。

正常肝组织间质的胶原(Ⅰ及Ⅲ型胶原)绝大部分分布于汇管区和小叶中央静脉周围。肝硬化时小叶内Ⅰ型和Ⅲ型胶原明显增多,构成纤维隔,并沉积于窦状隙(Disse 腔),同时伴有窦内皮细胞的改变,因而破坏了血流与肝细胞间的物质交换。肝硬化时以下几种因素可引起窦状隙的星状细胞(stellate cell,亦称贮脂细胞,Ito cell)活化转变成成纤维细胞,胶原合成增加:①慢性炎症时炎症细胞释放的细胞因子,如肿瘤坏死因子(TNF)、白介素 –1(IL–1)、转化生长因子(TGF)–β 等;②受刺激细胞(肝巨噬细胞、内皮细胞、肝细胞、胆管上皮细胞等)产生的细胞因子;③细胞外基质的破坏;④毒素对星状细胞的直接刺激。

二、病理改变和临床表现

肉眼观,早、中期肝体积正常或略大,质地稍硬。后期肝体积缩小,重量减轻,由正常的 1 500g,减至 1 000g 以下,质地变硬。小结节性肝硬化表面多为小结节,大小相近,最大结节直径不超过 1.0cm。大结节性肝硬化表面有较大而且大小不等的结节,最大结节直径可达 6cm(图 13–18)。结节呈黄褐色脂肪变,或黄绿色(淤胆)。胆汁性肝硬化(biliary cirrhosis)时肝体积常增大,表面平滑或呈细颗粒状,硬度中等。呈绿色或绿褐色,切面结节较小,结节间纤维间隔亦细。

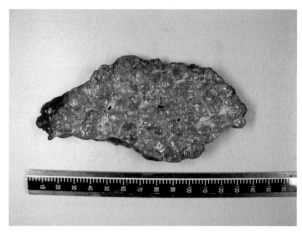

图 13–18 肝硬化时肝脏肉眼改变
肝脏体积缩小,重量减轻,质地硬,肝表面可见大小不等的结节

镜下,正常肝小叶结构破坏,由广泛增生的纤维组织将肝细胞再生结节分割包绕成大小不等、圆形或椭圆形的肝细胞团,称为假小叶。假小叶内肝细胞索排列紊乱,肝细胞较大,核大,染色较深,常出现双核肝细胞。小叶中央静脉缺如,偏位

或有两个以上（图 13-19），有时有包绕进来的汇管区。假小叶外周增生的纤维组织中也有多少不一的慢性炎症细胞浸润，并常压迫、破坏小胆管，引起小胆管内淤胆。此外，在增生的纤维组织中还可见到新生的小胆管。胆汁性肝硬化时肝细胞胞质内胆色素沉积，肝细胞因而变性坏死。坏死肝细胞肿大，胞质疏松呈网状、核消失，称为网状或羽毛状坏死。坏死区胆管破裂，胆汁外溢，形成"胆汁湖"。

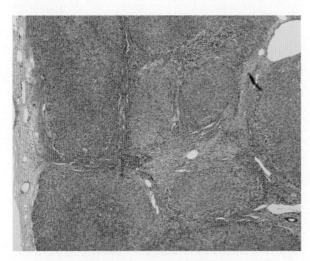

图 13-19　肝硬化镜下表现
肝小叶结构破坏，增生的纤维组织将肝细胞再生结节分割包绕成大小不等的假小叶

　　肝硬化时临床主要表现为门静脉高压和肝衰竭。

　　1. 门静脉高压（portal hypertension）　由肝内血管系统在肝硬化时被破坏改建引起：①由于假小叶形成及肝实质纤维化压迫了小叶下静脉、中央静脉及肝静脉窦，致门静脉的回流受阻；②肝动脉与门静脉间形成异常吻合支，动脉血管入门静脉，使后者压力增高。

　　门静脉高压临床表现：①脾肿大（splenomegaly），由于长期慢性淤血所致，常有脾功能亢进的表现。②胃肠淤血、水肿致患者食欲减退，消化不良。③腹水（ascites）。形成的原因主要为门静脉高压，使门静脉系统的毛细血管流体静压升高，管壁通透性增高；肝脏合成蛋白功能减退导致低蛋白血症，使得血浆渗透压降低；肝脏激素灭能作用降低，血中醛固酮、抗利尿激素水平升高，引起水、钠潴留。④侧支循环形成，使部分门静脉血通过侧支不经肝脏而直接回流到体静脉循环。由侧支循环形

成引起的并发症主要有：食管下段静脉丛曲张、出血，如破裂可引起大量呕血，是肝硬化患者常见的死亡原因之一；直肠静脉丛曲张，破裂则发生便血，长期便血可引起贫血；脐周及腹壁静脉曲张，临床上可呈"海蛇头"（caput medusae）现象。

　　2. 肝功能不全（hepatic failure）　主要是肝实质长期反复受破坏的结果。由此而引起的临床表现有：①睾丸萎缩、男子乳腺发育症，一般认为这是肝脏对雌激素的灭能作用减弱的结果；②蜘蛛状血管痣，由小动脉末梢扩张形成，好发于颈、面部、前臂及手掌等处，也可能与体内雌激素过多有关；③出血倾向，患者有鼻血，牙龈出血，黏膜、浆膜出血及皮下瘀斑等。主要原因是肝合成凝血因子和纤维蛋白原减少以及脾肿大，功能亢进加强了对血小板的破坏；④黄疸，可见于后期，多因肝内胆管不同程度阻塞及肝细胞坏死导致；⑤肝性脑病（肝昏迷），是肝功能极度衰竭的结果，主要由于肠内含氮物质不能在肝内解毒而引起的氨中毒。为肝硬化患者常见死因。

　　肝硬化时肝组织已被增生的纤维组织改建，不易从形态结构上恢复正常。但是肝脏有强大代偿能力，及时治疗常使疾病处于相对稳定状态，可维持相当长时间。如果病变持续进行，发展到晚期，肝衰竭，患者可因肝性脑病死亡，或食管下段静脉丛破裂引起上消化道大出血，合并肝癌及感染等。

（周晓军）

第九节　原发性肝癌

　　原发性肝癌（primary carcinoma of liver）简称肝癌，包括由肝细胞发生的肝细胞癌、肝内胆管上皮细胞发生的肝内胆管癌和混合型肝细胞癌 – 胆管癌。

一、肝细胞癌

　　原发性肝癌在亚洲地区是第二常见的恶性肿瘤，肝细胞癌（hepatocellular carcinoma, HCC）是最为常见的一类原发性肝癌。HCC 发病率具有地区性分布特征，在东南亚地区和我国属于 HCC 的高发区。HCC 的发生与各地区生活方式和周围环境有关，随着慢性肝病患者的增多，HCC 的发病率也在增加且趋向年轻化，在高发区其发

病高峰为 30~50 岁,而在低发区其发病高峰为 60~70 岁。儿童发生 HCC 很少见,通常发生在 5~15 岁,男性多于女性。

(一)发病机制

HCC 的发病机制仍然不清,但实际上任何与慢性肝脏损伤有关的因素,如肝硬化、肝炎都容易导致 HCC。大量实验和临床的研究资料表明乙型和丙型肝炎病毒感染是引起 HCC 最重要的因素,据报道,大约 85% 的 HCC 与 HBV 和 HCV 感染有关。HBV 感染者发生 HCC 的概率比未感染者高 100 倍,并有足够的实验研究证明,HBV DNA 可以整合到肝细胞染色体 DNA 中,*HBV X* 基因通过结合并激活 *p53* 基因发挥其致癌作用。HCV 感染也是 HCC 发生的主要因素之一,尤其在欧美等 HCV 感染的高危地区。HCV 相关的肝硬化病人每年发生 HCC 的风险在 1%~7%,HCV 相关的 HCC 一般发生于感染后 20~30 年,并且几乎总是在肝硬化发生之后。目前对 HCV 在 HCC 发生中的作用,尚缺乏直接的分子遗传学证据。

黄曲霉素 B1 常存在于发霉谷粒作物中(尤其是花生等),其代谢产物可结合于肝细胞 DNA,引起 *TP53* 249 密码子 G:C 到 T:A 的突变,导致氨基酸序列改变,使 P53 功能发生改变。黄曲霉素 B1 是一种毒性很强的致癌剂,不仅可以促进 HCC 的发生,还可以使胆囊、胰腺、骨、膀胱等脏器发生肿瘤,尤其在 HBV 感染的病人中可使 HCC 的发生率增加 50 倍。在非病毒相关的 HCC 中,酗酒和抽烟是主要的致癌因素,尤其是具有慢性肝病的患者酗酒和抽烟都将大大增加 HCC 发生的概率。此外,其他如亚硝胺、寄生虫感染、遗传性疾病等因素与 HCC 的发生,均有文献报道。

(二)临床表现和辅助检查

早期 HCC 临床可以没有任何症状和体征,常在患者体检或行其他检查时被发现肝脏病灶。通常 HCC 出现临床症状和体征时,多数情况下提示肿瘤已发展为进展期或晚期,或者提示肿瘤较大。HCC 好发于中年人或老年人,常伴肝硬化的临床症状或体征。

实验室检查指标的改变部分取决于基础肝脏疾病,其中甲胎蛋白(AFP)检测是诊断 HCC 最有价值的指标。血清 AFP 显著增高(>400ng/ml)或持续增高(即使 <100ng/ml)都强烈提示 HCC。

但 AFP 并不特异,不少 HCC 并不伴有血清 AFP 显著增高,尤其是 HCC 早期;而急性肝炎或肝脏毒性损伤时,血清 AFP 也可以出现轻 - 中度升高(200~400ng/ml)。此外,AFP 异常还可见于肝母细胞瘤、卵巢或睾丸卵黄囊瘤、肝胚胎性横纹肌肉瘤。非肝脏来源性肿瘤,包括胃肠道癌、胆囊癌、壶腹部乳头状腺癌、直肠癌、肺癌、肾癌及卵巢癌等肿瘤时,AFP 也可以出现异常。

辅助检查技术是临床确定肝脏肿瘤最重要的手段,这些常用技术方法包括超声、影像学和肿瘤穿刺。对临床怀疑肝肿瘤的病人,进行超声检查是行之有效的首选方法。影像学比超声检查更能清晰显示肿瘤病变范围、大小,肿瘤与周围脏器关系和淋巴结及远处转移情况,但有些情况下,对鉴别原发和转移性肝肿瘤,仍存在一定困难。超声引导下进行肿瘤穿刺检查具有方便、确诊率高等特性,已被广泛运用于各种肿瘤的良恶性病理诊断,其确诊 HCC 阳性率达 50%~92%,该技术的应用不仅可以判断肿瘤组织来源,而且能够明确 HCC 的分化程度(组织学分级),它是明确诊断肝脏肿瘤性质的常用方法。

(三)病理改变

1. 大体改变 肿瘤发生右叶多于左叶,质地较硬,可有出血坏死,呈暗红色,有胆汁淤积者呈黄绿色,大体形态变化不定,包括肿瘤结节的数量、大小及肿瘤与周围肝组织的关系。HCC 病理大体一般分为以下 4 种类型:①巨块型(massive type),肿瘤呈单个巨大肿块(图 13-20);②结节型(nodular type),肿瘤呈单个或多个大小不等的结节;③弥漫型(diffuse type),无数小肿瘤结节弥漫分布于整个或大部分肝

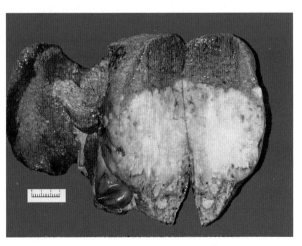

图 13-20　肝细胞癌大体形态

脏；④小肝癌（small hepatocellular carcinoma），即早期肝癌，目前国际公认为 <2cm 的肝癌。

2. 光镜改变 典型的 HCC 肿瘤细胞表现为肝细胞样，肿瘤的基质有一层内皮细胞组成的血窦样结构。HCC 组织学可以出现多种构型和细胞形态变化；常见同一肿瘤内出现不同的组织学类型。①小梁型：最常见的结构，细胞排列呈梁状或多板状，细胞索衬内皮细胞，形成窦隙状结构，癌组织间缺乏或无基质成分，缺乏肝巨噬细胞（图 13-21）；②假腺体型：此型癌细胞形成不同的腺样结构，部分腺管可形成如甲状腺滤泡样或囊性构型，腺管中央常见肿瘤性细胞的退变坏死或纤维素渗出等，有些可以出现继发性肿瘤性坏死并形成瘢痕；③实性型：癌细胞呈实体和团块状，细胞呈片状或弥漫排列（图 13-22）；④硬癌型：表现为癌组织间有增生的胶原纤维分割，将癌组织分割成大小不一的癌巢，有时类似于转移性肿瘤。

根据肿瘤细胞的分化程度，将 HCC 的组织学分为高分化、中分化、低分化 3 级。HCC 的细胞形态多样，有时与正常肝细胞相似，有时癌细胞形状、核大小和染色出现明显异型性并可形成巨形、畸形或多核瘤巨细胞。肿瘤细胞质内可见包涵体形成，免疫组织化学证实这些球状透明体可以是 AFP、α_1- 抗胰蛋白酶、纤维蛋白原等。

纤维板层型肝细胞癌（fibrolamellar hepatocellular carcinoma）是一种特殊类型的 HCC。此类型 HCC 多见于青少年和壮年，由于 90% 的病人无肝硬化，发病与 HBV 感染和酒精无关，因此肿瘤生长缓慢，多数患者手术切除，预后较好。该肿瘤病理形态主要特征是由嗜酸性细胞组成的癌巢，被致密的胶原纤维分割（图 13-23），电镜下肿瘤细胞含大量的线粒体。

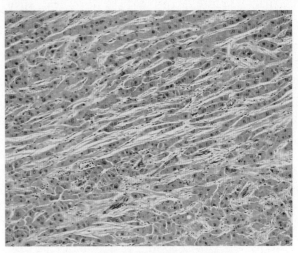

图 13-23 纤维板层型肝细胞癌

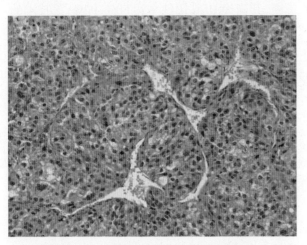

图 13-21 肝细胞癌排列呈梁状或多板状

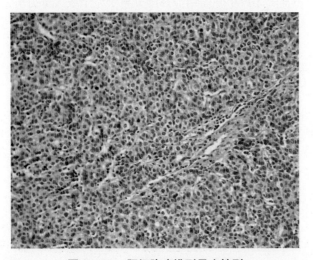

图 13-22 肝细胞癌排列呈实性型

二、肝内胆管癌

胆管癌较少见，国外资料报道，其发病率占肝脏恶性肿瘤的 5%~15%，病因不明，但和胆道慢性炎性疾病、肝华支睾吸虫感染、先天性肝内胆管扩张（Caroli 病）、先天性肝纤维化、胆汁性肝硬化、孤立性肝囊肿、胆管错构瘤、肝内胆管结石、HCV、HBV 和 EB 病毒感染以及基因突变（如 *K-ras* 基因、*c-met* 基因，*c-erbB2* 基因）等因素有关。胆管癌多见于 50~70 岁，男女发病相似，临床表现为腹痛，体重减轻，腹部肿块，而黄疸和腹水少见，绝大多数血中 AFP 在正常值。

临床上，根据胆管癌的发生部位不同分：肝内胆管癌、肝门胆管癌和肝外胆管癌；组织病理学表现为腺癌、乳头状癌、腺鳞癌、鳞状细胞癌和黏液癌等，其中以腺癌最多见（图13-24）。高分化腺癌形态与胃肠道发生的乳头状腺癌、胆囊腺癌、胰腺癌等十分相似，低分化腺癌肿瘤细胞形成的腺腔常表现为小而不规则或腺腔不明显，有时可以有胆栓形成。胆管癌最重要的特征是肿瘤内有丰富的纤维间质，并有数量不等的淋巴细胞浸润。腺癌细胞表达一般的上皮标记，与来自于胃肠胰等处的腺癌相似，而肝细胞特异性抗原缺乏表达。

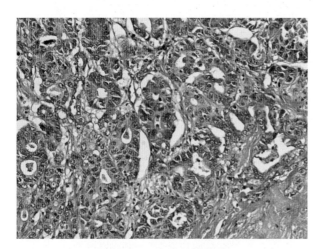

图 13-24　肝内胆管腺癌

三、混合性肝细胞癌 – 胆管癌

由于肝细胞和胆管细胞都来自同一原始细胞，因此，少数情况下肝脏上皮性肿瘤可以出现不同分化的特征，既有肝细胞癌分化又有胆管癌分化成分，称之为混合性肝细胞癌 – 胆管癌（combined hepatocellular carcinoma–cholangiocarcinoma）。这一类型癌仅占肝癌的不足1%，发病年龄与性别都与普通的HCC相同，但预后不良。

此类肿瘤大体形态上与HCC相似，但在肿瘤出现以胆管细胞癌为主时，肿瘤中常见纤维间质，质地较硬。混合性肝细胞癌 – 胆管癌中，肝细胞癌常表现为梁索状、假腺样，而胆管癌可以出现腺管状的结构，两者密切混合。

（周晓军）

第十节　胆道系统病理学新概念

胆道系统由胆囊和胆管组成，胆管分为肝内胆管和肝外胆管，胆囊通过胆囊管将胆汁排入肝外胆管。肝外胆管，左右肝管及其分支称作"肝门

及门周胆管"。肝内胆管，从中央到左、右肝内胆管向周围被划分为肝内大导管或小导管。肝内大导管为大体可见的第一级到第三级左、右肝胆管导管。在这些胆管导管周围分布着小腺体（胆管腺体），并通过自身小导管排入导管腔。肝内小导管镜下可见，包括叶间胆管和小叶内胆管，小叶内胆管连接小导管。叶间胆管被纤维壁包绕，大小100μm，而小叶内胆管外径小于100μm，这两种胆管与肝动脉相等大小分支伴行，而胆小管或Hering细末胆管位于小叶边缘，与肝细胞相邻。来源于胆道系统的肿瘤主要为上皮性肿瘤，分为良性、癌前病变和恶性，而且以恶性为多见；根据发生部位又分为肝内胆管肿瘤、胆囊和肝外胆管肿瘤。

一、肝内胆管肿瘤

包括良性肿瘤、癌前病变和恶性肿瘤，以癌多见。

（一）肝内胆管良性肿瘤

包括胆管腺瘤和胆管腺纤维瘤。

1. **胆管腺瘤**　体积小，通常小于1cm，常位于被膜下，单发或多发。镜下，病变胆管呈圆形，内衬良性立方上皮，无核分裂象（图13-25）。小胆管与胆道不相通，内无胆汁，可出现黏液上皮化生。胆管上皮表达1F6和D10。

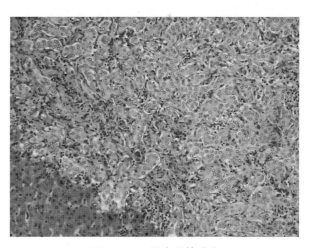

图 13-25　肝内胆管腺瘤
肝组织内小胆管增生，排列密集，细胞立方形，一致无明显异型

2. **胆管腺纤维瘤**　此型罕见，由伴有微囊性扩张的扭曲及分支状小胆管构成，衬以立方形 – 扁平上皮，腺体之间可见突出的成纤维细胞间质，免疫组织化学表达D10，不表达1F6。通常被认

为错构瘤或为 von Meyenburg 综合征一部分。但目前尚未有证据表明腺纤维瘤由错构瘤而来。

（二）肝内胆管癌前病变

是近年来逐步认识的肿瘤性病变，包括胆管上皮内瘤变、胆管黏液囊性肿瘤伴上皮内瘤变和胆管内乳头状肿瘤伴上皮内瘤变。

1. 胆管上皮内瘤变（biliary intraepithelial neoplasia，BilIN） 常见于肝内胆管结石、肝脏寄生虫病尤其是华支睾吸虫病和麝猫后睾吸虫病、原发性硬化性胆管炎（PSC）、二氧化钍沉积和先天性胆道异常的病人，大体上除胆管结石、肝脏寄生虫病等引起的胆管扩张、黏膜粗糙外，本身见不到特异的肉眼特征。组织学改变以平坦型的细胞层次增多伴异型、微乳头形成和极性紊乱为特征，分为低级别和高级别上皮内瘤变。低级别胆管上皮内瘤变（BilIN-L）（图 13-26）病变平坦时，细胞或细胞核呈轻度或中度异型，细胞极性轻微紊乱，有假复层排列，细胞核变大，染色深，核膜不规则。若为微乳头病变，细胞或细胞核呈轻度异型，细胞极性相对存在，局灶假复层排列，细胞核稍大深染但核膜不规则，并可见各种上皮化生改变。高级别胆管上皮内瘤变（BilIN-H）（图 13-27）病变平坦时，细胞或细胞核异型性明显，细胞核增大，核质比增高，核膜不规则，细胞极性可明显紊乱，可见细胞核上移至细胞顶部。达到原位癌时细胞核更大，染色质粗糙，核仁更明显并常常数目增多，细胞核多形并深染，核分裂象常见，细胞极性弥漫紊乱，并可见从黏膜表面沿着周围腺体向下生长（累及腺体）。微乳头病变时细胞或细胞核异型性明显，但细胞极性可相对存在或灶性紊乱，细胞多形，细胞核增大，核膜不规则。原位癌时细胞或细胞核异型更明显，出现较多的核分裂象、核拥挤和明显的假复层，并且细胞极性弥漫紊乱。

2. 肝脏和胆道系统黏液囊性肿瘤伴上皮内瘤变 肝脏和胆道系统黏液囊性肿瘤几乎均发生于女性，肿瘤大小不等，囊性或囊实性；囊腔不与胆管相通。镜下，非浸润性胆管黏液囊性肿瘤囊内壁基底膜上衬覆单层扁平、立方或柱状黏液性上皮细胞，胞质嗜酸性，核位于基底部；可出现胃、肠上皮及鳞状上皮化生；约半数可有散在内分泌细胞；紧邻基底膜为细胞丰富、致密的卵巢型间叶组织，其外围以疏松结缔组织（图 13-28）。肿

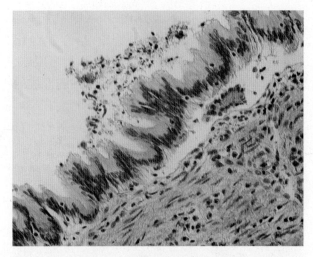

图 13-26　低级别胆管上皮内瘤变
柱状细胞增生，复层或假复层排列，核偏大并染色深

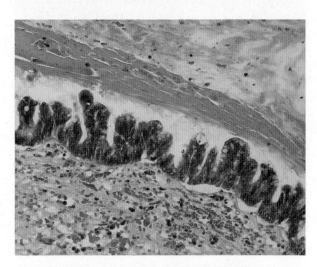

图 13-27　高级别胆管上皮内瘤变
柱状细胞明显异型，形成微乳头结构，细胞核上移至腔面并增大深染，核仁明显

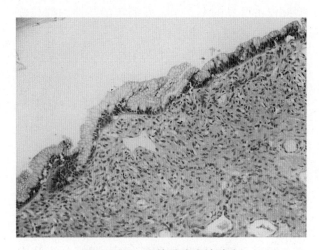

图 13-28　胆管黏液囊性肿瘤
肿瘤上皮为黏液柱状上皮，上皮下为富于细胞的卵巢样间质

瘤细胞可在囊内壁呈息肉状或乳头状生长，局部细胞的异型表现为：微乳头形成、隐窝样内陷、细胞层次增多和核分裂象可见；重度异型增生表现为：显著的组织结构异型性（外生性乳头伴有背靠背腺体、细胞核多形性和核分裂象指数高）。

3. 胆管内乳头状肿瘤伴上皮内瘤变　胆管内乳头状肿瘤（biliary intraductal papillary neoplasm，IPNB）和胰腺导管内乳头状黏液性肿瘤（IPMN）一样，发生于肝脏大胆管伴不同程度导管扩张，大体上可见以乳头状为主的肿块，镜下肿瘤位于扩张的导管内，形成以乳头状或假乳头为主的结构伴黏液分泌、囊腔形成，部分肿瘤上皮不形成乳头或不产生黏液，肿瘤细胞为高柱状黏液上皮伴不同程度的细胞异型性及结构异型性，异型程度通常分为轻度、中度和重度（图 13-29）。根据异型性不同，IPNB 又可分为胆管内乳头状肿瘤、交界性胆管内乳头状肿瘤和非浸润性胆管内乳头状肿瘤（原位癌），肿瘤如有浸润即为胆管内乳头状肿瘤相关的浸润癌（肝内胆管癌）。根据肿瘤细胞形态特征和免疫表型分为胃型、肠型、胰胆管型和嗜酸细胞型以及极少见的管状乳头状肿瘤。具体形态请参考胰腺肿瘤的病理学进展章节内容。

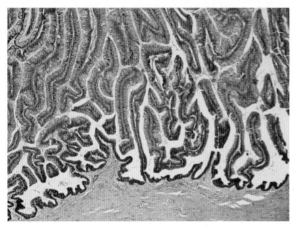

图 13-29　胆管内乳头状肿瘤
肿瘤细胞呈柱状、乳头状生长，伴高级别上皮内瘤变

（三）肝内胆管细胞癌

肝内胆管细胞癌（intrahepatic cholangiocarcinoma，ICC）是肝脏第二位的恶性肿瘤，可起源于肝内胆管的任何部分，从段区的大胆管及其分支到最小的胆管和胆小管。ICC 大体分为团块型（MF）、管周围浸润型（PI）和管内生长型（IG）。MF 表现为肝实质内灰色或灰白色质硬的结节或肿块；PI

表现为沿门脉广泛蔓延，受累胆管狭窄并导致周围导管扩张；IG 表现为息肉样或乳头样肿块位于扩张的胆管腔内，显示胆管乳头状瘤的恶性进展；三种类型可同时出现。但肝内小胆管或胆小管的 ICC 通常为 MF，而肝内大胆管发生 ICC 则为 MF、PI 和 IG。MF 可出现大面积中心坏死和瘢痕形成，切面可见黏液。ICC 镜下传统分为高/中和低分化腺癌及少见组织学类型。根据最近的研究，依据肝内胆管细胞癌大体特征以及胆道和胰腺肿瘤的相似性，在组织学上，肝内胆管细胞癌主要分为传统型、胆管小导管型、胆管内生长型和少见组织学类型四型。

1. **传统型**　可进一步分为小胆管型和大胆管型，小胆管型肝内胆管细胞癌小胆管浸润通常少见，而大胆管型肝内胆管细胞癌特征是大胆管周明显浸润。然而，这两者的界限有时是模糊的，相同的表现常常为浸润性腺癌，其特点是形成大小不同的管状、腺泡和乳头结构，大多为中分化腺癌，由胞质嗜酸性的柱状和立方胆管上皮组成。低分化腺癌也偶尔看见，呈实性、条索状或筛孔状排列生长，细胞具多形性，核异型明显，肿瘤中心出现凝固性坏死。间质纤维结缔组织增生显著，门静脉浸润和淋巴结转移常见，肿瘤呈芽状侵入周围肝实质，局灶肿瘤细胞和肝细胞混合存在。

2. **胆管小导管型**　大体上，此型肿瘤属于 MF，腺癌细胞分化良好，形成小管样，腺泡样或分支、裂隙样腺腔的条索，与胆小管或增殖反应的胆小管相似。条索型中梭形特征的细胞偶尔占优势，与传统型相比肿瘤细胞较小，瘤细胞周围常有胶原纤维围绕或伴行，从而挤压肿瘤细胞。门静脉癌栓罕见或呈小灶状。该类型特点是肝细胞和癌细胞直接接触，广泛的更替生长；周围肝实质没有或很少被癌细胞挤压；并且出现肝细胞被癌细胞更替。神经细胞黏附分子（NCAM）（肝脏祖细胞的标志物之一）呈阳性表达。胆小管型肝内胆管上皮癌的提出是基于形态上类似于常出现在 HPC 中反应性增生的胆小管上皮。癌细胞可广泛替代肝小叶或再生小叶的肝细胞。最近研究表明，存在于胆小管或终末胆小管的 HPC 可分化为肝细胞和胆管细胞，并且在许多慢性肝脏疾病中活化；同时伴 HPC 特点的早期肝癌进一步进展和胆管小导管型 ICC 一致。

3. 胆管内生长型 此型是胆管内乳头状肿瘤和胆管内管状肿瘤相关的癌。胆管内乳头状肿瘤相关癌如前所述为胆管内乳头状肿瘤浸润性生长形成分化良好的浸润性乳头状腺癌；胆管内管状肿瘤相关癌此型在肝内大胆管中偶尔见到，肿瘤主要由管状结构和灶性乳头结构组成，通常没有黏液分泌，表现为一致的轻度扩张的胆管，常常微小浸润，预后较好。

4. 少见组织学类型 罕见，包括①鳞状细胞癌和腺鳞癌：在腺鳞癌中，鳞癌成分和腺癌成分可以彼此隔离，也可以相互混合而成；②黏液癌和印戒细胞癌：在黏液癌中，黏液细胞漂浮于黏液湖中，此型常常发现于IPNB的浸润部分，印戒细胞癌偶尔见于黏液癌或传统型ICC中，不过单纯的印戒细胞癌非常少见；③透明细胞癌：由柱状上皮组成的小管和腺泡，大部分细胞含丰富的透明胞质，偏位的小核；④未分化癌：包括肉瘤型和间变性（多形性）；⑤淋巴上皮样癌：由未分化肿瘤细胞和大量的淋巴细胞样间质构成。

二、胆囊和肝外胆管肿瘤

胆囊和肝外胆管肿瘤分为良性腺瘤、囊内乳头状肿瘤、黏液性囊性肿瘤和腺癌，前三者往往伴有上皮内瘤变和高级别胆管上皮内瘤变一起称为癌前病变。一般形态的腺癌则更注重于癌细胞的免疫表型，又可分为胆管型、胃小凹型和肠型，还有透明细胞腺癌、黏液腺癌、印戒细胞癌、其他腺鳞癌、浸润性胆囊囊内或胆管导管内乳头状癌、浸润性黏液性囊性癌、鳞状细胞癌和未分化癌。胆囊和肝外胆管神经内分泌肿瘤亦不少见，常常单独列出。

（一）胆囊和肝外胆管腺瘤

多见于成人，且女性比男性更多见。大体息肉状、单发、境界清楚，常在胆囊切除术中偶然发现，少数伴发波伊茨-耶格（Peutz-Jeghers）综合征或加德纳（Gardner）综合征。镜下分为3种传统类型：管状、乳头状和管状乳头状。依细胞形态可分为幽门腺型、肠型、胃小凹型和胆道型。幽门腺型和肠型腺瘤在胆囊更常见（图13-30）。少数腺瘤进展为浸润性癌。幽门腺型管状腺瘤（幽门腺腺瘤）由具有密集排列的幽门腺型腺体的小叶组成，部分腺体囊性扩张，常被覆正常胆管上

皮。可见结节状聚集的形态温和的梭形细胞，胞质嗜酸性，但无角化（鳞状小体），潘氏细胞和内分泌细胞常见。幽门腺腺体常常为低级别上皮内瘤变，大者可有高级别上皮内瘤变甚至局灶浸润性癌。少见情况下，腺瘤突入或发生于R-A窦（罗-阿窦，Rokitansky-Aschoff sinus），不要误认为浸润性癌。肠型腺瘤是由被覆肠型上皮细胞的异常管状腺体组成的良性肿瘤，较少见。其形态与结肠腺瘤极为相似，MUC2、CK20和CDX2等表达。胃小凹型腺瘤由衬覆柱状上皮的管状乳头状结构构成，核小且深染，位于细胞基底部，胞质富于黏液。少数情况下，此型腺瘤可来源于腺肌瘤样增生的上皮内陷。抗体标记MUC5AC阳性，MUC6有时呈阳性。胆道型腺瘤最少见，被覆细胞似正常的胆道上皮，MUC1、CK7和CK19等表达。

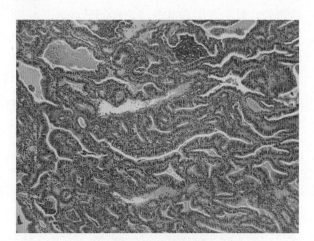

图 13-30 胆囊腺瘤
肿瘤细胞管状绒毛状排列，伴中度异型

（二）胆囊和肝外胆管癌前病变

1. 胆囊和肝外胆管上皮内瘤变 和肝内胆管上皮内瘤变相似，一般分为两个级别。低级别上皮内瘤变：肿瘤细胞为柱状、立方状和拉长的杆状，可排列成单层，常为不同程度的假复层结构，细胞核不典型，常位于细胞下1/2，细胞极性为灶性或中度紊乱、偶见核分裂象及形成假乳头结构；细胞核不典型表现为核深染、较大，呈圆形、卵圆形或长形，有1~2个比正常细胞明显的小核仁；胞质常呈嗜酸性，约1/3的病例可见杯状细胞。上皮内瘤变可呈广泛累及黏膜并自表面上皮逐渐沿R-A窦向下延伸至化生的幽门腺，但上皮内瘤变异型上皮和正常柱状上皮之间都为突然的移行

（图 13-31）。高级别上皮内瘤变：细胞或细胞核不典型性符合明显的恶性，其核质比例增加，细胞核较圆并有明显核仁，核膜不规则，染色质空，常常为明显假复层；病变如果弥漫并出现较多的核分裂象，核拥挤和明显的假复层，细胞极性弥漫紊乱，细胞及细胞核明显大小不等和多形性改变可诊断原位癌。根据肿瘤细胞生长方式又分为平坦型和乳头型：平坦型肿瘤细胞最初沿着表面上皮生长，随后延伸至上皮内陷如 R-A 窦和窦型化生腺体，但多与表面上皮相连；乳头型表现为明显的具有细小纤维血管轴心的乳头，被覆异型细胞。

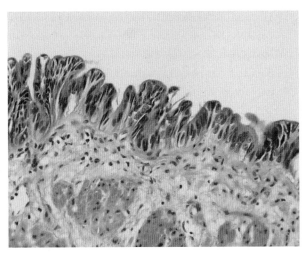

图 13-31　胆囊上皮内瘤变
柱状肿瘤细胞排列拥挤呈复层，细胞异型明显，细胞核上移，核仁明显

　　虽然上皮内瘤变多在慢性胆囊炎手术切除标本中偶然发现，并同时伴有反应性上皮改变。但随着对上皮内瘤变发生学研究的不断深入，发现胆囊癌和上皮内瘤变（异型增生）病人的上皮性化生明显多见于无以上病变的病人，而且化生上皮与这些肿瘤性上皮具有共同的形态学和组织化学特征，因此提出化生是异型增生的前驱病变，并沿着窦型化生→肠型化生→异型增生→癌的序列发展，且窦型化生→肠型化生→异型增生是一个快速进展过程，大约 3 年时间，异型增生→癌大约 10 年时间。

　　2. **胆囊"囊内"/ 肝外胆管"导管内"乳头状肿瘤**　肝外胆道系统的腔内乳头状肿瘤发生于胆囊"囊内"和肝外胆管"导管内"。胆囊的囊内乳头状肿瘤常为胰胆管型和肠型，后者可见杯状细胞、潘氏细胞和 / 或 5- 羟色胺分泌细胞。这些肿瘤常发生在幽门腺化生基础上。胆囊囊内乳头状肿瘤可伴浸润性腺癌，肿瘤为被覆立方 / 矮柱状胆道型上皮细胞或黏液性柱状肠型上皮细胞的复杂乳头状结构，浸润性成分多为管状腺癌，亦可为黏液性癌、未分化癌、小细胞癌和大细胞神经内分泌癌。肝外胆管导管内乳头状肿瘤可致导管扩张，管腔内大量黏液聚集；包括四种上皮表型：胰胆道型（最常见）、肠型、嗜酸细胞型和胃型（后两者少见）。形态和表型上同肝内胆管乳头状肿瘤。病变可广泛累及肝外胆管，甚至侵及胆囊和肝内胆管。发病率无性别差异，多见于 50~70 岁。在东亚约 30% 的病例伴结石，25% 伴肝吸虫。当进展为浸润性癌时，预后取决于浸润性成分。无癌变的导管内乳头状肿瘤完全切除，预后很好；而分布广泛的病变则很难彻底手术切除，侵袭性更强。

　　3. **胆囊 / 肝外胆管黏液性囊性肿瘤**　组织学形态同肝内黏液性囊性肿瘤。多见于成年女性，有临床症状。一些肿瘤直径可达 20cm，引起梗阻性黄疸或胆囊炎样症状。肝外胆管多见，常常多发性，肿瘤内含黏液或浆液，镜下衬覆类似于胆管或胃小凹的柱状上皮。神经内分泌细胞偶见。上皮下卵巢样间质是其特征性表现，免疫组织化学显示 ER 和 PR 阳性。黏液性囊性肿瘤进展为浸润性癌时应命名为黏液性囊性癌伴浸润癌。

　　（三）腺癌

　　1. **胆管型腺癌**　是胆囊癌最常见的类型，肿瘤由长短不一的管状腺体组成，衬覆立方或高柱状细胞，表面类似胆道上皮。细胞和腺腔中常有黏液，偶尔可见细胞外黏液钙化。约 1/3 高分化腺癌有局灶肠化，可见杯状细胞和内分泌细胞。腺癌中可见破骨细胞样巨细胞，或局灶呈筛状或血管肉瘤样生长方式，可有细胞滋养层或合体滋养层细胞。较之肝外胆管腺癌，胆囊腺癌分化更差，纤维增生不明显。大多数胆管型腺癌表达癌胚抗原（CEA）、MUC1、MUC2 和 CK7。

　　2. **肠型腺癌**　肠型腺癌分为两种亚型：最常见的类似结肠腺癌，腺体被覆假复层柱状上皮细胞，细胞核呈椭圆形或杆状；另一种亚型肿瘤富于杯状细胞，并且常见神经内分泌细胞和潘氏细胞。肠型腺癌表达 CDX2、MUC2、CEA 和 CK20。

3. 胃小凹型腺癌　胃小凹型腺癌分化好。被覆高柱状上皮细胞,核位于基底,胞质富于黏液;表达 MUC5A。

4. 腺鳞癌及癌肉瘤　腺癌和鳞癌两种成分不同比例、不同分化程度组合,但通常倾向于中分化。癌肉瘤,由癌和肉瘤样恶性成分混合组成。

5. 筛状癌　是一种特殊类型的浸润性胆囊肿瘤,类似于乳腺筛状癌。其发病年龄小,常伴胆石症。筛状生长及肿瘤细胞具有大的泡状核,可见粉刺样坏死。

(滕晓东)

参 考 文 献

[1] 骆抗先,陈金军,李平.乙型肝炎:基础和临床.4版.北京:人民卫生出版社,2012.

[2] 周晓军,张丽华.肝脏诊断病理学.南京:江苏科学技术出版社,2006.

[3] 周晓军,黄文斌.慢性肝炎的分级分期系统的评估及其实际应用.中华病理学杂志,2008,37(9):630-640.

[4] Burt AD, Portmann BC, Ferrell LD, et al. MacSween's Pathology of the Liver. 6th ed. Edinburgh: Churchill Livingstone, 2012.

[5] Theise ND. Liver biopsy assessment in chronic viral hepatitis: a personal, practical approach. Mod Pathol, 2007, 20(Suppl 1): S3-S14.

[6] Hudacko R, Theise N. Liver biopsies in chronic viral hepatitis: beyond grading and staging. Arch Pathol Lab Med, 2011, 135(10): 1320-1328.

[7] Kumar V, Abbas AK, Aster JC, et al. Robbins basic pathology. 9th ed. Philadelphia: Elsevier Saunders, 2013.

[8] Bosman FT, Carneiro F, Hruban RH, et al. World Health Organization Classification of Tumours of the Digestive System. Lyon: IARC Press, 2010: 195-278.

第十四章 泌尿系统及男性生殖系统疾病

泌尿系统由肾、输尿管、膀胱和尿道组成。机体内环境稳定的维持,有赖于泌尿系统各器官组织结构、功能的正常,其中,肾脏功能尤为重要。泌尿系统疾病包括肿瘤性疾病和非肿瘤性疾病。本章介绍肾脏非肿瘤性疾病中发病率最高、最复杂的肾小球肾炎以及肾脏纤维化的研究进展;同时介绍泌尿和男性生殖系统肿瘤的主要类型、病理改变特点及研究进展。

第一节 肾小球疾病

肾小球疾病(glomerular disease)是一组以肾小球损伤性改变为主的疾病。根据其主要的发病因素,可以分为:①原发性肾小球疾病(primary glomerular disease),原发于肾脏的独立性疾病,病变以肾脏改变为主要表现;②继发性肾小球疾病(secondary glomerular disease),继发于机体其他组织器官疾病,为机体系统性疾病的一部分,如系统性红斑狼疮性肾小球肾炎,此时肾脏损害为该疾病的组成部分之一;③遗传性疾病(hereditary disease),由于某些遗传性因素如基因突变等所导致的以肾小球损伤为主的疾病,具有家族遗传性。本章主要讨论原发性肾小球疾病。

原发性肾小球疾病,根据其病理改变不同,可以分成不同的类型。各型肾小球疾病虽可以见于各个年龄阶段,但不同型别好发年龄不同,如急性弥漫性增生性肾小球肾炎、微小病变性肾小球肾炎多见于儿童。不同类型肾小球疾病,临床表现不尽相同,可表现为急性肾炎综合征(acute nephritic syndrome)、急进性肾炎综合征(rapidly progressive nephritic syndrome)、肾病综合征(nephrotic syndrome)、无症状性血尿或蛋白尿(asymptomatic hematuria or proteinuria)、慢性肾炎综合征(chronic nephritic syndrome)等;但不同类型肾小球疾病可有相同临床表现。如膜性肾小球疾病、微小病变性肾小球肾炎等,都主要表现为肾病综合征(图 14-1)。因此,肾小球疾病的病理活检,对临床诊断具有重要意义。

一、原发性肾小球疾病分类和各类型病理特点

原发性肾小球疾病目前主要根据病理改变分类。

(一)急性弥漫性增生性肾小球肾炎

急性弥漫性增生性肾小球肾炎(acute diffuse

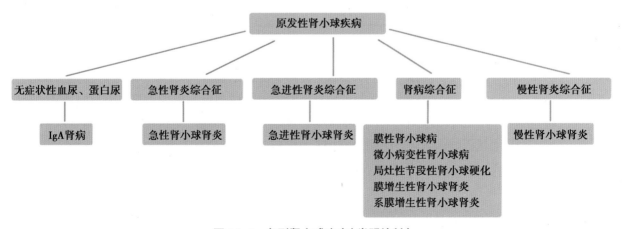

图 14-1 各型肾小球疾病(肖明绘制)

proliferative glomerulonephritis）又称毛细血管内增生性肾小球肾炎（endocapillary proliferative glomerulonephritis）、感染后性肾小球肾炎（postinfectious glomerulonephritis）、链球菌感染后性肾小球肾炎（poststreptococcal glomerulonephritis）。光镜下组织病理学改变主要为肾小球毛细血管内皮细胞和系膜细胞增生，肾小球内中性粒细胞、单核细胞浸润，毛细血管腔受压变狭窄或闭塞，重者毛细血管壁坏死。电镜下病理改变特点为团块状（"驼峰"状）电子致密物沉积在脏层上皮与基底膜之间或内皮下、基膜内。免疫荧光显示毛细血管壁和系膜区颗粒状荧光，系 IgG 和补体沉积。本型肾小球肾炎发生在儿童者预后较好；发生在成人者预后较差。

（二）急进性肾小球肾炎

急进性肾小球肾炎（rapidly progressive glomerulonephritis，RPGN）也称快速进行性肾小球肾炎、新月体性肾小球肾炎（crescent glomerulonephritis，CRGN）。根据免疫学特征分为三个类型，即Ⅰ型（抗基底膜抗体型）、Ⅱ型（免疫复合物型）、Ⅲ型（缺乏免疫反应型）。光镜下，不同免疫类型的病理改变特点基本相同。表现为肾小球囊壁层上皮增生，与渗出的单核巨噬细胞共同形成新月体或环状体附着在球囊壁层，可有少量中性粒细胞和淋巴细胞参与其中。早期新月体以细胞成分为主（细胞性新月体），以后（大约 1 周后）发展为纤维性新月体。新月体压迫毛细血管丛，引起肾小球囊腔粘连和闭塞。免疫荧光显示，Ⅰ型为线性荧光，IgG、C3 沿毛细血管壁分布，Ⅱ型为颗粒性荧光，系膜区和 / 或血管壁免疫球蛋白和补体沉积，Ⅲ型无荧光阳性物质。本型肾小球肾炎预后较差，且预后与新月体累及的肾小球数量有关。

（三）微小病变性肾小球肾炎

微小病变性肾小球肾炎（minimal change glomerulonephritis）也称微小病变性肾小球病（minimal change glomerulopathy）、微小病变性肾病（minimal change nephrosis），又称为脂性肾病（lipid nephrosis）。光镜下，病理改变特点为肾小管上皮细胞胞质内出现蛋白和脂质小滴，肾小球结构基本正常。电镜下，基底膜无异常，主要改变表现为弥漫性足细胞足突融合消失或微绒毛样改变。免疫荧光显示无抗体或补体沉积。本型肾小

球肾炎发生于儿童者，预后较好。

（四）局灶性节段性肾小球硬化

局灶性节段性肾小球硬化（focal and segmental glomerulosclerosis，FSGS）的局灶性指病变仅累及部分肾小球，节段性指受累的肾小球仅有部分区域出现病变。光镜下，病理改变特点为肾小球病变处系膜基质增多，毛细血管管腔闭塞。电镜下，病变处基质增生，足细胞自基底膜脱落、足突消失。免疫荧光显示病变区非特异性 IgM 和补体 C3 沉积。本型肾小球疾病预后较差。

（五）膜性肾小球肾炎

膜性肾小球肾炎（membranous glomerulonephritis）又称膜性肾病（membranous nephropathy）。光镜下，病理改变特点为肾小球毛细血管壁弥漫性增厚，球内无细胞增生和炎性浸润。六胺银染色可见基底膜呈梳齿状（即增厚的基底膜及与其垂直的钉突，因免疫复合物沉积导致沉积物之间基底膜样物质增多所致）。电镜下，基底膜与上皮细胞之间大量电子致密物沉积，基底膜明显增厚，基底膜基质增生在沉积物之间呈钉状突起。免疫荧光显示颗粒状荧光，含免疫球蛋白和补体成分，如 IgG、攻膜复合物（membrane attack complex）、IgG4。本型肾小球肾炎临床呈慢性进行性过程，预后不佳。

（六）膜增生性肾小球肾炎

膜增生性肾小球肾炎（membranoproliferative glomerulonephritis，MPGN）又称系膜毛细血管性肾小球肾炎（mesangiocapillary glomerulonephritis）。根据超微结构和免疫荧光特征，分为两个类型（即Ⅰ型和Ⅱ型），其中Ⅱ型又称为致密沉积物病（dense-deposit disease）。光镜下，不同类型病理改变特点相似。表现为系膜细胞和基质及内皮细胞增生，基底膜增厚，增生的系膜基质沿内皮细胞下插入基底膜，使基底膜呈"双轨状"（该表现在 PASM 或六胺银染色时最清晰）。电镜下，Ⅰ型者内皮下散在电子致密物沉积，Ⅱ型者基底膜见高密度、不规则带状沉积物。免疫荧光，Ⅰ型者显示不规则颗粒状荧光，为 C3、IgG、C1q 和 C4；Ⅱ型者显示 C3 沉积在基底膜和系膜，无 IgG、C1q 和 C4。本型肾小球肾炎临床呈慢性进行性，多数预后较差。

（七）系膜增生性肾小球肾炎

光镜下，系膜增生性肾小球肾炎（mesangioproliferative glomerulonephritis）病理改变特点为肾小球弥漫性、不同程度系膜和系膜基质增生，系膜增宽。部分病例电镜下可见电子致密物沉积于系膜区。免疫荧光显示系膜区免疫球蛋白和/或 C3 沉积，或免疫荧光阴性。本型肾小球肾炎病变严重者预后较差。

（八）IgA 肾病

IgA 肾病（IgA nephropathy）又称贝格尔病（Berger disease），因 Berger 首先描述而得名）。病变特征是系膜区 IgA 沉积。光镜下，不同病例组织病理学改变差异很大。肾小球可以正常或表现出其他型别肾小球肾炎的改变。但以系膜增生致系膜增宽多见。电镜下，主要表现为系膜区高密度电子致密物沉积。免疫荧光检查是临床诊断 IgA 肾病的主要方法，免疫荧光特点为：系膜区粗大颗粒状或团块状高强度荧光，系 IgA 沉积，常伴 C3 及少量 IgG 和 IgM，但一般无经典补体途径中的早期补体成分。本型肾小球肾炎预后差别较大，部分患者预后较差。

（九）慢性肾小球肾炎

慢性肾小球肾炎（chronic glomerulonephritis）又称为慢性硬化性肾小球肾炎（chronic sclerosing glomerulonephritis）、终末期肾（end stage kidney）。根据肉眼病理改变特点又称为继发性颗粒性固缩肾。光镜下，病理改变特点为肾单位损伤、肾间质纤维化与肾单位代偿性改变交错并存。表现为肾小球萎缩、纤维化、玻璃样变性，相应肾小管萎缩甚至消失，间质纤维组织增生伴慢性炎症细胞浸润，病变轻的肾单位则代偿性肥大，相应肾小管代偿性扩张。免疫荧光通常显示阴性。慢性肾小球肾炎预后很差。

二、原发性肾小球疾病发病机制

迄今为止，肾小球肾炎确切的发病机制尚未完全明了，但大量研究已证明，除少数肾小球疾病外，大部分肾小球疾病的发病，都是由于内源性或外源性抗原成分，刺激机体产生相应免疫反应并介导炎症反应而致。

在肾小球疾病的免疫反应中，抗原抗体反应是导致本病的主要因素，主要有两种方式，即原位免疫复合物形成和循环免疫复合物沉积。而部分未发现抗原抗体反应导致免疫复合物形成的肾小球疾病，则与细胞免疫所导致的肾小球损伤有关。

无论是肾小球内免疫复合物的沉积或形成，还是致敏的 T 淋巴细胞的出现，均需要通过多种炎症介质的介导，最终导致肾小球损伤。其中，免疫复合物激活补体，导致炎症细胞浸润并释放炎症介质是主要途径。如补体 C3a、C5a 及过敏毒素，可引起组胺释放增加，导致毛细血管通透性增高，同时，C3a、C5a 也能刺激血小板产生 5-羟色胺和血栓素 B、巨噬细胞产生磷脂和花生四烯酸、系膜细胞产生前列腺素、蛋白水解酶、磷脂酶和氧自由基等，导致局部组织损伤；而 C5b-C9 复合体则可对肾小球毛细血管产生直接损伤作用。

在各型肾小球疾病中，引起免疫反应最终导致免疫复合物形成的确切的抗原物质尚未完全明了，也仍然是肾小球疾病研究的重要内容。

近来研究表明，HLA-DRB1 等位基因改变以及血管内皮细胞一氧化氮合酶基因内含子（eNOS4a/b）多态性（eNOS4a/a 和 eNOS4a/b）被认为是链球菌感染后肾小球肾炎的宿主易感因素。

慢性病毒感染如丙型肝炎病毒、乙型肝炎病毒感染已成为引起 I 型（免疫复合物介导的）膜增生性肾小球肾炎发病的主要因素。此外，尤其是在发展中国家，慢性细菌感染如葡萄球菌、结核分枝杆菌、链球菌、脑膜炎球菌、痤疮丙酸杆菌（Propionibacterium acnes）、布鲁氏菌（Brucella）、诺卡菌（Nocardia）等，以及肺炎支原体、贝纳柯克斯体（Coxiella burnetii）、真菌感染，寄生虫感染等也与 I 型膜增生性肾小球肾炎发病有关，它们可以导致机体产生相应抗体，引起循环免疫复合物沉积或外源性抗原植入引起原位免疫复合物形成，最终导致疾病发生（图 14-2）。

在 II 型（补体介导的）膜增生性肾小球肾炎，发病机制包括遗传异常及后天获得性两类。遗传异常包括补体或补体调节蛋白的突变及等位基因的变异两类。目前已经发现可能发生突变的靶点有补体分子 C3，补体调节蛋白 H、I，补体调节蛋白 H 相关因子 5，补体调节蛋白 H 相关因子 3-1 以及膜辅助蛋白 CD46；可能发生等位基因变异的靶点有补体分子 C3、补体调节蛋白 H 以及膜相关蛋白。后天获得性的异常主要是机体产生补体分子或其调节蛋白的抗体,目前已经发现的有抗 C3 转化酶(C3 肾脏因子),补体调节蛋白 H、I、B 的抗体。多种因子作用下,C3 转化酶大量形成,补体替代途径异常激活。C3 转化酶被认为是补体 C3 分解的"节点",可引起 C5a 转化酶生成

增加,后者可以激活补体并在细胞表面形成攻膜复合物(C5b–C9),导致损伤。而由于补体调节蛋白及不同 C3 突变或相应自身抗体的产生,均可以使 C3 转化酶异常活化,导致补体替代途径异常激活(图 14-3)。

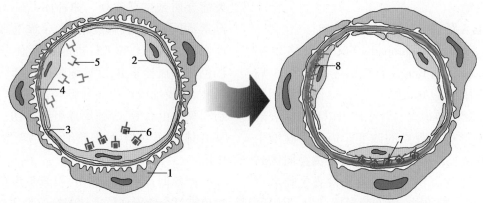

1. 足细胞 2. 肾小球毛细血管内皮细胞 3. 基底膜 4. 植入抗原 5. 针对植入抗原的抗体
6. 循环免疫复合物 7. 循环免疫复合物沉积 8. 植入抗原原位免疫复合物形成

图 14-2 Ⅰ型膜增生性肾小球肾炎免疫复合物沉积示意图(肖明绘制)

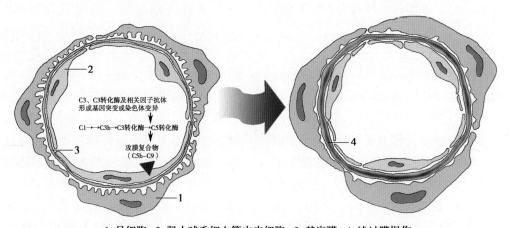

1. 足细胞 2. 肾小球毛细血管内皮细胞 3. 基底膜 4. 滤过膜损伤

图 14-3 Ⅱ型(补体介导的)膜增生性肾小球肾炎补体途径异常激活示意图(肖明绘制)

近十年来,较多的研究已经证明人类膜性肾小球肾炎是机体针对足细胞膜蛋白在循环血液中产生相应抗体,以后原位免疫复合物形成导致足细胞损伤而致病。最近几年的研究则显示,M 型磷脂酶 A2 受体(phospholipase A2 receptor,PLA2R),一种在正常肾小球足细胞、肺脏和中性粒细胞表达的膜蛋白(类似于大鼠 Heymann 的靶抗原 Megalin),是人类膜性肾小球肾炎发病机制中一个主要的足细胞抗原。目前也有较多文献报道,检测患者血清中的抗 PLA2R 抗体(主要为 IgG4,由 Th2 辅助 T 细胞产生),对于膜性肾小球肾炎是一个较为敏感的指标。因此,该抗体的检

测对于膜性肾小球肾炎的临床诊断、治疗和预后判断可能具有一定价值。但目前也有不同的研究结果报道。因此,对于足细胞自身靶抗原问题,尚需要进一步的研究。

IgA 肾病发病率很高,对其发病机制的研究也较多。现认为,导致本型肾小球疾病发病的是 IgA 的两个亚型之一 IgA1。研究显示,IgA1 异常糖基化是本病发生的重要原因。IgA1 的异常糖基化表现为 IgA1 分子铰链区 O- 聚糖的半乳糖缺陷,即半乳糖糖基化异常。糖基化异常的 IgA1 能与体内的 IgA1、IgG 形成 IgA-IC、IgA1-IgG-IC 免疫复合物导致疾病发生。糖基化异常

的 IgA1 可与纤维结合蛋白、层粘连蛋白、Ⅳ型胶原蛋白等通过凝集素样作用结合,形成非免疫性复合物,促进疾病发展,此外,糖基化异常的 IgA1 不能被肝脏清除且易于与系膜细胞结合、激活补体系统等,均可促进炎症反应,导致肾小球损伤。糖基化异常的 IgA1 尚可通过激活系膜细胞诱发上皮间质转化。全基因组相关研究显示,某些基因[如 *TNFSF13*、*HORMAD2*(*LIF*、*OSM*)、*DEFA*、*TNFSF13*、*classical MHCⅡ alleles*]的变异,导致 IgA1 糖基化异常(半乳糖缺乏)及抗糖基化 IgG 产生。Kiryluk 等提出了新的 IgA 肾病发病机制模型,认为合成 IgA1 的细胞遗传性缺陷导致其优先产生半乳糖不足的 IgA1(Gd-IgA1),Gd-IgA1 对一些影响 IgA1 产生及类别转换的细胞因子基因 如 *LIF*、*OSM*(22q12)或 *TNFSF13*(17p23)等发生影响,此时,若患者同时伴随同种基因识别的缺陷如过量的主要组织相容性复合体(MHC)单倍体,则可促使 Gd-IgA1 诱发多量抗多糖自体抗体,形成免疫复合物沉积在肾脏。重链抗原结合域中出现的 CDR3 序列可特异性地增强抗多糖抗体对 Gd-IgA1 的结合力,从而增强抗多糖自体抗体的致病作用。*TNFSF13* 和 *DEFA* 基因位点的突变和 Toll 样受体系统异常则可导致异常免疫反应,增强炎症信号,进一步刺激 Gd-IgA1 和/或抗多糖自体抗体的产生。复合物沉积部位的炎症损伤被 CFHR1 和/或 CFHR3 基因出现突变的补体替代通路所调节,又进一步增强了肾脏局部的炎症(图 14-4)。

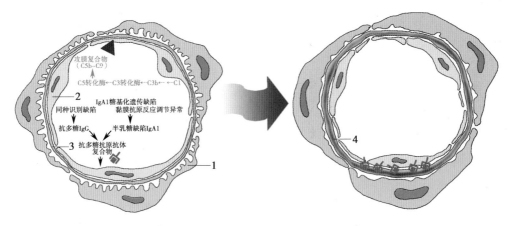

1. 足细胞 2. 毛细血管内皮细胞 3. 基底膜 4. 滤过膜损伤

图 14-4 IgA 肾病发病机制示意图(肖明绘制)

(王娅兰 肖 明)

第二节 肾脏纤维化

肾脏纤维化是多种慢性肾脏疾病的最终形态学表现,最终导致肾脏结构破坏,肾脏功能丧失。

一、肾脏纤维化病理

肾脏纤维化是各类慢性肾小球疾病的终末阶段,最终使大量肾单位毁损,导致肾衰竭。其主要的病理特征是肾小球硬化(纤维化、玻璃样变性),肾小管萎缩、肾小管间质纤维细胞增生,胶原纤维(主要为Ⅰ型、Ⅲ型胶原纤维)聚集、玻璃样变性,导致肾间质硬化。其肉眼和显微镜下的基本改变与慢性肾小球肾炎相似(见本章第一节),

但很难进行病因鉴别。在相对早期阶段,仔细观察,可见到一些因病因不同而出现的一些形态学差异。

1. **肾小球硬化及肾小管萎缩** 部分原发性肾小球疾病(如局灶性节段性肾小球硬化、膜性肾小球肾炎、膜增生性肾小球肾炎、肺出血-肾炎综合征等)、部分继发性肾小球疾病(如狼疮性肾炎、糖尿病性肾炎、淀粉样变性肾病等),在肾小球内常可见系膜基质增多,高血压性肾病则常无系膜基质增多。肾小管萎缩可表现为肾小管缩小,也可表现为肾小管扩张且上皮变扁平。糖尿病肾病时,萎缩肾小管可表现出明显的基底膜增厚,慢性肾盂肾炎、干燥综合征时,可见肾小管呈"甲状腺样改变",即肾小管变小或扩张,管腔内充满蛋白管型。

2. 肾间质纤维化 在 IgG4 相关肾病引起的肾脏纤维化,可见肾间质纤维化组织呈席纹状分布,肾小管萎缩相对较轻。慢性肾盂肾炎纤维化病灶内肾小管破坏彻底,肾球囊纤维化、增厚明显。

3. 炎症细胞浸润 肾脏纤维化区常见不同程度的炎症细胞浸润,一般以淋巴细胞和单核细胞浸润为主,在 IgG4 相关肾病引起的肾脏纤维化、纤维化病灶内则常以浆细胞浸润为主。

肾脏纤维化程度与临床预后密切相关。硬化肾小球所占的百分比率是常用的肾脏纤维化程度的参数,肾间质纤维化程度可参考应用的方法包括:显微镜下观察 HE 染色或免疫组织化学标记间质胶原,计算纤维化区域占全部组织的面积的百分比率;应用生物化学方法检测组织内羟脯氨酸含量(其含量可作为胶原蛋白代谢的重要指标);亦有研究表明,检测病变组织 SMA、vimentin、TGF-β 可反映肾脏间质纤维化程度。

二、肾脏纤维化发生机制

肾脏纤维化是各种原因引起的慢性肾脏病发展到终末期肾衰竭的共同途径,是反映肾衰竭进展程度及慢性肾脏疾病预后的主要决定因素。虽然针对其发生机制的研究很多,但迄今为止,各类慢性肾脏疾病如何进行性发展,最终形成肾脏纤维化的确切机制,尚不十分清楚,因此,也是慢性肾脏疾病研究的热点之一。下面介绍一些相关因素。

1. 与肾脏纤维化有关的细胞 现有的研究显示,与肾脏纤维化有关的细胞包括肾小管上皮细胞(tubular epithelial cell,TEC)、成纤维细胞(fibroblast)、纤维细胞(fibrocyte)、肌成纤维细胞(myofibroblast)、单核细胞/巨噬细胞(monocyte/macrophage)、淋巴细胞(lymphocyte)、树突状细胞(dendritic cell)、肥大细胞(mast cell)、毛细血管周细胞(pericapillary cell)、肾小球血管内皮细胞(endothelial cell)、足细胞等。

成纤维细胞和肌成纤维细胞在肾脏纤维化中,具有至关重要的作用。成纤维细胞是肾间质的主要细胞成分,其胞质内含有丰富的粗面内质网和 F-肌动蛋白,正常时,成纤维细胞处于静止状态,当其与损伤的肾小管基底膜接触,即可活化产生大量的 III 型胶原;同时,成纤维细胞向肌成纤维细胞转化,后者可分泌大量的细胞外基质(extracellular matrix,ECM),启动肾脏纤维化过程。肌成纤维细胞也具有向血管周细胞、血管内皮细胞转化的潜能。

现在认为,肾小管上皮细胞在转化生长因子-β(transforming growth factor,TGF-β)作用下,通过上皮间质转化(EMT),使 ECM 增加,从而在肾脏纤维化过程中发挥重要作用。在这一过程中,TEC 逐渐失去如 E-cadherin 等上皮性表型,获得如 vimentin、SMA、成纤维细胞特异性蛋白-1(FSP-1)、间质细胞 I 型胶原等间质性表型,细胞运动能力增强,并穿过基底膜进入间质,形成 EMT。但也有研究显示,在人类,TEC 迁移进入间质还缺乏更加有力的证据,因此,还需要进一步深入研究。

也有文献报道,血管内皮细胞可发生间质转化,呈现出成纤维细胞和肌成纤维细胞的表型,对肾硬化过程中成纤维细胞和肌成纤维细胞的产生及集聚发挥重要作用,从而参与肾脏纤维化过程。但有待进一步研究证实。

另有研究报道,足细胞也可以在转化生长因子-β 诱导下发生表型改变,参与肾脏纤维化过程,但对于其是否真正的 EMT,尚存在争议。

关于单核细胞/巨噬细胞、淋巴细胞、树突状细胞、肥大细胞等,也有研究显示,它们可分别通过影响不同的细胞因子,在肾脏纤维化中发挥作用。

2. 与肾脏纤维化有关的分子 在肾脏纤维化过程中,众多的分子在不同阶段发挥作用,其详尽机制尚未完全清楚。相关因子主要有 TGF-β、骨形态发生蛋白(bone morphogenic protein,BMP)、血小板源性生长因子(platelet-derived growth factor,PDGF)、肝细胞生长因子(hepatocyte growth factor,HGF)等。

TGF-β 是目前研究较多的因子,与多个器官的纤维化关系密切。在肾脏纤维化过程中,处于中心环节,具有重要作用。TGF-β/Smad 信号通路是肾脏纤维化中的重要信号转导通路。TGF-β 可使 Smad3 磷酸化、活化二硫化物还原酶、启动环氧合酶-2 启动因子、活化 ERK1/2 等,调节下游与肾脏纤维化相关的因子的表达。通过

TGF-β/Smad 信号通路，TGF-β 可促使系膜细胞、肾小管上皮细胞、间质细胞大量合成原胶原蛋白、纤维连接蛋白和层粘连蛋白，促使成纤维细胞增殖，并向肌成纤维细胞转化，产生大量 ECM，同时也可促进组织金属蛋白酶抑制物、纤溶酶原激活物抑制物基因的表达，介导 AngⅡ、PDGF、结缔组织生长因子等的致纤维化作用。

3. 组蛋白乙酰化与肾脏纤维化 有研究显示，组蛋白乙酰转移酶抑制剂可通过增强 STAT3 的乙酰化，降低 STAT3 磷酸化，从而抑制肾间质成纤维细胞增殖，提示组蛋白乙酰化在肾脏纤维化过程中可能具有重要作用，但仍需要进一步研究证实。

4. MicroRNA（miRNA）与肾脏纤维化 miRNA 系非编码短 RNA，对基因表达具有重要调控作用。小鼠肾脏纤维化模型的研究发现，miR-21、miR-200 及 miR-29 是三个与 TGF-β 调节有关的、异常表达的 miRNA，它们与肾脏纤维化关系密切。miR-21 具有促进 TGF-β 而促进肾脏纤维化的作用，而 miR-200 和 miR-29 则通过抑制 EMT 和阻止 ECM 沉积对肾脏纤维化起抑制作用。亦有研究显示，异常的 miRNA 表达可干扰细胞信号转导，从而促进肾脏纤维化。

（王娅兰 肖明）

第三节 肾细胞癌

肾细胞癌（renal cell carcinoma）是成人最常见的肾脏肿瘤。成年人肾脏恶性肿瘤中 90% 为肾细胞癌。在泌尿系统恶性肿瘤中，其发病率居第 2 位。男性多于女性（男性发病率约为女性的 2~3 倍）。肾细胞癌多发生于 40 岁以上成年人，40~65 岁为高发年龄，儿童偶见。

关于肾细胞癌的病因，目前尚不清楚。大量研究显示，吸烟可能是引起肾细胞癌的主要原因，此外，砷、石棉、镉、一些有机溶剂、杀虫剂、真菌毒素等可能与肾细胞癌的发生也有一定关系。亦有文献报道，肥胖、高血压等可增加肾细胞癌发生风险，为独立危险因素。

肾细胞癌在早期多无明显临床症状，因体检时偶然发现。随着病变发展，部分患者可表现为血尿、腰部疼痛和季肋区包块三联症，此为肾细胞癌的典型症状，具有诊断价值，但患者往往表现为其中部分症状。无痛性、间歇性、肉眼全程血尿常为首发症状，有时可以远处转移癌为首发症状。部分肿瘤细胞可产生异位激素和激素样物质而出现相应激素水平增高的表现。

影响肾细胞癌预后的因素包括肿瘤大小、静脉和肾周组织有无侵犯、转移等。其中，肾静脉有无侵犯为重要影响因素。无转移肾细胞癌 5 年生存率约 70%，若侵犯肾静脉或肾周邻近组织器官，5 年生存率显著下降，仅有 15% 左右。

一、肾细胞癌组织病理学类型

肾细胞癌按照其遗传学特征可以分为遗传性和散发性两类。遗传性肾细胞癌仅占极少数（约 4%），多为常染色体显性遗传。遗传性肾细胞癌主要包括希佩尔 - 林道病（von Hippel-Lindau disease）、遗传性乳头状肾癌（hereditary papillary renal carcinoma，HPRC）、遗传性肾细胞癌（hereditary cell cancer，HPRCC）、Birt-Hogg-Dubé 综合征（BHD）、3 号染色体易位（constitutional chromosome 3 translocations）等。

根据肾细胞癌细胞遗传学和组织病理学特征，WHO 修订的肾细胞癌分类见表 14-1（WHO，2016）。

（一）透明细胞肾细胞癌

透明细胞肾细胞癌是肾细胞癌最常见的类型，约占 70%~80%。散发性透明细胞肾细胞癌也可存在 *VHL* 基因的缺失，或异常甲基化、突变等。癌细胞胞质富含脂质和糖原，在 HE 染色切片中被溶解而呈透明状。癌细胞呈腺泡状排列，腺泡周围绕以明显、纤细的血管结构。本型肾细胞癌免疫表型表现为：刷状缘抗原（+）、CK8（+）、CK19（+）、AE1（+）、CAM5.2（+）、vimentin（+）、CK14（-）、34βE12（-），MUC1（+）、MUC3（+），大多数 CD10（+）和 EMA（+），肾细胞癌抗原（+）。

WHO/ISUP 分级分为 4 级。Ⅰ级：400× 光学显微镜下瘤细胞无核仁或核仁不明显；Ⅱ级：400× 光学显微镜下瘤细胞可见清晰的核仁，但在 100 倍下核仁不明显或不清晰；Ⅲ级：100× 光学显微镜下瘤细胞可见清晰的核仁；Ⅳ级：瘤细胞显示明显多形性的核、瘤巨细胞、肉瘤样或横纹肌样分化。

表 14-1 肾细胞癌的主要类型

肿 瘤 名 称
透明细胞肾细胞癌（clear cell renal carcinoma, CCRCC）
乳头状肾细胞癌（papillary renal cell carcinoma, PRCC）
遗传性平滑肌瘤病肾细胞癌综合征相关性肾细胞癌（hereditary leiomyomatosis renal cell carcinoma syndrome-associated renal cell carcinoma）
肾嫌色细胞癌（chromophobe renal cell carcinoma, CRCC）
集合管癌（collecting duct carcinoma）
MiT 家族易位性肾细胞癌（MiT family translocation renal cell carcinoma）
琥珀酸脱氢酶缺陷相关的肾细胞癌（succinate dehydrogenase deficient associated renal cell carcinoma）
黏液小管状和梭形细胞癌（mucinous tubular and spindle cell carcinoma）
管状囊状肾细胞癌（tubulocystic renal cell carcinoma）
获得性囊性肾病相关性肾细胞癌（acquired cystic disease-associated renal cell carcinoma）
透明细胞乳头状肾细胞癌（clear cell papillary renal cell carcinoma）
肾髓质癌（renal medullary carcinoma）
未分类肾细胞癌（renal cell carcinoma, unclasssified）

（二）乳头状肾细胞癌

乳头状肾细胞癌约占肾细胞癌的 10%~15%。癌细胞形成乳头状或小管状结构为主要特点。可分为两个亚型：I 型，乳头表面被覆的癌细胞小，胞质少；II 型，乳头表面被覆癌细胞胞质丰富嗜酸性，核呈假复层状。免疫表型表现为：CK7（+），但以 I 型阳性率为高。遗传学特点为染色体增多，以 7 号和 17 号染色体三体或多体最常见，男性常有 Y 染色体丢失。

（三）肾嫌色细胞癌

肾嫌色细胞癌约占肾细胞癌的 5%，是肾细胞癌中侵袭性最低的一个型别。遗传学特点为广泛染色体缺失。根据形态特点可分为经典型和嗜酸型两型。经典型者，癌细胞镶嵌状排列，胞质透明略显网状，胞膜清晰。嗜酸型者则除细胞膜清晰外，胞质嗜酸性，核周可见空晕。两型血管多为厚壁血管。Hale 胶体铁染色肿瘤细胞质呈弥漫阳性反应。免疫表型表现为：广谱 CK（+）、vimentin（+）、EMA（+）、lectin（+）、parvalhumin（+）、肾细胞癌抗原弱（+）、CD10（-）。

（四）集合管癌

集合管癌罕见，为起源于 Bellini 集合管上皮的恶性肿瘤。预后差。Bellini 集合管癌病理临床诊断困难，一般依靠排除性诊断。肿瘤细胞呈高度不规则腺管状或巢索状排列，细胞核多形性明显。有时形成管腔结构的肿瘤细胞可呈靴钉样外观。免疫组织化学表型为：低分子量角蛋白（+）、广谱角蛋白（+）、高分子量角蛋白 34βE12（+）、CK19（+）、vimentin（+），但 CK13（-）、CD10（-）、villin（-）、荆豆凝集素 -1（+）、花生凝集素（+）。

（五）肾髓质癌

肾髓质癌罕见，以年轻男性多见。患者几乎均伴有镰状细胞贫血。预后差。肿瘤细胞分化低，可形成腺样囊性结构、网状结构。肿瘤中常可见中性粒细胞，并常见镰状红细胞。免疫表型为：AE1/AE3 弱（+）、EMA（+）、CEA（+）、低分子量角蛋白（CAM5.2）（+）、高分子量角蛋白（-）。SMARCB1/INI-1 表达缺失。

（六）Xp11.2 易位/TFE3 基因融合相关性肾癌

Xp11.2 易位/TFE3 基因融合相关性肾癌表现出不同的 Xp11.2 染色体易位，这些易位均能导致 TFE3 基因的融合。主要发生于儿童和年轻人。形态学特点为：部分癌细胞胞质透明，部分细胞胞质嗜酸性。透明细胞构成乳头状结构，嗜酸性细胞呈巢状排列。可见砂粒体。免疫表型表现为：TFE3 核（+）、肾细胞癌标志物（+）、CD10（+）。约 50% 病例 CK 灶性（+）、EMA 灶性（+）。

（七）黏液小管状和梭形细胞癌

黏液小管状和梭形细胞癌是指具有黏液样小管状和梭形细胞特点的癌。女性发病率高于男性。为低级别肾脏上皮性肿瘤，预后较好。形态特点为可见立方状肿瘤细胞呈小管状排列，并见梭形细胞，这些肿瘤细胞均分布于黏液或黏液样间质中。免疫表型表现为：CAM5.2（＋）、CK7（＋）、CK18（＋）、CK19（＋）、34βE12（＋）、EMA（＋）、vimentin（＋）、CD15（＋）、CD10（－）、villin（－）、UEA（＋）、植物凝集素（＋）。

（八）未分类肾细胞癌

未分类肾细胞癌不能归于上述各型别。其占手术病例的 4%~5%。

二、肾细胞癌发病机制

肾细胞癌的病因及发病机制迄今为止仍不十分清楚。但众多研究表明，其发病与遗传、吸烟、肥胖、高血压及抗高血压治疗等有关。透明细胞肾细胞癌是肾细胞癌中最常见的类型，研究也较其他类型为多。

Latif 等早在 1993 年就发现遗传性肾细胞癌与 von Hippel-Lindau（VHL）突变有关。后来的研究则显示，90% 的散发性透明细胞肾细胞癌也有 VHL 基因杂合性丢失或者表达缺失，提示散发性和遗传性透明细胞肾细胞癌中都可有 VHL 的失活。VHL 基因位于染色体 3p25，其蛋白参与细胞周期调控和基因表达。在透明细胞肾细胞癌中，VHL 基因突变和杂合性丢失，导致其丧失了抑癌基因的功能。由于 VHL 蛋白失去调控功能，可在氧含量正常的情况下，低氧诱导因子（HIF）集聚，导致血管内皮生长因子（VEGF）、血小板源性生长因子（PDGF）、转化生长因子（TGF）、促红细胞生成素（EPO）等蛋白过度表达，促进肿瘤发生的主要途径。也有研究表明，透明细胞肾细胞癌 PI3K 活化，激活 Akt 及其下游的效应分子 mTOR，促进与细胞分化及细胞周期相关蛋白的翻译、合成，最终加速细胞周期、减少细胞凋亡，并通过影响 HIF-1 和 VEGF 促进肿瘤血管生成、促进肿瘤细胞的迁移。目前，多靶点酪氨酸激酶抑制剂（对 VEGFR1、VEGFR2、VEGFR3、PDGFR-α、PDGFR-β 等具有强大抑制作用）、干细胞因子受体（c-kit R）、fms 样酪氨酸激酶-3

（FLT-3）、RET 和 mTOR 抑制剂等已开始在临床试用。

随着对肾细胞癌研究的不断深入，对肾细胞癌发生发展的机制认识也在不断深入。有研究报道，血管周细胞在肿瘤血管形成、肿瘤转移等多方面起着重要的调控作用。肿瘤血管生成不仅需要内皮细胞的增殖和迁移，周细胞通过各种信号通路与血管内皮细胞一起，共同促进肿瘤的发生发展，也逐渐被认为是抗血管生成、治疗肿瘤的热点和新靶点。针对肾细胞癌抗血管生成治疗靶点的联合药物治疗的临床和实验研究也在广泛进行中。

涉及 DNA 甲基化、染色体重塑/组蛋白修饰（chromatin remodeling/post-translational histone modifications）、遗传印记、随机染色体失活及非编码 RNA 调节等方面的表观遗传异常，参与多种非肿瘤性和肿瘤性疾病的发生及发展。肿瘤细胞在对激素反应、肿瘤血管生成、肿瘤细胞信号转导、肿瘤细胞侵袭、肿瘤细胞凋亡等过程中，都涉及相应基因的启动子 CPG 岛高甲基化，如参与激素反应的基因 ESR1（estrogen receptor 1）、ESR2（estrogen receptor 2）、RARβ2（retinoic acid receptor β2）；参与肿瘤细胞信号转导的基因 DKK2（dickkopf 2）、DKK3（Dickkopf 3）、RASSF1A（ras association domain family protein1 isoform A）、SFRP1（secreted frizzled-related protein 1）、SFRP2（secreted frizzled-related protein 2）、SFRP4（secreted frizzled-related protein 4）、SFRP5（secreted frizzled-related protein 5）、WIF（Wnt inhibitory factor）；参与肿瘤侵袭的基因 CDH1（E-cadherin）、JUP（junction plakoglobin）、PCDH8（protocadherin 8）、PCDH17（protocadherin 17）、SLIT2、TIMP3（TIMP metallopeptidase inhibitor3）；参与肿瘤血管形成的基因 GREM（gremlin 1）、COL15A1（collagen type XV alpha-1）、COL1A1（collagen type I alpha-1）；参与肿瘤细胞凋亡的基因 APAF1（apoptotic protease activating factor 1）、DAL1/4.1B（differentially expressed in adenocarcinoma of the lung）、DAPK（death-associated kinase）等，均存在启动子 CPG 岛高甲基化。这些基因的启动子 CpG 岛高甲基化，可阻止特定转录因子的结合，亦可通过影响染色质重塑（如组蛋白修饰

酶或其他抑制基因表达物质），影响相应基因表达。在肾细胞癌中，DNA 甲基化的研究也多集中在一些基因启动子 CpG 岛高甲基化。

组蛋白修饰包括组蛋白乙酰化、甲基化、磷酸化和泛素化、核糖基化等，它们可引起染色体局部构象改变，从而调控相应基因的表达。调控组蛋白乙酰化修饰的两种重要的酶——组蛋白乙酰转移酶（histone acetyltransferase, HAT）和组蛋白脱乙酰酶（histone deacetylase, HDAC）是主要研究对象。有研究报道，其在肾细胞癌上皮细胞间质转化过程中可能发挥重要作用。

随着对非编码 RNA 研究的不断深入，miRNA 在肾细胞癌的发生发展中的作用也开始受到人们的重视。有研究显示，在肾细胞癌中，存在多个 miRNA 异常，这些 miRNA 异常，可导致与细胞代谢、细胞凋亡、细胞黏附、血管生成、信号转导、VHL-HIF 通路等相关的一些基因表达异常，如 miR-210 上调、miR-508-3p 与 miR-509-5p 下调，可导致与代谢相关的基因 ISCU1/2、LDHA、HK1 异常；miR-141、miR-200c 下调，可导致与细胞黏附相关的基因 ZEB2/ZFHX1B 表达异常，miR-23b、miR-438-3p 的上调，可导致与细胞凋亡有关的基因 POX、BBC3/PUMA 表达异常；miR-92a 上调，可导致参与 VHL-HIF 通路的 VHL 基因表达异常；miR-29a 上调，miR-200b、miR-200c 和 miR-429 下调，可导致与血管生成有关的 TIS11B、VEGF 基因表达异常；miR-34a、miR-185、miR-224 上调，可导致与信号转导有关的 SFRP1、PTPN13、ERBB4 基因表达异常，从而在肾细胞癌发生发展中发挥作用。

（王娅兰　肖明）

第四节　尿路上皮肿瘤

尿路上皮覆盖的器官包括肾盂、输尿管、膀胱和尿道。肾盂、输尿管、膀胱黏膜上皮及尿道的部分上皮均为尿路上皮（urothelium，即移行上皮）。膀胱肿瘤位居世界肿瘤第 7 位，发达国家发病率高于发展中国家。男性患者多于女性（男：女 = 3.5：1）。膀胱肿瘤中 90% 为尿路上皮癌，其他类型，如鳞状细胞癌、腺癌、小细胞癌和间叶来源的肿瘤发病率相对较低。本节主要讨论膀胱尿路上皮肿瘤。

一、尿路上皮变异和良性增生

（一）正常尿路上皮组织学

膀胱、输尿管、肾盂所被覆的上皮较为特殊，即所谓的移行上皮，其特征为组织学上介于（移行于）非角化鳞状和假复层柱状上皮之间。目前公认称之为尿路上皮更为合适。

尿路上皮的厚度随膀胱充盈程度和膀胱不同的部位而异，肾小盏处仅 2~3 层细胞，膀胱收缩状态下有 6~7 层细胞，输尿管上皮为 3~5 层细胞。尿路上皮可分为表层（膀胱腔面）、中间层和基底层（位于基底膜之上）细胞。当膀胱扩张时，尿路上皮仅 2~3 层细胞，呈扁平状，其长轴与基底膜平行。实践中，尿路上皮的厚度不仅取决于扩张程度，而且也受组织切面的影响，产生黏膜层增厚的错觉。因此，尿路上皮厚度在评定尿路上皮瘤变时意义不大。

表层大而椭圆形细胞呈伞样位于较小的中间层细胞之上。可以是双核，浆丰富，嗜酸性。膀胱扩张时，表层细胞变为扁平状，几乎难以辨认。虽然伞样细胞被认为是正常尿路上皮的标志，但应明确的是，在活检、标本处理过程中这些细胞可能脱落。相反，也可能看见伞样细胞覆盖于明显的癌组织之上。因此，表层细胞存在与否不能作为确定恶性的指征。

中间细胞层在收缩的膀胱厚度可达 5 层细胞，其长轴与基底膜垂直。核呈卵圆形，染色质呈细斑点状，无或很小的核仁，胞质丰富，可呈空泡状。胞膜清晰，细胞通过桥粒相互黏着。在扩张状态下，该细胞层变薄，甚至仅一层细胞厚度，呈扁平状。基底细胞层由立方细胞构成，仅仅在收缩状态的膀胱变为明显，贴于由透明层、致密层和固着性原纤维构成的纤薄但连续的基底膜上。

（二）尿路上皮变异和良性尿路上皮增生

正常尿路上皮的细胞组织结构存在许多良性形态学变异。有报道观察的 100 例尸检标本，肉眼正常的膀胱 93% 可见布鲁恩巢（Brunn nest），囊性膀胱炎，或者鳞状化生。正常情况下，这些尿路上皮组织学的变异如此常见，有必要予以叙述。

最常见的尿路上皮变异是布鲁恩巢形成，实际上是尿路上皮内陷入固有膜。有些此类实性良性尿路上皮巢团与表层失去连续性而孤立于固有膜层,由于细胞碎片或黏液累积成为囊性,称之为囊性膀胱炎。有些病例,其衬复上皮呈腺性化生,形成所谓的腺性膀胱炎。细胞为立方状,柱状且有黏液分泌。有些甚至转化为杯状细胞。这些改变也见于肾盂和输尿管,分别称之为囊性(腺性)肾盂炎、囊性(腺性)输尿管炎。实际上这三种病变反映了整个泌尿上皮的增生性和反应性改变,大多数研究者认为这是局部炎症的结果。在同一组织标本同时见到三种病变是很常见的。一般认为,膀胱这种高发生率的病变不是癌前病变。即便是一个或者所有这些改变见于有膀胱癌的活检标本,对这种共存的解释是巧合或者癌本身可能产生引起这些病变的局部炎性损伤,仍不能推翻其不是癌前病变的共识。

鳞状化生多发生于膀胱三角区,常见于妇女。这种鳞状上皮化生是对雌激素产物的反应。其特点是细胞有丰富的胞质内糖原,组织学上类似于阴道或宫颈鳞状上皮。有时化生的鳞状上皮可角化,表现为角化不全。需要指出的是化生的上皮本身不是癌前病变。

膀胱是尿路上皮腺性化生最常见的部位,表现为腺性膀胱炎。也可发生在其他部位尿路上皮表面。通常是对慢性炎症或刺激的反应。上皮由黏液分泌性杯状高柱状细胞构成,明显与结肠或小肠上皮类似,甚至可见潘氏细胞。与鳞状化生一样,腺性化生本身不是癌前病变。

二、膀胱尿路上皮肿瘤形态学类型及病理变化

膀胱癌的好发部位为膀胱侧壁和三角区近输尿管开口处,单发或多发,大小不等(数毫米至数厘米)。膀胱癌(尿路上皮癌)有两个重要的特征,即相当多的病例呈低级别细胞学改变,轻度侵袭性行为,临床上几乎呈良性过程;而侵袭性尿路上皮癌大多数呈高级别细胞学改变。肉眼观尿路上皮癌可呈乳头状或扁平状,两者均可导致浸润性癌,但描述时所用术语不同。扁平型肿瘤膀胱镜下显示为可见的红斑,进展至晚期浸润性癌也不表现外生性病变。原位癌(CIS)仅用于描述扁平型尿路上皮原位癌。尿路上皮乳头状肿瘤则相当宽泛,包括了从良性乳头状瘤到高级别癌的

病变。非浸润性乳头状尿路上皮癌分为低级别或高级别。对浸润者则称之为浸润性乳头状尿路上皮癌,是典型的高级别病变。乳头状病变具有分支状结构,有纤细的纤维血管中心,可以长得相当大,甚至充满整个膀胱。原位癌的特点包括:尿路上皮细胞核增大(约4~5个淋巴细胞核的大小),深染,尿路上皮细胞间黏附性差,细胞可脱落,看上去呈裸露状。

世界卫生组织(2016,WHO)将尿路上皮肿瘤分为非浸润性尿路上皮肿瘤和浸润性尿路上皮癌。尿路上皮乳头状瘤、低度恶性潜能的乳头状尿路上皮肿瘤、低级别非浸润性乳头状尿路上皮癌、高级别非浸润性乳头状尿路上皮癌,以及尿路上皮原位癌(扁平型病变)均属于非浸润性尿路上皮肿瘤。浸润性尿路上皮癌指癌组织浸润至基底膜以下,来源于高级别的非浸润性乳头状尿路上皮癌或尿路上皮原位癌。需要指出的是,膀胱固有肌层(逼尿肌)是否侵及,从治疗措施和治疗效果角度尤为重要,(非)肌层浸润膀胱癌(non/muscle invasive bladder cancer N/MIBC)的概念指的是膀胱固有肌层(逼尿肌)是否累及。

1. **乳头状瘤(urothelial papilloma)** 乳头状瘤具有正常的尿路上皮衬贴,即正常细胞层厚度,良好的组织结构,细胞极性存在,细胞核小,没有核分裂象。病变较小,没有恶变风险。

2. **低度恶性潜能的乳头状尿路上皮肿瘤(papillary urothelial neoplasm of low malignant potential,PUNLMP)** 尿路上皮细胞层次增加,但组织结构依然完好,细胞极性存在,核小,近乎正常的核浆比例,细胞间有黏附性。分裂象罕见,局限于基底层。

3. **低级别乳头状尿路上皮癌(low-grade papillary urothelial carcinoma)** 低级别乳头状尿路上皮癌细胞极性轻度紊乱,核有轻度异型性,分裂象不常见。

4. **高级别乳头状尿路上皮癌(high-grade papillary urothelial carcinoma)** 高级别乳头状尿路上皮癌的细胞与CIS相似。尿路上皮结构非常紊乱,核的极性几乎消失。核变大,深染,多形性,可有核仁。分裂象可见于上皮各层。

5. **浸润性尿路上皮癌(invasive urothelial carcinoma)** 大多数浸润性癌来源于高级别乳

头状尿路上皮癌或者原位癌。

对于浸润性尿路上皮癌，应确定是否肿瘤已侵及膀胱固有肌（逼尿肌）。无浸润固有肌的表层肿瘤可行较为保守的治疗，如经尿道切除（TURBT）或局部化疗。如有固有肌层浸润则需要行膀胱切除。

三、膀胱癌病因和发病机制

（一）病因

长久以来，流行病学病例对照研究已经发现膀胱癌的发生与接触环境致癌物有关，膀胱癌发病应是环境因素致癌的一个范例。早在 1895 年，德国内科医生 Ludwig Rehn 首次注意到众多染料工人罹患膀胱癌，提出苯胺与膀胱癌间的联系。此前虽亦有人提出膀胱癌有遗传相关性，但多数大规模流行病学调查结果显示膀胱癌发病率在一级亲属内并无相关性。目前认为环境因素是膀胱癌发病的基本病因，而遗传因素可改变疾病的表型和临床表现。已经明确的膀胱癌致病因子主要包括吸烟，芳香胺（1-奈胺、2-奈氨、联苯胺、4-氨基联苯、邻甲苯胺和氯苯胺）、多环芳香烃等，慢性炎症，感染因素（血吸虫病），甚至 HPV 感染也被纳入视线。

吸烟与膀胱癌关系的实验研究最早开始于 20 世纪 50 年代，随后的流行病学、大样本 meta 分析明确了膀胱癌形成与吸烟的数量、持续时间、吸入烟量的相关性。吸烟者的尿路上皮癌发病率较不吸烟者高 4 倍以上。过去 50 多年中累积的证据已经证明吸烟是膀胱癌发病中最重要的危险因素，特别是尿路上皮癌。

吸烟致癌主要通过 DNA 加合物形成，基因损伤，改变细胞增殖的内在控制机制。卷烟燃烧至少能释放 69 种已知的致癌剂，包括亚硝胺类、多环芳香烃类、奈胺和其他芳香胺类，所有这些都已列为致膀胱癌的突变剂，问题在于不能确定哪一种致癌剂单独或者联合发挥关键效应。而暴露于卷烟者仅有少数人发病的事实，仍然提示遗传易感性的存在。这种易感性被认为是 DNA 修复、解毒相关基因的多态性所致。目前研究试图揭示吸烟致癌的精确机制，确定吸烟、一些家族性基因多态性和膀胱癌之间的关系，包括已发现的谷胱甘肽转移酶（GST）、细胞色素 P450、磺基转移酶、N-

酰基转移酶（NAT）等。

芳香胺（aromatic amine）与膀胱癌间的联系可以追溯到 1890 年，Rehn 发现从事染料工业的工人膀胱癌发病率不成比例地高，1954 年，Case 等报道接触染料的工人膀胱癌死亡率与普通人群相比高 30 倍。芳香胺的结构通常含有一个或多个苯环，苯胺是最简单的芳香胺，使用芳香胺或者芳基氨在工业界和农业界非常广泛。偶氮染料在人体细胞内通过酶反应也可还原为芳香胺，多环芳香烃在工业过程中经过燃烧转变成芳香胺。芳香胺也产自吸烟中。病例对照研究证实长时间接触 1-奈胺、2-奈氨、联苯胺、4-氨基联苯者膀胱癌发病风险明显升高。值得注意的是，只有某些芳香胺在实验动物模型能够引起膀胱癌，而群体暴露于单一的芳香胺是很少见的，确定特定的芳香胺在膀胱癌发病中的作用相当困难。最近，国际肿瘤研究机构已将邻甲苯胺和氯苯胺（MOCA）列为致癌剂。MOCA 和邻甲苯胺作为突变剂引起膀胱癌的机制与 4-氨基联苯相似，其产生代谢产物形成 DNA 加合物。

多环芳香烃（polycyclic aromatic hydrocarbons，PAH）是一组含有 2 个或以上苯环的化学物质，通常由不能充分燃烧的有机物所形成。由于石化燃料、塑料和橡胶容器、烹饪的肉制品中含有 PAH，因而暴露于 PAH 几乎是不可避免的。作为肺癌和皮肤癌的风险因子证据确凿，但 PAH 暴露与膀胱癌风险的关系仍待确定。

慢性炎症、感染等与肿瘤发生的关系近年来重获重视。有充分的证据显示炎症是关键的肿瘤诱发要素。如血吸虫病，血吸虫卵和伴随血吸虫病的细菌可能引起慢性炎症反应，释放活性氧类（ROS）和活性氮类（RNS），引起基因损伤，破坏细胞信号和自稳机制，导致尿路上皮不典型增生。病毒感染，特别是高危型人乳头瘤病毒感染，已被发现是多种肿瘤的病因。与其他感染性或炎性状况不同，高危型人乳头瘤病毒所致恶性转化与 ROS 或 RNS 形成无关。虽然精确的致癌机制仍未被完全理解，一般认为人乳头瘤病毒感染靶细胞，并整合进靶细胞的基因组，通过癌基因 E6、E7 等产物改变细胞周期进程。meta 分析结果发现 HPV 阳性个体患膀胱癌的相对风险增加（OR 3~2.8），但个别针对普通人群 HPV 感染与膀胱癌发病的回顾性研究所得结果未显一致。最令人信服的显示膀胱癌与HPV感染之间相关性的数据来自对免疫抑制患者的研究。

（二）发病机制

1. 尿路上皮肿瘤发生的分子机制 膀胱尿路上皮肿瘤肉眼形态上主要表现为乳头状病变和扁平性病变，临床过程相差明显，因之对其发病机制的研究更引人注意。目前广泛接受的观点是，尿路上皮肿瘤的发生存在两种主要路径，对理解尿路上皮癌的发生、肿瘤复发和进展提供了遗传学（基因）架构。一条通常涉及 FGFR3 突变，引起低级别乳头状瘤，易复发，但罕见浸润（侵袭）。而另一途径通常表现为 TP53 缺失或突变，表现为高级别尿路上皮癌（包括高级别乳头状尿路上皮癌和原位尿路上皮癌）。

临床上70%以上的低级别非浸润性乳头状尿路上皮肿瘤有 FGFR3 突变，相反，FGFR3 突变仅在10%~20%的浸润性肿瘤中被检出，有力地提示 FGFR3 活化性突变是低级别尿路上皮肿瘤发生的基础性基因事件之一。FGFR3 是4个高度保守且结构相关的酪氨酸激酶受体基因成员之一，位于染色体4p16.3，含19个外显子，覆盖16.5kb，编码含806氨基酸残基的成纤维细胞生长因子受体家族蛋白。其胞外区含三个免疫球蛋白样结构域，一个简单的疏水跨膜区和胞质酪氨酸激酶结构域。FGFR3 受体的信号转导通路与许多受体酪氨酸激酶共享。IgⅡ和IgⅢ结构域（第7外显子）之间的突变最常见。约占所有 FGFR3 突变的50%~80%。影响跨膜结构域的突变（外显子10）占15%~40%，影响酪氨酸激酶2结构域（外显子15）占5%~10%。位于外显子5和外显子10突变新产生的半胱氨酸，在缺乏配体的情况下，可引起受体二聚体化和酪氨酸激酶磷酸化，导致构成性活化。FGFR3 构成性活化触发的下游通路中最重要的是 RAS 细胞周期调控通路。

TP53 肿瘤抑制基因的突变在包括尿路上皮癌在内的许多肿瘤的发生中起关键作用。TP53 基因位于17号染色体短臂（17p13.1），覆盖19.2kb 碱基对。由11个外显子组成。编码393个氨基酸残基的蛋白（P53），调节细胞周期、DNA修复和凋亡。P53蛋白的N端包含数个功能域。活化结构域1（1~42 氨基酸残基）激活下游因子转录。活化结构域2（43~63 氨基酸残基）调节凋亡活性。富含脯氨酸结构域（80~94 氨基酸残基）对凋亡活性也很重要。DNA结合域（100~300 氨基酸残基）激活下游反式活化的其他基因。核定位信号结构域（316~325）和同型寡聚结构域（307~355）对P53的结构和定位是必需的。

众多研究已经提示 TP53 突变与高级别肿瘤、浸润性行为、高复发风险以及临床预后差等密切相关。TP53 突变通常与 FGFR3 突变相互排斥。TP53 突变在高级别尿路上皮癌较低级别尿路上皮癌高2倍以上。有意思的是，高级别非肌层浸润性肿瘤时，FGFR3 和 TP53 突变互相并不排斥。这一现象提示双突变性肿瘤或者位于两个主要分子路径的交叉路口，或者通过获得 TP53 突变，从低级别乳头状肿瘤向高级别肿瘤进展。

2. 尿路上皮的区域性癌变和肿瘤多中心性 同一患者同时或相继发生多灶尿路上皮肿瘤是尿路恶性肿瘤的常见特征，这些相互间独立的肿瘤呈现相似或不同的组织学类型。目前有两种理论来解释这种尿路上皮肿瘤的多中心性。一种理论为单克隆性，认为多发性肿瘤来源于一个转化的细胞，其在尿路上皮通过管腔内种植（intraluminal implantation）或上皮内迁移（intraepithelial migration）的方式增殖和播散。另一种为区域效应理论，将肿瘤多灶性发生归咎于区域性癌化效应。化学致癌剂在尿路上皮不同的部位引起独立的转化性基因改变，引起多发性的、遗传学上互不相关的肿瘤，即同时或相继发生的肿瘤是由尿路上皮中不同部位许多独立的突变事件所致，这些独立的转化是外部致癌因素影响的结果。支持该理论的证据有：膀胱癌邻近看似正常的膀胱黏膜，其尿路上皮常呈基因不稳定性；癌前改变（不典型增生或原位癌）经常见于远离浸润性膀胱癌的泌尿上皮黏膜中。区域性癌化和单克隆肿瘤播散在有些病人可以共存。目前对于尿路上皮肿瘤多中心发生的单克隆性或寡克隆性还没有共识。由于泌尿上皮肿瘤多灶性的单克隆性和寡克隆性理论互相并不排斥，有人提出整合膀胱癌两种发病机制的建议。

（王一理）

第五节 前列腺腺癌

前列腺腺癌（包括腺泡细胞癌和导管腺癌）是世界上第 6 大癌症死因，但是前列腺腺癌的发生率在世界范围内有很大的差异，欧美国家的白人发病率最高，亚洲人发病率最低。随着生活方式的改变，我国男性的前列腺腺癌发病率明显增加，在北京和上海，前列腺腺癌已经是男性第 5~6 位的癌。前列腺腺癌的病理近年来取得了一些进展，本节简要介绍前列腺腺癌危险因子、分子病理改变、病理诊断标志物和肿瘤分级方面的进展，最后简单地介绍目前前列腺腺癌诊疗面临的问题。

一、前列腺腺癌的危险因子

已知的前列腺腺癌的危险因子包括年龄、种族和家族史。其他可能的危险因子包括环境、饮食和激素水平。前列腺腺癌很少发生在 50 岁以下，2001—2005 年间前列腺腺癌的中位发病年龄为 68 岁。大约 25% 的前列腺腺癌病人有家族史，患病的危险度与亲属患病时的年龄和患病人数有关。有家属史的前列腺腺癌包括两种情况：家族性的前列腺腺癌和遗传性的前列腺腺癌。最近已经发现一些前列腺腺癌的易感基因，这些基因的产物很多参与对感染的反应和 DNA 损伤及细胞周期调控，这些基因包括 *RNase L/HPC1*、*ELAC2/HPC2*、*MSR1*、*NBS1*、*OGG1*、*CHEK2*、*MIC1*、*PON1*、*BRCA2* 等。

前列腺腺癌在世界各种族中的差异很大（欧美人高，亚洲人低），表明与种族的遗传背景可能有很大的关系。亚洲人移民到美国后，前列腺腺癌的发病率增加，介于亚洲本土人和美国白人之间，表明环境、饮食也可能有一定的作用。目前认为，饮食中危险度最高的是高脂饮食（特别是红肉中的脂肪），而西红柿中的番茄红素（lycopene）则能降低前列腺腺癌发生的危险性。激素也对前列腺腺癌的发病起一定作用，睾酮和其衍生物二氢睾酮能促进前列腺腺癌的生长。

二、前列腺腺癌的分子病理学

随着分子生物学技术特别是高通量测序技术的发展，近年来前列腺腺癌的分子改变方面的研究取得了一些进展。前列腺腺癌的分子机制虽然很复杂，但是还是有一些共同的分子改变，这些包括编码 ETS 家族转录因子的基因重排，*PTEN* 基因失活，*SPINK1* 过表达和 *SPOP* 基因突变。

（一）ETS 家族转录因子的基因重排

2005 年 Tomlins 等人采用癌症异常值分析（cancer outlier profile analysis）的方法分析前列腺腺癌组织芯片的基因表达，结果发现一些前列腺腺癌含有 ETS 转录因子家族（ERG 和 ETV1）基因重排。进一步的研究发现位于 22q22.3 的 *TMPRSS2* 基因的 5'-非翻译区与 21q22.2 的 *ERG* 或者 7p21.2 的 *ETV1* 融合。

TMPRSS2-ERG 在前列腺腺癌中的发生比例与人种有很大的关系，白人中 *TMPRSS2-ERG* 融合基因见于大约 50% 的前列腺腺癌，黑人大约 30%，亚洲人中中国人的比例大约为 20%，日本人大约 15%~30%，韩国人大约 20%。研究提示 *TMPRSS2-ERG* 可能是促使前列腺高级别上皮内瘤变（HGPIN）向前列腺腺癌转化的早期分子改变（白人中位于前列腺腺癌附近的高级别前列腺上皮内瘤变大约 20% 含有 *TMPRSS2-ERG* 融合基因）。在这个融合基因中，*TMPRSS2* 的 5' 的启动子在雄激素存在的情况下启动 TMPRSS2-ERG 转录，编码一个 ERG 蛋白转录因子的截断（truncated）蛋白。*ERG* 作为癌基因，启动一系列异常的分子改变，包括提高细胞的迁移能力。目前的研究结果提示 *TMPRSS2-ERG* 融合的前列腺腺癌的预后比不含这种融合的前列腺腺癌的预后要差。

TMPRSS2 除了跟 *ERG* 融合外，还跟 ETS 家族其他成员融合包括 ETV1（5%）、ETV4（1%）、ETV5（1%）和 ELK4（5%）。此外，除了 *TMPRSS2* 除外，还有其他 3 个基因跟 *ERG* 和其他 ETS 家族成员融合，这 3 个基因是 *SLC45A3*、*HERPUD1* 和 *NDRG1*。跟 ETS 基因家族融合的这几个基因均含有雄激素作用序列。这些融合基因中，*TMPRSS2-ERG*、*TMPRSS2-ETV1* 和 *SLC45A3-ERG* 融合占据 90% 的 ETS 融合相关性前列腺腺癌（主要是 *TMPRSS2-ERG*）。

相比含有 ETS 家族重排 / 融合的前列腺腺

癌,另外一种少见的基因重排涉及 RAF 激酶基因,包括 SLC45A3-VRAF、ESRP1-RAF1 和 RAF1-ESRP1,这些重排/融合发生的比例很低,见于大约 1% 的晚期前列腺腺癌。

(二) PTEN 基因失活

PTEN 基因位于 10q23.3。PTEN 是 PI3K 信号转导通路的负调节因子,PTEN 失活后,PI3K 通路上调,细胞增长失去控制,凋亡减少,血管生成增加。前列腺腺癌中 PTEN 失活的比例高达 44%。PTEN 在前列腺腺癌中失活的方式包括点突变,启动子甲基化,但是最多见的方式是基因缺失。PTEN 缺失跟 TMPRSS2-ERG 基因重排常常同时发生,有学者认为 PTEN 缺失和 ERG 重排有协同作用,启动前列腺腺癌的发生和进展。

(三) SPINK1 基因过表达

SPINK1(serine peptidase inhibitor, Kazal type 1;丝氨酸肽酶抑制剂,Kazal 1 型)基因过表达见于 6%~8% 的前列腺腺癌,SPINK1 编码分泌型丝氨酸蛋白酶抑制剂(secreted serine protease inhibitor)。SPINK1 过表达和 ERG 基因融合在前列腺癌症基本上是相互排斥的,即 SPINK1 过表达见于 ERG 阴性的前列腺腺癌。SPINK1 过表达的肿瘤的生物学行为比较激进。SPINK1 与表皮生长因子(epidermal growth factor, EGF)有很高的序列同源性,目前已有研究表明利用表皮生长因子受体(EGFR)抑制剂西妥昔单抗(cetuximab)可以抑制接种到小鼠体内的前列腺腺癌的生长,可能是未来前列腺腺癌靶向治疗的一个靶标。

(四) SPOP 基因突变

SPOP 是 speckle-type poxvirus and zinc finger(POZ)domain protein 的缩写,它编码的蛋白为 E3 泛素(E3 ubiquitin)连接酶的底物结合亚基。最近的研究表明 SPOP 在前列腺中是一种抑癌基因。大约 13%~15% 的前列腺腺癌有 SPOP 基因突变,含有这个基因突变的前列腺腺癌不会有 ERG 基因融合,这类肿瘤可能代表前列腺腺癌的一种新的分子亚型。

三、前列腺腺癌的病理诊断标志物

前列腺腺癌的诊断主要是依据肿瘤的病理形态。前列腺腺癌一般呈浸润性生长(穿插在正常腺体之间)以及具有明显的核仁。形态学上除了经典的形态外,一些新的形态也被提出,包括假增生性腺癌、微囊型腺癌、萎缩性腺癌以及泡沫细胞样腺癌。这些形态学亚型其实很难称之为很大进展。除了肿瘤的病理形态外,前列腺腺癌的疑难病例有时候需要借助一些免疫组织化学标志物来协助病理诊断。用于协助前列腺腺癌诊断的免疫组织化学标志物分为基底细胞标志物和在癌细胞中过度表达的标志物,前者包括细胞角蛋白(34BE12 和 CK5/6)和 p63,后者主要是 α-甲基酰基辅酶 A 消旋酶(alpha-methylacyl-CoA racemase)和 ERG。此外,还有一些标志物用来确定一个肿瘤是否前列腺腺癌(前列腺腺癌特异性标志物)。

(一)用于前列腺中诊断前列腺腺癌的标志物

包括基底细胞标志物和在癌细胞中过度表达的标志物。

1. 基底细胞标志物 前列腺腺癌与良性前列腺组织的一个最重要的区别在于缺乏基底细胞。不典型的前列腺腺泡如果基底细胞标志物(34BE12、CK5/6、p63)不表达,支持为前列腺腺癌,但是需要指出的是 0.1%~0.3% 的前列腺腺癌表达基底细胞角蛋白或者 p63。

2. 在癌细胞中表达的标志物 目前在临床病理诊断中得到运用的主要有 2 个标志物即 α-甲基酰基辅酶 A 消旋酶(alpha-methylacyl-CoA racemase)和 ERG。α-甲基酰基辅酶 A 消旋酶(p504S)是线粒体和过氧化小体中的酶,参与支链脂肪酸的 β 氧化和胆酸合成。95% 以上的前列腺腺癌过表达这个蛋白,所以与基底细胞标志物一起运用大大提高了前列腺腺癌诊断的准确性。但是有些需要跟前列腺腺癌鉴别的良性病变也可以表达这个蛋白,所以在诊断中需要结合病变的形态和基底细胞标志物。前面提及有些前列腺腺癌含有一种特定的染色体易位(TMPRSS2-ERG 基因融合),结果是产生一个 ERG 截断蛋白,目前有特异性的抗体检测前列腺腺癌中的这种 ERG 蛋白,这个蛋白在极少数良性的前列腺腺体和有些高级别上皮内瘤变中也有表达,所以不是完全特异的(即表达这种蛋白的不一定就是前列腺腺癌)。

（二）用于确诊一个肿瘤是否前列腺腺癌的标志物

这些标志物包括前列腺特异性抗原、前列腺特异性膜蛋白、prostein（p501S）、ERG 和 NKX3.1。前列腺特异性抗原（prostate specific antigen，PSA）是一种丝氨酸蛋白酶，这是目前运用最广泛的确定一个肿瘤是否前列腺腺癌的标志物。需要指出的是，PSA 不是完全特异的，有些腮腺肿瘤和男性乳腺癌也可以表达这个蛋白。前列腺特异性膜蛋白（prostate-specific membrane antigen，PSMA）是一种叶酸脱氢酶，这个蛋白在前列腺腺癌进展中上调，多数前列腺腺癌表达这个蛋白，但是少数肾脏和胃肠道以及尿路上皮肿瘤也可以表达这个蛋白。Prostein（p501S）是一个非常特异和敏感的前列腺腺癌标志物，其他肿瘤几乎不表达这个蛋白。ERG 虽然相对是前列腺腺癌特异的，但是敏感性不够，在白种人中大约 40%~50% 的前列腺腺癌表达这个蛋白，但是亚洲人中只有 10%~20% 的前列腺腺癌表达这个蛋白，此外，血管源性的肿瘤和上皮样肉瘤也表达这个蛋白。NKX3.1 是一个受雄激素调控的蛋白，主要在前列腺腺体中的分泌性上皮中表达，这个标志物对于前列腺腺癌的敏感性和特异性均接近 100%。

四、前列腺腺癌分级系统

肿瘤的分化程度一般用分级来评价。前列腺腺癌的分级在过去有过很多系统，目前运用最广的系统叫做 Gleason 分级（Gleason grade）系统，是由 Donald Gleason 首先提出的。这个分级系统最主要的依据是根据肿瘤细胞的生长方式来分级，而不是根据肿瘤细胞的形态，这跟传统的肿瘤分级系统不同。

前列腺腺癌按照生长方式可以分为 Gleason 1 级至 5 级。Gleason 分级系统是 1966 年提出的，由于当时的认识有限以及没有免疫组织化学技术，很多当时认为是前列腺腺癌的病变在现在看来可能不是腺癌，比如当时很多的 Gleason 分级为 1 的肿瘤在现在看来是腺病（adenosis）。此外，当时 Gleason 分级为 3 的筛状腺癌在现在看来很多是高级别前列腺上皮内瘤变。正是由于这些原因，Gleason 分级系统一直在修改和完善，最近的大的修改和完善是国际泌尿病理学会（International Society of Urologic Pathology，ISUP）2005 年和 2014 年的更新，并应用于 2016 年 WHO 前列腺肿瘤组织学分类中，此外，还有一些小的修改，才形成目前使用的 Gleason 分级系统（表 14-2）。

由于肿瘤细胞生长的异质性，不是每个肿瘤都只有一种生长方式，所以临床病理诊断时用来评价前列腺腺癌分级时使用的是 Gleason 评分（Gleason score，Gleason sum），前列腺腺癌的 Gleason 评分是最多的生长方式和次多的生长方

表 14-2　前列腺腺癌的 Gleason 分级的病理形态

Gleason 分级	病 理 形 态
1	肿瘤性腺体表现为单个腺体，这些腺体大小相对一致，形成边界清楚的结节。这个级别罕见
2	单个的肿瘤性腺体大小相对一致，但是形成的结节周围稍微不规则，肿瘤性腺体轻度地浸润到周围的非肿瘤性前列腺组织。这个级别少见，主要见于移行区的腺癌
3	肿瘤细胞形成单个腺体，肿瘤性腺体浸润和穿插在正常的腺体之间。腺体的大小和形状变化大，一般肿瘤性腺体大小比 Gleason 1 级和 2 级的要小。包括 PIN 样型、萎缩型、假增生型及微囊型
4	肿瘤细胞形成的腺体融合 腺腔形成差的腺体 筛状结构的腺体 肾小球样的腺体 肿瘤细胞桑葚样结构 前列腺导管腺癌
5	单个的肿瘤细胞或肿瘤细胞呈条索状生长 不形成腺腔而是成片生长的肿瘤细胞 筛状结构的肿瘤性腺体伴有粉刺样坏死

式对应的 Gleason 分级之和（范围 2~10）。比如一个肿瘤最多的生长方式是 Gleason 分级为 3，次多的生长方式是 Gleason 分级为 4，那么这个肿瘤的 Gleason 评分为 3+4=7（图 14-5）。如果只有一种生长方式（一个 Gleason 分级），那么这种生长方式既作为最多的生长方式也作为次多的生长方式，这时候腺癌的 Gleason 评分就是这种生长方式对应的 Gleason 分级的加倍（比如 Gleason 评分 3+3=6）（图 14-6）。

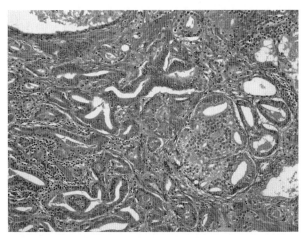

图 14-5 前列腺腺癌，Gleason 评分 3+4=7
肿瘤细胞主要形成单个的腺体（Gleason 级别 3），但是有少数肿瘤性腺体出现融合和形成筛状结构（Gleason 级别 4）

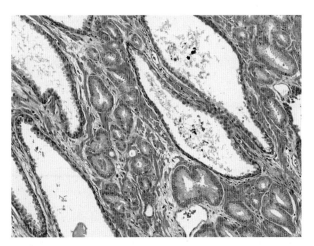

图 14-6 前列腺腺癌，Gleason 评分 3+3=6
肿瘤性腺体穿插在正常的腺体之间，这些肿瘤性腺体表现为单个的腺体（Gleason 级别 3）

前列腺腺癌的 Gleason 评分越高预后越差。以前把 Gleason 评分为 2~6 的肿瘤归为高分化肿瘤（well differentiated），评分 7 为高至中分化，8~10 为低分化肿瘤。但是随着对前列腺腺癌

的认识，以前的这种与 Gleason 评分相对应的高中低分级评级不能准确地反映肿瘤的行为和预后。最近的研究表明，Gleason 评分为 2~6 的肿瘤为高分化肿瘤，Gleason 评分为 7 的肿瘤为中至低分化（moderately to poorly differentiated）肿瘤，Gleason 评分为 8 的肿瘤为低分化（poorly differentiated）肿瘤，Gleason 评分 9~10 的肿瘤为未分化（undifferentiated）肿瘤。对应地可以把前列腺腺癌病人根据其肿瘤的 Gleason 评分分为预后不同的 5 个组（Gleason 评分 2~6、3+4=7、4+3=7、8、9~10），对应的前列腺根治术后 5 年无复发生存率分别为 96.6%、88.1%、69.7%、63.7% 和 34.5%。

如上所述，前列腺 Gleason 评分能准确地预测病人预后，而且如果病人的前列腺腺癌的 Gleason 评分不超过 7 则预后相对较好，这类低危病人有些可能不需要激进的手术治疗，对这些病人来说，保守的治疗也许更合适。近年来对于一些这类低危病人先保守治疗，等到疾病出现需要积极治疗的依据时再进行积极治疗（手术等）。这类病人在接受积极治疗前的治疗叫做主动监测（active surveillance）。主动监测适用于期望寿命少于 10 年的病人或者年龄至少 65 岁的病人，病人的前列腺腺癌病理形态上必须满足三个条件，包括：前列腺活检诊断的前列腺腺癌的 Gleason 评分不能超过 6、含有前列腺腺癌的活检组织条数少于 3 以及任何一条含有腺癌的组织中腺癌的量不能超过 50%。在主动监测过程中，病人要积极随访并定期进行前列腺活检，一旦活检组织中出现 Gleason 评分为 7 的腺癌或者 3 条组织含有腺癌或者含有腺癌的组织条中腺癌的量超过 50%，这时候病人就需要接受积极的治疗包括手术。大约只有 10%~50% 的接受主动监测的病人最后需要手术治疗，也就是说很多病人在有生之年即使有前列腺腺癌也不需要积极治疗（比如手术），因为他们体内的前列腺腺癌的级别低而且量也少。所以在 2016 年 WHO 前列腺组织学分级中提出了新分级分组系统（表 14-3），因为无论是病理医生还是临床医生都已发现原来的 Gleason 分级系统在对指导患者治疗和预后判断上还是有明显的缺陷。如 Gleason 7 分的患者可能是 4+3 也可能是 3+4，而笼统针对 Gleason 7 分治疗，无

法有效地对不同（3+4 和 4+3）的病例进行进一步的精确治疗。其次，尽管 6 分是目前推荐的最低评分但 Gleason 评分范围是 2 分到 10 分，导致许多患者误认为 Gleason 评分 6 分的肿瘤是处于疾病的中期阶段，造成不必要的紧张。再者，在许多文献报道和治疗研究中常把不同评分的病例错误地分到一组，然而其预后是完全不同的。因此，在 2014 年国际泌尿病理学会（ISUP）年会中得到了专家们认可，新的分组分级层次更准确，级别更简化，认知更趋同。最低分级分组为 1 而不是 6，可避免对惰性病例的过度治疗。对 Gleason 评分目前更趋于精细，部分研究显示 Gleason 4 级的筛状结构不同类型对预后也有明显影响。

表 14-3　前列腺腺癌 Gleason 预后分级分组定义

Gleason1 级	Gleason 评分 ≤6
Gleason2 级	Gleason 评分 3+4=7
Gleason3 级	Gleason 评分 4+3=7
Gleason4 级	Gleason 评分 4+4=8；3+5=8；5+3=8
Gleason5 级	Gleason 评分 9~10

五、前列腺导管内癌

导管内癌（intraductal carcinoma）为前列腺腺癌的一种组织学类型，为腺泡内和 / 或导管内上皮的肿瘤性增生，常常为前列腺在导管内和 / 或腺泡内生长，其组织学和 / 或细胞学具有 HGPIN 的特征但其异型性更高，并与高级别、高分期的前列腺腺癌的发生显著相关。导管内癌的组织学特征是前列腺腺癌的细胞局限在腺泡内或者导管内，并且可以沿着自然导管和腺泡进行播散，基底细胞层可部分保存。导管内癌最常见的结构是致密的筛状结构，其次是实性结构。导管内癌不适用于 Gleason 评分。与 HGPIN 相比，导管内癌的基因改变与 Gleason 4 级的腺癌更为相似，表现为杂合性丢失、ERG 重排和 PTEN 表达的缺失。由于导管内癌者多伴有高级别的前列腺腺癌，并与高 Gleason 评分、高分期和较大的肿瘤体积有关，且其自身也是一个独立的预后因子，因此建议在活检报告中应报告导管内癌的存在，提示临床需要相关的处理，亦有学者提出需立即进行第二次活检以排除浸润性癌的可能。

六、前列腺腺癌诊断及治疗目前面临的问题

随着 PSA 筛查的普及，越来越多的早期和低至中级别的前列腺腺癌被发现，但是也带来了过度治疗的问题。在美国白人中高达 15%，黑人中高达 37% 的经 PSA 筛查出来的前列腺腺癌在病人有生之年可能根本不会出现临床症状。在 PSA 筛查的时代，大约三分之一的前列腺腺癌病人的治疗是过度的（即这些病人根本不需要接受前列腺根治手术）。所以准确地判断一个病人的前列腺腺癌的恶性度是诊治过程中非常重要的问题：如何根据活检组织判别哪些病人需要手术治疗，以及手术后如何预测肿瘤的生物学行为。

目前临床上判别一个病人是接受手术治疗还是积极随访的依据包括病人血 PSA 水平，前列腺活检组织中含有肿瘤的条数和肿瘤的量，活检组织中前列腺腺癌的 Gleason 评分。但是这个预测方法会漏掉很多真正需要手术治疗的病人。造成这种结果的因素包括活检取材的局限性（可能漏掉了肿瘤量大和级别高的肿瘤）和形态学评估的有限性。前列腺治疗过程中出现激素抵抗，大多在形态会出现导管内癌及神经内分泌分化，具体机制尚未明确。寻找分子标志物是未来的趋势，比如前面所述的 *ERG* 基因重排等。*BRCA1* 和 *BRCA2* 等与前列腺腺癌治疗的相关研究也逐渐增多。随着分子生物学技术的发展和生物信息学的发展，未来趋势是用一组基因而不是某个基因预测前列腺腺癌病人的预后和治疗模式。

（滕晓东）

第六节　睾丸和附睾疾病

流行病学资料显示，最近数十年来，由于生活方式和环境因素的变化，年轻男性睾丸生精功能和精子质量下降趋势明显，男性不育（infertility）症发生率随之攀升。睾丸活检病理学为诊断男性不育症最重要的手段，但其病理学诊断仍未形成统一规范。睾丸肿瘤相对少见，但最近二十年来发病率明显升高。生殖细胞肿瘤（germ cell tumor, GCT）和性索间质肿瘤（sex cord-stromal tumor）为睾丸肿瘤主要组织学类型，其他类型

的肿瘤均罕见。附睾肿瘤以腺瘤样瘤多见，其他上皮性肿瘤少见。附睾乳头状囊腺瘤，特别是双侧发生者，常常与希佩尔－林道（von Hippel-Lindau，VHL）病有关。

一、男性不育症的睾丸病理学

睾丸活检是评估精子发育的可靠标准，对辅助生育技术极为重要，但在各实验室之间并未形成统一的诊断规范。睾丸活检病理学诊断的主要依据是曲细精管精子发育状况，有时还结合睾丸间质的改变。早在 1970 年，Johnsen 提出了精子发育的量化评估标准，由于各小管之间的发育存在异质性，因此要求评估 100 个曲细精管，均以最成熟的生殖细胞作为各小管的精子发育状况评分（1~10 分），并以"平均小管分数"作为最终得分。但是，Johnsen 评分存在两个根本性缺陷：其一，它以自顶部最成熟的生殖细胞向基底部原始生殖细胞依次丢失为评分的假定前提，目前看来显然不准确；其二，运用平均小管分数作为最终结果，也不够客观、全面。如平均评分为 5 的睾丸活检组织，可能包含完全性生精功能阻滞，或处于正常发育状态的小管和发育不全的小管并存等几种状况，这些情况临床处理大相径庭。尽管如此，Johnsen 评分及各类改良评分方法仍有较广泛的应用。

目前，睾丸活检病理学诊断相对简化，大致包括以下类别：①生精功能正常/近正常：曲细精管生精功能活跃。②生精功能低下：精子发育过程正常，但是生殖细胞数量明显减少。③生殖细胞发育不全：曲细精管内未见生殖细胞，仅残留支持细胞，故称纯睾丸支持细胞综合征（Sertoli-cell-only syndrome，SCOS）。④早期生精功能阻滞：也称完全性生精功能阻滞，为睾丸性不育症最常见的病因。曲细精管内仅见精原细胞、初级精母细胞和/或次级精母细胞，不出现精子细胞和成熟精子。⑤晚期生精功能阻滞：也称不完全性生精功能阻滞，曲细精管内见从精原细胞到精子细胞各阶段生殖细胞，但无成熟精子。⑥曲细精管透明化：小管界膜增厚，最终形成不含弹力纤维的透明化中空小管，睾丸间质细胞（Leydig 细胞）成簇现象明显。⑦间质纤维化。⑧原位生殖细胞肿瘤（germ cell neoplasia in situ，GCNIS）。⑨未成熟睾丸组织：由未成熟的 Sertoli 细胞和生殖细胞（精原细胞和精母细胞）构成，小管不形成管腔，小管间无 Leydig 细胞或很少。多与染色体异倍体、低比例嵌合体或特发性轻度睾丸发育不良有关。

辅助生育技术目前已经发展到睾丸显微取精（testicular sperm extraction，TESE）和胞质内精子注射（intracytoplasmic sperm injection）两类技术联合应用的第二代辅助生育技术。理论上而言，只要有一个发育正常的精子，目前的技术即有可能成功受孕，在很大程度上降低了对男性不育症患者的精子数量要求。上述简化的睾丸活检病理学诊断系统基本上满足了当前辅助生育技术的临床需求，既明确了有无成熟精子的核心问题，同时对生精功能发育阻滞阶段也有很好的注释，从而有助于采取合适的方法诱导精子发育成熟。但是，在实际工作中，睾丸活检诊断仍有下几个方面的问题需要引起重视：①如果有小管内精子发育异质性明显，应注明并给出各类病理学诊断的比例。②生精功能低下的诊断应该以看到成熟精子作为前提，并且尽可能对其进行定量分析，但组织切片上生殖细胞数量的评估显然缺乏可靠的定量标准。③少数情况下，在诊断为 SCOS 的病例中，TESE 中可有成熟的精子，反映了睾丸精子发育的异质性，由此提出两个重要的临床病理问题。其一，睾丸活检的取样问题，是否需要强调多处、双侧穿刺的必要性。睾丸精子发育虽有异质性，但分布多相对均匀，很少出现岛状分布，单侧多处活检价值有限。非先天性（无染色体异常等遗传学改变）的 SCOS 男性可考虑进行对侧睾丸活检。其二，SCOS 的病理学诊断标准需要严格把控，各曲细精管均无生殖细胞方可诊断，否则只能诊断为生精功能低下或阻滞。④要重视小管间质的评估：包括睾丸间质细胞（Leydig 细胞）的分布（是否形成微结节）与数量、吞噬细胞和炎症细胞以及微结石等。

二、睾丸肿瘤病理学进展

（一）睾丸生殖细胞肿瘤病理学进展

生殖细胞肿瘤（germ cell tumor，GCT）是睾丸最常见的肿瘤类型。2016 年版 WHO 分类变动较大，主要包括 GCT 前驱病变的概念演变及相应的睾丸肿瘤分类与命名的变化两个方面。这些变化是以分子遗传学改变和临床病理学特征为基础的。

GCNIS 源于原始生殖细胞，仅限于精原干细胞龛（spermatogonial niche）。2016 年版 WHO 分类明确"GCNIS"为 GCT 前驱病变，取代旧称"小管内生殖细胞肿瘤，未分类型"和"原位癌"。在卵黄囊瘤、青春期前型畸胎瘤及睾丸精母细胞性肿瘤中无 GCNIS。如小管内 GCT 超出精原干细胞龛范围，则列入分化类型（小管内 GCT），在各类 GCT 名称前加上"小管内"一词命名，包括小管内精原细胞瘤、小管内胚胎性癌、小管内卵黄囊瘤和畸胎瘤。其中，以小管内精原细胞瘤、小管内胚胎性癌最常见。小管内 GCT 代表 GCNIS 和浸润性 GCT 之间的中间状态，绒毛膜癌及滋养细胞肿瘤的小管内成分未见文献描述。小管内 GCT 的分化类型很可能源于原始生殖细胞的直接转化或 GCNIS 的小管内分化。

2016 年版泌尿生殖道肿瘤 WHO 分类在 Oosterhuis 等的分类基础上，依据 GCNIS 与肿瘤起源的关系，把睾丸 GCT 分成非 GCNIS 起源（I 型和 III 型）和 GCNIS 起源（即 II 型）的 GCT 两大类。睾丸畸胎瘤和卵黄囊瘤也相应地分成青春期前（非 GCNIS 起源，I 型）、青春期后（GCNIS 起源，II 型）两型。青春期后型恶性 GCT（II 型）的遗传学标志是染色体 12p 的异常，包括 i12p 和 12p 的扩增。精母细胞性肿瘤为非 GCNIS 起源，但又不同于青春期前型睾丸畸胎瘤和卵黄囊瘤，可列为 III 型。

青春期后型和青春期前型卵黄囊瘤病理形态学无明显差别。前者多以混合性 GCT 的成分存在，部分病例对化疗不敏感。少数卵黄囊瘤可出现平滑肌、横纹肌以及软骨分化，甚至可因铂类药物显著抑制或杀灭上皮性肿瘤细胞而导致间质成分的过度生长和肉瘤样改变。青春期前型卵黄囊瘤多为纯型，对睾丸外累及比较少见，化疗敏感。预后较好。

青春期后型与青春期前型畸胎瘤的鉴别点在于前者有 GCNIS。青春期后型睾丸畸胎瘤通过 GCNIS 的中间状态起源于转化的生殖细胞，均为恶性，不必分级或计算未成熟成分。体细胞恶性成分只见于青春期后型畸胎瘤，2016 年版泌尿生殖道肿瘤 WHO 分类的定义为：纯型恶性间叶或上皮成分至少达一个低倍镜视野（4 倍物镜，视野直径 5mm）。睾丸畸胎瘤发生的恶性肿瘤以肉瘤最常见（半数以上为横纹肌肉瘤），癌少见。畸胎瘤也是睾丸混合性 GCT 化疗后复发或转移的最常见成分。原发灶有时无畸胎瘤成分，提示畸胎瘤为混合性 GCT 的终末分化。转移性畸胎瘤如表现为持续或缓慢生长的性腺外肿块，可称生长性畸胎瘤综合征。青春期后型睾丸畸胎瘤约 1/3 病例为临床进展期，约 20% 病例有转移。青春期前型睾丸畸胎瘤，起源于未转化的生殖细胞，临床表现为良性。2016 年版泌尿生殖道肿瘤 WHO 分类把皮样囊肿、表皮样囊肿和高分化神经内分泌肿瘤（类癌）列为青春期前型畸胎瘤的高度特化亚型（单胚层畸胎瘤）。

虽然睾丸滋养细胞肿瘤已经在 2016 年版泌尿生殖道肿瘤 WHO 分类中列入起源于 GCNIS 的 GCT，但事实上它们与 GCNIS 的相关性并不清楚。滋养细胞肿瘤以绒毛膜癌最为常见，非绒毛膜型滋养细胞肿瘤极罕见，包括胎盘部位滋养细胞肿瘤、上皮样滋养细胞肿瘤、囊性滋养细胞肿瘤以及未分类杂合型滋养细胞肿瘤。它们也多以混合性 GCT 的成分或化疗后转移灶形式出现。

睾丸精母细胞性肿瘤，旧称"精母细胞型精原细胞瘤"，2016 年版泌尿生殖道肿瘤 WHO 分类已经不把它列为精原细胞瘤的变异型。精母细胞性肿瘤发病年龄大（平均 55 岁）。残余曲细精管内无 GCNIS，但小管内可见精母细胞性肿瘤生长（"小管内精母细胞性肿瘤"）。精母细胞性肿瘤或起源于比原始生殖细胞或精母细胞干细胞更成熟的生殖细胞，绝大多数证据支持它起源于精原细胞，部分转化的肿瘤细胞进一步发育，进入有丝分裂，形成初级精母细胞。精母细胞性肿瘤存在 DMRT1 基因附加拷贝，自第 9 号染色体获得，与精原细胞瘤和其他恶性 GCT 完全不同。精母细胞性肿瘤还有完全性双亲基因组印迹丢失和父系单亲印迹的重建。精母细胞性肿瘤临床呈惰性经过，睾丸切除可治愈，无需其他辅助治疗，转移罕见。睾丸精母细胞性肿瘤在发病年龄、治疗等临床病理特征上不同于青春期前型或青春期后型恶性 GCT，并有独特的分子遗传学改变，宜单列为第三类（III 型）。

此外，2016 年版泌尿生殖道肿瘤 WHO 分类还提出了一些 GCT 新类型和亚型,包括:①消退性生殖细胞肿瘤(regressed germ cell tumor):为部分或完全消退的生殖细胞肿瘤,睾丸残留 GCNIS、瘢痕 / 纤维性结节状病灶和特征性的小管内粗大钙化,多伴有淋巴浆细胞浸润、含铁血黄素吞噬细胞和肉芽肿等。多为睾丸外肿瘤(尤其是后腹膜转移瘤)的首发症状。其临床意义在于明确睾丸为原发部位,以切除睾丸、降低肿瘤复发风险。②弥漫性胚胎瘤(diffuse embryoma):为混合性生殖细胞肿瘤的独特亚型,以大致等量的胚胎性癌和卵黄囊瘤规律性("项圈样")排列为特征。

2016 年版泌尿生殖道肿瘤 WHO 分类较好反映了 GCT 的分类和分子遗传学进展,变动很大,主要包括:将睾丸 GCT 前驱病变命名为 GCNIS,并以此对 GCT 进行重新分类;精母细胞性肿瘤取代精母细胞性精原细胞瘤的旧称;引入了一些新的病理学亚型等。这些分类变动有很重要的临床病理意义,病理医师要引起重视,宜与泌尿生殖专科医师积极沟通,以推动新分类的合理应用与发展。

(二)睾丸性索间质肿瘤及含生殖细胞和性索间质成分的肿瘤病理学进展

性索间质肿瘤(sex cord-stromal tumor)是睾丸肿瘤相对常见的组织学类型,占成人睾丸肿瘤的 2%~5%(儿童占 25%)。2016 年版泌尿生殖道肿瘤 WHO 分类将睾丸性索间质肿瘤分成两大类:①几乎完全由间质或性索成分组成的纯型间质 / 性索间质肿瘤;②由性索和间质成分共同构成的混合性肿瘤。根据定义,颗粒细胞瘤应为纯型性索间质肿瘤,但实际上,它常常含卵泡膜细胞成分。因此,按组织学分化把性索间质肿瘤分成睾丸分化、卵巢分化和分化未定三大类可能更为合适。

睾丸支持细胞瘤(Sertoli cell tumor, SCT)发生率为卵巢同类肿瘤的 2 倍,平均发病年龄 45 岁,较卵巢迟 15 岁。约 7% 的睾丸支持细胞瘤就诊时已有转移。睾丸支持细胞瘤的恶性诊断标准尚未明确。2016 年版泌尿生殖道肿瘤 WHO 分类建议,如有 2 项以上下述特征,则提示恶性生物学行为,包括:肿瘤 >4cm、核分裂象 >3 个 /10HPF、显著的细胞异型性、血管淋巴管侵犯和睾丸外生长。2016 年版 WHO 分类将睾丸支持细胞瘤分成三类,包括:①非特指类型支持细胞瘤:60%~70% 的病例有 CCNB1 基因突变、β-catenin 蛋白细胞核着色和 cyclin D1 的弥漫阳性。硬化性支持细胞瘤有相同的分子遗传学突变,故列为非特指类型的变异型。硬化性支持细胞瘤大多不具备恶性生物学行为相关的组织学特征,且目前仅有 2 例恶性病例报道。②大细胞钙化型支持细胞瘤:无 CCNB1 基因突变和 β-catenin 蛋白细胞核着色,列为单独类型。约 1/3 病例和 Carney 综合征有关,并有 PRKAR1A 基因的生殖细胞突变。③小管内大细胞透明样支持细胞瘤(intratubular large cell hyalinizing Sertoli cell tumour):几乎仅见于波伊茨 - 耶格(Peutz-Jeghers)综合征,与 STK11 基因的胚系细胞突变有关。肿瘤很少形成肿块。镜下以胞质淡染或红染的大支持细胞小管内增生和基底膜增厚为特征。

睾丸间质细胞瘤(Leydig cell tumor)占睾丸肿瘤的 1%~3%,好发于青春期前男孩和 30~60 岁的成年男性。恶性病例仅见于成人。睾丸支持 - 间质细胞肿瘤仅有少许病例报道,极为罕见。与卵巢同类肿瘤不同,睾丸支持 - 间质细胞肿瘤未发现有 DICER1 基因突变。

睾丸颗粒细胞瘤(testicular granulosa cell tumor)远较卵巢少见,分成年型和幼年型,两型发生比例大致接近。幼年型为出生后前 6 个月最常见的睾丸肿瘤。睾丸和卵巢颗粒细胞瘤在病理学和分子遗传学上无明显不同。FOXL2 基因突变热点(p.C134W;c.402C>G)见于约 90% 的成年型颗粒细胞瘤,但幼年型颗粒细胞瘤尚未发现有该基因突变。睾丸成年型颗粒细胞瘤的恶性生物学行为可能与肿瘤直径 >4cm、浸润性边界和血管 / 淋巴管累及有关。睾丸幼年型颗粒细胞瘤尚无恶性病例报道。

肌样性腺间质肿瘤(myoid gonadal stromal tumor)是 2016 年版 WHO 泌尿生殖道肿瘤分类中新出现的类型,由 Weidner 于 1991 年命名。目前文献报道不足 10 例。镜下见排列紧密的梭形细胞呈短编织样排列,伴有不同程度的胶原纤维沉积。肿瘤细胞兼具平滑肌和性索间质的特征。卵泡膜细胞瘤和纤维瘤也均可出现不同程度的平滑肌分化特征。因此,有学者建议将肌样性腺间质肿瘤列入卵泡膜 - 纤维瘤组肿瘤。但是,两者之间的关系目前仍不明确。有学者发现肿瘤细胞与曲细精管周围的肌样细胞具有相同的免疫表型,认为该肿瘤起源于此类肌样细胞。也有学者认为它们起源于小管间原始间叶细胞并出现肌样分化,而不是前述肌样细胞起源。需要特别强调的是,当出现 HE 或网状纤维染色可识别的性索分化时,不宜诊断肌样性腺间质肿瘤。在解决肿瘤起源问题之前,肌样性腺间质肿瘤难以明确为新的独立类型。

在含生殖细胞和性索间质成分的肿瘤中,2016 年版泌尿生殖道肿瘤 WHO 分类仅保留性腺母细胞瘤(gonadoblastoma)。性腺母细胞瘤几乎都见于性腺发育异常患者。20% 病例为男性表型,常于 20 岁之内发病。绝大多数病例为女性表型伴有异常核型,包括 45, X/46, XY 部分性腺发育不良、46, XY 完全性性腺发育不良以及 46, XY 性腺发育不良(假两性畸形)等类型。Y 染色体短臂上的 *TSPY1* 基因突变可能与性腺发育不良相关睾丸母细胞瘤的发生有关。

性腺母细胞瘤为非浸润性肿瘤,约 40% 双侧发生。镜下表现为性腺间质中出现巢团或岛状结构,肿瘤细胞丰富,由生殖细胞和未成熟的性索成分构成。性索成分周围常有基底膜样物沉积。性腺母细胞瘤常伴退行性变,包括基底膜样物沉积、透明变性和钙化等。少许情况下,广泛退行性变后仅残留钙化性肿块,而不出现任何存活的肿瘤细胞(称“burnt out”)。分割性性腺母细胞瘤(dissecting gonadoblastoma)是新近提出的一个性腺母细胞瘤亚型,具有两个特点:①性索成分明显减少;②生殖细胞肿瘤性增生明显,出现实性膨胀性、吻合性和条索样等生长方式。形态上易误认为精原细胞瘤,鉴别要点在于条索样、膨胀性生长的生殖细胞巢周围仍有性索成分。

未分化性腺组织仅见于性腺发育不良,是指在含生殖细胞的性腺组织中,生殖细胞位于不形成特定结构模式、富于细胞的性腺间质中或条索样的性索成分中,而不是正常的曲细精管或卵泡内。约 2/3 的性腺母细胞瘤可见未分化性腺组织。2016 年版 WHO 分类将未分化性腺组织列为性腺母细胞瘤的前驱病变。与分割性性腺母细胞瘤不同,未分化性腺组织是非肿瘤性病变,缺乏生殖细胞的克隆性生长。

性腺母细胞瘤被认为是性腺发育不良病例精原/无性细胞瘤及其他恶性生殖细胞肿瘤的前驱病变。60% 的性腺母细胞瘤伴发恶性生殖细胞肿瘤,其中 80% 的恶性肿瘤为精原/无性细胞瘤。但是,也有一些病例发生其他类型的恶性生殖细胞肿瘤,包括卵黄囊瘤、胚胎性癌和未成熟畸胎瘤。

综上所述,近年对性索间质肿瘤及含生殖细胞和性索间质成分的肿瘤认识主要体现在分子遗传学研究的进展和对新类型/亚型的认识。这些内容已经反映在 2016 年版泌尿生殖道肿瘤 WHO 分类中,并将得到持续更新。但是,目前对这些肿瘤的分类仍有诸多争议之处,包括:WHO 分型中关于纯型、混合型的分类合理性问题、肌样性腺间质肿瘤的组织学起源问题、未分化性腺组织与分割性睾丸母细胞瘤及经典型睾丸母细胞瘤之间的发生模式问题,等等。我们应该以批判、理性、包容的态度面对肿瘤分类及相关问题。随着分子遗传学研究的深入以及临床病例的累积,相关问题终将迎刃而解。

(吕炳建)

参 考 文 献

[1] Moch H, Humphrey PA, Ulbright TM, et al. Classification of Tumours of the Urinary System and Male Genital Organs. 4th ed. Lyon: IARC Press, 2016.

[2] Cheng L, Albers P, Berney DM, et al. Testicular cancer. Nat Rev Dis Primers, 2018, 4(1): 29.

[3] Roth LM, Lyu B, Cheng L. Perspectives on testicular sex cord-stromal tumors and those composed of both germ cells and sex cord-stromal derivatives with a comparison to corresponding ovarian neoplasms. Hum Pathol, 2017, 65(1): 1-14.

第十五章　淋巴组织疾病

第一节　淋巴组织疾病概述

一、淋巴瘤发病与死亡率以及淋巴瘤组织学类型构成

近10余年来,淋巴瘤的发病和病死率呈递增趋势。在中国男性排列前10位的癌症中,淋巴瘤的发病率和死亡率均位居第9位,分别为5.2/10 000和3.1/10 000。2019年来自美国的统计数据示:无论男性还是女性,在排列前10位的癌症预计新发病例数量上,非霍奇金淋巴瘤均列第7位,而在排列前10位的癌症预计死亡病例数量上,非霍奇金淋巴瘤均列第9位。

从淋巴瘤的组织学类型构成来看,根据一组来自中国单中心(四川大学华西医院)11 482例(2013—2018年)经病理确诊的淋巴瘤数据分析(图15-1),霍奇金淋巴瘤占所有淋巴瘤的7.19%(826例)。在10 656例非霍奇金淋巴瘤(non-Hodgkin lymphoma,NHL)中,最常见的是弥漫

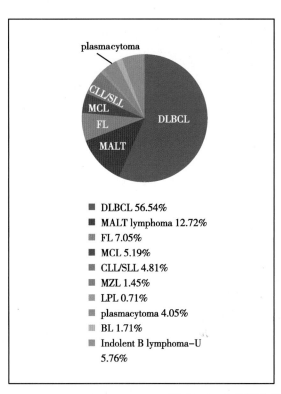

- DLBCL 56.54%
- MALT lymphoma 12.72%
- FL 7.05%
- MCL 5.19%
- CLL/SLL 4.81%
- MZL 1.45%
- LPL 0.71%
- plasmacytoma 4.05%
- BL 1.71%
- Indolent B lymphoma–U 5.76%

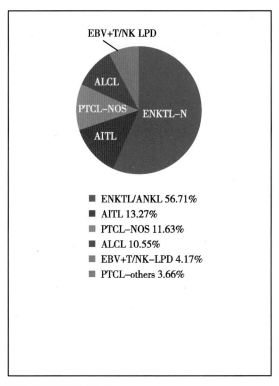

- ENKTL/ANKL 56.71%
- AITL 13.27%
- PTCL–NOS 11.63%
- ALCL 10.55%
- EBV+T/NK–LPD 4.17%
- PTCL–others 3.66%

图 15-1　非霍奇金淋巴瘤的组织学亚型构成

四川大学华西医院病理科 2013—2018 年确诊 B 细胞和 T/NK 细胞淋巴瘤的组织学类型构成
DLBCL:弥漫大 B 细胞淋巴瘤;MALToma:黏膜相关淋巴组织淋巴瘤;FL:滤泡性淋巴瘤;CLL/SLL:慢性淋巴细胞白血病 / 小淋巴细胞性淋巴瘤;MZL:边缘区淋巴瘤;LPL:淋巴浆细胞性淋巴瘤;plasmacytoma:浆细胞瘤;BL:伯基特淋巴瘤;Indolent B lymphoma-U:不能分类的惰性 B 细胞淋巴瘤;ENKTL/ANKL:结外自然杀伤(NK)T 细胞淋巴瘤 / 侵袭性 NK 细胞白血病;AITL:血管免疫母细胞性 T 细胞淋巴瘤;PTCL-NOS:外周 T 细胞淋巴瘤,非特指;ALCL:间变性大细胞淋巴瘤;EBV+T/NK-LPD:EB 病毒阳性 T/NK 细胞淋巴增生性疾病;PTCL-others:其他外周 T 细胞淋巴瘤

大B细胞淋巴瘤（diffuse large B cell lymphoma，DLBCL），占37.97%，其次是结外鼻型NK/T细胞淋巴瘤（extranodal NK/T cell lymphoma，nasal type，ENKTL-N），占10.53%。成熟B细胞肿瘤和成熟T/NK细胞肿瘤的组织学类型构成，与来自国际淋巴瘤协作组的数据相比较，在B细胞肿瘤，均以DLBCL占比最高，中国位居第二的是黏膜相关淋巴组织结外边缘区淋巴瘤，而后者是滤泡淋巴瘤；在成熟T/NK细胞肿瘤中，中国位居首位且半数以上是ENKTL-N，最新的数据再次反映了中西方在淋巴瘤的组织学亚型构成上有明显不同。影响淋巴瘤组织学类型构成的因素主要有流行病学、人种及地区卫生和经济发展等，如流行性伯基特淋巴瘤主要发生在赤道非洲和巴布亚新几内亚地区，几乎都有EB病毒（Epstein-Barr virus，EBV）感染。肠病相关T细胞淋巴瘤（enteropathy-associated T-cell lymphoma，EATL）多发在北欧等脂泻病高发地区，认为是麦胶病或谷类敏感性肠病的并发症，HLA-DQ2等位基因的纯合型缺失是EATL发病的危险因素。EB病毒相关T/NK细胞淋巴组织增生性疾病/淋巴瘤主要发生在亚洲以及墨西哥及中、南美洲的土著人群。近十多年来，日本、新加坡及中国等地这类疾病的发病率呈不同程度的递减趋势。全世界范围内人类实际寿命的延长、治疗相关造血干细胞移植和各类器官移植的广泛开展，以及AIDS的流行，致免疫缺陷相关淋巴组织增生性疾病和淋巴瘤的发病明显增加。淋巴瘤疾病谱的变化给其诊治带来了新的问题与挑战。

二、淋巴瘤的精准诊治及其分子基础与进展

1. 分子生物学技术在淋巴瘤诊治中的应用 淋巴瘤的诊断与研究中常用的分子检测平台有基于PCR技术的平台和荧光原位杂交（FISH）平台。近年来，一些新的分子生物学检测手段越来越多地用于淋巴瘤的基础与临床研究中，特别是新一代测序技术应用在肿瘤发病与演进分子机制的探讨、肿瘤分子病理学诊断与分型，以及治疗靶点的筛查等方面，为淋巴瘤的精准诊断与治疗提供了大量有价值的信息。在淋巴瘤的精准诊断上，主要有以下几个方面：①基于基因表达谱（gene expression profile，GEP）和NGS淋巴瘤的亚型诊断与鉴别诊断，如NanoString数字式单分子基因表达谱分析系统用于DLBCL的细胞来源分析；发现在不同类型的侵袭性B细胞淋巴瘤（ABC-DLBCL、GCB-DLBCL和PMBL）中存在的高频突变基因不同；②新确定或暂定了一些具有特征遗传学改变或具有不同临床及生物学行为的肿瘤，如伴IRF4重排的DLBCL；伴DUSP22易位与伴TP63易位的ALK-ALCL等；③细胞遗传学与NGS相结合针对CLL/SLL的综合性及准确性更佳的疾病分层系统；④信号通路相关基因及治疗靶点与靶向治疗药物的开发；⑤肿瘤微环境及其变化与淋巴瘤发生、演进、治疗和预后的关系，如微环境中免疫活性细胞的数量和比例，细胞因子，PD-1和PD-L1等。

淋巴组织肿瘤的分子靶向药物治疗是近年来在相关肿瘤临床治疗上的重大突破。根据药物作用机制的不同，淋巴组织肿瘤的靶向治疗主要可分为三类：一是针对肿瘤细胞表面抗原的单克隆抗体靶向治疗、靶向细胞内信号转导通路的小分子抑制剂；二是根据淋巴组织肿瘤发病相关信号转导通路开发的新型小分子靶向药物；三是抗肿瘤微环境药物。根据药物作用分子靶点和分子机制的不同，靶向治疗药物又可分为核苷类似物/通路抑制剂（吉西他滨）、HDAC抑制剂（缩肽）、抗叶酸剂（普拉曲沙）、蛋白酶体抑制剂（硼替佐米）、免疫调节剂（来那度胺）、单克隆抗体（阿仑单抗）、免疫毒素/免疫偶联物（地尼白介素）、激酶抑制剂（PDGFR-β抑制剂）和新生血管抑制剂（抗VEGFR抗体）等。

2. 信号转导通路及其关键分子靶点与靶向药物

（1）B细胞受体（BCR）/布鲁顿酪氨酸激酶（BTK）信号通路：BCR/BTK信号通路是目前针对B细胞淋巴瘤，特别是慢性淋巴细胞白血病/小B淋巴细胞淋巴瘤（CLL/SLL）临床治疗研究的热点。相关研究显示，除了T淋巴细胞和成熟浆细胞不表达BTK外，B细胞、嗜碱性粒细胞和单核细胞等髓系细胞均表达BTK。BTK参与体内多种信号通路，对于细胞增殖、分化和凋亡具有重要调节作用。BTK信号通路的持续性活化可能会抑制B细胞的分化与凋亡，最终诱发B细胞肿瘤。新

型靶向药物 PCI-32765 是一种高选择性 BTK 抑制剂,通过与 BTK 第 481 位半胱氨酸(Cys-481)发生不可逆性结合而抑制 *BCR* 信号通路的传导。

(2)NF-κB 信号通路:NF-κB 是一种广泛分布的转录调节因子,不仅参与正常细胞增殖、凋亡、生长分化以及机体免疫调节,而且还与肿瘤发生及演进关系密切。在正常生理状态下,NF-κB 在胞质中与其抑制蛋白 IκB 结合,使 NF-κB 滞留在胞质中处于无活性状态。

NF-κB 可通过经典途径和旁路途径被 IκB 激酶(IKK)激活,NF-κB 通路的异常激活可上调一系列抗凋亡基因的表达(*Bcl-2*、*TRAF* 和 *IAP* 等),是诱导细胞持续恶性增殖及肿瘤发生的重要原因。目前的研究已证实在多种类型的 NHL,如 ABC-DLBCL、EBV+ DLBCL、MALT 淋巴瘤和成人 T 细胞淋巴瘤等都存在 NF-κB 信号通路的异常活化。硼替佐米(bortezomib)对 NF-κB 信号通路有很强的抑制作用,其作用的主要分子机制是对蛋白酶聚合体的催化区域有很强的亲和力,抑制泛素化 IκB 的降解,进而阻断 NF-κB 信号转导,最终诱导肿瘤细胞凋亡。硼替佐米用于浆细胞骨髓瘤、复发难治 DLBCL 和套细胞淋巴瘤等治疗。

(3)PI3K/Akt/mTOR 信号通路:PI3K 是由催化亚单位 p110 和调节亚单位 p85 组成的异二聚体,活化后的 PI3K 可使 PI(3,4)P2 转变成 PI(3,4,5)P3,PIP3 通过与胞质蛋白上的 PH 域相结合将 Akt 富集于胞质膜上,致 *PDK1* 和 *PDK2* 激活。活化的 *PDK1* 和 *PDK2* 可进一步激活 Akt,进而通过磷酸化作用激活或抑制其下游靶蛋白,调节细胞增殖、分化与凋亡,mTOR 则是其中重要的调节蛋白之一。mTOR 可通过 4E-BP1 和 S6K 推动细胞周期从 G1 期向 S 期转化而诱导细胞增殖。PI3K/Akt/mTOR 信号转导通路的异常活化也与肿瘤发生关系密切,并在多种类型的肿瘤中均明显高表达。多种 NHL 中都有 PI3K/Akt/mTOR 信号通路异常表达,针对该通路中各个位点开发的靶向药物已在临床治疗上获较好疗效,如雷帕霉素、替西罗莫司(temsirolimus)和依维莫司(everolimus)等用于复发难治 DLBCL、MCL 和 FL 患者,前景良好。

(4)细胞周期蛋白依赖性激酶:周期蛋白依赖性激酶(CDK)是推动细胞周期的主要动力。CDK 的活性主要受细胞周期蛋白(cyclin)的严格调控。周期蛋白异常表达是恶性肿瘤细胞周期失调的主要原因,其中以 cyclin D1 与肿瘤的关系最为密切,它作为淋巴瘤发病的关键分子靶点备受关注。夫拉平度(flavopiridol)是第一个进入肿瘤治疗临床实验的 CDK 抑制剂,该药联合氟达拉滨(fludarabine)和利妥昔单抗治疗 MCL 等 B 细胞肿瘤获较好疗效。

(5)组蛋白乙酰转移酶和组蛋白脱乙酰酶:组蛋白乙酰转移酶(HAT)和组蛋白脱乙酰酶(HDAC)在基因转录水平发挥重要调节作用。研究证实,组蛋白低乙酰化在肿瘤发生中起重要作用,细胞内 HAT 及 HDAC 量的失衡也与多种肿瘤的发生密切相关。瘤细胞高表达 HDAC,抑制促分化和促凋亡基因转录,致肿瘤细胞恶性生长和生存延长。HDAC 抑制剂的应用促进了肿瘤细胞内 HAT 及 HDAC 量的平衡和组蛋白高乙酰化,诱导肿瘤细胞分化和凋亡而起到杀伤肿瘤的作用。伏立诺他(vorinostat)和 romidepsin 均为 HDAC 抑制剂,可逆性地抑制 HDAC I 类和 HDAC IIa 类分子以及 HDAC IIa(HDAC6)。临床用于难治性皮肤 T 细胞淋巴瘤,特别是蕈样肉芽肿/塞扎里(Sézary)综合征患者。HDAC 抑制剂还可与多种靶向药物联合用于一些 B 细胞淋巴瘤的治疗。

(6)MDM2-P53:*p53* 是重要的抑癌基因。*p53* 通过与 DNA 特异性结合而影响相关基因的表达。50% 以上的人类肿瘤细胞中有 *p53* 功能失活,特别是在肺癌、乳腺癌和淋巴瘤中较常见。近年来,MDM2 和 P53 蛋白小分子抑制剂研究的突破性进展始于一系列顺式咪唑啉类似物 Nutlin-1、Nutlin-2 和 Nutlin-3 的发现。另一种高亲和力的小分子 MDM2-P53 抑制剂 RG7112 在实体肿瘤和血液肿瘤的治疗中受到关注,用于复发难治性 AML/ALL 与 CLL/SLL 的临床实验中。

(7)BCL-2:BCL-2 是抗细胞凋亡蛋白。BCL-2 小分子抑制剂 ABT-263 与 BCL-2、BCL-16L 和 BCL-w 有较高亲和性。体外研究示其与蛋白酶体抑制剂和抗 CD20 抗体有协同作用,用于一些 B 细胞淋巴瘤的治疗。

3. 淋巴瘤治疗的发展历程 肿瘤的治疗经

历了从手术治疗、放射治疗（1899 年）、化学药物治疗（1925 年）、激素治疗（1930 年）、免疫治疗（1985 年）、靶向药物治疗（2001 年）到基因与免疫治疗（2012 年至今）等阶段。目前，淋巴瘤的治疗已进入传统放/化疗、分子靶向治疗和免疫治疗的多元化联合治疗及精准治疗的新时代。肿瘤免疫治疗的两大策略，一是释放先天免疫对肿瘤的反应，即是寻找免疫检查点的抑制剂及其应用；二是 T 细胞治疗及癌症疫苗的研发。迄今为止，美国 FDA 已批准四个免疫检查点抑制剂：ipilimumab（依匹木单抗，抗 CTLA-4）、nivolumab（纳武利尤单抗，抗 PD-1）、pembrolizumab（帕博利珠单抗，抗 PD-1）和 atezolizumab（PD-L1 单抗，阿替利珠单抗）。新药带来了超越传统治疗的疗效。国内也有多家药企注册了 PD-1 抗体的研发与生产。除了免疫检查点抑制剂外，还有其他一些免疫调节剂，如 CD47、CD137 和 KIR 等，通过对免疫微环境的干预参与肿瘤的治疗。在 T 细胞治疗方面，最具代表性的是嵌合型抗原受体 T 细胞治疗［chimeric antigen receptor（CAR）T-cell therapy］，其基本原理是首先采集患者 T 淋巴细胞，通过基因工程技术给所采集的 T 细胞加上一个可识别抗原（如 CD19）的抗体，经体外大量扩增这些 T 淋巴细胞（CAR-T 细胞）被回输到患者体内，CAR-T 细胞在体内被 B 细胞激活并大量增殖，释放多种淋巴因子，杀伤 B 表型淋巴细胞。简言之，CAR-T 细胞治疗是给机体本身的 T 细胞加装了能识别肿瘤细胞的"矛"，通过精准识别靶向肿瘤细胞并清除之。目前的第四代 CAR-T 在方法学与制剂上不断改进与完善，在延长作用时间和减少治疗不良反应方面取得了长足进步。在临床上已用于 CD19⁺ 的 B 细胞肿瘤及部分自身免疫病的治疗，并获良好疗效。未来将会有许多新的免疫制剂和靶向药物用于淋巴瘤的临床试验与治疗中，将大大提高淋巴瘤的综合性治疗水平，使患者获益。

三、非肿瘤性淋巴组织增生性疾病

淋巴结疾病主要有三大类，一是淋巴瘤；二是非肿瘤性淋巴组织增生性疾病（lymphoproliferative disorders，LPD）；三是淋巴结继发性肿瘤（转移性肿瘤），三者约各占 1/3，故淋巴结的非肿瘤性 LPD

不仅常见且种类繁多，病理诊断中经常面临各种挑战。

淋巴结是人体内数量最多、分布最广的器官，也是机体重要的免疫器官，多种因素包括各类病原微生物感染、化学药物、外来的毒物、异物、机体自身的代谢产物或某些药物的作用等均可引起淋巴结内的细胞成分，主要是淋巴细胞、组织细胞和树突状细胞的增生、淋巴结肿大，此时，淋巴结内各种细胞成分的增生是机体抗损伤的免疫反应的体现。淋巴结的非肿瘤性淋巴组织增生性疾病可分为以下几类：

（一）非特异性淋巴结炎

非特异性淋巴结炎（non-specific lymphadenitis）也称反应性淋巴组织增生（reactive lymphoid hyperplasia），是淋巴结最常见的良性淋巴组织增生性疾病。多种因素可致淋巴结反应性增生，而其病理表现又缺乏特异性，故称其为非特异性淋巴结炎。根据起病急缓和临床病理表现的不同，可将其分为急性和慢性两类。根据病变累及淋巴结区域的不同，可表现为四种增生模式，即淋巴滤泡增生、滤泡间区增生、窦组织细胞增生，以及混合性增生。

（二）感染性淋巴结炎

根据病因可分为病毒性淋巴结炎、细菌性淋巴结炎、分枝杆菌性淋巴结炎、真菌性淋巴结炎、梅毒性淋巴结炎和原虫性淋巴结炎等。

1. **病毒性淋巴结炎** 较常见。临床上根据病毒种类命名，如巨细胞病毒性淋巴结炎、单纯疱疹病毒性淋巴结炎、麻疹病毒性淋巴结炎、牛痘病毒性淋巴结炎、带状疱疹病毒性淋巴结炎，以及人类免疫缺陷病毒性淋巴结炎等。也有的病毒感染使用特殊的诊断术语，如传染性单核细胞增多症就是 EB 病毒（EBV）感染所致的急性炎症性疾病。病理诊断的主要依据是找到相关病毒感染的证据，如巨细胞病毒包涵体，检测 EBV 编码的小分子 mRNA（EBER）或 EBV 的蛋白产物等，也可通过实验室检查来证实某些病毒感染，而其淋巴结病变的形态学表现则不具特异性。

2. **细菌性淋巴结炎** 也较常见，如一般的细菌性淋巴结炎、猫抓病性淋巴结炎、淋巴结杆菌性血管瘤病、性病性淋巴肉芽肿性淋巴结炎、梅毒性淋巴结炎、Whipple 病性淋巴结炎等。病理诊断的主要依据是找到相关细菌感染的证据。猫抓病性淋巴结炎是由革兰氏阴性的汉赛巴尔通体（*Bartonella henselae*）感染而引起的淋巴结化脓性肉芽肿性炎，猫是该致病菌的携带者，多数患者有被猫抓、咬或舔的历史，病原菌经皮肤而进入人体。病理诊断可通过 Warthin Starry（WS）染色或通过免疫组织化学染色检测汉赛巴尔通体抗原来证实。梅毒性淋巴结炎（syphilitic lymphadenitis）是由梅毒螺旋体（*Treponema pallidum*）引起的引流区淋巴结的慢性炎症。检测梅毒螺旋体的手段有组织切片或涂片的 WS 染色或免疫组织化学染色，以及梅毒血清学检测等。近年来，该疾病在我国呈明显上升趋势，需予重视。

3. 分枝杆菌性淋巴结炎　在中国常见，主要有结核分枝杆菌性淋巴结炎、非结核分枝杆菌性淋巴结炎，以及麻风分枝杆菌性淋巴结炎等。这类疾病的共性病理学表现可为上皮样细胞/多核巨细胞肉芽肿、泡沫细胞组织细胞增生性病变，以及化脓性炎/脓肿形成等。病原菌的主要检测手段是抗酸染色（acid-fast staining）。具体类型的鉴定需采用分子生物学方法。

4. 真菌性淋巴结炎　往往是深部真菌病的表现之一。基本病理改变有上皮样细胞/多核巨细胞肉芽肿，化脓性炎/脓肿形成，以及组织坏死等。常见的真菌有曲霉、毛霉、组织胞浆菌、新型隐球菌和念珠菌等。马尔尼菲青霉和肺孢子菌感染常发生于原发或继发免疫缺陷性疾病人群。病理上常用的检查真菌的方法是六胺银染色和 PAS 染色。黏液卡红染色用于显示新型隐球菌。

5. 原虫性淋巴结炎　原虫为寄生虫，常见的有弓形虫病性淋巴结炎和利什曼原虫感染性淋巴结炎。弓形虫病性淋巴结炎较常见，形态学表现为淋巴滤泡增生、生发中心扩大、上皮样细胞簇，以及单核样细胞聚集，即是该疾病的病理"三联征"，难觅弓形虫包囊，弓形虫血清学检查可确诊。淋巴结利什曼病表现为淋巴滤泡增生，生发中心扩大，在淋巴结皮质及髓质区见组织细胞或上皮样细胞簇散在分布，组织细胞胞质内见利什曼小体，Giemsa 染色示利什曼小体的动基体。

（三）临床综合征相关淋巴结病

该组疾病有组织细胞性坏死性淋巴结炎（Kikuchi 病）、巨大淋巴结增生症（Castleman disease，CD）、窦组织细胞增生伴巨大淋巴结病（Rosai-Dorfman 病，RDD）、淋巴结嗜酸性肉芽肿（Kimura disease）、结节病、皮病性淋巴结炎、涎腺淋巴结病、肿瘤反应性淋巴结病、自身免疫病相关淋巴组织增生性疾病（SLE 相关；类风湿关节炎相关），以及 IgG4 相关疾病（IgG4 related disease）淋巴结病变等。

（四）其他因素所致各类淋巴结病变

1. 医源性淋巴结病　药物相关淋巴结病，如甲氨蝶呤（methotrexate，MTX）相关淋巴组织增生性病变，有时易误诊为淋巴瘤。

2. 血管性淋巴结病　有淋巴结梗死，淋巴结窦血管转化等。

3. 异物性淋巴结病　常见有蛋白质性淋巴结病，主要表现为淋巴结内淀粉样变。脂性淋巴结病，实为淋巴结对内源或外源性脂质而发生的异物反应，可表现为脂性肉芽肿或脂性肉芽肿病。硅酮性淋巴结病，硅酮物质经淋巴引流进入淋巴结而引起的淋巴结病；最常见于以往接受了硅酮植体隆胸手术的妇女，因硅酮物质外溢，经区域淋巴引流至腋窝淋巴结继发硅酮性淋巴结病。硅酮性淋巴结病的主要病理学表现是硅酮物质所致的典型非坏死性上皮样细胞和异物巨细胞性肉芽肿。硅酮性淋巴结病在中国呈上升趋势。

4. 淋巴结包涵成分　因发育异位而致淋巴结内出现非肿瘤性鳞状上皮细胞团巢、腺上皮细胞团巢或痣细胞团巢的现象。根据病变部位及包涵成分的不同，组织病理学表现有异。颈上部淋巴结可见涎腺腺泡及导管包涵；颈下部淋巴结可见含胶样物的甲状腺滤泡包涵；腋下淋巴结被膜下见乳腺导管结构，并见肌上皮细胞成分；纵隔淋巴结被膜下可见由单层柱状上皮细胞构成的腺样结构，并见基底膜，提示为间皮包涵；肠系膜淋巴结内可见良性的结肠腺体包涵；儿童 Wilms 瘤患者的肾门淋巴结内可见含有塔-霍二氏（Tamm-Horsfall）蛋白的肾小管包涵；在盆腔和主动脉周围淋巴结内可见良性腺体包涵。

四、造血与淋巴组织肿瘤的分类及其演进

造血与淋巴组织肿瘤的命名与分类，从 1832 年 Thomas Hodgkin 首先描述霍奇金病（Hodgkin

disease, HD)到 2016 年修订第 4 版 WHO 造血与淋巴组织肿瘤分类，经历了 180 多年的漫长历程；从单纯的形态学分类，到形态学与功能相结合，再到形态学、免疫表型、遗传学和临床表现相结合，不断完善，具有了更好的科学性与实用性。第 3 版 WHO 造血与淋巴组织肿瘤分类（2001 年）是首个将淋巴组织和造血组织肿瘤融为一体的分类，定义了一些具有独特形态学、免疫表型、遗传学特征和临床表现的造血与淋巴组织肿瘤。在第 4 版 WHO 分类（2008 年）中，纳入了 WHO-欧洲癌症研究与治疗组织（EORTC）关于皮肤淋巴瘤的分类，使之成为了最全面的造血与淋巴组织肿瘤分类，更具世界性，为国内外临床（血液、肿瘤和皮肤）和病理医生广泛接受和使用。一方面，临床及病理工作者运用该分类做了大量工作，同时也发现了存在的问题；另一方面，以二代测序（NGS）为代表的高通量分子检测技术的应用，在肿瘤分子机制、肿瘤分类和分子分型、肿瘤治疗手段的选择、疗效与预后的评估等方面都取得了长足进展。这些进展在修订第 4 版 WHO 分类（2016 年）时得到了较好的体现。本节将简要介绍历史上主要的淋巴组织肿瘤分类演进，以及修订第 4 版 WHO 造血与淋巴组织肿瘤分类的主要变化。

（一）霍奇金淋巴瘤的命名、分类及其演变

1. 霍奇金淋巴瘤的命名 霍奇金淋巴瘤（Hodgkin lymphoma, HL），曾用名有霍奇金病（Hodgkin Disease, HD）。1832 年由英国 Guy 医院的 Thomas Hodgkin 医师首先描述，1865 年该院的 Samuel Wilks 医师将其命名为霍奇金病，以示纪念。1898 年和 1902 年，Carl Sternberg 和 Dorothy Reed 分别描述了 HD 中的具有特征性的肿瘤细胞的形态，即 Hodgkin/Reed-Sternberg 细胞（HRS 细胞或 R-S 细胞）。

2. 霍奇金淋巴瘤分类的演变 1944 年，Jackson 和 Parker 最早提出了 HD 的分类，即 Jackson-Parker 分类。1963 年，Lukes 和 Bulter 基于免疫学的理念，提出了 HD 的六型分类，即 Lukes-Bulter 分类。1965 年在美国纽约州 Rye 市召开的专家会上将 HD 简化为四型，即淋巴细胞为主型（lymphocyte predominance）、结节硬化型（nodular sclerosis）、混合细胞型（mixed cellularity）和淋

巴细胞减少型（lymphocyte depletion），即 HD 的 Rye 分类。Rye 分类简明，有助于临床治疗和预后评估，在国际上得到了广泛认可，沿用了近 30 年。1994 年发表的修订的欧洲及美国淋巴组织肿瘤分类（Revised European and American Classification for lymphoid neoplasm, REAL 分类），根据肿瘤细胞的形态学、免疫表型、EBV 感染存在与否、遗传学异常、临床表现和生物学行为等方面的差异，将 HL 分为结节性淋巴细胞为主型（nodular lymphocyte predominant Hodgkin lymphoma, NLPHL）和经典型（classical Hodgkin lymphoma, CHL）两类，后者又分四个亚型，即结节硬化型、混合细胞型、富于淋巴细胞型和淋巴细胞减少型。之后 WHO 造血与淋巴组织肿瘤分类均采纳该分型。

（二）非霍奇金淋巴瘤的命名、分类及其演变

1. 非霍奇金淋巴瘤的命名 非霍奇金淋巴瘤（NHL）约占所有淋巴组织肿瘤的 92%~93%。NHL 可发生于淋巴结或结外器官和组织（约 1/3~2/5），如胃肠道、鼻腔及副鼻窦、咽淋巴环、扁桃体、皮肤和中枢神经系统等。在中国，结外淋巴瘤的比例高于西欧及北美地区。在亚洲地区，T 细胞和 NK 细胞肿瘤的比例较高，而在欧美国家和地区，NK 细胞肿瘤则少见或罕见。

2. 非霍奇金淋巴瘤分类及其演变 非霍奇金淋巴瘤的分类较霍奇金淋巴瘤复杂得多，争议也较多。1942 年由 Gall 和 Mallory 提出了最早的 NHL 分类。历史上具有代表性的分类见表 15-1。在 NHL 的分类进程中，世界著名病理学家德国的 Lennert 教授及其团队提出的 Kiel 分类及其修订版，以及修订的欧美关于淋巴组织肿瘤的分类（REAL 分类）是之后 WHO 关于血液与淋巴组织肿瘤分类的基础。

3. 修订第 4 版 WHO 造血与淋巴组织肿瘤分类及其主要变化 见表 15-2。仍包括 6 个部分，即前体淋巴细胞肿瘤、成熟 B 细胞肿瘤、成熟 T 细胞/NK 细胞肿瘤、霍奇金淋巴瘤、免疫缺陷相关淋巴组织增生性疾病，以及组织细胞和树突状细胞肿瘤。其中的主要变化在"成熟 B 细胞肿瘤"，以及"成熟 T 和 NK 细胞肿瘤"两个部分。下面做简要介绍。

表 15-1　历史上具有代表性的淋巴组织肿瘤分类一览表

年代	主要贡献者	名称
1965	Rappaport	Rappaport 分类
1974	Lennert	Kiel 分类
1975	Lukes & Collins	Lukes–Collins 分类
1978	Lennert	修订 Kiel 分类
1980	NCI	非霍奇金淋巴瘤工作分类,即 Working Formulation
1994	Harris, ILSG	修订欧美淋巴组织肿瘤的分类,即 REAL 分类
2001	EAHP & SH	WHO 造血与淋巴组织肿瘤分类(第 3 版)
2008	EAHP & SH	WHO 造血与淋巴组织肿瘤分类(第 4 版)
2016	EAHP & SH	WHO 造血与淋巴组织肿瘤分类(修订第 4 版)

ILSG:国际淋巴瘤研究小组。

表 15-2　WHO 造血与淋巴组织肿瘤分类(修订第 4 版,2016 年)

前体淋巴细胞肿瘤

- B 淋巴母细胞白血病 / 淋巴瘤,非特指
- B 淋巴母细胞白血病 / 淋巴瘤,伴重现性遗传学异常
- T 淋巴母细胞白血病 / 淋巴瘤
  - 早期 T 细胞前体淋巴母细胞白血病
- NK 淋巴母细胞白血病 / 淋巴瘤

成熟 B 细胞肿瘤

- 慢性淋巴细胞白血病 / 小淋巴细胞性淋巴瘤
  - 单克隆 B 淋巴细胞增多症[*]
- B 细胞前淋巴细胞白血病
- 脾脏边缘区淋巴瘤
- 毛细胞白血病
- 脾脏 B 细胞淋巴瘤 / 白血病,未定类
  - *脾脏弥漫红髓浸润小 B 细胞淋巴瘤*
  - *毛细胞白血病,变型*
- 淋巴浆细胞性淋巴瘤
- 意义未明的单克隆免疫球蛋白血症(MGUS),IgM[*]
- 重链病
  - μ 重链病
  - γ 重链病
  - α 重链病
- 浆细胞肿瘤
  - 意义未明的单克隆免疫球蛋白血症(MGUS)[*]
  - 浆细胞骨髓瘤
  - 浆细胞骨髓瘤变型
    - ▲ 冒烟型(无症状)浆细胞骨髓瘤

- ▲ 非分泌型骨髓瘤
- ▲ 浆细胞性白血病
- 浆细胞瘤
  - ▲ 骨孤立性浆细胞瘤
  - ▲ 骨外浆细胞瘤
- 单克隆性免疫球蛋白沉着病[*]
  - ▲ 原发性淀粉样变性
  - ▲ 轻链和重链沉积症
- 副肿瘤综合征相关浆细胞肿瘤[*]
  - ▲ POEMS 综合征
  - ▲ TEMPI 综合征
- 黏膜相关淋巴组织结外边缘区淋巴瘤(MALT 淋巴瘤)
  - 淋巴结边缘区淋巴瘤
    - ▲ 儿童淋巴结边缘区淋巴瘤[*]
- 滤泡淋巴瘤
  - 睾丸滤泡淋巴瘤[*]
  - 原位滤泡肿瘤[*]
  - 十二指肠型滤泡淋巴瘤[*]
- 儿童型滤泡淋巴瘤[*]
- 大 B 细胞淋巴瘤伴 *IRF4* 重排[*]
- 原发皮肤滤泡中心淋巴瘤
- 套细胞淋巴瘤
  - 白血病性非结内套细胞淋巴瘤[*]
  - 原位套细胞肿瘤[*]
- 弥漫大 B 细胞淋巴瘤(DLBCL),非特指
- 富于 T 细胞 / 组织细胞的大 B 细胞淋巴瘤

- 原发中枢神经系统弥漫大 B 细胞淋巴瘤
- 原发皮肤弥漫大 B 细胞淋巴瘤,腿型
- EB 病毒阳性弥漫大 B 细胞淋巴瘤,非特指 *
- EB 病毒阳性黏膜皮肤溃疡 *
- 伴慢性炎的弥漫大 B 细胞淋巴瘤
- 淋巴瘤样肉芽肿病
- 原发纵隔(胸腺)大 B 细胞淋巴瘤
- 血管内大 B 细胞淋巴瘤
- ALK⁺ 大 B 细胞淋巴瘤
- 浆母细胞淋巴瘤
- 原发渗出性淋巴瘤
- HHV8 相关淋巴增生性疾病 *
    - 多中心 Castleman 病
    - HHV8 阳性弥漫大 B 细胞淋巴瘤,非特指
    - HHV8 阳性嗜生发中心淋巴增生性疾病
- 伯基特 淋巴瘤
- 伯基特样淋巴瘤伴 11q 异常 *
- 高级别 B 细胞淋巴瘤
    - 高级别 B 细胞淋巴瘤伴 *MYC*、*Bcl–2* 和 / 或 *Bcl–6* 易位 *
    - 高级别 B 细胞淋巴瘤,非特指 *
- 兼有弥漫大 B 细胞淋巴瘤和经典型霍奇金淋巴瘤特征的不能分类 B 细胞淋巴瘤

成熟 T 细胞 /NK 细胞肿瘤

- T 细胞性前淋巴细胞白血病
- T 细胞性大颗粒淋巴细胞白血病
- 慢性 NK 细胞淋巴增生性疾病
- 侵袭性 NK 细胞白血病
- 儿童 EB 病毒阳性 T 细胞和 NK 细胞淋巴组织增生性疾病
    - 儿童系统性 EBV⁺ T 细胞淋巴瘤 *
    - 慢性活动性 EB 病毒感染,T 和 NK 细胞型,系统性
    - 种痘水疱病样淋巴增生性疾病 *
    - 重症蚊虫叮咬过敏反应
- 成人 T 细胞淋巴瘤 / 白血病
- NK/T 细胞淋巴瘤,结外鼻型
- 肠道 T 细胞淋巴瘤
    - 肠病相关 T 细胞淋巴瘤
    - 单形性亲上皮性肠道 T 细胞淋巴瘤 *
    - 胃肠道惰性 T 细胞淋巴增生性疾病 *

- 肝脾 T 细胞淋巴瘤
- 皮下脂膜炎样 T 细胞淋巴瘤
- 蕈样霉菌病
- 塞扎里(Sézary)综合征
- 原发皮肤 CD30⁺T 细胞淋巴增生性疾病
    - 淋巴瘤样丘疹病
    - 原发皮肤间变大细胞淋巴瘤
- 原发皮肤外周 T 细胞淋巴瘤,少见亚型
    - 原发皮肤 γσT 细胞淋巴瘤
    - 原发皮肤 CD8⁺ 侵袭性亲表皮性细胞毒性 T 细胞淋巴瘤
    - 原发皮肤肢端 CD8 阳性 T 细胞淋巴瘤 *
    - 原发皮肤 CD4 阳性小 / 中等大小 T 细胞淋巴增生性疾病 *
- 外周 T 细胞淋巴瘤,非特指
- 血管免疫母细胞性 T 细胞淋巴瘤和滤泡辅助 T 细胞(TFH)源性淋巴结淋巴瘤
    - 血管免疫母细胞性 T 细胞淋巴瘤
    - 滤泡 T 细胞淋巴瘤 *
    - 具滤泡辅助 T 细胞(TFH)表型的结内外周 T 细胞淋巴瘤 *
- 间变大细胞淋巴瘤,ALK 阳性
- 间变大细胞淋巴瘤,ALK 阴性 *
- 乳腺植体相关 ALK 阴性间变大细胞淋巴瘤 *

霍奇金淋巴瘤

- 结节性淋巴细胞为主型霍奇金淋巴瘤
- 经典型霍奇金淋巴瘤
    - 结节硬化型经典型霍奇金淋巴瘤
    - 富于淋巴细胞型经典型霍奇金淋巴瘤
    - 混合细胞型经典型霍奇金淋巴瘤
    - 淋巴细胞减少型经典型霍奇金淋巴瘤

免疫缺陷相关淋巴增生性疾病

- 原发免疫性疾病相关淋巴组织增生性疾病
- HIV 感染相关淋巴瘤
- 移植后淋巴增生性疾病(PTLD)
    - 非损毁性 PTLD
    - 多形性 PTLD
    - 单形性 PTLD(B 细胞和 T/NK 细胞型)
        ▲单形性 B 细胞 PTLD
        ▲单形性 T/NK 细胞 PTLD

续表

● 经典型霍奇金淋巴瘤性 PTLD	● 指突状树突状细胞肉瘤
● 其他医源性免疫缺陷相关淋巴组织增生性疾病	● 滤泡树突状细胞肉瘤
组织细胞和树突状细胞肿瘤	◆ 炎性假瘤样滤泡/成纤维细胞性树突状细胞肉瘤
● 组织细胞肉瘤	● 成纤维细胞性网状细胞肿瘤
● Langerhans 细胞组织细胞增生症	● 播散性幼年性黄色肉芽肿
● Langerhans 细胞肉瘤	● Erdheim/Chester 病（Erdheim/Chester disease, ECD）
● 不确定的树突状细胞肿瘤	

* 为修订时新增。

2016 年修订版 WHO 造血与淋巴组织肿瘤分类中成熟 B 细胞肿瘤部分的变化归纳如下：

（1）小 B 细胞肿瘤：相关变化有：①慢性淋巴细胞白血病/小淋巴细胞性淋巴瘤和单克隆性 B 细胞淋巴细胞增多症：外周血淋巴细胞计数 $<5×10^9/L$ 不足以诊断慢性淋巴细胞白血病；单克隆性 B 细胞淋巴细胞增多症的诊断需区别低计数（$<0.5×10^9/L$）和高计数（$>0.5×10^9/L$ 但 $<5×10^9/L$）；大而融合的或是高增殖中心是进展性预后的指标；提出了单克隆性 B 细胞淋巴细胞增多症的淋巴结病变的评价；指出了 *TP53*、*NOTCH1*、*SF3B1*、*ATM* 和 *BIRC3* 突变潜在的临床意义。②毛细胞白血病（Hairy cell leukemia, HCL）：*BRAF*（*V600E*）高频突变与该肿瘤的发病有关，而在变异型毛细胞白血病和伴 *IGHV4-34* 基因家族 usage 的经典型 HCL 有重现性 *MAP2K1* 突变，但缺乏 *BRAF*（*V600E*）突变。③淋巴浆细胞性淋巴瘤：*MYD88 L265R* 突变有助于淋巴浆细胞性淋巴瘤和意义未明的单克隆免疫球蛋白血症（MGUS）-IGM 型的诊断，尽管其并非绝对特异性。④原位克隆性 B 细胞群：新提出原位滤泡肿瘤（in situ follicular neoplasm, ISFN）和原位套细胞淋巴瘤（in situ mantle cell neoplasm, ISMCN）。⑤套细胞淋巴瘤（mantle cell lymphoma, MCL）：提出了 MCL 的两个亚型，一是缺乏或仅极少 IGHV 突变，瘤细胞表达 Sox11 的 MCL；二是有 IGHV 突变，瘤细胞不表达 Sox11 的 MCL（惰性白血病性、非淋巴结病变性 MCL）。另外，*TP53* 和 *NOTCH1/2* 突变对 MCL 可能有潜在的临床意义。⑥滤泡淋巴瘤（follicular lymphoma, FL）：儿童型 FL 预后好，保守治疗；十二指肠型 FL 以局部病变为主，鲜有扩散。

（2）弥漫大 B 细胞淋巴瘤（diffuse large B cell lymphoma, DLBCL）：相关变化归纳如下：①应区分生发中心 B 细胞（germinal center B cell, GCB）和非 GCB（non-GCB）肿瘤，与治疗相关。接受基于免疫组织化学染色的分型。②瘤细胞双表达 MYC 和 BCL-2 蛋白是新的预后标记（双表达淋巴瘤）。③"EBV⁺DLBCL 非特指"取代了之前分类中的"老年人 EBV⁺DLBCL"。④新增列了伴 IRF4 易位的 DLBCL：应与儿童型 FL 及其他 DLBCL 相区别，该肿瘤好发于颈淋巴结和 Waldeyer 环，为局限性的疾病。

（3）高级别 B 细胞肿瘤（high grade B cell lymphoma, HGBL）：含高级别 B 细胞淋巴瘤伴 *myc* 和 *Bcl-2* 和/或 *Bcl-6* 重排，即"双打击"或"三打击"淋巴瘤，以及高级别 B 细胞淋巴瘤，NOS。HGBL-NOS 的形态学多为伯基特样或母细胞样（blastoid），但缺乏 *myc* 和 *Bcl-2* 和/或 *Bcl-6* 重排，细胞增殖活性不定。

（4）伯基特淋巴瘤和伯基特样淋巴瘤：可达 70% 的伯基特淋巴瘤有 *TCF3* 或 *ID3* 突变。新提出的伯基特样淋巴瘤伴 11q 异常，该肿瘤与经典伯基特淋巴瘤相似，但无 *myc* 重排。

（5）EBV+ 黏膜皮肤溃疡：新增列疾病，其 ICD-O 编码为 9680/1。

2016 年修订版 WHO 分类中成熟 T 细胞/NK 细胞肿瘤部分的变化主如下：

（1）EBV⁺T 细胞/NK 细胞淋巴组织增生性疾病：①儿童系统性 EBV⁺T 细胞淋巴瘤：未采纳 EBV⁺ 淋巴增殖性疾病国际分类会议提出的分类方案（2008 年，Bethesda，美国），但仍认为该肿瘤与慢性活动性 EB 病毒感染 T/NK 表型（chronic active EBV infection, T/NK type; CAEBV-T/NK）

属同一疾病谱系。该肿瘤可发生于初发 EBV 感染之后或继发于 CAEBV。病情进展迅速，常在短时间内出现多器官功能衰竭、败血症或死亡，常有噬血细胞综合征。②CAEBV-T/NK 表型，系统性：是一类系统性 EBV⁺ 的多克隆、寡克隆或单克隆性 LPD，其临床特征为持续性发热，肝、脾肿大和淋巴结肿大，即传染性单核细胞增多症样综合征。疾病严重程度与宿主免疫反应和 EBV-DNA 载量相关。③CAEBV-T/NK 表型，皮肤性：种痘水疱病样淋巴组织增生性疾病和重症蚊虫叮咬过敏反应，前者曾称种痘水疱病样 T 细胞淋巴瘤（hydroa vacciniforme-like lymphoma, WHO, 2008 年）。二者均有演进为系统性 CAEBV 或儿童系统性 EBV⁺T 细胞淋巴瘤的可能。

（2）肠道 T 细胞淋巴瘤 / 淋巴组织增生性疾病：包括了原有的肠病相关 T 细胞淋巴瘤；增列 "单形性亲上皮性肠道 T 细胞淋巴瘤"（monomorphic epitheliotropic T-cell lymphoma, MEITL），取代了 "肠病相关 T 细胞淋巴瘤，II 型"（WHO, 2008 年）；增列了惰性胃肠道 T 细胞 LPD 以及非特指型肠道 T 细胞淋巴瘤。

（3）血管免疫母细胞性 T 细胞淋巴瘤以及滤泡辅助 T 细胞（T follicular helper, TFH）来源的其他淋巴结淋巴瘤：包括血管免疫母细胞性 T 细胞淋巴瘤（angioimmunoblastic T-Cell Lymphoma, AITL）、滤泡 T 细胞淋巴瘤（follicular T-cell lymphoma, FTCL）以及具有滤泡辅助 T 细胞（TFH）表型的淋巴结外周 T 细胞淋巴瘤。新进展主要反映在以下三方面：①肿瘤细胞的属性：这类肿瘤的共同之处是其瘤细胞均表达 TFH 抗原，如 CD10、bcl-6、PD-1、CXCL13、ICOS、CXCR5、SAP 和 MAF 等；②组织病理学特点：在 AITL 提出了重叠的三种模式；③分子遗传学的进展与应用：AITL 存在部分表观遗传学调节相关基因高频突变，如 *IDH-2*、*TET2*、*DNMT3A* 和 *RHOA* 等，其中 *IDH-2 R172* 突变检出率在 AITL 为 26%~33%，认为是 AITL 较特异的分子异常，可用于鉴别诊断。

（4）间变大细胞淋巴瘤：包括 ALK⁺ 间变大细胞淋巴瘤（anaplastic large B cell lymphoma, ALCL）、ALK⁻ALCL、新增列的乳腺植体相关 ALCL，以及原发皮肤 ALCL。①ALK⁻ALCL：主要发生于中老年人，是一组异质性的肿瘤，有 *DUSP22-IRF4* 或 *p63* 重排的该肿瘤在形态学、生物学行为和预后上均不同。约 30% 的 ALK⁻ALCL 有 *DUSP22* 重排，其瘤细胞形态单一，缺乏多形细胞，不表达细胞毒性蛋白，5 年生存率为 85%。约 8% 的 ALK⁻ALCL 有 *p63* 重排，其瘤细胞体积小，5 年生存率仅为 17%。半数以上缺乏 *DUSP22-IRF4* 或 *p63* 重排的 ALK⁻ALCL 患者的 5 年生存率为 42%。②乳腺植体相关间变大细胞淋巴瘤：极罕见，发生于曾接受乳腺假体植入者。从假体植入到淋巴瘤发生的时间 1~30 年不等，平均为 10 年。表现为假体周围的渗出性病变，可累及周围囊壁纤维组织，极少数患者有局部肿物。预后好，平均总生存时间 12 年。

（5）原发皮肤淋巴瘤及淋巴组织增生性疾病：①在原发皮肤外周 T 细胞淋巴瘤少见组中主要有三个方面的变化，一是增列了原发皮肤肢端 CD8⁺T 细胞淋巴瘤；二是以 "原发皮肤 CD4⁺LPD" 取代了 "原发皮肤小 / 中等大小细胞 T 细胞淋巴瘤"（WHO, 2008 年）；三是关于原发皮肤 γδT 细胞淋巴瘤的鉴别诊断问题。②原发皮肤 CD30⁺T 细胞淋巴组织增生性疾病 - 淋巴瘤样丘疹增列了三个亚型，即 LyP D 型、LyP E 型，以及 LyP 伴 6p25.3 重排。

五、淋巴组织肿瘤的临床分期、综合性诊治指南及其应用

临床分期对肿瘤治疗方案的选择及预后评估均有重要意义。目前常用的有 Ann Arbor 分期及其修订版 Ann Arbor-Cotswald 分期、部分采用淋巴瘤的 Lugano 分期、美国的 NCCN 指南，以及 CSCO 中国淋巴瘤诊治指南等。

（一）Ann Arbor 临床分期

1971 年在 Ann Arbor 召开的 HL 临床治疗工作会议上提出了 Ann Arbor 分期。1989 年修订（Ann Arbor-Cotswald 分期）。该分期系统也适用于 NHL 并沿用至今（表 15-3、表 15-4）。进行淋巴组织肿瘤的临床分期需行全面体检，相关影像学及一些实验室检查，如血象、血液生化检查、血清乳酸脱氢酶（LDH）水平、骨髓活检，以及胸腔和盆腹腔的影像学检查等。

表 15-3 Ann Arbor 分期（1971 年）

期别	描述
I	侵及一个淋巴结区；或侵及一个单独的结外器官或部位（IE）
II	横膈同侧 2 个或多个淋巴结区受累；或外加局限侵犯一个结外器官或部位（IIE）
III	横膈两侧淋巴结区受累；或外加局限侵犯一个结外器官或部位（IIIE），或脾（IIIE）或两者（IIIE+S）
IV	一个或多个结外器官弥漫性（多灶性）受累，伴或不伴相关淋巴结区受累

表 15-4 Ann Arbor–Cotswald 分期（1989 年）

期别	描述
I	侵及一个淋巴结区或淋巴组织（如脾、胸腺、咽淋巴环）；或一个淋巴结外器官或部位（IE）
II	侵及横膈同侧 2 个或以上淋巴结区，或局限的结外器官或部位，并注明受侵淋巴结数目（如 II2）
III	侵及横膈两侧淋巴结区或结外淋巴组织（III）
III1	伴或不伴有脾门、腹腔或门脉区淋巴结受侵
III2	伴有主动脉旁、髂部、肠系膜淋巴结受侵
IV	一个或多个淋巴结以的外器官或组织广泛受侵，伴或不伴相关淋巴结受侵
X	巨块型病变：纵隔病变 > 胸腔横径 1/3；融合淋巴结最大径超过 10cm

Ann Arbor 分期有两点补充：①各期又根据是否有以下症状而分为 A 和 B 两个亚型。A 亚型：无发热，盗汗，6 个月内不明原因的体重降低 <10% 以上；B 亚型：有发热，盗汗，6 个月内不明原因的体重降低 >10% 以上。②淋巴结外病变以"E"（extranodal）示。脾侵犯改为"S"，依次类推，如骨髓（M）、肺实质（L）、胸膜（P）、肝脏（H）、皮肤（D）等。

（二）Lugano 临床分期

恶性淋巴瘤国际会议（International Conference of Malignant Lymphoma，ICML）是关于淋巴瘤基础与临床研究的全球范围规模和影响力最大的学术会会议，每两年一届在瑞士 Lugano 召开，至今已有 16 届。Lugano 分期体系中有针对淋巴结原发淋巴瘤的改良 Ann Arbor 临床分期；有针对胃肠道淋巴瘤的 Lugano 分期；也有针对淋巴瘤

疗效评估系统等，这些在国内外均有不同程度的应用。

（三）NCCN 指南

美国国家综合癌症网络（NCCN）是由美国的 21 家顶级肿瘤中心组成的非营利性学术组织，发布各种恶性肿瘤（包括霍奇金淋巴瘤和非霍奇金淋巴瘤）临床实践指南，每年更新数次，得到了全球临床医师的认可，使用广泛。其内容包括某种类型的淋巴瘤定义、病理检查样本的要求、病理诊断要素（含抗体选择、分子检测手段应用）、实验室检查要求，一线治疗方法，二线或挽救治疗，疗效和预后评估等。

（四）中国临床肿瘤学会淋巴瘤诊疗指南

中国临床肿瘤学会（Chinese Society of Clinical Oncology，CSCO）肿瘤指南工作委员会在 2018 年出版了《中国临床肿瘤学会（CSCO）淋巴瘤诊疗指南 2018. V1》。该指南包括弥漫大 B 细胞淋巴瘤、滤泡淋巴瘤、套细胞淋巴瘤、边缘区淋巴瘤、外周 T 细胞淋巴瘤、结外 NK/T 细胞淋巴瘤、伯基特淋巴瘤、霍奇金淋巴瘤和慢性淋巴细胞白血病等 9 种较常见类型的淋巴瘤，内容有治疗前评估、病理诊断、分期、治疗和预后评估等。

（五）欧洲肿瘤内科协会肿瘤临床实践诊疗指南

欧洲肿瘤内科协会（European Society for Medical Oncology，ESMO）每年召开一次国际学术会议，淋巴瘤是其中一部分内容。ESMO 陆续出台并更新关于霍奇金淋巴瘤、弥漫大 B 细胞淋巴瘤、套细胞淋巴瘤，以及外周 T 细胞淋巴瘤诊疗指南，在世界各地，特别是欧洲地区应用较为广泛，在中国也有应用。

其他用于淋巴瘤预后评估的还有国际预后指数（international prognosis index，IPI），这是临床上用于综合性评价淋巴瘤预后的参数，含以下因素：①年龄 >60 岁；②血乳酸脱氢酶高于正常；③体能状态较差；④临床 III 期或 IV 期；⑤淋巴瘤累及两个或以上结外器官或组织。IPI 与患者的预后相关，IPI 为 0~1、2、3、4~5 的 NHL 患者的 5 年总生存率分别为 73%、51%、43% 和 26%。

1999 年，国际工作小组（International Working Group，IWG）发布了"NHL 疗效评估标准"。2007

年,国际协调计划(International Harmonization Project, IHP)对 IWG 标准进行了修订,引入了 PET/CT 评估(表 15-5)。

随着对淋巴组织肿瘤细胞来源及其发病和肿瘤演进分子机制的深入探讨与研究,即便是目前 WHO 分类不断更新,旧问题解决了,而新问题仍然会不断出现,人们对淋巴组织肿瘤的探索与研究将继续进行。

表 15-5 IHP 制定的肿瘤临床试验中的疗效定义

疗效	定义	结节性肿块	肝脾	骨髓
CR	所有的病灶证据均消失	a)治疗前 FDG 高亲和性或 PET 阳性;PET 阴性的任何大小淋巴结 b)FDG 亲和性不定或 PET 阴性,CT 显示病灶缩至正常大小	不能触及,结节消失	重复活检结果阴性;如果形态学不能确诊,需要免疫组化结果阴性
PR	可测量病灶缩小,没有新病灶	6 个最大病灶 SPD 缩小≥50%;其他结节大小未增加 a)治疗前 FDG 高亲和性或 PET 阳性:原受累部位有 1 或多个 PET 阳性病灶 b)FDG 亲和性不定或 PET 阴性;CT 显示病灶缩小	结节 SPD(或单个结节最大横径)缩小≥50%;肝脾没有增大	如果治疗前阳性,则不作为疗效判断标准;细胞类型应该明确
SD	未达 CR/PR 或 PD	a)治疗前 FDG 高亲和性或 PET 阳性;治疗后原病灶仍为 PET 阳性;CT 或 PET 显示没有新病灶; b)FDG 亲和性不定或 PET 阴性;CT 显示原病灶大小没有改变		
疾病复发或 PD	任何新增加的病灶或原病灶直径增大≥50%	出现任何径线 >1.5cm 的新病灶;多个病灶 SPD 增大≥50% 或治疗前短径 >1cm 的单病灶的最大径增大≥50% 治疗前 FDG 高亲和性或 PET 阳性病灶在治疗后 PET 阳性	任何病灶 SPD 增大 >50%	新发或复发

缩写:CR,完全缓解;FDG,[^{18}F]脱氧葡萄糖;PET,正电子发射断层成像;CT,计算机断层摄影术;PR,部分缓解;SPD,最大垂直径乘积之和;SD,疾病稳定;PD,疾病进展。

Cheson BD, *J Clin Oncol*, 2007, 25:579-586

第二节 侵袭性 B 细胞淋巴瘤及其进展

广义的侵袭性 B 细胞淋巴瘤是恶性程度较高、生物学行为呈侵袭性的成熟 B 细胞淋巴瘤,包括各种类型的弥漫大 B 细胞淋巴瘤、高级别 B 细胞淋巴瘤、伯基特淋巴瘤、滤泡淋巴瘤(3B 级)、套细胞淋巴瘤(母细胞样、多形性变型)、慢性淋巴细胞白血病及其他惰性 B 细胞淋巴瘤向大 B 细胞淋巴瘤转化。

一、弥漫大 B 细胞淋巴瘤,非特指

第 4 版 WHO 造血与淋巴组织肿瘤分类(2008 年)定义了弥漫大 B 细胞淋巴瘤 - 非特指(DLBCL-NOS);约占非霍奇金淋巴瘤的 40%,是淋巴结及结外最常见的淋巴瘤亚型。可为原发或由其他惰性 B 细胞淋巴瘤转化而来。DLBCL-NOS 为一组异质性的侵袭性肿瘤。形态学变异包括常见的中心母细胞型、免疫母细胞型和少见的间变性,以及其他罕见的梭形细胞、印戒细胞型等。5%~10%DLBCL-NOS 肿瘤细胞异常表达 CD5、不表达 cyclin D1 和 Sox11,临床分期较晚、

预后较差。30%~35% 病例表达 MYC 蛋白,且其中 20%~35% 的病例同时表达 BCL-2。这部分肿瘤的免疫表型变异往往与 MYC/BCL-2 染色体改变不相关,被称为"双表达淋巴瘤"(double-expressor lymphoma, DEL)。DEL 的预后较差,但好于高级别 B 细胞淋巴瘤。DLBCL-NOS 存在免疫球蛋白重链和轻链的克隆性重排。约 50% 的病例有复杂多样的体细胞超突变。30% 以上的病例有 Bcl-6 基因易位,这是该肿瘤最常见的染色体易位。约 20%~30% 的病例有 Bcl-2 基因易位,约 10% 的病例有 myc 重排。

细胞起源(cell of origin, COO)是 DLBCL-NOS 的独立预后因素,根据基因表达谱聚类分析结果将 DLBCL-NOS 分为生发中心 B 细胞型(GCB)和活化 B 细胞型(ABC)两种亚型(Alizadeh 等,2000)。二者在染色体改变、信号通路激活和临床预后等方面均不同,也有别于其他亚型的大 B 细胞淋巴瘤(如原发纵隔大 B 细胞淋巴瘤,表 15-6)。修订第 4 版 WHO 分类(2016 年)确定了 GCB 和 ABC 这两种分子亚型。与之相对应的免疫分型包括:①Hans 分型(2004 年):根据瘤细胞表达 CD10,BCL-6 和 MUM1 抗原将其分为 GCB/非 GCB 分型,Hans 分型和 GEP 检测的一致率为 84%;②Choi 分型(2009 年):在 Hans 分型基础上增加了 GCET1 和 FOXP1 两个抗体,该分型与 GEP 检测的符合率为 93%,其 GCB 型和 ABC 型与 GEP 检测的一致率分别为 96% 和 89%;③Tally 分型(2010 年):在 Choi 分型基础上以 LMO2 取代了 BCL-6,并将生发中心 B 细胞标记 GCET1 和 CD10 及活化 B 细胞标记 Mum1 和 FOXP1 置于同等地位进行评价。该分型与 GEP 检测的一致率达 98%。目前,Hans 分型进入了 NCCN 诊治指南,并为修订版 WHO 分类(2016 年)认可,但在临床实践中,Hans 分型与 DLBCL-NOS 分子分型和治疗方法的选择并没有绝对的必然联系。Lymph2Cx 模型则是通过对比 20 个基因(包含 5 个看家基因)表达来判别细胞来源,提高了与 GEP 检测的一致率。

在 DLBCL-NOS 基因分型的探究中,采用外显子测序及转录组测序、基于芯片技术的 DNA 拷贝数分析、有针对性的扩增子测序等方法对 372 个基因变异和基因表达分析,确定了 BN2、EZB 两种治疗效果好的基因分型和 MCD、N1 两种疗效差的基因分型。这 4 种基因分型在上述 GCB 和 ABC 分子分型中都能发现。另有整合基因组分析研究定义了 5 个不同的 DLBCL-NOS 子集:具有外滤泡、可能边缘区起源、预后好的 ABC-DLBCL(C1);具有 TP53 双等位基因失活、921.3/CDKN2A 缺失和相关基因组不稳定性并独立于 COO(C2);具有 BCL-2 结构变异、PTEN 和表观遗传学酶改变的预后不良的 GCB-DLBCL(C3);具有 BCR/PI3K、JAK/STAT 和 BRAF 通路以及多个组蛋白改变的预后好的 GCB-DLBCL(C4);具有 CD79B、MYD88、TBL1XR1 等突变,以原发睾丸和原发中枢为代表的结外 ABC-DLBCL(C5)。

此外,根据能量代谢差异可将 DLBCL-NOS 分为以有氧糖酵解为代谢特征的 B 细胞受体(B cell receptor, BCR)/增殖亚型,表现为编码 BCR 信号通路组分基因和增殖相关基因高表达;以氧化磷酸化代谢供能的 OxPhos 亚型;宿主反应 HR 亚型,表现为活化宿主炎性反应。不同的信号通路和代谢因素影响这两种代谢方式的 DLBCL-NOS。BCR 信号通路和自噬等影响 BCR 型的有氧糖酵解;线粒体功能基因高度活化和脂肪酸代谢关键因子高表达等影响 OxPhos 型的氧化磷酸化过程。

DLBCL-NOS 的标准治疗是利妥昔单抗、环磷酰胺、多柔比星、长春新碱和泼尼松(R-CHOP),使用标准治疗后患者的 5 年总生存率为 60%~70%,仍有 30%~40% 患者难治复发,预后差。上述分型的遗传特征、突变特征和已识别改变的时间顺序为 DLBCL-NOS 发病机制提供了新的认识。独立于国际预后指数(IPI)的遗传特征、靶向能量代谢差异及相关调节因素等,可能为 DLBCL-NOS 的治疗和预后评估提供新的思路、新的联合治疗策略,如抑制关键信号通路的靶向药物(BTK 抑制剂、PD-1/PD-L1 单抗)、免疫治疗、嵌合抗原受体 T 细胞(CAR-T 细胞)等。

表 15-6　DLBCL 不同亚型和原发纵隔大 B 细胞淋巴瘤的遗传学、分子和临床特征

特征	频率		
	ABC-DLBCL	GCB-DLBCL	PMBL
基因重排			
Bcl-2	<5%	40%	0%
Bcl-6	25%~30%	15%	0%
myc	5%~8%	5%~8%	0%
CD274/PDCD1LG2（*PD-L1/2*）	罕见	罕见	20%
CIITA	罕见	罕见	38%
TBL1XR1	0%	5%	0%
拷贝数异常			
1p36.32 缺失（*TNFRSF14*）	10%	30%	罕见
2p16 获得/扩增（*REL*）	罕见	30%	60%~75%
3q27 获得/扩增	45%	15%~20%	罕见
6q21 缺失（*PRDM1*）	45%	25%	未知
9p21 缺失（*CDKN2A*）	40%	20%	罕见
9p24.1 获得/扩增（*CD274/PDCD1LG2*）	少见	少见	60%~75%
18q21.3 获得/扩增（*Bcl-2*）	55%	15%	罕见
重复突变			
EZH2	罕见	20%~25%	未知
GNA13	罕见	25%	未知
LMT2D（*MLL2*）	35%	40%	未知
TP53	25%	20%	未知
MEF2B	5%	15%~20%	未知
SGK1	5%~10%	15%~20%	未知
CREBBP	10%	30%	未知
TNFRSF14	罕见	30%	未知
SOCS1	少见	10%~15%	40%
PTPN1	未知	未知	20%
STAT6	罕见	5%	35%
CARD11	10%~15%	10%~15%	未知
CD79B	20%~25%	少见	未知
MYD88	35%	少见	未知
PRDM1	15%	罕见	未知
B2M	15%~20%	20%~25%	未知
CD58	10%	10%	未知
信号通路异常			
NK-κB 活化	是	否	是
PI3K/Akt	否	是	否
JAK/STAT 信号通路	罕见	是	是
免疫逃逸	是	是	是
临床特征			
5 年 PFS（R-CHOP）	40%~50%	70%~80%	85%~90%

PMBL: primary mediastinal（thymic）large B cell lymphoma，原发纵隔（胸腺）大 B 细胞。

二、高级别 B 细胞淋巴瘤

在修订第 4 版 WHO 分类（2016 年）中，高级别 B 细胞淋巴瘤指两种亚型：高级别 B 细胞淋巴瘤伴 MYC、BCL-2 和 / 或 BCL-6 易位和高级别 B 细胞淋巴瘤，非特指。前者又称高级别 B 细胞淋巴瘤 - 双重 / 三重打击（high-grade B-cell lymphoma-double/triple hit，HGBL-DH/TH）。其定义严格限定 FISH 和核型检测其遗传学特征为 myc、Bcl-2 和 / 或 Bcl-6 基因的断裂、重排。因此，发生这些基因的突变、低水平拷贝数增加或高水平扩增则不能归入该亚型。其中近半数患者有滤泡淋巴瘤的病史或诊断依据，应诊断为"高级别 B 细胞淋巴瘤伴 MYC、BCL-2 和 / 或 BCL-6 易位，由滤泡淋巴瘤转化而来"。该类肿瘤以老年人居多，乳酸脱氢酶高水平，Ann Arbor Ⅲ/Ⅳ 期，常有骨髓受累，临床进程侵袭性更强。病理形态学似 DLBCL-NOS 的中心母细胞或免疫母细胞样，也可兼具伯基特淋巴瘤和 DLBCL-NOS 瘤细胞特征，或可更为多形性、核不规则性。少数病例形态学似母细胞样套细胞淋巴瘤（可表达 cyclin D1）、B 细胞淋巴母细胞淋巴瘤 / 白血病（TdT+、CD20⁻）。MYC 和 BCL-2 双打击者免疫表型呈 CD10 阳性、BCL-6 阳性和 BCL-2 强阳性，一半病例同时为 IRF4/MUM1 阳性；而 MYC 和 BCL-6 双打击者则呈 CD10 阴性、BCL-6 阳性和 BCL-2 阴性或弱阳性，即活化 B 细胞（ABC）表型，常表达 IRF4/MUM1。大多数 MYC 蛋白阳性 >30%。Ki-67 指数不定，甚至可低于 50%。遗传学改变为 8q24 附加 18q21 或 3q27 缺失，60% 病例可见 t（8；14）或类似遗传学变异，35%~40% 为非 IG/MYC 遗传学改变，如 t（8；9）（q24；p13）和 t（3；8）（q27；q24）。MYC 和 BCL-2 双打击者和母细胞型常常可见 TP53 突变。

HGBL-NOS 包括所有"不能分类的具有介于伯基特淋巴瘤和弥漫大 B 细胞淋巴瘤之间特征的大 B 细胞淋巴瘤"和缺乏双重 / 三重打击的母细胞淋巴瘤、具有 MYC 易位和 BCL-2 或 BCL-6 获得或扩增的伯基特样淋巴瘤，以及相反具有 BCL-2 或 BCL-6 易位和 MYC 获得或扩增的伯基特样淋巴瘤。但若形态学为弥漫大 B 细胞淋巴瘤且有 myc 基因易位，则无论其是否伴有 BCL-2/8q21 获得，也只能诊断为伴 myc 基因易位的 DLBCL。患者多为老年人，常有骨髓受累，Ann Arbor Ⅲ/Ⅳ 期，临床进程侵袭性更强。组织形态可似伯基特淋巴瘤，也可兼具伯基特淋巴瘤和弥漫大 B 细胞淋巴瘤的瘤细胞特征，呈母细胞样；但不同于 DLBCL。肿瘤细胞 CD10、BCL-6 和 BCL-2 的表达不定，IRF4/MUM1 强阳性；Ki-67 指数多少不一。遗传学改变缺乏 MYC 和 BCL-2/BCL-6 双打击，可有 8q24、3q27、18q21 或其他位点断裂，也可伴有获得或扩增。

三、EBV 阳性弥漫大 B 细胞淋巴瘤，非特指

WHO 分类（2008 年）曾单列"老年人 EBV 阳性弥漫大 B 细胞淋巴瘤"，定义为 50 岁以上、无任何已知免疫缺陷背景的侵袭性 B 细胞淋巴瘤。后续多组研究发现该亚型亦可见于年轻人和儿童。修订版 WHO 分类（2016 年）即命名为"EBV 阳性弥漫大 B 细胞淋巴瘤，非特指"。"非特指"即强调须排除明确的 EBV 相关的淋巴增生性疾病（包括淋巴瘤样肉芽肿病、慢性炎症相关的 DLBCL、免疫缺陷相关淋巴瘤 /LPD，以及 EBV 阳性黏膜皮肤溃疡）。该亚型发病率与地理环境和种族有关，亚洲和拉丁美洲高于西方国家。发生于任何年龄，中位年龄为 71 岁，男性常见。大多数患者为临床晚期（Ann Arbor Ⅲ 或Ⅳ 期），IPI 高，B 症状常见。大多数患者乳酸脱氢酶水平升高，血清 EBV DNA 阳性，EBV IgG 阳性率高达 90%，提示病毒重新激活。与年轻患者相比，老年患者多为侵袭性临床过程，临床分期和 IPI 评分较高；病变多见于结外，常累及皮肤、胃肠道或肺。组织形态可分为大细胞多形性淋巴瘤和单形性免疫母细胞样大细胞淋巴瘤两类。由于 EB 病毒潜伏膜蛋白（latent membrane protein，LMP-1）可模拟 CD40 受体的激活、诱导 NF-κB/IRF-4 的结构性激活，导致 BCL-6 表达下调，故多为 ABC 表型（Hans 分型）。CD30 阳性率较高且预后较差。可能是 EBV 的致瘤性之故，EBV⁺DLBCL 的染色体改变较少。可见 c-myc、Bcl-2 和 Bcl-6 基因拷贝数增加，但 Bcl-2、Bcl-6 或 c-myc 的易位少见；亦可见 t（9；14）（p13；q23）染色体易位。

EBV⁺DLBCL，NOS 的主要发病机制有：

①EBV 致瘤性：主要通过：LMP-1 作为肿瘤坏死因子受体家族成员阻断 p53 调控的细胞凋亡、促进 BCL-2 和其他抗凋亡因子的激活，进而激活 NF-κB 和 JAK-STAT 信号通路促进 B 细胞增生；过度表达 hsa-miR-126、hsa-miR-146 a/b、hsamiR-150 和 hsa-miR-222，低表达 hsa-miR-151；EB 病毒裂解复制期表达特异性脱氧尿苷三磷酸核苷酸水解酶（DUTPase）抗体，激活 NF-κB 通路以及 Toll 样受体 2、调节先天和适应性免疫反应，从而调控下游基因的表达，参与肿瘤发生。②免疫衰老/损伤：EBV⁺DLBCL 老年患者的 EBV 特异性 CD8⁺T 细胞已被证实免疫功能受损，年轻患者则表现为免疫检查点失调。EBV⁺DLBCL，NOS 中 *NF-κB* 通路激活增强 PD-L1 表达而逃避免疫识别。PD-L1 高表达亦可通过 LMP-1 增强 PD-L1 启动子和增强子的活性；或诱导 *myc* 基因转录和翻译，而 MYC 蛋白则通过信号转导和转录激活因子 1（STAT1）促进 PD-L1 mRNA 的合成。③EBV 基因上调凋亡抑制因子家族成员 survivin，后者为 STAT3 和 P53 蛋白的转录靶点之一参与 EBV⁺DLBCL 的耐药和不良预后分子机制。因此，探索中的 EBV 针对性治疗策略包括通过靶向 EBNA-1 分子抑制 EBNA-1 磷酸化来消除 EBV 基因组；经典抗疱疹病毒联合裂解期诱导剂；构建 EBV 特异性细胞毒性 T 细胞；EBV 特异性过继免疫疗法；LMP-1 导向的针对 CD19 等肿瘤相关标志物的 CAR-T 细胞；常规化疗药物或放射靶向 DNA；干扰 miRNA 等。此外，针对 NF-κB、JAK-STAT 等特定信号通路的治疗（如硼替佐米）、纳武利尤单抗（nivolumab）等 PD-1 免疫检查点抑制剂的免疫调节以及 CD30、survivin 的靶向治疗等也在进一步探究中。

第三节　小 B 细胞淋巴瘤及其进展

　　小 B 细胞淋巴瘤是一组成熟 B 淋巴细胞肿瘤，包括慢性淋巴细胞白血病/小淋巴细胞淋巴瘤（chronic lymphocytic leukemia/small lymphocytic lymphoma，CLL/SLL）、套细胞淋巴瘤（mantle cell lymphoma，MCL）、滤泡淋巴瘤（follicular lymphoma，FL）、边缘区淋巴瘤、淋巴浆细胞性淋巴瘤（lymphoplasmacytic lymphoma，LPL）、毛细胞白血病（hairy cell leukemia，HCL）等惰性小 B 细胞淋巴瘤或白血病等。

一、慢性淋巴细胞白血病/小淋巴细胞淋巴瘤

　　CLL/SLL 是欧美最常见的成人白血病，占非霍奇金淋巴瘤的 7%，年发病率约 5/100 000。老年患者多见（平均 65 岁）。随着年龄增长，发病率明显增加，70 岁以上人群的年发病率大于 20/100 000。近年发现，年轻患者并不少见，远东人群的发病率也并非如过去所报道的那样低于西方国家的 5 倍，一组历时 9 年的大宗病例（6 382 例）分析表明东方人群的 CLL/SLL 病例为 256 例（4 011/100 000）。CLL/SLL 患者直系亲属发病率较普通人群高 3 倍。CLL 和 SLL 是同一疾病的不同表现形式。CLL 的诊断需外周血检出 ≥5×10⁹/L 单克隆 B 细胞；SLL 则为外周血中单克隆 B 细胞 <5×10⁹/L，且肿瘤细胞在外周淋巴器官的浸润，通常表现为淋巴结及肝脾肿大；对于仅外周血检出 <5×10⁹/L 的单克隆 B 细胞，无淋巴结肿大、器官肿大或其他结外部位累及（体格检查或影像学检测），无疾病相关血细胞减少或疾病相关症状，则诊断为单克隆 B 细胞淋巴细胞增多症（monoclonal B-cell lymphocytosis，MBL）。每年 1%~2% 的 MBL 进展为需要治疗的 CLL。增殖中心（proliferation center，PC）（又称"假滤泡"）是 CLL/SLL 具有特征性的淋巴结形态学改变，源于 CD3⁺ T 淋巴细胞（大多数为 CD40L⁺CD4⁺）、间质细胞和可溶性（soluble）因子的刺激。肿瘤细胞的经典免疫表型为 CD19⁺ CD20⁺（弱）CD5⁺ CD23⁺ CD43⁺ CD200⁺，特异性表达 LEF1；30% 病例 PC 呈 cyclin D1⁺（Sox11⁻，无 *CCND1* 基因易位）；少数病例表达 MYC 和 NOTCH1 蛋白。

　　CLL/SLL 预后差异极大，部分患者终身无需治疗、部分初始进展缓慢、部分则发病即呈侵袭性，需即刻治疗。约 2%~8%CLL 进展为弥漫大 B 细胞淋巴瘤（Richter 综合征），<1% 进展为经典型霍奇金淋巴瘤。ETA 相关蛋白（zeta-associated protein，ZAP70）、CD38 和 CD74 的阳

性表达均提示预后不良。CLL/SLL 最常见的细胞遗传学改变是 13q14 缺失,提示预后良好;位于该区的 mir-15a 和 mir-16-1 与肿瘤的发生发展有关。其他常见的遗传学改变包括 12 号染色体三体、11q22-23(ATM 和 BIRC3 基因)缺失、17p13 缺失及 TP53 突变,后三者均提示不良预后。PC 扩大(大于显微镜 20 倍视野)且融合的病例常伴有增殖活性增加(Ki-67 指数 >40% 或 PC 中核分裂象 >2.4/HPF)、17p13 缺失和 12 号染色体三体的遗传学改变且呈侵袭性生物学行为。约 30%~50%CLL/SLL 免疫球蛋白重链可变区(IGHV)基因无突变(U-IGHV),与胚系基因有 ≥98% 的同源性序列,常伴有 BCR 信号通路活化;较 IGVH 基因突变型(M-IGHV)CLL/SLL(约 50%~70%)病情进展快、生存期短,临床分期多为晚期。前述遗传学改变的出现与 IGVH 基因的不同突变状态相关,13q、11q 和 17 缺失在 U-IGHV 和 M-IGHV 之间存在统计学差异。全基因组 DNA 甲基化研究将 CLL 分为三个与 B 细胞分化不同时期相关的表观遗传学亚型,分别相当于初始 B 淋巴细胞、记忆 B 淋巴细胞和介于二者的中间型。三组的生物学特征不同,但 IGHV 基因突变状态有重叠。初始 B 淋巴细胞样 CLL 主要呈 U-IGHV,而绝大多数中间型和记忆 B 淋巴细胞样 CLL 为 M-IGHV。但是,中间型较记忆 B 淋巴细胞样 CLL 的临床进程呈更强的侵袭性。

二、套细胞淋巴瘤

MCL 实为源自初级淋巴滤泡和次级淋巴滤泡套区淋巴细胞的小 B 细胞淋巴瘤。肿瘤细胞的免疫表型为 CD20⁺ CD5⁺ CD43⁺ sIgM⁺ FMC7⁺CD3⁻ CD10⁻ CD23⁻,>95% 病例以 t(11;14)染色体转位所致的 CCDN1 和 IGH 基因融合并导致 cyclin D1 过表达为特征。MCL 结外病变常见,特别是胃肠道,常表现为多发性息肉,称为淋巴瘤样息肉病(lymphomatoid polyposis),而患者多无明显症状。临床多呈侵袭性,中位总生存时间(overall survival, OS)和无复发生存时间(failure-free survival, FFS)分别为 38 个月和 12 个月。目前认为 MCL 是一组生物学、形态学、免疫表型、临床进程异质性肿瘤。40% 以上的 MCL 表达至少一种生发中心或生发中心后淋巴细胞表型(MUM1、

BCL-6、CD10),也可见 IGVH 基因突变;具有浆细胞分化的 MCL 表达 CD38 和 IRF4/MUM1,提示尽管绝大多数 MCL 起源于生发中心前,尚有少数 MCL 源于生发中心后、抗原刺激后 B 淋巴细胞。MCL 形态学变异型包括侵袭性更强的母细胞型[瘤细胞似淋巴母细胞,核分裂象 ≥(20~30)/10HPF]和多形性型,以及惰性白血病样非淋巴结 MCL 易见的小细胞型、边缘区样 /CLL 的 PC 样、意义尚不清的浆细胞分化型。12% MCL 呈 CD5⁻,8%MCL 呈 CD10⁺,CD5⁻/CD10⁺ 者多见于母细胞型 MCL。多达 21%~45% 的 MCL 为 CD23⁺,预后相对较好。值得一提的是,单纯的 cyclin D1 异常并不足以诱导肿瘤发生;也存在 cyclin D1⁻ 的 MCL,可通过检测 cyclin D2 或 D3 来予以证实。近年发现的神经转录因子 Sox11 特异性地表达于 MCL,可协助诊断 MCL 各种变型(包括母细胞型和 cyclin D1⁻MCL)。细胞增殖活性标记 Ki-67 在 MCL 中的指数介于 1%~70%,中位数 16.8%;经典型 Ki-67 指数较低,而母细胞型和多形性变型可达 40% 以上。核分裂象 >(10~37.5)/15HPF 或 50/mm²、Ki-67 指数 >30% 与不良预后相关。INK4a 与 ARF 所在的 CDKN2/p16 位点(9q21)纯合性缺失、ATM 和 p53 突变,均提示不良预后;具有 IGVH 高频突变的 MCL 常表现为非结节性,患者可长期带病存活;部分会进展为侵袭性 MCL,预后较差。

惰性白血病样非淋巴结性 MCL(indolent leukemic non-nodal MCL)患者常表现为惰性起病,外周血淋巴细胞轻度增多、脾肿大而淋巴结不大(<1~2cm)、骨髓和 / 或胃肠道受累,缺乏明显的淋巴结肿大,易被误诊为脾脏边缘区淋巴瘤或 CLL/SLL,部分患者甚至不接受化疗而存活 10 年以上。其骨髓受累不同于经典型 MCLIV 期的骨髓表现,常为 cyclin D1⁺ 的淋巴样细胞单个或散在间质浸润,少于 5% 细胞成分。异常淋巴样细胞 Sox11⁻、CD5⁺/⁻,部分 CD38⁺,Ki-67 指数 <10%。可见 IGHV 突变、非复杂核型、无 TP53 基因突变或缺失。若出现继发性分子遗传学异常(常为 TP53 异常),则呈侵袭性。此外,cyclin D1 阳性的 B 细胞局限于滤泡套区则称为原位套细胞肿瘤(in situ mantle cell neoplasia, ISMCN),可呈播散性表现(累及外周血或多个部位),为惰性白血病样

非淋巴结性 MCL 的部分表现,但很少出现进展,临床风险低。

三、其他小 B 细胞淋巴瘤

(一)滤泡淋巴瘤

滤泡淋巴瘤(follicular lymphoma, FL)是淋巴滤泡生发中心 B 细胞(中心细胞和中心母细胞/转化细胞)来源的肿瘤。根据肿瘤滤泡内中心母细胞数量进行分级。低级别 FL(1~2 级)的中心 B 细胞(CB)为(0~15 个)/高倍视野;高级别 FL(3 级)的 CB 为 >15 个/高倍视野,若其中还可见中心细胞为 3A,若中心母细胞呈实性片状分布、缺乏中心细胞则为 3B。10%~20 的高级别 FL 出现骨髓呈低级别 FL 表现,与预后不相关。肿瘤细胞具有生发中心细胞的免疫表型,表达 CD19、CD20、CD10、BCL-6 和单克隆性表面 Ig。其特征性遗传学改变是 t(14;18)(q32;q21),发生 14 号染色体上 IgH 基因和 18 号染色体上 BCL-2 基因拼接,导致 BCL-2 基因活化、BCL-2 蛋白高表达。约 85%~90% 的低级别 FL 之瘤细胞表达 BCL-2,在高级别 FL,仅有约 50% 的病例表达 BCL-2。实际工作中,应将 FL(3B)单独区别开来,FL(3B)常缺乏 BCL-2 基因重排、常见 BCL-6 异常,肿瘤细胞不表达 BCL-2、而呈 MUM1 阳性,临床呈侵袭性进程。第 4 版和修订第 4 版 WHO 分类(2008 年、2016 年)分别将原发皮肤滤泡中心淋巴瘤和儿童型滤泡淋巴瘤(pediatric-type follicular lymphoma, PFL)单列,而经典 FL 包括原位滤泡肿瘤(in situ follicular neoplasia, ISFN)、十二指肠型滤泡淋巴瘤(duodenal-type follicular lymphoma)和多见于儿童的睾丸 FL 三种亚型,预后极好,无需进一步治疗,以随访观察为佳。另有报道伴 1p36 缺失的 FL 常表现为腹股沟 5cm 以上的淋巴结肿大;大多数患者为 I 期或 II 期,组织形态学为低级别(1 级或 2 级),呈弥漫性生长;肿瘤细胞呈 CD10⁺BCL-6⁺CD23⁺,但 BCL-2 蛋白表达不定;遗传学检测缺乏 t(14;18),而呈 1p36 缺失;预后很好(表 15-7)。

(二)边缘区淋巴瘤

包括脾脏边缘区淋巴瘤(splenic marginal zone lymphoma, S-MZL)、黏膜相关淋巴组织结外边缘区淋巴瘤(extranodal marginal zone lymphoma of mucosa-associated lymphoid tissue, MALT 淋巴瘤)、淋巴结边缘区淋巴瘤(nodal marginal zone lymphoma, N-MZL)。MALT 淋巴瘤是最常见的结外 B 细胞淋巴瘤,占所有 B 细胞淋巴瘤的 7%~8%。N-MZL 也见有发生于男性患儿头颈淋巴结变异型的情况,预后极好。总体来讲,该组淋巴瘤形态学具有异质性,病变由边缘区细胞(中心细胞样细胞)、单核细胞样细胞、小淋巴细胞和散在分布的免疫母细胞、中心母细胞样细胞等多种细胞成分构成,部分病例有浆细胞分化,可出现血清 M 蛋白。肿瘤细胞缺乏特征性免疫表型,呈 CD20⁺、CD79a⁺、CD5⁻、CD10⁻、CD23⁻、CD43⁺/⁻,与 LPL 的鉴别要点在于后者多见 MYD88 L265P 突变。S-MZL 和 N-MZL 都缺乏重复性的染色体易位。不同解剖部位的 MALT 淋巴瘤遗传学改变不同(表 15-8)。其中 t(11;18)(q21;q21)主要见于肺和胃,且胃 MALT 淋巴瘤发生 t(11;18)(q21;q21)转位者对常规抗幽门螺杆菌治疗抵抗。

(三)淋巴浆细胞性淋巴瘤

淋巴浆细胞性淋巴瘤(lymphoplasmacytic lymphoma, LPL)是一种由小 B 淋巴细胞、浆细胞样淋巴细胞和浆细胞构成的惰性淋巴瘤。该肿瘤主要累及骨髓,也可有外周血、淋巴结和脾脏累及。常伴 IgM 型 γ 球蛋白血症。Waldenström 巨球蛋白血症(Waldenström macroglobulinemia, WM)是一个临床综合征,定义为 LPL 伴血清单克隆性 IgM 水平升高。瘤细胞表达表面及胞质免疫球蛋白,主要是 IgM,也有 IgG,少有 IgA,不表达 IgD。表达 B 细胞分化抗原,如 CD19、CD20 和 CD79a 等;不表达 CD5、CD10、CD23、CD103 和 cyclin D1。在 90%LPL、WM 和不明原因的高丙种球蛋白血症 -IGM 型病例中存在 MYD88 L265P 突变,而在其他类型的小 B 细胞肿瘤、大 B 细胞淋巴瘤及浆细胞瘤中则少见或为阴性。

(四)毛细胞白血病

毛细胞白血病(hairy cell leukemia, HCL)的瘤细胞核圆、胞质丰富。因肿瘤细胞胞质有毛发样突起而得名。肿瘤弥漫浸润骨髓和脾脏红髓。患者多为中老年人,常表现为脾肿大、全血细胞减少、外周血中查见少数肿瘤细胞等。外周血单核细胞减少具有特征性。骨髓细胞学涂片

表 15-7　不同临床病理特征的滤泡淋巴瘤亚型

	经典滤泡淋巴瘤，1~3A级	淋巴瘤3B级	儿童滤泡淋巴瘤（结内）	Waldeyer环滤泡淋巴瘤	睾丸滤泡淋巴瘤	del1p36，腹股沟滤泡淋巴瘤	原发肠道滤泡淋巴瘤	原发皮肤滤泡淋巴瘤
t(14;18) BCL-2重排	常常（早期事件）	-	-	-	-	-	+	大多数阴性
免疫组织化学染色								
CD20	+	+	+	+	+	+	+	+
CD10	+	-	+	+	+	+	+	滤泡型阳性，弥漫型阴性
BCL-2	+	-	-	+	-	+，弥漫区	+	弱阳性/阴性较常见
MUM1	-	+，常常	-	+	-	?		-
分级	1~3	3	高	高	高	低	多样	多样
分期	常见骨髓受累	多样	低	低	低	低	低	低
部位	外周淋巴结	任何部位	头颈	Waldeyer环	睾丸	腹股沟区或腋窝	十二指肠	头部或躯干
预后	惰性	侵袭性	惰性	惰性	惰性	惰性	惰性	惰性
其他遗传学改变	del1（p36）常见且提示预后不良，BCL-6重排	常见BCL-6异常	TNFRSF14缺失或突变	IRF4重排	-	del1（p36）	-	-

表 15-8　不同部位 MALT 淋巴瘤的遗传学改变

解剖部位	t(11;18)(q21;q21) 检出率/%	t(14;18)(p14;q32) 检出率/%	t(3;14)(p22;q32) 检出率/%	t(1;14)(p22;q32) 检出率/%	+3 检出率/%	+18 检出率/%
胃	6~26	0	0	0~5	11	6
肠	12~56	0	0	0~13	75	25
眼附属器	0~10	0~25	0~20	0	38	13
唾液腺	0~5	0~16	0	0~2	55	19
肺	31~53	6~10	0	2~7	20	7
皮肤	0~8	0~14	0~10	0	20	4
甲状腺	0~17	0	0~50	0	17	4

上，肿瘤细胞体积小或中等大小、形态一致，细胞核为卵圆形或豆形，细胞质丰富呈灰蓝色，可见毛发样突起。骨髓活检见浸润的肿瘤性淋巴细胞因胞质丰富、界限清楚而呈所谓"煎蛋"（fried egg）样。特异性的诊断标记是空气干燥未固定的细胞涂片中肿瘤细胞胞质呈抗酒石酸酸性磷酸酶（tartrate-resistant acid phosphatase, TRAP）点状强阳性。流式细胞术检测瘤细胞免疫表型为 $CD20^+CD22^+CD11C^+CD103^+CD25^+CD123^+CD10^{-/+}CD5^-$；annexin A1$^+$ 是较特异的标记），但髓细胞及部分 T 细胞也可表达 annexin A1，因此，不适用于该肿瘤残留病变的检测。约 85%HCL 存在体细胞 VH 基因的超突变，提示其为生发中心后分化阶段成熟 B 细胞来源。几乎所有 HCL 都可检出 BRAF V600E 突变，而在毛细胞白血病变异型（HCL-v）及其他小 B 细胞淋巴瘤则不存在。

四、浆细胞肿瘤

一组产生免疫球蛋白的终末期分化 B 细胞单克隆增生性疾病，包括意义未明的单克隆免疫球蛋白血症（MGUS）、浆细胞骨髓瘤（PCM）及变异型、浆细胞瘤、单克隆免疫球蛋白沉积病，以及副肿瘤综合征相关浆细胞肿瘤。其中，浆细胞骨髓瘤尚包括冒烟型（无症状）浆细胞骨髓瘤、非分泌型骨髓瘤和浆细胞白血病三种变异型；浆细胞瘤包括骨孤立性浆细胞瘤（SBP）、骨外浆细胞瘤（EMP）；单克隆免疫球蛋白沉积病包括原发性淀粉样变性、轻链和重链沉积病；副肿瘤综合征相关浆细胞肿瘤包括 POEMS 综合征和 TEMPI 综合征。

浆细胞肿瘤各亚型的诊断需要综合临床病史、查体、全血计数、骨髓活检、血清蛋白电泳、尿蛋白分析、免疫固定电泳、游离轻链检测和骨骼检查等，判读有无血钙升高、肾功能不全、贫血及骨损害等。浆细胞肿瘤以 IgG 型 M 蛋白最多占 55%，IgA 和轻链型大约各占 20%，其他的 IgD、IgE、IgM 和双克隆型均罕见。约 2/3 为 κ 型轻链，但 IgD 型以 λ 型居多。各亚型之间会有转化，其预后也发生相应改变。如 SBP 在 10 年和 15 年转化为 PCM 的百分率分别为 65%~84% 和 65%~100%，转化后的 5 年总体生存率仅 33%。肿瘤性浆细胞表达 CD38 和 CD138，CD19 几乎阴性，异常表达 CD117

和 CD52，约 25% 表达 cyclin D1，60%~80% 异常表达 CD56，但是 80% 浆细胞白血病（PCL）CD56 阴性，而且 CD56 阴性骨髓瘤生存期短并容易继发为 PCL。瘤细胞表达 CD19、缺乏 CD117，表达 CD28、低表达 CD27 以及 CD200 的表达常与 PCM 的侵袭性有关，但无独立预后意义。

浆细胞肿瘤临床分期采用 Salmon-Durie 或 Bataille 分期，但并不能很好地评估预后。细胞遗传学异常、S 期浆细胞比例和 β2 微球蛋白（β2M）是浆细胞肿瘤重要的独立预后因素。其他预后不良的因素包括多克隆血清免疫球蛋白降低、乳酸脱氢酶升高、高 C 反应蛋白水平、浆细胞活性增加、骨髓抑制、形态学呈浆母细胞形态以及 IL-6 血清可溶受体升高。流式细胞术通过检测微小残留病灶评估治疗反应具有重要的预后意义。FISH 检测 90% 以上的 PCM 都存在染色体异常，涉及染色体的数量和结构异常，包括染色体三体、整个或部分染色体缺失、易位，以及复杂的细胞遗传学异常表现等。国际骨髓瘤工作组（International Myeloma Working Group, IMWG）将 PCM 的分子遗传细胞学改变分为超二倍体、非超二倍体（cyclin D、NSD2、MAF 转位）以及其他不能分类三组，从而指导预后与风险评估。50%~70% 的 PCM 患者 DNA 为非整倍体，其中大多为超二倍体。30%~50% 患者细胞核型异常，新诊断患者发生率 20%~35%，而治疗过和复发患者高达 35%~60%，提示细胞核型异常与反映疾病进展相关。最常见的染色体转位是在 55%~70%PCM 中可见的 14q32（IGH 基因）易位。其次是约 40%PCM 可见涉及 14q32 的其他 7 个基因 CCND1（11q13）、MAF（16q23）、FGFR3/NSD2 又 称 FGFR3/MMSET（4p16.3）、CCND3（6p21）、MAFB（20q11）、MAFA（8q24）和 CCND2（12p13）等基因易位。IGH 基因转位和超二倍体是浆细胞肿瘤发生的早期事件，无一例外地与 CCND1、CCND2 或 CCND3 基因上调有关。不同的 IGH 基因转位和 cyclin D 改变则分类不同、治疗策略各异。13 单体或部分缺失（13q14）见于近半数的 PCM 和 35% 的意义未明的非 IgM 单克隆免疫球蛋白血症（non-IgM MGUS）并促使向伴有 t（11；14）的 PCM 进展。MYC 重排同样见于半数 PCM，也可促使 non-IgM MGUS 向 PCM 进展。约 40%PCM 可见 *K-ras*、*N-ras* 或 *BRAF* 突变。其他与肿瘤演进相关的频发遗传学改变有继发 *IGH* 或 *IGL* 易位、*TP53*（17p13）缺失或 / 和突变；影响 *MYC* 的易位，1q 获得，1p 缺失，基因突变导致 *NF-κB* 途径的活化等。因此，基于 FISH 检测可将 PCM 进行危险分层。*TP53*（17p13）缺失、t（14；16）和 t（14；20）的 *MAF* 转位为高危险。此外，发生 13q14.3（D13S319）缺失以及具有 1q21 获得性异常或该区域 *CKSIB* 基因过表达的患者预后较差；t（4；14）（p16；q32）者预后差，部分患者尚同时存在 13q⁻；t（14；16）（q32；q23）也常伴 13q⁻，该易位导致 16q32 上的 *MAF* 过度表达，患者生存期短；而发生 t（11；14）（q13；q32）染色体异位的肿瘤细胞增殖指数低，形态学表现为小的成熟浆细胞，高表达 CD20，预后中等。

第四节　T 细胞和 NK 细胞肿瘤及其进展

一、血管免疫母细胞性 T 细胞淋巴瘤及其他滤泡辅助 T 细胞来源的结内淋巴瘤

该类肿瘤包括血管免疫母细胞性 T 细胞淋巴瘤（angioimmunoblastic T-Cell Lymphoma, AITL）、滤泡 T 细胞淋巴瘤（follicular T-cell lymphoma, FTCL）和具有滤泡辅助 T 细胞表型的淋巴结外周 T 细胞淋巴瘤（nodal peripheral T-cell lymphoma with TFH phenotype），是独特的外周 T 细胞淋巴瘤亚型。共同特点是表达至少 2~3 个 TFH 相关抗原：包括 PD-1、CD10、BCL-6、CXCL13、ICOS、CXCR5、SAP、MAF 和 CD200。常见的基因异常有 *TET2*、*IDH2*、*DNMT3A*、*RHOA* 和 *CD28* 突变，以及 *ITK-SYK* 或 *CTLA-4-CD28* 等基因融合。

（一）血管免疫母细胞性 T 细胞淋巴瘤

AITL 占所有 NHL 的 2%，约占非皮肤外周 T 细胞肿瘤的 15%~30%，是较常见的成熟 T 细胞淋巴瘤。常发生于中老年人，男性多于女性，表现为系统性症状，包括全身淋巴结肿大、肝脾肿大、皮疹、皮肤瘙痒、浆膜腔积液、水肿等，实验室检查可见多克隆性高 γ 球蛋白血症，循环免疫复

合物增多、自身免疫性溶血性贫血和自身抗体的存在等。90% 的患者就诊时处于临床Ⅲ或Ⅳ期，中位生存时间不足 3 年。然而，极少数患者却可以自行缓解。AITL 有独特的组织学表现：淋巴结结构部分或全部破坏，淋巴结被膜外浸润而边缘窦开放；小血管呈分支状增生伴内皮细胞肿胀；滤泡树突状细胞增生；小淋巴细胞、浆细胞、嗜酸性粒细胞、组织细胞和免疫母细胞等组成的背景；小至中等大小的肿瘤性 T 细胞胞质丰富，淡染或透明。形态学可分为三种模式：第一种模式为肿瘤细胞围绕增生的滤泡（有生发中心，但缺乏套区），此型与反应性增生鉴别困难；第二种模式为可见萎缩的残存滤泡，而在扩大的滤泡间区中肿瘤细胞容易被识别；第三种模式为淋巴结结构完全或大部分被破坏，仅能在皮质区边缘看到残存的生发中心。免疫表型：肿瘤细胞表达 T 细胞分化抗原，如 CD2、CD3、CD5、CD4，并特征性地表达滤泡辅助 T 细胞标记。CD21 及 CD23 染色显示滤泡外树突状网状细胞主要沿高内皮血管呈丛状增生。病变组织中增生的 B 免疫母细胞表达 CD20 抗原，且常为 EBER 阳性。约 75%~90% 病例有 *TR* 基因重排，约 25%~30% 病例有 *IgH* 重排，常与 EB 病毒阳性的 B 细胞增生有关。

AITL 的多与机体对抗原刺激的免疫反应有关，可影响 T 及 B 淋巴细胞，从而导致多克隆的增生。有些克隆可自发消退，有些可能进展成为恶性克隆。有 11%~25% 的 AITL 病例不能检测出 *TR* 克隆性以及细胞遗传学改变，推测这些病例可能是处于淋巴瘤的早期阶段，仅有很小比例的寡克隆 T 细胞存在。

基因表达谱显示，AITL 肿瘤细胞虽然数量少，但显示了正常 TFH 的特征。AITL 的分子改变同时也由其微环境所决定，包括 B 细胞相关和滤泡树突状细胞相关基因，趋化因子和趋化因子受体与细胞外基质、血管生物学（比如 VEGF 的过度表达）等基因相关（图 15-2）。VEGF 的过表达一方面可引起病理形态改变（小血管呈分支状增生伴内皮细胞肿胀），另一方面，发现复发的 AITL 患者对抗血管相关治疗有效。90% 的病例有细胞遗传学异常（最常见的是染色体 3、5 和 21 号的三体；X 染色体增加；6q 缺失）。比较基

因组杂交显示，22q、19 和 11q13 的获得以及 13q 的丢失；仅在少数病例中发现 3 和 5 号染色体三体。AITL 可出现编码表观遗传修饰基因的频繁突变，如 *IDH2*（20%~30%）、*TET2*（50%~80%）和 *DNMT3A*（20%~30%）以及 *RHOA*（60%~70%）。其中 *IDH2* 突变相对特异（表 15-9）。一些编码 T 细胞受体信号转导途径的基因，如 *FYN*、*PLCG1* 和 CD28 的突变率为 5%~10%。此外，在 50% 以上的 AITL 中发现了编码 CTLA-4-CD28 蛋白的融合基因，在其他 PTCL 也可见。罕见病例有 t（5；9）（q33；q22），导致 *ITK-SYK* 基因融合，这一改变最初被认为与滤泡 PTCL 相关。

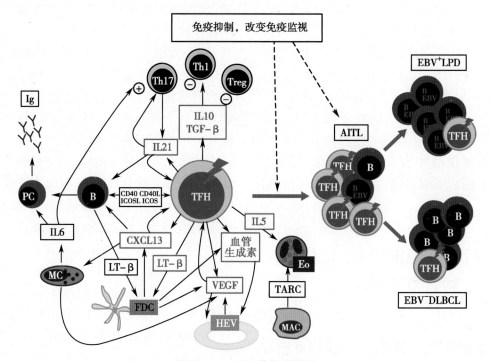

图 15-2 AITL 的发病机制

表 15-9 结内外周 T 细胞淋巴瘤常见基因突变

基因	AITL/%	具有 TFH 表型的 PTCL/%	PTCL, NOS/%	ALK+ ALCL/%	ALK- ALCL/%
RHOA	53~72	62	18~26	–	–
TET2	33~82	58	20~49	0	0~50
IDH1	0	–	0	–	–
IDH2（R172）	13~32	–	<1	–	–
DNMT3A	23~38	–	27~36		16

（二）滤泡 T 细胞淋巴瘤

滤泡 T 细胞淋巴瘤（FTCL）是发生在淋巴结内具有滤泡辅助 T 细胞表型的肿瘤，形态学特点是呈滤泡生长模式，同时缺乏 AITL 的形态学特征，如高内皮小静脉或滤泡外 FDC 网等。有两种不同的生长模式：一种与滤泡淋巴瘤形态相似，另一种与进行性转化的生发中心（progressive transformation of germinal center，PTGC）形态相似。多数 FTCL 检测出 *TR* 克隆性基因重排。约 20% 的病例携带 t（5；9）（q33；q22）易位，导致 *ITK-SKY* 融合，是 FTCL 特异性改变。

（三）具有 TFH 表型的结内外周 T 细胞淋巴瘤

具有 TFH 表型的结内外周 T 细胞淋巴瘤，在淋巴结内常呈弥漫性浸润的生长模式，没有明显的炎性背景、无小血管增生或 FDC 的扩张，肿瘤细胞表达 TFH 表型；具有与 AITL 相同突变的基因，包括 *TET2*、*DNMT3A* 和 *RHOA*。

二、EBV 相关淋巴组织增生性疾病 / 淋巴瘤

EBV 相关淋巴组织增生性疾病 / 淋巴瘤是一组与 EB 病毒相关的疾病 / 淋巴瘤（表 15-10），异质性大，具体诊断需紧密结合病理形态学、免疫表型、基因检测以及临床情况、实验室检查、影像学结果综合分析。该类疾病 / 淋巴瘤包括儿童 EB 病毒阳性 T 细胞和 NK 细胞淋巴增生性疾病、结外鼻型 NK/T 细胞淋巴瘤（ENKTL-N）及侵袭性 NK 细胞白血病（ANKL）。其中儿童 EB 病毒阳性 T 细胞和 NK 细胞淋巴增生性疾病又包括儿童

系统性 EBV⁺ T 细胞淋巴瘤、系统性慢性活动性 T 和 NK 细胞型 EB 病毒感染、种痘水疱病样淋巴增生性疾病以及重症蚊虫叮咬过敏反应。

EB 病毒相关淋巴增生性疾病 / 淋巴瘤的发病机制复杂（图 15-3），是一个多步骤的过程（图 15-4）。有两种可能的发病模型，第一种是 EB 病毒首先感染了 T/NK 细胞，在病毒癌基因作用下，发生宿主基因突变或者表观遗传学改变，发生增殖或者凋亡逃避，再不断发生基因突变或者表观遗传学改变积累，最终导致肿瘤的发生。EBV 相关 T/NK 淋巴组织增生性病变（EBV-T/NK-LPD）可能是中间的过程。CAEBV 是 EBV-T/NK-LPD 的代表

表 15-10 EBV 相关 T 及 NK 淋巴组织增生性疾病 / 淋巴瘤

疾病类型	EBV 相关性 /%	感染细胞	年龄	高危人群
儿童系统性 EBV⁺ T 细胞淋巴瘤	100	T	儿童，青少年	东亚
慢性活动性 T/NK 细胞型 EB 病毒感染	100	T, NK	儿童，青少年	东亚
种痘水疱病样淋巴增生性疾病	100	γδT, NK	儿童，青少年	亚洲人，印第安人
重症蚊虫叮咬过敏反应	100	NK（T）	儿童，青少年	东亚
侵袭性 NK 细胞白血病	>90	NK	成人	亚洲
结外鼻型 NK/T 细胞淋巴瘤	100	NK, T	成人	东亚

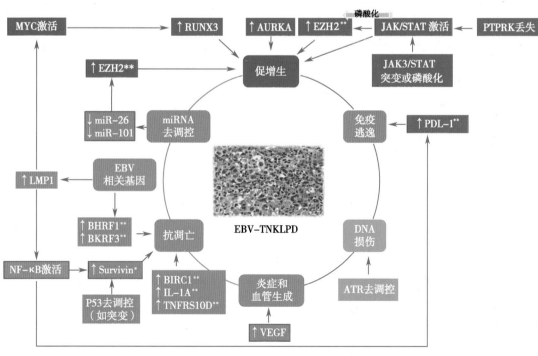

图 15-3 EBV-T/NK 淋巴增生性疾病主要 RNA 异常表达基因模型

注：中心圆显示 EBV-T/NK 淋巴增生性疾病形成的关键过程。根据假定的过程将 RNA 异常表达基因进行分组并用颜色标记。可能导致多个过程的因素以橙色突出显示。可能影响翻译的 RNA 异常表达基因用红色标出。所有的上述 RNA 异常表达基因都存在于 ENKTL 中。

* 存在于 ENKTL、系统性 EBV⁺T 细胞淋巴瘤和 CAEBV 中的 RNA 异常表达基因。

** 存在 ENKTL 和 CAEBV 中的 RNA 异常表达基因。

*** 存在于 ENKTL 和 EBV⁺PTCL NOS 中的 RNA 异常表达基因。

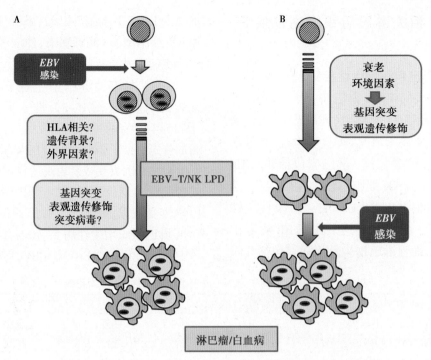

图 15-4　EBV 相关 T 及 NK 淋巴瘤 / 白血病多步骤发病机制模型

性疾病,常发生在儿童和青少年。第二个模型是病毒感染了已经发生突变和表观遗传学改变的细胞,具有代表性的肿瘤是 ENKTL-N,常发生在中、老年人。年龄的增长和长期暴露在某些环境因素中可导致鼻腔组织中 T/NK 细胞的遗传性改变。

（一）儿童 EB 病毒阳性 T 细胞和 NK 细胞淋巴增生性疾病

儿童 EB 病毒阳性 T 细胞和 NK 细胞淋巴增生性疾病包括有以下四种:

1. 儿童系统性 EBV⁺ T 细胞淋巴瘤　是发生在儿童和青少年的一种致死性的淋巴瘤,曾命名为"儿童系统性 EBV 阳性 T 淋巴细胞增殖性疾病",由感染了 EBV 的细胞毒性 T 细胞的克隆性增生所致。该肿瘤可在原发急性 EBV 感染之后短期内发生,或在慢性活动性 EBV 感染（CAEBV）的基础上发生。常呈暴发性临床过程（数日或数周）,进展迅速,预后极差。出现发热,全血细胞减少,多器官功能损害 / 衰竭,脓毒血症,常伴嗜血综合征。肿瘤细胞体积小、异型性不明显或表现为不同程度的多形性,主要为 CD8⁺ 细胞毒性 T 细胞,少数为活化的 CD4⁺T 细胞。原位杂交 EBER1/2 阳性,可检出 TR 基因受体克隆性重排。全部病例中 EBV 为克隆性的游离形式,所有病例均携带 A 型 EBV,或者是野生型,或者是 *LMP1* 存在 30bp 缺失。没有特征性的染色体异常。

2. 系统性慢性活动性 EB 病毒感染 T/NK 细胞型　系统性慢性活动性 EB 病毒感染 T 和 NK 细胞型是 EBV⁺ 的多克隆、寡克隆或单克隆性淋巴组织增生性病变,其临床特征为发热、持续性肝炎、肝脾肿大和淋巴结肿大。疾病的严重程度与宿主的免疫反应和 EBV-DNA 载量相关。诊断标准如下:传染性单核细胞增多症样症状持续 3 个月以上;外周血 EBV-DNA 载量升高（>10²·⁵ copies/ml）;受累器官具有特征性的组织学表现,受累组织检测到 EBV 编码 RNA 或病毒蛋白,且患者无免疫缺陷、恶性肿瘤或自身免疫病。CAEBV 为系统性疾病,常累及肝、脾、淋巴结、骨髓和皮肤。浸润的淋巴细胞小且异型性不明显,约 59% 为 T 细胞表型（多为 CD4⁺）,约 41% 为 NK 细胞表型,共同表达 T 及 NK 表型者约占 4%。T 表型患者的预后差。少数病例检测到染色体异常。

3. 种痘水疱病样淋巴增生性疾病　是一种 EBV 阳性的慢性皮肤 T 淋巴细胞增生性病变,曾命名为"种痘水疱病样淋巴瘤"。好发于亚洲地区的儿童和青年,常伴有对蚊虫叮咬过敏和日光过敏反应。临床呈长期的过程,表现谱系宽,主要发生于皮肤暴露部位,常表现为多发性皮损,水疱样丘疹 - 溃疡 - 瘢痕形成;部分患者有系统性病变,如发热,消瘦,肝脾、淋巴结肿大等,以疾病的后期为甚。可能会发展为系统性淋巴瘤。淋巴细胞在表皮至皮下组织内广泛浸润,有组织坏死,血管中心性及血管破坏性浸润,被覆上皮常有水疱或溃疡形成。浸润淋巴细胞体积小或中等大小,细胞异型性不明显。多数浸润淋巴细胞为细胞毒性 T 细胞表型(多为 CD8+),少数病例可为 NK 细胞表型。

大部分病例有 TR 基因克隆性重排,原位杂交 EBER 检测为阳性,阳性细胞的数量因情况而异。通过末端重复序列的分析,EB 病毒在感染的细胞中是单克隆性的。尽管免疫组织化学检测 LMP1 呈阴性,但外周血中聚合酶链反应(PCR)大多可检测到 LMP1,提示为Ⅱ型 EBV 潜伏期。

4. 重症蚊虫叮咬过敏反应 是 EBV 相关 NK 淋巴细胞增生性病变,表现为发热以及蚊虫叮咬处皮肤改变,可为红斑、表皮内水疱、溃疡和坏死等病变。可发生嗜血综合征,也存在进展为 NK/T 细胞淋巴瘤或急性 NK 细胞白血病的风险。组织学表现为表皮坏死,溃疡形成以及表皮内水疱形成,真皮层至皮下组织内浸润的淋巴细胞大小不等,呈多形性,可见血管中心性及血管破坏性浸润,背景中见组织细胞及较多嗜酸性粒细胞。浸润的淋巴细胞为 NK 表型。NK 细胞感染单克隆性 EB 病毒,表明 NK 细胞为克隆性增生。未发现染色体异常改变。EBER 原位杂交呈阳性。用聚合酶链反应可检测到外周血中的 LMP1,提示为Ⅱ型 EBV 潜伏期。

(二)结外鼻型 NK/T 细胞淋巴瘤

结外 NK/T 细胞淋巴瘤(ENKTL)是主要发生于淋巴结外的、有较宽的形态学谱系的一类淋巴瘤。该肿瘤以组织坏死、血管浸润和破坏,细胞毒性细胞表型,以及伴 EB 病毒感染为特征。该肿瘤在所有淋巴瘤中所占的比率因地区而异,在亚洲及南美洲发病率较高,西欧和北美地区少见。如西方国家为 0.17%,我国香港地区 13%,我国内地 7%~15%。据杨等对 6 382 例淋巴组织肿瘤的构成分析,近 30% 的结外淋巴瘤为 ENKTL-N;该肿瘤在所有 T 细胞和 NK 细胞肿瘤中约占 56%。

患者常见于成年人,平均年龄和中位年龄均为 53 岁,男女性别比约为(3~4):1,约 85% 的患者病变在鼻部,主要是鼻腔,常累及副鼻窦,其次是腭部。主要症状为持续性且进行性加重的鼻阻、鼻出血和分泌物增多,常有奇异的臭味,常有鼻、面部红肿。主要体征为溃疡性新生物形成,且溃疡表面常有干痂或脓痂覆盖,部分患者有鼻中隔或硬腭穿孔。约 10%~15% 的病例以鼻外病变为首发表现,如胃肠道、皮肤、睾丸、软组织、脾脏、上呼吸道和中枢神经系统等,部分病例可累及颈淋巴结及骨髓。相当部分肿瘤患者伴嗜血综合征。该肿瘤的预后与临床分期关系密切。

基本病理改变是在凝固性坏死和多种炎症细胞混合浸润的背景上,具有明显多形性的肿瘤细胞散在或呈灶性分布;部分病例见肿瘤细胞弥漫性分布,其中不见或少见非肿瘤性细胞成分。几乎所有病例都存在不同程度和范围的凝固性坏死,其中常可见细菌团。有时被覆上皮可发生显著的假上皮瘤样增生。根据肿瘤细胞的大小可分为大、中、小或间变细胞。易见核分裂象及病理性核分裂象。可见血管中心性和血管破坏性浸润。

肿瘤细胞表达部分 T 细胞分化抗原,如 CD2、胞质型 CD3、CD45RO 和 CD43 等,多不表达膜型 CD3 和 CD5;表达 NK 相关抗原 CD56,少表达 CD16;表达细胞毒颗粒相关抗原,如 TIA-1、粒酶 B 和穿孔素等;不表达 B 细胞和组织细胞抗原。部分瘤细胞常表达 CD30 抗原,可能与预后相关。肿瘤细胞 EBER 原位杂交呈核阳性。

关于 ENKTL-N 的肿瘤细胞的属性目前主要有以下三种观点,一是起源于活化的 NK 细胞或细胞毒性 T 细胞;二是起源于 NK 细胞;三是起源于具有双向分化潜能的前体 T/NK 细胞。目前认为大多数 ENKTL-N 来源于成熟的 NK 细胞,少部分来源于细胞毒性 T 细胞。另外,根据 Freud 等的 NK 细胞发育阶段,ENKTL-N 可能主要来源于 NK 细胞的成熟阶段(即 CD56bright/CD16- 的 NK 细胞阶段)和 NK 细胞终末成熟阶段(即 CD56dim/CD16bright 的 NK 细胞阶段)。

目前,对于 NK 细胞的诊断比较困难的原因是该类肿瘤缺乏特异性的免疫球蛋白表达和抗原受体基因重排。10%~40% 病例可检出 TR 基因重排,提示其来源于细胞毒性 T 细胞。多数 ENKTL-N 表达 NK 细胞受体 CD94/NKG2,仅少数表达 KIR。NK 细胞受体的表达并不特异,观察到在一些细胞毒性 T 细胞淋巴瘤和肝脾 T 细胞淋巴瘤也有表达。通过流式细胞术对 NK 细胞所有受体(如 KIR、CD94、NKG2A 等)进行全面检测有可能提示 NK 细胞的单克隆增生。通过逆转录 PCR 检测 KIR 的限制性表达也可提示 NK/T 细胞淋巴瘤的单克隆性，再结合胚系表达的 *TR* 基因，可能确定为真性 NK 来源的淋巴瘤。

目前已报道了多种细胞遗传学异常，但还没有发现特定的染色体易位。最常见的细胞遗传学异常是 del（6）（q21q25）或 i（6）（p10），但尚不清楚这是原发性或进展期相关事件。比较基因组杂交研究表明，最常见的异常是 *2q* 的增加和 1p36.23-36.33、6q16.1-27、4q12、5q34-35.3、7q21.3-22.1、11q22.3-23.3 及 *15q11.2-14* 的缺失。

在编码 RNA 中发现了一些重现性突变、缺失和甲基化的基因。如 DDX3X、JAK/STAT 信号通路（*STAT3*、*STAT5B*、*JAK3* 和 *PTPRK*）以及其他信号通路（*KIT* 和 *CTNNB1*）、肿瘤抑制基因（*TP53*、*MGA*、*PRDM1*、*ATG5*、*AIM1*、*FOXO3* 和 HACE1）、癌基因（*ras* 家族和 *myc*）、表观修饰基因（*KMT2D/MLL2*、*ARID1A*、*EP300* 和 *ASXL3*）、细胞周期调节基因（*CDKN2A*、*CDKN2B*、*CDKN1A*）和凋亡调节因子（*Fas*）。

（三）侵袭性 NK 细胞白血病

侵袭性 NK 细胞白血病（ANKL）是系统性累及的 NK 细胞肿瘤，呈侵袭性 / 暴发性的临床过程，与 EBV 感染密切相关。与其他白血病不同，外周血和骨髓中的肿瘤细胞可以很少或散在分布。与结外鼻型 NK/T 细胞淋巴瘤累及多器官之间存在交叉，但又有其特点，目前两者关系尚不清楚。ANKL 常发生在亚洲，多为中、青年患者，病情进展迅速，预后很差。可累及任何器官，常累及外周血、骨髓、肝和脾，可累及淋巴结，但皮肤累及不常见。常有发热、全身症状及白血病征象，血清中乳酸脱氢酶水平明显升高，可伴凝血障碍、嗜血综合征及多器官功能衰竭等。肿瘤细胞形态相对一致，细胞体积中等大小，圆形核或核形不规则，易见核分裂象和凋亡，部分病例可伴坏死。肿瘤细胞的免疫表型与结外鼻型 NK/T 细胞淋巴瘤的表型相似，85%~100% 的病例 EBV 阳性，且 EBV 呈克隆性游离形式。EBV 阴性的病例多由慢性 NK 细胞淋巴增生性疾病进展而来。一般不能检出 TR 受体基因重排。已报道有多种克隆性细胞遗传学异常，如 del（6）（q21q25）和 11q 缺失等，

但无确切特征性改变。侵袭性 NK 细胞白血病和结外 NK/T 细胞淋巴瘤的基因变化存在显著差异：前者常见 7p 和 17p 的缺失以及 1q 的增加，后者常见 6q 缺失。

三、外周 T 细胞淋巴瘤，非特指

外周 T 细胞淋巴瘤，非特指（PTCL-NOS）是一组异质性肿瘤，包括所有不能归入特殊类型的结内、结外成熟 T 细胞淋巴瘤，因此诊断 PTCL-NOS 前必须排除其他特殊类型淋巴瘤。PTCL-NOS 约占非皮肤外周 T 细胞淋巴瘤的 30%。常见于老年男性（中位年龄 60 岁），常表现为淋巴结肿大，但结外部位，特别是皮肤也可受累。多数患者就诊时处于晚期，有全身症状，体力状态评分较高、血清乳酸脱氢酶水平升高、IPI 中危或高危，出现噬血细胞综合征常提示预后不良。PTCL-NOS 的 5 年总体生存率约 30%。组织学表现缺乏特异性，受累淋巴结结构完全破坏，在浆细胞、嗜酸性粒细胞和组织细胞等构成的混合性炎性背景上，肿瘤细胞弥漫分布并有明显的多形性，细胞体积小或大小不等，细胞核不规则，胞质多少不一。免疫表型检测示肿瘤细胞不同程度地丢失 T 细胞抗原（CD2、CD3、CD4、CD5、CD8、CD7）；85% 的病例为 αβT 细胞表型，少数为 γδT 细胞表型；同时，多数为 CD4 表型，少数为 CD8 表型、CD4+/CD8+ 表型或 CD4−/CD8− 表型，其中 CD4+ 表型者预后较好。多数病例具有 *TR* 基因重排。亚型包括淋巴上皮样淋巴瘤（lymphoepithelioid lymphoma）以及原发 EBV 阳性结内 T/NK 细胞淋巴瘤（primary EBV-positive nodal T-cell or NK-cell lymphomas）。PTCL-NOS 不同的病理特征可能具有一定的预后意义（表 15-11）。

由于 PTCL-NOS 发病率较低及其显著的异质性，目前尚未发现特征性的遗传学改变，但所检测的病例均有遗传学的不平衡，且获得性突变多于丢失性突变。比较基因组杂交显示，7q、8q、17q、22q 获得和 4q、5q、6q、9p、10q、12q、13q 缺失较常见，其中 5q、10q、12q 缺失可能提示预后好。结合基因表达谱分析结果，已发现某些基因的异常表达，如 7q 获得与 CDK6 高表达相关；8q 获得涉及 MYC 功能改变；9p21 缺失致两个 *CDK* 抑制子的表达降低；7p22 获得致 *NF-κB* 激活过

表 15-11 PTCL-NOS 病理特征及可能的预后意义

特征	预后较好	预后不良
形态学	小细胞 淋巴上皮样亚型 T 区亚型	中等至大细胞
免疫表型	CD4$^+$ 表达 CXCR3、CCR5 或 ST2（L） 表达 TBX21/T-bet	CD8$^+$ 或 CD4$^-$CD8$^-$ 表达 CCR4 表达 GATA3 细胞毒性表型 共表达 CD20 表达 P53 和 BCL-2 家族成员
EB 病毒	无	有
遗传学		复杂核型 t（6；14）（p25；q11.2） TP63 重排
分子改变	NF-κB 通路激活	增殖型 GATA3 表达 TBX21 表达

程中的重要因子 CARMA1 高表达。t（14；19）（q11；q13）涉及 PVRL2 并致 PVRL2 和 BCL-3 mRNA 高表达。MUM1/IRF4 与 TR 易位提示细胞毒性 T 细胞表型以及骨髓和皮肤浸润等特殊临床表现。常出现在血管免疫母细胞性 T 细胞淋巴瘤中的基因，如 RHOA 和 TET2，也出现在小部分的 PTCL、NOS 病例中。

由于 PTCL-NOS 的分子异质性，不同的研究提出了不同的分型方法，如 PTCL-NOS 可以通过 TBX21（也称为 t-bet）或 GATA3 的表达进行分组。前一组包括一些具有细胞毒性特征的病例（图 15-5）。根据 NF-κB 信号通路的相关基因的活化状态可分为 NF-κB 激活型和非激活型，前者提示预后更好；根据增殖相关基因的表达情况可分为增殖型和非增殖型，其中增殖型提示预后更差。PTCL-NOS 的瘤细胞高表达血小板源性生长因子受体 α（platelet-derived growth factor receptor-α，PDFG-α），提示对靶向治疗药物酪氨酸激酶抑制剂具有敏感性。

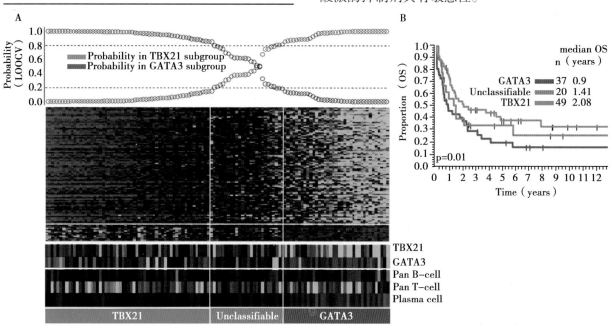

图 15-5 PTCL-NOS 两种主要的分子亚型及不同的生存分析

（刘卫平 李文才 张文燕 赵莎 周韧）

参 考 文 献

[1] Swerdlow SH, Campo E, Harris NL, et al. WHO Classification of Tumours of Haematopoietic and Lymphoid Tissues (Revised 4th edition). Lyon: IARC Press, 2017.

[2] Swerdlow SH, Campo E, Harris NL, et al. World Health Organization Classification of Tumours. Pathology and Genetics of Tumours of Haematopoietic and Lymphoid Tissues. Lyon: IARC Press, 2008.

[3] Loachim HL, Medeiros LJ. IOACHIM's Lymph Node Pathology. Philadelphia: Lippincott Williams & Wilkins, 2009.

[4] Jaffe ES, Arber DA, Campo E, et al. Hematopathology. New York: Elsevier, 2017.

[5] Kumar V, Abbas AK, Aster JC. Robbins Pathologic Bases of Disease. 9th ed. New York: Elsevier, 2015.

[6] Siegel RL, Miller KD, Jema A. Cancer Statistics. CA Cancer J Clin, 2019, 69: 7-34.

[7] Schmitz R, Wright GW, Huang DW, et al. Genetics and Pathogenesis of Diffuse Large B-Cell Lymphoma. The New England Journal of Medicine, 2018, 378 (15): 1396-1407.

[8] Chapuy B, Stewart C, Dunford AJ, et al. Molecular subtypes of diffuse large B cell lymphoma are associated with distinct pathogenic mechanisms and outcomes. Nat Med, 2018, 4 (8): 1290-1291.

[9] Yang QP, Zhang WY, Zhao S, et al. Subtype Distribution of Lymphomas in Southwest China: Analysis of 6, 382 cases using WHO classification in a Single Institution. Diag Pathol, 2011, 6: 77.

[10] Alizadeh AA, Eisen MB, Davis RE, et al. Distinct types of diffuse large B-cell lymphoma identified by gene expression profiling. Nature, 2000, 403 (6769): 503-511.

[11] Siaghani PJ, Song JY. Updates of Peripheral T Cell Lymphomas Based on the 2017 WHO Classification. Curr Hematol Malig Rep, 2018, 13 (1): 25-36.

[12] Kimura H, Fujiwara S. Overview of EBV-Associated T/NK-Cell Lymphoproliferative Diseases. Front Pediatr, 2019, 6: 417.

[13] Iqbal J, Wright G, Wang C, et al. Gene expression signatures delineate biological and prognostic subgroups in peripheral T-cell lymphoma. Blood, 2014, 123 (19): 2915-2923.

[14] Kimura H. EBV in T-/NK-Cell Tumorigenesis. Adv Exp Med Biol, 2018, 1045: 459-475.

[15] de Mel S, Tan JZ, Jeyasekharan AD, et al. Transcriptomic Abnormalities in Epstein Barr Virus Associated T/NK Lymphoproliferative Disorders. Front Pediatr, 2019, 6: 405.

第十六章　女性生殖系统及乳腺疾病

第一节　女性生殖系统肿瘤的新概念

女性生殖系统肿瘤是影响女性健康的重大疾病。宫颈癌发病率现居妇科恶性肿瘤首位,但随着宫颈癌筛查技术普及,宫颈癌总体发病率逐年下降(腺癌相对上升)。由于生活方式的转换和人口老龄化,子宫内膜癌发病率逐年攀升,在发达国家已跃居女性生殖道恶性肿瘤首位。卵巢癌是女性生殖道肿瘤的首位死因。妇科肿瘤病理学近年取得很大进展,并促进了妇科肿瘤防治事业的进步。基于基因组学、蛋白质组学的分子生物学新技术推动了分子病理学的发展,其研究成果已对宫颈癌、子宫内膜癌、卵巢癌的组织病理学分类及其癌前病变的认识产生了较大的影响,势必推动肿瘤预防、治疗模式的转变。一些基因组学的研究成果也已逐渐应用于临床病理诊断工作。本节将从临床 - 病理密切联系的角度,重点阐述关于女性生殖系统肿瘤的一些重要概念的新认识与进展,主要内容包括:子宫颈、外阴及子宫内膜癌前病变的概念演变以及分子病理学研究进展;子宫颈腺癌、子宫内膜癌以及卵巢癌病理学进展以及分子病理学在子宫内膜间质肿瘤、卵巢颗粒细胞瘤等非上皮性肿瘤诊断中的应用价值。

一、子宫颈、外阴癌前病变

(一)子宫颈鳞状细胞癌癌前病变

鳞状细胞癌是子宫颈癌最重要的组织学类型,病理学家对子宫颈鳞状细胞癌癌前病变的认识过程堪称经典。1886年,人们注意到子宫颈鳞状细胞癌邻近组织存在上皮内非浸润性病变,并逐渐认识到它们为鳞状细胞癌癌前病变,遂将其命名为鳞状细胞原位癌(carcinoma in situ,CIS)。后来发现一些介于 CIS 和正常上皮之间的组织学/细胞学改变,此即异型增生(dysplasia)。但是,异型增生的定义范畴过于宽泛:轻度异型增生包含了一些反应性病变;重度异型增生则与 CIS 类似,两者之间有很大的组织病理学重叠,难以划分。至 20 世纪 60 年代,陆续有研究发现,异型增生和 CIS 均为异常鳞状细胞的单克隆增生,均有异倍体细胞核。重度异型增生和 CIS 最终发展成浸润性鳞状细胞癌的风险基本无差别。在此基础上,Richart 提出了宫颈上皮内瘤变(cervical intraepithelial neoplasia,CIN)的概念。CIN 系统把宫颈鳞状细胞癌癌前病变分成三类,即:CIN Ⅰ、CIN Ⅱ、CIN Ⅲ,大致分别等同于轻、中、重度异型增生,在 CIN Ⅲ中还包含了 CIS(表 16-1)。与早期的概念有所不同,目前 CIN 的分级诊断不完全依赖于鳞状上皮细胞的单克隆增生和细胞异型程度,更强调细胞的分化成熟障碍,即 CIN Ⅰ、CIN Ⅱ、CIN Ⅲ的诊断应分别以鳞状上皮分化成熟障碍见于下 1/3、1/3~2/3 或 ≥2/3 为诊断依据。CIN 分类系统在 20 世纪 70、80 年代得到广泛应用,目前仍然得以保留。

最近 20 多年的研究明确显示:高危型人乳头瘤病毒(human papilloma virus,HPV)感染是宫颈癌的病因。几乎所有宫颈鳞状细胞癌均与高危型 HPV 感染有关。宫颈癌发生的生物学模型包括三个步骤:初次 HPV 感染(大部分病毒可以被清除)→HPV 持续感染引起宫颈癌前病变→宫颈浸润性癌。根据这一模型,宫颈癌的发生不可能按照 CIN Ⅰ→CIN Ⅱ→CIN Ⅲ/CIS→浸润性癌的多步骤方式进行,而该多步骤发生模式恰恰是 CIN 分类系统的假设前提。因此,CIN 分类系统逐渐受到妇科病理学家的质疑。病毒学和临床随访研究证实,CIN Ⅰ可以为任何类型(不限于高

表 16-1 宫颈鳞状细胞癌癌前病变诊断术语的演变

异型增生分类	CIN 分类	TBS 分类
轻度异型增生	CIN I	低级别鳞状上皮内病变（LSIL）
中度异型增生	CIN II*	高级别上皮内病变（HSIL）
重度异型增生 / 原位癌	CIN III	

注：* 少许 CIN II 列入 LSIL。

危型）的肛生殖道型 HPV 感染，电镜下可见大量的病毒颗粒（病毒基因组未与宿主细胞 DNA 整合），免疫组织化学染色多能检测到病毒包装蛋白 L1（HPV-L1），P16 蛋白表达率低。CIN I 病变自发消退率高达 57%，进展成鳞状细胞癌的概率很低，临床上多不主张积极治疗。CIN III 必有高危型 HPV 感染，电镜下病毒颗粒少见，以 HPV DNA 与宿主细胞基因组的随机整合为特征。整合的 HPV DNA 片段主要为开放阅读框 E6、E7，分别与宿主细胞 P53、Rb 蛋白结合，加速这些蛋白的降解。免疫组织化学染色 P16 弥漫强阳性表达，HPV-L1 表达率很低。CIN III 病变自发消退率很低，如不经治疗，易进展成鳞状细胞癌，需要手术切除部分子宫颈、确保无浸润性病变及手术切缘阴性。CIN II 是临床治疗的分界点，但病理医生之间的诊断重复性不足 50%。病毒学研究表明 CIN II 反映混合型（高、低危型）HPV 感染状态。CIN II 有一定的自发消退率，部分可以发展成 CIS。HPV 类型、P16 和 HPV-L1 的联合检测，可有效识别 CIN II 的高、低危人群。因此，建议对 CIN II 采取分层治疗：低危人群可随访观察，高危人群则采取积极的治疗措施。由此看来，CIN II 是否作为一个独立的分级值得商榷。目前，宫颈癌前病变的分类已逐渐倾向于两级分类系统，Bethesda 分类系统（the Bethesda system，TBS）诊断术语——鳞状上皮内病变（squamous intraepithelial lesion，SIL）得到了多数学者的认可，把宫颈鳞状上皮癌前病变分为高级别鳞状上皮内病变（high-grade squamous intraepithelial lesion，HSIL）和低级别鳞状上皮内病变（low-grade squamous intraepithelial lesion，LSIL）两大类。HSIL 包括 CIN III 和 CIN II，LSIL 则包括 CIN I 和小部分 CIN II（表 16-1）。世界卫生组织（WHO）女性生殖道肿瘤分类（2020 年）已经明确采纳 HSIL、LSIL 两级分类。

（二）子宫颈腺癌癌前病变

子宫颈腺癌相对少见，但是子宫颈腺癌及其癌前病变的检出率近 30 年来明显提高。这在很大程度上与细胞学筛查技术的进步有关，特别是 TBS 和液基细胞学（liquid-based cytology）在宫颈脱落细胞学中的应用，大大提高了宫颈腺癌及癌前病变的发现率。因此，子宫颈腺癌及癌前病变日益受到病理学家和妇科医生的关注。

对宫颈腺癌的癌前病变描述最早见于 1952 年，随后命名为原位腺癌（adenocarcinoma in situ，AIS）。1986 年 Gloor 等提出的宫颈腺上皮内瘤变（cervical glandular intraepithelial neoplasia，CGIN）分级系统，目前临床已经很少应用。WHO 女性生殖道肿瘤分类（2003 年）将宫颈腺上皮病变分成 AIS、宫颈腺上皮异型增生（endocervical glandular dysplasia，EGD）和宫颈腺上皮不典型增生（endocervical glandular atypia，EGA）三类。EGA 大致等同于腺上皮的反应性增生，不是宫颈腺癌的癌前病变。WHO（2003 年）将 EGD 定义为"细胞学恶性程度和核分裂象计数少于 AIS 的腺上皮病变"，也有学者则将其定义为"只有一个腺体符合 AIS 改变的腺上皮病变"，Silverberg 评分系统则根据腺体结构、异型性和核分裂象计数等评分来试图给出量化定义。但是，上述 EGD 定义实际上仍非常含糊，病理医生在诊断的把握尺度上比较主观，诊断重复性极低。虽然 EGD 是作为先于 AIS 的宫颈腺癌前驱病变提出的，但实际上其发现率远低于 AIS，罕见它与 AIS 共存。而且，在 EGD 中也没有发现 HPV 病毒颗粒。因此，EGD 不宜列为宫颈腺上皮病变的低级别病变。WHO 女性生殖道肿瘤分类（2014 年和 2020 年）均不主张使用 EGD 的诊断术语，并明确 AIS 为目前唯一公认的宫颈腺癌癌前病变。在实际工作中，如宫颈黏液腺上皮出现一定异型性时，可借助免疫组织化学染色来辅助诊断。如 P16 弥漫阳性、Ki-67 指数较高以及雌、孕激素受体阴性，无论病灶大小，均可直接诊断为 AIS。

WHO 分类（2014 年和 2020 年）对于宫颈腺癌癌前病变的认识有几点值得商榷。第一，与 CIS 相似，AIS 的命名在增加患者精神负担的同时，还可能引起过度治疗。早期小样本研究提示：部分 AIS 存在跳跃性、多中心的特征，因此，现行国内外临床指南均要求 AIS 患者需接受子宫切除手术。但是，在宫颈锥形切除术后、切缘阴性的 AIS 患者子宫切除手术标本中，很少发现残余腺上皮病变。因此，对于病灶范围不是很大的女性，特别是有生育要求的年轻女性，沿用高级别宫颈腺上皮内瘤变（high grade cervical glandular intraepithelial neoplasia, HG-CGIN）的名称可能更合适，以免过度治疗。WHO 分类也保留了该近义词。第二，宫颈腺癌有多种组织学亚型，但是，这些亚型并未在 AIS 中得以反映，仅仅对肠型 AIS 和复层产黏液的上皮内病变有所提及。特别要强调的是，WHO 定义的 AIS 均为 HPV 感染相关的宫颈腺癌癌前病变。20%~25% 的宫颈腺癌与 HPV 感染无关，这些腺癌的癌前病变目前尚不清楚。已有文献报道，不典型颈管内膜叶状增生（atypical endocervical lobular hyperplasia）、胃型 AIS（WHO 分类，2020 年）等为其前驱病变，但目前仅有形态学描述的小样本或个案报道，相关证据仍不十分充分，值得关注。

（三）外阴鳞状细胞癌癌前病变

外阴鳞状细胞癌癌前病变大多采用外阴上皮内瘤变（vulvar intraepithelial neoplasia, VIN）的命名，大致上存在普通型 VIN 和分化型 VIN 两个亚型，分别代表 HPV 阳性、HPV 阴性外阴鳞状细胞癌发生的两条通路。普通型 VIN 的定义和分级与 CIN 的基本一致，它与高危型 HPV 感染关系密切，但目前有采用类似宫颈鳞状上皮前驱病变两级分类（即 LSIL 和 HSIL）的趋势。VIN I 明确与外阴鳞状细胞癌发生无关，故国际外阴阴道病研究学会（ISSVD）建议取消 VIN I、直接以普通型 VIN 作为外阴鳞状细胞癌的癌前病变。普通型 VIN III 进展成外阴鳞状细胞癌的比例不高（约4.8%），只占外阴 HPV 阳性鳞状细胞癌的 20%，进展时间一般均超过 10 年。发生于年轻女性的 VIN III 进展成外阴鳞状细胞癌的比例更低，而且

自发消退率高，消退时间通常不超过 6 个月。因此，在实际工作中，如能与病人充分沟通，可对部分普通型 VIN III 年轻患者短期随访观察后再决定治疗方案，应不影响病人预后。

分化型 VIN（differentiated VIN, DVIN），也称单纯型 VIN，相对少见，多见于外阴鳞状细胞癌癌旁。DVIN 在组织形态上仅以基底层 / 副基底层出现细胞异型和分化成熟障碍为特征，但在概念上已明确等同于 VIN III 或鳞状细胞原位癌。相对普通型 VIN，DVIN 具有下列特点：①发病年龄大，平均 74 岁 ±12.5 岁，部分病例可能与外阴硬化性苔藓有关；②与 HPV 感染无关，P16 阴性，约 80% 外阴 HPV 阴性的鳞状细胞癌与 DVIN 有关；③基底层 / 副基底层细胞 P53 弥漫阳性（突变型 p53 表达），Ki-67 增殖指数高。有文献报道一类新的 DVIN，称分化型外生性 VIN 或不典型疣状病变，存在独特的基因型（PIK3CA 突变 /TP53 野生型），可能是少见外阴鳞状细胞癌（如疣状癌）的癌前病变。

二、子宫颈腺癌的病理学进展

（一）子宫颈腺癌组织学分类进展

WHO 女性生殖道肿瘤分类（2014 年）对宫颈腺癌的组织学分类较 2003 年版有显著进展，比较系统地提出了宫颈腺癌的组织学分类。重新定义了颈管腺癌普通型，此型腺癌易被误诊为子宫内膜样癌，常常需要雌激素受体、孕激素受体、P16 蛋白以及波形蛋白等免疫组织化学染色来辅助诊断。黏液癌进一步划分为胃型黏液癌、肠型黏液癌、印戒细胞癌和非特指（not otherwise specified, NOS）类型。其他分类大致沿用 WHO（2003 年）分类。新近文献还报道了一个新的亚型——浸润性复层产黏液癌。WHO（2014 年）分类虽然指出某些组织学类型的宫颈腺癌与 HPV 感染关系不密切，但总体仍按组织形态学分类，很难反映宫颈腺癌病因学进展。宫颈腺癌各组织学类型的临床病理学意义（特别是预后价值）以及分子遗传学特征也不清楚，存在病理学类型和临床治疗脱节的问题。

近期，一组来自欧美的妇科病理学家提出了病因学和形态学相结合的宫颈腺癌新分类，称国际颈管腺癌标准和分类（International Endocervical

Adenocarcinoma Criteria and Classification，IECC）。在 IECC 中，先以 10 倍物镜下是否可见腺腔缘核分裂象和细胞凋亡将宫颈腺癌划分为 HPV 相关腺癌和非 HPV 相关腺癌，再根据细胞质特征按 WHO（2014 年）标准进一步分类。HPV 相关腺癌包括颈管腺癌普通型、绒毛腺型、肠型黏液癌、印戒细胞（黏液）癌、黏液癌 - NOS 和浸润性复层产黏液癌。非 HPV 相关腺癌约占宫颈腺癌的 20%~25%，包括胃型黏液癌、子宫内膜样腺癌、浆液性癌、透明细胞腺癌、中肾管癌和浸润性腺癌 -NOS。高危型 HPV-RNA 原位杂交和 p16 免疫组织化学染色证实 IECC 对预测 HPV 感染有很高的灵敏度和特异性。IECC 不仅较 WHO（2014 年）分类有更优的诊断可重复性，而且还有预后价值。非 HPV 相关腺癌预后总体较差，浸润性复层产黏液癌则为 HPV 相关腺癌中预后最差的类型。IECC 目前为 WHO 分类（2020）所采纳。

胃型黏液腺癌是最常见的非 HPV 相关宫颈腺癌（WHO 分类 2020 年版称非 HPV 依赖型腺癌），组织学上以出现胃型免疫表型（HIK1083 和 MUC6 阳性）为特征，是当前宫颈腺癌的研究热点。胃型腺癌较其他主要类型的宫颈腺癌更易浸润间质深层，累及卵巢、子宫和阴道，预后更差，需要更积极的临床处理。胃型黏液腺癌可以分为微偏离腺癌（minimal deviation adenocarcinoma，MDA）和非微偏离腺癌（non-MDA）两个亚型。胃型腺癌的两个亚型在预后上并无差异，但分子遗传学改变有所不同。MDA 和波伊茨 - 耶格综合征有关，部分病例存在 *STK11* 基因突变。非微偏离腺癌和波伊茨 - 耶格综合征无关，但 *TP53* 基因突变可能较常见。

（二）宫颈腺癌的浸润模式分类

正常宫颈腺上皮的逐级分支可形成复杂的隧道样结构，给宫颈浸润性腺癌的诊断及浸润深度的精确测量带来很大的问题。目前，临床仍然按鳞状细胞癌的标准评估、治疗宫颈腺癌，但两者是不同的疾病，沿用相同的标准显然不太合理。在宫颈鳞状细胞癌，浸润深度 >3mm 的肿瘤随着浸润深度的增加，盆腔淋巴结转移率逐渐升高。但是，宫颈腺癌淋巴结转移率实际并非随浸润深度增加。近年提出的以"浸润模式（invasive pattern）"取代传统的"浸润深度"对宫颈腺癌进行分类，为解决上述问题提供了有益的思路，可避免误诊和过度治疗。

浸润模式分类于 2013 年由 Silva 教授领导的多中心研究提出，仅适用于最常见的宫颈腺癌 -HPV 相关的普通型颈管腺癌。在该系统中，将宫颈腺癌分成 A、B、C 三种浸润模式。A 型浸润方式表现为肿瘤界限清楚的腺体成群（"叶状"）分布，不出现毁损性间质浸润。B 型浸润方式是在 A 型基础上，出现早期毁损性间质浸润（累加不超过 5mm）。C 型浸润方式则为弥漫性毁损性间质浸润。基于浸润模式的肿瘤分类在病理医生之间有很好的诊断一致性。肿瘤淋巴结转移仅与浸润方式有关，与浸润深度无关。A 型浸润性宫颈腺癌均为国际妇产科联盟（FIGO）Ⅰ期，不出现肿瘤侵犯脉管，且无论肿瘤大小或浸润深度，均未见淋巴结转移或复发病例。17% 的 C 型浸润性腺癌至少为 FIGO Ⅱ期，23.8% 的病例出现淋巴结转移，21.7% 的病例复发，少许病例随访期间死亡。B 型浸润性腺癌虽都局限于Ⅰ期，但仍有 4.4% 病例淋巴结转移，且转移病例均累及脉管。

浸润模式分类在确定宫颈腺癌治疗方案方面的价值不言而喻。传统治疗方案基于宫颈腺癌的浸润深度，要求浸润深度 >3mm 的宫颈腺癌均行盆腔淋巴结清扫术，过度治疗在所难免。如按浸润模式分类制定治疗方案，则 A 型浸润性宫颈腺癌将可免除淋巴结清扫，C 型浸润性肿瘤必须进行淋巴结清扫，B 型病例可行前哨淋巴结活检术。然而，目前基于浸润模式分类的分层治疗方案尚需要通过多中心、大样本的前瞻性研究来进一步支持。宫颈腺癌浸润的判断有时极为困难，特别是区分广泛性宫颈 AIS 还是 A 型浸润性腺癌。A 型浸润性腺癌预后良好，或与 AIS 无显著性预后差别，因此，两者鉴别诊断的临床意义可能非常有限。有学者提出，在不能明确区分两者的情况下，可采用"非毁损性宫颈腺癌"的术语。对于此类病例，尤其是有保留生育功能需求的年轻女性，可先行宫颈冷刀锥形切除术。如切除标本手术切缘阴性，且未发现毁损性间质浸润，患者无需进一步治疗。如有毁损性间质浸润，再行根治性手术。

三、子宫内膜癌的病理学进展

（一）子宫内膜癌的分子分类

传统上，根据临床病理学特点和分子遗传学特征，可将子宫内膜癌分成两大类：I型和II型子宫内膜癌。I型子宫内膜癌常见于绝经前或围绝经期妇女，与长期无拮抗的雌激素刺激有关。肥胖、2型糖尿病、长期使用外源性雌激素等是重要的高危因素。I型子宫内膜癌周围内膜常有不同程度的增生性改变，子宫内膜（复杂性）不典型增生/内膜上皮内瘤变（endometrial intraepithelial neoplasia，EIN）是其癌前病变。I型子宫内膜癌以低级别（高、中分化）癌为特征，组织学类型以子宫内膜样癌最为常见。免疫表型以雌、孕激素受体弥漫强阳性，P53阴性或弱表达为特征，Ki-67增殖指数不一。常见分子遗传学改变包括*PTEN*突变（32%~50%）、*PIK3CA*突变（39%）、高频率微卫星不稳定性（林奇综合征相关子宫内膜癌及20%的散发性子宫内膜癌）、*K-ras*突变（10%~30%）、*CTNNB1*突变（15%~20%）、*FGFR*突变（16%）等。I型子宫内膜癌大多临床进展缓慢，浸润肌层不明显，深肌层极少累及，预后好。外科治疗目前趋于保守，浅肌层浸润的可保留卵巢功能。年轻女性如无明显肌层累及且有保留生育功能意愿的，可采用大剂量孕激素的保守治疗方案。

II型子宫内膜癌常见于绝经后妇女，与长期雌激素刺激无关，肿瘤周围内膜常呈萎缩性改变。内膜上皮内癌（endometrial intraepithelial carcinoma，EIC）为其癌前病变。II型子宫内膜癌以高级别（低分化）癌为特征，组织学类型以浆液性癌最为典型，其他高级别癌也属于II型，如高级别子宫内膜样癌、去分化癌、恶性米勒管混合瘤（一类伴肉瘤样分化的低分化癌）等。透明细胞癌大多划入II型癌。免疫表型以P53强阳性为特征，雌、孕激素受体常阴性或弱阳性，Ki-67增殖指数高（>50%）。半数以上的浆液性癌存在EGFR的过表达，但未检测到*EGFR*编码区的突变及基因扩增。分子遗传学改变以*TP53*突变（90%）为特征性事件，除*PIK3CA*突变（15%）外，其他在I型子宫内膜癌的常见突变均罕见。II型子宫内膜癌临床进展凶险，多浸润肌层，深肌层累及常见，预后差。外科采用分期手术原则，除微小浆液性癌外，多建议辅助化疗。

前述I型、II型子宫内膜癌的分类有其局限性，一些组织学类型的肿瘤难以归类。在日常病理工作中，混合性癌（如浆液性癌和子宫内膜样癌混合）并非十分少见，这些肿瘤兼具I型、II型子宫内膜癌的临床病理和分子遗传学特征。目前的假设是II型癌的成分可能是由I型癌演进而来，但是缺乏足够的分子病理学证据。透明细胞癌因高级别和预后差的临床病理特点而列入II型癌，但是，它在免疫表型和分子特征上与浆液性癌有很大不同，甚至更接近于子宫内膜样癌。因此，透明细胞癌归类的争议很大，至少有部分病例可归入I型子宫内膜癌。高级别子宫内膜样癌则是另一个分类"灰区"，尽管病理形态学上具有子宫内膜样分化特征，但是分子特征和预后更接近浆液性癌，目前主张列为II型癌。

2013年，癌症基因组图谱（The Cancer Genome Atlas，TCGA）一项基因组学、转录组学以及蛋白质组学的整合研究将子宫内膜癌分成四个分子亚型，包括：①超突变型/聚合酶ε（polymerase epsilon，POLE）突变型；②高突变型/微卫星不稳定性（microsatellite instability，MSI）型；③低拷贝异常型/*TP53*野生型或微卫星稳定（microsatellite stability，MSS）型；④高拷贝异常型/*TP53*突变型。这些亚型有显著的预后差异，*POLE*突变型肿瘤低分化，但预后最好，MSI型次之，*TP53*突变型最差。

TCGA分子分型对子宫内膜癌的临床治疗有非常重要的指导意义。*POLE*突变型子宫内膜癌复发率（6.2%）和死亡率（2.3%）均很低，且*POLE*突变与高级别子宫内膜样癌（FIGO III级）高度相关。文献报道，15例*POLE*突变的高级别子宫内膜样癌无一复发，而无*POLE*突变者复发率高达30.9%（29/94）。高级别子宫内膜样癌通常需要化疗，但对*POLE*突变的高级别子宫内膜样癌看来可不予化疗。MSI型子宫内膜癌PI3K/Akt/mTOR信号通路改变比较常见，多项临床试验支持该信号通路抑制剂可能对此类型内膜癌有效。部分MSI型子宫内膜癌存在错配修复基因的胚系突变，应为林奇综合征的结直肠外表型，需接受遗传咨询和家系调查。MSI型子宫内膜癌有Wnt、Ras/MAPK等多条信号通路异常，因此，针对这些信号通路的抑制剂可能为内膜癌的治疗新靶点。*TP53*突变型子宫内膜癌极为凶险,多为浆液性癌。近1/4病例为高级别子宫内膜样癌(FIGO Ⅲ级),它们或可采取类似于浆液性癌的治疗方案。约25%病例存在*ERBB2*基因扩增,有可能从相应的靶向治疗(如曲妥珠单抗)中受益。部分*TP53*突变型还存在*LRP1B*基因突变,它们可能对脂质体多柔比星耐药。

(二)子宫内膜癌的癌前病变

子宫内膜样癌是子宫内膜癌最常见的组织学类型,子宫内膜增生(endometrial hyperplasia)被认为是其前驱病变。内膜增生传统上分为四类,即:单纯性增生(simple hyperplasia, SH)、复杂性增生(complex hyperplasia, CH)、单纯性不典型增生(simple atypical hyperplasia, SAH)和复杂性不典型增生(complex atypical hyperplasia, CAH)。传统四级分类法在病理医生之间的诊断重复性偏低,在70%左右。长期的随访研究发现,约23%的子宫内膜不典型增生妇女将进展成子宫内膜癌,而SH和CH妇女发生子宫内膜癌的比例仅2%。只有伴不典型增生的子宫内膜增生才是子宫内膜样癌的真正癌前病变。细胞异型性的评估理所当然地成为WHO四级分类中的关键因素,但是,对它的评估却是主观的,缺乏量化的标准。尽管各类专著对SH和CH的结构特征给出较为详细的描述,但事实上这些结构特征,很大程度上依然基于个人的经验来评估。性激素水平、化生、再生、切面等因素均将不同程度地影响细胞核异型性和组织结构的评估。SAH非常罕见,多数学者认为它仅存在于子宫内膜癌癌旁组织,质疑其作为子宫内膜增生单独类型存在的合理性。当细胞异型性不大,但结构特别复杂,足以怀疑浸润时,则不宜过分强调细胞核的异型性。

为此,有学者提出了内膜上皮内瘤变(EIN)的概念,认为它是子宫内膜样癌的癌前病变。EIN的诊断必须同时满足以下条件:①腺体面积比增加(>55%);②腺体的细胞核与周围内膜不同;③范围>1mm;④排除化生、修复、切面、退变、基底腺体、息肉等类似情况;⑤排除癌。EIN采用单一分类法,不以细胞异型性作为评判标准,理论上可避免细胞核异型与结构复杂程度不一致时所带来的诊断问题。但是,EIN诊断目前临床应用经验非常有限,需要大样本临床研究数据的支撑。

鉴于上述情况,WHO女性生殖道肿瘤分类(2014年)对子宫内膜样癌前驱病变的分类予以改良,采用两级分类法,并把内膜不典型增生和EIN作为同义词并存,即:无不典型的子宫内膜增生(endometrial hyperplasia without atypia)和内膜不典型增生/EIN(endometrial hyperplasia with atypia/EIN)。

子宫内膜增生的WHO分类仍然存在一些值得商榷之处。第一,内膜不典型增生/EIN局部形态学上可符合高分化子宫内膜样癌,从而导致两者在诊断性刮宫和内膜活检标本中的鉴别诊断非常困难,高达17%诊断性刮宫标本中诊断为CAH(现称内膜不典型增生)的病例子宫切除标本中存在高分化癌。诊断性刮宫和内膜活检标本诊断为高分化子宫内膜样癌、子宫切除标本中未见癌的病例并不鲜见。目前,只能主观地依据范围大小来区分内膜不典型增生/EIN和高分化子宫内膜样癌[>(3×3)mm²或直径>2.1mm/半个10×10视野]。即便如此,WHO仍然不建议使用"原位癌""内膜内癌"等描述词汇。一些学者认为,如以明确的肌层浸润作为高分化子宫内膜样癌的评估标准,那么,在诊断性刮宫和内膜活检标本中现行诊断标准将会发生很大的变化,高分化子宫内膜样癌的诊断会趋于保守,而内膜不典型增生/EIN的诊断无疑会增加。第二,CAH和高分化子宫内膜样癌的年轻妇女可通过大剂量孕激素治疗来保留其生育功能,一般需要在3~6个月时进行诊断性刮宫来评估。大剂量孕激素引起复杂的内膜形态学改变,包括细胞异型性变小、出现鳞状化生、黏液腺化生等。有学者提出孕激素治疗的CH和孕激素治疗的CAH的概念。但是,孕激素治疗的CH并不是孕激素治疗成功的可靠标准。按现行WHO分类定义,或可命名为孕激素治疗后的内膜不典型增生/EIN,但这样咬文嚼字式的命名显然无法反映孕激素治疗的确切疗效。因此,亟需对资料完整的大样本进行深入、细致的工作来完善大剂量孕激素疗效评估的病理学标准。第三,子宫内膜黏液腺化生性病变同样不适用子宫内膜增生的WHO分类标准(2014)。尽管WHO(2014)提出了不典型黏液腺增生的概念,然而它包含了一组介于黏液腺化生和低级别癌之间的病变,缺乏具体的诊断标准。它并未被列为明确的癌前病变,实际上反映了病理学诊断内膜黏液性病变的困境。已有少许资料显示,诊断性刮宫和内膜活检标本中出现的黏液腺复杂性增生,本身无任何细胞异型性,但它常伴发子宫内膜黏液腺癌。黏液腺乳头状增生或为黏液腺复杂性增生的特别类型,K-ras 突变率很高。子宫内膜乳头状增生常伴黏液腺化生,也有很高的 K-ras 突变。这些病变是否为黏液癌或部分内膜癌的前驱病变值得探究。

子宫浆液性癌相对少见,是Ⅱ型癌的主要类型,与雌激素刺激无关,其癌前病变称浆液性内膜上皮内癌(serous endometrial intraepithelial carcinoma, SEIC),旧称原位癌(carcinoma in situ, CIS)。SEIC 以异型大、核分裂象多、P53 强阳性的肿瘤细胞取代萎缩子宫内膜表面上皮和腺体(即原位生长)为特征,但它可在无间质浸润时发生转移,特别是腹腔种植,因此,CIS 的名称不如 SEIC 更为贴切。EIC 病灶较小,常位于内膜息肉表面。如病灶略大,但最大径 <1cm,亦无间质浸润,可称广泛性 SEIC(extensive SEIC)。近来,还报道一类称宫颈腺上皮异型增生(endometrial glandular dysplasia, EGD)的病变,具有浆液性细胞的特征,但异型性不及 SEIC,HE 形态识别困难,需要有 P53 蛋白异常表达或基因突变检测支持,推测可能是先于 SEIC 的早期病变。

四、卵巢癌的病理学进展

(一)卵巢癌发生的二元模式

根据肿瘤发生机制,结合临床病理和分子遗传学特征,卵巢癌可分成Ⅰ型和Ⅱ型两大类,即为卵巢癌发生的二元模式。随着研究的深入,特别是近年来全基因组测序、外显子测序、全基因甲基化检测等高通量测序研究的进展,使得该模式日臻完善,并提出了更多的分子分型。

Ⅰ型卵巢癌为低级别肿瘤,生长缓慢,多为临床Ⅰ期,有明确的前驱病变,其组织学类型包括低级别浆液性癌、低级别子宫内膜样癌、黏液腺癌以及透明细胞癌。低级别浆液性癌包括微乳头浆液性癌和低级别浸润性浆液性癌。微乳头浆液性癌为非浸润性癌,但预后与低级别浸润性浆液性癌相似。低级别浸润性浆液性癌少见。浆液性交

界性肿瘤偶可出现明确的浸润性种植,可归入低级别浸润性浆液性癌。透明细胞癌虽然是一类高级别肿瘤,但多为临床Ⅰ期,预后与子宫内膜样癌接近,好于临床分期相同的高级别浆液性癌。透明细胞癌的分子遗传学改变更接近子宫内膜样癌,子宫内膜异位是其前驱病变。因此,与子宫的不同,卵巢透明细胞癌宜列入Ⅰ型癌。Ⅰ型卵巢癌的前驱病变包括各类交界性(也称不典型增生性,一个更为贴切的名称)肿瘤以及子宫内膜异位。交界性浆液性或黏液性肿瘤来自相应的囊腺瘤,而交界性子宫内膜样或透明细胞肿瘤则来自子宫内膜异位(多以子宫内膜囊肿的形式存在)。交界性黏液性肿瘤的少见亚型——宫颈型常伴发子宫内膜囊肿,也很可能来自子宫内膜异位。Ⅰ型卵巢癌分子遗传学上以 K-ras、BRAF、PIK3CA、ERBB2、CTNNB1 及 PTEN 基因的突变为特征。高频率微卫星不稳定性在Ⅰ型卵巢癌也不少见。

Ⅱ型卵巢癌为高级别肿瘤,生长迅速,临床上多为进展期。它以 TP53 基因突变和染色体不稳定性为特征性分子遗传学事件,部分病例(约 15%)存在 BRCA1、BRCA2 基因胚系突变,但其他基因突变罕见。高级别浆液性癌是Ⅱ型癌最主要的组织学类型,占浆液性癌的绝大多数、卵巢癌的 70% 以及死亡病例的 90% 以上。高级别浆液性肿瘤的另一个分子遗传学特征是体细胞拷贝数量变异大,目前已经发现有 100 多个基因片段的扩增或丢失。病理学上,高级别浆液性癌常被误诊为高级别(低分化)子宫内膜样癌、混合性(浆液性、透明细胞)癌等其他组织学类型。卵巢移行细胞癌现在已明确为高级别浆液性癌,不再作为单独类型存在。恶性米勒管混合瘤,也称癌肉瘤或肉瘤样癌,目前认为是一类化生性癌,推测与低分化腺癌的上皮间质转化有关,也列入Ⅱ型癌。近来发现,浆液性输卵管上皮内癌(serous tubal intra-epithelial carcinoma, STIC)可能是卵巢高级别浆液性癌的癌前病变。

(二)卵巢癌的起源问题

卵巢本身没有上皮,因此,卵巢癌的起源问题长期困扰病理学家——"Nothing can be from nothing"。1971 年,Fathlla 认为卵巢癌起源于卵巢表面的体腔上皮,并提出体腔上皮在排卵过程中所经历的损伤、修复、恶性转化等卵巢癌癌变机

制（可称之为"表面上皮理论"）。长期以来，卵巢癌的表面上皮理论广为接受。根据该理论，卵巢上皮来源的肿瘤一直命名为"卵巢表面上皮性肿瘤"，简称"上皮性肿瘤"。近来，"表面上皮理论"及"卵巢表面上皮性肿瘤"的定义逐渐受到病理学家的质疑。所谓的卵巢表面上皮实际上是间皮，在组织胚胎学起源上完全不同于米勒管上皮。迄今为止，关于表面上皮的癌前病变 - 异型增生仅有一篇并不十分确定的文献报道。事实上，绝大多数病理学家并不认为存在表面上皮异型增生。恰恰相反，越来越多的证据揭示输卵管、子宫内膜异位等与卵巢癌组织学起源之间的关系。所谓"表面上皮性肿瘤"的命名将被摒弃。"上皮性肿瘤"的命名或可保留，其定义或要调整为"所有起源于上皮组织的肿瘤，但其上皮来源多样化"。卵巢非上皮组织来源的肿瘤亦可含有上皮性肿瘤成分，如支持 - 间质细胞瘤、颗粒细胞瘤、畸胎瘤等，这些非上皮组织来源的肿瘤不应包括在"上皮性肿瘤"的范畴之内。

1. 卵巢癌的输卵管起源学说——浆液性输卵管上皮内癌（STIC）与卵巢/盆腔高级别浆液性癌（Ⅱ型癌） 卵巢高级别浆液性癌常侵犯输卵管，有时无法区分输卵管和卵巢来源，可笼统称为输卵管卵巢癌。卵巢高级别浆液性癌易发生广泛腹腔转移，多处于临床进展期。在至少10%的进展期病例中，卵巢正常大小或仅轻度增大伴表面累及，此时可称为腹膜原发性浆液性癌。妇科肿瘤研究小组已经对此提出严格的诊断标准。在进展期高级别浆液性癌中，输卵管癌、卵巢癌、腹膜原发癌等具有相同的病理学与分子遗传学特征，事实上根本无法鉴别。幸运的是，这种鉴别诊断本身并不影响临床治疗、预后评估等，因此，可统称为盆腔浆液性癌。近年的研究表明，输卵管卵巢癌、卵巢癌、腹膜原发癌或盆腔癌等与STIC关系密切，具有相同的组织学起源，故一并在此处讨论。

遗传性乳腺/卵巢癌综合征存在 *BRCA1*、*BRCA2* 基因的胚系突变。*BRCA1*、*BRCA2* 基因突变者患卵巢癌的概率分别达40%、18%，所发生的卵巢癌以高级别浆液性癌为特征，临床发现时基本上均处于进展期。因此，对 *BRCA1*、*BRCA2* 基因突变者行双侧输卵管、卵巢的预防性切除成为

可靠的防治手段。在对预防性切除的输卵管、卵巢进行病理学检查后发现，输卵管癌的发生率远远高于卵巢癌。一项对1 662例输卵管、卵巢的预防性切除病例的meta分析证实输卵管癌、卵巢癌的检出率分别为64%、36%，如仅考虑双侧输卵管、卵巢切除病例，则两者检出率的差距更大，分别为81%、19%。而且，这些癌症绝大多数为隐匿性癌（肿瘤较小、术中肉眼难以辨认），且以上皮内癌为主。STIC好发于输卵管伞端，组织学上与卵巢的高级别浆液性癌一致，免疫表型以 P53 强阳性和 Ki-67 增殖指数高（>40%）为特征，目前命名为浆液性输卵管上皮内癌（STIC）。2006年，Medeiros 等提出预防性输卵管、卵巢切除标本中输卵管的广泛取材规范（sectioning and extensively examining the fimbriated end，简称 SEE-FIM 规范），即要求对输卵管在距伞端1cm处离断、每2mm纵切面取材，余输卵管按每2mm横切面全部取材（图16-1）。在预防性输卵管、卵巢切除标本中，如按 SEE-FIM 规范取材，STIC 检出率接近100%。

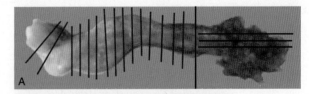

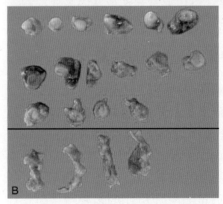

图16-1 输卵管的广泛取材规范（SEE-FIM 规范）

许多证据表明，散发性卵巢/盆腔高级别浆液性癌中同时发生输卵管癌的比例很高，达35%~78%，其中约50%为STIC，绝大多数STIC也位于输卵管伞端。分子遗传学检测发现STIC与卵巢癌有相同的 *p53* 基因突变位点和染色体拷贝的改变，支持两者的单克隆起源。因此，STIC和卵巢高级别浆液性癌关系密切，很可能是卵巢

癌的前期病变。一些学者认为,伞端 STIC 的卵巢/腹膜种植是"卵巢/盆腔"高级别浆液性癌的组织学来源(图 16-2)。按传统意义上的标准区分卵巢癌、腹膜原发癌和输卵管高级别浆液性癌,各类癌症所占比例大致为 78%~90%、8%~16%、2%~6%。但是,如以 STIC 作为输卵管原发的标准,则卵巢癌的比例将降至 30% 以下,而输卵管癌的比例将升至 60% 以上。

不过,需要指出的是,在 STIC 和卵巢癌/盆腔癌起源的问题上,仍然存在许多疑点。第一,不能完全排除卵巢癌/盆腔癌累及输卵管黏膜产生类似于 STIC 的图像,也无充分的证据排除 STIC 和卵巢癌同时发生(多中心)的可能性;第二,约 30% 的卵巢/盆腔高级别浆液性癌,按 SEE-FIM 规范取材、仔细检查后仍然无 STIC 或输卵管癌的证据。对于此部分高级别浆液性癌,很可能存在其他途径。已有证据表明,少数卵巢高级别浆液性癌由低级别浆液性癌演进而来,而低级别浆液性癌则与卵巢生发上皮包涵囊肿关系密切,包涵囊肿也可能起源于输卵管。

总之,虽有大量证据支持卵巢和盆腔高级别浆液性癌的输卵管起源,但是最终的结论依然需要更多、更细致、更深入的证据,从临床病理学、流行病学(特别是前瞻性研究)、分子生物学和动物实验各个方面来进行证实。卵巢癌、盆腔癌、输卵管癌的起源问题目前并不影响肿瘤的治疗,但无疑对肿瘤的预防、早期诊断、早期治疗产生深远的影响。

2. 卵巢癌的输卵管起源学说——生发上皮包涵囊肿与卵巢低级别浆液性癌(Ⅰ型癌) 正常卵巢组织内唯一可见的明确性上皮成分,称"生发上皮包涵囊肿"。该囊肿老年女性更常见,长期以来被认为是排卵后"表面上皮"的损伤后修复,但证据并不充分。也有学者认为是由于"表面上皮"的裂隙样结构向卵巢组织内凹陷、脱落或受切面影响所致,故也称"表面上皮囊肿"。最近的免疫组织化学染色发现大部分包涵囊肿具有间皮表型(钙网蛋白⁺、PAX8⁻、微管蛋白⁻),少许(约 4%)为输卵管表型(钙网蛋白⁻、PAX8⁺、微管蛋白⁺),两者的杂合表型极为罕见。卵巢包涵囊肿部分起源于输卵管。输卵管伞与卵巢表面上皮紧密粘连,通过排卵后的卵巢表面创口种植于卵巢内。显然,卵巢生发上皮包涵囊肿或表面上皮囊肿的名称难以反映其多源性的特征,因此,采用"上皮性包涵囊肿"的名称可能更为贴切。

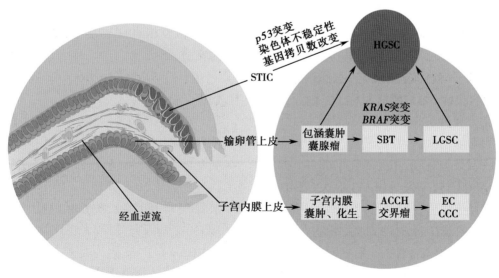

STIC:浆液性输卵管上皮内癌
HGSC:高级别浆液性癌
LGSC:低级别浆液性癌
SBT:浆液性交界性肿瘤
ACCH:不典型透明细胞增生
EC:子宫内膜样腺癌
CCC:透明细胞癌

图 16-2　卵巢癌的组织学起源及分子机制

有临床病理学和分子证据支持包涵囊肿→浆液性囊腺瘤→浆液性交界性肿瘤→低级别浆液性癌的多步骤发生模式。流行病学的研究表明，与正常卵巢相比，预防性切除的卵巢组织、浆液性交界性肿瘤及I期卵巢癌患者的卵巢组织内的包涵囊肿数目显著增多。绝大多数浆液性囊腺瘤起源于包涵囊肿，而且两者之间的鉴别诊断仅仅依据病灶的大小（囊腺瘤直径大于1cm）。绝大多数（>75%）浆液性交界性肿瘤存在囊腺瘤及两者移行的区域，伴微灶浸润的浆液性交界性肿瘤与低级别浆液性癌的鉴别也仅仅依据浸润病灶的大小（>5mm为癌）。卵巢输卵管表型的包涵囊肿、浆液性囊腺瘤、交界性浆液性肿瘤和低级别浆液性癌具有相同的免疫表型（钙网蛋白⁻、PAX8⁺、微管蛋白⁺）。而且，输卵管表型的包涵囊肿增殖指数高于间皮表型的包涵囊肿。因此，前述卵巢生发上皮包涵囊肿的输卵管起源学说支持卵巢低级别浆液性癌输卵管起源的理论（图16-2）。

Kurman等发现输卵管内存在一种增生性病变——乳头状输卵管增生，可能与炎症刺激有关。它脱落至输卵管腔，并种植到卵巢和盆腔表面腹膜，导致低级别浆液性癌的发生。该模型有两个缺陷：一是乳头状输卵管增生罕见，除Kurman的报道外，尚无其他可靠病例报道。而且除形态学描述外，也缺乏其他证据来支持它和浆液性癌之间的关系；二是卵巢的表面种植，理论上应该导致卵巢外生性癌，但卵巢癌多为内生性癌。

3. 卵巢子宫内膜异位症与I型卵巢癌 卵巢子宫内膜异位症（形成囊肿时称子宫内膜异位囊肿或巧克力囊肿）是卵巢最常见的疾病之一，约占育龄妇女的10%。因此，子宫内膜异位症与卵巢癌的联系最为直观，相关研究也最多。卵巢子宫内膜异位症与I型卵巢癌发生有关（图16-2）。子宫内膜异位症癌变率大致在0.3%~3%，组织学类型以子宫内膜样癌、透明细胞癌最为常见，少许为黏液腺癌，偶见浆液性癌。有些学者认为，卵巢子宫内膜异位症应视为与浆液性囊腺瘤相似的良性肿瘤。但是，这一概念缺乏足够的证据，未被广泛认可。

大样本、长时间的临床流行病学研究发现，卵巢子宫内膜异位症妇女患卵巢癌的风险是对照人群的1.9倍，病程10年以上者患癌风险增大至4.2倍。卵巢子宫内膜异位症可有各种子宫内膜增生性病变，包括子宫内膜复杂性增生、复杂性不典型增生等子宫内膜样癌的前驱病变。卵巢子宫内膜异位症还可发生黏液化生、透明细胞化生、嗜酸性化生等各类型化生，并在此基础上出现不典型增生。不典型子宫内膜异位症（atypical endometriosis）是一组异质性病变，指伴发各种不典型增生的子宫内膜异位症，以伴发子宫内膜复杂性增生和不典型透明细胞化生最为常见。不典型子宫内膜异位症是卵巢癌癌前病变，甚至有学者认为应把部分不典型透明细胞化生视为透明细胞上皮内癌。子宫内膜异位症伴发良性或交界性肿瘤并不少见，以黏液性囊腺瘤、交界性浆黏液性囊腺瘤、交界性子宫内膜样腺纤维瘤等相对常见。卵巢子宫内膜样癌及透明细胞癌邻近区域常可见子宫内膜异位症，透明细胞癌伴发卵巢子宫内膜异位症的频率更高（>50%）。一些病例还可见从子宫内膜异位、复杂性增生、复杂性不典型增生到高分化子宫内膜样癌的连续性病变。分子生物学研究进一步支持卵巢子宫内膜异位症是I型卵巢癌的前驱病变。子宫内膜异位症存在一些分子遗传学的改变，包括PTEN的杂合性丢失（loss of heterozygosity, LOH）、MSI及部分染色体畸变（包括染色三体和染色单体）。透明细胞癌和癌旁不典型子宫内膜异位症均存在BAF250a蛋白表达丢失，以及相同的ARID1A基因突变与PIK3CA基因突变。

（三）BRCA-1、BRCA-2基因突变的卵巢癌病理学特征

BRCA-1、BRCA-2胚系突变是最常见的遗传性卵巢癌综合征之一。BRCA-1和BRCA-2胚系突变妇女患卵巢癌、输卵管癌及腹膜癌的终生风险分别高达50%和25%。约1/4的卵巢高级别浆液性癌有BRCA-1、BRCA-2基因突变。BRCA-1、BRCA-2基因突变，或者更广意义上的"BRCA病（BRCAness）"被认为是奥拉帕尼（olaparib）、尼拉帕尼（niraparib）等PARP抑制剂的治疗靶点。BRCA-1、BRCA-2基因无突变热点，本身序列又很长，需要进行全基因检测，费时费力。因此，从临床病理特征来甄选BRCA-相关卵巢癌进行突变检测，显得很有必要。

BRCA-1、BRCA-2基因突变的卵巢癌组织病理学类型几乎均为高级别浆液性癌，其他类型罕见。一些组织病理学特征提示和 BRCA-1、BRCA-2 基因突变有关，但需要多中心前瞻性研究来进一步评估它们对 BRCA 基因突变或功能缺陷（胚系 / 体细胞突变或启动子甲基化）的预测价值。BRCA-1 基因缺陷相关的卵巢癌常具有实性（solid）、假内膜样（pseudoendometrioid）和移行细胞癌样（transitional cell carcinoma-like）的形态学特征（简称"SET"），以及地图样 / 粉刺样坏死、核分裂象指数高、肿瘤浸润淋巴细胞增多等特征。BRCA-2 基因缺陷相关的卵巢癌 SET 形态比较常见，但肿瘤坏死和明显的肿瘤浸润淋巴细胞则相对少见。

卵巢高级别浆液性癌的腹腔转移病灶的病理学特征对预测 BRCA 基因突变或功能缺陷很有意义。在 BRCA 功能缺陷的卵巢高级别浆液性癌，转移灶均为推进性转移（肿瘤与周边组织的分界清楚、圆润）或仅由微乳头构成的转移，不出现混合性浸润模式的转移（乳头、腺管、筛孔、微乳头等多种结构的混合）。在 BRCA 功能正常的高级别浆液性癌，腹腔转移灶多为混合性浸润模式。相对原发灶而言，腹腔转移灶的病理学评估更简单、实用，重复性也更好。而且，它对预测 BRCA 基因突变或功能缺陷的敏感性和特异性也更高。

（四）卵巢黏液性肿瘤的再认识

卵巢原发性黏液性肿瘤根据生物学行为分为良性、交界性和恶性。交界性黏液性肿瘤还可划分出上皮内癌（细胞层次增多、结构复杂和细胞异型明显）及伴微灶浸润的交界性黏液性肿瘤等。传统意义上，黏液性肿瘤按分化特征可分成肠型和浆黏液型（也称米勒型或宫颈型）两个类型，前者约占黏液性肿瘤的 90%。文献中提及的交界性黏液性肿瘤基本上均是肠型。肠型分化的特征是出现杯状细胞和潘氏细胞。但是，在肠型黏液性肿瘤中，潘氏细胞少见，严格意义上的杯状细胞也不多见。黏液性肿瘤中的多数杯状细胞实际上被认为是"杯状细胞分化"，组织形态学上与胃黏膜浅表类杯状黏液细胞一致。因此，"胃肠型"卵巢黏液性肿瘤较"肠型"更为确切。

交界性黏液性肿瘤的提出是因为以往发现一些形态学上无毁损性间质浸润特征的黏液性肿瘤可发生种植转移，预后不良。在早期文献报道中，交界性黏液性肿瘤死亡率接近 50%。近来对这些所谓的进展期卵巢黏液性交界性肿瘤进行重新评估后，发现它们基本上都是转移性黏液性肿瘤，这是所谓的"交界性黏液性肿瘤预后不良"的根本原因。其中，85% 的病例伴发腹膜假黏液瘤（pseudomyxoma peritonei，PMP），与胃肠道（主要是阑尾）黏液性肿瘤转移有关。其余 15% 的病例很可能来源于胆道、胰腺、宫颈等的黏液腺癌，细胞学形态相对温和。近年大样本临床随访发现，交界性黏液性肿瘤均为临床 I 期，如行单侧附件切除术，则几乎无复发、转移病例，死亡率不足 1%，预后很好。因此，一些病理学家建议以"不典型增生性黏液性肿瘤"的名称来取代"交界性肿瘤"，以强调其形态学特征和良好预后。

卵巢原发性黏液癌也有类似情况。早期的文献报道卵巢黏液癌预后极差，5 年生存率远远低于 50%。新近的文献发现，几乎所有卵巢原发性黏液癌均为临床 I 期，预后很好，复发率很低，长期生存率接近 90%。显然，在早期的报道中，由于对卵巢转移性黏液性肿瘤的认识不足，使得许多转移性癌误诊为原发癌。

目前，病理学家对卵巢交界性黏液性肿瘤和黏液癌的诊断更趋严格，已逐渐形成共识。当前使用的诊断标准基本上成形于 20 世纪 70 年代，在实际应用中过分强调细胞复层化（超过 2 层）和结构的复杂性，忽略细胞异型性，对交界性肿瘤的范围也缺乏足够的认识。在交界性黏液性肿瘤中，细胞复层化（6 层左右）和复杂结构（乳头簇、绒毛腺样结构及腺内乳头状结构）比较常见，但中度及以上的细胞核异型性和 / 或绒毛顶部不完全成熟才是最可靠的诊断标准。在充分取材的基础上，>10% 区域达到上述标准，才可直接诊断为交界性肿瘤。如不足 10%，WHO 分类（2014 年）归入黏液性囊腺瘤。为慎重起见，建议标明"含小区域交界性改变"。黏液癌的诊断必须有间质浸润，有"毁损性"和"膨胀性"两种浸润方式。传统上强调毁损性间质浸润，但目前认为这种浸润方式多为转移性癌的特点。膨胀性间质浸润目前被认为是原发性黏液癌的主要浸润方式。无论何种浸润方式，肿瘤细胞均应具备比较明显的细胞异型性。诊断黏液癌一般要求浸润范围在

5mm 以上，不足者可称"交界性黏液性肿瘤伴微小浸润性癌（micro invasive carcinoma）"。根据上述修改标准，约半数的交界性黏液性肿瘤和黏液癌的诊断应分别下调为黏液性囊腺瘤和交界性黏液性肿瘤。因此，卵巢原发性黏液癌发生率远低于早期报道，占卵巢癌的 3% 以下。除部分划入交界性肿瘤外，多数"原发"病例最终被证实为转移性黏液癌。

卵巢原发性和转移性黏液癌的鉴别诊断极为重要。卵巢原发性黏液癌多为单侧巨大肿瘤（多 >15cm），切面囊实性，镜下多为高分化癌，以膨胀性浸润为主，很少出现卵巢表面和脉管累及，卵巢外病变罕见，免疫表型为 CK7 强阳性、CK20 阴性或弱阳性。转移性黏液癌则多为双侧（Krukenberg 瘤），相对较小（多 <10cm），切面呈多结节状，镜下分化不一，高分化者细胞异型大于组织学分级，多为典型的毁损性浸润，常有卵巢表面和脉管受累及卵巢外病变，免疫表型为 CK7 阴性或弱阳性、CK20 强阳性。临床病史在两者的鉴别诊断中至关重要，但是一部分转移性黏液癌病例以卵巢为首发症状，原发癌有时在数月后经反复多次检查后才得以明确。部分转移癌病例也可表现为单侧巨大卵巢，大体检查与原发黏液癌一致。来自结肠、胆道系统、宫颈等处的转移性黏液癌，镜下为高分化黏液癌，并可能存在类似交界性肿瘤的区域。这些不典型病例的准确诊断难度很大。但是，卵巢原发性黏液癌远较转移性癌少见。因此，在诊断卵巢黏液性癌及交界性肿瘤时，均应首先想到转移性黏液癌的可能性。只有详细的临床病史、术中探查和术后随访才是明确诊断的可靠手段，病理学诊断并非"金标准"。免疫组织化学对卵巢原发性和转移性黏液腺癌的鉴别诊断有一定帮助，但相关标志物诊断特异性不高。CK7、CK20 染色最常用，对卵巢原发与下消化道来源的转移性黏液腺癌的鉴别诊断价值较大，但对上消化道及宫颈来源的转移性黏液腺癌鉴别诊断帮助不大。国人上消化道来源的卵巢转移性黏液腺癌相对多见。

PMP 历史上指黏液性腹水或黏附于腹膜表面的黏液性结节。目前，将 PMP 定义为一类以黏液性腹水和低级别肿瘤性黏液性上皮为特征的临床病理综合征。上皮成分出现于黏液湖及纤维化背景中。病理形态学、免疫表型以及分子遗传学已经明确 PMP 几乎恒定源于阑尾的低级别黏液性肿瘤，胃肠道其他部位及肝胆胰系统来源罕见。偶有卵巢畸胎瘤伴发 PMP 的报道。因此，PMP 基本上是一类特殊的卵巢转移性黏液性肿瘤。

PMP 实际上是一个临床描述性名称，"播散性腹膜腺黏液病（disseminated peritoneal adenomucinosis，DPAM）"或"低级别阑尾黏液性肿瘤累及"为比较精确的病理诊断术语。这两个名称反映 PMP 低级别肿瘤、预后好的临床病理特征。转移性黏液腺癌仅用于级别相对高、预后差的腹膜黏液癌病（peritoneal mucinous carcinomatosis，PMCA）。有学者建议以低级别腹膜黏液癌、高级别腹膜黏液癌分别命名 DPAM、PMCA。但是，各种类型的阑尾低级别黏液性肿瘤（包括囊腺瘤）均可引起 PMP。阑尾低级别黏液腺癌的诊断依据是至少浸润至阑尾黏膜下层，这点即使在完整切除的阑尾标本中很多时候也难以识别。因此，低级别腹膜黏液癌的命名不如"DPAM"或"低级别阑尾黏液性肿瘤累及"更为贴切。

五、子宫、卵巢非上皮性肿瘤的病理学进展

（一）子宫平滑肌肿瘤和子宫内膜间质肿瘤

平滑肌肿瘤是子宫最常见的间叶来源肿瘤。WHO 女性生殖道肿瘤分类（2014 年）分为平滑肌瘤、非典型 / 恶性潜能未定的平滑肌肿瘤、平滑肌肉瘤等类型。平滑肌肿瘤表达肌动蛋白、结蛋白、肌钙蛋白等平滑肌标志物，不表达或弱表达 CD10，有助于与子宫内膜间质来源的肿瘤鉴别。最近的分子遗传学研究发现，子宫平滑肌来源的肿瘤存在 MED12 基因突变，该突变目前只见于子宫平滑肌肿瘤。这些免疫表型与分子表型有助于子宫平滑肌肿瘤和内膜间质肿瘤之间的鉴别诊断。

子宫平滑肌肿瘤良恶性分类的主要依据基本上沿用斯坦福（Stanford）大学 Bell 等的诊断标准（1994 年），主要观察指标包括细胞多形性、核分裂象及凝固性坏死等。该标准是在对 213 例随访 2 年以上、诊断有疑问的子宫平滑肌肿瘤的临床病理分析基础之上形成的，仅仅针对普通类型的

平滑肌肿瘤。特殊类型的平滑肌肿瘤,如黏液样和上皮样平滑肌肿瘤,其诊断标准目前仍未统一。而且,20余年的临床应用也反映出Stanford标准中存在的缺陷。一个突出的问题是低级别平滑肌肉瘤的诊断,这些病例多在保留子宫的年轻女性患者因局部短期复发、盆腔转移甚至肺部转移时才明确诊断。低级别平滑肌肉瘤在Stanford标准中(包括WHO标准,2014年)并未提及,但它与低核分裂象(<5个/10HPF)的伴奇异核平滑肌瘤、弥漫轻中度异型的富于细胞性平滑肌瘤、非典型/恶性潜能未定的平滑肌肿瘤等形态学有很大重叠,甚至在资深专科病理医生之间也很难达成一致性诊断。平滑肌肉瘤高表达P16、P53、肌成束蛋白(fascin)等,有助于鉴别诊断,但实际应用价值有限。多中心、大样本的临床病理研究,结合深入的分子病理学研究,才有可能完善现行诊断标准。

子宫内膜间质肿瘤是居第二位的子宫间叶来源肿瘤,分成子宫内膜间质结节和子宫内膜间质肉瘤两大类,前者无肌层浸润,后者则存在肌层浸润(典型者呈"舌状"浸润)。子宫内膜间质肉瘤(endometrial stromal sarcoma,ESS)根据细胞形态、核分裂象数目、分子遗传学特征以及临床生物学行为可进一步分成低级别ESS、高级别ESS及未分化子宫肉瘤。与子宫平滑肌肿瘤的表达谱相反,子宫内膜间质肿瘤CD10表达强阳性,不表达或弱表达肌动蛋白、结蛋白、肌钙蛋白等平滑肌标志物。大多数未分化子宫内膜肉瘤β-catenin核表达,但与基因突变无关。

分子遗传学研究发现子宫内膜间质肿瘤存在一些特定的染色体易位所形成的融合基因,包括:t(7;17)(p15;q21)、t(6;7)(p21;p15)、t(6;10;10)(p21;q22;p11)、t(10;17)(q22;p13)及t(1;6)(p34;921),分别对应融合基因JAZF1-SUZ12、PHF1-JAZF1、EPC1-PHF1、YWHAE-NUTMA/B及MEAF6-PHF1。其中,t(7;17)(p15;q21)导致JAZF1前3个外显子与SUZ12基因的后15个外显子融合,形成JAZF1-SUZ12融合基因。在65%的子宫内膜间质结节、48%的低级别ESS及12%的未分化子宫肉瘤中可检测到该融合基因。融合基因检测对子宫内膜间质肿瘤和平滑肌肿瘤的鉴别诊断很有

价值,而且,有可能成为ESS治疗的候选靶标。

高级别ESS曾在WHO女性生殖道肿瘤分类(2003年)中被剔除,但在2014年分类中被重新引入。现行高级别ESS定义与先前的不同,强调高级别圆细胞的形态学特征,并发现有相对特征性的分子遗传学改变,即:t(10;17)(q22;p13)和新近发现的t(X;22)(p11;q13)。t(10;17)(q22;p13)产生的融合基因YWHAE-NUTMA/B可引起肿瘤高表达cyclin D1,以高级别圆细胞为特征。新近发现的t(X;22)(p11;q13)高级别ESS形态学上与黏液样平滑肌肉瘤有很大的重叠,ZC3H7B-BCOR融合基因引起BCOR高表达。免疫组织化学cyclin D1和BCOR染色有助于该类型高级别ESS的诊断。

(二)卵巢颗粒细胞瘤

卵巢颗粒细胞瘤(granulosa cell tumor,GCT)是卵巢最常见的性索间质肿瘤,约占卵巢恶性肿瘤的5%以下。临床I/II期GCT5年生存率在55%~95%,可能与GCT诊断标准不一致有关。GCT有成年型颗粒细胞瘤(adult granulosa cell tumor,AGCT)和幼年型颗粒细胞瘤(juvenile granulosa cell tumor,JGCT)两个亚型,两者临床病理学特征不同,除免疫表型外,并无其他共同特征。AGCT发病年龄较大,形成类似卵巢滤泡的组织学结构(典型者形成Call-Exner小体),可见核沟(典型者呈咖啡豆样特点),预后相对较好。JGCT发病年龄很少超过30岁,组织学形态多样,可有明显的异型性,不出现Call-Exner小体与核沟,预后要差些。AGCT有时与JGCT鉴别极为困难。AGCT与其他性索间质肿瘤(特别是富于细胞性卵泡膜细胞瘤、支持-间质细胞瘤以及微囊性间质瘤)之间形态学常有重叠,即使借助免疫组织化学染色(包括抑制素、钙网蛋白等常用性索间质肿瘤标志物),GCT与这些肿瘤的鉴别诊断仍然非常困难。

近年来,RNA测序(RNA-Seq)、外显子测序、全基因组测序等二代测序技术的进展推动了病理学的发展。Sharab等通过RNA-Seq在4例AGCT中筛选到一个FOXL2错义突变c.402C→G(C134W)。大样本研究证实该突变见于95%以上的AGCT,在JGCT、支持-间质细胞瘤、上皮性癌等其他肿瘤中极罕见,是诊断AGCT敏感而特异的

分子标志物。但是，*FOXL2* 基因突变在 AGCT 发生中的作用迄今并不十分清楚，可能与缺乏 AGCT 细胞系和可靠的动物模型有关。因此，目前尚不能称 *FOXL2* 基因 c.402C → G（C134W）突变为 AGCT 的驱动突变（driver mutation）。

（三）卵巢高钙血症型小细胞癌

卵巢高钙血症型小细胞癌（small cell carcinoma of the ovary, hypercalcemic type, SCCOHT）是一类起源未明的卵巢罕见高度恶性肿瘤，好发于年轻女性，部分病人有家族史。患者就诊时多有卵巢外播散，预后极差，对常规放疗、化疗均不敏感，多于短期复发、死亡。SCCOHT 和 JGCT 在组织病理学和免疫表型上高度重叠，两者预后差异甚大，鉴别诊断很重要但极困难。近年对 SCCOHT 的研究取得重大进展，堪称罕见病的临床病理、基因组学、分子生物学和遗传学等多学科、国际多中心合作典范。

2013 年，波兰病理学家注意到 SCCOHT 与儿童中枢神经系统恶性肿瘤不典型畸胎样 / 横纹肌样肿瘤（atypical teratoid/rhabdoid tumor, AT/RT）均有所谓 "横纹肌样大细胞" 的共同病理形态学特征。AT/RT 有特征性的分子遗传学事件，即：*SMARCB1*（*INI1*）或 *SMARCA4*（*BRG1*）基因突变与蛋白表达丢失。他们发现 2 例 SCCOHT 也存在 *SMARCA4*（*BRG1*）基因突变与蛋白表达丢失。此后，三组不同的多中心研究通过大样本、高通量测序技术（RNA-Seq、全基因组测序、芯片捕获的二代测序等）发现并证实 SCCOHT 存在 *SMARCA4*（*BRG1*）基因突变与蛋白表达丢失，少许有 *SMARCB1*（*INI1*）改变，未发现其他致病性基因突变。体外细胞系功能研究发现 *SMARCA4* 发挥肿瘤抑制基因的功能。因此，*SMARCA4* 基因突变是 SCCOHT 的驱动突变，有望成为治疗靶点。高达 43% 的病例（包括家族性 SCCOHT）有 *SMARCA4* 胚系突变，这为 SCCOHT 的遗传学咨询和突变携带者卵巢预防性切除提供了可靠的证据。

多中心大样本的免疫组织化学染色证实：几乎全部 SCCOHT 均有 BRG1 蛋白表达丢失及 BRM（SMARCA2）蛋白的伴随丢失，除少许透明细胞癌（约 3.5%）外，其他卵巢肿瘤（包括 JGCT）均无该蛋白表达丢失。BRG1 与 BRM 蛋白表达的双重丢失是 SCCOHT 的诊断性标志，目前已经成为 SCCOHT 临床诊断的必要辅助手段。

有学者发现，在肺、纵隔、子宫、肾脏等器官具有 "横纹肌样大细胞" 的高度恶性肿瘤也存在 *SMARCB1* 或 *SMARCA4* 基因突变与相关蛋白表达丢失。因此，他们提出将此类具有相同的形态学特征（"横纹肌样大细胞"）和分子遗传学改变（*SMARCB1*、*SMARCA4* 或其他 *SMARC* 家族成员突变）的一组高度恶性肿瘤统一命名为 "*SMARC* 突变的肿瘤" 或更广意义上的 "*SMARC* 病"。该命名因习惯和历史文献问题目前很难临床应用，但对此类罕见肿瘤的临床治疗具有非常重要的指导意义，对未来基于驱动突变的肿瘤分类也有重要的借鉴价值。

（吕炳建）

第二节 妊娠相关疾病

妊娠过程中，胎盘负责建立母亲和胎体之间的紧密接触，交换气体、营养物和排泄物。胎盘保护胎儿免受母体免疫系统攻击，并分泌妊娠相关激素和生长因子。胎盘由大量绒毛构成，为孕妇和胎儿之间的循环交流提供较大接触面积。母体血液通过子宫螺旋动脉进入绒毛间隙以促进气体和营养交换。母体血液中的氧气和营养物质通过毛细血管内皮细胞、薄化的合体滋养层细胞和细胞滋养层细胞渗透入毛细血管中的胎儿血液。胎盘的正常生长受到多种因素调控，如表观遗传学中的印迹基因在胎盘中大量表达，而在非胎盘组织中印迹基因几乎不表达。

胎盘的病理改变和妊娠相关的疾病是造成胎儿宫内死亡、围产期死亡、宫内发育迟缓和先天畸形的重要原因，同时对孕产妇健康也构成重大威胁。胎盘各种调控因素的失调威胁到母体和胎儿，过度无序的增长可能会导致侵入性的恶性滋养细胞疾病，而胎盘发育不全则与产妇先兆子痫、胎儿宫内发育迟缓相关。本节主要讨论临床诊断中常涉及的病理疾病类型，分为早期妊娠、晚期妊娠相关疾病以及胎盘滋养层细胞肿瘤。同时我们也会讨论近年来基因组学、表观遗传学等在妊娠相关疾病中的研究进展。

一、早期妊娠异常

早期妊娠异常（disorders of early pregnancy）主要包括自然流产和异位妊娠。

（一）自然流产

自然流产（spontaneous abortion）被定义为妊娠20周以前的流产，大多数发生于12周之前。50%的胎儿早期流产多源于多倍体、非整倍体或者染色体异位等异常。母体因素则包括黄体期缺陷、严重糖尿病、内分泌失调等。子宫黏膜下肌瘤、子宫畸形等可引起胎盘植入异常。而系统性疾病如高血压、抗磷脂抗体综合征、凝血功能障碍也可诱发流产。感染导致的免疫系统异常也被认为是流产的主要原因。

（二）异位妊娠

异位妊娠（ectopic pregnancy），又称宫外孕，是指胎儿植于子宫之外的位置。最常见的部位是在输卵管内。其他部位包括卵巢、腹腔和宫角。35%~50%的诱发条件是患者之前盆腔炎导致输卵管瘢痕（慢性滤泡输卵管炎）。其他因素包括阑尾炎、子宫内膜异位症和以前的手术。然而，在某些情况下，明显正常的输卵管也可发生异位妊娠。宫内节育器也使异位妊娠的风险增加了约2.5倍。

输卵管妊娠常见的镜下表现为充满血液的管腔结构，可见胚囊被不成熟的胎盘绒毛包绕，侵入管壁，导致输卵管变薄，甚至破裂，引起腹腔内出血。

二、晚期妊娠异常

伴随着复杂的胎盘结构的成熟，多种疾病发生在孕晚期。胎盘后出血、胎盘早剥威胁母体和胎儿生命。子宫胎盘血流灌注异常可由胎盘着床植入异常或者血管相关疾病导致，其影响范围包括轻微的宫内发育迟缓、子宫胎盘缺血和先兆子痫。本节着重讨论先兆子痫。

先兆子痫和子痫

先兆子痫（pre-eclampsia，PE）在临床上表现为怀孕期间高血压、水肿和蛋白尿，是由血管内皮功能障碍所引起的全身性系统性综合征。占怀孕妇女的3%~5%，通常发生在妊娠周期的最后3个月，多见于初产妇，也常见于有水泡状胎块（俗称"葡萄胎"）、高血压、肾脏疾病或者凝血等病史的孕妇。病情加重发展为惊厥者称为子痫。源于全身血管内皮功能障碍的其他并发症还包括血栓形成、急性肾衰竭和肺水肿。约10%的重度子痫前期的妇女发生溶血、肝转氨酶升高、低血小板，简称HELLP综合征。先兆子痫应与妊娠高血压相区别，后者无蛋白尿。

1. 发病机制　虽然导致先兆子痫的机制仍在进一步研究中，但是胎盘无疑起到最重要的作用，胎盘分娩后，多数先兆子痫的症状完全消失。先兆子痫病理生理学改变包括弥漫性血管内皮功能障碍、血管收缩导致高血压、血管通透性增加导致水肿和蛋白尿。最新研究表明，这些改变是由于胎盘来源的多种因子进入母体循环所导致。主要的病理发病机制如下：

（1）胎盘血管异常：先兆子痫最初的发病机制主要是异常的滋养层细胞植入以及容量血管缺乏正常生理学转化（图16-3）。在正常胎盘形成过程中，绒毛外滋养层细胞侵入母体的螺旋动脉，动脉重塑，血管阻力降低，于是演变为直径较大的容量血管。同时，滋养层细胞浸润破坏血管平滑肌，逐渐取代血管内皮细胞（形成混合胎儿母体的血管）。这一过程称之为"假性血管形成"或血管重塑。先兆子痫时，胎盘绒毛外滋养层细胞侵入母体位置表浅的螺旋动脉，血管重塑失败，胎盘血流灌注不足，引起胎盘功能不全，这一病理现象称为"胎盘浅着床"。但先兆子痫时滋养细胞浸润能力下降的原因尚不清楚，有学者认为是由于滋养细胞分化异常所致。

（2）内皮功能障碍，血管生成以及抗血管生成因子的失衡：在应对缺氧反应时，缺血的胎盘释放各种因子进入母体血液循环，导致血管生成和抗血管生成因子的失衡，这反过来又导致全身血管内皮功能障碍和母体各种临床症状。抗血管生成的两个胎盘来源的因子sFLT-1和内皮联蛋白（endoglin）在先兆子痫中高出正常妊娠的数倍。sFLT-1来源于缺氧的绒毛滋养层细胞，是血管内皮生长因子受体（VEGF）的可溶性形式，竞争性结合VEGF和胎盘生长因子，因此抑制后两者的促血管生成作用。同样地，endoglin作为TGF-β受体的可溶性形式，结合TGF-β后抑制其细胞传导通路。动物实验证实，当sFLT-1和endoglin

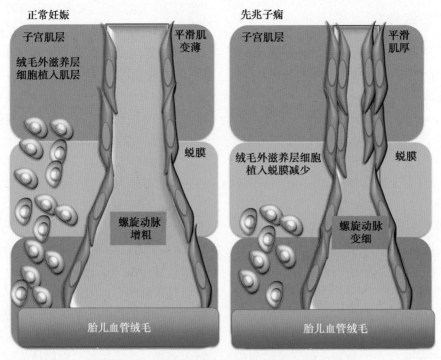

正常妊娠　　　　　　　　　　　　　　　先兆子痫

子宫肌层　　　　　　　　　平滑肌变薄
绒毛外滋养层细胞植入肌层
蜕膜
螺旋动脉增粗
胎儿血管绒毛

子宫肌层　　　　　　　　　平滑肌厚
绒毛外滋养层细胞植入蜕膜减少
蜕膜
螺旋动脉变细
胎儿血管绒毛

图 16-3　正常妊娠和先兆子痫胎盘血管变化模式图

均升高时,大鼠出现严重蛋白尿、高血压、胎儿发育受限等重度先兆子痫的特点,以及出现 HELLP 综合征,包括肝脏转氨酶升高、血小板计数减少和溶血。sFLT-1 和 endoglin 的作用与 VEGF 和 TGF-β 介导的内皮依赖性一氧化氮(NO)以及前列环素(PGI$_2$)相关。

(3)基因组学和表观遗传学改变:虽然单个个体所有细胞含有相同的 DNA 序列,但是不同细胞间功能和表型差异很大。这意味着,除了遗传编程,细胞的表型受另一种机制的调控,这就是所谓的表观遗传学(epigenetics)。2008 年美国冷泉港会议达成了关于表观遗传学的共识,即"染色体改变所引起稳定的、可遗传的表现型,而非 DNA 序列的改变"。表观遗传学的异常可能会导致癌症等疾病。表观遗传学主要研究表观遗传现象建立和维持的机制,包括 DNA 甲基化、组蛋白修饰和非编码 RNA(non-coding RNA,nc RNA)等。近年来研究表明,表观遗传学异常与先兆子痫的发生也有着重要关系。

基因甲基化是近年的研究热点。有研究表明,基因组印记的甲基化失活可能与先兆子痫相关。所谓基因组印记(genomic imprinting)是一种 DNA 甲基化介导的表观遗传学调节形式,是指后代体细胞中两个亲本来源的等位基因由于差异性甲基化而造成表达活性不同的现象。相应地,具有这种差异的基因被称为印迹基因(imprinted gene)。失去印迹(loss of imprinting,LOI)的 CDKN1C 基因在小鼠模型中可导致先兆子痫的临床症状,包括高血压和蛋白尿。同时在转录调控时异常的甲基化亦可导致先兆子痫。非印迹基因 SERPINA3 的近端启动子在特定的 CpG 岛表现为显著甲基化,这种高甲基化多见于先兆子痫胎盘。

非编码 RNA 在先兆子痫中的作用机制多集中在对 miRNA 的研究,目前文献报道多种 miRNA 参与其中,如 miRNA-195、miRNA-376、miRNA-210、miRNA-223 等,其机制涉及抑制胎盘滋养层细胞的侵袭和迁移、促进血管内皮细胞的损伤及对母体免疫功能的影响。近年来还有研究发现,某些长链非编码 RNA(lncRNA),如 H19、HOTAIR、MALAT-1 等与胎盘发育及功能异常密切相关。胎盘 H19 基因可能通过启动子区域呈现甲基化状态异常及与 miRNA-675 的相互作用对靶基因的影响发挥其调节功能,参与妊娠及胎盘疾病的发生发展;胎盘 HOTAIR 的异常表达可影响胎盘细胞增殖、迁移,进而可能诱发子痫前期;妊娠早期 MALAT-1 低表达可能影响滋养层细胞的增殖、侵袭,从而影响胎盘功能,导致子痫前期发生。

成功妊娠直至分娩等一系列复杂的生理过程,其依赖于母体精细的免疫调控,如免疫系统出现失调,就会导致妊娠相关疾病。例如,辅助性T细胞17(Th17)和调节性T细胞(Treg)的免疫失衡与习惯性流产、先兆流产、早产以及子痫前期有关。Th17和Treg是近年来新发现的T淋巴细胞亚群,两者在分化过程中相互依赖,而两者的免疫作用却截然相反,共同维持机体免疫环境的平衡与稳定。Th17/Treg细胞比例失衡可导致胚胎排斥的发生,导致习惯性流产。研究发现,先兆流产患者外周血中Th17细胞的表达水平高于正常妊娠妇女。因此推测在先兆流产的病理过程中,Th17/Treg表达失衡破坏了母体-胎儿间的免疫耐受,导致疾病的发生与发展。研究表明,Th17和Treg及其相关细胞因子在PE的发生发展中起重要作用,其机制可能为Foxp3干扰RORγt的表达、抑制RORγt介导的IL-17A启动子活性,造成Th17/Treg失衡,导致PE的发生。

2. 组织病理学 镜下改变,主要为胎盘剥离、缺血、血管损伤等。包括①胎盘梗死:正常妊娠胎盘可有外周小的梗死灶,而先兆子痫的胎盘梗死灶面积大,数量多,同时梗死还发生在绒毛以及滋养层细胞;②胎盘后血肿:这是由于子宫胎盘血管的不稳定和出血导致的;③蜕膜血管的异常植入:这是最具特征的表现,表现为血栓形成、纤维素样坏死、内膜脂质沉积(动脉粥样硬化样表现),以及缺乏正常的生理转换。

三、妊娠滋养细胞疾病

妊娠滋养细胞疾病(gestational trophoblastic disease, GTD)组织学上以胎盘组织包括绒毛和滋养层细胞异常增生为特点。最常见的临床症状包括突然子宫增大、阴道流血。血清人绒毛膜促性腺激素(HCG)水平和盆腔超声影像学检查通常作为初始检查手段。

妊娠滋养细胞来自胚胎外的滋养层。滋养层细胞生长迅速,在胚囊表面形成许多绒毛(villi)。细胞滋养层(cytotrophoblast)位于绒毛内层,与间质接触。外层与子宫蜕膜接触,称为合体滋养层(syncytiotrophoblast)。滋养细胞从包绕胚囊的部位离心性侵犯子宫内膜、肌层及螺旋动脉,建立子宫胎盘循环。滋养细胞因侵犯血管,在整个正常妊娠期广泛分布于血液中,分娩后消失。

胎盘肿瘤分为原发性胎盘肿瘤(primary placental tumor)和继发性胎盘肿瘤(secondary placental tumor),原发性胎盘肿瘤以胎盘滋养层细胞肿瘤(trophoblastic cell tumor of placenta)较多见。基于对发病部位的最新认识,2014年版WHO分类将妊娠滋养细胞疾病独立出来,分为胎块状妊娠、妊娠滋养细胞肿瘤、非肿瘤性疾病(包括胎盘部位结节和斑块、胎盘部位过度反应)及异常(非水泡状胎块)绒毛病变。后两者临床少见,本节着重讨论胎块状妊娠(包括水泡状胎块、侵袭性水泡状胎块和绒毛膜癌)和妊娠滋养细胞肿瘤。

(一)水泡状胎块

2014年版WHO分类将水泡状胎块(俗称"葡萄胎")定义为伴有不同程度滋养细胞增生和绒毛水肿的异常胎盘。水泡状胎块(hydatidiform mole)大体上表现为细腻、易碎、壁薄半透明囊状葡萄状结构组成的水肿绒毛。部分性水泡状胎块可见胎儿组织。在过去,大部分水泡状胎块患者在4~5个月妊娠期出现阴道流血时才发现,而现在由于超声影像的常规应用,绝大多数患者于孕早期确诊。

水泡状胎块见于各个年龄段,多见于双峰年龄段即15岁以下青少年和>40岁的成人,这两个年龄段易有受精缺陷。但是以人口为基础的水泡状胎块注册研究表明,完全性水泡状胎块和部分性水泡状胎块不同,完全性水泡状胎块在20岁以下青少年患者中更常见,之后随年龄增长而下降。而部分性水泡状胎块随着年龄增长,发病率逐年升高。这一结果表明完全性和部分性水泡状胎块在病因学上存在差异。

水泡状胎块的发病率有明显的地区差异,欧美国家比较少见,美国约为(0.5~1.84)/1 000次妊娠,而东南亚国家的发病率大约高出10倍,约为(3.8~13)/1 000次妊娠。我国统计约(1~8.8)/1 000次妊娠。在自然流产的组织中发现40%病人有一定的水泡样改变,但不诊断为水泡状胎块。

1. 完全性水泡状胎块(complete hydatidiform mole, CHM) 完全性水泡状胎块是一种具备绒毛膜滋养细胞特征,但是不伴有胚胎发育的细胞滋养层细胞和合体滋养层细胞的异常增生性疾病。

（1）发病机制：大多数完全性水泡状胎块是卵子在卵原核缺失或者失活的情况下与精原核结合后发育形成，因此染色体基因组完全是父系来源。大多数染色体核型为二倍体，其中90%为46，XX，由一个无核的空卵与一个单倍体精子（23，X）受精，经自身复制为二倍体（46，XX），再生长发育而成，成为空卵受精（即雄核发育，androgenesis）。其余10%核型为46，XY，这是两个性染色体不同的精子（23，X及23，Y）同时空卵受精导致，称为双精子受精。

需要注意的是部分复发性水泡状胎块核型虽为二倍体，但是不同于完全性水泡状胎块的完全父系来源，其遗传物质分别来自于父方与母方，由携带23，X的卵细胞与一个单倍体精子（23，X）结合为二倍体（46，XX）。遗传学研究表明复发性水泡状胎块可能由定位于染色体19q13.3-13.4的印记基因座的甲基化缺陷和 NALP7 基因的双等位基因突变导致。NALP7 在卵子中表达并维持胚胎发育，直至胚胎本身的基因组被激活，研究表明其与复发性自然流产的发生密切相关。已有数据表明 NALP7 富含亮氨酸区域集群性缺失，然而关于 NALP7 蛋白正常功能，以及其缺失是否与滋养层细胞疾病相关尚未明确。同时，一些单纯父系遗传物质来源的完全性水泡状胎块和部分性水泡状胎块序列中也携带有 NALP7 的缺失。关于此基因的功能及其与滋养层细胞的关系尚需大规模数据研究。此外，关于印记基因的研究显示，定位于人类11号染色体的 IGF2 基因（父系印记基因）和 H19 基因（母系印记基因）的异常表达可能与完全性水泡状胎块及绒毛膜癌的发生相关。

（2）组织病理学：典型完全性水泡状胎块累及大部分绒毛，绒毛间质微血管消失，绒毛内大量水肿液积蓄造成囊样肿大，形成大小不等的水泡，镜下绒毛间质内明显水肿，可见水池及假包涵体，伴有合体和细胞滋养层细胞的增生，同时绒毛外滋养层细胞岛也增生。部分完全性水泡状胎块可于妊娠12周之前排出体外，被称为极早期完全性水泡状胎块，由于其临床及病理特征不典型，容易被忽略。

对完全性水泡状胎块做出正确诊断的重要意义在于其与侵袭性水泡状胎块和绒毛膜癌发病危险性增高相关，是同一种疾病的不同时期。完全性水泡状胎块有15%~25%的风险发展成侵蚀性滋养细胞疾病。免疫组织化学染色 P57（一种细胞周期依赖激酶抑制因子）可帮助诊断完全性水泡状胎块。P57 蛋白由位于11p15.5的父系印迹、母系表达基因 CNKN1C 编码，因此当胎体中遗传物质来源于母体时，P57 表达于母体蜕膜组织、细胞滋养细胞和绒毛的间质细胞。与此相反，由于在完全性水泡状胎块中 X 染色体均来自父方，因此其细胞滋养层细胞或间质细胞没有 P57 蛋白表达。

短串联重复序列（STR）分子基因分型是新近发展起来的一门技术，是目前得到广泛认可的用于鉴别完全性水泡状胎块、双雄单雌部分性水泡状胎块和双亲源性的二倍体水肿性妊娠的准确方法。STR 是2~7个核苷酸长度的 DNA 重复序列，具有高度的遗传稳定性和多态性。该方法通过聚合酶链反应（PCR）扩增母体蜕膜和绒毛组织中的 STR 基因座，进而得到双亲的遗传成分的分布。对于缺乏典型形态学特征以及 P57 染色可疑的病例，应进行基因分型分析。

（3）临床表现：85%的完全性水泡状胎块患者会出现妊娠中期阴道出血。50%的患者子宫超过正常妊娠月份。完全性水泡状胎块的血清 HCG 水平较相同正常妊娠周期时明显增高，甚至超过多胎妊娠。早期完全性水泡状胎块经过超声影像学检查显示为异常弥漫增大的绒毛，应施行刮宫术。因为超过20%的完全性水泡状胎块会转化为持续性妊娠滋养细胞肿瘤，2.5%的完全性水泡状胎块可继发绒癌，因此术后检测血清激素水平尤为重要。至少需持续监测血清 HCG 水平半年至1年，直到 HCG 持续下降至0左右。

2. 部分性水泡状胎块（partial hydatidiform mole，PHM）

（1）发病机制：部分性水泡状胎块核型通常为三倍体，70%为69，XXY，其余是69，XXX或69，XYY，甚至极少数情况下为四倍体（92，XXXY）。染色体主要来自一个正常卵子与双精子受精，由此带来一套多余的父方染色体成分；也可由于一个正常的单倍体卵子（或精子）与减数分裂失败的二倍体配子结合所致。过去很多病理学家都认为，部分性水泡状胎块是正常组织发展成为完全性水泡状胎块的中间过程的体现。实际上,利用遗传学基因分析等技术,发现两者是不同的疾病(表 16-2,图 16-4)。约 0.5~5% 的部分性水泡状胎块可继发持续性滋养细胞疾病,发生绒毛膜癌的概率小于 0.5%。

（2）组织病理学:组织学上部分性水泡状胎

块由两种绒毛构成,增大的水肿性绒毛和正常大小的纤维化的绒毛。水肿性绒毛具有扇贝形(又称为海岸形)的特点,部分可有轻度局灶性滋养细胞增生。常见胎儿血管和有核红细胞。由于携带母方与父方基因,因此宫腔内通常有部分胚胎发育,并且可见羊水。

表 16-2 完全性和部分性水泡状胎块临床病理学特点比较

	完全性水泡状胎块	部分性水泡状胎块
症状	第二孕期自然流产 子宫大于相应的停经月份 妊娠子宫 严重阴道流血 先兆子痫	第一孕期自然流产 子宫小于相应的停经月份 妊娠子宫 中度流血
大体	胎盘绒毛全部受累,无胎儿及其羊膜附属物,宫腔内充满水泡	仅部分胎盘绒毛发生水泡状变性,宫腔内尚有胚胎组织或者羊膜
组织学	伴有异型性的滋养细胞增生。无胎儿血管或发育不成熟的胎儿血管	轻度局灶性滋养细胞增生,罕见有异型性。存在胎儿血管
细胞基因表型	46, XX 或 46, XY(父系来源)	69, XXY 或者 69, XXX(双亲来源,三倍体)
P57 蛋白表达	无	有
持续性妊娠滋养细胞疾病(PGTD)	约 20%	约 5%
继发绒毛膜癌	2%~3%	<0.5%

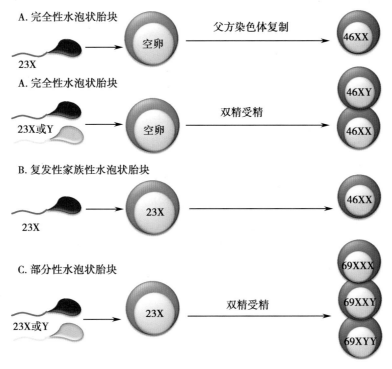

图 16-4 完全性水泡状胎块,复发性家族性水泡状胎块与部分性水泡状胎块的核型起源

（二）侵袭性水泡状胎块

局部细胞滋养层和合体滋养层细胞浸润侵入子宫肌层和血管，镜下肌层间可见水泡状胎块样绒毛结构被称为侵袭性水泡状胎块（invasive mole），多发生于水泡状胎块清除后6个月内。其转移比较少见，少部分水肿绒毛由于侵袭血管，发生远端器官栓塞，例如肺和脑，但栓塞后并不在其器官内转移生长。

临床特征性表现为水泡状胎块清宫术后，血清HCG水平先下降后持续升高，伴不规律阴道流血以及卵巢黄体化。侵袭性水泡状胎块具有恶性肿瘤的特点，但治疗效果及预后均较绒毛膜癌好，部分病例可发生自行性消退。治疗主要是化疗或加手术治疗。对化疗敏感性可达80%。

（三）绒毛膜癌

绒毛膜癌（choriocarcinoma）简称绒癌，是由细胞滋养层细胞、中间滋养层细胞和合体滋养层细胞共同增生形成的滋养层细胞恶性肿瘤，无绒毛结构。近年来随着规范化化疗如甲氨蝶呤或者嘧啶类药物的联合应用，近90%的绒癌预后较为良好。但是化疗耐药仍是患者治疗失败的主要原因。

绒癌发病率在美国不常见，约为（2~5）/100 000次妊娠，东南亚国家发病率可高达（0.4~2）/1 000次妊娠。过去，50%的绒癌继发于水泡状胎块，25%继发于流产，而22%则继发于正常妊娠。随着现代检测技术的应用，临床仅运用血清学及影像学结果即可进行治疗，因此目前经病理诊断的绒癌，50%继发于足月妊娠之后，25%继发于水泡状胎块。

（1）发病机制：绒毛膜癌的发病机制还不完全清楚。研究显示：细胞滋养层细胞行使干细胞的功能，其发生恶性转化后，进一步分化为中间型滋养层细胞和合体滋养层细胞。这些肿瘤细胞构成的组织结构，类似胚胎发育过程中的早期胚泡样结构。绒毛膜癌有如下基因的表达异常：p53、MDM2、NECC1、DOC-2/hDab2、Ras GTP酶激活蛋白、E-cadherin、HIC-1、p16、TIMP3等，这些基因可能在绒毛膜癌的发生发展过程中发挥重要作用。另外，绒毛膜癌高表达HLA-G，其可能通过灭活局部组织的免疫细胞功能而促进肿瘤发生与发展。

（2）组织病理学：典型绒癌表现为柔软、新鲜、黄白相间的肿瘤，伴有明显缺血性坏死倾向、囊性软化灶及广泛出血。镜下观察不到绒毛结构，主要表现为合体与细胞滋养层细胞的增生、大量有丝分裂象，并伴有异型。滋养层细胞侵入子宫肌层和血管导致大面积出血及坏死，同时滋养层细胞侵袭盆腔邻近组织及转移至远处器官，最常见的为肺、脑、肝、盆腔、阴道、脾、肠道及肾脏。

（3）临床表现：子宫绒癌检查时少见较大包块，常伴有阴道不规律流血或黄色液体分泌物。临床症状通常出现在正常妊娠、流产或者刮宫术之后。发现肿瘤后，胸部和骨影像学检查常发现转移灶。绒癌血清中HCG显著高于正常妊娠和水泡状胎块。绒癌的治疗取决于肿瘤分期、危险评分（见后）和患者未来妊娠要求等。化疗对绒癌有较高的治愈率，很多患者痊愈后正常妊娠生产。

（四）胎盘部位滋养细胞肿瘤

胎盘部位滋养细胞肿瘤（placental site trophoblastic tumor，PSTT）是一种罕见的起源于胎盘着床部位、几乎全部由中间滋养层细胞构成的滋养细胞肿瘤，约占妊娠滋养细胞肿瘤的3%。发病年龄为20~63岁。

正常妊娠时，胎盘着床部位的中间滋养层细胞主要在妊娠早期浸润螺旋动脉，建立母体-胎儿血液循环；形成抵抗母体免疫系统的生物屏障。中间滋养层细胞较大，直径15~30μm，细胞核多形性并深染，核膜皱缩，细胞质丰富嗜酸。PSTT的发生认为可能与胎盘着床部位超常反应（exaggerated placental site，EPS）相关，EPS被认为是PSTT的前驱病变。遗传学数据显示，基因组中父系X染色体的存在是PSTT发生的优先必要条件。

（1）组织病理学：肉眼可见子宫肌层内的结节状包块，直径1~10cm，50%可浸润深肌层。肿瘤通常质软、实性，切面浅黄色或褐色，约一半病例可见出血坏死。镜下，肿瘤细胞呈单个、小团或条索样、片状排列，并浸润平滑肌细胞。肿瘤细胞体积较大，多边形或圆形，胞质丰富，嗜酸性或胞质透亮。细胞核多为单个，表现多样。部分细胞核小且圆，染色质淡染；部位细胞核大而深染，细胞核扭曲,异型性明显。可见核分裂象,约(2~4个)/10HPF。细胞外纤维蛋白沉积和血管浸润是其典型特点。

肿瘤细胞含有人胎盘催乳素,但是仅有零星细胞表达 HCG。血清中 HCG 低于绒癌血清值(<1 000mIU/ml,平均 680mIU/ml)。PSTT 主要需与 EPS 相鉴别,后者主要表现为胎盘着床部位子宫内膜、蜕膜和浅肌层有多核合体滋养细胞或兼有少量细胞滋养细胞,其中混有不同程度的炎症细胞,为一种局部的生理反应,可自行消退。与PSTT 的主要区别:EPS 不形成明显肿块,细胞增殖指数低(Ki-67<1%)。当细胞出现大量的有丝分裂象,并破坏性侵入子宫肌层,造成坏死时可考虑为 PSTT。

(2)临床表现:PSTT 生长速度慢于绒癌,约2/3 发生于足月妊娠 12~18 个月后。常见临床症状为阴道出血。无转移性 PSTT 通常行子宫全切术 + 盆腔淋巴结活检。转移性 PSTT 和具有高危因素的无转移性 PSTT(距前次妊娠超过 2 年、深部浸润、坏死、核分裂象 >5 个 /10HPF),除子宫切除外,尚需进行化疗。

(五)上皮样滋养细胞肿瘤

上皮样滋养细胞肿瘤(epithelioid trophoblastic tumor, ETT)是一种罕见的由肿瘤性绒毛膜型中间滋养细胞构成的滋养细胞肿瘤,可能是由于肿瘤性细胞滋养层细胞向绒毛膜型滋养细胞分化所致。近期研究结果表明,p53 家族中的转录因子 *p63* 基因可能促进了该过程。也有学者认为其与发生于胎盘着床部位结节(placental site nodule, PSN)相关。

ETT 发病年龄为 15~48 岁。2/3 继发于足月妊娠。间隔时间为 1~15 年。80% 血清中 HCG中度升高(<2 500mIU/ml)。临床表现为阴道流血或月经过多。

病理上,ETT 多见于子宫体下段或宫颈,表现为孤立性结节,直径 0.5~4cm,可侵犯周围组织。呈实性或囊实性,切面白色、黄色或褐色。ETT 由中度大小的具有上皮样形态的细胞构成,细胞形态相对单一,胞质嗜酸至透明,细胞膜清楚,细胞核圆形。病灶可伴有广泛的或地图样坏死。在肿瘤细胞间或癌巢中央可见嗜酸性透明物质沉积。在宫颈管发生时,镜下类似于宫颈鳞状细胞癌。

其临床表现更为接近 PSTT,有一个从良性到恶性的临床变化过程。约有 25% 的患者出现远处转移,通常转移至肺。

(六)妊娠滋养细胞疾病的预后

妊娠滋养细胞疾病即使出现了远处转移,预后依然良好,尤其当只有肺涉及时。治愈的概率取决于以下因素:组织学类型(侵蚀性水泡状胎块或绒癌);疾病波及范围 / 肿瘤大小;血清 β-HCG 水平;病程从最初的怀孕到开始治疗的间隔;特定的转移部位和数量;先前怀孕的性质和治疗前的程度。

因此,传统的 TNM 分期系统对预后评判价值有限。为此,国际妇产科联盟(the International Federation of Gynecology and Obstetrics, FIGO)和美国癌症协会修订了 WHO 预后评分系统来评定妊娠滋养细胞肿瘤的分期和预后(表 16-3)。

评分 7 分或以上为高危组。规定分期和预后评分分别采用以下格式:分期用罗马数字Ⅰ、Ⅱ、Ⅲ、Ⅳ。预后评分用阿拉伯数字代表,中间以冒号隔开,例如 "Ⅱ:4 期"。这一新的分期系统便于临床资料的总结与比较,同时融入了 WHO 评分系统,具有准确评估预后、正确指导临床选择治疗的优点;另外,使得滋养细胞肿瘤的诊断标准、预后评估及资料比较等方面达到了统一。注意,该评分系统不适用于中间型滋养细胞肿瘤。此外,这一新的分期系统尚有待于大宗病例的前瞻性研究的进一步检验。

虽然国际上女性妊娠滋养细胞疾病的治愈率已能达到98%,但是由于我国很多偏远山区诊断延迟,以及部分女性化疗药物拮抗,仍有部分女性死于妊娠滋养细胞疾病。因此,未来研究如何提高药物疗效,减少肿瘤耐药是当务之急。

同时,我们也需开展大规模随访,确定有关水泡状胎块、绒癌等的最佳预后指标,使患者及时接受适当治疗,尤其是患有反复性妊娠滋养细胞疾病的女性,其正常妊娠的概率在国内依然没有明确统计。未来还需要从核酸、表观遗传和蛋白水平结合临床随访进行验证,全面了解妊娠滋养细胞疾病和自然流产的分子发病机制,以用于临床疾病的诊断、预防和靶向治疗。并且如何在国内甚至国际建立集中治疗罕见病例(如 PSTT、ETT)的体系也需进一步讨论。

表 16–3　第一部分：国际妇产科联盟 FIGO 解剖学分期

I	病变局限于子宫
II	病变扩散至子宫外，但仍局限于生殖器官（附件、阴道、阔韧带）
III	肺转移
IV	其他转移部位

第二部分：修订的 WHO 预后评分系统

	0	1	2	4
年龄	<40	≥40	—	—
先行妊娠	水泡状胎块	流产	足月产	—
指数妊娠间隔月数（interval months from index pregnancy）	<4	4~6	7~12	>12
治疗前血清 HCG 水平（IU/L）	$<10^3$	10^3~10^4	10^4~10^5	$>10^5$
最大肿瘤体积	<3cm	3~4cm	≥5cm	—
转移部位	肺	脾脏、肾脏	胃肠道	肝脏、脑
癌转移数	—	1~4	5~8	>8
之前失败的化学治疗	—	—	单一用药	超过 2 种联合用药

（张晓芳　高　鹏）

第三节　乳腺癌的分子分型与治疗

恶性肿瘤的治疗已经从基于表型的循证医学模式向基于基因的个体化精准医学模式转变。总的来说，乳腺癌的治疗手段包括对局部病灶进行手术治疗、放射治疗，或两者联合，以及对全身性疾病进行细胞毒类药物化疗、内分泌治疗、靶向治疗或联合应用以上手段。为乳腺癌患者制定最合适的个体化治疗，需要参考多种预后和预测因素。最为经典的参考依据包括肿瘤的组织学类型、分级、手术切缘情况、肿瘤大小、腋窝淋巴结转移状况、肿瘤雌激素受体（estrogen receptor，ER）/孕激素受体（progesterone receptor，PR）水平、人表皮生长因子受体（human epidermal growth factor receptor 2，HER2）状态、有无可检测到的转移病灶、合并症情况、年龄及绝经状态、患者意愿等。肿瘤分期在很大程度决定了局部手术治疗和全身辅助治疗的方案选择及治疗顺序；组织学类型的恶性程度或预后情况则影响了采取全身治疗的积极性；而病理学特征是接受内

分泌治疗（ER/PR 阳性）和靶向治疗（如 HER2 扩增或过度表达，接受曲妥珠单抗治疗）的重要参考依据。

然而，乳腺癌是一类在分子水平上具有高度异质性的疾病，上述的经典指标对每位患者的评估尚不够精准。即使是肿瘤大小、组织学类型、分级和淋巴结转移状态完全相同的患者，因其基因组学与分子遗传学的不同，导致了肿瘤生物学特性的差异，故治疗方案的选择与预后生存也存在差异。随着基因组学技术的迅速发展，生物医学已经进入分子诊断与精准治疗的新时代，乳腺癌的传统形态学分类已不能适应乳腺癌临床诊断与治疗的需求。近年来，学者们综合分析了大量患者的基因表达谱信息与预后生存信息，对乳腺癌进行了基因组学层面的分子分型。从分子水平阐明肿瘤异质性产生的原因和特点，将有助于获得更精准的预后和预测信息，有利于乳腺癌患者的个体化治疗。

一、乳腺癌分子分型标准的研究进展

（一）应用基因表达谱技术进行乳腺癌分子分型

2000 年，Perou 等首先提出了乳腺癌分子分

型（molecular classification）的概念。作者对 42 例乳腺癌患者的 65 个肿瘤样本进行了基因表达谱分析（包含 8 102 个基因）。研究选取了 496 个在不同肿瘤之间显著差异表达的"固有基因亚群"，并据此将检测标本分为 ER 阳性及阴性两组。ER 阳性组基因表达情况与乳腺腔上皮细胞表达相似，因此又被称为腔面型（luminal 型）乳腺癌，并被进一步分为 luminal A 型［ER（＋）/HER2（－）］及 luminal B 型［ER（＋）/HER2（＋）］。根据肿瘤基因表型，ER 阴性组被分为 3 型：HER2 过表达型［ER（－）/HER2（＋）］、基底样（basal-like）型［ER（－）/HER2（－）］及正常乳腺样（normal breast-like）型。至此，Perou 等首先依据基因谱表达情况对乳腺癌进行分类，提出的乳腺癌 5 种分型被更多的研究所证实，成为目前乳腺癌分子分型的基础。不同的乳腺癌分子亚型在预后，对化疗、靶向治疗和内分泌治疗的反应性等方面均存在各自不同的特性。

值得一提的还有三阴性乳腺癌（triple-negative breast cancer，TNBC），即 ER、PR 和 HER2 均不表达。这是一组在分子遗传学上具有异质性的疾病，治疗效果与预后生存均比其他类型的乳腺癌更差。Lehmann 等分析了 587 例 TNBC 的基因表达谱，将其分为 6 种亚型，包括两种基底样亚型、免疫调节亚型、间充质亚型、间充质干细胞亚型、管腔雄激素受体亚型。不同亚型表现出了独特的基因表达谱，并且可能有不同的"驱动"信号通路。例如，基底样亚型的细胞周期以及 DNA 损伤修复相关基因高表达，可能对铂类化疗药有效；间充质亚型和间充质干细胞亚型的上皮间质转化以及生长信号转导通路相关基因高表达，可能对 PI3K/mTOR 抑制剂和 abl/src 抑制剂敏感；管腔雄激素受体亚型的雄激素受体通路异常激活，可能对雄激素受体抑制剂更加敏感。该分子分型可能为将来 TNBC 的靶向药物研发、疗效预判指标选择以及临床试验等提供理论依据。

（二）主要基于免疫组织化学技术的乳腺癌分子分型

分子分型的金标准是基因表达谱技术。然而，基因表达谱分析在临床运用中存在不少障碍，例如对样本质量要求高，需要新鲜或冷冻组织，需要专门的检测设备，检测技术较为复杂，成本昂贵，因而在临床常规病理实验室推广基因表达谱进行分子分型存在较大的困难。为了构建一个具有临床价值、技术简单易行的分子分类，学者们已做了大量基于免疫组织化学（immunohistochemistry，IHC）染色技术的分子分类研究，并且将其与临床结局联系起来。

研究表明，运用较少的 IHC 标记也能够将乳腺癌划分为腔面亚型、基底亚型和 HER2 过表达亚型等，每个亚型的临床病理意义与基因表达谱分析的结果类似。文献中曾较多使用的三种以 IHC 为基础的乳腺癌分子分型体系是：①细胞角蛋白分型：以检测基底型细胞角蛋白（cytokeratin，CK）标记为基础，包括 CK5/6、CK14 和 CK17。②三阴性（triple negative，TN）分型：将基底亚型定义为缺乏 ER、PR 和 HER2 的表达。TN 肿瘤常常被作为基底亚型肿瘤的代名词。然而目前的研究显示 TN 肿瘤与基底亚型肿瘤并不完全相同。③CK/TN 分型：每个亚型的具体定义见表 16-4。有研究显示 CK/TN 分型与基因表达谱分子分型的一致性最佳，因此为广大临床医师和学者们所认同。

表 16-4 乳腺癌的 CK/TN 分型

分子分型	IHC 指标
腔面 A 型	ER 和 / 或 PR 阳性，HER2 阴性
腔面 B 型	ER 和 / 或 PR 阳性，HER2 阳性
基底样型	ER、PR、HER2 均阴性，CK5/6 和 / 或 CK14 和 / 或 CK17 和 / 或 EGFR 阳性
HER2 过表达型	ER 和 PR 阴性，HER2 阳性
正常乳腺样型	ER、PR、HER2、CK5/6、CK14、CK17、EGFR 均阴性

2013 年，第 13 届 St Gallen 国际乳腺癌大会专家委员会达成了乳腺癌分子分型的共识，接受将传统的临床病理学指标作为替代分型的依据。具体的标准请见表 16-5。但是需要注意的是，部分地区在临床上已经能够进行多基因检测，许多临床医师倾向于根据多基因检测结果，而非替代指标来判断腔面型疾病是否需要化疗。

表 16-5 2013 年 St Gallen 国际乳腺癌大会乳腺癌分子分型专家共识

分子分型	临床病理学替代指标定义
腔面 A 型	"腔面 A 型样（luminal A-like）" 同时满足以下条件： ER 和 PR 阳性，HER2 阴性，Ki-67 低表达，多基因表达检测结果为低复发风险（如果多基因表达检测可行）
腔面 B 型	"腔面 B 型样（luminal B-like）（HER2 阴性）" ER 阳性，HER2 阴性 且至少满足下面一条： Ki-67 高表达，PR 阴性或低表达，多基因表达检测结果为高复发风险（如果多基因表达检测可行） "腔面 B 型样（HER2 阳性）" ER 阳性，HER2 过表达或基因扩增，任何状态的 Ki-67，任何状态的 PR
Erb-B2（HER2） 过表达型	"HER2 阳性（非腔面型）" HER2 过表达或基因扩增，ER 和 PR 阴性
基底样型	"三阴性（导管型）" ER 和 PR 阴性，HER2 阴性

"腔面 A 型样"肿瘤对内分泌治疗更敏感，肿瘤恶性程度较低，预后较好，而"腔面 B 型样"肿瘤对内分泌治疗敏感性较差，肿瘤恶性程度更高，预后较差。尝试区分这两种分子亚型的最大原因是："腔面 A 型样"通常不推荐使用辅助细胞毒类药物化疗，而"腔面 B 型样"推荐使用化疗。St Gallen 乳腺癌分子分型系统与 CK/TN 分型的最大差异之一就是：从腔面 A 型中进一步分出肿瘤学恶性程度较高的一组乳腺癌定义为"腔面 B 型样（HER2 阴性）"，例如 Ki-67 高表达，PR 阴性或低表达，或多基因表达检测结果为高复发风险。"腔面 B 型样"肿瘤包括了缺乏"腔面 A 型样"特征的腔面肿瘤。因

此，Ki-67 高表达或 PR 低表达可以用来区分"腔面 A 型样"和"腔面 B 型样（HER2 阴性）"。来自单一参考实验室的研究结果表明，将 Ki-67<14% 作为阈值进行分型，与腔面 A 型基因表达谱分型的一致性最好，故 Ki-67 高表达推荐定义为≥14%。而在鉴别"腔面 A 型样"与"腔面 B 型样"肿瘤时，PR 的阳性临界值取≥20%，与腔面 A 型基因表达谱分型的一致性最好。

在 2017 年的 St Gallen 会议中，对乳腺癌的分子分型则进一步细化和调整，将激素受体阳性/HER2+ 从腔面 B 型（luminal B）中单列出来，更利于指导临床的综合治疗。其具体定义见表 16-6。

表 16-6 2017 年 St Gallen 国际乳腺癌大会乳腺癌分子分型的定义

临床分组	注释[a]
三阴性乳腺癌	ER-，PR-，HER2-
激素受体阴性/HER2+	ASCO/CAP 标准
激素受体阳性/HER2+	ASCO/CAP 标准
激素受体阳性/HER2- 一组 ER+/HER2- 的表达谱	ER/PgR>1%
腔面 A 型样	若可及，多基因检测结果为"预后好"[b] 高受体表达，低增殖指数，组织学分级低
中间型	若可及，多基因检测结果为"预后中等" 中等程度受体表达，中等增殖指数，组织学分级中级
腔面 B 型样	若可及，多基因检测结果为"预后差" 低受体表达，高增殖指数，组织学分级高

注：[a] 基底型乳腺癌和 HER2 富集亚型只能通过基因组分析来确定。

[b] 基因检测在临床病理低危病例中不推荐（pT1a，pT1b，G1，ER high，pN0）。

St Gallen 国际乳腺癌大会专家特别指出高质量的病理学诊断与质控措施对 Ki-67 和 PR 等指标的判读尤其重要。然而来自不同病理实验室的 IHC 参数 / 临界值的绝对值是有差异的。因此，制定本地区的检测标准与规范才能给出 Ki-67 和 PR 等指标的阳性临界值。

部分地区已经能够进行多基因检测。在临床实践中，对于 ER 阳性、HER2 阴性的乳腺癌患者，医师将通过多基因检测的结果来判断化疗的适应证。专家组认为 Paik 等建立的 21 基因复发评分（recurrence score，RS）模型不仅能提供腔面型患者复发风险等预后信息，也能提供细胞毒类药物化疗和内分泌治疗的疗效预测信息。前瞻性与回顾性临床研究均表明：当 21 基因的 RS 值大于 31 时，复发风险高，能够从化疗中获益。在淋巴结阴性乳腺癌的辅助内分泌治疗中，一些多基因检测可作为预后标志物，包括 21 基因复发评分、70 基因检测（70 gene signature）、PAM50 ROR 评分、EpClin 评分和乳腺癌指数。然而，由于临床研究证据有限，目前并不推荐根据多基因检测评分来制定淋巴结阳性病例辅助化疗方案。此外，在"中危"亚组，通常指肿瘤长径 1~3cm，0~3 个阳性淋巴结和中等增殖指数者，可能进行多基因检测最有价值。但多基因分析不是唯一决定化疗指征的因素，而是临床医生在制定决策时的重要参考之一。

二、不同分子分型乳腺癌的治疗原则

从多个基因的分子水平上对乳腺癌进行亚型的划分，其目的在于从一组具有异质性的肿瘤中找出与预后及治疗反应均类似的亚组，从而实现最佳的个体化治疗。理想的分子分型将能够鉴别出各组分子遗传学背景不同的肿瘤。不同亚组肿瘤的致病驱动基因（driver gene）和活化的致癌通路可能不同，导致肿瘤学特性各异，复发转移风险不一，需要个体化选择不同的治疗方案。

（一）乳腺癌分子亚型的全身辅助治疗原则

总的来说，四类不同分子亚型乳腺癌的治疗原则各不相同。三阴型：化疗是最有效也是目前可及的治疗；HER2 阳性型，无论 ER 状态，可考虑抗 HER2 治疗和化疗；以及两种 ER+ 亚型，则考虑内分泌治疗。2017 年 St Gallen 国际乳腺癌大会对不同分子分型的具体治疗做了详细推荐，详见表 16-7、表 16-8。

（二）辅助内分泌治疗

对于绝经前激素受体阳性的乳腺癌妇女，内分泌治疗标准方案是应用他莫昔芬（tamoxifen，TAM）治疗。卵巢功能抑制能够降低高危患者的复发风险。根据临床试验 SOFT 和 TEXT 的结果，专家组建议年轻（小于等于 35 岁）和 / 或淋巴结大于等于 4 个的患者接受卵巢功能抑制联合内分泌治疗，包括联合 TAM 或芳香化酶抑制剂（aromatase inhibitor，AI）。

对于绝经后激素受体阳性的乳腺癌妇女推荐使用 TAM 或者 AI。大型随机试验表明，与 TAM 相比，AI 的初始治疗可以降低复发风险，提高生存率。使用 AI 的因素包括淋巴结阳性、高 Ki-67 指数、高组织学分级、小叶癌、HER2 阳性。对于复发风险高的妇女，支持使用 AI 作为初始治疗手段。

对于高复发风险的患者，例如Ⅱ~Ⅲ期乳腺癌，专家组推荐延长内分泌治疗，以降低局部复发和远处转移风险。目前 ATLAS 临床试验的结果表明 TAM 的疗程超过 5 年可能更有效。专家组推荐高复发风险的绝经前乳腺癌妇女在完成 5 年 TAM 后延长内分泌治疗到 10 年。

（三）辅助化疗及抗 HER2 治疗

1. 三阴型　专家组推荐分期在 pT1bN0 及以上的"三阴"亚型患者接受辅助化疗；大部分专家推荐 pT1aN0 也接受标准化疗。尤其对于Ⅱ和Ⅲ期患者推荐含紫杉类和蒽环类药物的化疗方案。对于 *BRCA1/2* 突变的患者，可考虑含紫杉类和蒽环类加烷化剂的方案。

2. HER2 阳性　对于"HER2 阳性"患者，专家组推荐 pT1b pN0 及以上（即肿瘤最大径 >5mm）应用辅助化疗 + 抗 HER2 治疗。紫杉醇 + 曲妥珠单抗适合Ⅰ期，而Ⅱ~Ⅲ期患者可加用其他化疗药物。专家组推荐曲妥珠单抗辅助抗 HER2 治疗的疗程为 1 年。

3. ER 阳性 HER2 阴性　ER 阳性 HER2 阴性乳腺癌是否应用化疗，需要结合免疫组织化学和基因表达谱结果来判定。传统的病理学指标，包括淋巴结阳性、病理分期、广泛的脉管癌栓、Ki-67 高表达和激素受体低表达等是适合辅助化疗的指标。

表 16-7 2017 年 St Gallen 国际乳腺癌大会推荐的乳腺癌治疗方案

ER 阳性 /HER2 阴性早期乳腺癌的（新）辅助全身治疗方案	
受体高表达,低肿瘤负荷(pT1a,pT1b),无淋巴结受累 (pN0),低增殖,低级别或低 "基因组" 风险	根据月经状态制定内分泌治疗方案
绝经前	他莫昔芬 5 年
绝经后	他莫昔芬或者芳香化酶抑制剂 5 年
高 / 中等程度的 ER 和 PgR 表达,中等肿瘤负荷 pT1c, pT2,pN0 或 pN1(1~3 个),中等或高增殖或分级,和 / 或中等 "基因组风险"	根据月经状态制定内分泌治疗和化疗方案
绝经前 不确定 "临床风险"（淋巴结阴性） "中间基因组风险"	卵巢功能抑制 + 他莫昔芬 或者 卵巢功能抑制 + 依西美坦
绝经前 中间 / 高 "临床风险"（淋巴结阳性） "中间 / 高基因风险"	大部分接受 卵巢功能抑制 + 依西美坦 + 辅助化疗
绝经后 不确定 "临床风险"（淋巴结阴性） "中间基因组风险"	大部分优先考虑芳香化酶抑制剂 再考虑化疗
绝经后 "中间 / 高基因组风险" 和 中等 / 高 "临床风险"（淋巴结阳性）	化疗 芳香化酶抑制剂作为内分泌治疗首选药,至少 3~5 年
ER 和 PR 的表达处于中低水平 较高的肿瘤负荷(通常为 T3 和 / 或 N2~3),增殖更强 / Ki-67 更高,"中等至高基因组风险"	根据月经状态进行辅助性化疗 + 内分泌治疗
绝经前高风险	辅助化疗和卵巢功能抑制 + 芳香化酶抑制剂（如果化疗后未绝经）
绝经后高风险	辅助性化疗和芳香化酶抑制剂

表 16-8 2017 年 St Gallen 国际乳腺癌大会推荐的乳腺癌治疗方案

早期三阴型和 HER2 阳性乳腺癌的辅助全身治疗方案	
三阴型（导管型）	
pT1a 淋巴结阴性	不推荐常规化疗
较高的 T 和 N 分期	新辅助化疗作为初始治疗手段,化疗方案包含蒽环类和紫杉类
ER- 和 HER2+	
pT1a 淋巴结阴性	不推荐系统性治疗
pT1 b,c 淋巴结阴性	化疗 + 曲妥珠单抗
更高的 T 或 N	新辅助化疗作为初始治疗手段,化疗方案蒽环类序贯紫杉类,同时加用 12 个月曲妥珠单抗
ER+ 和 HER2+	治疗原则同 ER- 和 HER2+,并根据月经状态选择合适内分泌治疗

对于Ⅰ或Ⅱ期,腔面 A 型样的患者（ER 和 PR 强阳性,HER2 阴性,低组织学分级和低增殖指数）,尤其是基因组检测预测不能从化疗中受益的,不推荐使用辅助化疗。对于腔面 B 型样,且21 基因和 70 基因信号为低基因组风险评分,受累的淋巴结个数有限的患者,也不推荐使用辅助化疗。对于淋巴结阳性的患者需要有足够的基因组表达数据来支持是否适合化疗,判别 ER+/

HER2-，淋巴结 1~3 个转移的病人是否适合降期治疗。基因组评分中等或者更高级别的患者中属于腔面 B 型样和 / 或淋巴结阳性的病人推荐化疗。对于大多数 ER 阳性病人推荐使用蒽环 + 紫杉化疗方案。

（四）新辅助治疗

II 期或 III 期，HER2 阳性或三阴性乳腺癌推荐使用新辅助化疗。新辅助化疗可以使病人降期得到手术机会或放疗。对于 HER2 阳性的乳腺癌病人，推荐双靶抗 HER2 新辅助治疗。常用帕妥珠单抗和曲妥珠单抗联合化疗。新辅助化疗后残留癌灶患者复发的风险高于新辅助化疗后完全缓解者。

（五）小结与展望

对乳腺癌进行精确的分子分型能够指导个体化全身辅助治疗。分子分型的金标准是基因表达谱技术。然而该技术对样本质量与检测软硬件的要求均较高，尚未在临床推广应用。因此，临床医师和病理学专家们尝试寻求临床病理学指标来替代基因表达谱对乳腺癌进行类似的分子分型。目前被普遍接受的是 St Gallen 国际乳腺癌大会制定的分子分型标准。但是需要注意替代指标的阳性临界值存在地区性差异。规范化和统一地区各病理实验室的检测标准，将有助于界定适合当地患者群的阳性临界值。可喜的是，经过临床专家与病理学专家的共同努力，正逐步推动多基因检测技术的发展与规范应用。在临床实践中，多基因检测正逐步成为临床医生为乳腺癌患者制定个体化精准诊疗决策的重要参考。然而，尚需在前瞻性大样本研究中来验证上述多基因检测在中国乳腺癌患者中的疗效与预后预判效果。此外，除了基因表达谱外，基因遗传学（如基因突变、基因多态性）和表观遗传学（如启动子甲基化）的改变可能也将成为未来分子分型新的判断指标。

（钟晓蓉 步 宏）

参 考 文 献

［1］Kurman RJ, Carcangiu ML, Herrington CS, et al. WHO Classification of Tumors of the Female Reproductive Organs, 4th ed. Lyon: IARC Press, 2014.

［2］Tavassoli FA, Devilee P. WHO Classification of Tumors, Pathology & Genetics, Tumnors of the Breast and Female Reproductive Organs. 3th ed. Lyon: IARC Press, 2003.

［3］Stolnicu S, Barsan I, Hoang L, et al. International Endocervical Adenocarcinoma Criteria and Classification （IECC）: A New Pathogenetic Classification for Invasive Adenocarcinomas of the Endocervix. Am J Surg Pathol, 2018, 42（2）: 214-226.

［4］Karamurzin YS, Kiyokawa T, Parkash V, et al. Gastric-type Endocervical Adenocarcinoma: An Aggressive Tumor With Unusual Metastatic Patterns and Poor Prognosis. Am J Surg Pathol, 2015, 39（11）: 1449-1457.

［5］Roma AA, Diaz De Vivar A, Park KJ, et al. Invasive endocervical adenocarcinoma: a new pattern-based classification system with important clinical significance. Am J Surg Pathol, 2015, 39（5）: 667-672.

［6］Ning F, Hou H, Morse AN, et al. Understanding and management of gestational trophoblastic disease. F1000Res, 2019, 8: F1000 Faculty Rev-428.

［7］喻林, 杨文涛. 乳腺癌的分子分型及临床意义 // 邵志敏, 沈镇宙, 徐兵河. 乳腺肿瘤学. 上海: 复旦大学出版社, 2013: 299-304.

［8］Goldhirsch A, Winer EP, Coates AS, et al. Personalizing the treatment of women with early breast cancer: highlights of the St Gallen International Expert Consensus on the Primary Therapy of Early Breast Cancer 2013. Ann Oncol, 2013, 24（9）: 2206-2223.

［9］Curigliano G, Burstein HJ, Winer EP, et al. De-escalating and escalating treatments for early-stage breast cancer: the St. Gallen International Expert Consensus Conference on the Primary Therapy of Early Breast Cancer 2017. Annals of Oncology, 2017, 28（8）: 1700-1712.

第十七章　外分泌腺和内分泌腺疾病

人体分泌腺包括内分泌腺和外分泌腺两大类，外分泌腺有排泄管（腺导管），其分泌物通过腺导管输送到相应的组织或器官发挥其调节作用（一般为排泄作用），如汗腺、皮脂腺、唾液腺、前列腺、乳腺、肝、胰腺等。而内分泌腺无分泌管，腺细胞排列缺乏极性，多聚集成团块状或索状，它分泌的活性物质（激素）直接进入细胞周围的血管和淋巴管，由血液和淋巴液输送到全身各靶器官、组织及细胞处，发挥相应的生理功能。人体内有许多内分泌腺分散在各处，有些组成一个器官，如甲状腺、脑垂体、胸腺和肾上腺等，甲状腺是人体最大的内分泌腺；另一些则存在于其他器官内，如胰腺内的胰岛、卵巢内的黄体等。胰腺是一种比较特殊的腺体，其外分泌部产生胰液，并由胰管流入十二指肠，其内分泌部（胰岛）由 A（α）、B（β）、D（δ）、F（PP）四种细胞组成，并分别产生不同的激素（如 α 细胞分泌胰高血糖素，β 细胞分泌胰岛素等），它们通过体内的血管运到全身各处。内分泌腺所分泌的各种激素对机体各器官的生长发育、功能活动、新陈代谢起着十分复杂而又重要的调节作用。本章主要介绍胰腺及散在于各系统或组织内的内分泌细胞所发生的肿瘤及相关疾病的病理学进展。

第一节　胰腺肿瘤

胰腺肿瘤包括外分泌胰腺肿瘤和内分泌胰腺肿瘤，广义来说，还应该包括发生在胰腺的所有肿瘤，如间叶组织的肿瘤等。限于篇幅，仅就外分泌胰腺的上皮性肿瘤较常见的类型进行简单阐述。

一、浆液性肿瘤

胰腺浆液性肿瘤为一种常见的胰腺良性囊性肿瘤，以微囊性腺瘤（microcystic adenoma）

最常见，亦称富于糖原的腺瘤（glycogen-rich adenoma）。常发生在胰体尾部，老年女性较多见（男∶女约 1∶3）。

（一）大体所见

肿瘤分界清楚，直径 1~25cm，平均 10cm。切面呈蜂窝状，由多个 1~2mm 的小囊构成。纤维间隔可形成特征性的中心星状瘢痕，偶尔有钙化。囊内含有透明液体，但无或很少有黏液。

（二）光镜所见

囊壁由单层立方上皮衬覆，细胞无异型性，胞质透明（图 17-1）、富含糖原、细胞核圆形、居中，染色质均一。偶可见囊壁细胞呈柱状，胞质可嗜酸性。囊之间的间质透明，偶见胰岛内陷其中。某些病例囊内可见乳头、出血或大囊性变。囊液的 CEA 含量很低。免疫组织化学瘤细胞低分子量细胞角蛋白、EMA、抑制素和 MART-1 阳性，HMB45 阴性。MUC6 通常阳性，其他的黏液染色（MUC1、CEA、CA19-9 等）通常阴性或局灶阳性。无 K-ras 和 TP53 基因突变。

透射电镜下瘤细胞与泡心细胞相似，胞质含有大量糖原颗粒，细胞表面一般无微绒毛。

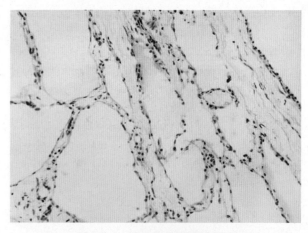

图 17-1　胰腺浆液性囊性肿瘤
囊壁由单层立方上皮衬覆，细胞胞质透明

除经典的微囊性腺瘤外,还可见以下亚型:

1. 大囊型/寡囊型　当肿瘤由单个或数个大囊构成时,称大囊型腺瘤或寡囊型腺瘤或界限不清的浆液性腺瘤。男性略多见。大多数位于胰头部,可造成壶腹周围部胆总管的阻塞。肿瘤由几个或仅由一个较大的囊构成,直径 2~14cm,平均 7.2cm。囊直径 1~3cm 不等,衬覆上皮与经典的微囊型腺瘤相同。

2. 实性型　当肿瘤由同样的细胞构成但排列成实性或小腺泡时称实性型浆液性腺瘤,此时,肿瘤内完全没有囊性变,由密集的背靠背排列腺体或实性排列的瘤细胞构成。肿瘤通常较小,直径 2~4cm。

3. 伴有 VHL 病的浆液性腺瘤　多发的浆液性囊腺瘤和大囊型是在 VHL 病患者中常见的胰腺肿瘤。约 35%~90% 的 VHL 病患者可合并胰腺的浆液性腺瘤。

4. 浆液性和神经内分泌混合型　约 10%~17% 的 VHL 病患者可出现胰腺的混合型浆液和神经内分泌肿瘤。神经内分泌细胞增生或为独立的或同浆液性腺瘤混合存在。其神经内分泌成分约 70% 为微腺瘤病。

浆液性腺瘤一般无症状,故常为偶然发现,部分病人以腹部肿块或腹部不适为主要症状。发生在胰头者偶尔可引起梗阻性黄疸或消化道梗阻。

此瘤的恶性型罕见,称为浆液性囊腺癌或微囊型腺癌,形态上与微囊性腺瘤相似,缺乏结构及细胞异型性,但可转移到淋巴结、胃和肝或出现神经周的浸润,提示恶性生物学行为。

二、黏液性囊性肿瘤

胰腺的黏液性囊性肿瘤(mucinous cystic neoplasm, MCN),多见于女性,男女之比为 1:20,发病年龄高峰为 40~60 岁。多见于胰体尾部,仅偶见于胰头部。

(一)大体所见

肿瘤通常单发,直径 2~35cm,平均 6~10cm。切面上,肿瘤常为多房囊性或偶尔单囊,囊壁较厚,囊腔直径从几毫米至几厘米不等,与胰腺导管不相通。囊内含有黏液,某些病例可为水样物。囊内容物的 CEA 含量高,而弹力蛋白酶含量低。常有厚的纤维包膜,囊壁常有钙化,偶尔可见附壁结节。

(二)光镜所见

黏液性囊性肿瘤类似卵巢的黏液性囊腺瘤,囊壁衬覆高柱状黏液上皮,腔缘有丰富的胞质,有些地方可以为立方上皮,此时胞质黏液较少。乳头状结构可见。伴有杯状细胞的肠型上皮亦可见到。上皮下间质常为细胞丰富的卵巢样间质。依上皮的异型增生程度,黏液性囊性肿瘤可分为低级别黏液性囊性肿瘤、高级别黏液性囊性肿瘤的和伴有浸润性癌的黏液性囊性肿瘤三型。低级别的 MCN 一般较小,上皮为规则的高柱状黏液上皮,乳头不明显(图 17-2)。也可为大的多囊性肿物,平均直径常大于 10cm,常常有较厚的包膜,囊一般与胰管不相通,囊之间的间隔通常较薄,囊内衬覆上皮为复层,常有乳头形成,囊内有多少不等的黏液。当上皮出现明显的异型性、核增大、排列极性消失,出现明显的核仁时,则称为高级别的 MCN。当出现间质浸润时则称为伴有浸润性癌的 MCN(图 17-3)。伴有浸润性癌的 MCN 约占此组肿瘤的 10%。胰腺的黏液性囊性肿瘤,偶尔可伴有壁内结节,结节内可含有巨细胞瘤、多形性肉瘤或分化不良性癌成分。这些成分可能是肿瘤异常分化的结果。

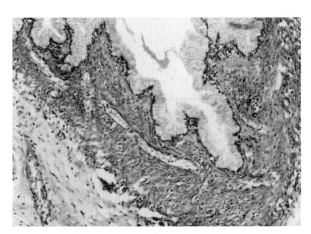

图 17-2　胰腺黏液性囊性肿瘤伴上皮轻度异型增生

囊壁衬覆高柱状黏液上皮,上皮下为细胞丰富的卵巢样间质

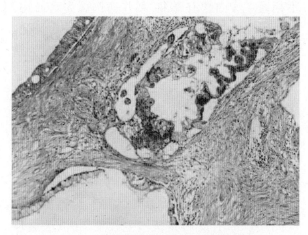

图 17-3　胰腺黏液性囊性肿瘤伴浸润性癌
上皮异型性明显，核增大；有间质浸润

对于黏液性囊性肿瘤的诊断，仔细检查标本和认真取材是非常重要的，因为通常肿瘤的一部分分化很好，而另一部分可出现明显的癌变，甚至出现间质的浸润。应该说所有黏液性囊性肿瘤，均具有或多或少的恶性潜能。故应仔细取材以排除浸润性病变。尤其对囊内的实性区应仔细检查及充分取材，以避免漏掉浸润性癌。

胰腺的黏液性囊性肿瘤生长缓慢，分界清楚，一般易于切除。偶尔发生转移，即使转移也多限于腹腔，远处转移罕见。

免疫组织化学检查，可见瘤细胞 CEA、CA19-9、MUC5AC 呈弥漫表达，MUC2 仅杯状细胞阳性，MUC1 通常不表达，如有也仅限于浸润癌区域，CK20 和 CDX2 通常阴性。伴有浸润性癌的 MCN 可表达 P53、HER2/NEU、EGFR 及缺失表达 DPC4。黏液性囊性肿瘤通常为微卫星稳定型。黏液性囊性肿瘤应注意与伴有扩张大导管的导管腺癌及分支导管型 IPMN 相鉴别。

上皮下卵巢样间质表达 SMA、PR（60%~90%）和 ER（30%）。黄素化细胞标记酪氨酸羟化酶、钙视网膜蛋白（calretinin）和 α-抑制素（α-inhibin）。另外，类固醇激素合成急性调节蛋白（STAR）、3-β-羟化类固醇脱氢酶（3-β-hydroxysteroid dehydrogenase，3-β-HSD）和 17α-羟化酶（17αH），在黄素化细胞中偶尔阳性，提示这些细胞具有生成类固醇的能力。

非浸润性及浸润性 MCN 中均发现有不同频率的 K-ras 基因 12 密码子点突变，且该突变随着细胞异型性程度增加而升高。与 MCN 相比，

TP53、CDKN2A（p16）及 SMAD4（DPC4）等肿瘤抑制基因的改变在伴发癌的 MCN 组织中更加常见。大约一半的 MCN 有 RNF43 基因突变，而未发现有 GNAS 突变。在约 15% 的 MCN 伴低级别病例中有 CDKN2A 异常甲基化。

三、导管内肿瘤

胰腺导管内肿瘤现已成为最常见的胰腺肿瘤之一，独特的临床及影像学特点大大增加了该肿瘤的诊断和手术切除率。影像学显示该肿瘤呈囊性或囊实性，与胰腺导管相通。大部分肿瘤不伴有浸润性癌，手术切除是首选的治疗方式。

（一）导管内乳头状黏液性肿瘤

导管内乳头状黏液性肿瘤（intraductal papillary mucinous neoplasm，IPMN）是最典型并最早认识的导管内肿瘤，特征为大体及影像学均可见到的导管内乳头状生长的肿瘤，富于黏液，乳头衬覆高柱状黏液细胞，乳头可很小，也可形成较大的结节性肿块。此瘤常伴有导管内大量黏液积聚而导致导管的明显扩张。因此，文献中亦曾称为黏液性导管扩张、黏液过度分泌性肿瘤。因其明显的乳头状生长方式故亦称胰管的绒毛状腺瘤、胰腺导管内乳头状瘤等。这组肿瘤通常发生在 60~80 岁的老人。某些病人临床上曾有胰腺炎的病史。内镜下从法特壶腹处有黏液溢出，影像学上明显的胰导管扩张是其特征。

1. 大体所见　IPMN 大体上分为主胰管型、分支胰管型和混合型。

（1）主胰管型 IPMN：主胰管型 IPMN 通常发生在胰头部，沿主胰管蔓延，部分病例整个胰腺均可累及，甚至侵及大、小乳头，导致黏液从壶腹部溢出。大体上主胰管弥漫扩张，导管内经常充满黏液，迂曲，形状不规则。此型常为高级别，发生浸润癌的危险性也增高。未累及的胰腺组织通常灰白质硬，呈广泛慢性梗阻性胰腺炎的改变。

（2）分支胰管型 IPMN：分支胰管型 IPMN 多见于沟突，形成多囊、葡萄样结构。囊性扩张的导管直径 1cm 到 10cm，其内充满黏稠液体。囊壁薄，光滑或乳头状。囊的间隔中可见正常胰腺组

织,切面上给人以多个囊肿的印象。乳头数量和大小在不同病例及不同区域均不相同,仔细检查,大部分病例有肉眼可见的乳头存在。邻近胰腺一般都是正常的。

（3）混合型 IPMN：同时累及主胰管和分支胰管的 IPMN,称为混合型。

（4）伴有浸润性癌的 IPMN：伴有浸润性癌时囊壁增厚,形状不规则,管腔内可见结节状乳头

状突出物,或凝胶样肿块。凝胶样肿块是胶样癌的特点。小的浸润性癌大体不易观察到,全部切片都要仔细检查以避免漏诊。大的伴浸润性癌的 IPMN 可与邻近器官形成瘘(小肠、胆管、胃),肿瘤可沿瘘管蔓延。

2. **光镜所见** 根据肿瘤的组织结构和细胞分化方向,IPMN 分为胃型、肠型、胰胆管型(图 17-4)。

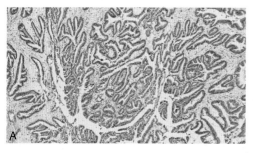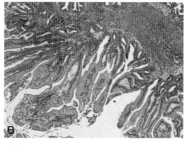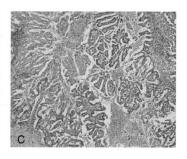

图 17-4 胰腺导管内乳头状黏液性肿瘤(IPMN)
A. 胃型 IPMN,上皮细胞类似胃小凹上皮,核位于基底,细胞异型性小,多为腺瘤;B. 肠型 IPMN,类似肠乳头状腺瘤,细胞高柱状,假复层排列,伴中度不典型增生;C. 胰胆管型 IPMN,上皮类似胆管乳头状腺瘤,为复杂分支的纤细乳头伴有重度不典型增生

（1）胃型 IPMN：胃型占 35%,且是分支胰管型 IPMN 的主要类型。此型被覆高柱状上皮细胞,细胞核方向一致,位于基底,胞质丰富浅染,富于黏液,类似胃腺窝上皮。病变导管周常见幽门样腺体,部分病例幽门样腺体增生明显,一些作者将之命名为"幽门腺腺瘤"。通常胃型 IPMN 仅有上皮轻度或中度异型增生。可见散在杯状细胞。近年部分文献报道的胰腺导管内管状腺瘤,与胃型 IPMN 类似,通常位于胰管内,常见于老年人。可有蒂或悬于导管内。镜下肿瘤由类似于幽门腺的腺体密集排列成小叶状。免疫组织化学显示这些瘤细胞 CK7$^+$/CK20$^-$。

（2）肠型 IPMN：肠型占 50%,主要累及主胰管,形成长乳头,乳头被覆假复层高柱状上皮,形态与胃肠道的绒毛状腺瘤相似。细胞核呈雪茄烟样,胞质嗜碱性,尖部有多少不等的黏液。部分病例上皮主要是杯状细胞,有微乳头。肠型 IPMN 的上皮多呈中度或重度异型增生。

（3）胰胆管型 IPMN：胰胆管型占 15%,最少见。通常累及主胰管,此型乳头分支更为复杂,常为多分支状乳头、微乳头,甚至出现筛状结构。乳头被覆上皮多呈重度异型增生。细胞呈立方形,

核圆形,染色质粗,核仁明显,胞质中度双嗜性,黏液较少。部分病例可与嗜酸细胞型或导管内管状乳头状肿瘤重叠。

导管内乳头状黏液性肿瘤依据上皮的异型增生程度可分为低级别 IPMN、高级别 IPMN 和伴有浸润性癌的 IPMN。低级别 IPMN 被覆排列整齐的单层上皮,细胞核小,极向一致,仅有轻度异型增生,核分裂象罕见。此型以胃型多见。高级别 IPMN 有明显的结构和细胞异型性,乳头不规则分支,有时可见筛状结构。上皮细胞极向消失,核复层,染色质粗,细胞多形性;核分裂象常见,甚至可出现在靠近腔缘的上皮内。有浸润时称为伴有浸润性癌的 IPMN。约在 30% 的手术切除 IPMN 中可发现一灶或多灶的浸润性癌。大部分浸润性癌发生在主胰管型 IPMN 伴上皮重度异型增生的病例。浸润性癌包括两种类型:胶样癌,通常发生在肠型 IPMN;导管腺癌,形态与经典导管腺癌相同,主要发生在胰胆管型和肠型 IPMN。IPMN 发生的浸润性癌病理报告需包括浸润性成分的类型、分级、大小及分期;其他参数包括血管或神经浸润,均应报告。

IPMN 通常表达 CK7、CK8、CK18、CK19、CEA、

CA19-9 和 MUC5AC,但各型也有所不同,胃型 MUC5AC 阳性,MUC1 和 MUC2 阴性,散在杯状细胞 MUC2 阳性;而肠型 MUC2 和 CDX2、MUC5AC 弥漫强阳性,MUC1 阴性;胰胆管型表达 MUC5AC 和 MUC1,MUC2 和 CDX2 阴性;MUC6 主要是胰胆管型 IPMN 表达,肠型和胃型中不表达(表 17-1)。表皮生长因子

受体(EGFR)经常表达,尤其是高级别时更常见。HER2 常呈过表达。随上皮异型增生程度增高,Ki-67 指数增高,CDKN2A 缺失表达比例增高。少许高级别 IPMN(5%~19%)有 P53 的异常表达,低级别不表达。大部分 IPMN 表达 SMAD4(DPC4),而高级别 IPMN 及导管腺癌有较高的缺失率。

表 17-1 外分泌胰腺导管内肿瘤的鉴别标志物

	组织学类型	MUC1	MUC2	MUC5AC	MUC6	CDX2
IPMN	肠型	−	++	++	−	++
	胰胆管型	++	−	++	+	−
	胃型			++		
	嗜酸细胞型	+		+	++	
ITPN		+		−	++	

−:阴性;+:可能阳性;++:通常阳性

据报道约 30%~80% 的导管内乳头状黏液性肿瘤有 K-ras 癌基因 12 密码子点突变,发生率随上皮异型增生程度增加而升高。多中心 IPMN 可具有不同的 K-ras 基因突变,表明它们可来源于多个克隆。约 60% 的 IPMN 有 GNAS 基因改变,部分文献报道 RNF43 的突变率可高达 75%。PIK3CA 突变率约 10%,而导管腺癌却无此突变。少部分 IPMN 可出现 BRAF 基因突变。CDKN2A、TP53、SMAD4 等肿瘤抑制基因出现等位基因缺失可达 40%,并随上皮异型程度增加而升高。但 CDKN2A 突变不常见。有报道称高级别 IPMN 中可出现 TP53 基因突变。SMAD4 位点的等位基因缺失较常见,但 SMAD4 基因突变罕见,大部分非浸润性 IPMN 表达 SMAD4 蛋白。

磷酸化的 Chk2 在所有的 IPMN 中均表达,并随着细胞异型性的增大而表达明显降低,p21^{WAP1} 的表达也呈现出相同的下降趋势,提示 DNA 的损伤检验点激活只发生在 IPMN 发生的早期阶段,并随着肿瘤的恶性进展而失活,同时 P53 的表达逐渐上升,在高级别 IPMN 中积聚。炎症通路在肿瘤的发生发展中起了重要的作用,BLT2(白介素的第二个受体)在胰腺癌、IPMN 及所有的胰腺癌细胞系中均过表达,有作者推测此种过表达刺激了胰腺癌细胞的增殖。

另外一些单基因的研究也很多。肌成束蛋白(fascin)在胰腺导管内乳头状黏液性肿瘤中过表达,并随着异型性的增大而阳性表达增高;在高级别和腺癌中的过表达程度与腺瘤之间差别具有统计学意义,但高级别与腺癌之间的表达没有统计学差异;不同上皮类型之间的表达也不尽相同,肠型的过表达强于胃型。肿瘤抑制基因 Maspin 很少在正常的胰腺导管上皮中表达,随着 IPMN 上皮异型性级别的增加,从腺瘤到非浸润性癌,Maspin 的表达逐渐上升,到浸润性癌时,Maspin 的表达突然降低。Maspin 的表达与上皮类型及分泌黏液的程度无关。约 25% 的病例可见有波伊茨-耶格基因(CTK11/LKB1)的失活。

3. 肿瘤扩散和分期 导管内生长的肿瘤可沿导管系统蔓延进入邻近胰腺和壶腹部。偶尔 IPMN 可形成瘘,肿瘤沿瘘管蔓延。IPMN 分期为 Tis 期。浸润性癌小而隐匿,需仔细检查。文献报道 Tis 分期肿瘤预后不同,取材和评估差异是主要原因。一般来说,此类肿瘤预后较好,手术切除后 5 年存活率可达 75%。

IPMN 相关浸润性癌扩散方式与经典导管腺癌相同。无论浸润性癌是哪种类型,导管腺癌或胶样癌,都可出现神经侵犯。淋巴结转移最常见,占切除的 IPMN 相关浸润性癌的 30%,占经典

导管腺癌的 75%。肝是最常见的远处转移部位。IPMN 相关浸润性癌根据浸润成分分期,分期标准与胰腺导管腺癌相同。

4. **鉴别诊断** 大的 IPMN 鉴别诊断包括其他大囊性病变,特别是黏液性囊性肿瘤和大囊型浆液性囊腺瘤鉴别。分支型 IPMN 与 MCN 类似。MCN 多见于 50 多岁的妇女,多位于胰体尾部,与导管系统不相通。MCN 有富于细胞的卵巢样间质,免疫组织化学表达雌激素或孕激素受体。而 IPMN 男性略多于女性,年龄较大,胰头部多于胰尾,与导管系统相通,没有卵巢样间质。大囊型浆液性囊腺瘤形成大而边界不清的囊肿,类似分支型 IPMN。但大囊型浆液性囊腺瘤上皮细胞立方形、胞质透明,有丰富的糖原,细胞内无黏液,细胞异型性不明显。潴留囊肿通常为单囊,被覆单层扁平导管上皮,细胞无异型性,胞质内无黏液。部分潴留囊肿局灶可见胰腺上皮内瘤变(Pan IN)。

小的 IPMN 需与 Pan IN 鉴别。二者均为发生在导管内的病变。目前规定 IPMN 为大体可见的囊性病变,直径一般 ≥0.5cm。而 Pan IN 则指小的(通常 <0.5cm)、大体上见不到,多为显微镜下才能见到的病变。Pan IN 乳头较短,IPMN 的乳头通常细长,呈指状突起。丰富的管腔内黏液及 MUC2 染色阳性提示 IPMN。

胰腺导管内管状乳头状肿瘤(ITPN)类似胰胆管型 IPMN,二者均表达 MUC6,但 IPMN 具有更复杂的乳头结构,较少的管状结构,明显的细胞内黏液。

一些腺泡细胞癌具有明显的导管内生长方式,具有乳头状结构,类似 IPMN。这些癌细胞上皮腔缘侧有丰富的嗜碱性酶原颗粒,免疫组织化学可标记胰腺外分泌酶。

IPMN 相关浸润性癌与假浸润鉴别很重要。假浸润时受累导管扩张,黏液挤入间质中,类似胶样癌。这些黏液溢入间质内,形成黏液池,池内无细胞,可伴明显的急性炎症反应。浸润性癌的黏液内有肿瘤细胞,一般无炎症反应。总之,间质内出现黏液需仔细检查,以免漏诊。另外,IPMN 沿分支导管蔓延,给人以浸润的假象。此时,分叶结构清楚,导管外形光滑,导管内肿瘤细胞形态类似大导管内肿瘤的特点有助于

鉴别。

(二)导管内嗜酸性乳头状肿瘤

导管内嗜酸性乳头状肿瘤(intraductal eosinophilic papillary neoplasm, IOPN)是特殊的类型,其很多特征同导管内乳头状黏液腺瘤相似,故有的分类把它称为以嗜酸细胞为主的 IPMN。但其大体形态与 IPMN 不同,一般都较大(5~6cm),多为灰褐色易碎的结节,在大的胰管内乳头状生长,其衬覆上皮为嗜酸性细胞,而非柱状黏液上皮细胞。

1. **大体所见** 扩张的胰管内可见结节状肿物突向腔内。

2. **光镜所见** 肿瘤位于胰管内,通常为树枝状复杂增生的纤细乳头,乳头被覆 2~5 层立方或柱状嗜酸性细胞,胞质丰富、嗜酸性颗粒状,核大而圆,形态一致,有一个明显的偏心核仁。杯状细胞散在分布。部分病例上皮内管腔呈筛状结构(图 17-5)。导管内嗜酸性乳头状肿瘤与导管内乳头状黏液性肿瘤不同,多为高级别,伴有浸润癌时称为伴有浸润性癌的导管内嗜酸性乳头状肿瘤。伴有浸润时,癌细胞仍具有非常明显的嗜酸性颗粒状胞质。导管内嗜酸性乳头状肿瘤可表达 MUC6 和 MUC5AC,大部分不表达 MUC2 和 CDX2。导管内嗜酸性乳头状肿瘤未发现有 *K-ras* 突变。

导管内嗜酸性乳头状肿瘤偶有极少见的实性型,需要与胰腺其他肿瘤的嗜酸细胞亚型鉴别,如

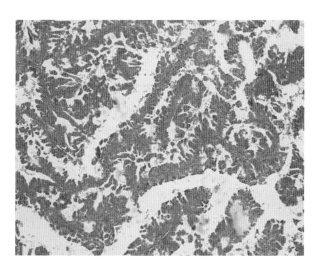

图 17-5 胰腺导管内嗜酸性乳头状肿瘤
导管内生长的乳头纤细,分支复杂,可见搭桥;上皮细胞嗜酸性,胞质丰富

嗜酸细胞型神经内分泌肿瘤、嗜酸性实性假乳头瘤等。多取材，找到病变的典型结构有助于鉴别。

（三）胰腺导管内管状乳头状肿瘤

胰腺导管内管状乳头状肿瘤（intraductal tubular papillary neoplasm，ITPN）是一类新近才认识的类型，2010 年 WHO 胰腺肿瘤分类对其定义为：导管内生长并大体可见的上皮性肿瘤，其特征为小管状结构伴上皮重度异型增生，无黏液过度分泌。可见局灶管状乳头状生长方式。如伴有浸润性癌成分时则称为"导管内管状乳头状肿瘤伴浸润性癌"。

导管内管状乳头状肿瘤罕见，不足胰腺外分泌肿瘤的 1%，仅占导管内肿瘤的 3%。目前对其认识不足，文献报道病例数有限，男女比例均等，35~84 岁均可发生，平均年龄 56 岁。临床上患者常无特异症状，表现为腹痛、恶心、体重减轻、脂肪泻、糖尿病等。梗阻性黄疸少见。部分患者无症状，为查体时偶然发现。血清肿瘤标志物检查等实验室检查无特异性。影像学检查，如 CT、内镜超声、经内镜逆行胰胆管成像（ERCP）等有助于发现导管内病变。目前手术前无法鉴别 ITPN 和 IPMN。约半数 ITPN 位于胰头，1/3 弥漫累及整个胰腺，15% 位于胰尾。

镜下所见：ITPN 结节内小管状腺体背靠背排列，偶可见乳头结构，在扩张的大胰管内呈筛状。黏液很少或没有。大部分 ITPN 以小管结构为主，甚至仅有小管结构，少许病例可见乳头。实性区可见杂乱的腺体。部分肿瘤结节阻塞管腔，形成表面被覆纤维间质的边界清楚的细胞巢。ITPN 结构复杂，有重度异型增生。肿瘤结节内可见小的致密排列的腺泡样结构，细胞立方形，胞质中等，嗜酸性或双嗜性（图 17-6）。管腔内可见分泌物。细胞核圆形、卵圆形，中 - 重度异型性，核分裂象易见。部分病例管腔内息肉样肿瘤结节之间可见局灶坏死。一般来说，囊腔形成不如 IPMN 明显。典型的 ITPN 病变形态相对一致，各区域之间变化不明显。约 40% 的 ITPN 可见浸润性癌，且浸润性成分通常较局限。由于单个肿瘤结节周围缺乏非肿瘤性导管上皮边缘，与浸润性癌鉴别困难。边界清楚的瘤结节周围间质中可见细条索状细胞浸润，提示浸润性癌。浸润性癌的细胞学特点与非浸润性癌相同，也呈管状生长。

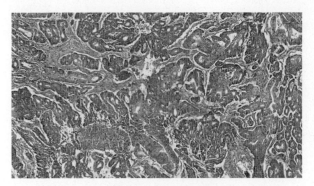

图 17-6 胰腺导管内管状乳头状肿瘤（ITPN）

小管状腺体或小的腺泡样腺体背靠背密集排列，可见灶状坏死；细胞核质比增高，有明显的异型性

四、导管腺癌

胰腺导管腺癌为外分泌胰腺中最常见的恶性肿瘤，约占所有胰腺恶性肿瘤的 85%。其发病率在全世界均呈上升趋势。因其诊治困难，预后不良，在发达国家已跃居恶性肿瘤死亡的第四位。在我国的发病率亦明显上升。胰腺导管腺癌多见于 50 岁以上的人群，男性略多（男女比为 1.6 : 1）。根据其发生在胰腺的部位分为胰头癌、胰体癌、胰尾癌和全胰癌。其中胰头癌占 60%~70%，胰体癌占 20%~30%，胰尾癌占 5%~10%，全胰癌约占 5%。仅约 14% 的胰腺导管癌可手术切除。临床上胰头癌大多数因累及胆总管而表现为进行性阻塞性黄疸。体尾部癌则更为隐匿，发现时多已有转移。约 1/4 病人出现外周静脉血栓。这是因为肿瘤间质中的巨噬细胞分泌肿瘤坏死因子、白介素 -1、白介素 -6 以及癌细胞本身分泌的促凝血物质共同作用的结果。

（一）大体所见

大多数胰腺导管腺癌为一质地硬韧、与周围组织界限不清的肿块。切面灰白色或黄白色，原有胰腺的结构消失，有时因有出血、囊性变和脂肪坏死而杂有红褐色。胰头癌体积一般较小，仅见胰头轻度或中度肿大，有时外观可很不明显，触之质地较硬韧，呈不规则结节样。胰头癌常早期浸润胰内胆总管和胰管，使胆总管和胰管管腔狭窄甚至闭塞。胰管狭窄或闭塞后，远端胰管扩张、胰腺组织萎缩和纤维化。少数胰头癌可穿透十二指肠壁在十二指肠腔内形成菜花样肿物或不规则的溃疡。胰体尾部癌体积较大，形成硬韧而不规则的肿块，常累及门静脉、肠系膜血管或腹腔神经丛而很难完整切除肿瘤。有时肿瘤可累及整个胰体尾部。

（二）镜下所见

胰腺导管腺癌分为高分化、中分化和低分化。肿瘤主要由异型细胞形成不规则，有时是不完整的管状或腺样结构，伴有丰富的纤维间质（图17-7）。高分化导管腺癌主要由分化好的导管样结构构成，内衬高柱状上皮细胞，有的为黏液样上皮，有的具有丰富的嗜酸性胞质。这种癌性腺管有时与慢性胰腺炎时残留和增生的导管很难鉴别。胰腺癌的腺管常常不规则、分支状、上皮呈假复层、癌细胞核极向消失。中分化者由不同分化程度的导管样结构组成，有的与高分化腺癌相似，有的可出现实性癌巢。低分化导管腺癌则仅见少许不规则腺腔样结构，大部分为实性癌巢。细胞异型性很大，可从未分化的小细胞到瘤巨细胞，甚至多核瘤巨细胞，有时可见到梭形细胞。在有腺腔样分化的区域，可有少量黏液。肿瘤的间质含有丰富的Ⅰ型和Ⅳ型胶原以及纤连蛋白。90%的胰腺导管腺癌可见神经周浸润。神经周浸润可从胰腺内沿神经到胰腺外神经丛。但要注意的是，胰腺神经可有良性上皮包涵体。慢性胰腺炎时亦可见神经内胰岛成分，应注意鉴别。约半数病例可有血管浸润，尤其是静脉。约20%~30%的病例在癌周胰腺中可见有不同程度的胰腺上皮内瘤变（Pan IN）。

癌细胞可分泌成纤维细胞生长因子（FGF）及转化生长因子α（TGF-α）促进其血管及纤维间质形成，故胰腺导管腺癌常有丰富的纤维间质。

胰腺导管腺癌通常表达CK7、CK8、CK18、CK19。CK20约25%阳性。大多数胰腺导管腺癌CA19-9、CEA和B72.3亦阳性。但遗憾的是，目前尚无对胰腺癌高度特异的标志物。约60%的浸润性导管腺癌MUC-1、MUC3、MUC4和MUC5AC阳性。这点与黏液癌、壶腹癌、结直肠癌不同，这些癌常表达MUC-2。

分子生物学方面，10%的胰腺癌具有家族遗传性，基因改变尚未完全清楚，已知*BRAC2*和*BRAC1*胚系基因突变可增加胰腺癌的发生率。90%以上的胰腺癌中*K-ras*癌基因第12密码子有点突变。这一点可能为从基因水平诊断胰腺癌提供新的思路。*c-erbB2*癌基因的表达多出现在浸润性癌组织中，这可能与淋巴结转移的意义相似。约一半的病例有*p53*的突变或异常积聚。95%左右的病例有p16失活。DPC4的失活率约为50%。

其他组织学类型的胰腺癌

1. 胶样癌　亦称黏液性非囊性癌，以产生大量黏液为其特点。切面可呈胶冻状，故与结肠的胶样癌相似。间质中可产生黏液池，其中可见散在的恶性上皮细胞（图17-8）。这些上皮细胞可呈条索状或筛状排列，亦可形成小管或单个印戒样细胞。胶样癌常常伴有导管内乳头状黏液性肿瘤或黏液性囊性肿瘤。胶样癌与通常的导管腺癌免疫组织化学检测结果不同，多为肠型表达，如CK20、MUC2和CDX2阳性。胶样癌中*K-ras*和*TP53*的突变率要低于导管腺癌，亦无DPC4的缺失。

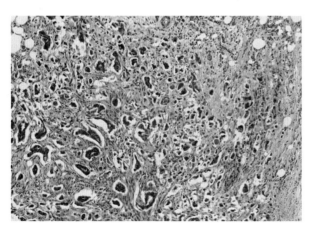

图17-7　胰腺导管腺癌
增生的纤维组织中可见分化较差的肿瘤性腺体，可见单个细胞浸润

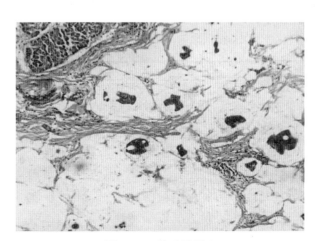

图17-8　胰腺胶样癌
胰腺组织中可见黏液湖，其中可见散在成团的腺样结构漂浮

胶样癌的预后比导管癌要好得多。外科手术后5年存活率可达到55%，远比导管癌的12%~15%要好。有些病人死于血栓栓塞性合并症。

2. **髓样癌** 胰腺的髓样癌罕见，近来偶有报道。像在乳腺和大肠一样，胰腺髓样癌的特征也为推挤性的边界、合体细胞样分化差的细胞、间质反应很少但常伴有炎症细胞浸润（图17-9）。有关其预后尚知之不多，似乎与通常的导管腺癌相似，但K-ras突变率非常低。与通常的导管腺癌不同的是，某些髓样癌常伴有结肠髓样癌中常见的遗传改变，如微卫星不稳定性等。某些病例有结肠癌的家族史，提示有遗传性癌综合征的可能性。

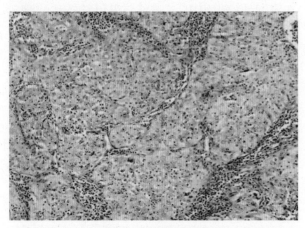

图17-9 胰腺髓样癌
分化差的合体细胞样细胞，间质很少但周围有较多炎症细胞浸润

3. **肝样癌** 极罕见，特点为多角形瘤细胞排列成实性、巢状或小梁状结构，癌细胞胞质嗜酸性颗粒状，核居中，核仁明显，可见胆色素。免疫组织化学可显示肝细胞分化，如肝细胞石蜡抗原1（hepatocyte paraffin antigen 1, HepPar-1）、多克隆CEA和CD10阳性，AFP也可阳性。此时应注意同腺泡细胞癌和胰母细胞瘤鉴别，因这两种肿瘤也可表达AFP。

4. **鳞状细胞癌或腺鳞癌** 此型约占胰腺恶性肿瘤的2%，以胰尾部较多。某些病例为腺棘癌。部分可为高分化，有明显角化。部分可为低分化或无角化，甚或基底细胞样。典型的腺鳞癌由腺癌和鳞状细胞癌成分混合构成。纯粹的鳞状细胞癌非常罕见，如仔细检查，大多数病例均可见多少不等的腺样成分。此型的预后与一般导管腺癌相当或更差。

5. **未分化癌** 未分化癌又称为多形性癌或分化不良性癌。此型一般无明确的腺样分化，多表现为实性巢片状的生长方式。未分化癌中K-ras基因突变率与导管腺癌相似。形态上，胰腺的未分化癌可分为：①梭形细胞型（肉瘤样癌），肿瘤主要由梭形细胞构成。②分化不良性巨细胞癌，肿瘤由奇形怪状的单核或多核瘤巨细胞构成，有时可有绒癌样细胞。瘤细胞排列成实性巢状或肉瘤样。组织形态易与绒癌、恶性黑色素瘤、脂肪肉瘤、横纹肌肉瘤、恶性纤维组织细胞瘤混淆，但瘤组织脂肪、横纹肌、黑色素等特殊染色均阴性。网织染色显示有上皮巢状结构，角蛋白（keratin）染色阳性也提示其上皮性质。这种癌经多切片检查常可找到典型的腺癌结构。③癌肉瘤，即上皮及间叶成分均为恶性。④破骨细胞样巨细胞癌，胰腺的破骨细胞样巨细胞癌，又称伴有破骨细胞的未分化癌。肿瘤细胞为未分化的恶性上皮细胞，其间散在大小不等的破骨细胞样巨细胞（图17-10），尤其是在出血或骨化或钙化区更多。这些巨细胞组织细胞标志（CD68、溶菌酶等）阳性。而上皮标记阴性。破骨细胞样巨细胞癌亦有K-ras基因突变。胰腺的未分化癌预后极差，绝大多数病人均在1年内死亡。但破骨细胞样巨细胞癌预后稍好。

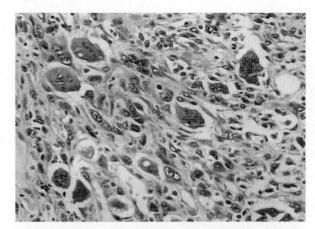

图17-10 胰腺破骨细胞样巨细胞癌
肿瘤细胞异型性明显，其间散在不同大小的破骨细胞样细胞

6. **混合性癌** 约40%的腺泡细胞癌中可见散在的内分泌细胞。实际上，如果用抗CEA抗体做免疫组织化学染色，很多病例均可见到少量导

管成分。混合性腺 – 神经内分泌癌由腺癌和神经内分泌癌混合构成,目前称混合性神经内分泌 – 非神经内分泌肿瘤,其中任何一种成分不能少于30%。包括混合性腺泡细胞癌 – 神经内分泌肿瘤、混合性导管腺癌 – 神经内分泌肿瘤和混合性腺泡细胞癌 – 神经内分泌肿瘤 – 导管腺癌。其中的导管腺癌和 / 或腺泡细胞癌和神经内分泌肿瘤的成分均要进行相应的分级。

五、腺泡细胞癌

腺泡细胞癌(acinar cell carcinoma)很少见,仅占胰腺癌的 1%~2%。常见于 60 多岁的老人,以男性较多,偶见于儿童。临床症状无特异性,黄疸罕见,一部分病人可因脂肪酶的过度分泌而出现皮下脂肪坏死、多关节病或嗜酸细胞增多以及血栓性心内膜炎。

(一)大体所见

腺泡细胞癌通常较大,平均直径 11cm,实性,分界清楚,包膜完整。常有广泛的坏死和囊性变。因无明显的间质反应,故常质地较软。有时也可长在导管内。

(二)光镜所见

腺泡细胞癌细胞密集,呈巢状或片状排列。间质反应轻微,在很多病例中几乎无间质。癌巢中可见腺泡或小腺腔结构(图 17–11),核位于基底。有时呈小梁状或实性排列。癌细胞胞质中等,有时胞质丰富,胞质顶端有嗜酸性颗粒。核圆形或卵圆形,异型性不大,但有明显的单个核仁,核分裂象多少不等。淀粉酶消化后 PAS 染色阳性对确诊很有帮助。免疫组织化学证实胰蛋白酶、脂肪酶、糜蛋白酶的分泌对诊断有重要价值。抗 BCL–10 据称是腺泡细胞及其肿瘤特异且敏感的标志。偶尔,腺泡细胞癌可表达 AFP。电镜下找到酶原颗粒和不规则原纤维颗粒对诊断有重要意义。另外,亦常见到多形性含细丝的膜包绕的包涵体。

腺泡细胞癌无导管腺癌中常见的 *K-ras*、*p53*、*p16* 或 *DPC4* 等改变。但有较高频率的 *APC/β-catenin* 基因突变和染色体 11p 的等位基因丢失。腺泡细胞癌易早期转移,最常见转移的部位为局部淋巴结和肝脏,有些病人可出现远处转移。腺泡细胞癌预后不良,很少病例存活超过 5 年。个别报道认为其临床病程稍好于导管腺癌。

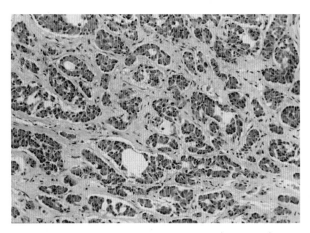

图 17–11　胰腺腺泡细胞癌
肿瘤细胞密集,呈巢状或片状排列,部分为腺泡或小腺腔结构,间质反应轻微。瘤细胞质中等丰富,胞质顶端嗜酸性颗粒状,核圆形或卵圆形,位于基底部,异型性不明显

腺泡细胞囊腺癌在大体上与微囊型腺瘤相似,表现为明显的囊性肿物,囊之间的肿瘤细胞与腺泡细胞癌相同。

六、胰母细胞瘤

胰母细胞瘤(pancreatoblastoma)在成人罕见。主要见于儿童,尤其是 10 岁以下者,平均年龄 4 岁,故亦称儿童型胰腺癌。男女发病率相近。某些病例为先天性,可伴有 Beckwith–Wiedemann 综合征,偶尔可合并结肠息肉病。

(一)大体所见

肿瘤呈分界清楚的肿块,质软。肿瘤一般较大,直径 7~12cm,多累及胰头及胰体。来源于胰头腹胰部分的胰母细胞瘤多有包膜,而来源于背胰部分的肿瘤多无包膜。常有出血坏死。

(二)光镜所见

胰母细胞瘤是一种发生于胰腺的上皮性恶性肿瘤,以腺泡分化为主,可有不同程度的内分泌腺和导管分化,有鳞状小体形成。肿瘤细胞密集,通常呈分叶状分布。瘤细胞为比较一致的多角形细胞,形成巢状、条索状、管状或腺泡状结构,腺腔内有少许 PAS 染色阳性物质。瘤细胞巢之间有富于细胞的间质带。某些病例间质本身亦可为瘤性,有时可有骨或软骨成分。免疫组织化学可显示腺泡、导管及内分泌分化的迹象。几乎所有的病例均可见到腺泡分化,无论是免疫组织化学还是电镜均可见到腺泡分化的证据。肿瘤细胞可产生 AFP。鳞状小体是诊断胰母细胞瘤的重要特征（图 17-12）。这些小体可由较大梭形细胞松散聚合而成，也可有明显的鳞状上皮分化。鳞状小体的确切性质尚不清楚，其特征性的免疫组织化学表型为 CK8/CK18/CK19/EMA 阳性，而 CK7 阴性。因 *APC* 或 *β-catenin* 基因突变可出现特征性的 *β-catenin* 核蓄积。大多数病例可见染色体 11p 高度印记区的杂合性丢失，这与 Wilms 瘤和肝母细胞瘤相似。内分泌腺和导管的分化通常只占肿瘤的一小部分。胰母细胞瘤的预后取决于是否有转移。在儿童病例中，如果在转移发生之前完全切除肿瘤，则预后较好，术前化疗反应亦较好。有转移者预后差。在成人病例中预后均差。

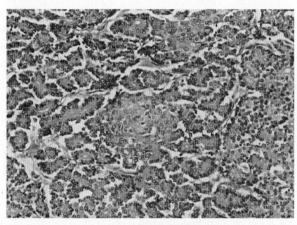

图 17-12　胰腺胰母细胞瘤
肿瘤细胞密集，通常呈分叶状分布，瘤细胞大小一致，形成巢状、条索状、管状或腺泡状结构。图中央为鳞状小体

七、胰腺实性-假乳头瘤

胰腺实性-假乳头瘤（solid-pseudopapillary tumor of pancreas）亦称乳头状-囊性肿瘤（papillary-cystic tumor）或乳头状上皮性肿瘤或胰腺囊实性肿瘤，为一种少见的胰腺肿瘤。可发生于任何年龄组，但多见于青春期及青年女性（男：女比为 1：9，平均年龄 30 岁）。临床上可无症状或仅有上腹不适。目前认为是低度恶性的胰腺肿瘤，肿瘤来源不明确。

（一）大体所见

多为分界清楚的肿块，直径常达 10cm，多有包膜。黄褐色到红褐色，质脆、较软。有些亦可有明显的纤维化和囊变区。囊不规则，内含不规则碎屑。极端囊性变者很像假性囊肿。

（二）光镜所见

实性-假乳头瘤的基本结构为细胞丰富的实性巢，其间有丰富的小血管。远离血管的细胞出现退变，而小血管周的细胞围绕小血管形成所谓的假乳头状排列（图 17-13）。虽胞质空泡可很明显，但无真正的腺腔形成。瘤细胞核比较一致，常有纵沟，胞质中等、嗜酸性，典型的瘤细胞胞质内可见嗜酸性透明小滴。间质常有不同程度的透明变、黏液变或胆固醇沉积及异物巨细胞反应。尽管大体上包膜完整，镜下常向周围胰腺浸润。

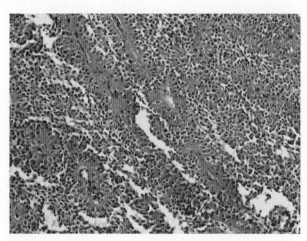

图 17-13　胰腺实性-假乳头瘤
细胞丰富的实性巢，其间有丰富的小血管。远离血管的细胞出现退变，而小血管周的细胞围绕小血管形成所谓的假乳头状排列。细胞核比较一致，胞质中等、嗜酸性

胰腺的实性-假乳头瘤的分化方向尚不清楚，某些病例 CD56 阳性，偶有突触素的表达。有人认为有内分泌分化倾向，但 CgA 总是阴性。腺泡和导管的标志物也总为阴性。一半以上的病例也无角蛋白的表达，而波形蛋白、α₁- 抗胰蛋白酶、α₁- 抗糜蛋白酶、β-catenin 核阳性为其特点，CD10 常阳性。这些标志物尚不能说明其向什么方向分化。电镜下，可见类似复杂的次级溶酶体的颗粒。免疫组织化学证实这些颗粒含 α₁- 抗胰蛋白酶。肿瘤孕激素受体常阳性。故有人推测其来源于胚胎早期附着于胰腺的生殖嵴/卵巢始基细胞。分子生物学研究表明胰腺实性-假乳头瘤常有 *β-catenin* 基因突变，故大多数肿瘤细胞核免疫组织化学 β-catenin 染色阳性。约一半病例 CD117 可阳性，但无 *c-kit* 基因突变。

胰腺实性-假乳头瘤目前仍归为低度恶性，约 10%~15% 出现转移。转移部位主要为肝脏和

腹膜。淋巴结转移少见。若病人就诊时无转移，经完整切除后，一般预后良好。有报道称，即使有转移的病例，亦可存活很多年。

胰腺的实性 - 假乳头瘤，主要应与胰腺内分泌肿瘤、胰母细胞瘤、腺泡细胞癌等鉴别。免疫组织化学 CgA 阴性，而波形蛋白弥漫阳性对排除神经内分泌肿瘤很有帮助。此外，应与肾上腺皮质肿瘤鉴别。肾上腺皮质肿瘤因变性可出现假乳头样的生长类型，免疫组织化学也为波形蛋白阳性，而角蛋白阴性，此时抑制素染色，肾上腺皮质肿瘤阳性，有助于鉴别。

八、胰腺上皮内瘤变

胰腺上皮内瘤变（pancreatic intraepithelial neoplasia, Pan IN）是发生在胰腺小导管的非浸润性上皮性肿瘤，伴有结构和细胞的异型性，小导管直径 <0.5cm，胰腺主导管一般不发生 Pan IN 病变。Pan IN 是一个显微镜下的诊断，不能在大体标本和影像学中诊断。胰腺正常的导管上皮细胞呈立方形或矮柱状，细胞核位于基底，无异型性及核分裂象。根据导管上皮结构和细胞异型性可将 Pan IN 分为 3 个级别，即 Pan IN 1（A、B）、Pan IN 2 和 Pan IN 3（图 17-14）。目前，将 Pan IN 的 1A、1B、2 归为低级别，3 归为高级别。

Pan IN 1 时导管上皮细胞黏液化生伴轻度异型性，上皮细胞高柱状，细胞核圆形或椭圆形，核长轴与基底膜垂直；根据是否有乳头、微乳头再分为 1A 及 1B 型。Pan IN 1A 包括幽门腺化生、杯状细胞化生、黏液细胞肥大、无异型性的导管上皮病变、黏液性导管增生、单纯增生、黏液细胞增生、导管上皮增生和非乳头状上皮肥大。表现为扁平上皮病变，即上皮细胞变成高柱状，核位于基

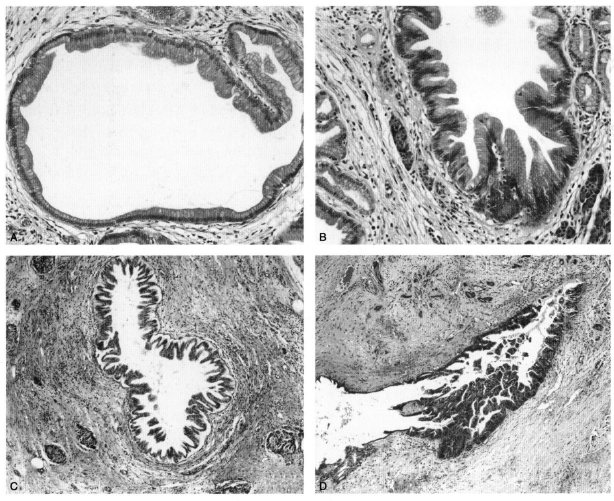

图 17-14　胰腺上皮内瘤变（Pan IN）

A. Pan IN 1A 导管上皮黏液化生；B. Pan IN 1B 导管上皮黏液化生及乳头状增生；C. Pan IN 2 导管上皮细胞复层明显，局部出现细胞排列极向紊乱，细胞有异型性；D. Pan IN 3 导管上皮细胞有明显异型性

底部,核上有丰富的黏液。细胞核小,圆形或椭圆形,椭圆形的胞核与基底膜垂直。Pan IN 1B 过去有多种命名,如乳头状增生、无异型性的导管乳头状病变、导管增生、黏液化生和幽门腺化生且有小管状分支或延伸到环绕 Pan IN 的小叶内,此种形态如成为主要成分并成为 Pan IN 中的一部分时,被称为腺瘤样增生。其表现为上皮的乳头、微乳头状增生和假复层结构,其他方面与 Pan IN 1A 一致。

Pan IN 2 曾被命名为不典型增生、伴有不典型增生的乳头状导管病变、轻/中度异型性或中度异型性。从结构上看,这些黏液上皮病变可为扁平的,但多有乳头形成。从细胞学上定义,这些病变必须有核异常,包括核极向消失、核拥挤、核增大、假复层、核染色质增加等。核分裂象少见,没有病理性核分裂象。在 Pan IN 2 中一般看不到典型的筛状结构伴有管腔坏死和显著的细胞异型性,如果见到此种病变应考虑诊断 Pan IN 3。

Pan IN 3 病变多为乳头状或微乳头状,扁平病变少见,上皮呈重度异型性。在浸润性胰腺癌的癌周及慢性胰腺炎时经常可以看到导管上皮的不典型增生,胰头部多于胰体尾,这与胰腺癌的好发部位相符合。Pan IN 3 曾被命名为原位癌、导管内癌、重度不典型增生。从结构上看,这些病变通常为乳头状或微乳头状,很少为扁平改变。出现典型的筛状结构,管内有小簇上皮细胞呈"出芽"改变和管腔坏死。从细胞学上看,病变特点为核极性消失、杯状细胞异常(核靠近管腔,黏液性胞质朝向基底膜),可见核分裂象且偶有病理性核分裂象,核排列不规则,核仁大而明显。这些病变在细胞核水平上类似癌,但没有侵透基底膜。

分子病理学特点如下:

从 Pan IN 病变发展到胰腺浸润性癌的组织学进展过程,通常伴随着基因及表型基因的改变,单个基因遗传学改变的发生率在高级别癌前病变中增高。例如,*K-ras* 基因在 Pan IN1A、Pan IN1B、Pan IN2/3 中的突变率分别为 36%、44% 和 87%。尽管尚无准确的基因测序的资料,但不是每一个突变都能在 Pan IN 病变中找到,某些基因异常,如 *K-ras* 基因活化突变和端粒酶缩短,是"早期"改变,似乎在疾病初始就有作用。中级别病变(Pan IN 2)可发生 *CDKN2A* 突变,而 *TP53*、*BRCA2*、*SMAD4*(*DPC4*)失活可见于高级别病变

(大部分 Pan IN 3)或浸润性癌中,提示这些基因改变是"晚期"事件。

Pan IN 与非肠型 IPMN 不同,前者表达 MUC1,不表达 MUC2。一些基因改变,如 *PIK3CA* 基因活化性突变,编码癌基因 *Akt* 信号通路中的蛋白,似乎仅局限在 IPMN 内。对于 IPMN 相关浸润性癌比 Pan IN 发展的浸润性癌预后好,出现了新的共识:二者发展到浸润性癌的主要通路不同。一种是更有侵袭性(Pan IN 和胰胆管型 IPMN),另一种更"惰性"(肠型 IPMN)。

染色体异常几乎存在于每一例胰腺癌患者中,包括结构异常(如染色体易位)、数量异常(如单倍体)及染色体大片段丢失等,基因突变也较常见。等位基因杂合性丢失(loss of heterozygosity,LOH)是最常见的异常,出现 Pan IN 时染色体 9p、18q 及 17p 是最常见的丢失部位,与胰腺导管腺癌完全符合。LOH 是肿瘤抑制基因 2 次打击失活中的第 1 次打击,优先于基因突变,提示 LOH 是 Pan IN 发生的早期事件。

端粒缩短也是 Pan IN 导管上皮基因不稳定性的重要原因。完整的端粒就像是胰腺导管上皮染色体的管理员,端粒完整性丢失意味着染色体开始异常改变并导致肿瘤的发生。胰腺导管腺癌发生最早期的事件包括端粒长度缩短,超过 90% 的 Pan IN,甚至低级别 Pan IN 可出现明显的端粒长度缩短。

基因启动子 CpG 岛甲基化导致的表观基因改变引起基因转录沉默,使一些抑癌基因失活,也是胰腺癌常见的基因改变。*CDKN2A/INK4* 是最常累及的基因,在 Pan IN 中存在失活现象,在 Pan IN 2 和 Pan IN 3 中发生率较高,在癌旁 Pan IN 中其发生率高于无癌标本中的 Pan IN。Pdx1 和网蛋白 -1(plectin-1)等作为新的研究点,在胰腺癌和高级别 Pan IN 中也有表达,但表达没有统计学差异,对诊断帮助不大。

Pan IN 的基因改变还有很多,在此不一一赘述。众多研究者的主要目的,除了要更多地了解 Pan IN 的基因改变及与胰腺导管腺癌进行鉴别外,还希望能找到 Pan IN 发展到胰腺导管腺癌的必要通路并能阻断它,找到发生胰腺癌最早改变的基因并预测其发展方向,找到基因治疗药物以补充现有的化疗方案等。目前,转基因小鼠已能

复制人胰腺导管腺癌的发生及进展过程,为各种化疗及基因治疗药物的研究提供强有力的工具。

(陈杰 常晓燕)

第二节 甲状腺癌

甲状腺癌(thyroid carcinoma)是内分泌系统最常见的恶性肿瘤,大约占所有恶性肿瘤的1.3%。除髓样癌外,绝大部分甲状腺癌起源于滤泡上皮细胞。甲状腺癌的发病率与地区、种族及性别等有一定关系。美国的甲状腺癌发病率较高,据2012年最新美国癌症统计资料显示甲状腺癌的发病率上升迅猛,2012年发病人数较2011年猛增了17.6%。近几十年来,甲状腺癌的发病率呈现快速增长趋势,同时表现为甲状腺乳头状癌的快速增长。据最新资料统计,甲状腺癌的发病率和死亡率分居全球第9位和第6位。2018年全球新增甲状腺癌患者56.7万例,死亡4.1万例,分别占所有癌症发病及死亡的3.1%和0.4%。甲状腺癌主要见于中青年人,但乳头状癌也可发生于儿童。女性发病率明显高于男性,是男性的3倍,占女性恶性肿瘤的第6位。截至2014年,甲状腺癌在我国女性恶性肿瘤发病率中排名第4位,在30岁以下女性中更是排名第1位。虽然甲状腺癌发病率逐渐上升,但其总体死亡率较低,表明大多数甲状腺癌预后良好。

一、病因学

甲状腺癌的致病原因目前尚未完全明确,其发生与环境因素和遗传因素有关,主要的危险因素如下:

1. **碘摄入异常** 由于甲状腺对环境中的碘具有依赖性,对放射性碘的遗传毒性作用及由于碘缺乏引起的非遗传毒性作用有特殊的易感性。碘摄入量与甲状腺癌的发生呈U形曲线关系,即碘摄入过多或不足均可导致甲状腺癌的发病率增加,且可影响不同组织学类型甲状腺癌的发生。有研究显示,高碘摄入患者甲状腺乳头状癌风险程度增加,而碘缺乏患甲状腺滤泡癌的风险程度增加。

2. **辐射** 电离辐射是目前最确切的致甲状腺癌危险因素。由于人体甲状腺富含大量的碘,射线的能量更容易沉积在甲状腺内,使甲状腺对辐射非常敏感。当机体暴露于辐射环境时可引起机体细胞发生基因异常改变,如原癌基因的激活或抑癌基因的失活,从而诱发甲状腺癌形成。切尔诺贝利核爆炸事故和广岛、长崎原子弹爆炸的受害者及幸存者中,甲状腺癌的发病率明显增加,说明放射性损伤是导致甲状腺癌的罪魁祸首。值得注意的是,儿童比成年人接受辐射后更易患甲状腺癌,这是因为儿童的细胞增殖旺盛,放射线是一种附加刺激,易促发其形成肿瘤。目前职业暴露与甲状腺癌发病的关联性越来越受到关注,尤其是长期放射暴露的医师及女性较多的护士群体,均显示出较高的检出率,且逐年增高;职业性农药暴露也具有增加甲状腺癌发病的风险。然而小剂量的放射暴露对甲状腺癌的发生并没有明显影响,但随着暴露剂量的增大达到某一个阈值时,风险倍增。研究显示暴露剂量大于100mGy时,甲状腺癌的发病风险增加,且风险随着暴露剂量的增大而增加。

3. **地理环境因素** 全世界甲状腺癌的发病率和死亡率存在着较大差异,可能与种族或地理环境因素有关。例如,沿海地区高于内陆地区,东部地区高于中西部地区,经济发达地区高于经济欠发达地区,大城市发病率高于其他地区。美国夏威夷、菲律宾和冰岛是全世界甲状腺癌发病率高发的三大地区,这三个地区共同的地理特征是都处于火山多发地带。有研究表明:火山熔岩环境是甲状腺癌发病的危险因素,可能与熔岩中存在的有害气体(SO_2、CO_2、H_2S、HCl等)及稀有金属(锌、硒、钒等)对机体产生的急性或慢性的损伤作用有关,降低了机体的防御能力,从而导致炎症及肿瘤的发生。另外,长期食用海产品地区发病率高于无此饮食习惯地区。

4. **雌激素分泌增加** 甲状腺癌多发生于女性,说明雌激素与甲状腺癌的发生有关,雌激素受体的多态性也可能是引起甲状腺癌性别差异的一个原因。

5. **甲状腺良性病变** 大量的研究资料显示,结节性甲状腺肿、甲亢、甲状腺腺瘤,特别是慢性淋巴细胞性甲状腺炎等均可演变为甲状腺癌。而且甲状腺乳头状癌与淋巴细胞性甲状腺炎密切相关,推测自身免疫反应的参与成为其发生的可能机制。

6. 体重 体重指数（body mass index, BMI）是反映体型胖瘦及体脂累积程度的指标，有研究表明体重指数增高患甲状腺癌的风险增加。

7. 遗传因素 家族性和非家族性（散发）的甲状腺癌都有遗传因素的影响。约5%~10%甲状腺髓样癌有明显的家族史，而且往往合并有嗜铬细胞瘤等，推测这类癌的发生与染色体遗传因素有关。

8. 种族 甲状腺癌发病率在不同种族人群中存在明显差异，白人、黑人发病率的增长速度比黄种人快。

二、组织学分类及各型特征

（一）甲状腺癌 WHO 组织学分类

见表 17-2。

表 17-2 甲状腺癌 WHO 组织学分类（2017 年版）

甲状腺乳头状癌（papillary thyroid carcinoma, PTC）

　甲状腺乳头状癌（papillary thyroid carcinoma）

　滤泡型乳头状癌（follicular papillary carcinoma）

　包裹型乳头状癌（wrapped papillary carcinoma）

　微小乳头状癌（papillary microcarcinoma）

　柱状细胞型（columnar cell variant）

　嗜酸细胞型（eosinophilic cell variant）

甲状腺滤泡癌（follicular thyroid carcinoma, FTC）-NOS

　滤泡癌，微小浸润型（minimally invasive FTC）

　滤泡癌，包裹性血管浸润型（encapsulated vascular infiltration FTC）

　滤泡癌，弥漫浸润型（widely invasive FTC）

嗜酸细胞癌（eosinophilic carcinoma）

甲状腺低分化癌（poorly differentiated carcinoma）

甲状腺未分化癌（undifferentiated carcinoma）

鳞状细胞癌（squamous cell carcinoma）

甲状腺髓样癌（medullary carcinoma）

混合性髓样和滤泡性癌（mixed medullary and follicular cell carcinoma）

黏液表皮样癌（mucoepidermoid carcinoma）

硬化性黏液表皮样癌伴嗜酸性粒细胞增多（sclerosing mucoepidermoid carcinoma with eosinophilia）

黏液癌（mucinous carcinoma）

甲状腺内胸腺癌（carcinoma showing thymus-like differentiation）

（二）主要组织学类型特征

1. 乳头状癌 是甲状腺癌中最常见的类型，由具有独特的生物学行为的不同亚型组成。可发生于任何年龄，但多发生在20~50岁成年人；女性多见，约为男性的4倍。乳头状癌显示滤泡上皮分化的形态和特征性的核，并通常为浸润性；因此诊断PTC时需具备乳头、浸润或乳头状癌细胞核的特点。

（1）形态学特点：甲状腺乳头状癌可单发或多灶性，边界多不清，少数界限清楚、有包膜。切面灰白或棕黄色，可呈颗粒状，有时可有非常明显的乳头状突起，病变常有纤维化、钙化及囊性变，可形成不规则致密瘢痕状，有时因钙化、骨化而有沙砾感。乳头状癌约80%以乳头状生长为特征，乳头状结构表现为典型的复杂分支，并有致密的纤维血管轴心，它不同于增生的乳头状病变（图17-15）。细胞核具有特征性改变，包括：增大的、卵圆形、长的核和重叠核；典型的核为清澈的或毛玻璃样，常见不规则核型包括核沟和核内假包涵体（图17-16、图17-17）。核的形态是诊断的主要依据，尤其在缺失乳头状结构的情况下。常见鳞状上皮化生、大小不同的滤泡，实性和梁状结构常与乳头共存。乳头状癌有时可呈囊性，囊壁的衬覆细胞常见广泛的鳞状上皮化生。乳头状癌常出现砂粒体，砂粒体是圆形或同心圆层状钙化，一般出现在乳头的中心（图17-18）。乳头状癌内常出现硬化和肿瘤周围淋巴细胞浸润。约20%的乳头状癌以滤泡生长方式为主，也可以实性、小梁状和岛状生长为主，但具有乳头状癌的核特征性改变。

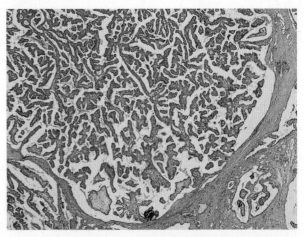

图 17-15 甲状腺乳头状癌

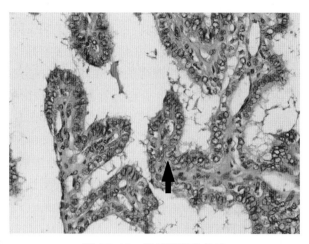

图 17-16　甲状腺乳头状癌
毛玻璃样核及核沟（箭头所示）

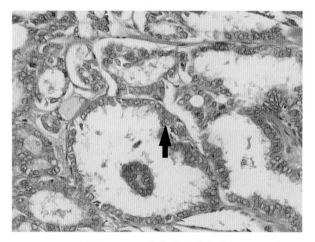

图 17-17　甲状腺乳头状癌
核内假包涵体（箭头所示）

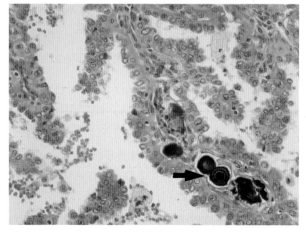

图 17-18　甲状腺乳头状癌
砂粒体（箭头所示）

肿瘤通常通过淋巴管转移，而侵袭血管的病例很少，尤其是较小的病变。大约一半的病例可转移到相邻的颈部淋巴结。

（2）免疫组织化学：乳头状癌表达细胞角蛋白（CK7、CK18、CK19）、甲状腺球蛋白（Tg）和甲状腺转录因子-1（TTF-1）。用于甲状腺乳头状癌诊断的其他抗体有：S-100、HLA-DR、RET、HBME-1、半乳凝素（galectin）-3。虽然 galectin-3 和 HBME-1 在乳头状癌中高表达，但并不特异，CK19 作为乳头状癌的标记也存在争论，这方面问题有待于进一步研究。另外，甲状腺来源的转移性乳头状癌表达 TTF-1 和 Tg，肺腺癌表达 TTF-1 而不表达 Tg，肺和甲状腺以外的乳头状癌不表达 TTF-1 和 Tg，可以由此来鉴定转移性乳头状腺癌的来源。

（3）组织学亚型：新版 WHO 分类中将甲状腺乳头状癌分类确立了 15 种亚型，除表 17-2 中 6 种亚型（经典型、滤泡型、包裹型、微小乳头状癌、柱状细胞型、嗜酸细胞型）外，其他亚型还包括：弥漫硬化型、高细胞型、透明细胞型、梭形细胞型、筛状-桑葚样型、鞋钉型、实性/梁状型、结节性筋膜炎样型、Warthin 样型。下面介绍几种常见亚型特点。

1）滤泡型：肿瘤由小至中等大小、不规则形滤泡构成，不含有乳头状结构，滤泡中可见到不等量的胶质，胶质呈强嗜酸性并呈扇面状。依据生长方式特点又分为两个亚型：浸润型（非包裹性）和浸润性包裹型，其中浸润型最常见，与经典型 PTC 特征多有类似。其中，将非包裹性滤泡型 PTC 归类为浸润型滤泡型 PTC 的原因为：①某些肿瘤在甲状腺内存在多发病灶、具有经典型 PTC 特点；②其生物学行为与经典型 PTC 接近，易导致颈部淋巴结转移；③淋巴结转移经常有乳头结构；④肿瘤细胞角蛋白的表达与乳头状癌而非滤泡癌相似。而浸润性包裹型 PTC 包膜和脉管浸润的判定标准与甲状腺滤泡癌判定标准一致。因此，在诊断乳头状癌滤泡亚型时，如果肿瘤具有特征性核改变，无论有无包膜侵犯，均可做出滤泡型乳头状癌的诊断。核特征性改变不明显，形态学诊断证据不足时，可诊断为恶性潜能未定的高分化肿瘤（well differentiated tumor, uncertain malignant potential, WT-UMP）。

2）包裹型：具有典型 PTC 细胞学特点，具有完整的纤维包膜，也可有局灶浸润的 PTC，约占所有 PTC 的 10%，预后良好，可出现局部淋巴结转移，但血行转移罕见，5 年生存率几近 100%，需与滤泡腺瘤伴乳头状增生鉴别,后者无PTC细胞核特点。

3)微小乳头状癌:是指原发于甲状腺内直径<1cm的乳头状癌。曾有许多命名,包括隐匿型、潜伏型或小乳头状癌、无包膜甲状腺肿瘤和隐匿型硬化性癌,对这类肿瘤已经主张用"乳头状微小肿瘤"的名称。微小乳头状癌的发病率为5.6%~35.6%,预后良好,无病生存率为93%。随着现代医疗检测水平的提高,微小乳头状癌发病率有上升趋势,儿童甲状腺微小乳头状癌更具有侵袭性,易发生转移,应引起足够的重视。

4)嗜酸细胞型:此类型肿瘤也是以复杂分支的乳头为特征,乳头表面衬覆嗜酸细胞,乳头中心为薄的纤维血管束,核的特征通常与乳头状癌完全一样,嗜酸细胞型的癌细胞一般呈多角形,也可以是柱状,胞质中有丰富的嗜酸性颗粒。此类型大体呈红棕色外观,偶尔嗜酸性肿瘤表现为灰白色。

5)透明细胞型(clear cell variant):是指主要由透明细胞构成的肿瘤,细胞核的特征类似通常的乳头状癌(图17-19)。在细胞内或外可以见到阿辛蓝阳性的黏液。

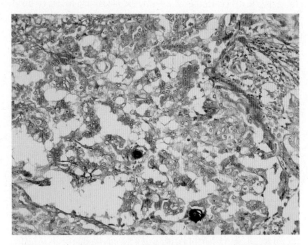

图17-19　甲状腺乳头状癌透明细胞型,其内尚见砂粒体

6)弥漫硬化型(diffuse sclerosing variant):这种类型多见于年轻患者,其特征是双侧或单侧甲状腺弥漫性受累,通常不形成明显的肿块。大多数肿瘤在扩张的淋巴-血管管腔中见到小的癌栓。可有显著局部淋巴结转移,诊断时常常已有肺转移。

7)高细胞型(tall cell variant):为乳头状癌中的罕见亚型。细胞呈高柱状,且超过30%的肿瘤细胞高度比宽度长2~3倍,大多数肿瘤是以乳头状、管状或索状相混合的结构为主。肿瘤细胞有丰富的嗜酸性胞质和与通常乳头状癌相似的核,但有更多的核沟和核内假涵体,坏死、核分裂象更常见。肿瘤好发于中老年(平均50~57岁),体积较大(直径常>5cm),易发生腺外播散、局部复发及远处转移,病死率较高。高细胞型甲状腺乳头状癌常有BRAF基因突变和端粒酶逆转录酶(TERT)启动子突变。

8)柱状细胞型:这种罕见亚型由假复层柱状细胞构成,其中一些癌细胞含核上或核下胞质空泡(图17-20),仅在局部可见通常乳头状癌特征性的大而清亮的细胞核。在大多数肿瘤中可见到不同比例的乳头状、滤泡状、梁状和实体状结构。肿瘤常呈进展性局部生长和甲状腺外扩展,比通常乳头状癌更具侵袭性。

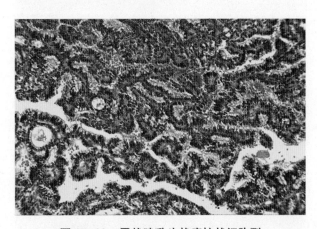

图17-20　甲状腺乳头状癌柱状细胞型

9)鞋钉型(hobnail variant):是指超过30%的肿瘤细胞具有鞋钉细胞特点。该亚型仅占所有PTC的不到2%,为侵袭型。组织学上表现为复杂的乳头或微乳头结构,癌细胞具有嗜酸性胞质,围绕在乳头周边,核位于细胞顶端,核质比不高,细胞黏附性丧失,形成"鞋钉"外观,砂粒体不常见,坏死、核分裂象、脉管侵犯及腺外扩散、复发和远处转移常见,具有较高的病死率。具有BRAF V600E及TP53突变。

10)梭形细胞型(spindle cell variant):被用于PTC伴5%~95%梭形细胞化生者。这些梭形细胞本质上为上皮,可以表达CK和TTF-1。

而且梭形细胞与出血和含铁血黄素无关，不是甲状腺细针穿刺部位的反应性改变。该型需与间变性癌相鉴别，其细胞温和、缺乏核分裂象和坏死是主要鉴别点。

此外，Warthin 样型（Warthin variant）具有涎腺来源的 Warthin 瘤的组织学特征，这种亚型虽然可发生侵袭性生物学行为，但其预后与经典型甲状腺乳头状癌相似。筛状 - 桑葚样型（sieve-mulberry variant），几乎仅见于女性。该种亚型的特征性改变为因生物素而致的透亮核以及 β-catenin 的核阳性。

（4）临床特点：乳头状癌是非功能性肿瘤，因此，常以颈部无痛性肿块而被发现，肿块或者在甲状腺内或者在颈淋巴结的转移灶中。乳头状癌是惰性病变，恶性程度较低，预后好，10 年生存率超过 95%。其生存率与肿瘤大小及是否有远处转移有关，而与是否伴有局部淋巴结转移无关，通常老年人和侵袭甲状腺以外组织或远处转移的患者预后不良。少数患者可出现血行转移，通常转移至肺。

（5）分子遗传学：甲状腺乳头状癌发病的遗传学机制主要包括染色体重排和点突变两种。

1）RET/PTC 重排：甲状腺乳头状癌最常见的结构遗传学异常是受体酪氨酸激酶基因（RET 和 TRK）染色体重排。RET 基因重排又称为 RET/PTC，在散发性成年人，乳头状癌 RET/PTC 的平均突变发病率是 20%~30%，儿童和年轻人的突变发生率较高，常为 45%~60%。在由于意外接触到放射线辐射或接受过放射治疗的人群中突变发生率为 50%~80%。几种类型的 RET/PTC 都是由定位 10q11.2 RET 的酪氨酸激酶结构域与来自 10q 或其他染色体上的不同基因形成的 5′末端序列相融合；其中以 RET/PTC1 最为常见，其次为 RET/PTC3，而 RET/PTC2 和其他新的类型不足 5%。所有类型的 RET/PTC 均具有一个共同特点，即 RET 的细胞外配体结合区被通常表达于甲状腺组织且具有二聚化潜能的 RET 融合基因所取代，从而导致 RET 激酶的配体非依赖活化，克隆性扩增和甲状腺滤泡上皮细胞向肿瘤细胞的转化。

2）TRK 重排：大约 10% 的甲状腺乳头状癌有 TRK 基因的染色体重排，所有类型甲状腺乳头状癌 TRK 重排的发生率大致相同，而 TRK-TPM3

主要见于与放射线有关的甲状腺乳头状癌。

3）ras 突变：不足 10% 的乳头状癌可检出三种 ras 原癌基因激活点突变的任何一种，其中以 N-ras 61 位密码子点突变检出率最高。有研究发现，43% 乳头状癌的滤泡亚型出现 ras 点突变，即 RAS 样肿瘤具有滤泡生长方式，80% 以上病例有包膜。

4）BRAF V600E 突变：已证实在甲状腺乳头状癌中具有较高的突变率，它在经典型和高细胞型甲状腺乳头状癌中是最常见的驱动突变。其他类型甲状腺肿瘤未检测到这种突变，在伴 RET/PTC、BRAF 或 ras 突变的乳头状癌之间没有重叠。有研究报道，相当一部分 BRAF 突变阳性肿瘤也含有 RET/PTC 重排，提示 BRAF 突变可能与 RET/PTC 突变协同发挥作用，共同导致乳头状癌的发生。甲状腺乳头状癌中不良的分子预后因素包括 BRAF V600E 突变、TERT 启动子突变和多个同时发生的突变。乳头状癌的 miRNA 表达模式是独特的，可有助于一些肿瘤的侵袭性行为。

2. 滤泡癌 是甲状腺癌第二个常见的类型，该类型显示滤泡细胞分化特点，缺少乳头状癌诊断性的核特征。通常会比乳头状癌的发病年龄大，中年时发病率最高，多发生于 50 岁左右，常见于女性。结节性甲状腺肿可以诱发此瘤的发生，而滤泡性腺瘤和滤泡癌中 ras 突变频率高，表明它们可能是相关的肿瘤，其预后一般比乳头状癌差。

（1）形态学特点：滤泡癌是侵袭性滤泡细胞肿瘤，大多形成相当一致的小滤泡结构，相似于正常甲状腺滤泡；肿瘤不具备乳头状癌典型的核特征，如滤泡病变中出现典型的乳头状癌核的特征时，应视为乳头状癌。也有部分病例，滤泡分化并不太明显；有些肿瘤与滤泡状腺瘤相似，胞质嗜酸性变。大多数滤泡癌有包膜，与滤泡性腺瘤形态学上几乎无法区别。只有在包膜邻近处广泛取材寻找可靠的包膜和 / 或血管侵犯，才能明确诊断。可见，正确判定包膜及血管的侵犯在区分滤泡腺瘤和滤泡癌时是至关重要的。真正的包膜侵犯必须由肿瘤性滤泡细胞穿透包膜全层，常呈"蘑菇样"或"衣钩样"（图 17-21）。由于浸润灶与正常甲状腺组织之间形成一层或数层纤维层，故肿瘤很少直接接触到甲状腺实质。而真正的血管侵犯必须侵犯包膜内或紧邻包膜外血管，受侵犯的血管通常为由内皮细胞衬覆的静脉型血管,肿瘤细胞形成息肉样肿块,直接突入血管腔或肿瘤细胞簇位于血管腔内,表面有一层内皮细胞覆盖,且常伴有血栓形成。如包膜侵犯不确定时,应诊断为恶性潜能未定的滤泡性肿瘤(follicular tumor, uncertain malignant potential, FT-UMP)。

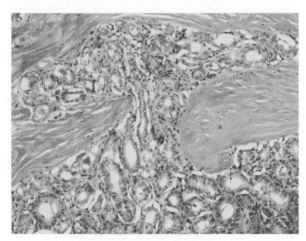

图 17-21 甲状腺滤泡癌
包膜侵犯

(2)免疫组织化学:滤泡癌表达 Tg、TTF-1、低分子量细胞角蛋白(CK)、上皮膜抗原(EMA)、Ⅳ型胶原及层粘连蛋白(LN),CK19 局灶性免疫阳性反应。有报道:galectin-3、HBME-1、CD15 和 CD44V6 呈免疫反应阳性。

(3)组织学亚型:滤泡癌的诊断需要明确的包膜和/或血管侵犯以及缺乏甲状腺乳头状癌的核特征。目前的分类中,滤泡癌基于侵犯的范围而进一步进行亚分类,将滤泡癌分为3组:微小浸润型、包裹性血管浸润型和弥漫浸润型。需强调的是:当肿瘤细胞或滤泡浸润至邻近正常甲状腺组织时常可见少许反应性纤维带,此时应注意以免误判而漏诊;当包裹性滤泡型肿瘤查见淋巴管侵犯或淋巴结转移时应诊断为浸润性包裹性滤泡型 PTC。对于低侵袭性的微小浸润型及包裹性血管浸润型来说,这种分类强调了血管侵犯的重要性。有包膜的血管浸润型滤泡癌生物学行为,比仅有包膜侵犯的微小浸润型滤泡癌更具侵袭性。而且,血管侵犯的范围对预后有影响,受累及的包膜内不足 4 个血管侵犯的滤泡癌好于广泛血管侵犯者。弥漫浸润型是一种最有侵袭性的滤泡癌,可以弥漫浸润整个甲状腺和甲状腺外软组织,预后非常差。

此外,FTC 的其他亚型还包括透明细胞亚型及其他罕见的亚型:印戒细胞亚型、肾小球样生长方式的 FTC、梭形细胞亚型、黏液亚型、类似腺样囊性 FTC 等。滤泡癌透明细胞亚型定义为肿瘤细胞中至少有 50% 为透明细胞,是目前分类中确立的一种亚型。由于细胞的胞质中含糖原、黏液、脂质或肿胀的线粒体使细胞透明。常需与甲状旁腺肿瘤及转移性肾透明细胞癌鉴别,Tg 标记有助于诊断。

(4)临床特征:滤泡癌最常是以孤立的"冷"结节存在。滤泡癌往往随着血流转移到肺、骨和肝脏;与乳头状癌相比,滤泡癌很少侵犯淋巴管,因此区域淋巴结转移极罕见。滤泡癌采用手术切除疗法,分化良好的转移肿瘤可能会吸收放射性碘,由此来识别和切除这样的肿瘤。

(5)分子遗传学:与乳头状癌相比,滤泡癌具有较高比例的多个染色体异常和特异性染色体区的丢失或获得。①染色体的不平衡:等位基因不平衡、比较基因组杂交(CGH)和细胞遗传学等研究提示,滤泡癌中受累及的染色体 DNA 不平衡,且以染色体数目改变为主要特征;②PPARγ重排:在 25%~50% 的滤泡癌中发现有过氧化物酶体增殖物激活受体 γ(PPARγ)基因的重排。PPARγ 基因重排产生各种 PPARγ 融合蛋白,其中最常见的 Pax8-PPARγ 能再调节配体诱导的 PPARγ 转录作用,抑制凋亡,促进增殖;③点突变:有研究发现,滤泡癌中存在 ras 基因、TP53 基因和 PTEN 基因突变,并且在滤泡癌的发生及从高分化向低分化进展过程中起一定的作用。与乳头状癌一样,TERT 启动子突变与滤泡癌侵袭性较强的临床行为、肿瘤复发和肿瘤相关的病死率有关。

3. 嗜酸细胞癌 也称为 Hürthle 细胞癌,是一种具有包膜和/或血管侵犯的 Hürthle 细胞肿瘤。此瘤由 75% 以上嗜酸细胞构成,表现为较高的病理分期,比滤泡癌病人生存率低。

(1)形态学特点:肿瘤体积通常较大(>4cm),此型以独特的红褐色外观为特征,显微镜下,多表现为实体性或梁状结构,滤泡结构少见,胶质含量较少或缺乏,核浓染和多形,一般有显著的嗜酸性核仁,在滤泡腔内有时可见非同心圆层状钙化。低分化嗜酸细胞癌出现灶性坏死、核分裂象增多、出现灶性小细胞,此时往往不表达 Tg 和 TTF-1。

(2)免疫组织化学:可表达 Tg、TTF-1、CEA、低分子量 CK 及 BCL-2,galectin-3 及 HBME-1 也可阳性表达,P53 通常显示较高的表达率。

(3)临床特征:较常见于男性,患者发病年龄比乳头状癌和滤泡癌晚。嗜酸细胞癌与 FTC 不同,除血行转移外,可转移至颈部淋巴结,有时颈部血行转移可呈多结节状,其预后被认为与血管侵犯的范围有关。与其他滤泡癌一样,嗜酸细胞癌可向间变性癌转化,且对放射性碘治疗不敏感。

(4)分子遗传学:嗜酸细胞癌线粒体性 DNA 突变较 FTC 多见,其基因图谱不同于其他类型甲状腺癌,ras 基因突变和 PAX8/PPARG 基因重排发生率低。部分遗传综合征,如考登(Cowden)综合征患者嗜酸细胞肿瘤患病风险增加。

4. 髓样癌 起源于甲状腺滤泡旁细胞(C 细胞)的恶性肿瘤。好发于腺叶的中 1/3,肿瘤可分泌降钙素和其他多肽类激素,属于神经内分泌肿瘤。在一些病例中,肿瘤细胞分泌其他多肽类的激素,如促生长素抑制素、5-羟色胺和血管活性肠肽(VIP)。髓样癌好发于中年人,女性稍多,遗传性髓样癌可发生于儿童和青年人。年龄较大、男性和局部肿瘤侵犯范围与生存率下降有关。

(1)形态学特点:甲状腺髓样癌的组织学变化多样化,由多角形、圆形或梭形细胞排列成片状、巢状或梁状,甚至滤泡。癌组织被不等量的纤维血管间质分隔,形成似血管样或小梁状结构。一些肿瘤可显示类癌的组织学特征。约 80% 的病例在间质中见到弥漫分布或形成小球状、粉红色无定形的淀粉样物质(图 17-22)。髓样癌可单发,也可形成累及甲状腺两叶的多处病变,多中心性病变在家族性病例中特别常见。较大的病灶往往包含出血和坏死的区域,并且可突破甲状腺的被膜。肿瘤细胞中的降钙素和基质淀粉样物质很容易通过组织化学和免疫组织化学的方法证明。电子显微镜显示胞质内数量不等的电子致密颗粒。家族性髓样癌的特征之一是在周围甲状腺实质内存在多中心的 C 细胞增生,而散发性病变中该特征通常不存在,C 细胞增生被认为是髓样癌的癌前病变。

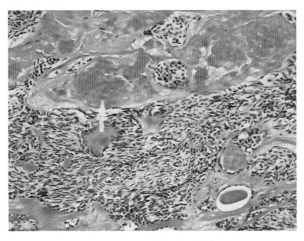

图 17-22 甲状腺髓样癌
淀粉样间质

(2)免疫组织化学:最常用的免疫组织化学标志物有降钙素基因相关蛋白(CGRP)、CEA、TTF-1 和 CK。大多数髓样癌表达降钙素(CT),少数分化差的髓样癌降钙素阴性,而 CGRP 可以为阳性。大多数病例 CEA 阳性,肿瘤细胞还对几种神经内分泌标志物呈免疫反应阳性,包括 CgA、Syn 等。

(3)临床特点:髓样癌也常作为颈部肿块被发现,有时伴有压迫症状,如吞咽困难或声音嘶哑。在一些病例中,最初的表现是由于所分泌的肽类激素所致,如 VIP 的分泌引起的腹泻。降钙素水平可升高,但低血钙不是一个特征。降钙素水平升高或 RET 突变的筛查可以早期发现家族性的髓样癌。遗传性无症状携带者切除的甲状腺中唯一的组织学发现是 C 细胞的增生或"微小髓样癌"的存在。

(4)分子遗传学:甲状腺髓样癌分为遗传型髓样癌和散发型髓样癌,其中遗传型髓样癌约占髓样癌的 25%~30%,是一种常染色体显性遗传的遗传性肿瘤。遗传型髓样癌又分为 3 种亚型:①多发性内分泌肿瘤 2A 型(MEN2A 型);②多发性内分泌肿瘤 2B 型(MEN2B 型);③家族性 MTC。其中有报道,MEN2A 型、MEN2B 型均与 RET 基因种系突变有关,家族性甲状腺髓样癌缺乏 RET 基因突变;散发型髓样癌约占 MTC 的 75%,与基因突变密切相关。

5. 低分化癌 为滤泡上皮细胞起源的低分化肿瘤,在形态学和生物学行为上介于分化型(滤泡癌和乳头状癌)与未分化型(间变性癌)之间,此型仍存在争议。多见于妇女和 50 岁以上的老年患者。大多数患者死于诊断后的前 3 年,几乎没有患者生存期多于 5 年。通常的死亡原因是局部和远隔部位转移,而不是局部侵犯。

(1)形态学特点:大多数肿瘤在诊断时直径超过 3cm、实性、灰白色,常伴有坏死灶。镜下细胞多排列成岛状、梁状和实体型 3 种不同的形态。岛状形态被特征性地定义为围以薄层纤细血管间隔、境界清楚的肿瘤细胞巢;梁状形态的特征是癌细胞排列成索状或缎带状;实体形态显示大片状,偶尔可见到小的流产型滤泡或一些胶质滴。缺乏乳头状癌的核特征,并可出现扭曲核(即 PTC 细胞核去分化)、核分裂象 ≥3/10HPF、肿瘤性坏死等改变。当侵袭性 PTC 和 FTC 具有典型分化特征(PTC 细胞核特点、乳头或者滤泡结构),不应诊断为低分化癌。

(2)免疫组织化学:典型者显示 Tg 和 TTF-1 阳性反应,但 Tg 阳性区仅限于岛状肿瘤细胞或欠发育的滤泡,也常见局灶性 TP53 阳性和 Ki-67 指数增加。

(3)分子遗传学:低分化癌存在多种分子生物学改变,包括 ras、BRAF、ALK、TP53、TERT 等。用常规细胞遗传学方法分析,在一些甲状腺低分化癌中常见复杂性克隆变异。用比较基因组杂交(CGH)研究发现其 DNA 拷贝数异常的比率高达 80%。甲状腺低分化癌中存在 TP53 及 H-ras、K-ras 或 N-ras 基因突变;还可见 Wnt 活化突变和/或 β-catenin 的异常核定位。少数甲状腺低分化癌表达酪氨酸激酶基因重排,例如:RET/PTC 或 NTRK。放射性碘治疗反应较差。

6. 未分化(间变性)癌 甲状腺未分化癌是高度恶性肿瘤,死亡率较高。组织学表现全部或部分由未分化细胞构成,免疫组织化学和超微结构特征表明本型肿瘤是上皮性分化。未分化癌的发病年龄比其他类型的甲状腺癌偏大,好发于老年人,女性稍多。大约有一半的患者有结节性甲状腺肿病史,20%~30% 由分化好的甲状腺癌发展而来。

(1)形态学特点:肿瘤通常形成巨大肿块,息肉样,白至棕褐色,常有出血和坏死;广泛侵袭性生长,发现时大多数病变已取代甲状腺实质的大部分,并侵袭到周围软组织和邻近结构,包括淋巴结、喉、咽、气管和食管。镜下由未分化的细胞组成,可由肉瘤样外观的梭形细胞、大的多形性巨细胞和上皮样细胞混合组成,也可见类似于小细胞癌的特点;细胞异型性大,核分裂象多,呈浸润性生长。最常见的组织学图像以梭形细胞呈"席纹状""鱼骨样"或"血管外皮瘤样"排列,易与未分化肉瘤、纤维肉瘤和血管外皮瘤混淆。如果出现乳头或滤泡分化的病灶,提示来源于一个分化好的癌。

(2)免疫组织化学:大多数未分化癌不同程度表达上皮性标志物,包括 CK、EMA、CEA。但上皮性标记阴性不能完全排除未分化癌的可能,Tg 通常阴性或弱阳性,TTF-1 罕见表达,最近研究显示约 80% 病例表达 Pax8。

(3)临床特点:未分化癌即使手术治疗,其生长也难以控制。远处转移很常见,但在大多数病例中,当肿瘤在局部侵袭性生长并且危害到颈部致命性的结构时,生存期不到 1 年。

(4)分子遗传学:甲状腺未分化癌特征性地表现为复杂性染色体异常,比较基因组杂交(CGH)技术证实存在多个染色体位点的拷贝数异常,最一致的发现是 TP53 突变。

三、甲状腺癌的检查方法

甲状腺癌的临床表现缺乏特异性,诊断与鉴别诊断比较困难,容易出现漏诊。术前对甲状腺癌作出正确的诊断将直接关系到术式的选择。常见检查手段包括:

1. 超声检查 超声检查是检查甲状腺癌最准确和最敏感的影像学手段,不仅能在一定程度上判定甲状腺结节本身的良恶性,还可以了解颈部血管周围淋巴结的肿大情况。其中,高频超声甚至可清楚分辨直径 0.2mm 左右的结节,故常可早期发现体检所不能触及的隐匿性病灶。

2. 超声引导下细针抽吸活检(FNAB) FNAB 被誉为诊断甲状腺结节的"金标准",甲状腺癌诊断成功率为 90.2%~97.4%。FNAB 尤其适用于直径 <1.5cm 或临床上不易触及的小结节。而对囊性或囊实性结节,超声导向可避免置于囊内或中央坏死区域穿刺所造成的标本不足;重复多次穿刺检查有助于提高甲状腺微小癌诊断的精确度、

敏感性和单发结节的敏感性。近来为了避免诊断性的过度治疗,对于 FNAB 指征进行了更新:①对于原发灶直径 <1cm,超声检查不合并高风险超声特征和颈部转移淋巴结时,推荐随访至原发灶 >1cm 后再行 FNAB 检查;②如果超声检查考虑颈部转移淋巴结来源于甲状腺癌,推荐对颈部可疑淋巴结行 FNAB 检查及洗脱液 Tg 检测;③甲状腺滤泡癌直径 <2cm 时很少发生远处转移,提示高回声结节直径至少 >2cm 才考虑行 FNAB 进一步检查。

3. 冷冻切片组织学检查 冷冻切片诊断准确率可达 95%,对甲状腺乳头状癌的诊断符合率几乎达到 100%,具有取材准确、直观等优点。但由于甲状腺滤泡癌的组织学特征不明显,多数病例分化良好,常不易发现浸润包膜及脉管的确诊依据,故冷冻切片对部分滤泡样肿瘤有时不能提供有价值的信息。因此,有些病例的最终确诊仍要依赖于石蜡切片。

4. CT 和 MRI 检查 是较为理想的定性诊断方法,CT 检查能较好地观察甲状腺癌与周围组织血管的关系。了解甲状腺癌是否侵犯颈动脉鞘血管和气管、食管等情况,对指导手术及麻醉有较大的意义。CT 对 <10mm 的病灶显示往往不够满意,MRI 对肿瘤周围细微结构的显示比 CT 清楚。

5. 核素显像 目的在于判断甲状腺结节的性质,分化好的甲状腺癌有一定吸收碘能力,扫描表现为混结节。因此,混结节不能绝对排除癌,冷结节可为甲状腺癌的诊断提供帮助,但必须结合临床。核素扫描在定位和定性方面不如超声检查。

近来人们提出分子诊断助力甲状腺癌的全新诊疗理念。分子诊断优势尤其体现在:为 FNAB 诊断不明确的甲状腺结节进行术前进一步评估恶性风险提供了可能。①对 FNAB 诊断意义不明的细胞非典型性病变或滤泡性病变者,诊断敏感性提高至 63%~80%;②对 FNAB 诊断滤泡性肿瘤或可疑滤泡性肿瘤病人,18%~39% 的标本至少存在一个分子靶标阳性结果,提示恶性风险达 87%;③对 FNAB 诊断可疑恶性的病人其甲状腺癌诊断阳性预计值 >95%,而当联合检测表现为全阴性时,仅 28% 的病人为甲状腺癌。

四、甲状腺癌的治疗原则

甲状腺癌中大多数是分化型甲状腺癌,占 80% 左右,主要是甲状腺乳头状癌和甲状腺滤泡癌,预后良好;而髓样癌、低分化癌、未分化癌等均较少见,预后较差。国内外专家在甲状腺癌治疗方面既有共识也有争议。甲状腺癌的治疗包括手术治疗、激素治疗、同位素治疗及分子靶向治疗等。手术治疗为主,其他治疗为辅。

1. 分化型甲状腺癌(differentiated thyroid carcinoma,DTC)的治疗原则 手术治疗 + 术后辅助治疗,手术治疗包括甲状腺切除及淋巴结清扫,术后甲状腺功能低下者可口服人工合成甲状腺素。辅助治疗则包括激素治疗(TSH)及放射性碘治疗。DTC 初次治疗的总体目标是提高患者总体生存和无瘤生存时间,减少复发和残留概率,进行精确的疾病分级和分期,减少治疗的并发症和不必要的治疗。具体包括:①切除原发肿瘤、突破甲状腺包膜的肿瘤,以及临床明确的转移性淋巴结;②术后放射性碘治疗(radioactive iodine,RAI)清除残留的甲状腺组织、TSH 抑制治疗以尽可能降低疾病复发和转移的概率;③精确的分期和危险分级;④严格的随访,监测肿瘤的复发;⑤尽可能减少治疗并发症。

2. 甲状腺髓样癌的治疗原则 手术治疗 + 分子靶向治疗。分子靶向药物对甲状腺癌的治疗途径主要包括:①VEGFR 酪氨酸激酶抑制剂途径;②原癌基因 *RET* 靶向治疗途径;③*B-RAF* 基因靶向治疗途径;④EGFR 抑制剂途径。甲状腺癌分子靶向治疗发展迅速,靶向治疗药物应用前景广阔。在传统疗法的疗效达到平台时,为甲状腺癌的治疗人群开辟了新的方向,并具有特异性强、疗效明确、损伤较小等优点。总之,甲状腺癌的分子靶向治疗多以抑制肿瘤新生血管为主,针对甲状腺癌特异性基因突变的靶向药物及联合药物治疗还在研究和试验中。期待着有特异性强、疗效可靠、副作用小的靶向药物可用于甲状腺癌的治疗。

3. 甲状腺未分化癌的治疗原则 基于甲状腺未分化癌单纯手术、放疗、化疗疗效差的特点,目前仍在探索手术、放疗、化疗的综合治疗,尚未找到标准化、有效的治疗方法。有研究表明,分子靶向治疗将为甲状腺未分化癌的治疗带来新的希望。

（倪劲松）

第三节 糖 尿 病

一、概述

（一）定义

糖尿病（diabetes mellitus，DM）是由遗传和环境因素相互作用，因胰岛素分泌绝对或相对不足及靶细胞对胰岛素敏感性降低，或胰岛素本身存在结构上的缺陷而引起的碳水化合物、脂肪和蛋白质代谢紊乱的一种慢性疾病。糖尿病慢性的高血糖症以及继发的代谢紊乱导致了心脑血管、肾脏、视网膜及神经等多个系统损害，最终使受累器官功能障碍和衰竭；病情严重或应激状态时可发生酮症酸中毒或非酮症性高渗性昏迷等急性代谢紊乱。

（二）流行病学特点

目前糖尿病已成为世界范围内广泛流行的疾病，全球糖尿病流行趋势持续恶化，患病人数正随着生活水平提高、生活方式的改变、人口老龄化和诊断技术的进步迅速增加，根据世界卫生组织调查，截至 2017 年，全球糖尿病患者已达到 4.25 亿人，其中我国糖尿病患者人数已超过 1.14 亿，约占全球糖尿病患者总数的 1/4，成为世界第一糖尿病大国。据统计每年约有 460 万人死于糖尿病，在亚洲，青少年糖尿病发病率明显高于白人人群。糖尿病已经成为严重危害我国人民健康并给社会带来沉重经济负担的重大疾病。调查结果显示，随着年龄的增加，糖尿病患病率显著增加，糖尿病患病率在青中年人群增长更加迅猛。研究发现，糖尿病的发生与体重之间呈显著的正相关，生活方式与糖尿病患病率也呈明显的正相关性。同时糖尿病增加了冠状动脉疾病和脑血管疾病的发病风险。静坐式生活体系以及不良的饮食习惯促进了世界范围内糖尿病和肥胖的增加，这也被定义为"糖胖症"。

（三）糖尿病的诊断标准

国际上通用世界卫生组织（WHO）或美国糖尿病协会（ADA）的诊断标准，正常人体血糖水平通常维持在 70~120mg/dl（3.9~6.7mmol/L）。糖尿病诊断的确立是血糖水平满足以下三个诊断标准中的任何一项：

1. 一次的随机血糖浓度 ≥11.1mmol/L（200mg/dl），伴随典型的症状及体征。

2. 一次的空腹血糖浓度（fasting plasma glucose，FPG）≥7.0mmol/L（126mg/dl），并且此种情况的发生在一次以上。

3. 一次异常的口服葡萄糖耐量试验（oral glucose tolerance test，OGTT）测试中，标准剂量的碳水化合物（75mg 的葡萄糖）负荷后 2 小时（2hPG），血糖浓度 ≥11.1mmol/L（200mg/dl）。

糖尿病的诊断标准见表 17-3。

糖代谢紊乱的发展过程是连续的，一个人的空腹血糖浓度低于 110mg/dl（6.1mmol/L），或者糖耐量试验中血糖浓度低于 140mg/dl（7.8mmol/L），被认为其血糖正常。然而那些空腹血糖浓度超过 110mg/dl（6.1mmol/L），但是低于 126mg/dl（7mmol/L），或者糖耐量试验中血糖浓度高于 140mg/dl（7.8mmol/L），但是低于 200mg/dl（11.1mmol/L），被认为糖耐量减低。糖耐量减低的个体随着时间的流逝有很大的风险发展为糖尿病，其中每年有 5%~10% 完全发展为糖尿病。另外，糖耐量减低的人因为存在糖代谢紊乱及与其共存的危险因素而增加了心血管疾病的发病风险。

表 17-3 糖尿病的诊断标准

1. HbA1c≥6.5%
2. FPG≥7.0mmol/L（126mg/dl）
3. OGTT 中 2 小时血糖值≥11.1mmol/L（200mg/dl）
4. 有典型高血糖症状和高血糖风险的患者，随机血糖值≥11.1mmol/L（200mg/dl）

注：达到任意一条标准均可诊断为糖尿病，对于缺乏明确高血糖症的患者，1~3 项需重复试验。

WHO糖尿病咨询委员会报告指出,临床医生在做出糖尿病的诊断时,应能充分肯定其依据的准确性,注意将有明显症状和高血糖者与无症状而血糖仅稍高于正常值上限者区分。ADA和WHO的诊断标准均认为对无症状的患者而言,必须有两次血糖异常才能做出诊断。即在没有明确高血糖时,需要两项异常检测结果来自同一样本(同一样本的空腹血浆血糖和糖化血红蛋白水平)或者两次独立样本检测。在急性感染、外伤等其他应激情况时,严重高血糖可能是短暂的,不能作为诊断糖尿病的依据。还需注意肾糖阈降低所致的尿糖阳性而血糖正常的情况。此外,噻嗪类利尿剂、糖皮质激素、口服避孕药等均可影响糖耐量。

二、病因分类及发病机制

(一)病因分类

依据ADA的分类标准,将糖尿病分为四大类型:1型糖尿病(type 1 diabetes mellitus,T1DM)、2型糖尿病(type 2 diabetes mellitus,T2DM)、其他特殊类型糖尿病和妊娠期糖尿病(gestational diabetes mellitus,GDM)(表17-4),其中以1型和2型糖尿病最多见。由于任何类型的糖尿病患者在疾病的某个阶段都可能需要胰岛素治疗,因此取消胰岛素依赖型糖尿病(IDDM)和非胰岛素依赖型糖尿病(NIDDM)的医学术语。

1. 1型糖尿病(T1DM)　T1DM主要发生于儿童时期,青春期发病,随着年龄的增长,病情逐渐进展,T1DM大约占糖尿病总数的10%。此型患者有胰岛β细胞的破坏,常引起胰岛素绝对缺乏,呈酮症倾向。但不包括由于非自身免疫的特异性原因引起的胰岛β细胞破坏或衰竭(如囊性纤维化病),T1DM有两种亚型:

(1)免疫介异的糖尿病:这种类型的糖尿病仅占5%~10%,包括以前所称胰岛素依赖型糖尿病(IDDM)、T1DM或青少年型糖尿病,是由于胰岛β细胞发生细胞介导的自身免疫反应性损伤而引起。具有HLA某些易感基因,体液中存在有针对胰岛β细胞的抗体如:抗胰岛细胞自身抗体(islet cell antibody,ICA)、胰岛素自身抗体(insulin autoantibody,IAA)、谷氨酸脱羧酶抗体(glutamic acid decarboxylase antibody,ADA)、

蛋白酪氨酸磷酸酶样蛋白抗体(protein tyrosine phosphatase-like protein antibody,IA-2Ab)。此类型和与DQA、DQB基因连接的HLA有很强的相关性,且受DRB基因的影响。HLA-DR/DQ这些连接位点的易感或保护效应强弱不等。在这种类型糖尿病中,胰岛β细胞破坏的程度有很大不同,婴儿和青少年常破坏迅速,而成年人则缓慢,即成人晚发自身免疫性糖尿病(latent autoimmune diabetes in adults,LADA)。一些患者,尤其是儿童和青少年以酮症酸中毒为首发症状。还有一些患者空腹血糖适中,在感染或压力的情况下迅速转变为严重高血糖症甚至出现酮症酸中毒。此外,有些患者特别是成年人,可能残存的胰岛β细胞功能足以多年内不会发生酮症酸中毒,这些患者最终需依赖胰岛素而生存,增加了酮症酸中毒的风险。在这种糖尿病的后期,血浆C肽水平低到检测不出,胰岛素的分泌几乎为零。免疫介导的糖尿病通常发生于儿童、青少年,但也可发生于任何年龄,甚至是高龄老年人。胰岛β细胞的自身免疫性破坏有多基因遗传因素,还和环境因素有关,虽然这些环境因素仍不明确。尽管患此种类型糖尿病的患者很少有肥胖,但肥胖不排除本病的可能性。这些患者倾向于伴发其他自身免疫病,如Graves病、桥本甲状腺炎、Addison病、白癜风、乳糜泻、自身免疫性肝炎、重症肌无力以及恶性贫血等。

(2)特发性糖尿病(idiopathic type 1 diabetes mellitus):此类病人具有T1DM表现而无明显的病因学发现,呈现不同程度的胰岛素缺乏,频发酮症酸中毒。这类病人极少见,主要来自亚洲或非洲某种族。遗传性状极强,常有糖尿病家族史,但缺乏胰岛β细胞自身免疫的证据,胰岛β细胞自身抗体多阴性,与HLA也无关。此种病人胰岛素替代治疗是绝对必需的。

2. 2型糖尿病(T2DM)　多见于成年人,起病比较缓慢,病情较轻。体型较肥胖,较少发生自发性酮症,多数患者不需胰岛素控制血糖。T2DM是由胰岛素抵抗伴随胰岛β细胞分泌胰岛素的代偿性反应不足("胰岛素相对缺乏")所致。这种类型的糖尿病占90%~95%,包括非胰岛素依赖型糖尿病(NIDDM)或成年发病型糖尿病。这种胰岛素抵抗和胰岛素相对缺乏,往往伴随着患者

一生。此类型病因尚未完全清楚,但可以肯定的是,胰岛素抵抗和胰岛素分泌缺陷是 T2DM 的发病基础,至今为止未发现有胰岛 β 细胞的自身免疫参与其发病。此类型糖尿病患者大部分有肥胖症,肥胖本身就会引起一定程度的胰岛素抵抗,而且按照传统的体重标准,不算肥胖的患者也会增加脂肪在腹部的堆积。虽然此类型糖尿病很少发生自发性酮症酸中毒,但在感染等应激情况下也可发生酮症酸中毒。由于发病缓慢,无明显症状,常导致患病多年而不被诊断,此类患者易发生大血管和微血管并发症。此型糖尿病患者胰岛素水平可能正常或是偏高,较高的血糖水平使胰岛素水平代偿性升高,此时胰岛 β 细胞功能正常。因此,胰岛素分泌缺陷难以弥补胰岛素抵抗。胰岛素抵抗可随体重的减轻和 / 或降血糖药物的使用而得到改善,但是很少能恢复到正常。年龄的增长、肥胖以及缺乏体育锻炼都会增加此种糖尿病进展的风险。它更常发生于曾患过妊娠期糖尿病的女性以及高血压或血脂异常的人群,其发病率因种族而异。T2DM 与 T1DM 中的自身免疫型相比,其与遗传因素的关系更加密切。然而,这些遗传因素是复杂的,尚不十分明确。

3. 其他特殊类型糖尿病 其他特殊类型糖尿病有 8 个亚型,即胰岛 β 细胞功能遗传缺陷、胰岛素作用遗传学缺陷、胰腺外分泌疾病、内分泌腺疾病、药物和化学物质所致糖尿病、感染、免疫介导的罕见类型、伴有糖尿病的其他遗传综合征等(表 17-4)。

4. 妊娠期糖尿病 妊娠期糖尿病指妊娠期首次发生或发现的不同程度的葡萄糖耐量及代谢异常,占妊娠合并糖尿病的 80%~90%,包括妊娠期糖耐量异常和妊娠期糖尿病。目前妊娠期糖尿病的发病机制尚不十分清楚,由于胎盘可分泌拮抗胰岛素激素,因此妊娠是一个生理性胰岛素抵抗过程,然而仅少数孕妇发生妊娠期糖尿病,表明单一的生理性胰岛素抵抗并不足以引起妊娠期糖尿病,提示妊娠期糖尿病孕妇除了有较为严重的胰岛素抵抗之外,胰岛 β 细胞功能也可能存在不同程度的缺陷。当胰岛 β 细胞分泌胰岛素的质和量不足以维持正常葡萄糖代谢时,即出现临床高血糖。因此,妊娠期糖尿病可能是多因素相互作用的结果。

(二)发病机制

虽然不同类型糖尿病的病因各不相同,但可概括为两大类,即遗传因素及环境因素。不同类型糖尿病中此两类因素在性质及程度上明显不同,例如,单基因突变糖尿病中,以遗传因素为主;而在化学毒物所致糖尿病中,环境因素是主要发病机制。最常见的 T1DM 及 T2DM 则是遗传因素与环境因素共同呈正性或负性参与以及相互作用的结果。以下仅将常见的两型糖尿病的发病机制进行简述。

1. T1DM 的发病机制 目前认为 T1DM 发病的机制是在遗传易感性基础上、由环境因素引发的以胰岛 β 细胞进行性损害为主的自身免疫反应。

（1）自身免疫性损伤:此机制涉及一系列免疫应答及免疫调节过程。其中,细胞免疫异常在 T1DM 的发病过程中起着重要作用,CD4$^+$ 及 CD8$^+$ T 淋巴细胞、B 淋巴细胞、自然杀伤细胞(NK 细胞)、树突状细胞(DC)等免疫细胞共同参与了胰岛 β 细胞的损伤,最终引起 T1DM 的发病。任何外部或内部环境因素(病毒、营养、化学物质等)都可能导致胰岛 β 细胞抗原的释放,或病毒抗原与胰岛 β 细胞抗原具有相似性(分子模拟),从而启动了自身免疫反应。最近的研究显示,胰岛素原可以作为一个靶向抗原引起免疫损伤,但此理论还没有明确阐明这种现象在 T1DM 患者中是普遍现象还是仅仅发生在它的一个亚型中。胰岛内的巨噬细胞作为抗原提呈细胞摄取上述抗原被并进一步活化,然后产生和分泌大量细胞因子(IL-1 和 TNF 等)。此外,具有抗原识别受体的 CD4$^+$ T 细胞通过激活巨噬细胞引起组织损伤,CD8$^+$ 细胞毒性 T 细胞可以直接杀伤胰岛 β 细胞并分泌细胞因子(如 IFN-γ),这些细胞因子又可激活巨噬细胞,并增加主要组织相容性复合体(MHC)亚类分子、IL-1 和 TNF 的表达,进一步引起胰岛 β 细胞损伤。另外,损伤局部产生的细胞因子又可吸引 CD4$^+$ T 细胞并活化之,而同时巨噬细胞亦提呈病毒抗原或受损胰岛 β 细胞的自身抗原给 CD4$^+$ T 细胞,而 CD4$^+$ T 细胞进一步又活化 B 淋巴细胞产生抗病毒抗体和抗胰岛 β 细胞的自身抗体,这些自身抗体对抗多种胰岛 β 细胞抗原,从而促进胰岛 β 细胞的破坏,已证实在 1 型

表 17-4 糖尿病的病因学分类

I . 1 型糖尿病（胰岛 β 细胞破坏,常导致胰岛素绝对缺乏）	醛固酮瘤
	其他
A. 免疫介导的	E. 药物或化学品所致
B. 特发性的	灭鼠灵
II . 2 型糖尿病（从以胰岛素抵抗为主伴胰岛素相对不足到以胰岛素分泌不足伴胰岛素抵抗）	喷他脒
	烟酸
III . 其他特殊类型	糖皮质激素
A. 胰岛 β 细胞功能的基因缺陷	甲状腺激素
12 号染色体,肝细胞核因子 1α（MODY3）	二氮嗪
7 号染色体,葡萄糖激酶（MODY2）	β 肾上腺素能激动剂
20 号染色体,肝细胞核因子 4α（MODY1）	噻嗪类利尿剂
13 号染色体,胰岛素启动子 1（IPF-1;MODY4）	苯妥英钠
17 号染色体,肝细胞核因子 1β（MODY5）	γ- 干扰素
2 号染色体,神经源性分化因子 1（MODY6）	其他
线粒体基因	F. 感染
其他	先天性风疹
B. 胰岛素作用的基因缺陷	巨细胞病毒
A 型胰岛素抵抗	其他
矮妖精貌综合征	G. 不常见的免疫介导糖尿病
Rabson-Mendenhall 综合征	僵人综合征（Stiff-man 综合征）
脂肪萎缩型糖尿病	抗胰岛素受体抗体
其他	其他
C. 胰腺外分泌疾病	H. 其他与糖尿病相关的遗传性综合征
胰腺炎	唐氏综合征
创伤 / 胰腺切除术	克兰费尔特（Klinefelter）综合征
肿瘤	特纳（Turner）综合征
囊性纤维化病	Wolfram 综合征
血色病	弗里德赖希（Friedreich）共济失调
纤维钙化性胰腺病	亨廷顿病
其他	劳 – 穆 – 比（Laurence-Moon-Biedl）综合征
D. 内分泌病	强直性肌营养不良
肢端肥大症	卟啉症
库欣综合征	普拉德 – 威利（Prader-Willi）综合征
胰高血糖素瘤	其他
嗜铬细胞瘤	IV . 妊娠期糖尿病
甲状腺功能亢进症	
生长抑素瘤	

糖尿病发病前及其病程中，70%~80% 患者的血液中可检测到多种针对胰岛 β 细胞的自身抗体，如胰岛细胞抗体（ICA）、胰岛素抗体（IAA）及谷氨酸脱羧酶抗体（GADA）等。实际上，很多免疫机制共同参与了胰岛 β 细胞的进一步破坏，导致胰岛素分泌的绝对不足，最终引发临床诊断的糖尿病。

（2）遗传易感性：T1DM 具有复杂的遗传易感性，其主要易感基因位于染色体 6p21（HLA-D），编码Ⅱ型主要组织相容性抗原分子。位于第 6 号染色体短臂上的人类 HLA 系统呈高度多态性，具有多个位点的多等位基因。这些基因可分三类：1 类基因包括 ABC；2 类基因包括 DR、DQ、DP；3 类基因包括编码补体、肿瘤坏死因子等。而 HLA 类基因 HLA-DR3、HLA-DR4 与 T1DM 成高度相关性。90%~95% 的白种人 1 型糖尿病患者具有 HLA-DR3，或者 HLA-DR4，或者两者都有，而在正常人群中只有 40% 具有 HLA-DR3，或者 HLA-DR4，40%~50% 的患者是 DR3/DR4 杂合子，而正常人群中只有 5% 是 DR3/DR4 杂合子。尽管具有特定Ⅱ型等位基因的人群具有发生 T1DM 的较高风险性，但大部分遗传了这些等位基因的人并不发展为糖尿病。另一个编码 T 细胞抑制受体 CTLA-4 的基因与 T1DM 有比较弱的相关性，T1DM 患者表现出剪接变异体的出现频率增加，导致在正常情况下受体识别自身 T 淋巴细胞反应的可控制性功能被破坏。

（3）环境因素：目前认为环境因素尤其是病毒感染，在 T1DM 的发生过程中起至关重要的作用。病毒不仅可直接损伤胰岛组织，更重要的是作为启动因子诱发自身免疫反应，进一步导致胰岛 β 细胞的损伤。另外有研究表明，牛奶中的牛白蛋白和酪蛋白使儿童发生 T1DM 的危险性增加，因为牛白蛋白可使胰岛细胞失去免疫耐受、酪蛋白 A1 也可能引起糖尿病。

虽然对 T1DM 相关的免疫机制认识取得了重大进展，但仍然存在尚未明确的问题。如：在 T1DM 患者中免疫耐受是如何破坏的？触发 T1DM 的初始事件是什么？病毒感染或其他环境因素怎样引发或调控糖尿病的发生发展？关键的免疫调节细胞的缺陷是否为疾病进程的一部分？不同 T 淋巴细胞亚群识别的胰岛 β 细胞抗原决定簇是哪种？对 T 淋巴细胞的操控是否能成为免疫治疗的基础？目前的研究表明炎症实际上起到了保护的作用。

2. T2DM 的发病机制 目前 T2DM 的发病机制尚不十分明确，一般认为，它是一种多基因遗传性疾病。其发生是环境因素和遗传因素共同作用的结果，突出表现为胰岛素抵抗和胰岛素分泌相对不足。

（1）遗传与环境因素：T2DM 中遗传因素的作用比在 T1DM 中更重要，与多种"致糖尿病"基因具有明显的关联性。在同卵双胞胎中，一致率是 50%~90%，一级亲属患 T2DM（包括异卵双生）的个体糖尿病的发生率为 20%~40%，而普通人群的发病率仅为 5%~7%。可见，T2DM 具有明显的家族遗传倾向，是一种多基因遗传疾病，具有广泛的遗传异质性。除遗传易感性外，糖尿病的发病也与环境因素有关。如"节约基因"使人肥胖、久坐的生活方式、不良的饮食习惯以及人口老龄化等，这些在 T2DM 发病中的作用已明确。"节约基因型（thrifty genotype）"学说认为，人类在进化过程中，逐渐形成"节约基因型"，使人在食物不足的环境下，节约能量，以适应恶劣环境。当食物充足时，此基因使人肥胖，致胰岛分泌缺陷和胰岛素抵抗，成为诱发糖尿病的潜在因素。T2DM 存在两个特征性代谢缺陷，一是外周组织对胰岛素的反应能力下降（胰岛素抵抗），二是当胰岛素抵抗和高血糖症时，胰岛 β 细胞功能障碍，表现为胰岛素分泌不足。大多数情况下，首先发生胰岛素抵抗，之后伴随胰岛 β 细胞功能障碍程度的增加。目前已证实，吸烟可能增加 T2DM 发生风险。

（2）胰岛素抵抗：胰岛素抵抗（insulin resistance, IR）是指胰岛素作用的靶器官对胰岛素作用的敏感性下降，即正常剂量的胰岛素产生低于正常生物学效应的一种状态。导致外周靶器官或靶组织抵抗胰岛素对葡萄糖的摄取、代谢或储存功能。胰岛素抵抗是大多数 2 型糖尿病的特征性标志，并且在肥胖的糖尿病患者中几乎是一种普遍现象。胰岛素抵抗是一个复杂现象，受多种遗传和环境因素的影响。

与胰岛素抵抗相关的因素包括：①胰岛素受体基因缺陷和胰岛素信号通路基因缺陷：在 T2DM 中，胰岛素受体或其下游信号分子功能缺陷介导胰岛素抵抗，极少数患者发现有胰岛素受体的点突变。胰岛素受体位于胰岛素靶细胞的细胞膜上，如果胰岛素受体缺陷，即使胰岛素分泌正常或高浓度，也不能使血糖进入细胞内被利用，从而使血糖升高。②胰岛素受体底物：胰岛素受体底物（insulin receptor substrate，IRS）是胰岛素信号传递的重要介质，主要连接胰岛素受体，介导细胞对胰岛素的反应。其中，IRS-2是主要的胰岛素信号表达分子，在胰岛β细胞、肝脏、骨骼肌、脂肪组织中表达丰富。此基因的缺失导致外周组织胰岛素抵抗和胰岛β细胞衰变，引发胰岛代偿和分泌不足。③蛋白酪氨酸磷酸酶：在胰岛素分泌和发挥作用的过程中，胰岛素信号能否正常转导非常重要，蛋白酪氨酸磷酸酶（protein tyrosine phosphatase，PTP）能够调节胰岛素受体及胰岛素受体底物（IRS）等多种信号蛋白的磷酸化作用，与蛋白酪氨酸激酶（PTK）各自相应底物共同作用组成一个信号转导网络，PTP-1B活性上调能够阻断胰岛素信号转导，导致肥胖和T2DM。因此，*PTP-1B*基因是参与T2DM发病的一个危险因子。④游离脂肪酸的作用：研究表明，血液中的游离脂肪酸与胰岛素敏感性存在负相关性。肥胖人群的肌肉与肝细胞内甘油三酯水平明显增加，可能与这些组织器官中过剩的游离脂肪酸积累有关，细胞内甘油三酯累积与脂肪酸代谢产物被认为是胰岛素信号的潜在抑制剂，导致一种获得性的胰岛素抵抗状态。这种脂肪酸的毒性状态可能是由于影响了胰岛素信号通路关键蛋白的活性引起的。⑤脂肪细胞因子的作用：当脂肪组织受到细胞外刺激时可释放一些激素及细胞因子来调节机体代谢状态，这些细胞因子被称作脂肪细胞因子，包括瘦素、脂联素及抵抗素等，这些细胞因子的水平与胰岛素抵抗有关。例如，在胰岛素抵抗及肥胖的情况下，脂联素的表达水平会降低，提示在生理状态下，这些因子与外周组织的胰岛素敏感性有关。⑥过氧化物酶体增殖物激活受体和噻唑烷二酮类的作用：过氧化物酶体增殖物激活受体γ（peroxisome proliferator-activated receptor-γ，PPARγ）是一种核受体，并且也是转录因子，是噻唑烷二酮类（thiazolidinedione，TZD）的靶点，主要与脂代谢有关。TZD是一种治疗糖尿病的药物，具有提高胰岛素敏感性的作用，且通过PPARγ受体发挥作用。PPARγ主要在脂肪组织中高表达，可以被TZD激活，进而调节脂肪细胞中基因的表达，抑制胰岛素抵抗。上述脂肪细胞因子也是PPARγ的作用靶点。当PPARγ被TZD激活后，可以减少肥胖患者体内游离脂肪酸的浓度，从而改善胰岛素抵抗状态。⑦肥胖与胰岛素抵抗：肥胖被认为是T2DM发病的重要因素之一，自发性肥胖是T2DM的常见症状，据ADA报道，大约85%的肥胖者患T2DM，在轻、中、重度肥胖者中发生T2DM的危险性分别是正常体重者的2倍、5倍和10倍；肥胖持续时间越长，发生T2DM的危险性就越大，糖尿病的易感性随着体重指数提高而增加。由于体脂堆积，肥胖者的脂肪组织体积增大，并产生了一些可能影响胰岛素敏感性的因子（如脂肪细胞因子、游离脂肪酸及TNF-α），导致胰岛素抵抗。尤其是内脏肥胖者存在的高胰岛素血症，通过负反馈机制下调胰岛素受体基因，减少胰岛素受体的合成，降低受体的亲合力，妨碍胰岛素信号通路的转导。由此可见，胰岛素抵抗是肥胖与T2DM之间的枢纽。

（3）胰岛β细胞功能障碍：胰岛β细胞功能障碍是指胰岛β细胞不能适应长期的外周胰岛素抵抗与胰岛素的分泌增加。在胰岛素抵抗的状态下，在任何血糖水平上胰岛素的分泌量均高于受控状态下的胰岛素分泌量，这种高胰岛素分泌状态是对外周胰岛素抵抗的代偿，而且可以维持多年。动物实验发现，在糖尿病状态之前胰岛β细胞出现代偿性增生，之后胰岛β细胞数量下降，最终胰岛β细胞代偿能力不足，逐渐发展为糖尿病。在糖尿病进程中胰岛β细胞功能呈进行性下降，其确切的机制尚不明确。许多研究证实，显著和持续的高血糖造成的糖毒性以及血清游离脂肪酸增加所致的脂毒性是引起或加重胰岛β细胞功能衰竭的重要原因；同时，胰岛淀粉样蛋白（胰淀素）沉积也导致了胰岛β细胞的功能障碍。糖毒性高血糖具有双向性作用，短期高血糖对胰岛素合成分泌和葡萄糖利用有刺激作用，而持续高血糖可直接损伤胰岛β细胞，加重体内IR，使葡萄糖刺激的胰岛素分泌（GSIS）受损。糖毒性损伤胰岛β细胞的机制与其下调一些重要的胰岛β细胞基因有关，如胰十二指肠同源盒基因-1（PDX-1）。T2DM中胰岛β细胞功能障碍表现在质和量两方面。胰岛 β 细胞质上的功能障碍最初表现为一些细微异常,如正常波动的丢失,胰岛素周期性分泌模式以及由血糖升高引发的胰岛素一期快速分泌的衰减。随着时间的推移,胰岛素的分泌缺陷发展到涵盖胰岛素分泌的各个时期,甚至包括 T2DM 中的持续性基础胰岛素分泌,以致不足以对抗外周胰岛素抵抗。胰岛 β 细胞功能缺陷在量上的表现是胰岛 β 细胞群的减少、胰岛变性退化以及胰岛淀粉样物质的沉积。胰岛淀粉样蛋白(胰淀素)是 T2DM 患者的特征性病理变化,且与胰岛 β 细胞数量减少相关。

3. 糖尿病并发症的发病机制 ADA 统计数据显示,10 年以上的 DM 患者,出现并发症的概率近乎 100%。虽然 DM 慢性并发症发病机制复杂,但高血糖一直被认为是糖尿病大血管和微血管发病机制最重要的因素。Brownlee 提出的 DM并发症的统一机制学说(即氧化应激)更是引起了广泛关注,该学说认为高血糖引起线粒体中超氧阴离子(O^{2-})生成过多,引起多元醇通路的激活、糖基化终末产物(AGE)的形成、蛋白激酶 C(PKC)途径及氨基己糖途径的激活,导致细胞功能紊乱,最终形成 DM 并发症。主要途径包括:

(1)多元醇通路激活途径:高糖状态下醛糖还原酶活性增加,使多元醇通路激活,并催化细胞内葡萄糖转变为山梨醇,山梨醇的细胞渗透性差,亲水性强,可致细胞水肿变性,从而造成细胞内环境及代谢紊乱。但越来越多的证据表明醛糖代谢通路主要是通过增加细胞对氧分压的敏感性来产生不良后果。此外,多元醇途径过度活化,使细胞易受自由基损伤,山梨醇在神经组织细胞内大量积聚,可造成神经组织对肌醇摄取减少,最终使 Na^+-K^+-ATP 酶活性下降,神经细胞生理功能降低,传导速度减慢。但由于临床试验中使用的醛糖还原酶抑制剂未能显著改善糖尿病患者神经病变的发展,故此通路在人类糖尿病中的重要性尚不清楚。

(2)糖基化终末产物(AGE)的形成途径:高血糖情况下,无酶糖基化使过多的丙糖转化为糖基化终末产物(AGE)的前体物质甲基乙二醛,进而生成 AGE。AGE 可在血管壁终生积存,并可破坏导致 DM 并发症的靶细胞及细胞外基质。AGE

受体信号的生物学效应包括:巨噬细胞和肾小球系膜细胞释放细胞因子及生长因子;增加内皮细胞通透性;增加内皮细胞和巨噬细胞的促凝血活性;促进成纤维细胞与平滑肌细胞增殖和细胞外基质的合成。

(3)蛋白激酶 C 活化途径:通过钙离子和第二信使甘油二酯(DAG)激活蛋白激酶 C(PKC),是许多细胞系统中重要的信号转导通路。细胞内高糖会刺激分解的中间产物重新合成甘油二酯(DAG),从而激活 PKC。PKC 下游效应很广泛,包括:调节某些生长因子表达,参与细胞增殖过程;促进血管内皮生长因子(VEGF)的表达,在 DM 视网膜病变中刺激新生血管形成;促进转化生长因子 -β(TGF-β)表达,引起细胞外基质与基底膜物质的沉积;通过影响血流动力学,增加血管通透性;降低 Na^+-K^+-ATP 酶活性,影响细胞内渗透压、细胞完整性及多种膜功能等。蛋白激酶 C 活化途径不同程度参与 DM 慢性并发症的发生。

(4)氨基己糖途径的激活:细胞内氨基己糖通路(HBP)是细胞糖代谢途径之一。高糖状态下 6- 磷酸果糖的增加激活了氨基己糖途径;此途径激活后,可促进纤溶酶原激活物 1(PA-1)和 TGF-β 转录。而 PA-1 和 TGF-β 在 DM 微血管病变及神经病变的发生发展中均起重要作用。

此外,糖尿病伴发的脂代谢紊乱、血流动力学改变以及遗传因素、多种细胞因子、血管活性物质(如碱性成纤维细胞生长因子、胰岛素样生长因子、肿瘤坏死因子及醛糖还原酶基因、血管紧张素转换酶基因、亚甲基四氢叶酸还原酶基因、一氧化氮合酶基因等)均与 DM 慢性并发症的发生直接相关;近来也有研究显示糖尿病慢性并发症的发生发展不仅与血糖总体水平有关,也与血糖波动密切相关。

综上所述,T1DM 是一种自身免疫病,其特征是渐进性破坏胰岛 β 细胞,导致胰岛素绝对不足。T 淋巴细胞、细胞因子和自身抗体参与胰岛 β 细胞免疫损伤过程。T2DM 无自身免疫基础,其核心点是胰岛素抵抗与胰岛 β 细胞功能障碍,导致了相对胰岛素缺陷。肥胖与胰岛素抵抗有重要的相关性,可能与脂肪组织释放的细胞因子(脂肪细胞因子)、自由脂肪酸和 PPARγ 受体有关。两种类型糖尿病的长期并发症是相似的，发生机制主要与无酶糖基化形成 AGE，激活 PKC 和细胞内山梨糖醇堆积引起的细胞功能紊乱密切相关。

三、糖尿病及其并发症的病理变化

糖尿病时胰腺的病理学变化多种多样，但并不明显。糖尿病慢性全身性并发症则往往呈现重要的形态学改变。大多数患者的形态学改变最常发生在动脉（大血管疾病）、小血管基底膜（微血管病）、肾脏（糖尿病肾病）、视网膜（视网膜病变）、神经（神经病变）及其他组织。这些改变在 1 型和 2 型糖尿病中均可发生。

1. **胰腺病变** 胰岛的数量减少与体积变小，胰岛 β 细胞减少。此改变最常见于 T1DM，特别是进展迅速的病人，T1DM 患者出现胰岛炎症改变，主要是 T 淋巴细胞浸润，也可见嗜酸性粒细胞浸润。2 型糖尿病胰岛变化并不明显，初期胰岛细胞群微量减少，病程长者胰岛出现淀粉样变性，表现为始于毛细血管内或周围及细胞间粉染无定型物质的沉积（图 17-23）。后期，胰岛可被完全替代，并发生纤维化。有人发现，糖尿病母亲产下的无糖尿病新生儿，其胰岛数量和体积增加，胎儿胰岛增生可能是对孕妇高血糖的一种反应。

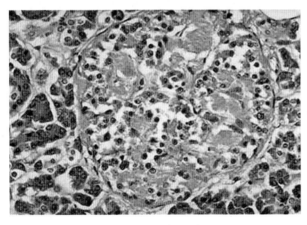

图 17-23 糖尿病
胰岛淀粉样变性

2. **血管病变** 心血管并发症是糖尿病最突出的并发症，也是导致糖尿病病人死亡的主要原因。从毛细血管到大中动脉均可有不同程度的病变。

（1）糖尿病大血管病变：表现为大、中动脉的动脉粥样硬化，其发生率高、发病早、病变严重、进展快。病变广泛累及主动脉、冠状动脉、下肢动脉、脑动脉和其他脏器动脉，从而引起冠心病、心肌梗死、脑萎缩、肢体坏疽等。冠状动脉粥样硬化引起的心肌梗死，是导致糖尿病病人死亡的最常见原因，四肢的坏疽在糖尿病病人中发生概率是正常人群的 100 倍。

（2）糖尿病小动脉病变：由于高血糖合并高血压使小动脉受损，发生玻璃样变，致小动脉管壁均匀增厚，管腔狭窄。

（3）糖尿病的微血管病变：微血管病主要发生于糖尿病肾病、视网膜和一些神经性病变的发展过程中。其主要的形态学特征是基底膜的弥漫增厚，也可发生于皮肤的毛细血管、骨骼肌、肾髓质等。光镜或电子显微镜观察发现，增厚的基底膜将实质细胞或者内皮细胞与周围组织分离，其内主要是含Ⅳ型胶原成分。

3. **肾脏病变** 肾脏是糖尿病受累最常见和最严重的器官之一，糖尿病肾脏病变引起的肾衰竭，是导致糖尿病患者死亡的第二大原因，其损伤主要涉及以下三方面：

（1）肾小球损伤：肾小球的主要损伤表现为毛细血管基底膜增厚，系膜增生导致弥漫性及结节性肾小球硬化。肾小球的结节性硬化是糖尿病最重要的病理学诊断依据。弥漫性或结节性的肾小球硬化常导致严重的局部缺血，引起肾小球玻璃样变、纤维化，最终瘢痕形成而使肾表面呈微细颗粒状。

（2）肾血管损伤：肾动脉粥样硬化和肾小血管硬化症是糖尿病引起的大血管疾病的一部分，其病变与机体其他部位的病变相似。在糖尿病肾血管病变中更重要的是微血管的改变，即肾小球入球小动脉和出球小动脉均出现动脉硬化。

（3）肾盂肾炎：糖尿病患者比一般人群更易出现急性或慢性肾盂肾炎，且病变更严重。在急性肾盂肾炎时通常出现肾乳头坏死。

4. **视网膜病变** 视网膜病变主要表现为非增生性视网膜病变和增生性视网膜病变。非增生性视网膜病变包括视网膜内和视网膜前出血、视网膜渗出、微动脉瘤、静脉扩张、水肿，以及视网膜毛细血管的增厚（微血管病）。增生性视网膜病变是指新生血管形成及纤维组织增生，当病变累及视网膜黄斑的时候可以导致失明。新生毛细血管的破裂可导致玻璃体积血,出血灶机化后引起视网膜剥脱。

5. 神经系统病变 糖尿病性神经病变可累及中枢和周围神经系统。但以周围性神经病变最常见,神经的病变可能源于微血管病变,营养神经的毛细血管的通透性增高,或者山梨醇代谢异常引起轴索直接损伤。

6. 其他组织或器官病变 包括皮肤及其他脏器的反复性化脓性炎症和真菌感染、骨质疏松、脂肪肝和肝糖原沉积,还可伴发皮肤黄色瘤等。

四、临床表现

糖尿病的各种临床表现可归纳为代谢紊乱综合征、急性代谢并发症及慢性并发症。急性并发症严重时可危及生命,慢性并发症严重时可致残。

1. 代谢紊乱综合征 典型症状表现为"三多一少",即多尿、多饮、多食和体重减轻。1型患者大多起病较快,病情较重,症状明显且严重。2型患者多数起病缓慢,病情相对较轻,虽也可表现为多尿和多食,但不同于1型,患者通常年龄较大,而且普遍肥胖。部分病人仅以血糖增高为首发表现,甚至是在体检中发现,或因各种并发症或伴发病而就诊。部分患者可有皮肤瘙痒,尤其外阴瘙痒,高血糖可使眼房水、晶状体渗透压改变而引起屈光改变致视力模糊等。

2. 急性代谢并发症

(1)糖尿病酮症酸中毒:是糖尿病最常见的急性并发症,常见于1型糖尿病,多发生于代谢控制不良、伴发感染、严重应激、胰岛素治疗中断以及饮食失调等情况。T2DM如代谢控制差、伴有严重应激时亦可发生,延误诊断或治疗可致死亡。

(2)糖尿病非酮症性高渗综合征:多见于T2DM老年患者。由于严重高血糖症及水、电解质平衡紊乱而致昏迷、休克和多器官功能衰竭。因患者没有酮症酸中毒,不出现恶心、呕吐、呼吸困难等明显症状,直到严重的脱水和昏迷症状出现才被发现,致使病人延误诊治时机,造成极高的病死率。

(3)乳酸性酸中毒:其发生率虽不高,但病死率高。多发生于伴有肝、肾功能不全或伴有慢性心肺功能不全等缺氧性疾病的患者,尤其是同时服用苯乙双胍者。主要是由于体内无氧酵解的糖代谢产物,即乳酸大量堆积导致高乳酸血症,进一步出现体液pH降低,导致乳酸性酸中毒。

3. 慢性并发症 与上述急性代谢并发症相比,糖尿病带来的长期影响更是导致其发病率和死亡率过高的因素,这些并发症大约在高血糖症出现15~20年后发生。两型长期的糖尿病患者可出现以下并发症:

(1)心血管疾病:如心肌梗死、肾血管功能不全以及脑血管意外。糖尿病脑血管病以脑动脉粥样硬化所致缺血性脑病最为常见,如短暂性脑缺血发作、腔隙性脑梗死、多发性脑梗死、脑血栓形成甚至出血性脑病。

(2)糖尿病性肾病:早期主要表现为微量蛋白尿,后期(10~15年内)出现肾病综合征,即蛋白尿、低蛋白血症及水肿,此时可伴发高血压。

(3)糖尿病眼病:糖尿病患者易出现青光眼和白内障等视觉障碍,并因视网膜病变可导致全盲。

(4)糖尿病性神经病变:主要出现末梢神经炎的表现,以四肢远端的感觉障碍为主。痛觉丧失使伤口愈合缓慢,周围神经病变也可影响肠道和膀胱的正常功能,有时可导致勃起功能障碍。

(5)继发感染症状:糖尿病患者细胞免疫及体液免疫功能减低易患各种急、慢性感染,如皮肤、尿路、胆道感染,以及肺结核、肺炎以及肾盂肾炎等。此外,口颌面部组织及口腔内的牙龈和牙周组织易发生感染,可引起齿槽溢脓、牙槽骨吸收、牙齿松动。

(6)糖尿病性骨关节病:糖尿病性骨关节病的发生率约为0.1%~0.4%,主要是神经病变所致,感染可加重其损伤,可致关节脱位、畸形。

(7)糖尿病足:糖尿病足是糖尿病下肢血管病变、神经病变和感染共同作用的结果,严重者可致足溃疡,甚至截肢。

(8)低血糖症及代谢综合征:部分糖尿病肥胖患者常伴有餐后高胰岛素血症,导致餐后轻度低血糖症状,最常见且严重的低血糖常与糖尿病药物治疗(如胰岛素及磺脲类)过量有关。2019 年 ADA 低血糖标准更新如下:即血糖 <3.9mmol/L,但≥3.0mmol/L 为 1 级;当 <3.0mmol/L 时为 2 级;与严重认知功能障碍相关的低血糖症,需要他人援助,为 3 级。向心性肥胖、高血压、血脂异常、胆石症、高尿酸血症以及多囊卵巢综合征等经常与糖尿病簇聚发生,称为代谢综合征。

五、防治原则

2019 年 ADA 标准指出,糖尿病治疗目标是预防或延缓并发症以及保证生活质量;治疗目标以及方案的制订需以患者的个人偏好、价值观和目标为基础;管理方案必须考虑患者的各个方面,如年龄、认知能力、糖尿病并发症、合并症、病程等;应该应用不同的策略和技术以支持患者的自我管理成果,提供糖尿病管理方面相关问题的教育。同时指出语言对行为和认知有重要影响,有力的语言应用在糖尿病管理与教育中可发挥积极作用,并新增了相关内容以指导医疗人员、糖尿病患者及专业人员的沟通。此外,2019 年 ADA 标准明确指出糖尿病多学科小组在糖尿病诊疗过程中的重要性。总之,对糖尿病强调早期治疗、长期治疗、综合治疗和个体化治疗的原则。现代糖尿病的治疗包括五个方面:饮食控制、运动疗法、自我监测、药物治疗和糖尿病教育。而在胰岛素治疗领域中,虽然已经产生了胰岛素类似物、胰岛素皮下泵以及新的胰岛素给药途径等多方面的突破,但尚有很多患者未达到理想效果。目前正在寻求一种新的治疗策略——向患者机体补充新的具有正常分泌功能的胰岛 β 细胞。实现这一目标的可能方法包括:胰腺或胰岛移植、促进内源性胰岛细胞再生、减少胰岛细胞凋亡、诱导特殊类型的干细胞向胰岛细胞分化等。但还存在许多亟待解决的问题:如胰腺干细胞诱导分化所得的胰岛内分泌细胞数量有限,其胰岛素基础含量和葡萄糖刺激后胰岛素分泌量均明显低于正常,不能完全实现胰岛素分泌的生理性调节;而且如何在增强干细胞增殖能力的同时,减少其致瘤性以及避免 1 型糖尿病移植后的胰岛细胞再次受自身免疫攻击而得以存活,也是亟待攻破的难

题。此外,糖尿病的免疫抑制疗法也将令人拭目以待。

(倪劲松)

第四节　神经内分泌肿瘤

一、概述

神经内分泌肿瘤(neuroendocrine neoplasia, NEN)是一组起源于肽能神经元和神经内分泌细胞的异质性肿瘤。该肿瘤可发生于全身多个器官和组织,包括胃肠道、胰腺、胆管和肝、支气管和肺、肾上腺髓质、副神经节、甲状腺、甲状旁腺等,其中以支气管和肺、胃肠胰两组器官最为多见。据统计,发生于胃、小肠、大肠和胰腺的神经内分泌肿瘤约占所有神经内分泌肿瘤的 55%~70%。国外流行病学资料显示,肺和胃肠胰神经内分泌肿瘤的发病率已达 5.25/10 万,较 30 年前升高近 5 倍,这当然与临床诊断技术的进步有关,但实际发病率也确实在增加。多年来,神经内分泌肿瘤早期诊断率不高,转移性神经内分泌肿瘤的病死率仍居高不下,是肿瘤治疗中尚待解决的问题。

二、命名演变

早在 1907 年,Oberndorfer 首次报道了胃肠道中有一种组织结构单一、细胞分化良好、侵袭能力较低、预后较好的上皮性肿瘤,认为这类肿瘤是一组类似于癌的良性肿瘤,故命名为类癌(Karzinoide tumoren, carcinoid tumor)。随着文献报道的增多和随访,发现部分此类肿瘤可发生转移,并可致患者死亡。据此 Masson 等学者提出,"类癌"是一种恶性上皮性肿瘤,但生物学行为差别很大,从惰性生长到低度恶性再到高度恶性形成一个谱系。1929 年,Oberndorfer 也修正了原先的观点,承认类癌为恶性肿瘤。20 世纪 60 年代末,提出了弥散性神经内分泌系统(diffuse neuroendocrine system, DNES)的概念,认为该系统的细胞具有胺前体摄取和脱羧(amine precursor uptake and decarboxylation, APUD)功能,也称 APUD 系统,因此也将这类细胞称为 APUD 细胞,由这类细胞形成的肿瘤称为 APUD 瘤(APUDoma)。早期的研究认为,该系统的细胞

来源于神经嵴,进而弥漫分布于全身多个器官,尤以呼吸道、消化道和皮肤多见。随后的研究发现,DNES并非都来源于神经嵴外胚层,也可源自内胚层和中胚层的多能干细胞。随着电子显微镜的出现,学者们对这类细胞的超微结构进行了详细的研究,发现DNES细胞中可见到由脂膜包裹的高电子密度的颗粒,即神经内分泌颗粒,这些颗粒的化学性质主要为多肽类物质,亦称神经肽,因此将这类细胞命名为神经内分泌细胞。某些来自支气管和胃肠道神经内分泌细胞的肿瘤,临床上患者会出现颜面潮红、腹痛、腹泻、哮喘和右心内膜纤维化等症状和体征,尤其是发生肝转移的患者更为多见,称为类癌综合征,上述症状与肿瘤细胞产生的5-羟色胺分泌入血有关。因此,长期以来,"类癌"这一术语被病理学家和临床医师广泛沿用至今。

随着神经内分泌系统研究的深入,发现DNES细胞是一群具有不同内分泌功能的细胞群,它们可以产生和分泌不同的神经内分泌激素,发挥不同的生理功能。因此这类细胞所形成的肿瘤会产生多种内分泌激素或激素前体。某些肿瘤细胞产生的内分泌激素分泌入血后,可使患者出现各种各样内分泌紊乱的临床表现,约70%的肿瘤产生的激素不能分泌入血或仅产生激素的前体,不能引起内分泌紊乱的临床症状,故称为无功能性肿瘤。APUDoma的概念仅仅反映了肿瘤细胞生物活性胺的代谢特点,而不能反映肿瘤分泌激素的种类和对内分泌功能的影响,因此,学者们根据肿瘤细胞内激素的免疫组织化学标记结果和患者的临床症状将APUDoma再分为胰高血糖素瘤、胰岛素瘤、胃泌素瘤、舒血管肠肽瘤、生长抑素瘤等。需要指出的是,这些功能性肿瘤分类主要是依据患者临床症状而非免疫组织化学标记的结果。

因此,来源于DNES细胞的肿瘤具有以下两个特点:①由于肿瘤细胞产生的神经内分泌激素不同,功能性肿瘤所引起临床内分泌紊乱的症状是不同的,无功能肿瘤则不产生内分泌症状;②这类肿瘤的生物学行为有很大的不同,一般认为这类肿瘤没有真正的良性类型,其生物学行为表现为潜在恶性、低度恶性和高度恶性。表明这类肿瘤无论在功能上,还是在生物学行为都是一

种高度异质性的肿瘤。单纯用类癌或功能性和无功能的APUDoma,都不能准确地解释肿瘤引起的临床表现和反映肿瘤的生物学行为。为解决此类肿瘤的命名和分类上的混乱,实现规范化的诊断,以确保患者得到最理想的治疗,欧洲神经内分泌肿瘤学会(ENETS)和北美神经内分泌肿瘤学会(NANETS),分别于2009年和2010年发布了针对胃肠胰发生的神经内分泌肿瘤的诊断标准。几乎同时,WHO 2010年第4版消化系统肿瘤分类中,也对胃肠胰神经内分泌肿瘤的命名分类做出了修订。我国学者也于2010年和2013年召开了中国胃肠胰神经内分泌肿瘤病理诊断共识专家研讨会,经过反复讨论,达成了共识。2017年出版的WHO内分泌器官肿瘤分类中再次作出一些修改。

三、分类进展

2010年WHO第4版消化系统肿瘤分类中,将所有源自神经内分泌细胞的肿瘤称为"neuroendocrine neoplasia, NEN",中文译名为"神经内分泌肿瘤",泛指所有起源于肽能神经元和神经内分泌细胞,从表现为惰性、缓慢生长的低度恶性到高转移性等明显恶性的一系列异质性肿瘤。根据不同的分化程度,将NEN分为高分化神经内分泌肿瘤和低分化神经内分泌肿瘤。前者英文名"neuroendocrine tumor, NET",中文译名为"神经内分泌瘤"。后者英文名为"neuroendocrine carcinoma, NEC",中文译名为"神经内分泌癌"。尽管类癌的名称已使用了一百多年,但由于实际上不能反映NEN的起源及具有激素分泌的特征,也不能提示肿瘤的生物学行为,因此在胃肠胰的神经内分泌肿瘤诊断中不再使用这一名词。由于支气管和肺的神经内分泌肿瘤,WHO尚未提新的分类术语,故在呼吸系统的神经内分泌肿瘤中仍沿用类癌、非典型类癌、大细胞神经内分泌癌和小细胞癌等术语。混合性腺神经内分泌癌(mixed adenoneuroendocrine carcinoma, MANEC)是指同时具有腺管形成的经典型腺癌和神经内分泌癌形态特点的上皮性肿瘤,每种成分至少各占肿瘤的30%,均为恶性,应当对两种成分分别进行组织分级。如果经典型腺癌中免疫组织化学染色显示散在的、神经内分泌标记阳

性的细胞,则不符合 MANEC 的诊断标准,也不建议使用"腺癌伴神经内分泌分化"的诊断名称,以避免给临床造成概念上的混乱和治疗上的困惑。

在 2017 年 WHO 胰腺神经内分泌肿瘤分类中,不再使用"混合性腺神经内分泌癌"这个术语,修订为"混合性神经内分泌 – 非神经内分泌肿瘤"。

目前神经内分泌肿瘤的病理学分类比较复杂,在不同器官系统或特定部位使用不同的术语及标准,给病理医师诊断及临床医师治疗都造成一些困惑。2018 年,国际癌症研究机构(International Agency for Research on Cancer, IARC)与世界卫生组织肿瘤分类小组专家,提出"内分泌肿瘤共同分类框架",建议在不同解剖部位发生的内分泌肿瘤使用统一的 NEN 分类框架(表 17-5),使 NEN 名称或术语一致。新分类主要根据形态学特点,将神经内分泌肿瘤分为分化好的神经内分泌瘤(NET)和分化差的神经内分泌癌(NEC)。很多研究表明,在特定解剖部位发生的 NET 和 NEC,无论在遗传学、临床特点、流行病学、组织学还是预后等方面都存在差异,说明它们是不同的肿瘤。根据肿瘤细胞的增殖活性(核分裂象和 / 或 Ki-67 指数)和 / 或是否存在坏死,将 NET 分为 G1、G2、G3 级肿瘤;NEC 是高级别肿瘤,不再分级。该分类明确指出:不同解剖部位发生的 NEN 具有不同的特点,其对肿瘤诊断和治疗也是非常重要的。

表 17-5 2018 年 IARC/WHO 神经内分泌肿瘤共同分类框架

部位	类别	家族	类型	分级	对应目前术语
肺	神经内分泌肿瘤(NEN)	神经内分泌瘤(NET)	肺神经内分泌瘤(NET)[a]	G1、G2	类癌、非典型类癌[a]
		神经内分泌癌(NEC)	小细胞肺癌(肺神经内分泌癌,小细胞型)[b]		小细胞肺癌
			肺神经内分泌癌,大细胞型		大细胞神经内分泌癌
子宫(宫体、宫颈)	神经内分泌肿瘤(NEN)	神经内分泌瘤(NET)	子宫神经内分泌瘤(NET)	G1、G2、G3	类癌、非典型类癌、非典型类癌
		神经内分泌癌(NEC)	子宫神经内分泌癌,小细胞型		小细胞癌
			子宫神经内分泌癌,大细胞型		大细胞神经内分泌癌
胰腺	神经内分泌肿瘤(NEN)	神经内分泌瘤(NET)	胰腺神经内分泌瘤(NET)	G1、G2、G3	PanNET G1、PanNET G2、PanNET G3
		神经内分泌癌(NEC)	胰腺神经内分泌癌,小细胞型		小细胞神经内分泌癌
			胰腺神经内分泌癌,大细胞型		大细胞神经内分泌癌

[a] 肺的高级别 NET(G3 级)非常罕见,需要进一步研究;[b] 小细胞肺癌已经广泛应用于临床,建议保留该名称。

四、神经内分泌肿瘤的形态学特点

无论发生在什么部位,神经内分泌肿瘤都具有相似的形态学特点。高分化的 NET 的镜下特征为:瘤细胞由大小一致的圆形、立方形或多边形细胞组成,胞质中等量、丰富、嗜伊红、嗜双色或透明状,部分呈细颗粒状,核圆形或卵圆形,大小、形态规则。染色质呈稍粗的颗粒状,核仁不明显。排列成实性片状或巢状(图 17-24)、缎带状(图 17-25)、小梁状(图 17-26)或腺管样(菊花状)(图 17-27)。肿瘤细胞巢周围有丰富的小血管和多少不等的纤维间质围绕。典型的低分化

NEC 包括小细胞神经内分泌癌（简称小细胞癌）和大细胞神经内分泌癌，形态与肺的相应肿瘤相同，小细胞癌的瘤细胞体积小，呈圆形或卵圆形，似淋巴细胞，有些瘤细胞呈纺锤状，胞质稀少，或呈裸核状。核细颗粒状或深染，核仁不明显，核分裂象多见。瘤细胞呈弥漫分布或巢状、团块状排列，巢间由纤细的纤维间质分隔，常伴有坏死（图17-28）。大细胞神经内分泌癌的肿瘤细胞较大（一般大于 3 个淋巴细胞），核染色质粗颗粒状；核仁明显，胞质丰富，核分裂象多见。瘤细胞呈器官样、菊形团状排列或弥漫分布，常伴有片状或地图状坏死（图 17-29）。小细胞癌的瘤细胞一般小于 3 个淋巴细胞，但偶尔可以大于 3 个淋巴细胞，甚至出现瘤巨细胞。此外，少数低分化的神经内分泌癌具有大细胞癌和小细胞癌两种成分，且混杂存在，称大小细胞混合性神经内分泌癌。

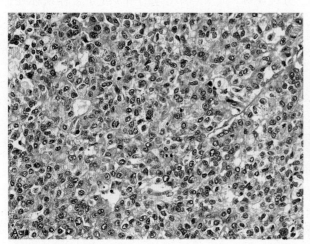
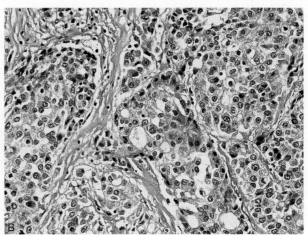

图 17-24　胃 NET G2

A. 肿瘤细胞呈多角形或圆形，呈片状排列，细胞轻度异型，可见少量核分裂象；B. 肿瘤细胞呈巢状排列，细胞核大小一致，核圆形，染色质呈较粗的颗粒状，可见核仁，部分细胞核偏位，胞质丰富，粉染，部分瘤细胞胞质透明，肿瘤细胞巢之间可见纤维组织分隔，并见丰富的毛细血管和血窦（HE，200×）

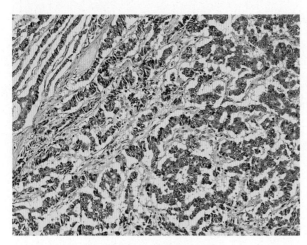

图 17-25　胰腺 NET G2

肿瘤细胞较小，大小一致，多呈立方形，部分肿瘤细胞核染色深染，部分核呈空泡状，瘤细胞呈单排缎带样排列，间质较丰富（HE，100×）

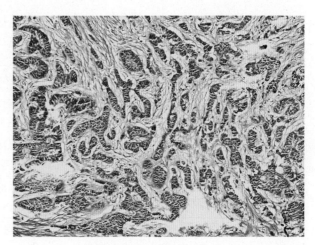

图 17-26　直肠 NET G1

肿瘤细胞呈立方或矮柱状，大小一致，胞质红染，核染色质浓聚，呈单排或多排的小梁状排列，小梁周围可见丰富的纤维间质伴透明变性（HE，100×）

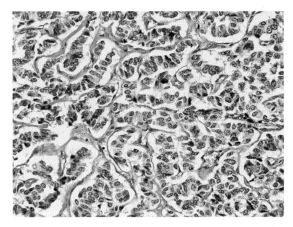

图 17-27 结肠 NET G1

肿瘤细胞呈立方或低柱状,胞质红染,核染色质呈粗颗粒状,核仁清楚,呈假腺样排列,不形成完整的腺腔,外侧无基底膜,内侧无刷状缘,腺样结构间有纤细的纤维组织及丰富的毛细血管和血窦(HE,200×)

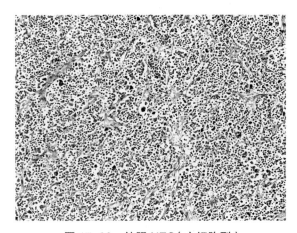

图 17-28 结肠 NEC(小细胞型)

肿瘤细胞体积小,呈圆形或卵圆形,似淋巴细胞,胞质稀少,核深染或呈裸核状,核分裂象多见,瘤细胞呈弥漫状分布,部分区域由纤细的纤维组织分隔,小细胞间可见散在的异型明显的瘤巨细胞(HE,40×)

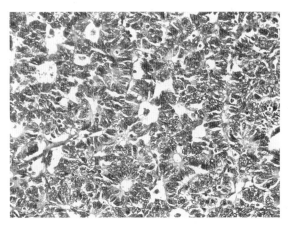

图 17-29 结肠 NEC(大细胞型)

肿瘤细胞大,呈高柱状,胞质红染,核染色质粗,核仁明显,瘤细胞呈腺样排列(HE,200×)

五、神经内分泌肿瘤的分类

2010 年 WHO 胃肠胰神经内分泌肿瘤分类如表 17-6 所示;2017 年出版的 WHO 内分泌器官肿瘤分类中,对胰腺神经内分泌肿瘤分类做出了一些修改(表 17-7)。

六、神经内分泌肿瘤的分级

2010 年 WHO 胃肠胰神经内分泌肿瘤根据肿瘤细胞的增殖活性(核分裂象和/或 Ki-67 指数)两项指标分级,分为 NET(G1、G2)和 NEC(G3)肿瘤。G1 标准为核分裂象 <2/10HPF,Ki-67 指数 <3%;G2 则为核分裂象 2~20/10HPF,Ki-67 指

表 17-6 2010 年 WHO 胃肠胰神经内分泌肿瘤分类

神经内分泌瘤(neuroendocrine tumor,NET)
NET 1 级(类癌,carcinoid)
NET 2 级
神经内分泌癌(neuroendocrine carcinoma,NEC)
大细胞 NEC
小细胞 NEC
混合性腺神经内分泌癌(mixed adenoneuroendocrine carcinoma,MANEC)
部位特异性和功能性神经内分泌肿瘤
EC 细胞(肠嗜铬细胞),产生 5-羟色胺 NET(EC cell,serotonin-producing ENT)
产生胃泌素 NET(gastrin producing ENT)
节细胞副神经节瘤(gangliocytic paraganlioma)
L 细胞,产生高血糖素样肽和产生 PP/PYY NET(L cell,glucagon-like peptide-producing and PP/PYY-producing NET)
产生生长抑素 NET(somatostatin producing NET)
杯状细胞类癌(goblet cell carcinoid)
小管状类癌(tubular carcinoid)
胃泌素瘤(gastrinoma)
高血糖素瘤(glucagonoma)
胰岛素瘤(insulinoma)
生长抑素瘤(somatostatinoma)
血管活性肠肽瘤(vasoactive intestinal peptide tumor,VIPoma)

注:以上分类中产生 5-羟色胺或胃泌素或生长抑素的肿瘤等是指用免疫组织化学方法可检出肿瘤细胞内的肽类激素,但临床未出现相应的内分泌症状,而高血糖素瘤、胰岛素瘤等是指患者具有高血糖、低血糖等临床症状的神经内分泌肿瘤。

表 17-7 2017 年 WHO 胰腺神经
内分泌肿瘤分类

高分化胰腺神经内分泌瘤
功能性胰腺神经内分泌瘤
胰岛素瘤
胰高血糖素瘤
生长抑素瘤
胃泌素瘤
血管活性肠肽瘤（VIP 瘤）
产生 5- 羟色胺的肿瘤
产生 ACTH 的肿瘤
非功能性胰腺神经内分泌瘤
综合征相关的神经内分泌瘤
多发性神经内分泌肿瘤 1 型
VHL 综合征
神经纤维瘤病 1 型
结节性硬化症
胰高血糖素细胞增生和肿瘤
胰腺神经内分泌癌（低分化神经内分泌肿瘤）
小细胞型
大细胞型
混合性神经内分泌 – 非神经内分泌肿瘤（MiNEN）
混合性导管 – 神经内分泌癌
混合性腺泡 – 神经内分泌癌

数为 3~20%；G3 为核分裂象 >20/10HPF，Ki-67 指数 >20%。

　　一项来自法国的多中心研究分析了 778 例胃肠胰神经内分泌肿瘤（不包括小细胞癌）的分级情况，研究结果显示，不包括小细胞癌的 G3 肿瘤中有大约 20% 的病例分化良好，Ki-67 指数介于 25%~60%。这部分 NEN 按照 Ki-67 指数 20% 作为 NET 和 NEC 的临界值会将那些 Ki-67 指数在 25%~35% 的普通 NEN 与 Ki-67 指数超过 50% 的小细胞癌和大细胞神经内分泌癌相混淆，而两者的预后差别明显。我国也有类似报道。针对这种情况，《中国胃肠胰神经内分泌肿瘤病理诊断共识（2013 版）》提议：将形态分化良好、不符合 NEC，而 Ki-67 指数大于 20%（一

般不超过 60%）的 NEN 命名为"高增殖活性的 NET"以区别于 NEC G3。在 2017 年 WHO 胰腺神经内分泌肿瘤的分级标准中，增加了 PanNET G3。G3 分为两部分：肿瘤细胞形态分化良好者为高分化 NET G3（即高增殖活性的 NET）；肿瘤细胞异型性明显，有明显侵袭特征或者坏死者归入低分化 NEN G3，即 NEC。具体标准详见表 17-8。

表 17-8 2017 年 WHO 胰腺神经
内分泌肿瘤的分级标准

分级	核分裂象 /10HPF	Ki-67 阳性指数 /%
高分化神经内分泌肿瘤		
G1	<2	<3
G2	2~20	3~20
G3	>20	>20
神经内分泌癌（低分化神经内分泌肿瘤）		
G3	>20	>20
大细胞型		
小细胞型		
混合性神经内分泌 – 非神经内分泌肿瘤		

　　目前 Ki-67 指数 3% 和 20% 分别是区分 G1 与 G2、G2 与 G3 的临界值。但部分研究结果已对此分级提出了质疑。Scarpa 等分析了 274 例胰腺 NEN，发现以 5% 和 20% 作为临界值分级才是与预后相关的独立因素。Panzuto 的另一组大样本胰腺 NEN 研究也提示：如果按照 2% 作为 G1 和 G2 的临界值，在预测疾病进展上的差别无统计学意义，但如果以 5% 作为临界值区别 G1 和 G2 则具有统计学意义。以上结果表明，至少在胰腺的 NEN 中，Ki-67 指数作为分级指标，其临界值的设定需要进一步探讨。

　　肺也是神经内分泌肿瘤的常见部位，其分类与胃肠胰的神经内分泌肿瘤不同，分为典型类癌、不典型类癌、小细胞神经内分泌癌（小细胞癌）和大细胞神经内分泌癌，其分级标准见表 17-9。

表 17-9　肺神经内分泌肿瘤的分级标准

	典型类癌	非典型类癌	大细胞神经内分泌癌	小细胞癌
分化程度	高分化	中分化	低分化	低 – 未分化
细胞大小	中等 胞质中等	中等 胞质中等	大到中等 胞质丰富	小（<3 个淋巴细胞） 胞质极少
核分裂象	<2 个 /mm²	2~10 个 /mm²	>10 个 /2mm² （平均 70/2mm²）	>10 个 /2mm² （平均 80/2mm²）
坏死	无	灶状粉刺状	融合地图样	融合地图样
Ki-67（参考）	≤5%	5%~20%	40%~80%	50%~100%
神经内分泌标志物 （CgA、Syn、CD56）	+++	++~+++	+~+++（其中之一标志物 >10% 肿瘤细胞阳性）	+/-（<10% 肿瘤细胞阳性， 全阴）

七、神经内分泌肿瘤的免疫组织化学标记

二十世纪六七十年代，鉴定神经内分泌细胞主要依靠电镜下寻找胞质内的神经内分泌颗粒和通过组织化学嗜银和亲银染色（主要针对肠嗜铬细胞），不能从生物学和临床行为上鉴别不同类型的神经内分泌肿瘤。20 世纪 70 年代以后随着免疫组织化学技术的进步和普及应用，极大地促进了该类肿瘤的诊断水平的提高。神经内分泌肿瘤的免疫组织化学标志物可分为以下 3 组：

1. 神经内分泌标志物　嗜铬粒素 A（chromogranin A, CgA）和突触素（synaptophysin, Syn）是最重要的标志物。突触素是一种直径 40~80nm 透明小泡的整合膜蛋白，存在于所有正常和肿瘤性神经内分泌细胞中，广泛表达于神经内分泌肿瘤的胞质中，呈弥漫阳性（图 17-30）。CgA 是一种直径大于 80nm 的大分泌颗粒基质中的蛋白，它在神经内分泌肿瘤的胞质中表达不一致，甚至不表达，如在肺小细胞癌中，由于每个细胞中的分泌颗粒很少，常呈弱表达或不表达；又如直肠和阑尾的神经内分泌肿瘤起自 L 细胞，该细胞缺乏这种分泌颗粒，通常也不表达 CgA。但是突触素虽免疫组织化学染色效果好，但其特异性不及 CgA。因此，在诊断神经内分泌肿瘤时，需同时检测 Syn 和 CgA 两种标志物。高分化神经内分泌肿瘤（NET）中的瘤细胞胞质中常弥漫性地高表达突触素和 CgA（图 17-31）；低分化的神经内分泌肿瘤（NEC）瘤细胞的胞质则常弱表达突触素和 CgA。这两种标志物可用来证实肿瘤细胞是否

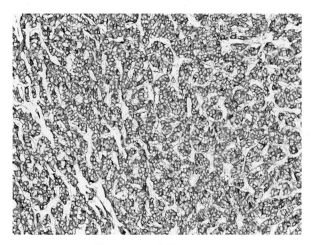

图 17-30　结肠 NET G1

肿瘤细胞呈突触素阳性，阳性产物定位于胞质（IHC, Syn 染色，200×）

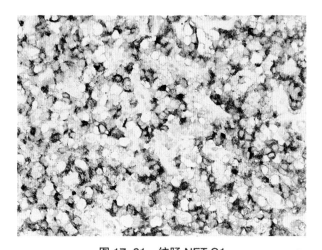

图 17-31　结肠 NET G1

肿瘤细胞呈 CgA 阳性，阳性产物定位于胞质，呈细颗粒状或浓聚于胞质一侧（IHC, CgA 染色，200×）

具有神经内分泌性质,所以只要有定位准确的阳性产物,不需半定量评价阳性强度和阳性细胞数。其他神经内分泌标志物,如CD56、神经元特异性烯醇化酶(NSE)、PGP9.5均可用于显示神经内分泌细胞,但特异性均不强,因为它们还在其他肿瘤的细胞中表达,一般情况下不用于诊断,CD56虽然不是专一的标记神经内分泌细胞,但其表达强度较高(图17-32),在排除淋巴瘤后仍可作为神经内分泌肿瘤的辅助诊断。

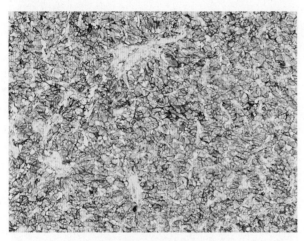

图 17-32　结肠 NET G1

肿瘤细胞呈 CD56 阳性,阳性产物表达于细胞膜,呈细线状,围绕细胞轮廓(IHC,CD56 染色,200×)

2. 增殖活性标志物　在确定肿瘤的神经内分泌性质后,需要根据肿瘤的增殖活性作进一步分类和分级,除了通过计数每个高倍镜视野的核分裂象的方法外,利用免疫组织化学技术进行 Ki-67 染色,计数 Ki-67 阳性细胞指数来确定肿瘤增殖活性是一种较可靠的方法(图17-33)。常用的 Ki-67 抗体为 M1B1,阳性产物定位于细胞核,Ki-67 的阳性指数应在细胞核标记最强的区域计数 500~2 000 个细胞,再计算出阳性细胞百分率。

3. 多肽激素和生物活性胺　某些神经内分泌肿瘤所分泌的多肽激素和生物活性胺(如胃泌素、生长抑素、高血糖素、血管活性肠肽、5- 羟色胺等)对诊断有一定的帮助,这些激素和胺的产物能够在细胞水平或血清中检测到,但至少半数病例并不出现临床症状,这些无功能性神经内分泌肿瘤与具有临床综合征表现的功能性神经内分泌肿瘤,在生物学行为方面没有明显区别,从治疗角度考虑,这种区分并无实际意义。选择这些标志物进行免疫组织化学检测的意义在于:①在肿瘤细胞原位证实引起综合征的激素产物,如类癌综合征中的 5- 羟色胺;②证实某些特殊类型细胞产生特有激素的肿瘤,如节细胞神经瘤;③肝和淋巴结转移性神经内分泌肿瘤需通过激素检测来提供原发肿瘤部位的线索,如 5- 羟色胺阳性首先考虑原发部位来自胃肠,胃泌素阳性提示原发于十二指肠或胰腺,高血糖素或胰多肽阳性提示原发于胰腺。

4. 其他标志物　大多数胃肠胰神经内分泌肿瘤存在生长抑素受体(SSTR),尤其是生长抑素受体 2(SSTR2),通过免疫组织化学方法检测 SSTR2 不但有助于神经内分泌肿瘤的诊断,而且能够帮助医生确定患者是否可以使用生长抑素类

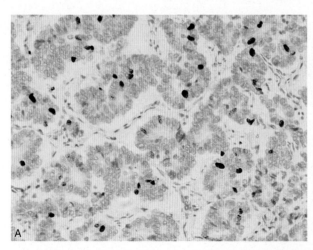

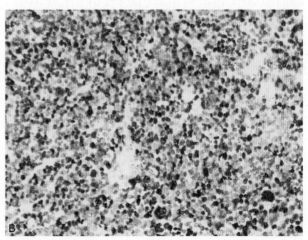

图 17-33　神经内分泌肿瘤的 Ki-67 标记

A. NET G2 Ki-67 标记率较低,仅为 10%(IHC,Ki-67 染色,200×);B. 小细胞性 NEC,肿瘤细胞 Ki-67 标记率极高,达 95%(IHC,Ki-67 染色,200×)

似物（如奥曲肽）治疗神经内分泌肿瘤。低分化的神经内分泌肿瘤有时难以与一些非上皮性恶性肿瘤相鉴别，广谱角蛋白（AE1/AE3）、CK7和CK20有助于证实神经内分泌肿瘤的上皮性质。原发部位不明的转移性神经内分泌肿瘤还可以用CK7和CK20区别起自前肠（CK7+CK20-）或起自中肠和后肠（CK7-CK20+）。此外，转移性结直肠神经内分泌肿瘤常表达CDX2。

八、神经内分泌肿瘤的分子遗传学特点

神经内分泌肿瘤发生发展的详细分子生物学机制尚未清楚，与胃癌、结直肠癌、胰腺癌和肺癌不同，神经内分泌肿瘤很少出现 *TP53*、*k-Ras*、*EGFR*、*CDKN2A/p16*、*OPC4* 等基因突变，表明该类肿瘤与来源于上皮组织的癌的遗传学特征有很大不同。从分子遗传学角度，可将神经内分泌肿瘤分为具有遗传异常综合征的神经内分泌肿瘤和散发性神经内分泌肿瘤两大类。

可导致神经内分泌肿瘤发生的遗传综合征有多种，涉及胰腺、胃肠道、甲状腺和甲状旁腺等多个器官的神经内分泌肿瘤。其中较为常见的有以下3种：①多发性内分泌肿瘤1型（multiple endocrine neoplasia type 1，MEN1）为常染色体显性遗传病，其特征为在甲状旁腺、胰腺、垂体、肾上腺皮质、胸腺、支气管出现多发的神经内分泌肿瘤，在皮肤、中枢神经系统和软组织出现多种少见类型的肿瘤。在十二指肠和胰腺发生的神经内分泌肿瘤中包括胰岛素瘤、胃泌素瘤等。*MEN1* 基因定位于11q13，是一种肿瘤抑制基因，编码68kD的蛋白质 menin，该蛋白参与转录调控、DNA复制、有丝分裂、细胞凋亡、基因组完整性等生理功能。野生型 menin 可能通过组蛋白脱乙酰化酶依赖机制抑制 JunD 所介导的转录活性，JunD 为 AP1 转录复合体家族重要成员，具有抑制细胞生长的作用。menin 通过抑制 c-fos 启动子的诱导活性阻止 JunD 的磷酸化，从而抑制 Fos/JunD 异二聚体的积聚，对细胞增殖起促进作用。此外，menin 还可干扰 Ras 依赖的细胞转化进程，并直接与转录调节因子 NF-κB 相互作用，对多个器官的肿瘤形成具有抑制作用。MEN1 的患者均存在体细胞染色体11q13的 *MEN1* 等位

基因杂合性丢失（LOH），引起 menin 蛋白表达缺失，丧失了其抑癌功能，引起多个内分泌器官发生肿瘤。②希佩尔-林道病（von Hippel-Lindau syndrome）为显性遗传性家族性癌综合征，是由 VHL 肿瘤抑制基因胚系突变所致。该疾病有明显的表型变异和与年龄相关的外显率。大多数患者常见肿瘤包括视网膜母细胞瘤、脑的血管母细胞瘤、肾细胞癌、嗜铬细胞瘤和胰腺神经内分泌肿瘤。临床上大多数胰腺神经内分泌肿瘤为非功能性肿瘤。VHL 基因定位于染色体3p25，编码细胞内 PVHL30 和 PVHL19 两种蛋白。两种 PVHL 蛋白的主要功能是调节细胞内缺氧诱导因子 HIF-1 和 HIF-2 的蛋白表达水平。常氧状态下 pVHL 与 HIF-1α 或 HIF-2α 蛋白结合，促进泛素化和 HIF-1α 蛋白降解。在缺乏功能性 pVHL 时，HIF-1α 不能被降解，而在细胞内积聚，因此认为 VHL 基因失活导致的 HIF 调节异常是促进肿瘤发生的重要原因。③神经纤维瘤病I型（neurofibromatosis type 1，NF1）为常染色体显性遗传，临床表现以多发性神经纤维瘤和皮肤色素沉着斑为特征，同时可伴发嗜铬细胞瘤、神经内分泌肿瘤和恶性周围神经鞘膜瘤。NF1 患者的神经内分泌肿瘤多发生于十二指肠和壶腹周围，多为孤立性非功能性 NET，可有侵袭性行为。NF1 基因定位于染色体17q11.2，编码327kD的 GAP 蛋白，称神经纤维素（neurofiberomin）。该蛋白含有一个与 GTP 酶活性蛋白有关的结构域，该结构域促进不同类型细胞中活性的 Ras-GTP 向无活性的 Ras-GDP 的转换。NF1 基因的突变多集中于该结构域，常引起蛋白质功能的丧失，导致生长因子信号转导异常，而使肿瘤发生。上述遗传性综合征引起的神经内分泌肿瘤仅占少数，而占大多数的散发性神经内分泌肿瘤发生机制尚不明确。但比较清楚的是，无论是发生在支气管和肺，还是发生在胃肠胰的神经内分泌肿瘤中均可以发现有 *MEN1* 基因及其蛋白产物 menin 的表达缺失，这种缺失的原因除少数属于突变外，多为11p13上 *MEN1* 位点的等位基因缺失。比较基因组研究发现神经内分泌肿瘤具有多种染色体异常，但规律性不明显，总的来说，NEC 中的染色体异常要明显多于 NET，并且与肿瘤的生物学行为有一定关联性。有关神经内分泌肿瘤的细胞遗传学与分子

遗传学异常的规律，以及导致肿瘤发生发展的分子通路尚需深入研究，寻找相关的驱动基因和相应的靶向治疗药物将成为研究的热点。

九、神经内分泌肿瘤研究的发展趋势

近年来神经内分泌肿瘤在许多方面都取得了重要的进展，除了在分类分级方面采取了统一的命名、分类和分级方法外，特别是在胃肠胰神经内分泌肿瘤中标准已趋向一致，支气管和肺的神经内分泌肿瘤的统一标准也在修订中。免疫组织化学技术的广泛应用，使人们从形态与功能结合的角度对这类肿瘤加深了认识，虽然在肿瘤的发生机制上还未取得突破性的进展，但已知的细胞遗传学和分子遗传学改变，对了解肿瘤的恶性程度和侵犯、转移等生物学行为有很大帮助。在临床治疗方面，一批新的治疗药物已开始应用，如长效生长抑素类似物奥曲肽（octreotide）可缓解症状和预防肿瘤进展，mTOR 抑制剂雷帕霉素（rapamycin）的衍生物依维莫司（everolimus）和酪氨酸激酶抑制剂舒尼替尼（sunitinib）已应用于神经内分泌肿瘤的治疗，并已获得较好的疗效，其他的靶向治疗药物也在不断涌现。神经内分泌肿瘤功能性分类和分子靶向药物的应用为个体化治疗提供了基础，也为病理学诊断和研究提出了许多新的问题及更多的需求。今后的研究中对于神经内分泌肿瘤的发生机制的研究将会更加深入，重点将集中于导致神经内分泌细胞发生肿瘤性改变的分子通路，这些分子通路与肿瘤生物学行为的关系，各种不同功能神经内分泌细胞起源的肿瘤在组织形态学上非常相似，但生物学行为却有很大不同，如非功能的神经内分泌肿瘤常具有较强的侵袭能力和较高的复发率，这种恶性行为的驱动基因有哪些？ 神经内分泌瘤（NET）和神经内分泌癌（NEC）均来源于同一起源细胞，为何有完全不同的生长方式和预后？ 如小细胞神经内分泌癌的恶性度远高于其他神经内分泌肿瘤。免疫组织化学检测发现肿瘤细胞可产生某种内分泌激素，但临床未出现相应的症状或血清中此种激素也无明显增高而形成非功能性内分泌肿瘤的原因是什么？ 许多研究结果表明同一肿瘤细胞中可产生多种肽类激素，这是由通过什么机制调控的？ 等等。这些问题均有待更为深入的研究来回答。

（孙保存）

参 考 文 献

[1] Lam AF. Pathology of Endocrine Tumors Update：World Health Organization New Classification 2017–Other Thyroid Tumors. AJSP：Reviews & Reports，2017，22：209–216.

[2] 刘志艳，周庚寅，Kakudo K，等 . 2017 版 WHO 甲状腺肿瘤分类解读 . 中华病理学杂志，2018，47（4）：302–306.

[3] Uoyd RV，Osamura RY，Kloppel G，et al. WHO classification of tumours of endocrine organs.4th ed. Lyon：IARC Press，2017：65–142.

[4] Rindi G，Klimstra D，Abedi–Ardekani B，et al. A common classification framework for neuroendocrine neoplasms：an International Agency for Research on Cancer（IARC）and World Health Organization（WHO）expert consensus proposal. Mod Pathol，2018，31：1770–1786.

[5] Bosman FT，Carneiro F，Hruban RH，et al. WHO classification of tumours of the digestive system. Lyon：IARC Press，2010.

[6] Hamilton SR，Aaltonen LA. World Health Organization classification of tumours. Pathology and genetics of tumours of the digestive system. Lyon：IARC Press，2010.

[7] Chai SM，Brown IS，Kumarasinghe MP. Gastroentero-pancreatic neuroendocrine neoplasms：selected pathology review and molecular updates. Histopathology，2018，72：153–167.

[8] 2013 年中国胃肠胰神经内分泌肿瘤病理专家组 . 中国胃肠胰神经内分泌肿瘤病理学诊断共识（2013 版）. 中华病理学杂志，2013，42（10）：691–694.

[9] 肺神经内分泌肿瘤病理诊断共识专家组 . 肺神经内分泌肿瘤病理诊断共识 . 中华病理学杂志，2017，46（1）：9–13.

[10] Guilmette JM，Nosé V. Neoplasms of the neuroendocrine pancreas：an update in the classification, definition, and molecular genetic advances. Adv Anat Pathol，2019，26：13–30.

第十八章　神经系统疾病

神经系统由脑和脊髓以及与其相连的脑神经和脊神经组成。神经系统借助感受器接受内、外环境中的各种刺激，经传入神经传至脑和脊髓的各级中枢，在此对刺激进行整合后再经传出神经传至各效应器。

神经系统是机体的主导系统，一方面，调节和控制体内各系统各器官的功能活动，使机体成为一个统一的整体；另一方面，调整机体功能活动与不断变化的外界环境相适应。外界因素或内在因素都可以导致神经损伤或/和神经变性。

第一节　神经系统变性疾病

神经系统变性疾病又称为神经变性疾病（neurological degenerative disease），是一种原因不明的中枢神经系统疾病，包括了一大类常见的慢性病，目前认为神经系统变性疾病是指由遗传性和内源性因素造成的神经元变性和继发性脱髓鞘变化的一组慢性、多变化的进展性疾病。如阿尔茨海默病（Alzheimer disease，AD）、帕金森病（Parkinson disease，PD）、鞘磷脂沉积病（sphingomyelinosis）[也称尼曼-皮克病（Niemann-Pick disease）]、脊髓小脑变性、运动神经元病、多系统萎缩、多发性硬化等。

神经变性疾病的病因研究是神经病学最具挑战性的前沿领域之一，尽管能够识别此类疾病，但神经病学疾病的始动和持续进展机制从本质上仍未知。围绕神经变性疾病病因学最具倾向性的说法是：遗传和环境因素是这类疾病的促发因素。比如亨廷顿病（Huntington disease，HD）患者基因具有常染色体显性遗传特性；环境因素如各种毒素可能是启动神经变性过程的罪魁祸首。因此，目前的研究认为散发神经变性疾病病例可能与遗传和环境因素均有关。双重机制是散发神经变性疾病发病的潜在病因。

神经变性疾病的临床共同点：①起病隐匿，准确的发病时间一般不能清楚地回忆；②选择性地损害一定解剖部位的一个或几个系统的神经元胞体或轴索，病灶通常是对称的；③病程较长，起病后疾病的临床症状缓慢地进行性发展；④临床表现多样化，常有重叠，分类困难；⑤一般实验室检查变化少，且无特异性；⑥影像学的检查可以正常或仅有脑和脑室的萎缩性变化，脱髓鞘病变常规 CT 正常而增强 CT 能够提高准确率。

神经变性疾病的基本病理改变为：①中枢神经系统内某个或某几个特定部位的神经细胞萎缩或消失；②胶质细胞的反应，包括星形胶质细胞增生、肥大，小胶质细胞增生；③无炎症细胞。神经变性疾病在镜下主要表现为神经元缺失和胶质细胞增生。继发性脱髓鞘疾病镜下主要表现为原先形成的髓鞘脱失，而轴索相对保留。

神经系统变性疾病的分类比较混乱，很多疾病在临床与病理上出现重叠，目前基于临床部位和病理改变进行分类（表 18-1）。

继发性脱髓鞘疾病分类：

1. 多发性硬化及其边缘疾病。

（1）多发性硬化（含视神经脊髓炎）。

（2）弥漫性硬化（希尔德病）。

（3）同心圆硬化（巴洛病）。

2. 急性播散性脑脊髓炎（acute disseminated encephalomyelitis，ADEM）

（1）疫苗接种后脑脊髓膜炎（postvaccinal encephalomyelitis，PVE）：包括狂犬病、乙脑、牛痘、风疹、百日咳及白喉等疫苗接种后。

（2）感染后脑脊髓炎（postinfections encephalomyeitis，PIE）：包括出疹性感染性疾病（如麻疹、风疹、天花、水痘、猩红热）和流感、腮腺炎、百日咳等感染后。

表 18-1　神经系统变性疾病分类

病变主要累及部位	疾病
大脑皮质	阿尔茨海默病
	尼曼 – 皮克病
基底节及脑干	亨廷顿病
	帕金森病
	纹状体黑质变性
	进行性核上麻痹
	夏 – 德（Shy-Drager）综合征
脊髓与小脑	橄榄体脑桥小脑萎缩
	弗里德赖希（Friedreich）共济失调
	毛细血管扩张性共济失调综合征
运动神经元	肌萎缩侧索硬化
	脊髓性肌萎缩

3. 其他原因　包括中毒、缺血、射线、渗透压改变、营养缺乏等所致的脱髓鞘病等。

大多数神经变性疾病损害的主要区域基本确定，但是变性疾病的准确范围还是难于确定。因为病变常累及超出神经元的组群，因此准确地描述某些神经变性损害的神经病理学形态是困难的。目前对神经系统变性疾病尚无有效的办法阻止疾病的进展。即使有几种药物在某种程度上可以减缓个别神经变性疾病的发展，但所有的治疗仅仅是暂时缓解和减轻症状的对症治疗。伴随神经变性疾病发病机制及病理改变研究的深入，我们将更接近于开启神经变性疾病的奥妙和制定有效的治疗策略。

一、阿尔茨海默病

阿尔茨海默病（Alzheimer disease，AD）又称老年性痴呆，是老年人常见的神经系统变性疾病，是痴呆最常见的病因。以进行性痴呆为主要临床表现，随着人类寿命的延长，其发病率逐渐增高。临床特征为起病隐匿、进行性精神状态衰变（记忆力、智力、定向、判断力、情感障碍及行为失常甚至意识障碍等），多伴有人格改变。其病理特征为老年斑、神经原纤维缠结、海马锥体细胞颗粒空泡变性及神经元缺失。患者一般症状持续发展，通常在发病 5~10 年内死于继发感染和全身衰竭。

（一）流行病学

本病最早于 1906 年由德国 Alois Alzheimer 描述，随年龄增高，其发病率也增高，65 岁以上患病率为 5%，85 岁以上患病率为 20% 甚至更高，女性多于男性。通常为散发，约 5% 的患者有明确的家族史。

（二）病因和发病机制

AD 的病因至今尚不清楚，目前多种学说，一般认为与遗传和环境因素相关。

1. 遗传因素　家族性 AD 为常染色体显性遗传，是多基因遗传性疾病，具有遗传异质性。迄今为止发现 1、14、19、21 号染色体与之相关，大多数患者第 14 号染色体上有基因突变。

2. 环境因素　脑外伤、铝中毒、吸烟、受教育水平低下、一级亲属中有唐氏综合征患者等都可增加患病风险。

3. 神经细胞的代谢改变　最新研究发现其发病与脑内 β- 淀粉样蛋白异常沉积有关。β- 淀粉样蛋白由淀粉样前体蛋白（amyloid precursor protein，APP）水解而来，是后者的一个长约 42 个氨基酸的短片段。由于这个片段的三级结构是一个 β 皱褶层，使其具有不溶性。β- 淀粉样蛋白对它周围的突触和神经元具有毒性作用，可破坏突触膜，引起神经细胞死亡。

4. apoEε4 等位基因的过度表达　是本病的一个危险因子，载脂蛋白 E（apoprotein E）的 ε4 等位基因在某些患者中过度表达，apoEε4 能促进类淀粉蛋白的丝状沉积。然而并非所有的患者均有 apoEε4 的异常改变，并且这种改变也可见于正常老年人。

5. 继发性递质改变　最主要的改变是乙酰胆碱的减少。这个发现支持胆碱能假说：即患者的认知功能障碍与乙酰胆碱的缺乏密切相关。这也是目前 AD 治疗获得一定疗效的重要基础。

流行病学研究揭示 AD 患者的危险因素最主要的是年龄增长、阳性家族史及 apoEε4 等位基因过度表达三个方面。

（三）组织病理学改变

肉眼观，AD 患者大体病理呈弥漫性脑萎缩，重量常较正常大脑轻 20% 以上或小于 1 000g。脑回缩窄、脑沟增宽，病变开始于内嗅皮层，逐渐扩展到海马、内侧颞叶和额顶区。脑组织切面可见代偿性脑室扩张，其中第三脑室和侧脑室异常扩大明显，海马显著萎缩，而这些病理改变随着病变程度加重。

镜下见神经炎性斑（老年斑）、神经原纤维缠结、海马锥体细胞颗粒空泡变性、神经元缺失、轴索和突触异常、星形胶质细胞和小胶质细胞反应以及血管淀粉样变等，以老年斑、神经原纤维缠结和神经元减少为其主要组织病理学特征。

1. **神经炎性斑（neuritic plaque，NP）或老年斑（senile plaque，SP）** 为细胞外结构，是直径为 20~150μm 的小体，其核心是含有 39~43 个氨基酸的 β- 淀粉样蛋白（amyloid β-protein，Aβ），周围围绕着变性的轴突、树突和细胞碎片等，镜下表现为退变的神经轴突围绕中心淀粉样物质形成的球形结构，HE、Bielschowsky 及嗜银染色下形似菊花。电镜下该斑块主要由多个异常扩张变性的轴索终末构成。SP 在大脑皮层广泛分布，通常是从海马和基底前脑开始，逐渐累及整个大脑皮层和皮层下灰质。最多见于内嗅区皮质、海马 CA-1 区，其次为额叶和顶叶皮质。SP 形成的同时，伴随着广泛的进行性突触丢失，这与最早的临床表现即短时记忆障碍相关。有研究结果显示 SP 有 4 种类型，即弥漫性非神经突斑、弥漫性神经突斑、有致密核心的神经突斑和有致密核心的非神经突斑。

2. **神经原纤维缠结（neurofibrillary tangles，NFT）** 是神经元胞体内的神经原纤维增粗扭曲形成缠结。病变早期在神经细胞内出现一根或数根神经原纤维，而后，很多有相同改变的神经原纤维并列出现，扭曲缠结成粗束状并逐渐到达细胞表面，最后，细胞核乃至整个细胞崩解，仅剩下扭曲缠结的粗束状神经原纤维。在 HE 染色中往往呈淡蓝色模糊的火焰状图像，嗜银染色最清楚。电镜下证实 NFT 由双螺旋缠绕的细丝构成，多见于较大的神经元，尤以海马、杏仁核、颞叶内侧及额叶皮质的锥体细胞最多见。此外，迈纳特（Meynert）基底核及蓝斑中也可见到。神经原纤维构成神经元胞体及突起中物质的慢相运输系统。因此，NFT 导致该神经元运输系统功能丧失，是神经元趋向死亡的标志。

3. **神经元缺失** 上述病理过程最终导致患者脑内神经元丢失，尤其以海马和基底前脑胆碱能神经元丢失严重，形成广泛的神经毡，周围星形胶质细胞和小胶质细胞增生。

4. **颗粒空泡变性和 Hirano 小体** 颗粒空泡变性表现为神经细胞胞质中出现小空泡，内含嗜银颗粒，多见于海马 Sommer 区的锥体细胞；Hirano 小体为神经细胞树突近端棒状形嗜酸性包涵体，生物化学分析证实大多为肌动蛋白；多见于海马锥体细胞。

上述变化均为非特异性，可见于无特殊病变的老年人的大脑，只有当病变数目增多达到诊断标准并具有特定的分布部位时才能作为 AD 的诊断依据，但脑活检并不适用于本病的诊断。

（四）预后

因目前的治疗方法尚不能有效遏制 AD 的进展。即使给予治疗，患者病情仍会逐渐进展，通常病程 8~10 年，但个体间存在较大的差异，有些患者可存活 20 年或更久。患者多死于并发症，比如营养不良、继发感染和深静脉血栓形成等。加强护理对 AD 患者极其重要，对于绝大多数 AD 患者而言，后期均需要他人护理。

二、帕金森病

帕金森病（Parkinson disease，PD），又称震颤麻痹（paralysis agitans），1817 年由英国医生 James Parkinson 首先描述，是一种中老年人常见的神经系统变性疾病，发病年龄为 50~80 岁。临床表现为静止性震颤、肌肉强直、运动迟缓和姿势步态的异常等。PD 以黑质多巴胺能神经元变性缺失和路易小体（Lewy body，LB）形成为病理特征。我国北京、西安、上海三地流行病学调查显示 65 岁以上人群患病率为 1.7%，估计我国每年新发病患者数量达 10 万，现有的 PD 患者人数约 200 万。

（一）病因和发病机制

本病的研究已有 190 余年，由于其病因和发病机制复杂，至今尚未明确，但可能与下列因素密切相关：

1. **年龄因素** 本病主要发生于 50 岁以上的中老年人，40 岁以前极少发病，提示衰老与发病相关。有资料显示 30 岁以后随着年龄的增长，黑质多巴胺能神经元开始呈退行性变并逐渐减少。当黑质多巴胺能神经元丢失数量达到 50%，纹状体内多巴胺递质含量减少超过 80% 时临床上才会出现 PD 的运动障碍症状,因此衰老只是 PD 的一个促发因素。

2. 遗传因素 近 20 年来在对家族性 PD 相关基因的研究中,已经发现 13 个染色体位点以孟德尔遗传方式与 PD 连锁,其中有 7 个为常染色体显性遗传,4 个以常染色体隐性遗传方式传递,1 个 X 染色体连锁遗传,另 1 个可能与晚发散发性 PD 有关。目前已有 10 个与家族性 PD 相关的致病基因被克隆。

3. 环境因素 1983 年美国加州的吸毒者在应用人工合成的一种吡啶衍生物 1- 甲基 -4- 苯基 -1,2,3,6- 四氢吡啶(MPTP)后出现了酷似人类 PD 的改变及临床症状,而且对左旋多巴亦有较好的治疗反应。MPTP 在脑内经 B 型单胺氧化酶(MAO-B)作用转变为强毒性的 1- 甲基 -4- 苯基 - 吡啶离子(MPP$^+$),后者经多巴胺能神经元的转运蛋白摄取后聚集在线粒体内,产生过量的氧自由基,抑制线粒体呼吸链复合物 I 活性,使 ATP 生成减少,并促进自由基生成和氧化应激反应,导致多巴胺能神经元变性死亡。较多的流行病学调查结果显示,环境中与 MPTP 分子结构相类似的工业或农业毒素可能是 PD 的病因之一。

综上所述,目前认为 PD 并非单一因素所致,而可能是遗传易感性、环境因素和衰老等几种因素共同作用的结果。除基因突变导致少数患者发病外,基因易感性可使患病概率增加,但并不一定发病,只有在环境因素及衰老的共同作用下,通过氧化应激、线粒体功能衰竭、蛋白酶功能紊乱、免疫或炎症反应、钙稳态失衡、兴奋性毒素、细胞凋亡等机制导致黑质多巴胺能神经元大量变性、丢失,最终发病。

(二)组织病理学改变

肉眼观,大脑外观无明显改变,脑组织重量一般在正常范围内。切面主要的改变是中脑黑质、脑桥的蓝斑及迷走神经背核等处脱色,其中尤以黑质最为显著,外观颜色变浅甚至完全无色。

光镜下,特征性病理改变是黑质多巴胺能神经元大量变性坏死,残留的神经元胞质中有 LB 形成,LB 是位于神经元胞质内球形的嗜伊红性包涵体,直径在 15~25μm,有球形玻璃样致密的核

心呈嗜酸性着色,折光性强,周围环绕清晰的苍白"晕环"着色浅;此外,病变区可见胶质细胞着色。电镜下 LB 由细丝构成,表现为中心部位嗜锇颗粒混有"螺旋管"或"双螺旋丝",周围聚集直径约 8~10nm 的神经丝,中心细丝包捆致密,近周边部较松散呈放射状排列。LB 主要见于黑质神经元的胞质内,还可见于蓝斑、迷走神经背侧运动神经元、丘脑、下丘脑和无名质等含有色素的神经元的胞体中。

黑质神经元的变性丢失具有特殊分布区,主要见于致密带的腹外侧部,腹内侧部次之,背侧部较轻。2005 年德国学者 Braak 提出 PD 病理改变并非始于黑质,而是先发于延髓,只是在中脑黑质多巴胺能神经元丢失严重时才出现 PD 典型的临床症状。

由于黑质细胞的变性和脱失,使多巴胺合成减少,抑制多巴胺与乙酰胆碱的平衡失调而致病。近年来用左旋多巴来补充脑组织中多巴胺的不足或用抗胆碱能药物以抑制乙酰胆碱的作用,对 PD 有一定的疗效。

(三)预后

PD 是一种缓慢进展的神经系统变性疾病,生存期 10~30 年。疾病初期若能得到及时诊断和正确治疗,多数患者发病数年内仍能继续工作或保持较好生活质量。疾病晚期由于严重的肌肉强直,造成全身僵硬卧床不起。最终死于肺炎、骨折等并发症。

三、运动神经元病

运动神经元病(motor neuron disease,MND)是一组原因未明的选择性侵犯脊髓前角细胞、脑干后组运动神经元、皮质锥体细胞及锥体束的慢性进行性神经变性疾病。多在 40 岁以后发病,男性多于女性。临床特征性表现为上、下运动神经元受损的症状和体征并存,表现在肌无力、肌萎缩与锥体束征不同的组合,但感觉和括约肌功能一般不受影响。在人群中 MND 发病率约(1~2)/10 万,患病率约(4~6)/10 万。

迄今还没有一种关于 MND 公认的分类方法,目前临床上根据肌无力、肌萎缩、肌肉纤颤与锥体束损害程度等症状的不同组合分为以下 4 种类型:

1. 肌萎缩侧索硬化（amyotrophic lateral sclerosis, ALS）。

2. 进行性肌萎缩（progressive muscle atrophy, PMA）。

3. 进行性延髓麻痹（progressive bulbar palsy, PBP）。

4. 原发性侧索硬化（primary lateral sclerosis, PLS）。

不管最初的起病形式如何，以上4种类型被认为是相关的疾病实体，PMA和PBP通常都会最终进展为ALS。

（一）病因和发病机制

运动神经元病因尚不清楚。许多学者支持这样的假设：即MND是随着年龄的增长，由遗传易感个体暴露于不利环境所造成的。

1. **分子遗传机制**　家族性ALS约占MND的5%~10%。迄今为止在世界范围内的ALS患者中发现铜/锌超氧化物歧化酶（SOD1）基因突变，突变类型超过了140个，其中位于21号染色体长臂上的D90A是最常见的SOD1基因突变形式。因此，MND的病理生理学影响因素可能包括神经微丝结构和功能障碍、线粒体损伤和功能障碍以及谷氨酸兴奋毒性等。

2. **氧化应激机制**　碳酰蛋白和8-羟基-2-脱氢鸟嘌呤水平是反映组织氧化损害的重要指标。有研究发现MND患者脑脊髓中碳酰蛋白及8-羟基-2-脱氢鸟嘌呤水平明显高于正常人群。另有研究显示，MND患者肝脏内存在异常线粒体，它们在神经元细胞坏死及凋亡过程中发挥了重要作用。

3. **神经营养因子缺乏机制**　有研究显示ALS患者的脊髓前角运动神经元的某些神经营养因子减少，但迄今为止仍无足够的证据说明神经营养因子缺乏是引起MND的主要因素。

4. **兴奋性氨基酸介导的神经毒性作用机制**　研究发现，MND患者的血液和脑脊液中兴奋性氨基酸中的谷氨酸水平明显高于正常人。异常聚集的谷氨酸可能因过度刺激谷氨酸受体引起细胞膜去极化，导致细胞水肿；如果刺激持续存在，则细胞内钙离子超载，激活多种酶系统如核酸酶、磷脂酶等诱导细胞凋亡。

5. **其他**　部分研究发现，细胞凋亡、氮氧化合物（NO）及其代谢异常也可能参与了MND的发病。

（二）组织病理学改变

主要介绍ALS和PMA的病理改变：

1. **ALS病理改变**　脑和脊髓的大体标本不能为ALS诊断提供帮助，仅一小部分病例可见到明显的运动区皮质局限性萎缩。

ALS最显著的特征是运动神经元选择性损害，以舌下、舌咽、迷走和副神经核等最常受累，而眼外肌运动核和支配膀胱、直肠括约肌的骶髓Onuf核一般不受累。镜下见大脑皮质的大锥体运动神经元数量减少，轴突变短、断裂和紊乱；包括延髓以下的皮质脊髓束在内的神经纤维髓鞘分解脱失；脊髓前角α运动神经元和脑干的运动元明显减少，在残留神经元中，可见到不同时相的变性现象，包括染色体溶解、空泡形成、嗜神经细胞及神经细胞模糊不清。

由于失去神经支配，造成肌纤维萎缩，失神经支配肌肉可以通过远端运动末梢侧支芽生恢复神经支配；反复的失神经和神经再生，在早期可见到小范围的萎缩性I型和II型肌纤维，在ALS后期产生大小不等的失神经肌纤维聚集，呈群组性肌纤维萎缩。

ALS病理诊断标准：大脑皮质的大锥体细胞消失，脊髓前角和脑干的运动神经元脱失，残存细胞变性，皮质脊髓束变性和脱髓鞘改变。

2. **PMA病理**　PMA患者尸检可见整个脊髓不同程度萎缩，颈段最为明显。镜下见脊髓前角α运动神经元缺失以及运动神经元变性和神经胶质细胞增生；脑干疑核、舌下神经核和面神经核神经元减少，残存神经元可见气球样变性；肌肉活检可见大量萎缩的I型肌纤维。电镜下肌纤维萎缩，肌小节排列紊乱、神经纤维稀疏、轴索萎缩等。

（三）预后

MND在预后方面具有高恶性程度，虽然当前的治疗仍不充分，但通过各种综合治疗方式对于改善患者的舒适性、功能和安全性依然有很大的帮助。

四、路易体痴呆

路易体痴呆（dementia with Lewy body, DLB）是一种以神经元胞质内路易小体（Lewy body,

LB）形成为病理特征的神经系统变性疾病，是仅次于 AD 的第二位常见的痴呆。本病多在中老年期发病，仅少数为中青年患者，起病年龄在 50~80 岁，男女患病无差异，较少家族遗传倾向。其临床特点为进行性痴呆合并波动性认知功能障碍、帕金森综合征以及反复发作的以视幻觉为突出表现的精神症状。本病病程约 6 年，病情进展快于 AD。

（一）病因和发病机制

DLB 病因尚不明确，很少家族遗传倾向。临床表现与 LB 在皮层神经元的分布有密切的关系。LB 在皮层神经元的分布引起皮层的信息处理功能和传递功能障碍，包括乙酰胆碱、多巴胺、5-羟色胺和去甲肾上腺素等，这些递质水平显著下降导致较多神经元回路受损，引起相关的临床症状，最终导致 DLB 发生。

（二）组织病理学改变

大体与 AD 相似，但大脑皮质萎缩相对不明显，呈轻、中度萎缩，枕叶相对不受累及，边缘系统重度萎缩。

光镜下见黑质、蓝斑等色素细胞丢失，偶有老年斑和神经原纤维缠结，皮层、边缘系统和脑干的神经元胞质内有 LB。LB 为其特征性病理改变。目前多用 α-共核蛋白免疫组织化学染色显示常规 HE 染色不易发现的 LB，用 tau 蛋白免疫组织化学染色方法区别 LB 及神经元内小的球形神经原纤维缠结，后者 tau 蛋白染色阳性。

（三）预后

由于 DLB 患者病情进展快，尚无特效的治疗，预后较差，患者多由于并发症而死亡，如肺部感染、压疮和深静脉血栓形成等。病程一般为 6 年。

五、额颞叶痴呆

额颞叶痴呆（frontotemporal dementia，FTD）是一组与额颞叶神经变性有关的非 AD 痴呆综合征。本病发病年龄在 30~90 岁，但 65 岁以后罕见发病。起病隐匿，进展缓慢。通常女性多于男性，约半数患者有家族史，遗传方式为常染色体显性遗传。根据尸检资料，FTD 占所有痴呆患者的 6%，其中在 70 岁以下的痴呆患者中占 8%~17%。以明显的人格和行为改变及认知障碍为显著特征，可以合并 PD 和 MND。

（一）病因和发病机制

FTD 的病因和发病机制尚不清楚。近年来的研究显示，FTD 患者具有明显的家族史，提示与遗传因素有密切的关系。在荷兰诊断为 FTD 的 245 例患者中，43% 的患者一级家庭成员中有痴呆者，14% 有 tau 基因突变；在法国 209 例 FTD 患者中，28% 的患者家庭中至少还有一名成员患 FTD，10% 有基因突变。遗传学检查发现多种 Tau 蛋白基因编码区或 10 号内含子的相关突变。最常见的一种突变是 P301L，与经典的 FTD 表现型有关。

微管结合蛋白 Tau 是微管组装和稳定的关键蛋白，对神经系统的发育具有重要作用，其基因定位于 17q21-22。Tau 蛋白的氨基酸多肽羧基端有一个由 35 个氨基酸组成的插入肽段，可与其他多肽结合形成微管。正常情况下人脑中 Tau 蛋白磷酸化和去磷酸化两种形式处于平衡状态，而 Tau 蛋白基因的突变可以导致过度磷酸化，致使 Tau 蛋白生理功能发生变化，影响微管形成，促使微管崩解，并在神经元内形成不溶性沉积物，引起神经元损害。

（二）组织病理学改变

FTD 在大体上的主要病理特征是脑萎缩，主要累及额叶和前颞叶，通常表现为双侧不对称性，多数患者左半球病变严重，杏仁核萎缩较海马明显，灰质和白质均可受累，侧脑室轻中度扩大。

光镜下可见皮层以及皮层下白质星形胶质细胞呈弥漫性增生伴海绵状改变；萎缩脑叶皮层各层的神经元数目均明显减少，尤以 Ⅱ、Ⅲ 层最为显著，残存神经元多呈不同程度的变性和萎缩；部分神经元呈膨胀变性，即为 Pick 细胞。在 Pick 细胞的胞质内含有均匀的界限清楚的嗜银 Pick 小体。电镜下 Pick 小体为圆形或卵圆形，无包膜，直径 5~15μm 的嗜银性包涵体，主要由 10nm 细丝、核糖体、囊泡、脂褐素以及 24nm 短节段的或直或曲的神经微丝和微管组成。

根据病理改变 FTD 可以分为以下类型：①3R-Tau 蛋白病：Pick 病；②4R-Tau 蛋白病：皮层基底节变性、进行性核上性麻痹和嗜银颗粒沉着病；③3R 和 4R-Tau 蛋白病：神经原纤维缠结占优势的痴呆；④缺乏组织病理特色的痴呆；

⑤MND 包涵体型痴呆。

（三）预后

FTD 预后较差，病程 5~12 年，患者多死于肺部及泌尿系感染、压疮等并发症。

六、多系统萎缩

多系统萎缩（multiple system atrophy，MSA）是一组原因不明、散发性神经系统变性疾病，主要累及锥体外系、锥体系、小脑和自主神经系统等部位。50~60 岁发病多见，平均发病年龄为 54.2 岁（31~78 岁），男性稍多于女性。MSA 临床表现为进行性小脑性共济失调、自主神经系统功能不全和帕金森综合征等症状。本病的特征性病理学特征是发现少突胶质细胞包涵体（oligodendrocyte inclusion，OCI）。

（一）病因和发病机制

MSA 病因不明。1989 年 Papp 等发现少突胶质细胞包涵体在 MSA 的发病过程中起重要作用。主要分布在大脑、小脑接近皮层的白质及脑干、基底节的白质中，其在 MSA 的不同亚类中均有发现，具有较强特异性，其分布范围、密度与病变的严重程度呈正相关。MSA 的发病机制还可能与神经元凋亡或酶代谢异常有关。1998 年 Spillantini 等发现在胶质细胞中有 α-突触核蛋白（α-synuclein）的聚集，此蛋白被认为是 OCI 的主要成分，由于 α-突触核蛋白也是 LB 的主要成分，因此从病理学上证实了纹状体-黑质变性、橄榄体-脑桥-小脑萎缩和 Shy-Drager 综合征是具有不同临床表现的同一组疾病。

目前，流行病学和临床证据显示，MSA 发病机制复杂，可能涉及基因和环境的共同作用。

（二）组织病理学改变

MSA 大体表现为脑桥和小脑明显萎缩，壳核、苍白球、黑质也可见萎缩，脑室扩张。

镜下基本病理表现包括神经元缺失和胶质细胞增生，可见到神经元数量减少和体积变小、神经元空泡变性、神经胶质增生、星形细胞丛生、出现异常包涵体等。白质可见广泛弥漫的 OCI，Gallyas 染色呈棕红或棕褐色的半月形，存在于少突胶质细胞核周围或紧邻少突胶质细胞核，可发生在下橄榄核、脑桥核、小脑、黑质、蓝斑、壳核、苍白球等处。电镜下由直径 10~25nm 变性的微管构成。

（三）预后

本病一经确诊，多数患者预后不良，晚期主要的临床特征均可出现，如因咽喉肌麻痹出现饮水呛咳、误吸、睡眠呼吸暂停等症状，因活动受限需长期卧床，易并发压疮、肺部感染、泌尿系感染、深静脉血栓形成等，均可危及生命，其中下尿道感染是 MSA 患者死亡的主要原因。只有 20% 的患者存活期可超过 12 年，其平均生存时间为 6 年。早期诊断及对症治疗可能延缓病情的进展。

七、亨廷顿病

亨廷顿病（Huntington disease，HD）又称为亨廷顿舞蹈症（Huntington chorea），是一种常染色体显性遗传的大脑皮质和基底节变性疾病。本病好发于 30~50 岁，也可见于儿童和老年人，发病率为 0.05%~0.1%，无性别差异。临床特征为起病隐匿、进展缓慢的舞蹈样动作和进行性痴呆及精神障碍。

（一）病因和发病机制

HD 是人类最早发现的单基因遗传病之一，其致病基因 *IT15* 位于 4 号染色体的 4p16.3 区域 D4S180 和 D4S182 之间，其编码的多肽含 3 144 个氨基酸，命名为亨廷顿蛋白（huntingtin，Ht）。在其开放阅读框的 5' 端有一个多态性的"胞嘧啶-腺嘌呤-鸟嘌呤"（CAG）三核苷酸重复序列，重复拷贝数 n 的正常值一般为 11~34，但 HD 患者可重复 37~86 次，这三个核苷酸的重复序列长度达到一定范围（$n>40$）即可导致 HD 的发生。而导致 CAG 序列扩增的因素尚不明确。

近年来研究表明，CAG 的重复序列扩增越多，患者的起病年龄越早，如 $n>70$ 个时则会导致青年 HD。由于 CAG 拷贝数的增加，Ht 中谷氨酰胺就大量增加，加速神经细胞的凋亡及退变。目前其损伤机制尚不十分清楚。

（二）组织病理学改变

大体观可见不同程度的脑萎缩，脑重量与正常脑相比减少约 30%，不足 1 100g。切面上显著的病理改变为大脑皮质和基底节的萎缩，特别是第 3、5 和 6 层神经节细胞丧失，其中尾状核的萎缩最明显，壳核和苍白球也有不同程度的萎缩。由于尾状核的萎缩导致双侧侧脑室前角扩大。镜下脑内广泛的神经元变性,而神经元的丧失主要见于基底节,其中尾状核和壳核含 γ-氨基丁酸和脑啡肽并投射到苍白球外侧部的多棘神经元最早受累(与舞蹈症发生有关),投射到苍白球内侧部的与强直和肌张力异常有关的神经元也受累,皮质神经元受累可能与痴呆的出现有关。

(三)预后

本病无法治愈,发病后的生存期为 10~20 年。由于本病呈完全外显率,受累个体的后代 50% 发病,故其遗传风险极高,应告知患者避免生育,以防遗传给后代。

八、肝豆状核变性

肝豆状核变性(hepatolenticular degeneration,HLD)又称威尔逊病(Wilson disease,WD),是一种遗传性铜代谢障碍所致的肝硬化和以基底节为主的脑部变性疾病。本病患病率一般为(0.5~3)/10 万,发病年龄多在 5~35 岁,20 岁以前发病者较多,且男性稍高于女性。病情缓慢发展,可有阶段性缓解或加重,亦有进展迅速者。临床特征为进行性加重的锥体外系症状、精神症状、肝硬化、肾功能损害和角膜色素环(Kayser-Fleischer ring,K-F 环)。

(一)病因和发病机制

HLD 为常染色体隐性遗传的铜代谢障碍性疾病。绝大多数限于同代发病或隔代遗传,阳性家族史达 25%~50%。其致病基因为 *ATP7B* 基因,位于染色体 13q14.3,主要在肝脏表达,编码一种由 1 411 个氨基酸组成的铜转运 P 型 ATP 酶(WD 蛋白),位于肝细胞高尔基复合体,负责肝细胞内铜转运。*ATP7B* 基因内含金属离子结合区、ATP 酶功能区、跨膜区共三个功能区,目前发现的基因突变位点都在 ATP 酶功能区。我国 HLD 患者的 *ATP7B* 基因有 3 个突变位点,即 *R778L*、*P992L* 和 *T935M*,占所有突变的近 60%。

铜作为辅基参与多种重要生物酶的合成。正常人每日从肠道摄取少量的铜,吸收入血的铜先与白蛋白疏松结合,然后进入肝细胞,经 P 型铜转运 ATP 酶转运到高尔基体,与 α_2-球蛋白牢固结合生成铜蓝蛋白(ceruloplasmin,CP),然后分泌到血液中,其具有氧化酶的活性。患者由于 P 型铜转运 ATP 酶缺乏,造成肝细胞不能将铜转运到高尔基体合成 CP,过量铜在肝细胞内聚集造成肝细胞坏死,其所含的铜进入血液,然后沉积在脑、肾、角膜等肝外组织而致病。

(二)组织病理学改变

1. **脑** 大体观:两侧大脑半球皮质不同程度地萎缩,岛叶可能萎缩;纹状体(尤其壳核)变小,壳核呈现空腔;可累及丘脑杏仁核、小脑齿状核、黑质及红核等;大脑和小脑白质海绵状变性;脑室系统扩大。

光镜下病变区脑组织疏松,神经元变性、消失;有些变性神经细胞胞质含棕黄色细颗粒,铜反应阳性;神经胶质细胞(尤其是星形胶质细胞)增生、肥大;出现 Alzheimer II 型细胞。

电镜下见线粒体致密、嵴消失,粗面内质网断裂。

2. **肝** 肝表面和切片均可见大小不等的结节和假小叶,肝细胞由脂肪变性发展为大、小结节混合性肝硬化或坏死性肝硬化;肝组织含铜量增多(>250g/1 000g 肝组织);铜组织化学染色阳性。

(三)预后

本病若早诊断、早期驱铜治疗,一般较少影响生活质量和生存期。晚期治疗基本无效,少数病情进展迅速或未经治疗出现严重肝脏和神经系统损害者预后不良,会致残甚至死亡。

九、遗传性共济失调

遗传性共济失调(hereditary ataxia,HA)是指由遗传因素所致的以共济运动障碍、辨距不良为主要临床表现的一大类中枢神经系统变性疾病。发病年龄多在 20~40 岁,主要是常染色体显性,也可隐性遗传或 X 连锁遗传。主要病变部位是脊髓、小脑及脑干;主要临床表现为小脑性共济失调、辨距不良、构音障碍、眼肌麻痹、锥体束征及锥体外系体征等。HA 主要分为 Friedreich 共济失调和脊髓小脑性共济失调两种。

(一)Friedreich 共济失调

Friedreich 共济失调(Friedreich ataxia,FRDA)也称少年脊髓型共济失调,为常染色体隐性遗传性疾病,人群患病率为 2/10 万。一般 8~15 岁隐匿起病,偶见婴儿和 50 岁以后起病者,性别无明显差异,症状进行性加重。主要临床特征为进行性上肢和步态共济失调、构音障碍、腱反射消失、深感觉丧失及 Babinski 征阳性等神经系统症状与体征。其病理改变主要在脊髓后索、侧索及心肌。

1. **病因和发病机制** FRDA 是位于 9 号染色体长臂（9q13-21.1）的 *frataxin* 基因内含子区内 GAA 三核苷酸扩增突变所致。正常人 GAA 重复 42 次以下，大多数 FRDA 患者重复 600 次以上，扩增的 GAA 形成的异常螺旋结构可抑制基因转录，导致 frataxin（共济蛋白）表达水平减少和功能丧失，从而导致铁在线粒体中积聚，增加线粒体对氧化应激的敏感性，通过释放自由基介导细胞死亡。

2. **组织病理学改变** 大体可见脊髓变细，以胸段最明显。

镜下主要病变在脊髓后索、脊髓小脑束和皮质脊髓束，表现为髓鞘和轴索断裂，结构大量丧失，Clark 柱神经细胞丢失，造成脊髓萎缩变细，胶质细胞增生。脑干神经核和传导束也变性萎缩。后根神经节的大神经细胞及其离心和向心的有髓纤维受损伤最重，无髓纤维弥漫性变性和结缔组织增生，淋巴细胞浸润。小脑皮质和齿状核及小脑脚受累较轻。周围神经脱髓鞘，胶质细胞增生。

3. **治疗** 目前尚无特效治疗，轻症患者给予支持疗法，进行功能锻炼，患者可在症状出现的 5 年内不能独立行走，10~20 年内卧床不起，平均死亡年龄约 35 岁，且多死于并发症，因此防治长期残疾所致的并发症，能有效地延长生命。

（二）脊髓小脑性共济失调

脊髓小脑性共济失调（spinocerebellar ataxia，SCA）是遗传性共济失调的主要类型，特征为中年发病、常染色体显性遗传，具有高度遗传异质性和共济失调。一般在 30~40 岁隐匿起病，缓慢进展，也有儿童及 70 岁起病者，人群患病率约 8/10 万 ~ 12/10 万。病理改变以小脑、脊髓和脑干变性为主。临床表现除小脑性共济失调外，可伴有眼球运动障碍、慢眼运动、视神经萎缩、视网膜色素变性、锥体束征、锥体外系体征、肌萎缩、周围神经病和痴呆等。

1. **病因和发病机制** SCA 最具特征性的基因缺陷是相应的基因外显子 CAG 拷贝数异常扩增产生多聚谷氨酰胺所致（*SCA8* 除外）。多聚谷氨酰胺在蛋白质的水解过程中会释放出含有扩增的多聚谷氨酰胺尾的毒性片段，有利于胞质内的多聚谷氨酰胺蛋白进入细胞核内发挥作用。

2. **组织病理学改变** 大体观小脑半球和蚓部萎缩，小脑重量减轻；脑干萎缩变小，以脑桥及下橄榄核明显；脊髓颈段和上胸段明显萎缩。

镜下主要为小脑、脑桥、下橄榄核萎缩，神经元脱失伴胶质细胞增生、小脑浦肯野细胞脱失，颗粒细胞数量明显减少，小脑上脚和齿状核细胞变性。基底核及脑神经运动核（Ⅲ、Ⅳ、Ⅵ、Ⅶ、Ⅻ）细胞变性脱失；脊髓 Clarke 柱、脊髓前角细胞和后柱细胞均可受累；小脑白质及三对小脑脚神经纤维脱髓鞘，橄榄小脑束、桥小脑束、橄榄脊髓束、皮质脊髓束及脊髓小脑束神经纤维脱髓鞘或轴索变性。

SCA 共同的病理改变主要是小脑、脑干和脊髓变性萎缩。

3. **预后** 因为本病尚无有效的治疗方法，对症治疗可以缓解症状但不能改变病程的进展，所以预后不良。进行遗传咨询对了解下一代的发病情况有所裨益。

十、多发性硬化

多发性硬化（multiple sclerosis，MS）是一种以中枢神经系统白质脱髓鞘为主要病理特点的自身免疫病。本病多在 20~40 岁起病，10 岁以下和 50 岁以上患者少见，男女患病之比约为 1:2。临床表现主要为反复发作的神经功能障碍，多次缓解复发，病情每况愈下。最常累及的部位是脑室周围白质、视神经、脊髓、脑干和小脑。

（一）病因和发病机制

MS 的确切病因和发病机制尚未阐明，可能与病毒感染、自身免疫反应或遗传等多种因素有关。目前较公认的观点是遗传易患个体与环境因素相互作用而发生的中枢神经系统自身免疫病，其发病可能与以下因素有关。

1. **遗传因素** MS 具有明显的家族倾向，约 15% 的患者有一个患病的亲属，患者的一级亲属患病风险较一般人群高 12~15 倍。MS 的遗传易感性可能是由多数微效基因的相互作用而影响，与 6 号染色体组织相容性抗原 HLA-DR 位点相关。

2. **环境因素** MS 发病率随纬度增高而呈增

加趋势,离赤道愈远发病率愈高,南北半球皆然。英国调查显示,MS 在社会经济地位高的群体比地位低的群体更为常见。

3. 病毒感染与自身免疫反应　研究证实病毒感染在 MS 的发生发展中发挥着重要作用,在患者血清和脑脊液中可检测到多种病毒抗体的滴度升高,如人类疱疹病毒 6 型、EB 病毒、单纯疱疹病毒、巨细胞病毒及麻疹病毒等。病毒感染的致病机制包括分子模拟、B 淋巴细胞克隆的无限增长及细胞毒性 T 细胞功能障碍等。其中分子模拟学说最受关注,MS 患者所感染的病毒与中枢神经系统髓鞘蛋白或少突胶质细胞间可能存在共同抗原,病毒氨基酸序列与髓鞘蛋白组分如髓鞘碱性蛋白某段多肽的氨基酸序列相同或相近,使免疫系统发生错误识别导致对自身抗原的免疫攻击。

（二）组织病理学改变

中枢神经系统白质内多发性脱髓鞘斑块为 MS 的特征性病理改变,多发生于侧脑室周围、视神经、脊髓、小脑和脑干的白质。

大体观,MS 的急性期可见软脑膜轻度充血、脑水肿和脊髓节段性肿胀,慢性期可见软脑膜增厚、脑和脊髓萎缩,脑沟增宽、脑室扩大。脑和脊髓的冠状面可见较多分散的脱髓鞘病灶,急性病灶为粉红色,陈旧性病灶为灰色,多数分布在脑室旁白质或灰白质交界处。

镜下见急性期新鲜病灶有充血、水肿或少量环状出血,血管周围可见大量炎症细胞呈袖套状浸润,如 T 淋巴细胞、浆细胞、单核细胞和巨噬细胞等,其中以淋巴细胞为主,病灶内绝大多数髓鞘被破坏。神经元损失的程度不同,较严重的病灶中轴索可能被完全破坏,但更常见的情况是仅少数轴索严重损伤,其余呈正常状态或仅有轻微改变。随着病情的好转,充血、水肿消退,髓鞘再生,大量增生的星形胶质细胞替代炎性改变,使病灶颜色变浅,构成晚期硬化斑或瘢痕。

（三）预后

MS 的临床类型不同,病程差异较大,预后迥异。大多数患者预后较好,可存活 20~30 年。良性型预后较好,起病 15 年后尚无明显功能障碍;恶性型或可于起病后相对较短时间内病情恶化致残或致死。提示预后好的因素包括女性、40 岁以前发病、临床表现为视觉或体感障碍等。

十一、同心圆性硬化

同心圆性硬化(concentric sclerosis)又称 Balo 病,是少见的具有特征性病理改变的大脑白质脱髓鞘性疾病,即病灶内髓鞘脱失带与髓鞘保存带呈同心圆样层状交互排列,形似树木年轮或大理石花纹状,这种同心圆病灶仅累及深层白质,不累及灰质。本病好发于青壮年,男性稍多于女性,呈急性或亚急性起病,多为单相病程。同心圆性硬化的临床表现和病理改变与多发性硬化相似,故多数学者认为它可能是 MS 的一种变异型。

（一）组织病理学改变

本病主要位于额叶、颞叶及顶叶白质,偶见于小脑、脑干和脊髓。

大体可见多个散在、大小不一的圆形或不规则形浅灰色或灰黄色软化灶,直径 2~5cm,呈灰白相间的多层同心圆排列。

镜下可见髓鞘相对正常区呈同心圆性层状交互排列,髓鞘脱失区髓鞘崩解、脱失,轴突保存相对完好,周围胶质细胞增生、肥大,小静脉周围有较大淋巴细胞及少量浆细胞浸润,并可形成血管套。

（二）预后

近年来国内外报道多数病例均为非致死性,进展缓慢,有的呈半自限性发展,预后良好。

十二、急性播散性脑脊髓炎

急性播散性脑脊髓炎(acute disseminated encephalomyelitis, ADEM)是一种广泛累及中枢神经系统白质的急性炎症性脱髓鞘病变,以多灶或弥散性脱髓鞘为主要病理特点。好发于儿童和青壮年,男女发病率无明显差异,四季均可发病,散发病例多见。通常发生于感染、出疹后或疫苗接种后。

（一）病因和发病机制

ADEM 发病机制不清。目前认为 ADEM 的发病与免疫有关,实验性变态反应性脑脊髓炎动物模型可以模拟本病的临床病程及多灶性脱髓鞘性病理改变,实验表明 ADEM 是通过细胞免疫介导的、针对中枢神经系统髓鞘蛋白的自身免疫病。

（二）组织病理学改变

ADEM 的病理改变为弥漫性、较对称的静脉周围炎性脱髓鞘病灶,病变分布于大脑、脑干、小脑和脊髓,灰质和白质均可受累,以白质为主。脑部病变好发于皮质深层、丘脑、下丘脑、基底节、脑桥腹侧黑质、内侧膝状体、半球白质,也可累及侧脑室和第三脑室室壁的血管床。脊髓病损也呈播散性分布,重症时可见多个小病灶的融合,直径0.1mm至数毫米不等。急性期可见脑和脊髓组织肿胀,切面可见水肿和散在的出血点,白质静脉扩张。

镜下见小静脉周围有散在的脱髓鞘病灶,病变偶见融合,形成软化灶,无出血,轴突相对保存。血管周围有炎症细胞浸润,多数为淋巴细胞、巨噬细胞和浆细胞,中性粒细胞少见。常伴有血管内皮细胞增生,特点是形成以小静脉为中心的、巨噬细胞为主、伴有炎症细胞浸润的袖套样结构。严重时可见轴索、神经细胞及其他组织成分的破坏。随着病程的进展,炎性反应逐渐减轻,星形胶质细胞增生,少突胶质细胞呈固缩状态,最后形成胶质瘢痕。

(三)预后

ADEM为单相病程,病程历时数周,预后和发病诱因与病情的严重程度有关,多数患者可以恢复,病死率为10%~30%。存活者常遗留明显的功能障碍,儿童恢复后常伴精神发育迟滞或癫痫发作等。

十三、脑桥中央髓鞘溶解

脑桥中央髓鞘溶解(central pontine myelinolysis,CPM)是一种罕见的以脑桥基底部出现对称性脱髓鞘为病理特征的一种脱髓鞘疾病。青壮年多发,亦可见于儿童,患者多有严重营养不良、电解质紊乱等疾病基础。病变特点是对称髓鞘破坏但神经元及轴突相对完好,无炎症反应及血管改变。

(一)病因和发病机制

CPM的确切病因和发病机制尚不清楚。一般认为其病理生理机制与脑内渗透压平衡失调有关,如果不能快速纠正慢性低钠血症,钾、钠离子以及有机溶质不能尽快进入脑细胞,可能引起脑细胞急剧缺水,导致髓鞘和少突胶质细胞脱失,而脑桥基底部则可能是对代谢紊乱异常敏感的区域。

(二)组织病理学改变

CPM的病理改变具有特征性,脱髓鞘病变在脑桥内呈孤立性对称分布。病灶中央部几乎所有髓鞘均被破坏,但轴突、神经细胞相对保留完好,血管不受累。病灶边界清楚,直径数毫米或波及整个脑桥基底部、被盖部,病灶周围可见吞噬细胞和星形胶质细胞反应,无少突胶质细胞反应和炎症现象。广泛对称性脱髓鞘病变还可累及脑桥以外,如小脑、壳核、丘脑、胼胝体、皮质下白质、屏状核、尾状核、下丘脑、外侧膝状体、杏仁核、丘脑底核及黑质等。

(三)预后

本病病情进展迅速,多数在数周内死亡,少数患者可遗留痉挛性瘫痪等严重的神经功能障碍。

十四、视神经脊髓炎

视神经脊髓炎(neuromyelitis optica,NMO)是一种主要累及视神经和脊髓的炎性脱髓鞘疾病,又称Devic综合征。好发于青壮年,女性患病率高于男性并且更容易复发。临床上以视神经和脊髓同时或相继受累为主要特征,呈进行性或缓解与复发病程。

(一)病因和发病机制

NMO的病因及确切发病机制不明,可能与HIV、登革热、传染性单核细胞增多症、甲型肝炎等病毒感染及结核分枝杆菌、肺炎支原体感染有关,免疫接种也可引起NMO。其遗传因素不明,多无家族史。

(二)组织病理学改变

病变主要累及视神经和脊髓,而中枢神经系统的其他部位较少受累。视神经损害多位于视神经和视交叉部位,偶尔累及视束,表现为髓鞘脱失,轻度炎症细胞浸润。脑组织大致正常,或有小范围的斑点状髓鞘脱失、胶质细胞增生和血管周围炎症细胞浸润。

脊髓病灶可累及多个节段,大体可见肿胀、软化和空洞形成;镜下见灰质和白质血管周围轻度炎性脱髓鞘至出血、坏死等不同程度改变。典型的病灶位于脊髓中央,少突胶质细胞丢失明显,病灶内可见巨噬细胞、小胶质细胞及淋巴细胞浸润。

(三)预后

NMO预后多与脊髓炎的严重程度、并发症有关。其临床表现常较典型MS严重,多发性硬化发作后通常进入缓解期或缓慢进展期,NMO多因一连串发作而加剧。单相型病损重于复发型,但长期预后如视力、肌力、感觉功能均较复发型好,不复发且遗留的神经功能障碍不再进展。复发型预后差,多数患者呈阶梯式进展,发生全盲或截瘫等严重残疾。单相型患者 5 年生存率约 90%,复发型患者为 68%,1/3 患者死于呼吸衰竭。

（王丽萍 王雪梅）

第二节 神经损伤

损伤(injury)是当内外因素的刺激作用超出了组织细胞所能适应的程度,组织细胞出现的病理变化。神经损伤(nerve injury)是指内外因素的刺激超出了神经组织或细胞所适应的程度而发生的病理变化,包括中枢神经损伤和周围神经损伤。

一、中枢神经损伤

中枢神经系统损伤是一种广义的概念,包括脑卒中、脑外伤、心搏骤停和窒息造成的脑缺血缺氧、麻醉和手术意外导致的神经损伤及病理性神经损伤等各种原因造成的脑组织损害。

原发性损伤包括脑震荡、脑挫裂伤和脑干损伤等。继发性损伤包括脑损伤性出血、颅内血肿、脑水肿、缺血性脑损伤、继发性脑干损伤和病理性神经损伤等。全世界每年数千万患者因中枢神经损伤而死亡或致残。导致中枢神经损伤的疾病很多,本节主要讲感染性疾病、颅脑损伤、代谢障碍性脑病、中毒及放射性损伤等引起的中枢神经损伤。

（一）感染性疾病

中枢神经系统感染性疾病为病原微生物侵犯中枢神经系统的实质、被膜及血管等引起的急性或慢性炎症性疾病。这些病原微生物包括病毒、细菌、真菌、朊蛋白、寄生虫、螺旋体及艾滋病病毒等。

1. 单纯疱疹病毒性脑炎 单纯疱疹病毒性脑炎(herpes simplex virus encephalitis, HSE)是单纯疱疹病毒(herpes simplex virus, HSV)引起的急性中枢神经系统感染,主要侵犯颞叶、额叶和边缘叶脑组织。该病多发于青少年,也可见于中、老年,无性别差异,发病无季节性。

（1）病因和发病机制:HSV 属 DNA 类病毒中疱疹病毒科,为嗜神经 DNA 病毒,分为 HSV-1 和 HSV-2。病毒首先在口腔和呼吸道或生殖器引起原发感染,机体迅速产生特异性免疫力而康复,但不能彻底清除病毒,病毒以潜伏状态长期存在于神经节中,HSV-1 主要潜伏在三叉神经节,HSV-2 潜伏在骶神经节。当人体免疫力下降时,潜伏的病毒再度活化,潜伏在神经节内的病毒经轴突进入脑内,引起颅内感染。

（2）组织病理学改变:HSE 大体观,脑和脑膜充血水肿,脑组织重量增加,双侧颞叶坏死伴出血,常一侧较重。累及海马旁回、梭状回、颞下回和额叶眶面后部,有时累及岛叶。

镜下改变:①急性出血性坏死性脑炎。大脑皮质坏死(浅层和第三、五层较重);②血管壁变性、坏死、出血,淋巴细胞、浆细胞浸润,小胶质细胞增生;③病灶边缘神经细胞核内可见嗜酸性 Cowdry A 型包涵体(偶见于星形细胞和少突胶质细胞的核内);④病程稍长时,坏死灶内见大量巨噬细胞,软脑膜充血,淋巴细胞和浆细胞浸润。

（3）临床病理联系:由于脑边缘系统受损 HSE 患者多首现精神症状。HSE-1 发病无季节性,无地区性,无性别差异,任何年龄均可患病。原发感染的潜伏期为 2~21 天,平均 6 天,前驱症状有上呼吸道感染,如卡他症状、头痛、发热等;起病急,病程长短不一,25% 患者有口唇疱疹病史。1/3 患者出现癫痫发作,可出现不同程度的意识障碍,也可有颅内压增高的表现。HSE-2 多见于新生儿和青少年。急性暴发性起病,主要表现为肝脏、肺等广泛的内脏坏死和弥漫性的脑损害。新生儿发病后的死亡率极高。

（4）预后:预后取决于是否及时抗病毒治疗和疾病的严重程度。本病未经抗病毒治疗、治疗不及时或治疗不充分及病情严重者预后不良,死亡率高达 60%~80%。发病数日内及时给予足量的抗病毒药物治疗,多数患者可治愈,但约 10% 患者可能出现不同程度的智力障碍、癫痫、瘫痪等后遗症。

2. 结核性脑膜炎 结核性脑膜炎(tuberculous meningitis, TBM)是由结核分枝杆菌引起的脑膜非化脓性炎症性疾病。TBM 占神经系统结核病的 70% 左右。常继发于粟粒性肺结核或体内其他器官结核病后。好发于儿童和青年人,冬春季多见。全世界 TBM 自 20 世纪 60 年代以后逐步下降，但 80 年代开始又有上升，近 10 年来，由于人口流动频繁，免疫抑制剂的广泛应用，耐药性结核菌种的出现，使得 TBM 的发病率有逐渐增高趋势。

（1）病因和发病机制：TBM 病原菌大多为人型结核分枝杆菌，小部分为牛型结核分枝杆菌。当患者抵抗力下降或发生变态反应时感染结核分枝杆菌而发病。

本病的原发性感染，通常为结核分枝杆菌经淋巴系统和血行播散，进入脑膜，并在脑膜和软脑膜形成结核结节，之后结节破溃，大量结核分枝杆菌进入蛛网膜下腔，导致结核性脑膜炎。也可继发于免疫功能降低后体内潜伏的结核分枝杆菌的重新激活，经血行播散，在脑实质中形成结核灶，晚期破溃入蛛网膜下腔或脑室。此外，结核分枝杆菌还可由颅骨、脊椎骨、乳突的结核分枝杆菌病灶直接向颅内或椎管内侵入引发结核性脑膜炎。

（2）组织病理学改变：大体观，可见脑底部蛛网膜下腔内有大量灰黄色或淡黄色混浊胶样渗出物，渗出物常沿外侧裂向上蔓延，有时可达大脑凸面，甚至在大脑表面形成散在白色、半透明粟粒状结节。

光镜下，脑膜弥漫性渗出性炎症是结核性脑膜炎主要的病理特点，渗出物主要由单核细胞、淋巴细胞和纤维蛋白素组成，典型的病灶中心是干酪样坏死，周边由上皮细胞和朗格汉斯巨细胞包绕；同时结核性渗出物可使中小动脉受累，血管内层发生纤维素样变性和内皮细胞增生从而导致血管腔狭窄或闭塞形成结核性动脉炎，因此缺血性梗死是结核性脑膜炎的常见并发症；脑积水是结核性脑膜炎的另一病理特征，是由于结核性渗出物阻塞导水管或影响蛛网膜颗粒从而阻碍脑脊液重吸收所致。

（3）临床病理联系：本病起病隐匿，也可急性或亚急性起病，可缺乏结核接触史，症状往往轻重不一，其自然病程发展一般表现为结核病毒血症症状、颅内压增高和脑膜刺激症状、脑神经损害及脑实质损害等。老年人结核性脑膜炎表现为头痛、呕吐较轻，颅内压增高症状不明显，约半数患者脑脊液改变不典型，但发生结核性动脉内膜炎而引起脑梗死的较多。

（4）预后：患者预后取决于病情的轻重、治疗是否及时和治疗彻底与否、发病时昏迷是预后不良的重要指征；临床症状体征完全消失，脑脊液的细胞数、蛋白、糖和氯化物恢复正常提示预后良好。婴幼儿和老年人一般预后较差。

3. 隐球菌性脑膜炎 隐球菌性脑膜炎（cryptococcosis meningitis）是由新型隐球菌感染脑膜和脑实质所致的中枢神经系统的亚急性或慢性炎性疾病，是中枢神经系统最常见的真菌感染。该病可见于任何年龄，但以 30~60 岁成人发病率最高。

（1）病因和发病机制：隐球菌为条件致病菌，是一种土壤真菌，易在干燥的碱性和富含氮类物质的土壤（如鸽子和其他鸟类粪便的土壤）中繁殖，鸽子和其他鸟类可为中间宿主，鸽子饲养者新型隐球菌感染发生率要比一般人群高出几倍。

新型隐球菌主要侵犯人体肺和中枢神经系统。主要通过呼吸道侵入肺部并形成胶冻样结节性病灶，也可经皮肤、黏膜或肠道侵入人体。当机体免疫力下降时，经血行播散进入中枢神经系统，在脑膜和脑实质内进行大量繁殖，形成炎性肉芽肿。也有少数病例是由鼻腔黏膜直接扩散至脑。

（2）组织病理学改变：新型隐球菌的中枢神经系统感染以脑膜炎性病变为主，大体观，脑膜充血并广泛增厚，蛛网膜下腔可见胶冻状渗出物，沿脑沟或脑池可见小肉芽肿、小囊肿或小脓肿，有时在脑的深部组织也可见较大的肉芽肿或囊肿。

光镜下，以化脓性病变和炎性肉芽肿病变为主。脑膜有淋巴细胞和单核细胞浸润，主要部位是颅底软脑膜和蛛网膜下腔；可见由成纤维细胞、巨噬细胞和坏死组织组成的肉芽肿；含有大量胶状物质的囊肿，且在这些病变组织内均可找到隐球菌，PAS 染色或乌洛托品银染可清晰显示。

（3）临床病理联系：隐球菌脑膜炎隐匿起病，进展缓慢，早期有不规则低热，体温一般为 37.5~38.0℃。可出现颅内压增高的表现、脑膜刺激征、脑神经损害表现及脑实质损伤症状等。

（4）预后：本病常进行性加重，预后不良，死亡率较高。未经治疗者常在数月内死亡，平均病程为 6 个月。经过治疗的患者也常见神经系统并发症和后遗症，并且可在数年内病情反复缓解和加重。

4. 脑囊虫病 脑囊虫病（cerebral cysticercosis）是链状绦虫的幼虫寄生于人脑所引起的疾病，是我国常见的中枢神经系统寄生虫病之一。60%~96% 的囊虫寄生于脑内，也可寄生于身体其他部位。

（1）病因和发病机制：人既是绦虫的终宿主（绦虫病），也是中间宿主（囊虫病），食用受囊虫感染的猪肉，仅表现为绦虫病，不表现为囊虫病。脑囊虫病感染方式有三种：①内在自身感染：绦虫病患者呕吐或肠道逆蠕动使绦虫妊娠节片回流到胃内；②外源性自身感染：绦虫病患者的手沾染了绦虫卵，经口感染；③外源异体感染：患者自身无绦虫病，因吃了生或半生的感染了绦虫的肉类，或被绦虫卵污染的水果、蔬菜而感染囊虫。外源性感染是主要的感染方式。

绦虫卵经口进入消化道，虫卵进入十二指肠内消化孵出六钩蚴，钻入胃肠壁血管，蚴虫经血液循环分布全身并发育成囊虫蚴，寄生在脑实质、脑室、蛛网膜下腔或脊髓形成囊肿。

（2）组织病理学改变：单个脑囊虫多呈卵圆形、乳白色半透明，长径 0.3~1.5cm，有一个由囊壁向内翻的圆形头节。寄生虫在脑内的囊虫大小、数目相差很大。根据囊虫寄生的部位不同，脑囊虫可分为：脑实质型、脑室型、蛛网膜型和混合型，极少数可累及脊髓，称为脊髓型。脑实质型最为常见，囊虫多位于皮质或灰白质交界处，大的囊虫病可表现出占位效应。

光镜下，可见头节有 4 个圆形吸盘，其喙部有双排小钩。囊虫的囊膜内层可见细小的细胞核，外层为淡嗜酸性染色的玻璃样膜状物质；囊膜之外有薄层人体纤维结缔组织包绕，无明显炎症反应。囊虫死亡后其周围组织出现轻重不等的炎症反应；反应剧烈时组织坏死，大量嗜酸性粒细胞、中性粒细胞、淋巴细胞和浆细胞浸润；可见肉芽肿形成；反应性胶质细胞增生。后期，局部纤维化或钙化。

（3）临床病理联系：猪带绦虫的囊尾蚴寄生于人脑致病，约占囊虫病的 80%；病征多样或病程急剧以致猝死，或尸检时偶见，多有癫痫、颅内压升高、精神障碍等。可并发皮下、肌肉、眼球内囊虫结节；脑脊液、血液中囊虫抗体检测阳性。

（4）预后：囊尾蚴寄生的部位和数量不同，预后不同。数量不多，位于脑内相对"静区"者，药物治疗可获痊愈。弥漫性脑囊虫伴有痴呆或精神障碍者预后不良。

5. 朊粒病 朊粒病（prion disease）是由朊蛋白引起的中枢神经系统变性疾病，是一种人畜共患、中枢神经慢性非炎性致死性疾病。本病好发于 50~70 岁人群，男女均可发病。

（1）病因和发病机制：人类朊粒病病因有两种：一种为外源性朊蛋白的感染，主要为携带朊蛋白的动物和少数的医源性感染，途径主要是通过破损的皮肤黏膜侵入人体，如角膜、硬脑膜移植，经肠道外给予人生长激素制剂和埋藏未充分消毒的脑电极等；另一种为朊蛋白基因突变引起，为常染色体显性遗传。

健康人体内存在正常的朊蛋白，即 PrPc，当外来致病的朊蛋白或遗传性突变导致 PrPc 变为致病性朊蛋白 PrPsc 时，PrPsc 会促进 PrPc 转化为越来越多的 PrPsc，致使神经细胞逐渐失去功能，导致神经细胞死亡，而引起中枢神经系统发生病变。

（2）组织病理学改变：大体观脑组织呈海绵状变性，皮质、基底节和脊髓萎缩变性；光镜下，可见神经细胞变性消失；星形胶质细胞增生、肥大；皮质灰质神经毡广泛海绵样变性，即细胞胞质中空泡形成和感染脑组织内发现异常朊蛋白淀粉样斑块；炎症不明显。电镜显示这些空泡是神经元的囊性扩张和神经膜的局灶性坏死，空泡内有细胞膜碎片相似的卷曲结构。

（3）临床病理联系：本病起病多为慢性或亚急性，缓慢进行性发展，早期为注意力不集中，遗忘、忧郁、疲乏、肢体麻木、疼痛或无力等；逐渐出现痴呆，伴锥体系、锥体外系或小脑功能失调等病征。

（4）预后：本病预后不良，患者的死亡率达 100%，绝大多数在发病 1 年内死亡，平均存活时间为 6 个月。

6. 神经梅毒 神经梅毒（neurosyphilis）指受苍白密螺旋体感染所引起的中枢神经系统疾病。神经梅毒是梅毒的晚期表现。早期梅毒主要侵犯皮肤和黏膜，晚期梅毒则侵犯内脏，特别是中枢神经系统和心血管系统。神经梅毒侵犯的病变部位较广，包括脑脊膜、血管和脑脊髓实质等。

（1）病因和发病机制：神经梅毒病因为苍白密螺旋体感染，感染途径有两种：后天传染是通过性行为而感染梅毒螺旋体。先天梅毒则是通过胎盘由患病母亲传染给胎儿，即胎传梅毒。多数病例梅毒感染后2年即可出现临床症状，但也有约10%梅毒患者感染后经过数年甚至数十年的潜伏期才开始出现临床表现，也有终生不发病者。发病与否取决于患者对梅毒螺旋体的免疫反应。

脑膜炎改变可导致蛛网膜粘连而引起脑神经受累或脑脊液循环受阻发生阻塞性脑积水。增生性动脉内膜炎致使血管管腔闭塞，血流受阻，导致脑组织缺血和软化，神经细胞变性、坏死，神经纤维脱髓鞘。

（2）组织病理学改变：神经梅毒的病理可见到间质型和主质型两种类型病变。间质型病理改变主要有急性脑膜炎、动脉及动脉周围的炎性浸润、梅毒性树胶样肿。主质型病理改变则以神经细胞的脱失、脱髓鞘等病变为主。

间质型病理改变：

1）脑膜炎：大体观，以脑底脑膜最为明显，脑膜增厚，并常延续至脊髓的上颈段。光镜下，可见软脑膜组织血管周围及蛛网膜内有大量的淋巴细胞和浆细胞浸润，纤维组织增生。

2）增生性动脉内膜炎：脑底动脉环、豆纹动脉、基底动脉和脊髓动脉病变为主。可见动脉血管周围炎症细胞浸润。

3）梅毒性树胶样肿：大体观，在大脑的硬膜和软膜处可见多个较小、亦可为单个较大的梅毒性树胶样肿。光镜下，呈现在小血管周围组织增生，中央坏死区，外周围绕单核及上皮样细胞，偶有巨噬细胞浸润，最外层由成纤维细胞及结缔组织包绕。

主质型病理改变：大体观，额叶、颞叶和顶叶前部脑回萎缩。光镜下，脑组织神经细胞弥漫性变性、坏死和脱失，伴有胶质细胞的增生及神经纤维的斑块样脱髓鞘。脱髓鞘改变以皮质内弓状纤维最为显著。脊髓痨型神经梅毒还可见到脊神经后根和脊髓后索变性及萎缩，此型的脱髓鞘改变以下胸段和腰骶段最为明显。

（3）临床病理联系：神经系统梅毒是Ⅲ期梅毒的重要部分。多在感染梅毒螺旋体后2年内侵犯脑脊髓膜；曾经治疗者，约10%于感染后数年

或数十年发病，病变较广泛，侵犯脑脊髓膜、血管、脑和脊髓。

（4）预后：大多数神经梅毒经积极治疗和检测，均能得到较好转归。但神经梅毒的预后一定意义上与梅毒的类型有关，如麻痹性神经梅毒患者若未进行治疗，3~4年死亡。而脊髓痨型梅毒预后不确定，大多数可缓解或改善。

7. 中枢神经系统艾滋病　艾滋病是由人类免疫缺陷病毒（human immunodeficiency virus，HIV）引起的一种获得性免疫缺陷性疾病。尸检发现约80%患者有神经系统病理改变。临床上40%~50%患者会出现神经系统症状，10%~27%以神经系统损害表现为首发症状。

（1）病因和发病机制：艾滋病的病因是感染HIV，HIV是一种RNA病毒。

HIV感染后细胞免疫系统缺陷和中枢神经系统的直接感染是艾滋病神经系统损害的病因。其主要的传播方式为性传播、血液传播和母婴传播。该病毒进入人体后可选择性地感染并破坏宿主的CD4阳性淋巴细胞、单核细胞和巨噬细胞，引起严重的细胞免疫缺陷，从而导致机体对许多致病因素（如卡氏肺孢菌、弓形虫等）和某些肿瘤（如Kaposi肉瘤、淋巴瘤等）的易感性增高，使艾滋病患者继发出现脑弓形虫病、系统性淋巴瘤等神经系统疾病。另外，HIV也是一种危险的嗜神经病毒，受感染的淋巴细胞也可通过血脑屏障直接进入中枢神经系统，并与神经细胞表面的半乳糖神经酰胺分子结合，引起直接感染，导致神经系统的功能障碍。

（2）组织病理学改变：大体检查脑膜和脑实质充血水肿；光镜下，可见由病毒感染的细胞融合形成的多核巨细胞，脱髓鞘改变及空泡变性、坏死液化灶等。弥漫性神经胶质细胞增生形成胶质结节和血管周围单核细胞浸润等。HIV相关脊髓病主要病理改变为髓鞘脱失和海绵状变性，以后索和侧索最为明显。

（3）临床病理联系：艾滋病是一种严重的全身性疾病，发生于HIV感染后5~7年。临床症状多样，如发热、体重下降、盗汗、嗜睡、肝脾肿大等。也可出现神经系统原发感染、神经系统继发感染和神经系统继发肿瘤等改变。

（4）预后：因无杀灭HIV的有效药物，而艾

滋病神经系统损害又多较严重,因此艾滋病出现神经系统损害预后较差,半数患者在 1~3 年内死亡。

（二）颅脑损伤

颅脑损伤仍然是现代社会的一个重要问题,国外的资料表明由于颅脑损伤死亡的病例占各种致死病例的 1%~2%。

脑原发损伤包括脑震荡、脑挫裂伤和脑干损伤等。继发性损伤包括脑损伤性出血、颅内血肿、脑水肿、缺血性脑损伤和继发性脑干损伤。

1. 脑震荡（cerebral concussion） 是由于钝性暴力引起的脑功能障碍,临床表现为短暂的意识丧失、呼吸浅慢、脉搏徐缓和反射消失,并伴有或长或短的逆行性遗忘,但症状短期内可以恢复。

（1）病因和发病机制:脑震荡的病因为钝性暴力。有学者认为是脑的中间神经元受损和脑干网状结构受损,使上行激活系统向脑皮质发放兴奋冲动暂时中断,导致短暂的意识障碍和生命中枢功能抑制。

（2）组织病理学改变:脑震荡中存在弥漫性轴索损伤、缺血性脑损伤和弥漫性血管损伤三种改变。

1）弥漫性轴索损伤:弥漫性轴索损伤是一种闭合性、弥漫性颅脑损伤。大体观,胼胝体以及脑干前端的局灶性出血病变;光镜下,可见神经轴索的弥漫性损伤、血管周围出血、血管内皮细胞增生、吞噬脂质的巨噬细胞及神经纤维的 Wallerian 型变性。

2）缺血性脑损伤:大体观,脑的体积增大,脑沟浅,脑回宽,灰白质分界不清,切面湿润,侧脑室受压变小呈裂隙状;光镜下,皮质神经元缺血性变,细胞和血管周围间隙扩大,白质疏松呈海绵状改变。

3）弥漫性血管损伤:大体观,脑的任何部位,尤多见于大脑半球额叶、颞叶前部的白质内和中线结构附近,包括脑室旁的白质内、丘脑以及脑干部位。脑干内的小出血点多集中在导水管周围以及第四脑室底部的室管膜下方,而脑桥的后端以及延髓内侧较少见。光镜下,小血管损伤,新鲜的红细胞积聚于血管周围间隙内呈所谓的环状出血或呈球形出血灶。

（3）临床病理联系:过去不少学者认为脑震荡虽然有功能紊乱,但无器质性损害,但到底脑震荡是否只有功能性障碍而没有器质性损害,一直有争议。脑震荡是最轻的一种脑损伤,治疗后大多可以痊愈。

2. 脑挫裂伤 脑挫裂伤（brain contusion）是局灶性脑损伤的一种常见的表现形式,既可表现为脑挫伤,又可表现为脑裂伤,两者经常联系在一起。

（1）病因和发病机制:脑挫裂伤的病因是暴力作用,是脑组织因暴力作用在颅内运动或碰撞引起的。

（2）组织病理学改变:大体观,脑回显露在脑表面部分有点片状出血,局部软脑膜破坏,脑组织出血水肿、坏死呈楔形,基底部向脑灰质表面,尖端指向白质深部;光镜下脑组织内新鲜出血,脑灰质分层不清或消失,神经细胞缺血性变或是大量脱失;电镜显示神经轴索肿胀,断裂崩解,髓鞘脱失,星形细胞变性,少突胶质细胞肿胀,小血管充血,血管周围间隙扩大和分叶核白细胞浸润。

3. 脑干损伤 脑干损伤（brainstem injury）是头部受伤时,脑在颅脑内移动,脑干受到牵拉扭转,或是撞击在斜坡和小脑幕切迹上所造成。

（1）病因和发病机制:外力作用,如颅底骨折,特别是蝶鞍、斜坡以及枕大孔区骨折很容易造成脑干损伤。由于脑干内有重要的上行和下行的传导束,脑神经核团以及呼吸循环中枢,即使轻微的损伤,临床上也会出现严重的临床症状。

（2）组织病理学改变:大体观损伤处脑组织局灶性水肿出血,坏死灶形成。光镜下挫伤处脑组织破碎、坏死、出血和水肿。邻近的脑组织局限性水肿,严重者形成弥漫性脑水肿。

4. 损伤性颅内血肿 颅内血肿是颅内损伤特别是重型颅脑损伤中十分常见的并发症,分为硬脑膜外血肿、硬脑膜下血肿、脑内血肿和脑室内积血。

（1）病因和发病机制:颅内血肿的大部分原因为头部外伤,绝大多数患者出现颅骨骨折。外力作用使脑内小血管破裂,血液溢出在硬脑膜下、硬脑膜外或脑内积聚形成,具体的发病机制尚不十分清楚。

（2）组织病理学改变:大体上硬膜外、硬膜下或脑内出现灰红色凝血块和少许新鲜出血；光镜下，大量外溢的红细胞，其内小血管增生，小胶质细胞增生等。

（三）放射性损伤

放射性损伤（radiation injury）是电离辐射作用于人体产生的损伤，影响神经系统者称为神经系统放射病。

1. 病因和发病机制 放射性损伤通常是由工业事故和医疗上的放射治疗对神经组织的直接作用所致。损伤的程度与辐射强度、持续时间、照射部位及个体耐受性有关。电离辐射的能量能够使组织细胞内核酸、酶等有机化合物分子发生电离，继发和导致化学键断裂，引起分子变形、结构破坏。

2. 组织病理学改变 放射性脑病病理改变为皮质神经细胞消失，星形胶质细胞肿胀，小动脉纤维素样坏死及血栓形成，部分还可出现皮质和白质内纤维素性渗出。

3. 临床病理联系 在较长时间内反复受到治疗或诊断量的体外照射或由于放射性物质意外污染进入人体内所发生的体内照射后出现。放射性脑病大脑型患者出现记忆力减退，特别是近事记忆力减退明显，对时间、地点及人物等定向力也可发生障碍。此外，患者还可因高颅压出现头痛、呕吐、发作性昏迷、抽搐及视乳头水肿、瞳孔不等大等。腰椎穿刺脑脊液压力高。脑干型患者表现为头晕、复视、言语不利、吞咽困难、步态不稳、眼球运动障碍、舌肌萎缩、咽反射消失及共济失调等。

放射性脑病应用激素治疗可使症状改善、辅酶 A 肌内注射或静脉注射可减轻部分病例症状。

（四）中毒

机体过量或大量接触化学毒物，引发组织和结构功能损害、代谢障碍而发生疾病或死亡者，称为中毒。

1. 酒精中毒 一次大量饮酒引起急性酒精中毒，可产生急性神经、精神症状；长期大量饮酒导致慢性酒精中毒，可波及大脑皮质、小脑、脑桥和胼胝体，引起组织变性，导致不可逆的神经系统损害。酒精中毒包括急性酒精中毒、慢性酒精中毒如韦尼克（Wernicke）脑病、酒精中毒性痴呆等。

（1）病因和发病机制：酒精主要在小肠吸收，大部分由肝脏代谢，小部分经肺和肾脏排出。酒精影响维生素 B_1 代谢，抑制维生素 B_1 吸收及在肝脏内的储存，导致患者体内维生素 B_1 水平低于正常。在维生素 B_1 缺乏时，由于焦磷酸硫胺素的减少，造成糖代谢的障碍，引起能量供应的异常，进而产生神经组织功能和结构异常。同时，维生素 B_1 缺乏还可造成磷酸戊糖代谢障碍，影响磷脂类的合成，造成中枢和周围神经组织脱髓鞘和轴索变性。另外，酒精是脂溶性物质，可迅速通过血脑屏障和神经细胞膜，作用于膜上某些酶类和受体，影响神经细胞功能。

（2）组织病理学改变：急性酒精中毒大体观，大脑充血、水肿，弥散性点状出血，当伴有心血管变性，特别是高血压脑动脉硬化时，中毒量的酒精可导致大范围的出血或梗死。

酒精中毒性痴呆大体观，额叶与顶叶中度萎缩，脑膜增厚，脑室扩大。光镜下，额叶第Ⅲ层神经细胞脱失，星形胶质细胞增生，迈纳特（Meynert）基底核神经细胞脱失。

韦尼克（Wernicke）脑病大体观，脑的外观可能无特殊，冠状切面最显著的病变为第三、四脑室及中脑导水管周围灰质内有点状出血的聚集，乳头体尤为明显，上、下丘，穹窿，视丘，橄榄下核有时亦可波及。非出血性小软化灶可在上述区域见到，为陈旧性病灶。脑的其他部分一般无异常。光镜下，主要病变为毛细血管的增生及扩张，毛细血管内皮细胞及外层细胞皆有增生。破裂的小血管周围有许多片状出血。神经细胞常有局部缺血性改变及减少现象，有髓神经纤维消失，星形胶质细胞及小胶质细胞增生。

（3）临床病理联系：急性酒精中毒患者表现为三个阶段：第一阶段为兴奋期，表现为眼部球结膜充血、面色潮红或苍白、头晕、心率加快、易激惹等；第二阶段为共济失调期，表现为动作不协调、步态不稳、动作笨拙，伴眼球震颤、复视、恶心、呕吐等；第三阶段为昏睡期，表现为沉睡不醒、面色苍白、皮肤湿冷、体温下降、呼吸浅表、瞳孔扩大甚至陷入深昏迷、血压下降、心率加快，以致呼吸麻痹而死亡。应给予催吐、洗胃，并维持生命体征平稳和加强代谢治疗，呼吸抑制者可给予呼吸兴奋剂，血压下降者可加速补液、应用升压药等。

慢性酒精中毒患者应绝对戒酒、改善营养、大量补充 B 族维生素，并给予神经、肌肉营养药物等。

2. 急性 CO 中毒 CO 在空气中浓度超过 30mg/m³ 时可引起 CO 中毒。CO 进入人体后很快与血红蛋白结合，形成碳氧血红蛋白，而且不易解离。CO 浓度高时还可与细胞色素氧化酶的铁结合，抑制细胞呼吸而中毒。

（1）病因和发病机制：CO 主要引起组织缺氧。CO 吸入人体后，85% 与血液中红细胞内的血红蛋白（Hb）结合，形成稳定的 COHb。CO 与 Hb 的亲和力比氧与 Hb 的亲和力高 240 倍。吸入较低浓度 CO 即可产生大量 COHb。COHb 不能携带氧，且不易解离，是氧合血红蛋白（HbO_2）解离速度的 1/3 600。COHb 的存在还能使血红蛋白氧解离曲线左移、血氧不易释放而造成细胞缺氧。CO 中毒时，体内血管吻合支少而代谢旺盛的器官如脑和心最易遭受损害。脑内小血管迅速麻痹、扩张。脑内腺苷三磷酸（ATP）在无氧情况下迅速耗尽，钠泵运转不灵，钠离子蓄积于细胞内而诱发脑细胞水肿。缺氧时血管内皮细胞发生肿胀而造成脑血管循环障碍。

（2）组织病理学改变：大体上脑及软脑膜充血，脑组织点片状出血，或大片出血，如果 24h 内死亡，基底节除出血外无任何改变。当存活 48h 以上，则脑重量由于水肿而增加，脑回变宽，脑沟变窄，可出现海马旁回钩及小脑胼胝体脑疝。

光镜下，大脑皮质可见局灶性坏死，常位于血管周围；神经细胞呈缺血性改变，胞体轻度缩小，胞膜与周围分界清楚，细胞质尼氏体消失，胞核固缩，核仁消失。星形胶质细胞大量增生。

（3）临床病理联系：患者开始有头晕、头痛、耳鸣、眼花、四肢无力和全身不适，症状逐渐加重则有恶心、呕吐、胸部紧迫感，皮肤黏膜出血呈樱桃红色等症状，继之昏睡、昏迷、呼吸急促、血压下降，以致死亡。症状轻重与碳氧血红蛋白多少有关。

3. 铅中毒 铅为灰白色金属，当加热至 400~500℃ 时即有大量铅蒸气逸出，并在空气中迅速氧化成氧化亚铅，而凝集为烟尘。铅及化合物以粉尘、烟雾或蒸气的形式经呼吸道进入体内，亦可经消化道和皮肤进入人体，主要以不溶性磷酸三铅的形式蓄积于骨骼中，也可以蓄积于肝、脑、肾、肺等脏器和红细胞中，多经尿、便排泄。

（1）病因和发病机制：铅在体内主要以不溶性磷酸三铅形式蓄积在体内各器官组织中，对各器官组织均有毒性作用，其中以神经系统、造血系统及血管损害为主。在脑、脊髓、脊神经节、交感神经节以及周围神经可见炎性水肿改变。

（2）组织病理学改变：大体观，脑组织肿胀，脑回加宽，脑沟变窄，也可见脑积水。脑膜血管充血，白质特别是小脑呈黄色，可见点状出血。

光镜下血管损伤明显，毛细血管扩张、狭窄、坏死或血栓形成，毛细血管内皮肿胀，脑和脑膜的血管周围有 PAS 染色阳性的球状蛋白渗出物。脑实质小灶状坏死，神经细胞肿胀，染色质溶解，广泛的胶质细胞增生。

（3）临床病理联系：急性铅中毒临床较少见，通常按一般急救原则处理。慢性铅中毒最突出表现为贫血、铅绞痛和铅麻痹。应予驱铅治疗及对症支持治疗。

4. 汞中毒 汞是唯一在常温下呈液态并流动的金属，易蒸发。汞的化合物包括催化剂、颜料、涂料、药物等，通过皮肤涂抹、口服或过量吸入均可引起中毒。

（1）病因和发病机制：金属汞以蒸气形式由呼吸道侵入人体。皮肤吸收量很少，但皮肤破损及溃烂时吸收量较多。消化道基本不吸收，故健康人口服金属汞不会引起中毒。汞蒸气易于通过肺泡膜进入体内溶于血液中。通常，吸入的汞蒸气可由肺泡吸收 50% 左右，其余则由呼气排出。血液中的汞最初分布于红细胞及血浆中，以后到达全身各器官，而以肾脏中含量较多，高达体内总汞量的 70%~80%。汞可通过血脑屏障进入脑组织，并在脑中长期蓄积，而以小脑及脑干中最多。血液与组织中的汞可与蛋白质及酶系统中的巯基结合，抑制其功能，甚至使其失活，影响大脑丙酮酸的代谢。

（2）组织病理学改变：大体观，大脑中央前回和小脑皮质萎缩，中央后回和颞叶皮质萎缩较轻。光镜下，神经细胞变性伴星形胶质细胞增生，围绕毛细血管的小胶质细胞增生，并可见巨噬细胞。

（3）临床病理联系：吸入浓度高与时间长者病情严重。患者最先出现一般性神经衰弱症状，如头晕、头痛、健忘等,部分病例可有心悸、多汗等自主神经系统紊乱现象。病情发展到一定程度时出现三大典型表现:兴奋症、意向性震颤、口腔炎。患者应及早进行驱汞治疗。

(五)代谢障碍性脑病

神经系统整合调节着其他各系统、各器官的功能,从而保持机体内在环境的相对稳定,统一整体活动,机体其他各系统对于神经系统亦有密切的影响。各种代谢紊乱、中毒、心血管病变、营养障碍等对神经系统均有一定的影响,如糖尿病所致的周围神经病、心瓣膜病并发脑栓塞、肺部病变引起的肺性脑病、肝脏病变引起的肝性脑病等。

1. 肝性脑病　肝性脑病(hepatic encephalopathy)是由严重的急性或慢性肝病引起的中枢神经系统功能紊乱,以代谢紊乱为基础、意识行为改变或昏迷为主要临床表现的一种综合征。

(1)病因和发病机制:肝硬化是最常见的病因,包括病毒性肝炎肝硬化、酒精性肝硬化、心源性肝硬化、晚期血吸虫病等均可导致肝性脑病。

肝性脑病的发病机制较为复杂,目前多数学者认为本病的发生是由多种综合因素所致,较为重要的学说如下:

1)氨中毒学说:氨代谢紊乱引起的氨中毒,是肝性脑病,特别是门-体分流性脑病的重要发病机制。肝衰竭时,肝脏将氨合成尿素的能力减退;门-体分流存在时,肠道氨未经肝脏解毒而直接进入体循环,使血氨升高。血氨过高干扰脑内三羧酸循环,降低高能磷酸化合物的水平。

2)假性神经递质学说:肝衰竭时肝脏对食物中芳香族氨基酸(AAA)的清除发生障碍,使其过多地进入脑组织,经13-羟化酶的作用分别形成β-羟酪胺和苯乙醇胺,两者的化学结构与正常神经递质去甲肾上腺素相似,但不能传导神经冲动或作用很弱,因此称为假性神经递质(false neurochemical transmitter, FNT)。当FNT被脑细胞摄取并取代了突触中的正常递质时,则导致神经传导障碍,兴奋冲动不能正常地传至大脑皮质而产生异常的抑制,出现意识障碍。

3)神经信息物质及受体改变学说:近年来,肝性脑病的实验研究多集中在神经生物学领域,包括血脑屏障的通透性改变、神经信息物质和受体研究等。研究表明:急性肝衰竭导致的血脑屏障通透性增加是非特异性的,肝性脑病的动物或人类血浆、脑脊液、脑组织内存在5-羟色胺升高、氨基酸失衡、假性神经递质出现、脑肠肽改变等异常现象,肝性脑病的动物或人类存在脑GABA受体、中枢型和外周型苯二氮䓬受体、血管活性肠肽和生长抑素等受体改变。

(2)组织病理学改变:大体观,急性病例的脑表面一般无异常,大脑半球均显示不同程度的萎缩。慢性病例则表现为弥漫性片状大脑皮质坏死,皮、髓质交界处出现腔隙状结构。

光镜下,急性病例脑部病变主要为弥漫性神经细胞变性坏死、胞体肿胀、尼氏体消失、核浓缩或溶解等,以大脑皮质、基底节、中脑黑质、脑桥、小脑等部位较严重;同时伴有胶质细胞增生,特别是星形胶质细胞增生,核圆而大、胞质空而透亮,染色质极细,形成所谓的 Alzheimer Ⅱ型细胞。慢性病例镜下可见神经细胞及髓鞘变性,弥漫性原浆型星形细胞增生,有些细胞核内可见到包涵体。

(3)临床病理联系:肝性脑病的发病形式与原发肝病有关。急性型分为两种,一种为急性重型肝炎,发病急骤,患者经短期兴奋、躁动等谵妄状态后很快进入昏迷;另一种为较严重的肝炎或肝硬化末期,在某些诱因下迅速发生昏迷。

慢性型常表现为间歇性的波动意识与运动障碍,病程可长达数月至数年,多表现为定向力障碍,进而发生昏迷,发病往往与摄入高蛋白食物有关。

2. 肾性脑病　肾性脑病(renal encephalopathy)为肾衰竭的严重并发症,是指急、慢性肾脏疾病所致肾衰竭引起的严重精神障碍的一组疾病。主要表现为精神症状、意识障碍、抽搐和不自主运动。

(1)病因和发病机制:急性肾衰竭的少尿期、无尿期或多尿期均可出现神经精神症状,更可在尿毒症阶段出现。慢性肾衰竭的患者约有65%出现神经系统损害,经间断血液透析治疗者的神经系统并发症发病率明显降低(约20%)。

肾性脑病的发病机制至今尚未完全明确,可能与多种因素有关,包括各种代谢产物的积聚,水、电解质紊乱,酸碱平衡失调,渗透压改变以及高血压和贫血,这些因素均可导致神经系统病变。各种因素在致病作用上存在明显差异,目前认为肾衰竭时神经系统并发症是由多种因素综合作用的结果。

1）中分子物质的积聚：实验表明，将透析后的透析液注入动物体内可引起中毒，而去除其中的中分子物质后则不引起毒性反应。

2）尿素：可引起肌阵挛发作，同时伴有脑干某些神经元的异常电位发放，但 Lascelle 发现只有在尿素浓度高达 500mg/ml 时才会抑制脑细胞的摄氧能力，说明尿素不是引起神经系统并发症的主要因素。

3）能量代谢异常：肾衰竭患者的血脑屏障通透性增高，核苷酸代谢异常，ATP 酶受抑制，氧的摄取和利用障碍，这一系列的能量代谢异常均可导致神经系统的损害。

除上述因素外，肾衰竭患者常出现持续性高血压，可诱发高血压脑病，原因可能与高血压、铝中毒和甲状旁腺功能亢进引起的血管钙化有关。

（2）组织病理学改变：肾性脑病的病理变化缺乏特异性。大体观，可见脑膜轻度增厚，脑表面苍白，弥漫性脑水肿和白质瘢痕形成。神经元损害可见于大脑皮质、皮质下核团、脑干、小脑甚至脊髓的神经核团。光镜下，脑膜有轻度的炎症反应，白质中可有小片脱髓鞘区，胶质细胞增生并形成小胶质细胞结节。

（3）临床病理联系：肾性脑病可有精神症状、意识障碍、肌阵挛、抽搐、癫痫发作、不自主运动、头痛及脑膜刺激征等。透析治疗是治疗肾性脑病的有效措施。

二、周围神经损伤

周围神经损伤是指某些因素及缺血再灌注损伤造成的神经传导功能障碍、神经轴索中断或神经断裂，而导致躯体和四肢感觉、运动及交感神经功能障碍的一种临床病症。

（一）周围神经损伤的类型

1. 开放性神经损伤　开放性神经损伤是最常见的周围神经损伤，主要见于切割伤。

2. 闭合性神经损伤　闭合性神经损伤最常见的为牵拉伤和压迫伤，其次还包括缺血性损伤、电烧伤、放射伤、火器伤及注射伤等其他损伤。其中牵拉伤可造成神经干内神经纤维及血管的断裂，对诊断和治疗造成困难；重的牵拉伤可造成神经断裂和臂丛的根性撕脱。

（二）周围神经损伤的分类

根据神经损伤的分类，判定神经损伤的程度，对预知损伤的预后具有重要的意义。同时，可以依据分类的方法制定治疗方案。临床上周围神经损伤的分类有两种方法：

1. Seddon 分类

（1）神经震荡（neurapraxia）：神经暂时失去传导功能，而神经的轴突、髓鞘以及支持性结构保持完整，这种损伤通常在数日内可以完全恢复。

（2）轴索中断（axonotmesis）：损伤的远侧段发生沃勒变性（Wallerian degeneration），而周围支持结构保持完整，神经再支配以 1mm/d 速度自行恢复。

（3）神经断裂（neurotmesis）：神经完全断裂，损伤的远侧段发生沃勒变性，神经束（干）完全断裂，需手术恢复。

2. Sunderland 分类　分为五度。

Ⅰ度：病理特点是神经传导中断，损伤远端不发生沃勒变性，相当于 Seddon 分类中的神经震荡。这种损伤通常在 3~4 周内自行恢复，预后良好。

Ⅱ度：病理特点是神经轴突中断，损伤远端发生沃勒变性。这种损伤其周围的支持结构保持完好，神经可以 1mm/d 的速度向远端再生，功能可自行恢复，预后较为良好。

Ⅲ度：病理特点是轴突与神经内膜中断，但神经束膜连续性存在。这种损伤有自行恢复的可能，但由于内膜瘢痕化，恢复常不完全，预后尚可。

Ⅳ度：病理特点是束膜严重损伤或中断，外膜也在一定程度上受损，但神经干本身的连续性存在。由于神经束广泛损伤，很少能自行恢复，常需手术切除瘢痕后修复，预后一般。

Ⅴ度：病理特点是神经干连续性丧失，没有自行恢复的可能性。需要手术切除断端的纤维瘤后修复神经，预后较差。

（三）周围神经损伤的病理变化

1. 沃勒变性（Wallerian degeneration）　沃勒变性是在周围神经损伤 1~2 天内开始，首先是轴索和髓鞘破裂成碎片，被巨细胞吞噬，之后施万细胞增生，形成一个再生的通道，整个沃勒变性过程需要 4 周左右。

2. 神经断裂伤 神经断裂伤一般是在断裂神经的近端发生小范围短节段的沃勒变性,神经纤维和轴突增生、弯曲、迂曲形成一个假性神经瘤,而如果发生在神经断端的远端,则大范围发生沃勒变性,施万细胞增生,形成肿瘤。

3. 神经再生 一般神经再生的速度平均为1mm/d,再生速度受到很多因素的影响,如包裹周围组织的营养状态、血液供应情况以及年龄等因素。

（四）周围神经损伤的表现及治疗

周围神经损伤可表现为运动功能障碍、感觉功能障碍、神经营养性改变及 Tinel 征等。

对于周围神经损伤的修复,原则上应尽早修复,因为神经损伤的治疗具有一定的时效性,损伤时间过长,神经中板结构包括运动中板和感觉中板会发生退变、纤维化及瘢痕化,这时即使进行了有效的神经修复,可能也达不到正常有效的临床结果。因此,周围神经损伤应该争取尽量一期修复,如果一期修复不佳,也可争取尽早进行二期修复。同时决定神经损伤的修复效果除了时间,还包括年龄、病人的营养状态、周围软组织血运条件等。

（王丽萍　王雪梅）

第三节　中枢神经系统
神经胶质瘤

过去的一个多世纪中,肿瘤的组织学分类多基于组织发生学的概念,即根据细胞的"同形性和异型性"来推断肿瘤细胞的起源及分化程度。例如:将显微镜下改变接近正常星形细胞的肿瘤诊断为星形细胞瘤;即根据细胞的"同形性"推断肿瘤细胞的起源。根据肿瘤细胞与发生组织的细胞形态学的差异程度（异型性）来判断肿瘤细胞的分化（恶性）程度。WHO2016 年发布的中枢神经系统肿瘤分类打破了上述传统的分类原则,将肿瘤中的分子变量引进分类中。

在肿瘤组织学分类中不再依据肿瘤细胞的起源进行单纯的组织学分类,而是根据肿瘤的组织学特征结合分子表型特征进行归类,例如:把与 *IDH* 基因突变相关的弥漫性星形细胞瘤和少突胶质细胞瘤归为一类,而把与 *BRAF* 基因异常相关的毛细胞型星形细胞瘤与其他有 *BRAF* 基因突变的神经胶质瘤分类在一起。同时提出肿瘤的命名采用组织学表型 + 分子表型,例如:少突胶质细胞瘤 *IDH* 突变型伴染色体 1p/19q 杂合性共缺失;弥漫性中线胶质瘤 *H3K27M* 突变型等。当然,在不具备或不完善分子检测的情况下,允许采用原有的组织学分类,但必须加以说明此类病理诊断不具有特定分子含义,亦即定义为非特指（not otherwise specified, NOS）。本节将简要介绍神经胶质瘤的病理诊断和进展。

一、*IDH* 基因突变相关的神经胶质瘤

异柠檬酸脱氢酶（isocitrate dehydrogenase, IDH）是三羧酸循环中的一种关键性限速酶,催化异柠檬酸氧化脱羧生成 α-酮戊二酸及 CO_2,为细胞新陈代谢提供能量和生物合成的前体物质。*IDH* 基因家族有三种异构酶（IDH1、IDH2 和 IDH3）。已有的研究证实 *IDH1* 和 *IDH2* 在 WHO Ⅱ级、Ⅲ级的胶质瘤中有较高的突变率。具体突变率是:弥漫性星形细胞瘤 83.3%、少突胶质细胞瘤 80.4%、少突-星形细胞瘤（100%）、间变性星形细胞瘤 69.2%、间变性少突-星形细胞瘤 86.1%。在继发性胶质母细胞瘤（相当于星形细胞瘤Ⅳ级）中 84.6% 的肿瘤出现 *IDH* 基因突变,而原发性胶质母细胞瘤只有不到 5% 的病例发生 *IDH* 基因突变。

研究表明 IDH1/IDH2 突变发生在胶质瘤形成的早期,根据星形细胞或少突胶质细胞的谱系分化不同随后可分别伴随 *ATRX* 基因（α-地中海贫血/智力低下综合征 X 染色体连锁基因）失活突变,*TP53* 基因突变或染色体 1p/19q 杂合性共缺失。不同胶质瘤组织学改变结合上述分子变量的不同就构成了 WHO 胶质瘤分类的基础。

（一）弥漫性星形细胞瘤,*IDH* 突变型

这是一组伴有异柠檬酸脱氢酶 1/2（*IDH1/2*）基因突变,典型特征表现为细胞中度多形性、分化较好的一组生长缓慢的弥漫浸润性星形细胞瘤。WHO 分级为Ⅱ级。

1. 临床特征 该肿瘤主要发生于成人（中位发病年龄 36 岁）;儿童和老年人的星形细胞瘤发生 *IDH* 基因突变较罕见。肿瘤可发生于中枢

神经系统任何部位,常发生于幕上,以额叶及颞叶多见,其次是顶叶、枕叶。发生于幕下的星形细胞瘤可见于小脑半球、第四脑室、小脑蚓部、脑干和脊髓,但较少存在 IDH 基因突变。多数该肿瘤患者呈缓慢进行性发展,临床表现与肿瘤侵犯部位的神经功能缺失相关。肿瘤导致的占位性病变还可引起颅内压升高、脑疝等症状和体征。

2. 发生机制　目前发现与脑胶质瘤有关的 IDH(异柠檬酸脱氢酶)有 IDH1 和 IDH2 两个亚型,IDH1 编码位于胞质内的异柠檬酸脱氢酶,IDH2 编码位于线粒体内的异柠檬酸脱氢酶。IDH1/2 突变可引起 α- 酮戊二酸(α-KG)减少和 2- 羟戊二酸(2-HG)增加,进而引起表观遗传学改变(DNA 和组蛋白甲基化及染色质重塑),导致肿瘤的发生。此外 IDH 基因突变型弥漫性星形细胞瘤常伴随有 TP53 基因突变和 ATRX 失活突变等其他分子遗传学改变。

3. 病理改变　大体检查:肿瘤可位于大脑皮质和白质,肿瘤边界不清,病变部位肿大。肿瘤质软呈胶冻样,部分肿瘤可见变性,形成大小不等的囊腔,有时局灶也可见到钙化。

(1)显微镜下:肿瘤组织由分化良好的星形胶质细胞组成,背景疏松,常有微囊形成,肿瘤细胞密度轻至中等,胞质不明显,细胞核常呈"裸核"状(如"杆状""雪茄状"等不规则深染核),细胞核具有轻度异型性,偶见核分裂象。肿瘤组织内见不到坏死和间质血管内皮细胞增生。传统的组织学根据肿瘤细胞的形态改变将星形细胞瘤分为不同的组织学类型:①纤维型星形细胞瘤:瘤组织内有多量纤细的胶质纤维,交织成网;瘤细胞核分布不均,轻度核异态,少见核分裂象,血管内皮没有增生,瘤组织内微囊形成,或融合成大囊。相当于星形细胞瘤Ⅱ级。②原浆型星形细胞瘤:瘤细胞核分布不均,核异态,多数瘤细胞核周出现红染胞质,核分裂象少见,血管不多,瘤组织内囊状变性。有些病例瘤组织内混着少突胶质细胞;或见因肿瘤浸润被卷进去的神经元。相当于星形细胞瘤Ⅱ级。③肥大细胞型星形细胞瘤:瘤组织由胞质丰富的星形细胞组成,细胞核明显核异态,位于细胞的一侧。瘤细胞围绕小血管排列,血管多,间质内常见血管周围淋巴细胞套袖形成;一般情况下,肥胖星形细胞的数量占肿瘤细胞的

比例 >20% 时,可诊断为肥大细胞型星形细胞瘤;相当于星形细胞瘤Ⅱ级。部分星形细胞瘤的瘤组织内混着少突胶质细胞瘤成分,组织学上可称为少突 - 星形细胞瘤(oligoastrocytoma),或称为混合性少突星形胶质细胞瘤(mixed oligoastrocytic glioma)。

(2)免疫组织化学和分子病理学改变:肿瘤细胞可弥漫性表达 GFAP 和 vimentin,但有时可根据分化情况表现为表达强度不一;Olig-2 常表现为肿瘤细胞核弥漫性强阳性;Ki-67 标记指数常 <4%。IDH1 R132H 突变型抗体特异性的表达于 IDH1 R132H 突变的肿瘤细胞,表现为肿瘤细胞胞质弥漫强阳性,部分病例也可表现为胞质和胞核阳性。ATRX 蛋白常在肿瘤细胞核表达缺失(肿瘤间质血管的内皮细胞呈阳性表达可作为内对照),提示该基因失活突变;P53 蛋白常弥漫性表达,提示 TP53 基因突变。

IDH 基因突变包括 IDH1 或 IDH2 基因突变,其中 IDH1 R132H 为弥漫性胶质瘤主要突变位点(占 IDH 突变型胶质瘤的 90% 左右)。常规采用免疫组织化学检测 IDH1 R132H 具有高度的敏感性和特异性,但 IDH1 R132H 免疫组织化学阴性的胶质瘤尚不能完全除外 IDH 突变,还需行 IDH1 和 IDH2 基因测序以检测 IDH 其他少见的突变位点,如 IDH1 R132C、R132G、R132L、R132P、R132V 和 R132S 等突变以及 IDH2 R172G、R172K、R172M、R172S、R172W 和 R172T 等突变位点(图 18-1)。IDH 突变型的弥漫性星形细胞瘤通常伴有 TP53 基因突变以及 ATRX 失活突变,MGMT 启动子甲基化可见于 50% 以上的弥漫性星形细胞瘤中;不同于少突胶质细胞瘤,IDH 突变型弥漫性星形细胞瘤常表现为染色体 1p/19q 完整、无 TERT 启动子突变等。

4. 鉴别诊断　首先要与各种原因导致的反应性星形细胞增生鉴别,反应性增生星形细胞分化成熟,胞质多丰富。GFAP 或 PTAH 组织化学染色可将星形细胞的足突细致完整的标记出来。反应性星形细胞不表达 IDH1 R132H,p53 呈阴性;IDH1 R132H 突变型抗体特异性的表达于肿瘤性星形细胞,常和 p53 抗体标记联合应用于鉴别出现反应性的胶质细胞的非肿瘤性病变。其次要与少突胶质细胞瘤鉴别,星形细胞瘤中有时会

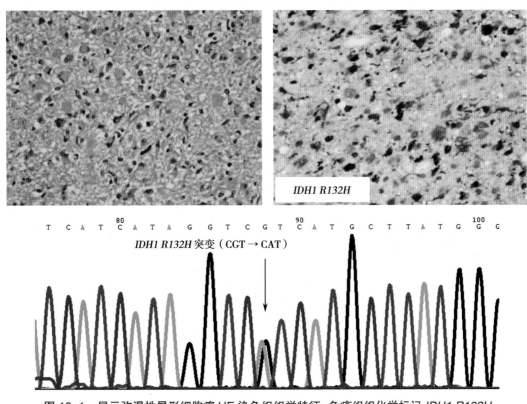

T C A T C A T A G G T C G T C A T G C T T A T G G G

IDH1 R132H 突变（CGT → CAT）

图 18-1　显示弥漫性星形细胞瘤 HE 染色组织学特征；免疫组织化学标记 IDH1 R132H
显示肿瘤细胞阳性表达；基因测序证实 IDH1 R132H 基因突变

混有少量的少突胶质细胞。少突胶质细胞瘤瘤细胞呈圆形，胞质透明，间质血管呈"枝丫"状分布，常规免疫组织化学也可表达 GFAP 和 Olig-2。用 *IDH1 R132H* 突变型抗体标记也可表达于 IDH1 R132H 蛋白。但少突胶质细胞瘤不表达 ATRX 蛋白；且 P53 蛋白标记也常呈阴性表达。但使用荧光原位杂交检测少突胶质细胞瘤存在染色体 1p/19q 杂合性共缺失是两者鉴别的要点。

（二）间变性星形细胞瘤，IDH 突变型

与弥漫性星形细胞瘤相比，间变性星形细胞瘤在脑实质内大块肿瘤浸润，看不出边界，瘤周脑组织水肿比较明显，有时见有小灶状出血，囊性变的不多。间变性星形细胞瘤的肿瘤细胞密度增加、细胞增殖活性升高、可见明显的细胞核异型性和 / 或核分裂象，同时伴有间质血管内皮细胞中度至高度的增生等间变形态特征，一般不伴有坏死。该肿瘤存有 *IDH1/2* 基因的突变、ATRX 的丢失和 P53 蛋白的过表达。间变性星形细胞瘤 WHO 分级为Ⅲ级。

免疫组织化学：间变性星形细胞瘤基本与 WHOⅡ级的弥漫性星形细胞瘤免疫表型一致。

GFAP 在肿瘤细胞质弥漫表达，Olig-2 在肿瘤细胞核弥漫表达，大部分病例 IDH1 R132H 表现为肿瘤细胞胞质和 / 或核弥漫强阳性，部分病例 P53 表现为肿瘤细胞核中 – 强阳性，ATRX 肿瘤细胞核阴性（提示 *ATRX* 失活突变）。Ki-67 增殖指数可能变化很大，通常大于 5%。

与弥漫性星形细胞瘤相同，IDH1 R132H 免疫组织化学阴性的间变性星形细胞瘤尚不能完全除外 *IDH* 突变，还需行 *IDH1* 和 *IDH2* 基因测序以检测 *IDH* 其他少见的突变位点的突变。

肿瘤的鉴别诊断：间变性星形细胞瘤主要与 *IDH* 基因突变的胶质母细胞瘤鉴别。有些间变性星形细胞瘤进一步进展时，肿瘤内特别是近肿瘤中心处开始有胶质母细胞瘤的形态特点。表现为瘤组织内肿瘤细胞多形性，出现明显血管内皮细胞增殖和坏死。且可见坏死灶周围的肿瘤细胞核呈"假栅栏"状排列。这种从间变性星形细胞瘤发展而来的胶质母细胞瘤，被称为继发性胶质母细胞瘤。WHO 分级 Ⅳ级。鉴别关键是后者出现"肾小球样"血管内皮细胞增殖和肿瘤坏死灶周围的瘤细胞核呈"假栅栏"状排列。

（三）胶质母细胞瘤，*IDH* 突变型

肿瘤由星形胶质细胞分化为主、具有 *IDH1* 或 *IDH2* 基因突变的一组浸润性高级别胶质瘤。形态学可见肿瘤显著的细胞核异型性和多形性、核分裂象多见、微血管增生显著，并可见坏死。WHO 分级为Ⅳ级。由于肿瘤由低级别星形胶质瘤发展而来，又称继发性胶质母细胞瘤，*IDH* 突变型。

肿瘤在大脑半球的浸润生长，多数肿瘤看不到边界，确有一部分病例，瘤周脑组织水肿、坏死，可以出现所谓的假性分界。肿瘤内可见多种色彩混杂，肿瘤组织灰红色，可因出血呈暗红色，因坏死呈灰黄色，如果瘤内大量出血，临床上会出现卒中样症状。由于肿瘤弥漫生长可以侵犯几个脑叶的深部，或是胼胝体侵犯对侧大脑半球呈 "S" 形生长或 "蝴蝶形" 生长。

显微镜下胶质母细胞瘤的形态学变化非常大，因此多称其为多形性胶质母细胞瘤。肿瘤细胞由高度分化不良的胶质细胞组成，可见核分裂象、微血管增生和坏死。胶质母细胞瘤有多个组织学亚型，如巨细胞型胶质母细胞瘤、血管瘤型胶质母细胞瘤、富于脂质的胶质母细胞瘤、颗粒样细胞胶质母细胞瘤和腺样胶质母细胞瘤等。胶质母细胞瘤少见的情况下出现腺上皮或鳞状上皮分化特点，偶见软骨和骨组织的化生。WHO 分级Ⅳ级。

免疫组织化学和分子病理学改变：肿瘤细胞不同程度地表达 GFAP、Olig-2 和 vimentin，同时肿瘤细胞核过表达 P53 蛋白，Ki-67 标记指数明显增高。针对 *IDH1 R132H* 点突变的抗体在瘤细胞中可呈胞质着色，ATRX 标记肿瘤细胞核表达缺失。

分子病理学可检测到肿瘤有 *IDH* 基因的突变，多数病例为 *IDH1* 突变，少数为 *IDH2* 突变。*IDH1* 以 *R132H* 突变（CGT → CAT）最为常见。

鉴别诊断：*IDH* 突变型胶质母细胞瘤诊断时主要与 *IDH* 野生型胶质母细胞瘤鉴别。后者在组织学上全部由胶质母细胞瘤的各种结构组成，看不到其他不同级别弥漫性胶质瘤的组织学改变；即表现为所谓 "原发性胶质母细胞瘤" 形态特征。基因测序未检测到 *IDH* 基因突变，荧光原位杂交也检测不到染色体 1p/19q 缺失；荧光定量 PCR 可检测到 *TERT* 基因 *C228T* 突变；荧光定量 PCR 未检测到 MGMT 甲基化。

（四）少突胶质细胞瘤，*IDH* 突变及染色体 1p/19q 共缺失型

少突胶质细胞瘤（oligodendroglioma）是由少突胶质细胞发生的弥漫性胶质瘤。约占颅内肿瘤的 4.39%，神经上皮组织发生肿瘤的 11.8%。

各个年龄期都可以发生少突胶质细胞瘤，多数在 30~50 岁。14 岁以下儿童的少突胶质细胞瘤占 10.2%，60 岁以上老年人的少突胶质细胞瘤占 1.8%，男性多于女性。

少突胶质细胞瘤大多发生在大脑半球，尤多见于额、顶、颞叶和胼胝体，脑干、小脑、脊髓内的少突胶质细胞瘤少见。

肉眼可见，肿瘤在脑实质内浸润生长，灰红色，可见有出血和囊性变；不少病例的瘤组织内有钙化，切开标本时有沙砾感。

显微镜下瘤组织呈蜂窝状结构，细胞核均匀一致，多呈圆形，核周胞质透明，整个细胞呈鱼眼样。瘤组织内血管呈丛状结构，多数血管呈枝芽状穿插在瘤细胞群之间，部分病例可有黏液变性，常见有钙化。瘤组织侵入皮层时，可见肿瘤细胞围绕神经元周围呈卫星状生长，瘤细胞也可围绕血管增生或沿神经传导束浸润性生长。部分少突胶质细胞瘤的瘤组织内混着星形细胞瘤成分，组织学上可称为少突 - 星形细胞瘤（oligoastrocytoma），或称为混合性少突星形胶质细胞瘤（mixed oligoastrocytic glioma）。WHO 分级为Ⅱ级。

免疫组织化学检测：肿瘤细胞可不同程度地表达 GFAP；Olig-2 标记常表现为肿瘤细胞核弥漫性强阳性；Ki-67 标记指数常 <4%。*IDH1 R132H* 突变型抗体特异性地表达于 *IDH1 R132H* 突变的肿瘤细胞，表现为肿瘤细胞胞质弥漫强阳性，ATRX 抗体标记未见 ATRX 蛋白缺失。

分子病理学检测：此型少突胶质细胞瘤需同时显示 *IDH* 基因突变和染色体 1p/19q 共缺失。*IDH* 基因突变包括 *IDH1* 或 *IDH2* 突变，胶质瘤中 *IDH2* 突变较少见，占 3%~5%，但少突胶质细胞瘤多有 *IDH2* 基因突变。荧光原位杂交（FISH）可显示肿瘤细胞染色体 1p/19q 杂合性共缺失（图 18-2）。

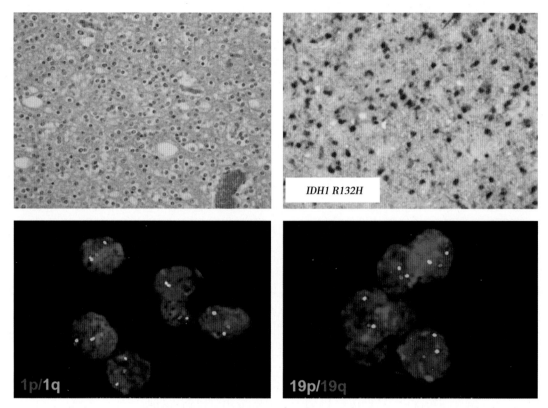

图 18-2　HE 染色显示典型少突胶质细胞瘤形态；免疫组织化学标记肿瘤细胞表达
IDH1 R132H 基因突变蛋白；FISH 检测显示肿瘤细胞染色体 1p/19q 杂合性共缺失

鉴别诊断：主要与组织学诊断为混合性少突星形胶质细胞瘤相鉴别，如果同时检测到 IDH 基因突变和染色体 1p/19q 杂合性共缺失，则整合诊断为少突胶质细胞瘤，IDH 突变及染色体 1p/19q 共缺失型。此外，要与透明细胞型室管膜瘤鉴别，后者发生的部位常与脑室系统关系密切，且含有不同程度经典室管膜瘤的形态特点。免疫组织化学检测，透明细胞室管膜瘤也可表达 GFAP，肿瘤细胞核旁点灶状表达 EMA 是室管膜瘤的特征；且多数室管膜瘤不表达 Olig-2。分子病理学检测到 IDH 突变及染色体 1p/19q 共缺失是确诊少突胶质细胞瘤的金标准。

（五）间变性少突胶质细胞瘤，IDH 突变及染色体 1p/19q 共缺失型

此型肿瘤的病理形态是在典型少突胶质细胞瘤的基础上出现肿瘤细胞密集增生，瘤细胞核出现明显异型性，可见核分裂象和血管内皮细胞增生，少数病例的瘤组织内还可见到小灶状坏死。免疫组织化学和分子检测等同于少突胶质细胞瘤，IDH 突变及染色体 1p/19q 共缺失型，但 Ki-67 标记指数明显增高。WHO 分级为Ⅲ级；鉴别诊断同少突胶质细胞瘤。

（六）弥漫性胶质细胞瘤，IDH 野生型

已有的研究发现相同类型和级别的弥漫性星形细胞及少突胶质细胞起源肿瘤（包括：间变性星形细胞瘤、间变性少突胶质细胞瘤和胶质母细胞瘤），有 IDH 基因突变的患者预后明显好于 IDH 基因野生型患者。因此，新分类将以上胶质瘤分为 IDH 突变型和 IDH 野生型，该分型不仅用于指导病理诊断、分型，还为临床评估预后以及分子靶向治疗的研究提供帮助。

IDH 基因野生型的弥漫性胶质瘤（包括：弥漫性星形细胞瘤、间变性星形细胞瘤、弥漫性少突胶质细胞瘤和间变性少突胶质细胞瘤）在肿瘤的组织学表现上与相对应的各种 IDH 基因突变型的弥漫性胶质瘤没有显著的差异，只是在免疫组织化学和分子病理学检测中未发现肿瘤有 IDH 基因突变。

目前与胶质瘤有关的 IDH 基因有 IDH1 和 IDH2 两个亚型。IDH1 基因编码位于细胞质内的异柠檬酸脱氢酶，IDH2 基因编码位于线粒体内的异柠檬酸脱氢酶。IDH1 基因突变发生在外显子 4 第 132 位精氨酸上，在胶质瘤中超过 90% 的

IDH1 基因突变类型为 *IDH1 R132H*。此外,其他少见突变类型可表现为 *R132C*、*R132S*、*R132L*、*R132G*、*R132V* 和 *R132P* 等。胶质瘤中 *IDH2* 基因突变相对较少见,约占 3%~5%,其突变发生于编码区的外显子 4 第 172 位的精氨酸上(*R172M*、*R172K*、*R172G* 等)。目前发现弥漫性胶质瘤中有众多的突变位点,今后可能还会发现 *IDH* 基因更多不同的突变位点。因此,仅凭借免疫组织化学标记或简单的测序没有发现 *IDH* 基因突变不能武断地作出"弥漫性胶质细胞瘤,*IDH* 野生型"的病理诊断。必须通过对 *IDH* 基因全外显子测序后仍未发现 *IDH* 基因突变的弥漫性胶质瘤才能诊断为 *IDH* 野生型的弥漫性胶质瘤(包括:弥漫性星形细胞瘤、间变性星形细胞瘤、弥漫性少突胶质细胞瘤和间变性少突胶质细胞瘤)。

鉴于不同医疗机构的检测水平的差异,2016 年版 WHO 神经肿瘤分类中引入了"非特指(not otherwise specified, NOS)"这一概念。即在不具备或分子检测不完善的情况下,允许医疗机构采用原有的组织学分类,但必须在组织病理学诊断的后面加以说明,此类病理诊断不具有分子改变的特定含义,亦即定义为"非特指,NOS"。

(七)胶质母细胞瘤,*IDH* 野生型

在临床病理诊断的实践中经常遇到一组缺乏 *IDH* 基因突变的浸润性高级别胶质瘤。形态学可见肿瘤细胞有显著的核异型性和多形性、核分裂象多见、微血管增生显著,并可见坏死和坏死周围肿瘤细胞呈"栅栏状"排列。这组肿瘤在临床上没有低级别星形胶质瘤的病史,组织学检查也未发现由低级别胶质瘤向高级别胶质瘤过渡的(继发性胶质母细胞瘤)形态,即肿瘤开始发生就表现为胶质母细胞瘤的形态特点。因此被称之为"原发性胶质母细胞瘤"。

这一类型的胶质母细胞瘤占所有胶质母细胞瘤的 90% 左右,多发生在 60 岁以上的成年人。分子检测如发现 *IDH* 基因没有发生突变,则诊断为:胶质母细胞瘤,*IDH* 野生型。WHO 分级Ⅳ级。

IDH 野生型胶质母细胞瘤的免疫组织化学标记类似于弥漫性星形细胞瘤,肿瘤细胞可不同程度地表达 GFAP、Olig-2 和 vimentin。40%~98% 病例可表达 *EGFR*,提示存在 *EGFR* 基因扩增。P53 肿瘤细胞核弥漫性阳性表达提示该病例具有

TP53 突变。Ki-67 阳性率常为 15%~20%,部分病例可高达 50%。分子病理学检测:除了 *IDH* 基因无突变外,常见的其他分子改变有 TERT 启动子区突变(80% 左右病例);60% 左右 CDKN2A/CDKN2B 纯合性缺失;50% 左右存在 10p 缺失,70% 左右存在 10q 缺失。55% 左右病例有 EGFR 改变,包括 *EGFR* 突变、重排、拼接异常、扩增等;40% 左右病例有 *PTEN* 突变或缺失。

总之,在 2016 年版 WHO 神经系统肿瘤分类中的胶质瘤部分,基于相似的分子遗传学特征将弥漫性和间变性星形细胞瘤、胶质母细胞瘤、少突胶质细胞肿瘤及少突星形细胞肿瘤归为一大类。引入了分子亚型:即 *IDH* 野生型和 *IDH* 突变型弥漫性星形细胞肿瘤、间变性星形细胞瘤和胶质母细胞瘤;以及 *IDH* 突变伴染色体 1p/19q 杂合性共缺失型的少突胶质细胞瘤和间变性少突胶质细胞瘤。这种分型的意义在于大量的随访数据表明,*IDH* 基因突变型的各种胶质瘤较之 *IDH* 基因野生型相对应的各种胶质瘤有着更好的临床预后。

二、弥漫性中线胶质瘤 *H3K27M* 基因突变型

高通量基因测序发现,发生在脑干、丘脑和脊髓等中枢神经系统中线部位的胶质瘤,常常出现编码组蛋白 H3 的基因 *H3F3A*(组蛋白 H3.3)或 *HIST1H3B/C*(组蛋白变异体 H3.1)的突变。其中 *H3.3K27M* 位点的突变(第 27 位赖氨酸突变成了甲硫氨酸)为主要突变类型。*H3K27M* 突变的弥漫性中线胶质瘤主要发生在儿童,也可见于成人。

这一组发生在脑干、丘脑、小脑和脊髓等中枢神经系统中线部位的胶质瘤虽然形态学可表现为弥漫性星形细胞瘤、间变性星形细胞瘤或胶质母细胞瘤等不同胶质瘤的组织学特征,但随访数据显示具有编码组蛋白 H3 的基因突变的肿瘤不管不同的组织学分级,该类型肿瘤预后均很差,2 年生存率不超过 10%。因此,WHO 将这一组不同组织学分级的肿瘤均定义为Ⅳ级。这是 2016 年版 WHO 中枢神经系统肿瘤分类中唯一将分子变量既用于分类,又用于分级(分子分级)的一类肿瘤。

已有研究认为,*H3K27M* 突变阻断 PRC2(polycomb repressive complex 2,多梳抑制复合物 2)的活性,从而改变 DNA 甲基化状态和基因表达谱,引起染

色体局部或整体的拓扑构象重塑等表观遗传学异常，从而导致肿瘤的发生。此外，*H3K27M* 基因突变常伴有 *TP53* 基因突变、*ATRX* 失活突变和／或 *ACVR1* 突变等。

肉眼观：肿瘤与正常脑组织无明显界限，病变区域脑组织明显肿胀，灰红灰白色，部分呈灰黄色，质地软，可伴有出血及坏死。

显微镜下观察：瘤组织可表现为从 WHOⅡ级的低级别浸润性胶质瘤（以星形细胞瘤为主）到 WHOⅣ级的胶质母细胞瘤等不同形态学特征的胶质瘤。肿瘤细胞在灰质与白质内弥漫浸润性生长，部分肿瘤表现为瘤细胞体积较大，呈多形性，核分裂象易见，小血管呈肾小球样增生及坏死等高级别胶质瘤特征。但也有的病例肿瘤细胞分布较稀疏，异型性不明显表现，缺少核分裂象、微血管增生及坏死等低级别弥漫性星形细胞瘤的形态特征。

免疫组织化学标记：GFAP 在肿瘤细胞中呈弥漫性或部分阳性表达；肿瘤细胞也可表达 Olig-2、S-100、CD56、MAP2 等。H3K27M 抗体在 H3.3K27M/H3.1K27M 突变型弥漫性中线胶质瘤中表现为肿瘤细胞核弥漫强阳性。此外，ATRX 标记显示肿瘤细胞核表达缺失，提示肿瘤伴有 *ATRX* 失活突变，P53 肿瘤细胞核呈弥漫性阳性提示伴有 *TP53* 基因突变。H3K27M 突变抗体在检测 H3K27M 突变型弥漫性中线胶质瘤时具有高度的敏感性和特异性。肿瘤组织内血管内皮细胞核为阴性可作为内对照。

另外的研究发现，*H3F3A* 基因突变，导致组蛋白 H3 上 27 位赖氨酸（K27）被甲硫氨酸（methionine，M）替换（K27M）。*H3K27M* 突变破坏了组蛋白 H3 甲基化修饰位点，从而改变组蛋白甲基化状态。研究显示存在 *H3K27M* 突变的弥漫性中线胶质瘤患者肿瘤细胞中 H3K27me3 含量均显著降低。将 *H3K27M* 突变基因转移到未突变肿瘤细胞的实验研究，同样可观察到肿瘤细胞 H3K27me3 含量降低。这些结果表明 *H3K27M* 突变可引起的 H3K27 低甲基化，影响基因转录稳定性，从而引起或促进肿瘤的发生与发展。因此，在诊断弥漫性中线胶质瘤时除了要标记 H3K27M 抗体显示肿瘤细胞核强阳性时，还要标记 H3K27me3 抗体，肿瘤细胞同时出现 H3K27me3 的失表达则更有诊断意义（图 18-3）。

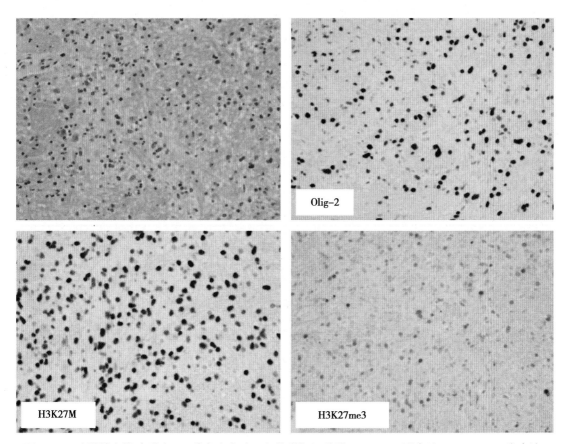

图 18-3　弥漫性中线胶质瘤 HE 染色和免疫组织化学标记结果，H3K27M 强表达，H3K27me3 失表达。

分子病理学检测：可显示弥漫性中线胶质瘤 *H3K27M* 突变是指编码组蛋白 H3 的基因 *H3F3A*（组蛋白 H3.3）或 *HIST1H3B/C*（组蛋白变异体 H3.1）第 27 位赖氨酸突变成了甲硫氨酸（即 H3.3K27M 或 H3.1K27M），其中 H3.3K27M 为主要突变类型（75% 以上）。

近来也有文献报道，一些发生在非中线结构的不同类型胶质瘤（毛细胞型星形细胞瘤、室管膜瘤等）中肿瘤细胞也可显示 H3K27M 抗体不同程度的阳性表达。现阶段只将检测结果记录在案，肿瘤依然按照 WHO 有关胶质瘤的组织学分级标准进行分级，H3K27M 阳性不作为此类肿瘤分子分级的依据。

三、*BRAF* 基因异常相关的胶质瘤

BRAF 基因（鼠类肉瘤病毒同源基因 B1）是 RAF 家族的成员之一，位于染色体 7q34，编码一种丝氨酸 / 苏氨酸特异性激酶，参与调控细胞生长、分化和凋亡等。中枢神经系统肿瘤中可发生 *BRAF* 基因变异，主要包括 *BRAF V600E* 错义突变和 *KIAA1549-BRAF* 基因融合。

（一）*BRAF V600E* 错义突变相关脑胶质瘤

在中枢神经系统肿瘤中，*BRAF V600E* 错义突变可发生在多形性黄色瘤型星形细胞瘤（PXA；50%~78%）、间变性 PXA（47.4%）、上皮样型胶质母细胞瘤（50%）等神经胶质瘤中。一些混合性胶质神经元肿瘤也可不同数量地发生，如：节细胞胶质瘤（20%）、胚胎发育不良性神经上皮瘤（30%）等。本节只讨论与 *BRAF V600E* 错义突变相关的神经胶质瘤。

1. 多形性黄色瘤型星形细胞瘤（pleomorphic xanthoastrocytoma，PXA）　这是一种多见于儿童和青年人的，预后比较好的星形细胞瘤。肿瘤位于大脑半球的表浅部位，文献指出这一肿瘤来源于软膜下的星形细胞。多形性黄色瘤型星形细胞瘤多位于大脑内，特别是颞叶部位表浅处，脑膜脑侵犯，有一个大囊，囊内附壁瘤结节，组织学上显示肿瘤细胞多形性，梭形细胞间有单核或多核瘤巨细胞，而且见有泡沫状细胞，肿瘤细胞内积聚类脂，传统的染色或是 GFAP 免疫组织化学技术显示它们是星形瘤细胞。多形性黄色瘤型星形细胞瘤常出现促纤维增生现象，有大量网状纤维，少

数肿瘤见有神经节细胞胶质瘤结构，通常见不到核分裂象和坏死，WHO 分级列为 II 级。多形性黄色瘤型星形细胞瘤中约有 60%~70% 发生 *BRAF V600E* 错义突变，是发生 *BRAF V600E* 错义突变最多的一种星形细胞肿瘤。

（1）多形性黄色瘤型星形细胞瘤的大体病理改变：PXA 主要位于大脑浅表部位，与脑膜相连并常伴囊腔形成，有时在囊壁形成附壁结节，附壁瘤结节多偏于脑膜侧。

（2）显微镜下：肿瘤组织学表现为多形性，部分肿瘤细胞呈梭形，排列成不典型的"车辐状"结构。肿瘤内经常可见单个或多核瘤巨细胞，细胞核的大小和染色相差很大，核内包涵体常见，并见显著的核仁。黄色星形细胞瘤是指肿瘤中出现大的、多核的黄色瘤样细胞，许多瘤细胞内含脂肪。脂肪小滴占据胞体的大部，把细胞器和胶质纤维挤向周边，这些含有脂质的肿瘤细胞表达 GFAP，显示出星形细胞的特征。肿瘤组织内可见嗜酸性颗粒小体和 Rosenthal 纤维。灶性小淋巴细胞聚集，偶尔伴浆细胞。核分裂象少见或缺乏，一般核分裂象活性（<5/10HPF），坏死罕见。PXA 的另一个特点是肿瘤细胞之间有丰富的网状纤维，这些网状纤维的出现归咎于肿瘤细胞刺激软脑膜产生的促纤维增生（desmoplastic reaction）（图 18-4）。

（3）免疫组织化学和分子病理学：多形性黄色瘤型星形细胞瘤的基本特征是星形细胞肿瘤性增生，所以肿瘤细胞不同程度地表达 GFAP、Olig-2 和 S-100 蛋白。肿瘤中的"黄瘤样"细胞可表达 CD68，同时亦可表达 GFAP。部分肿瘤也可表现出神经元分化的趋势，神经元标志物，包括突触素、神经纤维、III 型 β- 微管蛋白和 MAP2 均有不同程度的表达。另外，CD34 常在多形性黄色瘤型星形细胞瘤中表达，同时该肿瘤经常存在 *BRAF V600E* 突变蛋白高表达和 CDKN2A 蛋白缺失的表达。

分子病理学检测：*BRAF* 基因点突变发生在 50%~78% 的病例中，多数是 *V600E* 的突变，但 *BRAF V600E* 突变不是 PXA 特有的，在其他中枢神经系统肿瘤中也存在，如节细胞胶质瘤、毛细胞型星形细胞瘤及上皮样胶质母细胞瘤。未发现 *IDH* 基因、*H3K27M* 的突变及 EGFR、CDK4、MDM2 的扩增（图 18-4）。

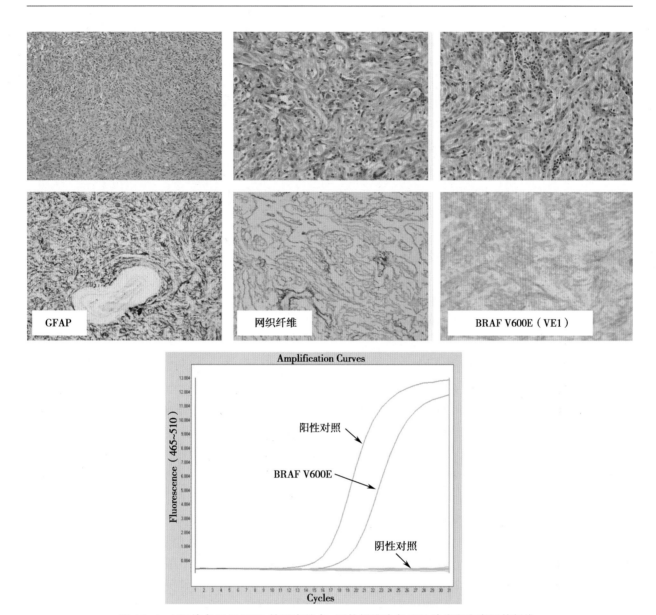

图 18-4 HE 染色显示 PXA 的形态特点；网织纤维染色显示肿瘤有丰富网状纤维；免疫组织化学标记肿瘤细胞表达 GFAP 和 BRAF V600E。基因测序显示 *BRAF V600E* 突变

（4）鉴别诊断：由于 PXA 的星形细胞瘤特征并具有明显的细胞多形性，因此主要与胶质母细胞瘤相鉴别。PXA 虽有细胞的多形性，但缺少病理性核分裂象、"肾小球样"血管内皮细胞增生、坏死及坏死灶周围肿瘤细胞核呈栅栏状排列等经典胶质母细胞瘤的形态特点。免疫组织化学检测 PXA 表达 CD34 也是经典胶质母细胞瘤不具备的特点。

2. **间变性多形性黄色瘤型星形细胞瘤**（anaplastic pleomorphic xanthoastrocytoma, APXA） 这一肿瘤是 2016 年版 WHO 神经肿瘤分类中新增加的肿瘤类型，其临床特征与经典 PXA 没有太多不同，其中有 47% 的病例有 *BRAF V600E* 基因突变。

间变性 PXA 肉眼观察与经典 PXA 相似，肿瘤主要位于额、颞叶脑的浅表部位。多与脑膜关系密切，可见囊肿形成，并可在囊壁上形成附壁瘤结节。

显微镜下间变性 PXA 在经典 PXA 具有的典型镜下形态基础上，可见肿瘤细胞具有活跃的核分裂象活性（≥5/10HPF），核分裂象局灶或散在分布，可见坏死和小血管内皮细胞增生；WHO 分级 Ⅲ级。

上述肿瘤的间变性特征可以在首次诊断中出现，也可以在复发的Ⅱ级多形性黄色瘤型星形细胞瘤病例中出现。说明间变性多形性黄色星形细胞可以由Ⅱ级多形性黄色星形细胞进展而来。

免疫组织化学标记：间变性 PXA 显示弥漫

或散在表达 GFAP，CD34 抗原常弥漫或灶片状表达；并且约有 50% 的肿瘤突变 BRAF V600E 蛋白高表达。

分子病理学检测：间变性多形性黄色瘤型星形细胞瘤同Ⅱ级多形性黄色瘤型星形细胞瘤一样存在一定比率的 BRAF 点突变，突变多为 BRAF V600E。间变性多形性黄色瘤型星形细胞瘤 BRAF 基因点突变比率（47.5%）低于经典多形性黄色瘤型星形细胞瘤 BRAF 基因点突变比率（78.0%）。

鉴别诊断：无论是肿瘤组织病理学表现还是分子学上，间变性 PXA 与上皮样胶质母细胞瘤都很难鉴别，因为两种类型肿瘤均具有 BRAF V600E 基因突变，两种肿瘤也可都表达 CD34。但间变性 PXA 缺乏上皮样胶质母细胞瘤细胞的一致性，且常常伴有嗜酸性颗粒小体和 Rosenthal 纤维（上皮样胶质母细胞瘤中缺乏）。而上皮样胶质母细胞瘤中，成片状排列肿瘤性上皮样细胞表达 EMA 也是两者的鉴别要点。事实上文献中也有复发的 PXA 发展成上皮样胶质母细胞瘤的病例报道。

3. 上皮样胶质母细胞瘤（epithelioid glioblastoma） 上皮样胶质母细胞瘤与间变性 PXA 一样，也是 2016 年版 WHO 神经肿瘤分类中新增加的肿瘤类型。其主要见于青少年，好发于大脑或间脑部位。

组织学特征：镜下肿瘤与脑组织边界相对清晰，可见片状分布的低分化大圆形上皮样细胞巢；部分区域可见典型的胶质母细胞瘤结构，偶见以多形性黄色瘤型星形细胞瘤为背景者。上皮样细胞无突起、细胞边界清晰，胞质丰富粉染或红染。胞核圆形、卵圆形、大小不等，可见突出的核仁（类似黑色素瘤细胞），核分裂象易见。肿瘤细胞核可偏位呈现"横纹肌样"细胞的改变。肿瘤间质可见血管内皮细胞呈"肾小球样"增生。瘤组织内常见坏死，但常为灶状凝固性坏死，典型胶质母细胞瘤中"假栅栏样坏死"少见。

免疫组织化学检测：肿瘤表达 S-100、vimentin；所谓的"上皮样细胞"表达细胞角蛋白及上皮膜抗原可阳性。GFAP 表达常不恒定，有的病例甚至仅有少数细胞表达。但肿瘤细胞高表达 Olig-2，肿瘤组织中所谓的"横纹肌样"细胞不存在 INI1 和 / 或 BRG1 蛋白表达的缺失；50% 上皮样胶质母细胞瘤表达 BARF V600E。

上皮样胶质母细胞瘤的分子学特征为：50% 的上皮样胶质母细胞瘤可以检测到 BARF V600E 基因突变，通常缺乏经典型胶质母细胞瘤的分子遗传学特征，如：IDH1 及 IDH2 基因突变、表皮生长因子受体（EGFR）扩增和第 10 号染色体缺失等。

鉴别诊断：间变性 PXA 与上皮样胶质母细胞瘤的组织学与分子特征似乎存在重叠；如上皮样形态、BRAF V600E 突变等；所以应该放在鉴别诊断的首位。PXA 存在黄色瘤样区域，免疫组织化学 CD34 常表达，GFAP 标记 PXA 弥漫性表达；上皮样胶质母细胞瘤 GFAP 表达不突出，且不表达 CD34。另外，上皮样胶质母细胞瘤除表达细胞角蛋白及上皮膜抗原等上皮特点外，还具有多少不等的经典胶质母细胞瘤结构特点，上述特点可辅助鉴别诊断。

同为 IDH 野生型的巨细胞胶质母细胞瘤，其组织学特征为含有奇异的多核巨细胞，肿瘤细胞常围绕血管呈假菊形团样结构，常不伴血管增生及坏死，80% 的肿瘤存在 TP53 基因突变。其他需要与上皮样胶质母细胞瘤鉴别的肿瘤还包括胶质肉瘤及转移癌等。

（二）BRAF 基因融合相关脑胶质瘤

BRAF 基因的串联重复导致的 KIAA1549-BRAF 基因融合主要发在毛细胞型星形细胞瘤（50%~70%）、毛细胞黏液样型星形细胞瘤（40%~50%）、弥漫性软脑膜胶质神经元混合性肿瘤（75%）中。在此仅讨论有 KIAA1549-BRAF 基因融合的神经胶质瘤。

1. 毛细胞型星形细胞瘤（pilocytic astrocytoma） 这是一种常发生于儿童和年轻人，缓慢生长，界限较清，经常囊性变且分化好的星形细胞肿瘤。这组肿瘤主要发生在视神经、视交叉、视束（视觉通路）、视丘、脑干和小脑。毛细胞型星形细胞瘤是儿童最常见的胶质瘤，没有明显的性别差异。占 0~14 岁儿童组胶质瘤的 33.2%，占儿童原发脑肿瘤的 17.6%。肿瘤组织学表现具有双相结构特点：含 Rosenthal 纤维的密集的双极性细胞区，以及含微囊和嗜酸性颗粒小体 / 透明滴的疏松的多极性细胞区；50%~70% 的病例伴有 BARF 基因融合改变，WHO Ⅰ级。

（1）肿瘤肉眼观察：大部分毛细胞型星形细胞瘤质软、色灰、相当疏松。肿瘤常见囊肿形成，半数以上的肿瘤可见囊肿内附壁瘤结节（瘤在囊内）。脊髓可以形成明显的空洞并能延伸许多节段。慢性病变可能出现钙化或含铁血黄素沉积。肿瘤同时累及双侧视神经、视交叉、视束时可呈"X"形外观。部分肿瘤可累及局部蛛网膜下腔。

（2）显微镜下观察：肿瘤呈现组织结构较疏松，细胞密度较低的星形细胞肿瘤。组织学上肿瘤由含有 Rosenthal 纤维的双极肿瘤细胞致密区和伴微囊和嗜酸性颗粒小体形成的多极细胞疏松区构成（图 18-5）。双极的肿瘤细胞突起细长，非常纤细呈"笔毛状"。这种双相型特征在小脑毛细胞型星形细胞瘤中最常见。但是，毛细胞型星形细胞瘤组织形态异质性明显，有时同一病变中存在多种改变。肿瘤细胞分化良好，罕见核分裂象和肿瘤性坏死。肿瘤组织内可见大小不等的囊性改变，常见肿瘤间质黏液变性，偶见钙化。肿瘤间质血管内皮增生，甚至出现"肾小球样"血管团，但这不作为恶性的征象。部分毛细胞型星形细胞瘤可累及局部蛛网膜下腔，个别病例肿瘤可沿蛛网膜下腔弥漫性播散。

（3）免疫组织化学和分子病理学检测：肿瘤细胞弥漫性强表达 GFAP、S-100 和 Olig-2。Rosenthal 纤维阳性表达 α-B- 晶状体球蛋白，GFAP 阳性表达局限在 Rosenthal 纤维的周边部位。不同于弥漫性星形细胞瘤，在毛细胞型星形细胞瘤中 P53 蛋白标记呈弱阳性或阴性，这一点与毛细胞型星形细胞瘤中罕见 TP53 基因突变是一致的。

分子病理学检测：约有 70% 的毛细胞型星形细胞瘤存在 KIAA1549-BARF 基因融合，常使用 FISH 探针来判断是否存在这种融合。KIAA1549-BARF 基因融合可发生于各部位的毛细胞型星形细胞瘤中，但以发生在小脑的毛细胞型星形细胞瘤中最为常见，其他部位发生的毛细胞型星形细胞瘤中 KIAA1549-BARF 基因融合相对较低。同时，BARF 的融合还包括其他少见的融合模式，如 FAM131B、CLCN6、MKRN1、GNA11、QKI、FXR1 和 MACF1。少数无 KIAA1549-BARF 基因融合病例中存在 NF1 突变、BRAF V600E 突变、K-ras 突变等，TP53 突变少见。神经纤维瘤病Ⅰ型的患者可伴发毛细胞型星形细胞瘤，这种病人常伴随 NF1 基因突变（图 18-5）。

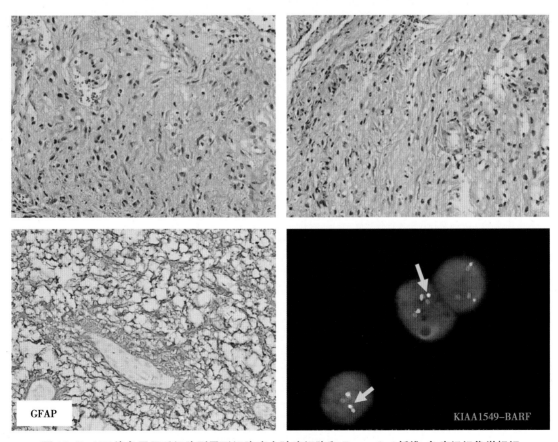

图 18-5　HE 染色显示毛细胞型星形细胞瘤中肿瘤细胞和 Rosenthal 纤维，免疫组织化学标记肿瘤细胞表达 GFAP；FISH 检测显示肿瘤细胞 KIAA1549-BARF 基因融合

（4）鉴别诊断：根据患者的年龄、肿瘤发病部位、典型的病理形态及 *KIAA1549-BARF* 基因融合阳性的检测结果，诊断该类型肿瘤应该不困难。但由于毛细胞型星形细胞瘤分化好，预后佳，需要与其他星形细胞瘤相鉴别。①弥漫性星形细胞瘤：弥漫性星形细胞瘤多发生于大脑半球，成人多见。肿瘤弥漫性生长，看不到毛细胞型星形细胞瘤所具有的双相型组织结构特征。很少见有 Rosenthal 纤维和嗜酸性颗粒小体。且弥漫性星形细胞瘤通常有 *IDH1/IDH2*、*TP53* 突变，罕见 *KIAA1549-BARF* 基因融合改变，可以进行鉴别。②弥漫性软脑膜胶质神经元肿瘤：这一肿瘤是 2016 年版 WHO 神经肿瘤分类中新增加的肿瘤类型，发病多见于儿童和青年人。影像学显示肿瘤在脑脊髓表面沿软脑膜弥漫性生长，很少在脑脊髓实质内发现肿块。显微镜下见在蛛网膜下腔内弥漫浸润生长，肿瘤细胞核呈圆形或卵圆形，核染色质疏松淡染；细胞质透明，类似于少突样胶质细胞。罕见有 Rosenthal 纤维和嗜酸性颗粒小体。肿瘤细胞可表达神经元和胶质细胞的标志物。如：Olig-2、S-100、GFAP、Syn 等。同样存在较高的 *KIAA1549-BARF* 基因融合率，往往表现为 1p 单缺失；缺乏 *IDH* 突变。这些特点可与毛细胞型星形细胞瘤鉴别。

2. 毛细胞黏液样型星形细胞瘤（pilomyxoid astrocytoma） 这一肿瘤的临床基本特征与毛细胞型星形细胞瘤一致，可以认为是毛细胞型星形细胞瘤的一个组织学亚型。由于肿瘤目前未发现独特的分子遗传学特征，新分类中没有将其作为独立的基本单元讨论。

毛细胞黏液样型星形细胞瘤显微镜下主要表现为显著的黏液样背景和单一形态的双极星形细胞增生，肿瘤细胞有明显的围绕血管中心性排列的特点。病变内不含 Rosenthal 纤维和嗜伊红颗粒小体，但可见核分裂象，部分病例可见血管增生。有时由于肿瘤组织囊性变，增生的肾小球样血管可呈带状和丛状，极少病例出现局灶性坏死。约 65.2% 病例存在 *KIAA1549-BRAF* 基因融合；少数病例可见 *NF1* 和 *ras* 突变，以及 *BARF V600E* 突变。另外，一些典型毛细胞型星形细胞瘤中出现局灶毛黏液样改变，不能够诊断为毛细胞黏液样型星形细胞瘤。

2016 年版 WHO 神经肿瘤分类根据胶质瘤不同的遗传学特点将神经胶质肿瘤分为 *IDH* 基因突变、*H3K27M* 基因突变、*KIAA1549-BARF* 基因融合、*BARF V600E* 基因突变等，为今后肿瘤的分子分型和分级奠定了基础（图 18-6）。

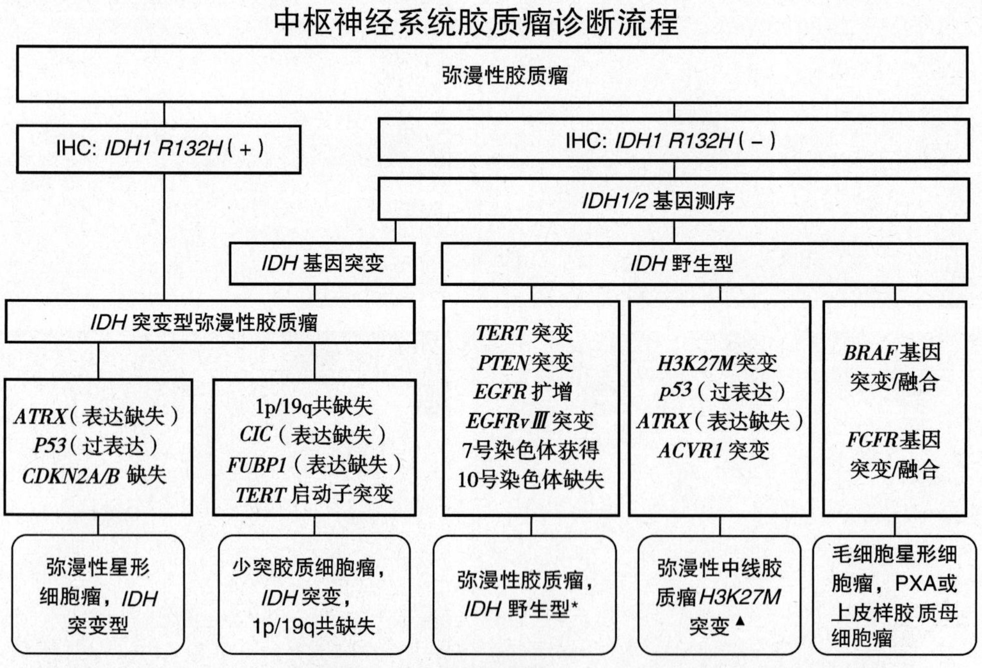

中枢神经系统胶质瘤诊断流程

图 18-6 中枢神经系统胶质瘤诊断流程

*：组织学表现为 WHO Ⅱ级或Ⅲ级的 *IDH*-野生型胶质瘤伴有上述分子改变时患者生存期显著缩短。
▲：发生在脑干、脊髓、丘脑中线部位的弥漫性浸润性胶质瘤，*H3K27M* 突变，WHOⅣ级。

（卢德宏　王雷明）

参 考 文 献

［1］贾建平.神经病学.6版.北京：人民卫生出版社，2011：210-348.

［2］Sharma J. Alzheimer's disease：an update. Nurs J India, 2012, 103（6）：245-248.

［3］郭玉璞，徐庆中.神经病学（第5卷）：临床神经病理学.北京：人民军医出版社，2008：77-94；335-429.

［4］中华医学会.临床诊疗指南：病理学分册.北京：人民卫生出版社，2009：899-937.

［5］陈杰，李甘地.病理学.北京：人民卫生出版社，2006：407-435.

［6］姚晶晶，何淑蓉，陈岚，等.细胞因子白细胞介素-1α，S100β在阿尔茨海默病不同类型老年斑中的表达.中华病理学杂志，2011，40（9）：581-584.

［7］Masuda-Suzukake M, Nonaka T, Hosokawa M, et al. Prion-like spreading of pathological α-synuclein in brain. Brain, 2013, 136：1128-1138.

［8］Ravaprolu S, Mullen B, Baker M, et al. TREM2 in neurodegeneration：evidence for association of the p. R47H variant with frontotemporal dementia and Parkinson's disease. Mol Neurodegener, 2013, 8：19.

［9］Louis DN, Ohgaki H, Wiestler OD, et al. WHO Classification of Tumours of the Central Nervous System. Revised 4th ed. Lyon：IARC Press, 2016.

［10］中华医学会病理学分会脑神经病理学组.2016世界卫生组织中枢神经系统肿瘤分类中相关分子标志物及其检测方法概述.中华病理学杂志，2017，46（7）：452-458.

［11］中华医学会病理学分会脑神经病理学组：2016 WHO中枢神经系统肿瘤分类第4版修订版概述及胶质瘤部分介绍.中华病理学杂志，2016，45（11）：745-747.

［12］于士柱，孙翠云.胶质瘤分子病理学进展及其在精准治疗中的应用.中华神经外科疾病研究杂志，2016，15（5）：385-388.

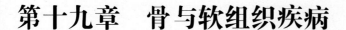

第十九章　骨与软组织疾病

第一节　骨 疾 病

骨组织是骨骼系统的主要器官,不仅构成人体支架且赋予人体基本形态,同时还有保护、支持和运动的作用。骨疾病包括骨的退行性疾病、感染性疾病、代谢性疾病、先天性疾病等。骨肿瘤根据来源不同,包括成骨性、软骨性、纤维性、纤维组织细胞源性肿瘤,Ewing肉瘤,富巨细胞肿瘤,脊索细胞肿瘤,脉管源性、肌源性、脂肪性、分化未定类肿瘤等。骨疾病中退行性疾病最为常见,骨肿瘤及瘤样病变较为少见。影像学和相关实验室检查对一些骨病变的诊断非常有用,骨肿瘤诊断过程中则更强调依靠临床–影像–病理三结合的原则进行综合诊断。

一、骨非肿瘤性疾病

(一)临床症状和体征

1. 骨的退行性疾病　骨性关节炎(osteoar-thritis,OA)的发病率随着年龄的增长呈明显增加趋势。以膝关节炎为例,临床表现以髌股关节和胫股关节负重状态疼痛为主,可发生交锁症状,髌骨推移活动受限,髌骨研磨试验阳性。同时可发生关节肿胀和功能受限。体形肥胖者多伴有膝关节内、外翻畸形和髌骨半脱位。颈椎病是另一种常见的退行性疾病,临床表现和体征与颈椎病的分型有关。

2. 骨的感染性疾病　骨的感染性疾病,从病原学角度可以分为特异性感染和非特异性感染,从感染的部位可以分为骨髓炎、关节感染、脊柱感染,从病程的角度可以分为急性、亚急性和慢性。不同类型骨的感染性疾病的症状和体征不同。

3. 骨的代谢性疾病　代谢性骨病是指各种原因所致的以骨代谢紊乱为主要特征的骨疾病,

临床上以骨重建紊乱所致的骨转换率异常、骨量及骨质量改变、骨痛、骨畸形和易发生骨折为主要表现,包括骨质疏松症、佝偻病、骨软化症、巨人症、肢端肥大症、原发性甲状旁腺功能亢进、中毒性骨病等。不同类型骨代谢性疾病的症状和体征不同。

4. 骨的先天性疾病　由于骨或关节发育不良,甚至来自肌肉软组织疾病导致出现一系列畸形、功能障碍的疾病,其中以先天性髋关节脱位、马蹄内翻足为代表。先天性髋关节脱位是一种较常见的髋关节畸形,包括髋关节半脱位和髋关节完全脱位。特点是在初生时,多数患儿为髋臼发育不良或部分股骨头脱出髋臼,少数则为完全脱出髋臼。病变累及髋臼、股骨头、关节囊和髋关节周围的韧带及肌肉。本病有两种类型,即典型先天性髋关节脱位和畸胎型髋关节脱位。后者极少见,为胚胎器官生长时的畸形性疾病,出生前髋关节已完全脱位。并常合并其他部位畸形如先天性多发性关节挛缩症、脊椎半椎体畸形、脊髓畸形等。典型先天性髋关节脱位可有不同程度的病理改变,轻者仅为髋关节松弛、不稳,髋臼发育不良,重者有半脱位或完全脱位。

(二)骨疾病的病理特征

1. 骨性关节炎　最早、最主要的病理变化发生在关节软骨。首先,关节软骨局部发生软化、糜烂,导致软骨下骨外露。其次,继发骨膜、关节囊及关节周围肌肉的改变使关节面上生物应力平衡失调,形成恶性循环,不断加重病变。最终关节面完全破坏、畸形。

(1)关节软骨:早期变为淡黄色,失去光泽,继而软骨表面粗糙,局部发生软化,失去弹性。关节活动时发生磨损,软骨可碎裂、剥脱,形成关节内游离体,软骨下骨质外露。

(2)软骨下骨:软骨磨损最大的中央部位骨

质密度增加,骨小梁增粗,形成"象牙质"改变,外周部位承受应力较小,软骨下骨质萎缩,出现囊性变。由于骨小梁的破坏吸收,使囊腔扩大,周围发生成骨反应而形成硬化壁。在软骨的边缘或肌腱附着处,因血管增生,软骨细胞代谢活跃,通过软骨内化骨,在外围软骨面出现骨质增生,即骨赘形成。

(3)滑膜:滑膜的病理改变有两种类型:①增殖型滑膜炎:大量的滑膜增殖、水肿,关节液增多,肉眼观呈葡萄串珠样改变。②纤维型滑膜炎:关节液量少,葡萄串珠样改变少,大部分被纤维组织所形成的条索状物代替。滑膜的病变为继发性改变,剥脱的软骨片及骨质增生刺激滑膜引起炎症,促进滑膜增生渗出。

(4)关节囊与周围的肌肉:关节囊发生纤维变性和增厚,限制关节的活动,关节周围肌肉因疼痛产生保护性痉挛,进一步限制关节活动,可出现屈曲畸形或脱位。

2. **骨髓炎**　因不同的感染部位、病程长短等骨髓炎的形态变化不一。急性骨髓炎的病灶以大量中性粒细胞浸润和骨组织坏死为主,可继发骨膜下脓肿、在婴儿可出现化脓性关节炎。慢性骨髓炎常在急性骨髓炎的基础上发展而来,病变表现为纤维结缔组织增生和多量淋巴细胞、浆细胞浸润,小的死骨可被破骨巨细胞吸收,大片死骨被反应性骨质包绕。残留脓肿周围可硬化。长期慢性骨髓炎可合并骨折、窦道。

3. **骨质疏松**　特征是骨量减少,表现为病变处骨小梁稀少、变薄,呈针状、钩状、撑杆状、横切面呈点状。骨小梁之间的间隔增宽、互不相连。皮质骨因骨膜和骨内膜下骨质吸收而变薄,哈弗斯管变宽,很似松质骨,容易出现压缩性骨折。

4. **佝偻病和骨软化症**　佝偻病和骨软化症是以骨基质钙盐沉着障碍为主的慢性全身性疾病,表现为骨组织内未钙化的骨基质即骨样组织过多聚集。病变如发生在生长中的骨骼,称为佝偻病。发生在骨已停止生长的成年人,则称为骨软化症。病理表现为软骨细胞肥大区的钙化受阻,软骨细胞吸收迟缓造成大量堆积,软骨区内即使有骨样组织形成,但不能钙化,从而构成软骨组织和干骺端骨样组织互相混杂的中间带,致使在正常情况下本呈一条整齐而狭窄的骨骺线显著增

宽,且参差不齐。此外,干骺端和骨干的骨膜内化骨也因钙化障碍及骨样组织堆积,造成骨端膨大、骨髓腔变窄,长骨横径增加。婴幼儿的颅骨、肋骨、肋软骨结合处等部位受累可出现方形颅、佝偻病串珠和鸡胸畸形。成人发生的骨软化症主要限于膜性化骨的钙化障碍,过量的骨样组织堆积在骨的表面,骨质变柔软,由于承重力减弱而导致骨盆畸形、脊柱侧凸及长骨弯曲等各种畸形。

二、骨肿瘤

(一)临床症状和体征

良性肿瘤:大多数骨的良性肿瘤通常没有自觉症状且生长缓慢,很多病人常偶然发现,如内生软骨瘤、非骨化性纤维瘤、骨性纤维不良、单纯性骨囊肿等。有些良性肿瘤有轻度疼痛和肿胀、关节僵硬的临床特点,如纤维结构不良。有些良性肿瘤临床症状则具有特殊的临床诊断意义,如骨样骨瘤的夜间痛及对非甾体抗炎药治疗的良好反应。

中间型肿瘤(局部侵袭性):该类肿瘤常局部复发,呈侵袭性和破坏性生长,但不具有转移的潜能。代表性病变为非典型性软骨性肿瘤/软骨肉瘤I级。

中间型肿瘤(偶有转移性):除局部侵袭性生长外,偶可出现远处转移(<2%),但并无可靠的组织学指标预测转移。通常转移到肺,代表性肿瘤为骨巨细胞瘤。

恶性肿瘤:肉瘤通常生长快,体积大,可出现病理性骨折及功能丧失等局部症状,部分肿瘤常伴夜间痛、关节活动受限和血管怒张。晚期肿瘤患者常出现恶病质等。骨恶性肿瘤易发生复发和转移,转移率达20%~100%。但有一部分低级别肉瘤的转移率为2%~10%,此种肿瘤在复发时级别可能升高并且通常会出现更高的远处转移风险。

(二)骨肿瘤的病理特征

根据2020年WHO骨肿瘤分类,共有13大类,除了肿瘤综合征,12个骨肿瘤类别分别是成骨性肿瘤、软骨性肿瘤、纤维性肿瘤、纤维组织细胞性肿瘤、Ewing肉瘤、造血源性肿瘤、富巨细胞性肿瘤、脊索性肿瘤、血管性肿瘤、肌源性/脂肪性/上皮样肿瘤、未定义肿瘤性质的肿瘤、未分化高级

别多形性肉瘤。不同类型的骨肿瘤在良恶性的判读上有自己独特的特点。

骨肿瘤形态多样,有一些肿瘤还有组织形态学类似和重叠的特点,很难用明确的诊断标准将所有肿瘤全部囊括。例如新生软骨可以出现在软骨类肿瘤和成骨类肿瘤、骨巨细胞瘤、纤维结构不良及一些反应性病变中;新生成骨可以出现在成骨类肿瘤、软骨类肿瘤、纤维结构不良、骨巨细胞瘤、非骨化性纤维瘤、骨囊肿性病变、转移癌及一些反应性病变中;富含巨细胞的骨肿瘤或骨病变主要包括骨巨细胞瘤、软骨母细胞瘤、异物巨细胞反应性肉芽肿(包括置换关节后病变)、动脉瘤样骨囊肿、非骨化性纤维瘤/良性纤维组织细胞瘤、小骨巨细胞病变(巨细胞修复性肉芽肿)、纤维囊性骨炎(棕色瘤)、富含巨细胞的骨肉瘤、毛细血管扩张型骨肉瘤、未分化多形性肉瘤(富巨细胞型)等。Ewing 肉瘤多数情况下由较一致小圆细胞构成,少数情况下 Ewing 肉瘤细胞可以呈梭形细胞样、上皮样细胞样及大细胞样特点;一些淋巴造血系统肿瘤如间变大细胞性淋巴瘤、滤泡树突状细胞瘤等完全可以呈梭形细胞肉瘤样特点。

虽然大部分骨的恶性肿瘤为原发病变,但有部分骨的恶性肿瘤与患者之前存在的一些疾病相关,如骨的 Paget 病、慢性骨髓炎、骨梗死都可以发生恶变。另外,有些良性骨肿瘤也可以发生恶变,例如多发内生软骨瘤恶变为软骨肉瘤,骨软骨瘤恶变为软骨肉瘤,多发纤维结构不良恶变为骨肉瘤,骨巨细胞瘤恶变为未分化多形性肉瘤等。

随着分子病理学的发展,一些骨肿瘤存在特征性分子遗传学改变(表 19-1),如间叶性软骨肉瘤出现 HEY1-NCOA2 融合基因,骨巨细胞瘤出现 H3F3A G34W 突变,软骨母细胞瘤出现 H3F3B K36M 的突变,部分软骨来源肿瘤出现 IDH1/IDH2 突变,软骨黏液纤维瘤出现 GRM1 重排,动脉瘤样骨囊肿出现 USP6 重排,骨母细胞瘤/骨样骨瘤出现 FOS/FOSB 重排,滑膜软骨瘤病出现 FN1-ACVR2A 基因融合。而高级别骨肉瘤常具有复杂、多样的核型异常等。关于骨肿瘤的治疗进展,临床上多采用靶向药物地舒单抗(denosumab)针对骨巨细胞瘤中破骨巨细胞取得了积极效果。另外,随着新辅助治疗骨肉瘤的广泛应用也明显提高了患者的生存率。

表 19-1　骨肿瘤的遗传学异常

组织学类型	细胞遗传学异常	分子遗传学异常
软骨肉瘤	复杂改变	IDH1 和 IDH2 突变
Ewing 肉瘤	请参考软组织部分	请参考软组织部分
Ewing 样肉瘤	t(6;22)(p21;q12)	EWSR1-POU5F1
	t(4;22)(q31;q12)	EWSR1-SMARCA5
	t(2;22)(q31;q12)	EWSR1-SP3
	lnv(22)t(1;22)(p36;q12)	EWSR1-PATZ
	t(4;19)(q35;q13)	CIC-DUX4
		BCOR-CCNB3
低级别中心性骨肉瘤	环形染色体　12q13-15 扩增	MDM2, CDK4 扩增
骨旁骨肉瘤	环形染色体　12q13-15 扩增	MDM2, CDK4 扩增
高级别骨肉瘤	复杂改变	
纤维结构不良	20q13 GNAS	GNAS: R201H, R201C, Q227L, R201S, R201G, R201L
动脉瘤样骨囊肿	t(16;17)(q22;p13)	CDH11-USP6
	t(1;17)(p34.3;p13)	ThRAP3-USP6
	t(3;17)(q21;p13)	CNBP-USP6
	t(9;17)(q22;p13)	OMD-USP6
	t(17;17)(q21;p13)	COL1A1-USP6

续表

组织学类型	细胞遗传学异常	分子遗传学异常
Nora 病	t（1；17）（q32–43；q21–23）	*RDC1*
脊索瘤	复杂改变 7q33 7p12	*CDKN2A*，*CDKN2B* 丢失 *Brachyury* 获得 *EGFR* 获得
间叶性软骨肉瘤	t（8；8）（q21；q13）	*HEY1–NCOA2*
骨的上皮样内皮样血管内皮瘤	t（1；3）（p36；q25）	*WWTR1–CAMTA1* *YAP1–TFE3*
甲下外生骨疣	t（X；6）（q22；q13–14）	*COL12A1–COL4A5*

第二节　软组织肿瘤

软组织肿瘤（soft tissue tumor）在外科病理学中颇为常见，此类肿瘤分布甚广、类型多、形态结构复杂多变，且很多不同类型的肿瘤在组织形态上相互重叠；另外，软组织假肉瘤性病变和中间类肿瘤的存在以及软组织恶性肿瘤（肉瘤）较为少见（约占恶性肿瘤的 1%），易造成病理诊断与鉴别诊断上的困难。可以说，软组织肿瘤是外科病理学最为疑难的领域之一。近 10 余年来由于新的免疫组织化学抗体的不断出现和分子病理学的迅猛发展，国内外学者对许多软组织肿瘤有了新的认识，而且新病种、新的类型或亚型不断涌现。

一、软组织肿瘤的定义

软组织可定义为除骨骼、淋巴造血系统、神经胶质组织之外的非上皮性组织，包括纤维组织、脂肪组织、肌肉组织、脉管、腱鞘滑膜、间皮，各种实质脏器的支持组织也属软组织范畴，起源于上述组织的肿瘤定义为软组织肿瘤。从胚胎发育上，软组织多由中胚层衍生而来。周围神经和副神经节起源于外胚层，发生肿瘤时均表现为软组织肿块，这些来自周围神经和副神经节的肿瘤诊断、鉴别诊断和治疗与其他软组织肿瘤相似，故可列为软组织肿瘤范围内。也有一些肿瘤不属于软组织肿瘤的范围，但可发生在软组织内，如肌上皮瘤/肌上皮癌/混合瘤、异位错构瘤性胸腺瘤、异位脑膜瘤和鼻腔胶质异位等，其病变可表现为瘤样病变、良性、恶性或生物学行为介于良性与恶性之间的中间类肿瘤。

二、软组织肿瘤的命名和病理学分类

软组织肿瘤种类甚多，就目前所知有 150 余种，再加上各种亚型和变异型，总数 250 余种。依生物学行为的不同，分为良性（称瘤）、中间性和恶性（称肉瘤），命名时一般再冠以起源的组织名称，如平滑肌瘤和平滑肌肉瘤等，其他依次类推。随着新技术在软组织肿瘤诊断中的广泛应用，越来越多的证据显示，绝大多数软组织肿瘤来自间叶干细胞，这些干细胞都不同程度地具有多向分化的潜能。1994 年 WHO 对该分类进行了重新修订，对于瘤细胞分化方向尚不确定的肿瘤根据生物学行为分别归为良性、中间性、恶性等杂类肿瘤中。其中一些肿瘤仍然沿用习惯的名称，如滑膜肉瘤、腺泡状软组织肉瘤等。另一些肿瘤根据临床病理特点，采用描述性诊断名称，如横纹肌样瘤、具有血管周上皮分化的肿瘤、软组织多形性玻璃样变血管扩张性肿瘤等。也有一小部分软组织肿瘤采用人名来命名，如尤因（Ewing）肉瘤、卡波西（Kaposi）肉瘤、Askin 瘤等；一些非肿瘤性病变与真性肿瘤在实践中无法严格区别开，而采用"瘤样病变"名称。2002 年 WHO 分类中对所有肿瘤均采用病理学和遗传学分类来代替原来单一的组织学分类，增加了不少新病种和新的亚型，明确提出了按生物学潜能进行四个等级的分类：良性、中间性（局部侵袭性）、中间性（偶有转移性）和恶性，明确指出软组织肿瘤分类中的中间性肿瘤与组织学分级的中间级别是不同的。2020 年 WHO 软组织肿瘤组织学新分类，按照肿瘤病理学

（光镜、超微结构）及免疫表型基础上结合遗传学改变作组织学分类。

三、软组织肿瘤的临床病理特征

软组织分布范围广，故软组织肿瘤可见于机体任何部位。在临床病理检查中，软组织肿瘤是较为多见的病种，仅次于上皮组织肿瘤。软组织良恶性肿瘤总的发病率之比约 100∶1，每年新发软组织肿瘤总的发病率约 300/10 万，而每年肉瘤的发病率是 5/10 万，占所有恶性肿瘤不足 1%。

良性肿瘤：脂肪瘤约 30%，纤维性及纤维组织细胞性占 30%，血管源性 10%，神经鞘肿瘤 5%；绝大多数（99%）发生于表浅位置，95% 直径 <5cm。恶性肿瘤（肉瘤）：可发生在身体多个部位，3/4 病例位于四肢（尤其是大腿深部），发生于躯干及腹膜后各占 10%，男多于女，在四肢和躯干肉瘤中 1/3 位置较表浅，平均直径 5cm，2/3 位置较深，平均直径 9cm。发生在腹膜后的肿瘤常在症状出现前已长得很大。约 10% 患者在诊断时已出现转移，肺是软组织肿瘤最常见的转移部位。

肿瘤的良恶性一般与肿瘤的部位、体积、组织形态密切相关。但有些肿瘤的良恶性诊断与肿瘤发生的部位相关性更强，如非典型性脂肪性肿瘤 / 高分化脂肪肉瘤，浅表 / 深部平滑肌性肿瘤。肉瘤类型和年龄有关：如胚胎性横纹肌肉瘤几乎全部发生在儿童，滑膜肉瘤大多是年轻人，而多形性高度恶性肉瘤如脂肪肉瘤、横纹肌肉瘤、平滑肌肉瘤主要为中老年人，就同一肿瘤的不同亚型也与年龄有关，如胚胎性横纹肌肉瘤多发生在儿童，腺泡状横纹肌肉瘤见于青少年，多形性横纹肌肉瘤见于中老年。

大体：一般良性瘤与肉瘤相比体积较小，有完整或不完整的包膜，无浸润性生长，出血或坏死少见。而肉瘤往往体积较大（直径多 >5cm），无包膜或有假包膜，浸润性生长，切面质软，鱼肉样，常见出血、坏死。

镜下：良性肿瘤与起源组织相似，仅细胞数量和组织结构存在差异。瘤细胞、细胞核大小及染色质都较一致，核分裂象少或缺如。恶性者一般富于细胞，弥漫分布，瘤细胞异型性明显，核分裂象易见，常见出血、坏死。

良性瘤细胞分化成熟，与正常起源组织细胞极其相似，单纯从细胞形态难与正常组织细胞鉴别。而恶性肿瘤（肉瘤）细胞分化差：高级别肉瘤或未分化肉瘤，瘤细胞原始、幼稚、单一，大多呈圆形、卵圆形或胖梭形；当然也有一些高级别或未分化肉瘤呈多形性。因此，肉瘤高级别或低级别的确定不能单凭瘤细胞形态。认识肿瘤细胞形态与组织结构的特点，对确立肿瘤组织学类型及鉴别诊断是非常有益的。软组织肿瘤常见的瘤细胞形态及组织结构主要有以下几种类型：①圆形、卵圆形细胞型；②梭形细胞型；③多形性及多核巨细胞型；④上皮（样）及双相分化细胞型；⑤黄色瘤样细胞型；⑥脉管样型；⑦腺泡样、腺管型；⑧黏液样型；⑨含骨及软骨分化型；⑩色素细胞型等。熟悉掌握形态相似的不同类型的肿瘤是很有帮助的。软组织肿瘤中，有些肿瘤组织结构具有一定特征性，如栅栏状、编织状、旋涡状、席纹状（又称为车辐状结构）、网状、腺泡状、丛状、裂隙状、双相、菊形团样结构等。另外，有些软组织肿瘤的间质也有一定的特征性，如血管外皮瘤样的鹿角样分支血管、胶原化、玻璃样变的间质、巨大菊形团的胶原结节、串珠样嗜酸性小球、胡萝卜样嗜酸形物质等。此外，有些软组织肿瘤间质易出现淋巴细胞密集区（血管瘤样纤维组织细胞瘤、胃肠道神经鞘瘤）、大量嗜酸性粒细胞（胃肠道炎性纤维性息肉）、中性粒细胞（上皮样炎性肌成纤维细胞肉瘤）、肥大细胞（滑膜肉瘤、梭形细胞脂肪瘤）浸润等。虽然这些组织结构可出现于某一种或多种肿瘤，譬如双相结构，可见于滑膜肉瘤、上皮样恶性外周神经鞘膜瘤和恶性间皮瘤等，但瘤组织中出现双相结构无疑大大缩小了病理诊断的范围，对于准确的诊断和鉴别诊断很有帮助。

四、软组织肿瘤的分子遗传学

在大多数软组织肿瘤中，存在克隆性或非随机性的细胞和分子遗传学异常，表现为染色体的数目和结构的异常（68%~93%），相应基因出现突变或扩增，染色体的易位及产生融合性基因等（表 19-2）。这些遗传学的异常，有一定的特异性，可作为病理诊断的一种辅助手段。如 90% 以上的 Ewing 肉瘤存在 t（11；22）（q24；q12），涉及 *FLI1-EWS* 基因；90% 以上的滑膜肉瘤存在

表 19-2 软组织肿瘤的遗传学异常

肿瘤类型	细胞遗传学异常	分子遗传学异常
腺泡状横纹肌肉瘤	t（2；13）（q35；q14）	PAX3-FOXO1
	t（1；13）（p36；q14）	PAX7-FOXO1
	t（2；2）（q35；q23）	PAX7-NCOA1
腺泡状软组织肉瘤	t（X；17）（p11.2；q25）	ASPL-TFE3
血管瘤样纤维组织细胞瘤	t（12；16）（q13；p11）	FUS-ATF1
	t（12；22）（q13；q12）	EWSR1-ATF1
	t（2；22）（q33；q12）	EWSR1-CREB1
软组织透明细胞肉瘤	t（12；22）（q13；q12）	EWSR1-ATF1
	t（2；22）（q33；q12）	EWSR1-CREB1
隆突性皮肤纤维肉瘤 / 巨细胞成纤维细胞瘤	t（17；22）（q22；q13）	COL1A1-PDGFB
促结缔组织增生性小圆细胞肿瘤	t（11；22）（p13；q12）	EWSR1-WT1
上皮样血管内皮瘤	t（1；3）（p36；q23-25）	WWTR1-CAMTA1
Ewing 肉瘤	t（11；22）（q24；q12）	EWSR1-FLI1
	t（21；22）（q22；q12）	EWSR1-ERG
	t（7；22）（p22；q12）	EWSR1-ETV1
	t（2；22）（q35；q12）	EWSR1-FEV
	t（20；22）（q13；q12）	EWSR1-NFATC2
	t（16；21）（p11；q22）	FUS-ERG
	t（2；16）（q35；p11）	FUS-FEV
婴儿纤维肉瘤	t（12；15）（p13；q25）	ETV6-NTRK3
炎性肌成纤维细胞性肿瘤	t（2；19）（p23；q13）	TPM4-ALK
	t（1；2）（q25；p23）	TPM3-ALK
	t（2；17）（p23；q23）	CLTC-ALK
	t（2；2）（p23；q13）	RANBP2-ALK
低度恶性纤维黏液样肉瘤	t（7；16）（q33；p11）	FUS-CREB3L2
	t（11；16）（p11；p11）	FUS-CREB3L1
软组织肌上皮瘤	t（19；22）（q13；q12）	EWSR1-ZNF444
	t（1；22）（q23；q12）	EWSR1-PBX1
	t（6；22）（p21；q12）	EWSR1-POU5F1
骨外黏液样软骨肉瘤	t（9；22）（q22；q12）	EWSR1-NR4A3
	t（9；17）（q22；q11）	TAF2N-NR4A3
	t（9；15）（q22；q21）	TCF12-NR4A3
黏液样 / 圆形细胞脂肪肉瘤	t（12；16）（q13；p11）	FUS-DDIT3（CHOP）
	t（12；22）（q13；q12）	EWSR1-DDIT3（CHOP）
黏液炎性成纤维细胞肉瘤	t（1；10）（p22-31；q24-25）	TGFBR3-MGEA5
滑膜肉瘤	t（X；18）（p11；q11）	SS18-SSX1, SS18-SSX2
	t（X；18）（p11；q13）	SS18-SSX4
	t（X；20）（p11；q13）	SS18L1-SSX1 TLE1
腱鞘巨细胞瘤	t（1；2）（p11；q35-36）	CSF1-COL6A3
胃肠道间质瘤	Occult 4q12	KIT 或 PDGFRA
肾外恶性横纹肌样瘤	del 22q11.2	SMARCB1
非典型脂肪瘤性肿瘤 / 高分化脂肪肉瘤	额外环状和巨大杆状标记染色体	MDM2
纤维瘤病	Trisomies 8、Trisomies 20	APC 灭活
	5q 缺失	

t（x；18）（p11；q11），涉及 *SYT-SSX* 基因融合；75% 以上的黏液样脂肪肉瘤和圆细胞脂肪肉瘤存在 t（12；16）（q13；p11），涉及 *CHOP-TLS* 基因融合；分化好的脂肪肉瘤缺乏 t（12；16），但大多数病例可出现 γ12（环状染色体）或"巨大标记"染色体；神经母细胞瘤可出现 del1p 和双微体，后者涉及 *N-myc* 基因扩增；75% 腺泡状横纹肌肉瘤存在 t（2；13）（q35；q12），涉及 *PAX3-TLS* 基因融合；80% 的胃肠道间质瘤存在 *KIT* 基因突变，部分存在 *PDGFRA* 突变；少数野生型胃肠道间质瘤表现为琥珀酸脱氢酶（succinate dehydrogenase）基因突变；几乎所有的上皮样血管内皮瘤均存在 t（1；3）（p36：q23-25）基因重排从而导致 *WWTR1-CAMTA1* 基因融合，可与其他类型的血管内皮瘤鉴别。近年来，一些软组织肿瘤的新类型完全基于特征性分子遗传学的发现，如 CIC 易位的圆形细胞肉瘤、BCOR-重排的肉瘤、EWSR1-SMAD3 阳性的成纤维细胞性肿瘤和 EWSR1-NFATC2 相关的肉瘤等。另外，研究发现，假肉瘤性成纤维细胞/肌成纤维细胞增生性病变包括结节性筋膜炎、骨化性肌炎以及形态学类似但发生于骨的动脉瘤样骨囊肿、指/趾端纤维骨性假瘤等存在 *USP6* 与 *MYH9*、*COL1A1*、*CDH11*、*USP9X* 等多个不同基因的融合。

用于检测基因异常的常用方法主要有 PCR、FISH 和基因测序。PCR 检测基因的突变、缺失、表达水平改变、甲基化以及融合基因。测序的方法主要用于检测已知和未知基因的突变、缺失、插入。FISH 检测基因扩增、定位及融合，对一些高级别肉瘤的诊断提供了可靠依据。但分子遗传学检测费时长、费用高，一时难以在广大基层医院开展和广泛使用。另外，加强分子病理学检测的质量控制和保障检测结果的准确性对于做出正确的病理诊断，以及使患者得到有效临床治疗及提高患者预后等具有非常重要的意义。

（梁智勇 韩安家）

参 考 文 献

［1］World Health Organization Classification of Soft Tissue and Bone Tumours. Lyon：IARC Press, 2020.

［2］Wang GY, Thomas DG, Davis JL, et al. EWSR1-NFATC2 Translocation-associated Sarcoma Clinicopathologic Findings in a Rare Aggressive Primary Bone or Soft Tissue Tumor. Am J Surg Pathol, 2019, 43（8）：1112-1122.

［3］Kao YC, Flucke U, Eijkelenboom A, et al. Novel EWSR1-SMAD3 Gene Fusions in a Group of Acral Fibroblastic Spindle Cell Neoplasms. Am J Surg Pathol, 2018, 42（4）：522-528.

［4］Le Loarer F, Pissaloux D, Watson S, et al. Clinico-pathologic Features of CIC-NUTM1 Sarcomas, a New Molecular Variant of the Family of CIC-Fused Sarcomas. Am J Surg Pathol, 2019, 43（2）：268-276.

［5］Krskova L, Kabickova E, Drahokoupilova E, et al. An undifferentiated sarcoma with BCOR-CCNB3 fusion transcript-pathological and clinical retrospective study. Neoplasma, 2018, 65（4）：630-636.

［6］Kato I, Furuya M, Matsuo K, et al. Giant cell tumours of bone treated with denosumab：histological, immunohistochemical and H3F3A mutation analyses. Histopathology, 2018, 72（6）：914-922.

［7］Baumhoer D, Amary F, Flanagan AM. An update of molecular pathology of bone tumors. Lessons learned from investigating samples by next generation sequencing. Genes Chromosomes Cancer, 2019, 58（2）：88-99.

［8］Švajdler M, Michal M, Martínek P, et al. Fibro-osseous Pseudotumor of digits and myositis Ossificans show consistent COL1A1-USP6 rearrangement：a Clinicopathological and genetic study of 27 cases. Hum Pathol, 2019, 88：39-47.

中英文名词对照索引

D

E

F

K

L

N

P

Q

R

S

S

T

W

X

Y

Z